U0243886

职业病防治理论与实践

杨柳平　易灵敏　名誉主编

刘移民　刘建清　主编

王祖兵　李　珏　王　致　副主编

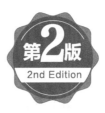

第2版

2nd Edition

化学工业出版社

·北京·

内 容 简 介

《职业病防治理论与实践》（第2版）从职业卫生到国家法定十大类职业病发病基本理论，到治疗康复，再到职业病诊断、鉴定实践介绍；从职业病危害前期预防到工作场所职业病危害因素监测、职业健康监护、职业病危害防护、化学中毒事故应急救援，到职业卫生监督、职业卫生管理、职业健康促进，再到基本职业卫生服务。全书内容基本涵盖了目前我国职业病防治与职业卫生工作中所需的基本理论和实际应用技术，并在每章列举了实际工作中的典型案例。

该书理论性和实践性较强，结合现行的职业病防治的法律法规和标准进行修订，对从事职业病防治和职业卫生工作的技术人员和管理人员都有一定的参考价值，特别是对那些刚走出校门，立志从事职业病防治和职业卫生工作的年轻人来说，应该是一本难得的读本；同时也可以作为各级职业病防治机构、职业卫生技术服务机构、职业健康检查、职业病诊断机构及职业卫生监督部门的培训教材和高等院校职业卫生与职业病医学教学的参考用书。

图书在版编目（CIP）数据

职业病防治理论与实践/刘移民，刘建清主编 . —2 版 .
—北京：化学工业出版社，2021.6（2022.1重印）
ISBN 978-7-122-38749-3

Ⅰ.①职…　Ⅱ.①刘…②刘…　Ⅲ.①职业病-防治-教材　Ⅳ.①R135

中国版本图书馆 CIP 数据核字（2021）第 048905 号

责任编辑：杜进祥　高　震　　　　　　文字编辑：何金荣
责任校对：宋　玮　　　　　　　　　　装帧设计：韩　飞

出版发行：化学工业出版社（北京市东城区青年湖南街 13 号　邮政编码 100011）
印　　装：北京建宏印刷有限公司
787mm×1092mm　1/16　印张 32½　字数 980 千字　2022 年 1 月北京第 2 版第 2 次印刷

购书咨询：010-64518888　　　　　　　售后服务：010-64518899
网　　址：http://www.cip.com.cn
凡购买本书，如有缺损质量问题，本社销售中心负责调换。

定　　价：188.00 元　　　　　　　　　　　　　　　　版权所有　违者必究

《职业病防治理论与实践》（第2版）编写人员

名誉主编

杨柳平　　广州市职业病防治院

易灵敏　　广州市职业病防治院

主　　编

刘移民　　广州市职业病防治院

刘建清　　广东省卫生健康委员会

副 主 编

王祖兵　　上海市化工职业病防治院（上海市职业安全健康研究院）

李　珏　　北京市化工职业病防治院（北京市职业病防治研究院）

王　致　　广州市职业病防治院

其他编写人员（按姓氏笔画为序）

于淑江　　深圳市宝安区疾病预防控制中心

王　致　　广州市职业病防治院

王建宇　　广州市职业病防治院

王祖兵　　上海市化工职业病防治院（上海市职业安全健康研究院）

王海涛　　广州市职业病防治院

牛东升　　北京市化工职业病防治院（北京市职业病防治研究院）

冯玉超　　广东市职业病防治院

朱少芳　　广州市职业病防治院

朱志良　　深圳市宝安区疾病预防控制中心

刘武忠　　上海市化工职业病防治院（上海市职业安全健康研究院）

刘移民　　广州市职业病防治院

刘慧婷　　广州市职业病防治院

刘薇薇　　广州市职业病防治院

麦海明　　广东省卫生监督所

苏艺伟　　广州市职业病防治院

李　珏　　北京市化工职业病防治院（北京市职业病防治研究院）

李旭东　　广东省职业病防治院

李艳华　　广州市职业病防治院

杨　敏　　广东省职业病防治院

杨　燕　　广州市职业病防治院

杨志前　　广州市职业病防治院

肖吕武　　广州市职业病防治院

肖晓琴　　广州市职业病防治院

吴　萍　　广州市职业病防治院

吴礼康　　深圳市宝安区疾病预防控制中心

邹剑明　　广东省职业病防治院

张　海　　广州市职业病防治院

张　程　　广州市职业病防治院

张伊莉　　广州市职业病防治院

张维森　　广州市职业病防治院

陈青松　　广东药科大学公共卫生学院

陈育全　　广州市职业病防治院

陈嘉榆　　广州市职业病防治院

林秋红　　广州市职业病防治院

林毓嫱　　广州市职业病防治院

周　浩　　广州市职业病防治院

郑　光　　上海市化工职业病防治院（上海市职业安全健康研究院）

赵　远　　广州市职业病防治院

郭　晓　　广州市卫生健康委员会

郭　勇　　佛山市应急管理局

胡训军　　上海市应急管理事务和化学品登记中心

胡前胜　　中山大学公共卫生学院

段传伟　　广州市职业病防治院

曾文锋　　广州市职业病防治院

徐晓虹　　北京市化工职业病防治院（北京市职业病防治研究院）

蒋文中　　广州市职业病防治院

黄光辉　　中山大学公共卫生学院

黄沪涛　　上海市化工职业病防治院（上海市职业安全健康研究院）

廖　阳　　广州市职业病防治院

主编、副主编介绍

一、主编

刘移民 广州市职业病防治院职业卫生首席专家、环境与职业卫生研究所所长，二级主任医师、教授。广州市医药卫生重点建设专科职业健康监护专科及广州市临床重点专科职业病科的学科带头人。中山大学公共卫生学院、广州医科大学公共卫生学院及暨南大学研究生导师；国家职业卫生标准委员会委员，中华预防医学会劳动卫生与职业病分会常委、中华预防医学会职业病专业委员会常委兼职业健康监护学组组长；广东省预防医学会劳动卫生职业病学专业委员会副主任委员、广东省医学会应急（灾难）医学分会副主任委员、广东省职业健康协会副会长、广州市职业健康协会常务副会长；广州市预防医学会劳动卫生职业病学专业委员会主任委员。获得广州市科技成果一等奖一项、广东省和中华预防医学会科技成果三等奖各一项，国家自然基金 2 项、省部级、市级科研立项 10 余项。主编及参加编写专著 15 部，发表学术论文 150 余篇。

刘建清 毕业于中山大学，公共管理硕士研究生，现为广东省卫生健康委职业健康处处长，广东省社科联七届、八届代表。长期从事政府法制、行政管理工作，擅长体制改革、机制创新、政策研究，发表论文、法规解读等 80 多篇。编著出版《办公室管理实务》、《心海之音》（诗集），主审、主编《安全生产监督管理部门职业健康行政检查要点清单》《职业健康信访典型案例评析》两本专著。曾参与《中华人民共和国安全生产法》《中华人民共和国职业病防治法》等立法；组织《广东省安全生产条例》等地方法规立法工作。2018 年机构改革后，参与国家职业健康规章制定、职业病防治体系建立、规划评估编制等工作，组织撰写省级政府《关于进一步加强职业病防治工作的意见》及职业病诊断医师管理等13 个地方性职业健康管理规章制度，致力于广东省职业健康机制创新、职能优化、制度供给、能力建设、高质量发展以及推动治理体系现代化。

二、副主编

王祖兵 主任医师 上海市化工职业病防治院（上海市职业安全健康研究院）党委书记，《职业卫生与应急救援》《化学品毒性全书》主编。中国卫生监督协会职业健康技术服务专业委员会副主任委员，中国职业安全健康协会职业卫生技术服务分会副主任委员，中华预防医学会职业病专业委员会常委兼中毒与应急救援学组组长，国家职业健康标准委员会委员，上海市安全生产协会副会长，上海市预防医学会职业卫生与职业病专业委员会副主任委员。

李珏 博士、研究员　北京市化工职业病防治院（北京市职业病防治研究院）院长、党委副书记，北京市职业病防治联合会会长。国家职业健康标准专业委员会工程防护组副主任委员，国家安全生产专家组职业卫生分组副组长，中华预防医学会化工分会副主任委员，中华预防医学会劳动卫生与职业病分会常务委员，中国职业安全健康协会职业卫生技术服务分会副主任委员。北京大学等高校兼职教授、研究生导师；北京市安全生产领域学术带头人。

王致 博士　广州市职业病防治院副院长、主任医师、高级工程师，广州医科大学及暨南大学研究生导师。中华预防医学会劳动卫生与职业病分会常委，广州市医药卫生重点建设专科环境与职业卫生重点实验室学科带头人，广东省职业健康协会职业健康教育与促进专业委员会主任委员，中国健康促进与教育协会企业分会委员，中华预防医学会职业病专业委员会中毒与救援学组成员，广东省职业健康协会常务理事，广东省预防医学会中毒控制与毒理学专业委员会常委，广州市医学会职业病学分会常委。

前　言

　　《职业病防治理论与实践》（第 1 版）于 2010 年 2 月在化学工业出版社出版，至 2020 年 2 月刚好 10 年。该书出版后，得到职业卫生领域同行们的认可。 10 年中，使用过该书的职业病防治机构、职业卫生技术服务机构、职业健康检查机构及职业病诊断机构的同仁们也给我们提出了许多宝贵意见。在这 10 年中，从《中华人民共和国职业病防治法》的修订、职业卫生监管职能的划分到职业卫生监管部门的机构改革，职业卫生工作发生了许多的变化，许多的规章、规范和标准也进行了修订和增补。因此，该书的修订再版势在必行。在化学工业出版社的大力支持下，在广州市医学重点学科建设项目（编号：穗卫科教 〔2016〕 27 号）、广州市高水平临床重点专科建设项目（穗卫函 〔2019〕 1555 号）、广州市 "121 人才梯队工程" 后备人才项目（穗人社发 〔2011〕 167 号）及 2016 年广东省特色重点学科 "公共管理" 建设项目的资助下， 2019 年底我们开始了《职业病防治理论与实践（第 2 版）》的修订工作。

　　该书第 2 版共分 12 章，从职业病防治理论到实践，系统地阐述了在职业病防治工作中所需的基本理论和实际应用技术。参加本书再版编写的人员均是来自职业病防治机构、高等院校及职业健康监督管理部门从事职业卫生实际工作的专家和技术骨干。每章主要编写人员及分工为：第一章由苏艺伟、董光辉、刘移民编写。第二章第一节法定职业病中职业性尘肺及其他呼吸系统疾病由陈育全、蒋文中编写；职业性放射性疾病由黄海波、王建宇、邹剑明、陈嘉榆编写；职业性化学中毒由张程、杨志前、刘薇薇编写；物理因素所致职业病由陈青松、吴萍编写；职业性传染病由陈育全、刘薇薇编写；职业性皮肤病由林毓嫱、陈育全编写；职业性眼病由陈育全、刘薇薇编写；职业性耳鼻喉口腔疾病由林毓嫱、王海涛编写；职业性肿瘤由张伊莉、王致、刘移民编写；其他职业病由张伊莉、胡前胜、刘移民编写。第二章第二节职业病诊断实践由林秋红、廖阳、刘移民编写。第二章第三节职业病诊断鉴定实践由刘慧婷、林秋红、刘移民编写。第三章第一至第四节由牛东升、徐晓虹、杨燕、张维森、李珏编写；第五节由牛东升、肖晓琴、张海、张维森、李珏编写。第四章由周浩、段传伟、肖吕武、刘移民编写。第五章由徐晓虹、赵远、李珏编写。第六章由郑光、刘武忠、王祖兵编写。第七章由胡训军、黄沪涛、王祖兵、刘建清编写。第八章由郭晓、郭勇、麦海明、刘建清编写。第九章由朱少芳、冯玉超、王致、刘移民编写。第十章由杨敏、李艳华、李旭东、刘建清、刘移民编写。第十一章由吴礼康、于淑江、朱志良编写。第十二章由曾文锋、胡前胜、刘建清、刘移民编写。全书由刘移民、刘建清草拟大纲并统稿。

　　本书在修订过程中，广东省卫生健康委员会职业健康处、广州市卫生健康委员会职业健康处给予工作指导，广州市职业病防治院易灵敏书记、杨柳平院长、黄颖烽原院长及其他领导对整个工作给予了大力的支持和帮助，也得到上海市化工职业病防治院（上海市职业安全健康研究院）、北京市化工职业病防治院（北京市职业病防治研究院）同仁们的大力支持；除此外，中山大学公共卫生学院郝元涛院长、广东省职业病防治院胡士杰院长、瞿鸿鹰原院长、广东省卫生监督所谭德平所长及广州市卫生健康委员会职业健康处一级调研员黄蓓、副处长蔡映红也给予关心和关怀；在此一并表示感谢。另外，更要感谢本书第一版的编者对这次再版所做的贡献，他们是张东辉、何健民、邓颖聪、朱峰、巫进明、武学钦、罗永桃、罗海铭、梁嘉斌、彭旺初。

我们清楚地意识到，由于编写人员水平有限，加上时间紧促，书中恐有疏漏之处，敬请广大读者提出宝贵意见。

刘移民　刘建清

2020 年 12 月

目　录

第一章
职业卫生与职业病基本理论

劳动生产是人类生存、发展和获得身心健康的必需条件之一，也是人类改造世界的基本方式。创造良好的工作条件，可保证劳动者在安全健康的环境下工作。不良的劳动条件可损害劳动者的健康，重者可引起严重的疾病，其中包括各类职业病。为了防止不良劳动条件对劳动者健康的损害，首要任务是对不良职业环境和职业病危害因素进行识别、评价、预测和控制；其次，对职业性患者要进行早期检查、诊断、处理和促进康复；最后，依据职业病防治策略，提出控制和消除职业病危害因素的方法和措施，创造安全、卫生和高效的职业环境，提高职业生命质量，保护劳动者的身心健康。

新中国成立以来，我国在"预防为主、防治结合"卫生工作方针的指导下，为保护职业人群健康，成立了各类职业病防治院（所），建立和健全了职业病防治网络，颁布了一系列的职业卫生法律、法规和规章，并对职业病范围、职业病防治相关技术规范、标准及职业病诊断标准进行了修订和完善，取得了一定进展。但我国是世界上劳动力人口最多的国家，职业人群约占总人口的2/3，目前，就业劳动人口达7.76亿，每年超过2亿劳动者接触各种各样职业病危害因素，面临着罹患职业健康损害，甚至职业病的风险，我国职业病形势依然严峻。随着新技术、新工艺、新材料的广泛应用，新的职业危害风险以及职业病不断出现，职业病防治工作面临新的挑战。

第一节　职业病危害因素

在生产过程、劳动过程和生产环境中产生和（或）存在的、可能对职业人群健康、安全和作业能力造成不良影响的各种因素或条件，包括化学、物理、生物等因素，称为职业病危害因素，又称职业性有害因素。劳动者在从事职业活动过程中由职业病危害因素导致的健康损害被称为职业性病损，包括职业性疾患、工伤和早期健康损害，其中职业性疾患包括职业病和与工作有关的疾病。

1

职业病危害因素按其来源可分为三大类：生产工艺过程中的有害因素、劳动过程中的有害因素、生产环境中的有害因素。

一、生产工艺过程中产生的有害因素

1. 化学因素

（1）生产性毒物 又称职业性毒物。生产性毒物可以多种形态（固体、液体、气体、蒸气、粉尘、烟或雾）及各种形式（原料、中间产品、辅助材料、产品、副产品及废弃物等）存在。生产工艺过程中常见的生产性毒物有：

① 金属及类金属 如铅、汞、锰、磷、砷等。

② 有机溶剂 如苯及苯系物、正己烷、三氯乙烯、二硫化碳、四氯化碳等。

③ 刺激性气体和窒息性气体 前者常见的有氯、氨、氮氧化物、光气、氟化氢、二氧化硫等；后者常见的有一氧化碳、氰化氢、硫化氢等。

④ 苯的氨基和硝基化合物 如三硝基甲苯及苯胺等。

⑤ 高分子化合物生产过程中的毒物 如氯乙烯、氯丁二烯、丙烯腈等。

⑥ 农药 如有机磷农药、有机氯农药、拟除虫菊酯类农药等。

（2）生产性粉尘 包括无机粉尘、有机粉尘和混合性粉尘。无机粉尘包括硅尘、石棉尘、煤尘、水泥尘、滑石尘、砂轮磨尘、金属及类金属性粉尘等。有机粉尘包括植物性粉尘、动物性粉尘和人工有机粉尘，例如棉尘、谷物尘、木粉尘、烟草尘、皮毛粉尘、聚丙烯粉尘、聚氯乙烯粉尘等。混合性粉尘包括煤硅粉尘、电焊烟尘、铸造粉尘等。

纳米颗粒，又称纳米尘埃、纳米尘末，指纳米量级的微观颗粒，意味着至少在一个维度上小于 100nm 的颗粒。纳米材料在生产使用过程中会产生纳米颗粒。纳米颗粒的金属氧化物，如 TiO_2、Al_2O_3、Fe_3O_4、Fe_2O_3，广泛应用于电子、医疗、化妆品行业等。

2. 物理因素

① 异常气象条件，如高温、高湿、低温。

② 异常气压，有高气压、低气压。如在高气压下进行的潜水和潜涵作业，在转向正常气压时，如果减压速度过快或降压幅度过大，则可使溶解在组织和血液中的空气形成气泡，导致血液循环障碍和组织损伤，引起减压病；在高原作业、高空飞行（3000m 以上）时，低气压可引起高山病和航空病。

③ 噪声、振动。

④ 非电离辐射，如紫外线、红外线、射频辐射、激光等。

⑤ 电离辐射，包括放射性同位素（如 ^{137}Cs、^{131}I、^{235}U、^{60}Co）如 X 射线、γ 射线、β 粒子等。

3. 生物因素

生产原料和作业环境中存在的致病微生物，包括细菌、病毒、真菌、寄生虫等，如屠宰工人、肉制品加工工人、兽医等接触感染布鲁氏菌的病畜及其排泄物、分泌物，在疫区从事林业作业活动可能被携带森林脑炎病毒的蜱虫咬伤，医务工作者、卫生防疫工作者、实验人员、应急人员和人民警察在工作过程中可能接触艾滋病病毒、肝炎病毒等传染性生物病原微生物。

二、劳动过程中的有害因素

① 劳动组织和制度不合理、劳动作息制度不合理等。

② 劳动强度过大或生产定额不当。如安排的作业与生理状况不相适应等，导致劳动者精神（心理）过度紧张等。职业紧张是工作要求和工人需求不平衡时发生的有害生理、心理反应。

③ 劳动工具设计不科学，或长时间处于某种不良体位，可导致个别器官或系统过度紧张等。如劳动过程中的强迫体位可能引起下背痛、扁平足、下肢静脉曲张、脊柱变形等；运动器官过度紧张可能引起肩周炎、滑囊炎、神经肌痛、肌肉痉挛等；视觉器官过度紧张可能引起视力障碍；发声器官过度紧张可能引起机能性发声障碍、声带水肿及声带小结等。

刮研作业是职业病危害因素分类和目录中新增因素之一，是指利用刮刀以人工方法修整工件表面形状、粗糙度等，是一个需要耐力的高强度体力劳动。钳工在刮研作业时，将平面刮刀刀柄顶住腹股沟部位，双手握住刀具，用自己双手骨骼肌肉和腰部的推力修整工件。长期从事刮研作业容易引起腰肌劳损、椎间盘突出，严重者可导致股动脉或淋巴管闭塞症、股静脉血栓综合征等。

三、生产环境中的有害因素

1. 厂房建筑或布局不合理

如采光照明不足，通风不良，有毒与无毒、高毒与低毒作业安排在同一车间内等。

2. 自然环境中的因素

如炎热季节的太阳辐射、冬季的低温等。

3. 由不合理生产过程或不当管理所致环境污染

如氯碱厂泄漏氯气，处于下风侧的无毒生产岗位的工人吸入了氯气。

4. 社会经济因素、职业卫生服务质量等

在实际生产场所和劳动过程中，往往同时存在多种职业病危害因素，对职业人群的健康产生联合作用，加剧了对劳动者健康的损害程度。因此，职业病危害因素对劳动者健康的损害往往是多因素联合作用的结果。目前，人机因素对劳动者健康的影响，越来越受到社会的广泛关注。人机因素是指劳动者、机器设备和工作环境三者之间彼此协调配合的关系，如设备的设计与布局是否符合工效学的原则、机器设备操作的方便程度、工作环境的污染程度、气象条件舒适程度、工作空间是否限制人体活动范围、是否尽量避免和减少静力作业、工作场所的采光和照明是否符合卫生学要求等。

四、职业病危害因素的致病模式

劳动者直接或间接接触职业病危害因素时，不一定都会发生职业性病损，只有当劳动者个体、职业病危害因素及有关的作用条件联系在一起，并达到引起职业病危害的条件时，才会造成职业性病损。职业病危害因素的致病模式如图1-1所示。

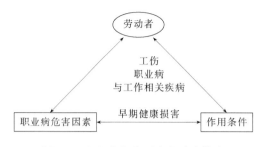

图 1-1　职业病危害因素的致病模式

作用条件包括：

① 接触机会。如在生产过程中，劳动者是否经常接触某些职业病危害因素。

② 接触方式。即劳动者接触职业病危害因素的方式可影响职业病危害因素进入人体的途径以及损伤部位，例如，是通过呼吸道吸入毒性气体，还是通过皮肤接触有机溶剂等。

③ 接触时间。包括每天、每周、每年，甚至一生中接触职业病危害因素的总时间。

④ 接触职业病危害因素的浓度或强度。

后两种因素是决定机体接受有害因素剂量（强度）的主要因素。

在同一工作场所从事同一岗位作业的劳动者所发生的职业性病损的机会和程度可能存在较大的差别，产生这些差别的原因可能取决于以下四个方面：

（1）环境因素　生产工艺过程、劳动过程以及生产环境中产生或存在的职业病危害因素的浓度/强度是否符合职业卫生要求。

（2）职业健康监护　如劳动者是否有上岗前、在岗和离岗时的职业健康检查，以及是否建有职业健康档案。

（3）个体易感性　除个体遗传因素外，年龄、性别的差异，可引起个体对职业病危害因素的易感程度不同。

（4）行为生活方式　如是否有吸烟、酗酒、缺乏锻炼、过度紧张、不合理饮食及不注意个人防护等不良个人行为。

后两种因素称为个体危险因素。

五、职业病危害因素对健康的损害

劳动者在职业活动中因职业病危害因素所致的各种健康损害，称为职业性病损，包括职业性疾患、工伤、早期健康损害。职业性疾患包括职业病和工作相关疾病两类。

1. 职业病

职业病是指职业病危害因素作用于人体的强度与时间超过一定限度，人体不能代偿其所造成的功能性或器质性病理改变，并出现相应的临床征象，影响作业能力的一类特定疾病。2018 年 12 月 29 日第四次修订的《中华人民共和国职业病防治法》（以下简称《职业病防治法》）中，职业病被定义为企业、事业单位和个体经济组织等用人单位的劳动者在职业活动中，因接触粉尘、放射性物质和其他有毒、有害因素而引起的疾病。引起职业病的有害因素，也称为职业病危害因素。

（1）职业病的范围　广义的职业病是泛指职业病危害因素所引起的特定疾病，而法定职业病是指国家立法所规定的职业病，具有一定的范围，且世界各国法定的职业病范围都不一样。在我国，法定职业病是指《职业病分类和目录》中规定的职业病。同一个国家在不同的历史时期，法定的职业病范围也不一样。我国卫生部曾于 1957 年 2 月首次公布了《职业病范围和职业病患者处理办法的规定》，并将 14 种病因明确、危害较大的职业性疾患列为法定职业病。1987 年对该规定进行了修订和增补，将职业病名单扩大为 9 类 102 种。2002 年 4 月 18 日，卫生部、劳动保障部颁布的《职业病目录》，将法定的职业病增为 10 类 115 种。2013 年 12 月 23 日，国家卫生计生委、国家安全监管总局、人力资源和社会保障部和全国总工会联合颁布了《职业病分类和目录》（国卫疾控发〔2013〕48 号），新颁布的职业病名单分 10 类 132 种。

（2）职业病的特点

① 病因明确。只有在接触职业病危害因素后才可能引起职业病；控制职业病危害因素后，可减少或消除职业病的发生。

② 病因大多数可以检测和识别，且接触职业病危害因素的劳动者健康损害的程度与接触的职业病危害因素浓度或强度存在明显的剂量-反应（效应）关系。因此，我国制定了《工作场所有害因素职业接触限值》（GBZ 2.1—2019，GBZ 2.2—2007），要求工作场所职业病危害因素的浓度或强度应在职业接触限值以下，保障绝大多数职业病危害因素接触者不发生职业病。

③ 不同职业病危害因素接触人群的发病特征不同，但存在一定的发病率。在不同职业病危害因素的接触人群中，常有不同的发病群体；接触情况和个体差异的不同，可造成不同接触人群的发病特征不同，但在接触同样的职业病危害因素的人群中，职业病常有一定的发病率，呈现一定的流行病学特征，很少只出现个别病例。

④ 早期诊断，合理处理，预后较好，但仅治疗患者，无助于保护仍在接触人群的健康。职业健康监护的目的就是早期发现职业性病损，早期诊断，及时处理，减少或消除职业病的发生。

⑤ 大多数职业病，目前尚缺乏特效治疗，应加强保护接触人群健康的预防措施。如尘肺患者的肺组织纤维化是不可逆的，而且目前尚无有效的治疗方法，只有通过三级预防措施，才能最大限度地降低尘肺的危害。

（3）职业病的种类 目前我国公布的职业病有 10 大类，共 132 种，见表 1-1。

表 1-1 我国法定职业病的分类和目录

法定职业病类别	种数	法定职业病的名单
职业性尘肺病及其他呼吸系统疾病	19	尘肺病： 矽肺（硅肺）、煤工尘肺、石墨尘肺、炭黑尘肺、石棉肺、滑石尘肺、水泥尘肺、云母尘肺、陶工尘肺、铝尘肺、电焊工尘肺、铸工尘肺、根据《职业性尘肺病的诊断》和《职业性尘肺病的病理诊断》可以诊断的其他尘肺病
		其他呼吸系统疾病： 过敏性肺炎、棉尘病、哮喘、金属及其化合物粉尘肺沉着病（锡、铁、锑、钡及其化合物等）、刺激性化学物所致慢性阻塞性肺疾病、硬金属肺病
职业性放射性疾病	11	外照射急性放射病、外照射亚急性放射病、外照射慢性放射病、内照射放射病、放射性皮肤疾病、放射性肿瘤（含矿工高氡暴露所致肺癌）、放射性骨损伤、放射性甲状腺疾病、放射性性腺疾病、放射复合伤、根据《职业性放射性疾病诊断总则》可以诊断的其他放射性损伤
职业性化学中毒	60	铅及其化合物中毒（不包括四乙基铅）、汞及其化合物中毒、锰及其化合物中毒、镉及其化合物中毒、铍病、铊及其化合物中毒、钡及其化合物中毒、钒及其化合物中毒、磷及其化合物中毒、砷及其化合物中毒、铀及其化合物中毒、砷化氢中毒、氯气中毒、二氧化硫中毒、光气中毒、氨中毒、偏二甲基肼中毒、氮氧化合物中毒、一氧化碳中毒、二硫化碳中毒、硫化氢中毒、磷化氢、磷化锌、磷化铝中毒、氟及其无机化合物中毒、氰

续表

法定职业病的分类	种类/种	法定职业病的名单
职业性化学中毒	60	及腈类化合物中毒,四乙基铅中毒,有机锡中毒,羰基镍中毒,苯中毒,甲苯中毒,二甲苯中毒,正己烷中毒,汽油中毒,一甲胺中毒,有机氟聚合物单体及其热裂解物中毒,二氯乙烷中毒,四氯化碳中毒,氯乙烯中毒,三氯乙烯中毒,氯丙烯中毒,氯丁二烯中毒,苯的氨基及硝基化合物(不包括三硝基甲苯)中毒,三硝基甲苯中毒,甲醇中毒,酚中毒,五氯酚(钠)中毒,甲醛中毒,硫酸二甲酯中毒,丙烯酰胺中毒,二甲基甲酰胺中毒,有机磷中毒,氨基甲酸酯类中毒,杀虫脒中毒,溴甲烷中毒,拟除虫菊酯类中毒,铟及其化合物中毒,溴丙烷中毒,碘甲烷中毒,氯乙酸中毒,环氧乙烷中毒,上述条目未提及的与职业有害因素接触之间存在直接因果联系的其他化学中毒
物理因素所致职业病	7	中暑、减压病、高原病、航空病、手臂振动病、激光所致眼(角膜、晶状体、视网膜)损伤、冻伤
职业性传染病	5	炭疽、森林脑炎、布鲁氏菌病、艾滋病(限于医疗卫生人员及人民警察)、莱姆病
职业性皮肤病	9	接触性皮炎、光接触性皮炎、电光性皮炎、黑变病、痤疮、溃疡、化学性皮肤灼伤、白斑、根据《职业性皮肤病的诊断总则》可以诊断的其他职业性皮肤病
职业性眼病	3	化学性眼部灼伤、电光性眼炎、白内障(含放射性白内障、三硝基甲苯白内障)
职业性耳鼻喉口腔疾病	4	噪声聋、铬鼻病、牙酸蚀病、爆震聋
职业性肿瘤	11	石棉所致肺癌、间皮瘤,联苯胺所致膀胱癌,苯所致白血病,氯甲醚、双氯甲醚所致肺癌,砷及其化合物所致肺癌、皮肤癌,氯乙烯所致肝血管肉瘤,焦炉逸散物所致肺癌,六价铬化合物所致肺癌,毛沸石所致肺癌、胸膜间皮瘤,煤焦油、煤焦油沥青、石油沥青所致皮肤癌,β-萘胺所致膀胱癌
其他职业病	3	金属烟热,滑囊炎(限于井下工人),股静脉血栓综合征、股动脉闭塞症或淋巴管闭塞症(限于刮研作业人员)

（4）职业病的诊断和处理　职业病的诊断和处理是一项政策性和专业性很强的工作，它涉及职业人群的职业卫生保护及待遇的落实，与患者的切身利益有关。因此，必须严格根据国家颁布的有关法律、法规和标准诊断，力求诊断准确，防止漏诊、误诊或冒诊。根据《职业病防治法》和《职业病诊断与鉴定管理办法》（国家卫健委令第 6 号，2021 年 1 月 4 日起施行），职业病的诊断应当由取得"医疗机构执业许可证"，并具有与开展职业病诊断相适应的医疗卫生技术人员、仪器、设备和健全的职业病诊断质量管理制度的医疗卫生机构承担。职业病诊断，应综合分析下列因素：

① 劳动者职业史和职业病危害接触史。认真详细地了解职业史是确定职业病极为重要的前提。职业史内容包括：

a. 患者的工种和工龄。

b. 接触职业病危害因素的情况，包括在岗时间、工种、岗位、接触的职业病危害因素名称等。

c. 症状出现的时间。

d. 同工种人群的发病情况。

e. 非职业性接触和其他生活情况等。

② 工作场所职业病危害调查与评价情况和职业病危害因素检测结果。对工作场所进行调查，了解工作场所中存在哪些职业病危害因素，以及其种类、特点、浓度或强度等。

③ 劳动者临床表现及职业健康检查结果。了解患者接触某职业病危害因素后出现的临床症状和体征及目前的状况，分析判断这些症状体征与职业病危害接触的关系。根据症状和

体征分析判断符合哪种职业病，特别要了解症状出现的时间与接触的关系，要注意与非职业性疾病的鉴别。必要时，要进行一系列的实验室辅助检查，特别要进行与职业病危害接触有关的特殊项目的检查。如：接触铅者，应检查尿铅、血铅和尿中的 δ-氨基-γ-酮戊酸（ALA）；接触四氯化碳者，应检查肝功能；接触苯者应检查血常规等。

④ 职业性放射性疾病诊断还需要个人剂量监测档案等资料。

⑤ 与诊断有关的其他资料。

职业病诊断的基本原则包括归因诊断、职业病诊断医师诊断和专家判定。归因诊断，即归结病因的疾病诊断，在劳动者临床疾病诊断明确之后，须进一步对其所患疾病与工作场所职业病危害因素是否存在因果关系进行归因判断，因工作场所职业病危害因素的接触而导致该疾病则判定为职业病；反之，排除职业病。职业病诊断医师诊断和专家判定，是指承担职业病诊断的医疗机构在进行职业病诊断时，应当组织具有职业病诊断资格的职业病诊断医师进行诊断和判定，职业病诊断证明书也应当由作出职业病诊断的医师签署。

职业病诊断机构作出职业病诊断结论后，应当出具诊断证明书，并认真贯彻执行《职业病防治法》，做好逐级上报的工作。对职业病患者的处理主要有两个方面的工作，一是对患者及时有效的治疗；二是要按照《职业病防治法》的要求，落实职业病患者应享有的各种待遇。

2. 工作相关疾病

工作相关疾病又称职业性多发病、职业相关疾病，是由于生产工艺过程、劳动过程和生产环境中某些不良因素，造成职业人群常见病发病率增高、潜伏的疾病发作或现患疾病的病情加重，或劳动能力明显减退的疾病。工作相关疾病与多种因素相关，与工作有关联，但也见于非职业人群，并非每一病种和每一病例都具备该项职业史或接触史。

（1）工作相关疾病的特点

① 工作相关疾病的病因往往是多因素的，职业病危害因素是该病发病的诸多因素之一，但不是唯一因素。

② 职业病危害因素促使潜在疾病暴露或病情加重。

③ 通过控制职业病危害因素和改善工作环境，可减少工作相关疾病的发生，但不能控制和消除工作相关疾病。

④ 工作相关疾病不属我国法定的职业病范围，但它对工农业生产发展的影响不可忽视。

（2）常见的工作相关疾病

① 慢性非特异性呼吸道疾患　如慢性支气管炎、肺气肿和支气管哮喘等，患病者即使在空气污染物在职业接触限值以下的条件下，仍可诱发慢性非特异性呼吸道疾患。

② 骨骼肌肉及软组织损伤　如腰背疼痛、肩颈疼痛等。

③ 与职业相关的心血管疾病　如接触二硫化碳、一氧化碳等化学物质导致冠心病的发病率及病死率增高。

④ 生殖功能紊乱　如接触铅、汞及二硫化碳可导致早产及流产的发生率增高。

⑤ 消化道疾患　如高温作业可导致消化不良及溃疡病的发生率增高。

⑥ 心理精神障碍性疾病　患者常因工作繁重、夜班工作、饮食失调、过量饮酒、吸烟等因素，引起精神焦虑、忧郁、神经衰弱综合征等。

此外，有些作用轻微的职业病危害因素，虽然有时不至于引起病理损害，但可引起一些体表改变，如胼胝、皮肤色素增加等，这些改变尚在生理范围之内，故可视为机体的一种代偿性或适应性变化，常称为职业特征。

3. 工伤

工伤又称职业性外伤，属于工作中的事故引起的伤害，主要指在工作时间和工作场所内，因工作原因发生事故，造成劳动者的健康伤害。其主要要素有：

① 工作时间。

② 工作地点。

③ 工作原因。常在急诊范围内，因是事故，所以较难预测，但其预防和控制应是应急监督管理部门和卫生行政部门的共同任务。因事故发生常与安全意识、劳动组织、机器构造、防护措施、管理机制、个人心理状态、生活方式等因素有关，所以须明察秋毫，重视安全风险评估，消除潜在危险因素，积极预防。

4. 早期健康损害

职业病危害因素对人体的作用可以在分子、细胞、组织、器官、个体及人群水平上表现出来，而职业病危害因素对机体内的生物大分子（如 DNA、蛋白质等）的影响是导致健康损害的早期效应。职业病危害因素大都经呼吸道和（或）皮肤进入人体，直接或代谢后引起一系列反应，如氧化应激、炎性反应和免疫应答反应等，这些反应是机体积极的、重要的防御反应。然而，如果机体产生过低或过强的反应，则对机体正常功能的运转产生不利影响，这些反应可能是早期健康损害的危险信号。有害因素浓度或强度过大或机体反应不当，就会触发各种早期健康损害，如遗传损伤增加、肺功能下降、动脉粥样硬化加剧、心率变异性下降等。

职业病危害因素所导致的早期健康损害可发生发展成两种完全相反的结局：健康或疾病。如果采取积极的、正确的职业健康监护等二级预防措施，早期发现、早期处理，其早期健康损害则多可恢复为健康；反之，则发展为疾病。因此，对职业病危害因素所致早期健康损害的定期检测、早期发现、及时处理和制定科学预防策略，对我国构建和谐社会和促进经济可持续性发展具有战略性和前瞻性意义。

第二节　职业病危害的防治

一、全球策略

生产工艺过程、劳动过程和生产环境中存在的各种职业病危害因素都可对劳动者的健康产生损害。WHO 数据指出，全世界每年发生 2 亿 5000 万起工伤事故、产生 1 亿 6000 万例职业病患者，造成 1100 万人死亡和巨大经济损失。因此，开展有效的职业危害防治和职业卫生服务，是 21 世纪职业卫生面临的重大挑战。WHO 提出了"人人享有职业卫生"的全球战略，并认为理想的"人人享有职业卫生"基本框架应包括：

① 更新和实施职业卫生立法与标准。

② 明确和强化职业健康安全（occupational health and safety，OHS）管理机构的职责和竞争力。

③ 强调雇主对 OHS 不可推卸的责任。

④ 加强政府、雇主与工会三方面合作。

⑤ 为雇主和雇员提供教育、培训和信息便利。

⑥ 发展和完善职业卫生服务。

⑦ 提供技术咨询服务。

⑧ 开展科学研究。

⑨ 完善工伤事故和职业病报告与登记制度，建立数据库管理系统。

⑩ 协调劳资合作，促使企业将作业场所职业卫生列入企业管理日程。

WHO 和国际劳工组织（ILO）还对职业卫生与安全工作提出了 5 项原则：

① 健康保护与预防原则，即保护职工健康不受作业环境中有害因素的损害。

② 工作适应原则，即作业本身与作业环境应适合职工的职业能力。

③ 健康促进原则，即优化职工的心理、行为、生活及作业方式与社会适应状况。

④ 治疗与康复原则，即减轻工伤、职业病与工作相关疾病所致的不良后果。

⑤ 初级卫生保健原则，即就近为职工提供治疗与预防服务。

这些原则体现了对职业人群的健康促进和健康保护的全面职业卫生服务，并希望通过各种形式的传播媒介、卫生服务和干预措施，使职工达到：

a. 了解熟悉自己所处的作业环境，可能接触到的职业病危害因素及其对健康的影响。

b. 参与控制影响健康的因素，积极改善作业环境和生产方式，自觉地实行自我保健，降低职业病和工作相关疾病的发病率、伤残率和死亡率。

c. 加强职业人群的健康教育，使劳动者自觉选择有利于健康的行为。

二、防治方针及原则

《职业病防治法》（2018 年 12 月 29 日修订）第一章总则第三条中指出，我国职业病防治工作坚持预防为主、防治结合的方针，建立用人单位负责、行政机关监管、行业自律、职工参与和社会监督的机制，实行分类管理、综合治理。职业病防治工作应遵循医学的三级预防策略，做好三级预防工作，这是有效保护和促进职业人群健康的重要法宝。

1. 预防为主、防治结合的方针

"预防为主、防治结合"作为我国职业病防治工作的方针，为政府和企业的职业卫生管理提供了宏观的策略导向。在这一方针指导下，各生产经营单位逐步形成了"用人单位负责、行政机关监管、行业自律、职工参与和社会监督"的体制。这些制度的建立和配套措施的实施，是消除和控制工伤和职业病危害事故发生最有效的方法。

职业病和其他疾病一样，除直接与职业病危害因素有关外，还受其他潜在的相关因素的影响，如个体的健康状况、不良的生活方式、遗传特征等都可能成为附加的危险因素。例如，高血脂个体增加对二硫化碳诱发心血管病损的易感性，吸烟者极大地提高了石棉接触诱发肺癌的危险性等。因此，除了遵循上述预防原则外，还应做好旨在控制高危人群健康相关危险因素的预防，为职业性病损的综合干预提供更为科学的依据。

2. 三级预防的原则

（1）第一级预防　又称病因预防，是从根本上消除或最大可能地减少对职业病危害因素的接触和对职业人群健康的损害，也是职业病危害因素防治工作中最有效的措施。例如改革工艺、改进生产过程、制定职业接触限值，开展建设项目职业病危害预评价、控制效果评价，进行职业病防护设施设计审查、竣工验收等，使工作场所存在的职业病危害因素能满足职业卫生标准要求。

（2）第二级预防　当第一级预防措施未能完全达到要求，职业病危害因素可能损害到劳动者健康时，应尽早发现，及时采取补救措施。第二级预防的主要任务是早期检测和诊断，及时处理，防止职业性病损的进一步发展。例如开展劳动者职业健康监护，进行定期的职业健康检查，以便早期发现职业病危害因素对劳动者健康的损害，如职业病、工作相关疾病等，以便早治疗，及时处理。

（3）第三级预防　当第一、第二级预防措施未能有效地预防和控制好职业病危害因素对劳动者健康的损害，有些劳动者已发展成职业病或工伤时，应及时作出正确诊断和处理，包括脱离接触、实施有效治疗、预防并发症、促进患者尽快康复等，尽量做到病而不残、残而不废。

三级预防体系相辅相成。第一级预防针对整个人群，是最重要的；第二级预防和第三级预防是第一级预防的延伸和补充。全面贯彻和落实三级预防措施，做到源头预防、早期检测、早期诊断、早期处理、促进康复、预防并发症、提高劳动者职业生命质量。

3. 基本职业卫生服务原则

2002 年 WHO/EURO 职业卫生合作中心提出基本职业卫生服务（basic occupational health service，BOHS）的概念，即尽可能地将卫生保健带到人们生活和工作的每一处，把职业卫生、放射安全作为公共卫生服务平等地提供给所有劳动者。BOHS 的基本含义是"基本要求，广泛覆盖"，通过改善工作和工作环境以及医学服务，保护劳动者的健康。

《国家职业病防治规划（2016—2020 年）》（国办发〔2016〕100 号）中要求"职业病防治体系基本健全。建立健全省、市、县三级职业病防治工作联席会议制度。设区的市至少应确定 1 家医疗卫生机构承担本辖区内职业病诊断工作，县级行政区域原则上至少确定 1 家医疗卫生机构承担本辖区职业健康检查工作。职业病防治服务网络和监管网络不断健全，职业卫生监管人员培训实现全覆盖。"2019 年 7 月国家出台了《健康中国行动（2019—2030年）》，其中行动之九为职业健康保护行动，针对劳动者倡导健康工作方式、树立健康意识，争做"健康达人"。用人单位为劳动者提供整洁卫生、绿色环保、舒适优美和人性化的工作环境，鼓励在适宜场所设置健康小贴士，为职工提供免费测量血压、体重、腰围等健康指标的场所和设施，保障劳动者生命健康。政府应完善职业病防治技术支撑体系，按照区域覆盖、合理布置的原则，加强职业病防治机构建设，做到布局合理、功能健全；加强职业健康监管体系建设，健全职业健康监管执法队伍；将"健康企业"建设作为健康城市建设的重要内容，逐步扩宽丰富职业健康范围，积极研究将工作压力、肌肉骨骼疾病等新职业病危害纳入保护范围；实施职业健康保护行动以达到 2022—2030 年工伤保险参保人数稳步提升，并于 2030 年实现工伤保险法定人群参保全覆盖，辖区职业健康检查和职业病诊断服务率分别达到 80% 及以上和 90% 及以上，工作场所职业病危害因素检测率达到 85% 及以上，接触职业病危害的劳动者在岗期间职业健康检查率达到 90% 及以上。

将职业卫生作为初级卫生保健的重要内容纳入初级卫生保健体系，推动职业卫生服务和初级卫生保健与社区卫生服务相结合，建立和完善市、区、街道（乡镇）三级职业卫生服务体系和监督体系。围绕基本职业卫生服务覆盖面的核心目标，以最需要得到职业卫生服务的中小企业以及流动劳动力人群为主要工作对象，实现基本职业卫生服务的主要任务。

三、防治措施

根据以上的方针和原则，职业危害的防治措施应包括法律措施、组织措施、技术措施和卫生保健措施等几个方面。

1. 法律措施

新中国成立以来，我国政府有关部门在职业卫生和职业病的防治方面发布了一系列的法律文件，如《职业病防治法》《安全生产法》《劳动法》《劳动合同法》，说明国家对控制职业病和保护劳动者健康的重视，为保护劳动者健康和保障人民群众生命和财产安全提供了有力的保障。

职业卫生和职业病诊断标准是执行国家职业卫生法律法规的基础。我国自 1979 年颁布执行《工业企业设计卫生标准》（TJ 36—1979）以来，迄今已发布有关化学毒物、粉尘及物理因素的国家职业卫生标准 300 余个，职业病的诊断标准 100 余种，逐步形成了符合我国国情的职业卫生和职业病的标准体系。为了贯彻实施《职业病防治法》，保护劳动者健康，2002 年 4 月，卫生部以卫通〔2002〕8 号令的方式，发布了第一批 157 项国家职业卫生标准，其中职业卫生标准 47 项，与职业病诊断有关的标准 110 项。2012 年国家安全生产监管总局颁布了《工作场所职业卫生监督管理规定》《职业病危害项目申报办法》《用人单位职业健康监护监督管理办法》《职业卫生技术服务机构监督管理暂行办法》《建设项目职业卫生"三同时"监督管理暂行办法》等一系列法律法规，更新了《建设项目职业病危害风险分类管理目录》（国卫办职健发〔2021〕5 号）。2018 年 3 月第十三届全国人民代表大会第一会议批准组建国家卫生健康委员会，以大卫生、大健康为改革理念，以人民健康为中心，推动实施健康中国战略，职业卫生再次归口卫生健康行政管理部门。2018 年 12 月修订《职业病防治法》后，又逐步对职业卫生标准和职业病诊断标准进行了完善和补充。2020 年 3 月 16日，国家应急管理部、国家卫生健康委联合发布《关于调整职业健康领域安全生产行业标准归口事宜的通知》（应急〔2020〕25 号），共有原属于国家安全生产监督管理总局组织制定的 71 项职业健康领域安全生产行业标准划转国家卫生健康委统一归口管理，同时调整上述行业标准的标准编号，由原来的 AQ 编号调整为 WS 编号（清单见第十二章第四节）。这些标准对我国职业卫生的管理，职业病的诊断、治疗及预防起到了指导作用。

职业卫生监督是依法对职业卫生和职业病防治进行管理的重要手段之一，它参与从工业生产起始阶段的建设项目职业病危害分类管理、职业病危害项目申报管理，到劳动过程中的防护与管理、职业健康监护管理、职业病诊断与鉴定管理、职业病危害事故调查处理及职业卫生技术服务机构管理等诸多方面，按监督实施的阶段可分为预防性职业卫生监督和经常性职业卫生监督两大项。

（1）预防性职业卫生监督　属于预测和控制职业危害的前瞻性监督。对所有可能产生职业病危害的新建、扩建、改建的项目和技术改造、技术引进项目（统称建设项目），建设单位应当在可行性论证阶段进行职业病危害预评价。职业病危害预评价报告应当对建设项目可能产生的职业病危害因素及其对工作场所和劳动者健康的影响作出分析与评价，确定危害类别和职业病防护措施。对可能产生放射性职业病危害的医疗机构建设项目，建设单位应当向卫生健康行政部门提交放射性职业病危害预评价报告，经卫生健康行政部门审核同意后方可开工建设。

卫生健康行政部门对建设项目的职业病防护设施与主体工程同时设计、同时施工、同时投入生产和使用的"三同时"建设实施分类分级监督管理。建设单位应当在施工前按照职业病防治有关法律、法规、规章和标准的要求，进行职业病防护设施设计。放射性职业病危害严重的医疗机构建设项目的防护设施设计，应当经卫生健康行政部门审查同意后方可施工。

建设项目在竣工验收前，建设单位应当进行职业病危害控制效果评价。建设项目的职业病防护设施应当由建设单位负责依法组织验收，验收合格后，方可投入生产和使用。可能产生放射性职业病危害的医疗机构建设项目在竣工验收时，其放射性职业病防护设施经卫生健康行政部门验收合格后，方可投入使用。

（2）经常性职业卫生监督　包括对工作场所职业病危害因素和作业人员接触水平的监测、监督；对职业卫生管理制度，如职业健康监护制度、安全操作规程、个人防护用品使用，以及安全卫生设备维护、检修等情况的常规监督等。

《职业病防治法》规定县级以上人民政府职业卫生监督管理部门依照职业病防治法律、法规、国家职业卫生标准和卫生要求，依据职责划分，对职业病防治工作进行监督检查。

2. 组织措施

（1）领导重视　组织措施中很重要的一个方面就是领导的重视。用人单位是职业病防治的责任单位，让用人单位负责人树立"企业经济效益与职工安全卫生同步发展"的观念，严格按有关职业卫生法律法规和标准组织生产，履行控制职业病危害的承诺和义务，保障职工"人人享有职业安全与卫生"的合法权益。

（2）落实用人单位主体责任制，实施健康中国策略　用人单位应建立职业病防治管理责任制，健全岗位责任体系，做到责任到位、投入到位、监管到位、防护到位、应急救援到位。用人单位应为劳动者提供绿色安全、健康环保的工作环境，在适宜的场所设置健康小贴士，为员工免费提供测量血压、体重、腰围等健康指标，适时开展形式多彩的职业健康文化活动与心理辅导，引导员工树立健康意识，创建健康企业。

（3）加强人员培训和职业健康教育的管理　在我国，从事职业卫生与职业病防治工作的专业及非专业人员数万人，有职业病防治机构的专业技术人员，也有企业的安全工程师及职业卫生管理人员。面对全球范围的技术革命浪潮，这支队伍的观念、知识、技能和管理水平都亟待提高。首先，应加强培训，更新他们的观念和知识，提高业务能力和管理水平，做好职业病危害控制和职业性病损的防治工作。其次，通过职业健康教育和健康促进，给广大劳动者以"知情权"，让他们知道有关职业病危害因素对健康的影响和防护措施，以增强自我保护意识，并积极参与职业病危害因素和职业病危害的控制。

（4）建立健全职业卫生管理制度　在组织劳动生产过程中，用人单位应根据有关的法律法规和单位的实际情况，建立起合理的职业卫生管理和劳动制度。如为了预防高温作业环境中暑的发生，用人单位应根据当地气候特点，适当调整夏季高温作业劳动和休息制度，按《工作场所职业病危害作业分级》（GBZ/T 229.3—2010），尽可能缩短劳动持续时间，增加休息次数，延长工休，特别是午休时间。

3. 技术措施

（1）改革工艺过程，消除或减少职业病危害因素的危害　如在预防职业中毒时，采用无毒或低毒的物质代替高毒物质，限制化学原料中有毒杂质的含量。油漆生产中可用锌白或钛白代替铅白；在喷漆作业中采用无苯漆料，并采用静电喷漆新工艺；在酸洗作业中限制酸中砷的含量；在电镀作业中采用无氰电镀工艺等；在铸造工艺中用石灰石代替石英砂，并采取湿式作业；在机械模型制造时，采用无声的液压代替噪声高的锻压等。

（2）生产过程尽可能机械化、自动化和密闭化，减少工人接触毒物、粉尘及各种有害物理因素的机会 加强生产设备的管理和检查维修，防止毒物和粉尘的跑、冒、滴、漏和防止发生事故。对于一些有害的物理因素，如可使用一些材料和装置将噪声源封闭或将工人经常操作地点（如球磨机操作控制台）封闭成一个较小的隔声空间等。

（3）加强工作场所的通风排毒除尘 厂房车间是相对封闭的空间，室内的气流影响毒物、粉尘的排出，可采用局部抽出式机械通风系统及除尘装置排出毒物和粉尘，以降低工作场所空气中的毒物、粉尘浓度等。

（4）厂房建筑和生产过程的合理设置 在进行厂房建筑和生产工艺过程设备设施建设时，应严格按照《工业企业设计卫生标准》（GBZ 1—2010）进行合理布局。有生产性毒物逸出的车间、工段或设备，应尽量与其他车间、工段隔开，合理地配置，以减小影响范围。厂房的墙壁、地面应以不吸收毒物和不易被腐蚀的材料制成，表面力求平滑和易于清刷，以便经常保持清洁卫生等。

（5）其他技术措施 如矿山的掘进采用水风钻，石英粉厂采用水磨、水筛，铸造厂采用水爆清砂。在风道、排气管口等部位安排各种消声器，以降低噪声传播；用多孔材料装饰车间内表面，或在工作场所内悬挂吸声物体，吸收辐射和反射声波，以降低工作环境噪声强度等。

4. 卫生保健措施

（1）开展职业卫生技术服务 根据WHO"人人享有职业卫生"的全球策略，国家有关的医疗卫生机构，如职业卫生与职业病防治机构、疾病预防控制机构、职业卫生监督机构等，以及第三方职业卫生技术服务机构，必须为用人单位提供良好的、合格的职业卫生技术服务，这些服务包括职业病危害的预评价、工作场所职业病危害因素的检测与评价、职业健康监护、为用人单位提供以创建"健康企业"为目的的职业健康教育和健康促进服务等。

① 职业病危害的预评价 是职业病防治前期预防的重要内容，职业病危害预评价的目的是对建设项目可能产生的职业病危害因素及其对工作场所和劳动者健康的影响作出评价，确定危害类别和职业病防护措施。

② 工作场所职业病危害因素的检测与评价 其目的在于及时发现和动态掌握工作场所中潜在的职业病危害因素的种类、存在形式、强度、消长规律等，为改善劳动条件和实施有效的干预措施提供依据。

③ 职业健康监护 是指以预防为目的，对接触职业病危害因素人员的健康状况进行系统的检查和分析，从而发现早期健康损害的重要措施。职业健康监护包括职业健康检查、职业健康监护档案管理等内容，其中职业健康检查有上岗前、在岗期间、离岗时、离岗后及应急的健康检查。职业健康监护对职业病的防治有重要意义，也是职业病医师的重要工作职责之一。

④ 为用人单位提供以创建"健康企业"为目的的职业健康教育和健康促进服务 在职业病防治策略中，职业健康教育和健康促进是成本收益最高的防治措施之一。各级职业病防治机构可结合实际情况，为辖区内用人单位提供以创建"健康企业"为目的的健康教育和健

康促进的服务，如提供"职业健康体验馆""职业健康科普作品展""职业健康小屋""重点职业病防治常识小课堂""职业病危害警示教育片""预防职业危害公益宣传活动"等宣传职业健康平台，积极引导劳动者争做"健康达人"、用人单位创建"健康企业"，减少职业危害因素对劳动者职业生命质量的影响。

⑤ 其他职业卫生技术服务　如职业病防护设施与职业病防护用品效果评价、化学品毒性鉴定、放射卫生防护检测与评价等。取得职业卫生技术服务机构资质的单位，通过这些职业卫生技术服务，可为企业提供一系列职业病危害因素控制的资料和建议，也为有效消除或控制职业病危害提供依据。

（2）合理供应保健食品和饮料　如对接触职业性毒物的劳动者，应根据所接触毒物的毒作用特点，在保证平衡膳食的基础上，补充某些特殊需要的营养成分（如维生素、食盐、蛋白质等）。对从事高温作业的劳动者应补充含盐饮料和高蛋白食品，并适量补充水溶性维生素等。

（3）提供及时、有效的医疗服务　在劳动生产过程中，不可避免地会出现劳动者身心健康受到影响的情况，如职业病、工作相关疾病、工伤和早期健康损害等情况，当这些情况出现时，医疗卫生机构如何及时、有效地给这些劳动者提供医疗服务，也是职业病防治中的重要环节。

第二章

职 业 病

第一节　法定职业病

所谓职业病，定义上有狭义和广义之分。狭义的职业病是按照《职业病防治法》所规定的职业病，由相关部门制定，列入国家颁布的《职业病分类和目录》中，并赋予法律依据，又称法定职业病。它是指企业、事业单位和个体经济组织等用人单位的劳动者在职业活动中，因接触粉尘、放射性物质和其他有毒、有害因素而引起的疾病。而广义的职业病是将职业有害因素损害的职业多发病和一些与工作有关的疾病纳入此范围内，不仅包括危害物质因素引起的职业病，而且考虑到了非危害物质因素引起的职业性疾病。本文所指的职业病是在理解和执行《职业病防治法》中所指的职业病，即法定的职业病。

一、职业性尘肺病及其他呼吸系统疾病

2013 年 12 月 23 日，国家卫生计生委、国家安全生产监督管理总局、人力资源和社会保障部和全国总工会 4 部门联合对《职业病分类和目录》进行了调整，在职业性尘肺病中，将"尘肺"修改为"尘肺病"。在职业性其他呼吸系统疾病中，一是增加刺激性化学物所致慢性阻塞性肺疾病、金属及其化合物粉尘肺沉着病（锡、铁、锑、钡及其化合物）和硬金属肺病；二是将"变态反应性肺泡炎"修改为"过敏性肺炎"。现行职业性尘肺病及其他呼吸系统疾病具体如下：

（一）尘肺病

尘肺病是由于劳动者在职业活动中长期吸入生产性矿物性粉尘并在肺内潴留而引起的以肺组织弥漫性纤维化为主的全身性疾病，是危害工人健康最严重的常见职业病。我国尘肺病历年发病人数均占各种职业病之首位，截至 2018 年年底，全国累计报告职业病 97.5 万余例，其中尘肺病约 87.5 万例，90％为职业性尘肺病。我国职业病名单中规定的尘肺病有：矽肺（硅肺）、煤工尘肺、石墨尘肺、炭黑尘肺、石棉肺、滑石尘肺、水泥尘肺、云母尘肺、

陶工尘肺、铝尘肺、电焊工尘肺、铸工尘肺及其他尘肺病。在各种尘肺病中，以矽肺、煤工尘肺以及石棉肺对工人健康危害最大，表现为肺间质纤维化明显，肺功能损害显著，并发症多，工人劳动能力丧失较严重。

1. 矽肺

矽肺（又称肺硅沉着病、硅肺）是因长期吸入含大量游离二氧化硅（SiO_2）粉尘微粒（又称硅尘）而引起的，以硅结节形成和肺部弥漫性纤维化病变为特征的全身性疾病，是我国目前危害最严重的职业性尘肺病中最常见的一种。矽肺患者肺部有广泛性纤维化病变，可形成大块融合病变，严重时影响心肺功能，以致完全丧失劳动能力。矽肺患者一般是在从事粉尘作业期间被诊断发现的，但有一部分粉尘作业工人在作业期间未发病，调离粉尘作业岗位时，未发现矽肺病变，其后从事非粉尘作业，经几年或十多年后再拍胸片被诊断为矽肺，这种矽肺称为晚发性矽肺。国内各地均有晚发性矽肺发病情况的报道，例如广东某钨矿的晚发性矽肺占矽肺总数的 48% 以上。矽肺多在接触硅尘 10 年以上发病，有的可长达 20 多年，但从事高浓度、高游离 SiO_2 粉尘作业而又缺乏有效防尘措施的工人中，也有经 1～2 年（甚至几个月）就发生矽肺的，这种矽肺称为急性矽肺，又称急性硅-蛋白沉着症。广东报道从事石英研磨的工人的急性矽肺发病工龄为 1～20 个月，平均为 9.7 个月。

（1）接触机会　劳动者在生产劳动中，接触硅尘的机会十分广泛。可能发生矽肺的工业系统颇多，主要有：采矿业中的钨矿、金矿、铜矿、铅锌矿、镍矿、铁矿等的凿岩工、爆破工、采矿工、支柱工、运输工等；开山筑路、挖掘隧道和涵洞中的风钻工、爆破工、运输工等；建筑材料行业中的采石工、轧石工、石料粉碎工等；耐火材料行业中的原料准备工、制造工、焙烧工等；宝石加工行业中的切粒工、雕刻工、打磨工、冲胚工等；石英加工行业中的粉碎工、研磨工、运输工等；水利建设与地质勘探中开凿水电隧道和地质探洞工人等。总之，从事上述工种接触硅尘者均有发生矽肺的可能。矽肺发病较多的工种为矿山的凿岩工、爆破工、支柱工、运输工，工厂的粉碎工、拌料工、筛粉工、喷砂工和宝石切粒工等。

（2）发病机制　目前对矽肺的发病机制仍未完全清楚。虽然长期以来先后提出过机械刺激学说、化学中毒学说、表面活性学说、硅酸盐聚合学说、免疫学说、细胞因子学说、氧自由基学说等，但均未能全面阐明矽肺发病的确切机理。比较认可的两种学说如下：

① 细胞因子学说　认为硅尘粒子被巨噬细胞吞噬，由于 SiO_2 微粒的毒性作用导致巨噬细胞的破坏、崩溃，释放出一种能促进成纤维细胞增生和促进胶原合成的细胞因子，称为 H 因子。产生细胞因子的细胞有肺泡巨噬细胞、肺泡 II 型细胞、中性粒细胞、淋巴细胞、上皮细胞和毛细血管内皮细胞等。细胞因子种类较多，有成纤维细胞生长因子、转化生长因子、表面细胞生长因子、血小板生长因子、胰岛素生长因子、白细胞三烯、淋巴因子、白细胞介素等。研究结果表明，转化生长因子、血小板生长因子和胰岛素生长因子是致纤维化的主要生长因子，在早期分泌增多，同时启动肺纤维化的过程，形成不可逆损伤。

② 氧自由基学说　认为 SiO_2 粉尘可使巨噬细胞的类脂质发生过氧化反应诱发产生氧自由基，并使细胞膜通透性及脆性增加，同时还能直接攻击细胞膜离子通道，使巨噬细胞崩解，释放许多活性因子，引起肺纤维化。

（3）病理改变　矽肺病理的基本病变有硅结节、弥漫性肺间质纤维化和硅肺团块。肉眼：肺脏一般呈灰黑色、体积增大、重量增加、质地坚硬，触摸肺表面有砂粒感或硬块感；

切面见粟粒大小不等、境界分明、质地致密的灰黑色结节矽肺团块和肺间质纤维化。

硅结节是矽肺的特有病变。镜检：见典型的硅结节，为圆形或类圆形，纤维呈同心圆排列，类似洋葱头切面；硅结节可增大并互相融合，中央小血管受压变窄甚至闭塞，导致供血不足而出现中心坏死和钙化。

弥漫性肺间质纤维化主要表现为胸膜下、肺小叶间隔、小血管及小支气管周围和邻近的肺泡间隔有广泛的纤维组织增生。镜检：见胶原纤维呈片状、网状分布，也可包绕在小血管、小支气管周围。

矽肺团块的形成常发生于矽肺晚期，呈类圆形或不规则形，灰黑色，质坚硬；切面呈灰白色，常出现在硅结节分布较多的部位。镜检：见矽肺团块有两种类型，一种是由大量硅结节融合而成，另一种是由少量硅结节和大量胶原纤维束所组成。

急性矽肺的病理有别于一般矽肺。外观：肺脏坚硬、萎缩。肺切面渗出棕褐色泡沫性液体，并有弥漫性肺间质纤维化。镜检：见典型的玻璃样纤维结节，结节稀疏，多为未成熟的结节。肺泡腔中含有大量的蛋白质、脂类物质和细胞，并对过碘酸碱性复红染色（PAS）呈阳性反应，证实肺泡腔中的物质主要是蛋白质。

（4）临床表现

① 症状　早期患者多无自觉症状，随着病情进展，逐渐出现咳、痰、喘，并进行性加重。但症状的轻重与矽肺期别不完全一致。咳嗽、咳痰是出现最早、最常见的症状。随着肺间质纤维化的进展开始出现气促，早期在重体力劳动时出现；病情较重者，轻微劳动时即可出现；病情严重者，安静时也感呼吸困难，甚至不能平卧。胸痛是矽肺患者常见症状，表现为胸部紧压感或隐痛、针刺样痛，每于天气变化时加重。单纯矽肺患者咯血较少，如有反复咯血，则应考虑合并肺结核或支气管扩张。此外，晚期患者常伴有食欲不振、易疲劳、头痛、失眠、多梦、记忆力减退、心悸、发绀等。

② 体征　早期常无异常发现。多数患者逐渐出现肺气肿征，表现为桶状胸、叩诊呈鼓音或过清音。Ⅲ期矽肺患者由于硅结节融合形成大团块，肺组织收缩，可有气管移位。单纯矽肺患者，一般不易听到啰音。当矽肺合并肺结核、支气管炎或肺炎、支气管扩张时，肺部可听到干啰音或湿啰音。

③ 肺功能检查　早期患者损害不明显。随着病情的发展，逐渐呈现阻塞性通气功能损害，肺容量增加，残气量、残/总比值增大，1秒量、1秒率都不同程度下降。随着尘肺及肺气肿进展，出现混合型肺通气功能障碍或者限制性肺通气功能障碍，肺活量（VC）、用力肺活量（FVC）降低，1秒用力呼气容积（FEV_1）和 FVC 平行下降，故 $FEV_1/FVC×100\%$ 在正常范围；弥散功能也常减退；静息时动脉血氧饱和度可有不同程度的减低。随着矽肺 X 射线胸片期别增加，肺功能损害逐渐加重，但是存在个体差异。

④ 并发症　主要有肺结核、呼吸道感染、自发性气胸、慢性肺源性心脏病（肺心病）等。

a.肺结核　是矽肺常见的合并症。合并肺结核是矽肺患者预后不良的因素之一。且由于肺结核和矽肺互相影响，肺部广泛纤维化，影响局部血液供应，抗结核药物疗效差。

b. 呼吸道感染　多发生于天气寒冷或天气急剧变化之时。由于患者机体免疫功能降低，细菌在支气管局部定植，容易导致肺部反复感染。病毒和支原体、衣原体亦为常见的呼吸道感染病原。可发生上呼吸道炎、气管炎支气管炎，以及肺炎、支气管扩张合并感染等。

c. 自发性气胸　矽肺患者易发生肺大疱，以及胸膜下间质性炎症显著，易发生大疱破裂引起气胸。并发率约占 10％～15％。闭合性、交通性、张力性气胸均可发生。

d.肺心病　随着矽肺肺纤维化进展，慢性支气管炎、肺气肿患者逐渐出现肺源性心脏病，X 射线胸片、胸部 CT 和心电图、超声心动图均可见特征性改变。

⑤ X 射线表现　主要有小阴影和大阴影等。小阴影分为圆形小阴影和不规则形小阴影。圆形小阴影分为 p 类、q 类、r 类三种：p 类小阴影直径最大不超过 1.5mm；q 类小阴影直径大于 1.5mm，不超过 3mm；r 类小阴影直径大于 3mm，不超过 10mm。不规则形小阴影分为 s 类、t 类、u 类三种：s 类小阴影宽度最大不超过 1.5mm；t 类小阴影宽度大于 1.5mm，不超过 3mm；u 类小阴影宽度大于 3mm，不超过 10mm。大阴影是指肺野内直径或宽度超过 10mm 的阴影。矽肺 X 射线表现以圆形小阴影为主，多见于硅尘浓度大且硅尘中游离 SiO_2 含量高的作业工人。圆形小阴影是胸片上最早的表现，其大小相似、形态较为一致、密度一般稍高、边界锐利、与周围肺组织界限分明，直径多在 1～3mm，呈散在分布，也有成簇出现的，特征为上部多于下部、后部多于前部。不规则形小阴影多见于接触硅尘浓度低且游离 SiO_2 含量较低的矽肺患者，或者患者先后接触了硅尘和煤尘等混合尘所致。随着病情的进展，不规则形小阴影有数量增多和范围扩大的变化，并在不规则形小阴影的背景上可散布少量 p、q 类小阴影。大阴影是晚期矽肺的重要 X 射线表现。大阴影可单个出现，也可两侧对称出现于两上、中肺区，其形态可呈圆形、椭圆形或长条形，长径常常与后肋骨相垂直，密度稍高且均匀，边缘清楚，周边常有气肿带。随着病情的发展，大阴影常有缩小和向纵隔或肺门移位的趋势。此外，矽肺患者肺纹理可部分或全部消失，多有肺气肿征；肺门阴影增大，密度增高，肺门淋巴结肿大，其边缘形成一层很致密的环状阴影，常称为肺门淋巴结"蛋壳样钙化"。

（5）诊断与鉴别诊断

① 诊断　矽肺诊断的依据：首先，患者要有可靠、详细的硅尘接触史；其次，要有技术质量合格的 X 射线后前位胸片，胸片可以采用 X 射线高千伏或数字化摄影（DR），合格的胸片是指质量达到优、良的胸片；再次，要进行鉴别诊断，排除其他类似的肺部疾病；最后，要对照尘肺病诊断标准片，做出矽肺病分期及合并症的诊断。按《职业性尘肺病的诊断》（GBZ 70），诊断为矽肺并不难。倘遇疑难病例时，可进行如下的辅助检查：

a.电子计算机断层摄影（CT）　在观察矽肺的大阴影方面优于高千伏胸片和 DR，对鉴别诊断有重要的参考价值。

b.纤维支气管镜　可行支气管肺泡灌洗、肺活检等进一步明确诊断，尤其对急性矽肺的诊断意义更大。

c.经皮肺穿刺活检　在病变部位进行针刺活检，取病变组织做病理检查，对诊断和鉴别诊断有较大的帮助。

d.胸腔镜　是目前已广泛开展进行的肺活检，对病因学诊断和鉴别诊断作用较大。

e.锁骨上淋巴结活检　对鉴别癌转移有很大的价值。

② 鉴别诊断　矽肺的临床和 X 射线表现可能酷似许多疾病。因此，在矽肺诊断时要做好鉴别诊断。矽肺早期（Ⅰ期、Ⅱ期）应与粟粒型结核病、含铁血黄素沉着症、肺泡微结石症、特发性肺间质纤维化相鉴别；晚期矽肺（Ⅲ期）应与肺结核球、原发性支气管肺癌相鉴别。

a.粟粒型结核病　急性粟粒型肺结核 X 射线表现为两肺野均匀分布、密度一致、大小相等的粟粒样阴影，常可见肺门淋巴结肿大，无间质纤维化征象。浓缩法痰液涂片检查可查到抗酸杆菌，结核杆菌培养常呈阳性。患者症状重、进展快、血沉快，经抗结核治疗后粟粒状阴影可消退。鉴别诊断并不困难。

b. 含铁血黄素沉着症　特发性者多见于儿童。继发性含铁血黄素沉着症在风湿性心脏病二尖瓣狭窄患者多见，尤其有心衰病史且反复发作者。胸片上可见二尖瓣型心影，两肺弥漫分布粟粒状影，近肺门区较多，肺尖部可见完全清晰。根据此病患者有明显心脏病史，无粉尘接触史，心衰控制后肺部粟粒状阴影可消失，并有反复咯血、低血红蛋白贫血、杵状指、肝脾大等可以鉴别。

c. 肺泡微结石症　为少见疾病，多发于青中年。其特征是肺泡内含有细砂样结石。临床上有进行性气急症状。患者多无粉尘接触史。胸片上两肺布满细砂粒状阴影，大小在1mm左右，边缘清楚，以肺内侧多见；肺门多不大，肺纹理无明显变化。病程进展缓慢，多年观察可无变化。本病有家族性，鉴别诊断困难时可对患者家族其他成员加拍胸片。

d. 特发性肺间质纤维化　病因不明，多发于 40～50 岁，偶见于青少年。患者有咳嗽、气促、消瘦、乏力等症状，也可发生咯血，有时也有发热、关节痛和肌肉酸痛。最重要的体征是发绀和吸气期在肺底部可闻及捻发音。胸片上见小结节状、结节网状、广泛性网状、蜂窝状肺大疱影，呈弥漫性、散在性分布，下肺野多于上肺野；两肺门无淋巴结肿大。经纤维支气管镜或胸腔镜活检，肺组织病理学见早期为非特异性肺泡炎，晚期为广泛纤维化，无硅结节形成。据上述临床特征，鉴别诊断不难。

e. 肺结核球　多见于年轻患者。病灶多位于结核好发部位，即肺上叶后段和下叶背段，一般无症状。病灶边界清楚，可有包膜，密度高，周围常有卫星灶，病灶中常有向心性或密集钙化灶。常多年不变。

f. 原发性支气管肺癌　多见于中年人。常有呼吸道症状，如干咳、血痰等。多为单发，肿块影呈分叶状，并可见毛刺等征象。痰检可发现癌细胞。Ⅲ期矽肺的大阴影由硅结节融合而成，位于两肺中上肺区外带，呈对称性，早期密度较低，隐约可见其中的硅结节小阴影，后期密度较高，边缘变清，出现周边肺气肿征，这些 X 射线征象都有别于支气管肺癌。

（6）治疗及处理

① 处理　矽肺确诊后，首先，应将患者调离硅尘作业岗位；其次，应对患者进行劳动能力鉴定，主要依据矽肺期别、并发症及合并症、肺功能损害程度等，按《劳动能力鉴定职工工伤与职业病致残等级》标准（GB/T 16180），鉴定患者致残等级，根据致残不同等级适当安排工作和享受有关待遇；最后，消除患者对矽肺病的恐惧心理，合理饮食，增加营养，适度坚持参加适量的体育锻炼，提高机体免疫力。

② 治疗　矽肺的治疗包括抗纤维化药物治疗、对症治疗和并发症治疗。

抗纤维化药物治疗的效果在于延缓矽肺病变的进展。可选择如下几种药物：

a. 汉防己甲素片　每次 60～80mg，1 天 3 次，口服 6 天停 1 天，3 个月为一疗程。注意监测肝功能，有肝脏疾患者禁用。

b. 吡非尼酮　每次 600mg，口服 1 天 3 次，目前正在临床试验中。

对症治疗主要是对矽肺患者的气促、咳嗽、胸痛等症状的治疗，以解除患者的痛苦。如对气促较重的患者，给予支气管扩张剂或支气管解痉剂；对较明显的胸痛患者，可给予止痛剂；早期轻微咳嗽的患者，可无须药物治疗，中等或较重的咳嗽患者，倘干咳无痰，可服用镇咳、止咳剂，若痰黏稠、不易咳出，可给予祛痰剂。

矽肺并发症的治疗，主要是对并发肺结核、呼吸道感染、自发性气胸和慢性肺源性心脏病的治疗。

2. 煤工尘肺

煤工尘肺是煤矿工人长期吸入煤矿粉尘所引起的肺部弥漫性纤维化的疾病。在我国尘肺病患者中，煤工尘肺患病率所占比例仅次于矽肺，居第二位。煤矿中的不同工种的工人，所接触的粉尘性质不尽相同，发生的尘肺病也各异。从事单一的岩石掘进的工人，接触的粉尘是硅尘，所患的尘肺病为矽肺；从事采煤的工人，接触的粉尘是煤尘，所患的尘肺病为煤肺病；既从事岩石掘进、也从事采煤的工人，接触的粉尘是硅尘和煤尘，所患的尘肺病称为煤硅肺病。目前，我国一般把煤肺病和煤硅肺病统称为煤工尘肺。国内外把煤工尘肺分为单纯煤工尘肺和复杂煤工尘肺两类。煤工尘肺发病工龄多为接触煤矿粉尘 20 年左右，其患病率在 0.9%～24.1%。

（1）接触机会　煤炭是当今世界上的主要能源与化工原料之一。我国煤的蕴藏量超过千亿吨，煤的开采量居世界之首。煤矿开采主要有井下和露天两种，我国煤矿绝大多数为井下开采，露天开采的只占少数。因此，从事煤矿开采和煤炭加工、使用工作的工人均可接触煤矿粉尘，主要有煤矿的掘进工、采煤工、爆破工、支柱工、装煤工、运输工、洗煤工、煤球制造工、码头煤炭装卸工等。我国从事煤炭生产的人员达数百万人，其中接触煤矿粉尘的工人也超过百万人以上。

（2）病理改变　单纯煤工尘肺的病理：以掘进工为主发生的煤工尘肺以结节为主；以采煤为主发生的煤工尘肺主要为弥漫性间质纤维增生和煤尘灶的形成。煤工尘肺的肺脏呈黑灰色或黑色，有大量黑色斑点、斑块、煤尘灶和煤硅结节。煤尘灶也称煤斑，直径多为 2～5mm，多位于细支气管周围，它由煤尘、吞噬细胞、成纤维细胞和少量胶原纤维所组成。煤硅结节为圆形或椭圆形，直径 1～5mm 或更大。典型的煤硅结节由煤尘与胶原纤维构成，略呈同心圆形，并可见煤尘细胞灶、煤尘纤维灶、胶原纤维玻璃样变和灶周肺气肿征。此外，煤尘和煤尘细胞可沉积在小叶间隔、肺泡管内和细支气管、小血管周围，出现间质细胞和纤维增生，形成纤维化。

复杂煤工尘肺的病理主要是肺内出现进行性大块纤维化（PMF），其为灰黑色或黑色、质地坚硬的纤维性团块，大小为 2cm×2cm×2cm 以上。PMF 有两种类型：一种由结缔组织包围很多煤尘所组成；另一种由胶原纤维束组成，其中可见煤硅结节。PMF 多位于肺上叶后段和肺下叶，它的中央可由于缺血而发生坏死，出现含有黑色液体的空洞。

（3）临床表现

① 症状与体征　煤工尘肺早期可无任何症状或症状轻微，咳嗽多为轻微干咳，当合并肺部感染时，咳嗽次数和咳痰量均明显增加。若患者咳出大量黑色油墨状痰液时，提示肺组织大块纤维化病变有坏死空洞的形成；若咳嗽持续存在，并有咯血时，应考虑支气管扩张和肺结核的可能性。大多数患者有不同程度的胸闷、胸痛。当突然剧烈胸痛并伴有呼吸困难时，应考虑有自发性气胸可能。在重劳动时气促可先出现，其后渐加重。煤工尘肺体征多表现为肺气肿体征，肺部可闻及呼吸音粗糙或减弱，当有合并感染时，出现相应部位干湿啰音等体征。

② 肺功能检查　早期煤工尘肺患者虽然有弥漫性肺间质纤维化，但肺功能多无明显改变，逐渐肺残气容积增加，残/总比值增加；弥散功能障碍，通气-血液比例失调，在静息状态时动脉血氧分压和氧饱和度降低，动脉血二氧化碳分压通常在正常范围或稍增高。

③ X 射线表现

a. 单纯煤工尘肺 主要是 p 类小阴影为主（约占 80%），并可同时存在 s 类小阴影。早期见两肺中、下肺区有 p 类小阴影，其中央的密度较高而边缘较模糊，少数有中心性钙化影。随着病情的进展，p 类小阴影逐渐减少，q 类、r 类小阴影数量逐渐增多。若并发严重肺气肿后，肺野内的圆形小阴影数量有时也会减少。少数患者（Ⅰ期、Ⅱ期）胸片上可见到少量 s 类、t 类小阴影，其数量较圆形小阴影少。

b. 复杂煤工尘肺 主要表现为大阴影。大阴影是煤工尘肺 X 射线上特殊表现，常见于两肺上、中肺区，一般多呈对称性出现。大阴影是由圆形小阴影的增大、密集、融合而形成，其密度较高，边界清楚，呈椭圆形、长条形或圆形，并在大阴影的周边见到气肿带。此外，煤工尘肺早期多无肺气肿征，Ⅱ期患者多见泡性气肿征，Ⅲ期患者常有弥漫性肺气肿征，少数可见大泡性气肿征。很少数患者（2%）有肺门或纵隔淋巴结蛋壳样钙化征。

④并发症 主要有慢性支气管炎、阻塞性肺气肿、慢性肺源性心脏病，呼吸道感染、肺结核、自发性气胸、Caplan 综合征等。

a. Caplan 综合征 又称类风湿尘肺，发生于煤矿工人。临床上可有原发性多发性关节炎，伴有咳嗽、咳痰、气促、胸痛以及桶状胸等尘肺患者常见症状和体征，少数患者肺功能有不同程度的损害。肺部病变严重程度和关节炎的轻重常常不平行。实验室检查血清类风湿因子为常阳性。胸片上在轻度尘肺病变背景上见呈多发或单发、密度均匀、边缘清晰的结节状阴影，其直径多在 3～30mm，分布于两肺中、上肺区，并可融合成团块状阴影，也可出现空洞或钙化。

b. 慢性支气管炎 发病率较高，临床上主要表现为长期咳嗽、咳痰，伴有或不伴有呼吸道阻塞征象。慢性支气管炎反复发作，可使气道阻塞更趋严重，促进肺气肿发生，进而可发展为肺动脉高压、肺心病。

c. 并发肺结核、呼吸道感染、自发性气胸、慢性肺源性心脏病的表现与矽肺相同。

（4）诊断 煤工尘肺的诊断原则、诊断标准和鉴别诊断与矽肺相同。详见本节"矽肺"相应内容。

（5）治疗及处理 煤工尘肺的治疗及处理与矽肺相同。详见本节"矽肺"相应内容。

3. 石墨尘肺

长期吸入较高浓度的生产性石墨粉尘可引致石墨尘肺。石墨是一种用途极广的单质碳，被广泛用于电力、钢铁、国防、核能、化学燃料等工业中。我国东北、内蒙古、湖南、山东等地均有丰富的石墨矿藏。石墨按其来源分为天然石墨和人造石墨。人造石墨为由无烟煤和石油焦炭在 2000～3000℃ 高温处理后形成的，其游离 SiO_2 含量极低（0.1% 以下）。天然石墨又分为晶质石墨和土块石墨两种。晶质石墨虽然质量好，但矿石晶位较低（5%～10%）；土块状石墨虽然品位较高，但工业性能较晶质石墨差。石墨中的游离 SiO_2 含量占 5%～15% 不等。石墨矿石经粉碎、筛选等加工处理成为商品石墨。我国石墨尘肺患病率为 5%～18%，发病工龄多在 15～20 年。

（1）接触机会 在石墨的生产和使用的过程中，工人均可接触到石墨粉尘。天然石墨的生产包括采矿（露天或井下）和石墨矿石加工。采矿工人接触的是围岩和石墨矿石的混合粉尘。石墨加工工人主要接触粉碎、过筛和包装工序的石墨粉尘，其浓度较大。人造石墨的生产过程中也可产生大量的石墨粉尘，特别是石墨成品包装工序，产生粉尘浓度较高，在空气中悬浮的粉尘几乎都是呼吸性粉尘。使用石墨部门，在制造坩埚、电极等各种石墨制品的过程中也可产生石墨粉尘。

（2）病理改变　石墨尘肺病理属尘斑型尘肺。肉眼：见肺脏呈黑色或黑灰色；切面不光滑，呈黑灰色或成簇的黑色斑点，手触之有颗粒感，但无矽肺结节坚硬。部分病例有明显肺气肿和坏死性空洞形成。镜检：见细支气管、肺泡、肺小血管周围有石墨粉尘细胞灶，粉尘灶直径约为 $0.5\sim1.5mm$；有的尘细胞灶内可见纤维增生，形成石墨粉尘纤维灶，经胶原染色可见纤维灶内有少量胶原纤维。上述两种病灶可互相融合。有时肺标本中有星形的小体——石墨小体，也称为"假石棉小体"，该小体的周围包绕着一层金黄色的膜状物，由含铁的蛋白质组成，普鲁士蓝染色呈阳性反应。单纯石墨尘肺发生大块纤维化病变者较少。

（3）临床表现　石墨尘肺患者症状较轻微、体征较少，且病情进展较缓慢。部分患者以口腔、鼻咽部干燥为主，多有咳嗽、咳黑色痰，但痰量不多。当阴雨天时可出现胸闷、胸痛等症状。晚期有肺气肿等并发症时，则症状与体征比较明显。患者在调离原粉尘作业岗位之后，痰液逐渐由黑色痰转为白色泡沫痰，但并不能停止肺部病变的发展。肺功能检查，少数患者可有损害，多为最大通气量（MVV）和第一秒时间肺活量占用力肺活量（FEV_1）下降。石墨尘肺常见的并发症有肺结核、支气管扩张、慢性支气管炎、肺气肿等。严重者可出现心肺功能不全。石墨尘肺的预后较一般较好。

X 射线主要表现为 s 类小阴影和 p 类小阴影。s 类小阴影早期多见于两肺中肺区的中外带，继而逐渐增多，扩展到两肺下肺区，也可扩展至两肺上肺区，此时肺野可呈磨玻璃样改变。p 类小阴影密度稍低，但其边缘尚可辨认，多先见于两肺中、下肺区。少数患者胸片上还可见到 t 类小阴影或 q 类小阴影。可发生大块融合灶，但少见。胸膜改变以两侧肋膈角变钝或胸膜粘连较为常见。个别病例可出现一侧钙化的胸膜斑。

（4）诊断　石墨尘肺的诊断原则、诊断标准和鉴别诊断与矽肺相同。倘若在 CT 检查、肺活检、痰和支气管肺泡灌洗液中检出"假石棉小体"，均可提供诊断和鉴别诊断的依据。

（5）治疗及处理　石墨尘肺的治疗及处理与矽肺相同。详见本节"矽肺"相应内容。

4. 炭黑尘肺

炭黑尘肺是生产或使用炭黑工人因长期吸入炭黑粉尘而引起的一种尘肺病。炭黑广泛应用于橡胶、塑料、电极、油漆、油墨、墨汁、唱片等工业，作为填充料、着色剂。炭黑一般多用石油、沥青、天然气、树脂、焦炭等作为原料，经炉内燃烧后取其烟尘制成，也可由天然气在真空容器中加热获得。炭黑主要由元素碳（90％以上）组成，几乎不含游离 SiO_2（＜0.1％）。炭黑粉尘重量轻，颗粒极细，其直径一般在 $0.04\sim1.0\mu m$。炭黑尘肺主要发生于石化、轻工、机械和建材工业工人，其患病率，国内报道为 2.3％～19.9％，国外为 4.8％～17.1％。

（1）接触机会　生产和使用炭黑的工人均可接触炭黑粉尘。目前，国内已有不少企业生产炭黑，工作场所的炭黑粉尘浓度较高。特别是筛分和包装车间，在密闭不良时炭黑粉尘浓度很高。使用炭黑的企业，如橡胶厂、塑料厂和干电池厂等，在配料、混炼、搅拌和过筛等工序中，均可产生大量炭黑粉尘。上述作业工人长期吸入炭黑粉尘，就可发生炭黑尘肺。

（2）病理改变　炭黑尘肺的病理表现与石墨尘肺相似。外观：两肺脏显著变黑，肺脏表面可见散在分布的黑色粉尘灶。镜检：呼吸性细支气管和小血管周围有大量炭黑粉尘和少数较致密的粉尘纤维结节；粉尘灶内有少量胶原纤维，伴有灶周肺气肿；肺组织内粉尘的颗粒很小，经测定多数直径在 $0.1\sim0.5\mu m$ 之间，与患者生前接触炭黑粉尘的大小是一致的。

（3）临床表现　炭黑尘肺的临床症状较轻微，发展缓慢，体征较少。仅有部分患者出现胸闷、气短、咳嗽、喉干等症状。胸闷多发生于阴雨天或气压低时；气促常出现于劳动之后；咳嗽大多发生于清晨，以干咳为主。40%的患者肺功能有不同程度损害，主要为混合性通气功能障碍。常见并发症有肺部感染、肺结核和肺气肿等。

炭黑尘肺的 X 射线表现与石墨尘肺相似。胸片上主要表现为 s 类小阴影和 p 类小阴影。s 类小阴影早期多见于两肺中、下肺区，由于 s 类小阴影增多，肺野可呈磨玻璃状。p 类小阴影可分布于各个肺区，其密度稍低，边缘尚清，当此小阴影增大，则其密度也随之增高。此外，有的患者胸片上可见到 q 类圆形小阴影，多分布于两肺上肺区。约有半数患者可见到不同程度的肺气肿征和胸膜增厚改变。肺门可出现轻度肿大和密度增高。

（4）诊断　炭黑尘肺的诊断原则、诊断标准和鉴别诊断与矽肺相同。详见本节"矽肺"相应内容。

（5）治疗及处理　炭黑尘肺的治疗及处理与矽肺相同。详见本节"矽肺"相应内容。

5. 石棉肺

石棉肺是由于长期吸入石棉粉尘，导致肺组织弥漫性纤维化的一种严重危害健康的职业性肺疾病。石棉是含有铁、镁、镍、钙和铝元素的硅酸盐。石棉按矿物学分为两大类，一类为蛇纹石棉，又称温石棉；另一类为角闪石棉，又分为直闪石棉、青石棉、透闪石棉、阳起石棉和铁石棉。在各类石棉中，温石棉用量约占石棉用量的 90% 以上。温石棉纤维长，柔软，有弹性；角闪石棉纤维粗糙，挺直，坚硬。中国是世界上主要生产石棉的国家之一，产地主要分布于辽宁、四川、青海、河北等省，主要是温石棉。石棉已被证实具有致癌性。

（1）接触机会　石棉具有耐酸、耐碱、不易断裂、拉力强度大、抗腐蚀、绝缘性能良好等性能，因此，在工业生产中使用广泛，各种用途超过千种。我国石棉产地和石棉加工厂遍布全国二十多个省市，接触石棉粉尘的工人主要是石棉开采业的采矿工、选矿和运输工，石棉加工业的粉碎工、切割工、磨光工、剥离工、钻孔工，石棉加工业的轧棉工、梳棉工、织布工以及农村个体加工的纺线工，制造石棉瓦工、石棉板工、刹车板工、绝缘电器材料工、石棉水泥工、石棉制品拆卸工、保温材料工等。

（2）病理改变　石棉肺的病理改变主要是弥漫性肺间质纤维化、胸膜斑和石棉小体。石棉粉尘引起的弥漫性纤维化，以双下肺叶较为显著，自下而上发展，这是石棉肺病理的主要特征。肉眼：病变以肺下叶为重，不规则的纤维灶和灰白色的纤维网、纤维条索分布于全肺。镜检：灶性细支气管肺泡炎改变，逐渐有网织纤维增生，并有多量的胶原纤维形成。

胸膜斑是石棉肺的另一病理特征。由于胸膜出现纤维化与增厚，在壁层和脏层胸膜形成一种形态不定的胸膜下局限性纤维斑片，称为胸膜斑。胸膜斑可双侧或单侧出现，并有按肋骨走行的倾向。胸膜斑由胸膜弹力层外的无血管和无细胞的玻璃样胶原纤维一层层重叠在一起所构成，胶原纤维退变之处可见钙盐沉着。

石棉小体是由胶原蛋白和黏多糖所形成的薄膜将石棉纤维包裹起来而形成的一种特殊形态的物质，常在石棉肺增生的纤维组织中和肺泡中见到，长 $15\sim20\mu m$，呈金黄色如哑铃、火柴、蜂腰或竹节状物。其数量的多少与石棉肺的严重程度并不一定平行。

（3）临床表现　石棉肺的发病工龄多在 $10\sim15$ 年。病情进展缓慢。自觉症状出现较早，以呼吸困难最为显著。早期在活动时出现气促，严重者休息时感气促。发病初期无咳嗽，逐渐出现咳嗽，为干咳或咳少量黏液痰、较难咳出。胸痛多为局部或一过性疼痛。咯血不是石棉肺的主要特征，若合并支气管肺癌则可发生。体征：在吸气末可闻及细小、均匀而持久的捻发音，下肺野多见。晚期患者多有轻度发绀，半数出现杵状指。肺功能改变发生在胸片未显示石棉肺之前，肺弥散量即减少，其后肺顺应性减低，出现限制性通气功能障碍。石棉肺并发支气管炎、肺气肿或支气管扩张者较多见。并发肺癌远较矽肺为多，也可并发胸膜间皮瘤。

X 射线表现主要为不规则形小阴影和胸膜的改变。s 类、t 类小阴影多见于两肺下肺区，并可见细小淡薄的小点状阴影，边缘不整，呈星芒状。不规则形小阴影增多，可呈"磨玻璃样"。随病情进展，两肺 s 类、t 类小阴影增宽增多，扩展至中肺区，但这些不规则形小阴影很少出现在上肺区。石棉肺一般没有大阴影。胸膜改变可出现弥漫性胸膜增厚，其中，胸膜斑和纵隔心包膜增厚是石棉肺的特征性改变。胸膜斑是指除肺尖部和肋膈角区以外的厚度大于 5mm 的局限性胸膜增厚，或局限性钙化胸膜斑块。纵隔心包膜增厚是指纵隔胸膜增厚与心包膜粘连，形成双侧心缘模糊，呈锯齿状改变，严重粘连者与肺门影或肺内大块纤维重叠形成所谓"蓬发状心影"。此外，可见肺门结构紊乱，密度增大，但无淋巴结肿大。

（4）诊断　石棉肺的诊断原则、诊断标准和鉴别诊断与矽肺相同。倘确诊有困难时，CT 检查（可发现胸部平片观察不到的胸膜改变和肺实质改变）、肺活组织检查（确定肺间质纤维化程度）、痰和支气管肺泡灌洗液检出"石棉小体"，均可作为诊断和鉴别诊断的依据。但要特别强调的是，在石棉肺诊断中，胸膜斑也作为诊断的依据指标。

（5）治疗及处理　石棉肺的治疗及处理与矽肺相同。详见本节"矽肺"相应内容。

6. 滑石尘肺

滑石尘肺属硅酸盐类尘肺。滑石是一种次生矿物，由含镁的硅酸盐或碳酸盐蚀变而成。天然滑石呈片状、板状、粒状或致密块状体，手摸有柔滑感，硬度小（1～2 级）、带有蜡样、珍珠样光泽，有白色、粉红色、浅灰色等多种颜色，但粉碎后均为白色。闪滑石，实际上是某些近似硅酸盐的混合物，可含有不同量的石棉、直闪石、透闪石等，而具有石棉样的生物学作用。我国滑石矿能出产品位很高的滑石，颜色好、无杂质，可用于化妆品的生产。

（1）接触机会　滑石具有耐酸、耐碱、耐火、耐高温、高润滑性、化学惰性、低导电性和低导热性的特点，有非常柔滑良好的覆盖力、较大的表面积和吸附油的特性。因此，滑石广泛用在造纸、皮毛、橡胶、陶瓷、电工、建筑、医药、纺织、机器制造、化妆品、食品等工业，主要用作填料或防黏剂。在滑石开采、选矿、粉碎、加工或使用的过程中均能产生滑石粉尘。

（2）病理改变　主要病理改变有异物肉芽肿、结节型病变和弥漫性肺间质纤维化。异物肉芽肿病变是由纯滑石粉尘引起的，它由上皮样细胞、组织细胞和异物巨细胞所组成。结节型病变可因滑石被石英污染或生产时使用石英所致。肉眼：肺脏切面见灰白色结节遍及全肺，以肺中野为重，偶见有大块纤维化。镜检：见弥漫性肺间质纤维化，在呼吸性细支气管内可见到石棉样小体，其末端呈杵状，分节或不分节，含有含铁血黄素颗粒，与石棉肺时的石棉小体难以区别。弥漫性肺间质纤维化病变主要由含有透闪石、直闪石的滑石粉尘或高浓度的片状、颗粒状滑石粉尘所引致，其弥漫性肺间质纤维化改变多累及两肺下野。晚期病例可见大块纤维化。镜检：在呼吸性细支气管、小支气管和小血管的周围可有弥漫性肺间质纤维化，并可见肺泡和肺小叶结构毁损。此外，胸膜多有局限性粘连和弥漫性增厚，少数病例可见壁层胸膜斑形成。

（3）临床表现　滑石尘肺的发病接触滑石粉尘工龄一般在 10 年以上，但也有长达 30 多年才发病的。患者脱离滑石粉尘作业环境后，其病变可停止进展或进展缓慢，预后较矽肺、石棉肺为好。早期可无症状或症状轻微，晚期可出现不同程度的呼吸道症状，如咳嗽、咳痰、气促、胸痛等，但较矽肺、石棉肺轻。有异物肉芽肿者，可出现进行性呼吸困难。肺功能损害以弥散功能障碍为主。

X 射线表现：接触纯滑石粉尘的患者，胸片上表现多存在两种小阴影，即在出现 s 类、t 类小阴影的基础上，散在 p 类小阴影。p 类小阴影早期多分布于两肺中、下肺区，密度较淡，轮廓清楚。接触含有透闪石、直闪石的滑石粉尘引起的滑石尘肺，其胸片上主要表现为两肺中、下肺区有多量 s 类、t 类小阴影，类似石棉肺的 X 射线改变。同时，在胸壁、膈肌或心包处可见到长 1～3cm 的滑石斑，呈线条状或不整形，可发生钙化。接触的滑石被石英污染或生产时使用石英的患者，其 X 射线表现为两肺野散在一定量的 p 类或 q 类小阴影。晚期圆形小阴影增多、变大，可出现大阴影，多位于两肺上肺区，密度不甚高，边缘也不够锐利。

（4）诊断　滑石尘肺的诊断原则、诊断标准和鉴别诊断与矽肺相同。详见本节"矽肺"相应内容。

（5）治疗及处理　滑石尘肺的治疗及处理与矽肺相同。详见本节"矽肺"相应内容。

7. 水泥尘肺

水泥尘肺是长期吸入水泥粉尘而引起肺组织纤维化的一种职业病，属硅酸盐类尘肺。一般预后较好。水泥可分为天然水泥和人工水泥两种。天然水泥是由有水泥样结构的自然矿物质经过煅烧、粉碎而成。人工水泥的成分主要是硅酸盐，故称为硅酸盐水泥。硅酸盐水泥是以石灰石、黏土以及一定量的铁粉，经配料、磨细、混匀而成为原料（生料），生料在水泥窑内煅烧至部分熔融，即为熟料，再加适量石膏和矿渣磨细、混匀即成为水泥。水泥粉尘是一种混合性粉尘，含微量游离 SiO_2（0.4％～5％）。

（1）接触机会　生产水泥和使用水泥的有关人员均可接触水泥粉尘，比如原料破碎工、配料工、混合工、研磨工、成品包装工、运输搬运工以及使用水泥拌料工等。长期吸入高浓度的水泥生产中各种粉尘，包括原料熟料和水泥粉尘，均能发生水泥尘肺。

（2）病理改变　基本病理改变是有水泥尘斑、弥漫性灶周肺气肿、肺间质纤维化和大块纤维化病灶。水泥尘斑多呈弥漫性分布于全肺各叶，呈黑色，圆形或不规则形，直径多在 1～5mm，质软。镜检：尘斑为粉尘纤维灶，呈星芒状，多位于呼吸性细支气管和小血管周围。弥漫性灶周肺气肿一般与尘斑互相伴随，尘斑位于气肿腔周围；尘斑密集处可形成肺大泡、小叶中心性肺气肿。肺间质纤维化主要见呼吸性细支气管及其伴行小血管周围和少数小叶间隔呈轻度尘性纤维化。大块纤维化多发生于肺上叶、靠近胸膜，呈不规则形，黑灰色，发亮，质硬。镜检：见由密集多向走行的胶原纤维和大量粉尘所构成。

（3）临床表现　水泥尘肺的发病工龄较长，一般都在 15 年左右，最长的可达 45 年。发病工种以水泥包装工、原料破碎工为主。国内水泥尘肺的检出率为 0.2％～18.3％，其中广东检出率 0.2％。水泥尘肺早期可无症状或症状轻微，随着病情进展，可出现咳嗽、咳痰、气促、胸痛等症状。体征常不明显，很少有干、湿啰音。水泥尘肺患者的肺功能损害主要为阻塞性通气功能障碍，晚期可出现混合性通气功能障碍。水泥尘肺常见的并发症有慢性支气管炎、肺气肿、肺源性心脏病等。

水泥尘肺 X 射线表现主要为 s 类小阴影以及 p 类小阴影。s 类小阴影多分布在两肺中、下肺区，在 s 类小阴影的背景上，可见到密度较淡、形态不整、轮廓不清的 p 类小阴影。随着病情的进展，s 类小阴影可发展为 t 类小阴影，p 类小阴影可发展为 q 类小阴影。可有不同程度肺气肿征。晚期可出现大阴影，其呈圆形或长条形，为与肋骨走行相垂直的"八"字形，有周边肺气肿征。

（4）诊断　水泥尘肺的诊断原则、诊断标准和鉴别诊断与矽肺相同。详见本节"矽肺"相应内容。

（5）治疗及处理　水泥尘肺的治疗及处理与矽肺相同。详见本节"矽肺"相应内容。

8. 云母尘肺

云母尘肺是由于在云母开采或加工过程中长期吸入云母粉尘而引起的一种肺部疾病，属硅酸盐类尘肺。云母尘肺多发生于内蒙古、四川、新疆和黑龙江等地。云母为含钾、镁、锂、铝等的天然铝硅酸盐，属层状晶体结构，呈片状，有多种变体。云母可分为白云母、黑云母、金云母、锂云母和绢云母等。云母在自然界分布很广，主要夹杂在花岗伟晶岩之中。云母具有层状晶体结构，易剥成片状，有珍珠光泽。纯云母为铝硅酸盐，一般含 SiO_2 39％～53％（质量分数）。

（1）接触机会　从事云母开采和加工的工人均可接触云母粉尘。云母矿开采的矿工，所接触的粉尘有云母粉尘和硅尘，硅尘来自云母矿伴生的花岗伟晶岩，云母矿的云母粉尘一般含游离 SiO_2 23％～55％（质量分数）。因此，云母开采工人接触的粉尘是云母尘和硅尘，发生的尘肺病为混合性尘肺病。云母由于具有耐酸、隔热、绝缘性能好等特点，广泛用于电器材料等工业。云母片是发电机、各种电器和电缆中应用最广的电绝缘材料。颗粒状云母片可加工成云母粉，用于生产轮胎、焊接电极、沥青纸板、油漆、塑料、干润滑剂等的辅助材料。云母加工工人接触的一般是纯云母粉尘（可含游离 SiO_2 1.9％～2.7％），发生的尘肺病是云母尘肺。

（2）病理改变　云母尘肺的病理类型为弥漫纤维化型尘肺，主要是肺间质纤维化。在呼吸性细支气管、肺泡内及其周围，可见吞噬了云母粉尘的巨噬细胞团和细胞性粉尘灶，逐渐形成纤维结节，其边缘呈不规则放射状，并可见到呈片状、棒状或丝状的云母小体。肺泡间隔、血管及支气管周围结缔组织增生，典型异物肉芽肿，伴明显的支气管扩张和局限性肺气肿，并有明显的纤维灶和透明性变。晚期可发展成边缘呈放射状的纤维结节。

（3）临床表现　云母尘肺的发病工龄因粉尘含游离 SiO_2 多寡而各异。云母采矿工尘肺病发病工龄国内为 7～25 年（平均 17.9 年），国外为 13～17 年；发病率国内为 1％～15％，国外为 10％～35％。云母采矿工尘肺病患者自觉症状较多，如出现气促、胸闷、咳嗽、咳痰等症状，并随着期别的增加而加重，易并发肺结核。肺功能损害多为限制性通气功能障碍和气体弥散量降低。

X 射线胸片表现主要为 s 类小阴影，肺野呈磨玻璃样。在此背景上，两肺中、下肺区可见到细小、低密度、规则、边缘模糊的 p 类小阴影。随着病情的进展，p 类小阴影可由少量变为较多量。多见胸膜增厚。

（4）诊断　云母尘肺的诊断原则、诊断标准和鉴别诊断与矽肺相同。详见本节"矽肺"

相应内容。

（5）治疗及处理 云母尘肺的治疗及处理与矽肺相同。详见本节"矽肺"相应内容。

9. 陶工尘肺

陶工尘肺是指由陶瓷矿粉尘和制造陶瓷粉尘所引起的一种混合性尘肺。陶瓷矿可分为瓷土矿和瓷石矿两大类。瓷土矿属黏土矿物，为含水硅酸盐，其主要成分为高岭土，瓷土矿采矿工人长期吸入高岭土粉尘可引致高岭土尘肺，属硅酸盐类尘肺病。瓷石矿主要含石英和长石等，其粉尘中含游离 SiO_2 高达 $30\%\sim67\%$，瓷石矿采矿工人长期吸入瓷石粉尘可引起矽肺。陶瓷原料主要是瓷土、瓷石、石膏等，故陶瓷制造工人可接触瓷土、瓷石粉尘。由于陶瓷厂车间的不同工序混在一起，作业工人工种频繁调动，因此，将陶瓷工人所患的尘肺病统称为陶工尘肺。陶工尘肺多发生于河北、湖南、辽宁、江西、吉林、广东等地。

（1）接触机会 陶瓷矿开采工人和陶瓷制造工人均可接触陶瓷粉尘。瓷土矿开采工人接触高岭土粉尘，瓷石矿开采工人接触硅尘。陶瓷厂可分成耐酸陶瓷厂、瓷釉厂和陶器厂三类。耐酸陶瓷厂的原料主要是瓷石，工人接触的粉尘中含游离 SiO_2 达 30% 以上；陶器厂的原料以瓷土为主，工人接触的是高岭土粉尘；瓷釉厂的原料组成较为复杂，瓷坯主要由瓷石粉与瓷土组成；瓷釉主要由瓷石、长石、高岭土、滑石粉、石英、石灰石和一些金属氧化物等组成；匣钵主要由铝性黏土和高矾土制造。陶瓷厂的粉尘中含游离 SiO_2 因原料不同而各异，烧炼工序（烧坯、开窑等）为 $10\%\sim20\%$，其他原料加工工序（粉碎、过筛等）、成型工序（修坯、喷釉等）为 $30\%\sim40\%$。

（2）病理改变 主要表现为弥漫性纤维化、混合性结节和大块纤维病变。肉眼：切面可见浅灰色或灰黑色尘斑和结节，直径在 $1\sim5mm$ 之间，多分布在两肺中下野。晚期患者肺内形成大块纤维化，黑色，实韧。其余肺组织也有程度不等的弥漫性纤维化和代偿性肺气肿。镜检：病灶多为尘斑及混合性结节，位于呼吸性细支气管周围，呈星芒状或不整形，由粉尘、尘细胞和程度不等的网状纤维及胶原纤维不规则交织而成。含石英稍高的瓷土粉尘引起的尘肺病，可见典型的硅结节形成。大块纤维化病变由走向不规则的胶原纤维束及埋藏其中的粉尘所构成。

（3）临床表现 陶工尘肺患病率在 $1.7\%\sim18.5\%$，发病工龄多在 $15\sim20$ 年以上。广东患病率 0.8%，较国内其他报道的低；发病工龄平均 21 年（$8\sim40$ 年），与国内其他报道的相似。陶工尘肺患者临床症状较轻，部分患者可无症状。单纯 I 期尘肺患者多无气促，但当体力劳动时才觉胸闷、气促。晚期患者症状明显，可出现咳嗽、呼吸困难、发绀、心慌等症状。多数陶工尘肺患者早期临床无阳性体征，但若合并支气管炎、肺炎等，肺部可出现干、湿啰音或管状呼吸音，可见杵状指等，肺气肿者可有桶状胸。陶工尘肺患者肺功能检查可有轻度损害，主要为阻塞性通气功能障碍。

X 射线胸片表现以 s 类小阴影为主，先出现于两肺中、下肺区，其后可出现 t 类小阴影。在 s 类、t 类小阴影的背景上，可见 p 类小阴影，其密度不高，边缘不够清晰，呈簇状分布。随着陶工尘肺病变的进展，p 类小阴影的数量增多、直径增大、密度增高，可出现 q 类圆形小阴影，且其分布范围逐渐扩大，向两肺上肺区中外带发展。晚期患者两肺上肺区可见大阴影，常由圆形小阴影增大、密集、融合而形成，呈圆形、椭圆形或长条形，其边界较清楚，周边常有气肿带。此外，胸片还可见局限性或弥漫性肺气肿征。

（4）诊断 陶工尘肺的诊断原则、诊断标准和鉴别诊断与矽肺相同。详见本节"矽肺"

相应内容。

（5）治疗及处理　陶工尘肺的治疗及处理与矽肺相同。详见本节"矽肺"相应内容。

10. 铝尘肺

铝尘肺是长期吸入金属铝粉尘或氧化铝粉尘所引起肺部纤维化的一种法定尘肺病。铝是一种银灰色、柔软而富有延展性的轻金属。铝矾土是铝在自然界中主要存在形式。从铝矾土中提取较纯的三氧化二铝后，以三氧化二铝作为原料，通过铝电解制得金属铝。金属铝粉的含铝量为 90%～96%，可分成颗粒状和鳞片状两种。

（1）接触机会　生产和使用铝粉以及加工打磨铝材的工人均可接触金属铝尘。由于金属铝具有柔软而富有延展性的特点，而广泛用于金属加工业，制造各种金属的制品、容器及日用器皿；冶金工业上制造合金，如铝青铜、铝黄铜、硅铝合金等；铝粉用于制造焰火、油漆原料等。我国铝尘肺多发生于烟花厂、铝厂电解三氧化二铝的工人，生产片状铝粉的球磨工、抛光工，生产粒状铝粉、片状铝粉或混合有粒状和片状铝粉的工人，刚玉磨料车间的工人。

（2）病理改变　主要病理改变为弥漫性纤维化和尘性纤维灶。肉眼：肺脏表面呈灰黑色、质硬，胸膜广泛增厚，常伴有肺大疱；切面见散在分布全肺的灰黑色纤维块和纤维条索。镜检：见肺间质弥漫性纤维化。肺泡壁增厚，其间有细胞浸润，纤维组织增生，也可见尘灶或尘性纤维灶，呈圆形、椭圆形或星芒状，多位于小支气管、血管周围的肺泡腔内，由大量黑色粉尘和网状纤维构成，也可见少量胶原纤维。用玫瑰红酸特殊铝染色显示有很多粉红色的铝微粒。

（3）临床表现　发病工龄较长，一般在 10～15 年以上。广东在烟花厂使用片状铝粉的装药工 111 人中，检出铝尘肺 6 例，检出率 4.5%，发病工龄 6～40 年，平均 21 年。铝尘肺患者的临床症状较少且较轻，随着病情进展，可出现气促、咳嗽、咳痰、胸痛等症状。此外，还可有食欲不振、易疲劳、失眠等。常见的并发症有支气管炎、肺结核、自发性气胸等。患者早期一般无临床体征，晚期如并发支气管炎、肺结核时，肺部可有干啰音或湿啰音。肺功能检查可有通气功能损害，以阻塞性为主，其次为混合性。残气和弥散功能降低不多见。

X 射线胸片上主要表现为有明显的 s 类小阴影和一定量 p 类小阴影。p 类小阴影是出现较早和较常见的一种影像，最先见于两肺中、下肺区的中外带，部分呈网织状。随着病情的进展，逐渐向全肺蔓延，由于 s 类小阴影的增多而使整个肺野呈磨玻璃样，并可出现少量 t 类不规则形小阴影。与此同时，在 s 类、t 类小阴影的背景上，两肺中、下肺区的中外带见有 p 类小阴影，其密度较低，边缘清楚，但不是很锐利。p 类小阴影可增大、增多，但尚未见融合现象。此外，肺门阴影可增大、密度增高、结构紊乱、移位，胸膜有增厚、粘连，肺气肿明显，呈弥漫性肺气肿征，易发生自发性气胸。

（4）诊断　铝尘肺的诊断原则、诊断标准和鉴别诊断与矽肺相同。详见本节"矽肺"相应内容。

（5）治疗及处理　铝尘肺的治疗及处理与矽肺相同。详见本节"矽肺"相应内容。

11. 电焊工尘肺

电焊工尘肺是长期大量吸入电焊烟尘所引起的一种混合性尘肺。电焊烟尘主要来自焊条的药皮和药芯，约占全部烟尘的 80%～90%，来自金属母材的仅有 10%～20%。焊条成分主要是大理石、莹石、石英、长石、锰铁、硅铁、钛铁、白云石、云母等。电焊烟尘的化学成分因焊条种类和被焊金属的不同而各异，但其中大部分为氧化铁，其次为氧化锰、氟化物、无定形二氧化硅和镁、铜、锌、铬、镍等微量金属等。

（1）接触机会　焊接技术在工业生产中广泛应用，目前焊接工艺有手工电弧焊、自保护焊、二氧化碳保护焊、氩弧焊、埋弧焊和碳弧气刨等。在焊接时，电焊条和金属母材在电弧高温（3000～6000℃）下产生炽热的冶金反应，可生成大量的金属氧化物，并以气溶胶的状态散发到空气中，再经冷凝而生成电焊烟尘。这种烟尘的粒径很小，多在 0.4～5μm。由于电焊作业在工业上广泛应用，因此在建筑、矿山、机械、造船、化工、铁路、国防等工业中的电焊作业工人均可接触电焊烟尘。

（2）病理改变　电焊工尘肺病理的主要改变为尘斑、结节和间质纤维化。肉眼：肺脏体积增大，重量增加，弹性减低，外表粗糙，呈灰黑色；切面可见弥漫性或散在性的粉尘灶或粟粒样结节，常有局限性胸膜增厚及气肿。镜检：见两肺散布有直径 1～2mm 黑色尘斑或结节。尘斑由大量含尘巨噬细胞及少量单核细胞构成，间有少许胶原纤维。结节直径一般约 2mm，主要成分为胶原纤维。结节周围有灶性肺气肿。尘粒呈棕褐色，铁染色呈深蓝色强阳性反应。晚期偶见由多量密集的粉尘纤维灶和广泛的间质纤维化构成的大块肺纤维化病变。

（3）临床表现　发病较缓慢，发病工龄一般在 15～25 年。但近年广东省发现使用二氧化碳保护焊和钨极氩弧焊的集装箱制造业的电焊工尘肺发病工龄仅为 5.67～14.33 年，平均（8.04±1.97）年，明显短于其他行业的发病工龄。电焊工尘肺病程进展缓慢，患者早期多无自觉症状或症状轻微。随着病情进展，特别是并发肺气肿和肺部感染时，可出现咳嗽、咳痰、胸痛和气促等症状。患者一般无明显体征，并发支气管炎、肺部感染时可闻及干啰音或湿啰音；如有严重的肺气肿，可出现桶状胸。电焊工尘肺并发肺气肿较多见，而并发肺结核少见。肺功能检查早期多属正常范围，晚期可出现通气功能和换气功能的损害。

X 射线胸片表现以 s 类小阴影为主，也可出现少量 t 类小阴影，多分布于两肺中、下区。在 s 类或 t 类小阴影的基础上，可见散在 p 类小阴影，其密度较小，边缘清楚。有的病例圆形小阴影出现较晚。个别病例可出现大阴影。肺气肿相对较轻，在大阴影的周边可见到周边气肿带。肺门阴影密度可增大，并出现增宽及结构紊乱等征象。

（4）诊断　电焊工尘肺的诊断原则、诊断标准和鉴别诊断与矽肺相同。详见本节"矽肺"相应内容。

（5）治疗及处理　电焊工尘肺的治疗及处理与矽肺相同。详见本节"矽肺"相应内容。

12. 铸工尘肺

铸工尘肺是在铸造作业中长期吸入铸造粉尘所引起的尘肺，是我国较为常见的尘肺病之一。铸造工艺的原料主要是天然砂、黏土，还有一定比例的耐火土、煤粉、石墨粉和滑石粉等。天然砂可分石英砂和河砂，石英砂中含游离 SiO_2 高达 77%～98%，河砂中含游离 SiO_2 70%～85%；黏土的主要成分为硅酸盐，常用的黏土有高岭土和膨润土（陶土）。铸造型砂原料的选择主要取决于其耐火性能。铸钢浇铸需用耐火性强的石英砂；铸铁浇铸可用耐火性较差的河砂；有色合金浇铸也多用河砂。自 20 世纪 70 年代以来，我国铸业推广采用游离 SiO_2 含量为 2% 的石灰石原砂（即"70"砂）代替石英砂，有效地控制了铸造粉尘的危害。

（1）接触机会　铸造生产中的配砂、造型、干燥、合箱、浇铸、开箱、清砂和修整等作业工人均可接触到铸造粉尘。但由于各工序铸件种类不同，所接触的粉尘性质各异。铸钢作业工人接触的粉尘中游离 SiO_2 含量较高，所患的尘肺病为矽肺；铸铁和铸有色合金作业工人接触的粉尘中游离 SiO_2 较低，所患的尘肺病为混合性尘肺病。铸工尘肺的发病工龄多在 20～30 年，长者可达 40 年。铸钢工人发病人数比铸铁的多，清砂工的发病率最高，配砂工次之，造型工最低。

（2）病理改变　铸工尘肺的病理改变主要有结节型和肺间质纤维化型两种。结节型病理改变见于铸钢作业工人（清砂工、配砂工、喷砂工等）患的铸工尘肺。其病理表现为典型矽肺的病理改变。肺间质纤维化型病理改变见于铸铁、铸有色合金和使用"70"砂的铸钢工人患的铸工尘肺，其病理改变见尘斑，呈黑色星芒状，极少发生融合病变，伴有弥漫性肺间质纤维化，肺泡间隔增厚和胸膜中含有大量的粉尘颗粒，而没有典型的硅结节的病理改变。肺门淋巴结有硬化性改变。

（3）临床表现　发病缓慢，病程较长。早期多无临床症状，随着病变的进展，可出现咳嗽、咳痰、胸痛、胸闷和气促等症状。晚期患者有明显的呼吸困难，也可因肺大泡破裂而发生气胸。体征一般较少。晚期患者常并发肺气肿，叩诊呈过清音，触觉语颤减弱。肺功能检查：早期多属正常或轻度改变，其后可发生不同程度的阻塞性通气功能障碍。晚期可出现限制性通气功能障碍或混合性通气功能障碍。常见的并发症有慢性支气管炎、肺气肿、自发性气胸、肺结核等。

X 射线表现主要有不规则形小阴影型和圆形小阴影型。铸铁和有色合金作业工人患的铸工尘肺以不规则形小阴影为主，两肺中、下肺区见有 t 类小阴影，有时也可见 s 类小阴影，小阴影密度较低，边缘模糊。t 类、s 类小阴影可向两肺上肺区发展，其密度也随之增高。在上述小阴影的背景上，可见到散在的、密度较低、数量不多的 p 类小阴影。此时，圆形和不规则形两种小阴影交织在一起使肺野呈磨玻璃样。肺门影可增大、增浓。铸钢作业工人患的铸工尘肺以 p 类圆形小阴影为主，其密度稍高，边缘清楚。p 类小阴影先分布在两肺中肺区，然后再向上、下肺区发展，其数量由少逐渐增多。少数患者圆形小阴影可融合成大片影。

（4）诊断　铸工尘肺的诊断原则、诊断标准和鉴别诊断与矽肺相同。详见本节"矽肺"相应内容。

（5）治疗及处理　铸工尘肺的治疗及处理与矽肺相同。详见本节"矽肺"相应内容。

（二）其他呼吸系统疾病

1. 哮喘

哮喘是由于职业活动中接触职业性变应原引起的由多种细胞包括嗜酸性粒细胞、肥大细胞、T 淋巴细胞等细胞组分参与的气管慢性炎症性疾病，伴有可逆的气流受限和气道高反应性。

（1）接触机会　涉及职业性变应原的领域广泛，包括化工、纺织、印染、合成纤维、橡胶、染料、冶炼、农药、塑料、电子、制药、皮革、油漆、颜料、实验动物和家禽饲养、粮食、食品加工与作物种植等。至今已查明有 200 多种变应原和职业有关。我国发布的《职业性哮喘的诊断》（GBZ 57）中规定了 12 类职业性致喘物：

① 异氰酸酯类，如甲苯二异氰酸酯（TDI）、二苯亚甲基二异氰酸酯（MDI）、六亚甲

基二异氰酸酯（HDI）、萘二异氰酸酯（NDI）等。

② 酸酐类，如邻苯二甲酸酐（PA）、马来酸酐（MAH）、偏苯三酸酐（TMA）、四氯苯酐（TCPA）、六氢苯酐（HHPA）等。

③ 多胺类，如乙二胺、二乙烯二胺、三乙烯四胺、氨基乙基乙醇胺、对苯二胺、哌嗪等。

④ 金属，如铂复合盐、钴盐。

⑤ 剑麻。

⑥ 药物，如含 β-内酰胺类抗生素中含 6-氨基青霉烷酸（6-APA）结构的青霉素类、7-氨基头孢霉烷酸（7-ACA）的头孢菌素类、铂类抗肿瘤药物。

⑦ 甲醛。

⑧ 过硫酸盐，如过硫酸钾、过硫酸钠、过硫酸铵等。

⑨ 生物蛋白，如米曲霉 α-淀粉酶、枯草杆菌蛋白酶、木瓜蛋白酶等。

⑩ 木尘，如西方红雪松、东方白雪松、伊罗科木、黑黄檀木、非洲枫木。

⑪ 大型真菌。

⑫ 天然乳胶。

（2）发病机制　职业性致喘物引起职业性哮喘的机制主要有变应性机制、药理性机制和神经源性炎症机制。职业性哮喘的发病有时是一种机制起作用，但多数情况下是多种机制共同作用的结果。

（3）临床表现　职业性哮喘常于第一次接触职业性致喘物后数周到数年后发生，如：甲苯二异氰酸酯（TDI）哮喘，大多发生于接触职业性致喘物 1 年左右；铂哮喘发生于 6～12 个月后；乙二胺哮喘平均发生于 75 个月后；谷物哮喘发生于数年至数十年后。

① 轻者仅咳嗽、咳痰、胸闷、气短，两肺可闻哮鸣音，肺功能检查见 FEV_1 降低。

② 严重者有明显呼吸困难、发绀、烦躁不安、心悸、大汗，两肺布满哮鸣音，肺通气功能明显受损等。

③ 实验室检查：肺功能实验、最大呼气流速（PEF）的监测、免疫学试验、生物标志物的应用。肺功能指标表现为可逆性气道阻塞，观察指标有 PEF、FEV_1 等。肺功能检查见 FEV_1 降低；连续观测 PEF 对职业性哮喘的诊断有一定的意义，其敏感性与特异性分别可达 $81\%～89\%$ 及 $74\%～89\%$。免疫学试验主要指抗原特异性免疫指标的异常，包括抗原皮肤试验（A-ST），特异性 IgE、IgG（S-IgE、S-IgG）抗体测定，抗原刺激组胺释放试验，特异性单核细胞衍生组胺释放因子（HRF）测定等，主要用于证实对职业物质的过敏。生物标志物的应用，如检测支气管哮喘患者痰中嗜酸性粒细胞和呼出气中一氧化氮（NO）的含量，可以作为一种非损伤性的评价气道炎症的方法。

（4）诊断　根据在职业活动中较长时间变应原接触史，或短时间内吸入大剂量气态、烟雾等呼吸道刺激性化学物史，出现反复发作性喘息、气急、胸闷或咳嗽等哮喘症状，且哮喘症状的发生、发展与变应原暴露存在因果关系，结合特异性变应原试验结果，参考现场职业卫生学调查，排除其他病因所致的哮喘或其他呼吸系统疾患后，方可诊断。诊断按照《职业性哮喘的诊断》（GBZ 57）执行，分为变应性哮喘及反应性气道功能不全综合征。

① 变应性哮喘

a. 有确切的数月以上的职业性变应原接触史。

b. 出现发作性喘息、气急、胸闷或咳嗽等症状，并符合支气管哮喘的临床诊断。

c. 早期哮喘发生与工作具有相关性，症状、体征多发生于工作期间或班后数小时，经脱离或治疗后可缓解，但再次接触后又可发作。

d. 接触常见职业性变应原之外的化学物者，应进行特异性吸入试验且结果阳性。

e. 对于职业接触与哮喘发作关系不明确者，应进行特异性吸入试验且结果阳性。

f. 对于职业接触与哮喘发作关系不明确，且不具备开展特异性吸入试验的条件和要求者，可进行变应原特异性 IgE 抗体检测或特异性变应原皮肤试验，结果阳性。

g. 符合以上 a＋b＋c 或 b＋c＋d 或 a＋b＋e 或 a＋b＋f 者，可诊断为职业性变应性哮喘。

② 反应性气道功能不全综合征　应同时满足以下条件：

a. 短时间内有确切的大剂量刺激性化学物等职业吸入史。

b. 接触后即出现流泪、咽痛、咳嗽等黏膜刺激症状。

c. 吸入后 24h 内出现支气管哮喘症状，且症状持续时间大于 3 个月。

d. 肺功能检查发现为可逆性阻塞性通气功能障碍或非特异性气道高反应性。

e. 既往无慢性支气管炎、慢性阻塞性肺疾病等呼吸系统疾病史。

（5）治疗　职业性哮喘诊断确立后，尽早将患者调离原职业活动岗位，避免和防止哮喘再次发作。一般情况下，职业性哮喘患者脱离接触致喘物后，短期内症状即可缓解或消除。药物治疗：参照哮喘治疗原则。如需劳动能力鉴定，按《劳动能力鉴定职工工伤与职业病致残等级》（GB/T 16180）标准处理。

2. 过敏性肺炎

过敏性肺炎是指在生产过程中吸入具有抗原性的有机粉尘所引起的以肺泡变态反应为主要特征，具有气急、咳嗽、胸闷、畏寒的呼吸系统疾病。我国过敏性肺炎以农民肺、蘑菇工肺、蔗渣肺、禽鸟饲养工肺等为多见。

（1）接触机会　有机粉尘致敏物包括发霉甘蔗渣，发霉干草或谷物，蘑菇肥料，鸡、鸽子、鹦鹉类脱落物，以及麦芽粉尘、发霉大麦、鱼粉、皮毛等。接触上述有机粉尘的农民、蔗渣工、养鸟工、蘑菇工、鱼粉及皮毛加工工、制麦芽工等工人可能患病。

（2）发病机制　霉菌及放射菌、昆虫的蛋白质等物质是有机粉尘抗原，已致敏个体再次接触抗原后，在血清内形成特异性免疫复合物，后者沉着于肺泡致Ⅲ型变态反应；患者肺组织病理学有干酪性肉芽肿形成，细胞产生巨噬细胞移动抑制因子（MIF），引起 T 淋巴细胞介导的Ⅳ型变态反应；霉变枯草和微小多孢子菌可直接刺激肺泡巨噬细胞而引起蛋白水解酶释放裂解，其裂解物与巨噬细胞表面的补体受体结合，激活巨噬细胞继而产生包括肉芽肿形成在内的肺组织病变。

（3）临床表现　患者常在吸入抗原 4～8h 后出现胸闷、气急、咳嗽、发热、畏寒，恶心、呕吐、食欲减退等，常感乏力，体重下降，呼吸短促、干咳、发绀，常伴有窦性心动过速，两肺有细湿啰音，可闻及哮鸣音。白细胞轻度增加，一般在脱离接触后数日至 1 周，症状消失。X 线检查：急性期表现为双肺纹理粗乱，中下肺野有弥漫性、细小、边缘模糊的点状阴影，尤以中、下肺野较多，混有线状或片状间质性浸润，胸腔积液和胸膜增厚少见，肺门淋巴结不大；慢性期呈弥漫性间质性肺纤维化，索条状和网状结构的阴影增多，伴多发性小囊性透明区，呈蜂窝状；有些患者 X 射线胸片为阴性表现。因此凡有接触史和临床症状者，即使 X 射线胸片表现正常，亦不能排除活动性病变的可能。肺功能测定：以阻塞性通气障碍和弥散功能障碍为主。免疫球蛋白检测：患者血清有沉淀抗体；无症状者，40%有沉淀素。抗体为 IgG 类，尚有亚类 IgG_1、IgG_2、IgG_3，特异性 IgM、IgA 也能检出。

（4）诊断 根据短时间或反复多次吸入生物性有机粉尘或特定的化学物的职业接触史，出现以呼吸系统损害为主的临床症状、体征和胸部影像学表现，结合实验室辅助检查结果，参考现场职业卫生学调查，综合分析，排除其他病因引起的类似病变后，方可诊断。临床按照我国颁布的《职业性过敏性肺炎的诊断》（GBZ 60）标准分为急性过敏性肺炎与慢性过敏性肺炎。接触反应是指吸入生物性有机粉尘或特定的化学物质数小时后出现呼吸困难、干咳、胸闷，胸部影像学未见肺实质和间质改变。上述症状多于脱离接触后 1～3 天内自然消失。

① 急性过敏性肺炎 短时间吸入生物性有机粉尘数小时后发病，出现：

a. 干咳、胸闷、呼吸困难，并有高热、畏寒、寒战、出汗、周身不适、食欲不振、头痛、肌痛等，肺部可闻及吸气性爆裂音。

b. 胸部影像学检查显示双肺间质浸润性炎症改变。

② 慢性过敏性肺炎 常有急性过敏性肺炎发作史，亦可由反复吸入生物性有机粉尘或特定的化学物质后隐匿发生，出现：

a. 渐进性呼吸困难及咳嗽、咳痰，体重明显下降，双肺可闻及固定性吸气性爆裂音。

b. 胸部影像学检查显示肺间质纤维化改变。

（5）治疗及处理 脱离工作环境、避免接触过敏原；应用糖皮质激素治疗，泼尼松每天 30～60mg，用药 1～2 周；对于慢性已形成肺纤维化的病例，糖皮质激素疗效较差，可给予汉防己甲素片或吡非尼酮抗纤维化治疗；对症、抗感染及支持治疗。如需劳动能力鉴定，按《劳动能力鉴定职工工伤与职业病致残等级》（GB/T 16180）标准处理。

3. 棉尘病

棉尘病是由于吸入棉尘、亚麻尘、软大麻等植物引起支气管收缩和肺功能损害的一种呼吸道阻塞性疾病。

（1）接触机会 除了棉纺工业外，还有轧棉籽厂、废棉利用厂、棉籽油厂、亚麻处理厂、软木处理厂等行业均有接触的可能。

（2）发病机制 引起棉尘病的机制主要与组胺释放、免疫学说、内毒素激发炎症反应等有关。

（3）临床表现 胸部紧束感和气短是棉尘病的特征性症状。一般出现在休假后的星期一或长时间脱离工作后，重新上班的第 1～3 天后。工作几个小时后出现胸部紧束感并伴有气短症状，一般延续到下班，离开作业环境后很快就消失。1 周内的其他工作日，此症状不再出现。但随着病情的加重，症状可以恶化，并伴有气喘，除星期一的其他工作日也发病，逐渐延续到周末。早期干咳，进而发展为持续咳痰，以及神经衰弱症状，伴头晕、头痛、乏力、食欲减退等。早期多无肺部阳性体征，晚期肺部可有啰音、呼吸音减弱及肺气肿体征等。肺功能异常。

（4）诊断 根据长期接触棉、麻等植物性粉尘的职业史，具有以胸部紧束感和/或胸闷、气短、咳嗽等特征性呼吸系统症状为主的临床表现和急性或慢性肺通气功能损害，结合工作场所职业卫生学调查结果及健康监护资料，综合分析，排除慢性支气管炎、支气管哮喘、肺结核、支气管扩张等其他原因所致的类似疾病，方可诊断。

临床诊断分级按照我国颁布的《职业性棉尘病的诊断》（GBZ 56）的标准分为棉尘病Ⅰ级、棉尘病Ⅱ级。

① 棉尘病Ⅰ级诊断依据　工作期间发生胸部紧束感和/或胸闷、气短、咳嗽等特征性呼吸系统症状，脱离工作环境后症状缓解，第一秒用力呼气容积（FEV_1）上班后与上班前比较下降 15％以上，或支气管舒张试验阳性。

② 棉尘病Ⅱ级诊断依据　工作中呼吸系统症状持续加重，且脱离工作环境后症状不能完全缓解，并伴有慢性肺通气功能损害，第一秒用力呼气容积（FEV_1）及用力肺活量（FVC）小于预期值的 80％。

（5）治疗及处理　一旦确定诊断，应立刻脱离棉尘作业环境进行综合治疗，包括休息、补充营养、锻炼、预防感染等。药物治疗：棉尘病Ⅰ级者应积极给予抗非特异性炎症、降低气道反应性等治疗；棉尘病Ⅱ级者宜按阻塞性呼吸系统疾病治疗原则，给予吸氧、支气管扩张剂及对症治疗。症状明显者可给支气管扩张剂和抗组胺药物。如需劳动能力鉴定，按《劳动能力鉴定职工工伤与职业病致残等级》（GB/T 16180）标准处理。

4. 金属及其化合物粉尘肺沉着病（锡、铁、锑、钡及其化合物等）

金属及其化合物粉尘肺沉着病是在职业活动中长期吸入锡、铁、锑、钡及其化合物粉尘，引起吞噬金属及其化合物粉尘的肺巨噬细胞在终末细支气管及周围肺泡腔内聚集并沉积的肺部疾病，可伴有轻度肺组织纤维增生。

（1）接触机会

① 铁及其化合物　各种铁矿的开采、运输、粉碎、冶炼及合金生产中都有铁或氧化铁粉尘存在；钢的研磨可产生金属铁粉尘，在焊接作业中可产生氧化铁烟尘；机械铸件的铲边、磨光，金属研磨（铁丸、钢球）以及工业漆料氧化铁红（Fe_2O_3）的生产、加工均可产生铁尘或含铁混合尘（含二氧化硅、石棉等）。从事这些工作均可接触到铁及其氧化物。

② 锡及其化合物　锡主要用于制造黄铜、青铜及合金等，锡及其制品在研磨、焙烧、筛粉、包装的过程中也可能产生细小的锡及其氧化物的微粒，从事这些工作可接触到锡及其化合物。目前发现的金属锡和无机锡化合物至少有 214 种。

③ 钡及其化合物　钡主要有硫酸钡、氧化钡和碳酸钡三种化合物形态。在生产过程中最常接触的是硫酸钡，它的来源有两种形式，一种为天然形成的硫酸钡，与其他矿物共同存在；另一种为化学合成，以钡盐溶液与硫酸钠作用生成的沉淀物即为硫酸钡。工业上，硫酸钡的用途非常广泛，主要作为扩充剂和充填剂，应用在造纸业、纺织业、染料业、油印业、玻璃陶瓷制造、电子工业等行业中，另外，在医学上还用于作为胃肠道等 X 射线检查的不透光介质等。由于硫酸钡的广泛应用，不论在钡矿的开采还是硫酸钡的合成、加工及应用过程中，工人均有长期吸入钡尘的机会。随着尘肺的深入研究，硫酸钡尘也逐渐引起了人们的注意。

④ 锑及其化合物　锑的用途很广，广泛用于制造各种合金、合成橡胶、纺织工业的媒染剂、油漆、玻璃、陶瓷工业的颜料以及其他一些工业中。锑尘主要来源于锑金属及含锑的金属冶炼或锑矿的开采，以及其他工艺生产中应用锑及其化合物时产生的废气、废水和废渣。此外，锑矿石在冶炼和燃烧过程中，由于防尘措施不良，锑以粉尘的形式进入大气中，污染环境。

（2）发病机制　主要为锡、铁、锑、钡及其化合物粉尘经呼吸道进入人体并潴留于双肺，通过巨噬细胞的吞噬以及各种炎症因子的作用，逐渐表现为细胞弥漫性炎性病变，进而导致细胞间质纤维化和胶原纤维形成，导致金属及其化合物粉尘肺沉着病的发生。

（3）临床表现 该病发展缓慢，病程较长，发病早期症状少而轻微，随病程的进展可出现有咳嗽、咳痰、胸痛、胸闷、气喘、呼吸困难及呼吸道阻塞等症状。体征方面，部分患者可出现轻度肺气肿表现，其他均无特殊。但当合并有肺部感染时症状和体征增多。X 射线上可见多量点状、线状影，无大块融合，脱离接触多年后，由于粉尘"自净"作用，部分患者胸部 X 射线上阴影变淡甚至消失。

（4）诊断 有接触锡、铁、锑、钡及其化合物粉尘 5 年以上的职业史，X 射线高千伏或数字摄影（DR）后前位胸片表现为双肺弥漫性的小结节影。可伴有不同程度咳嗽、胸闷等呼吸系统损害的临床表现。结合工作场所职业卫生学、流行病学调查资料及职业健康监护资料，参考临床表现和实验室检查结果，综合分析，排除其他类似肺部疾病，按照《职业性金属及其化合物粉尘（锡、铁、锑、钡及其化合物等）（GBZ 292）肺沉着病的诊断》进行诊断。

（5）治疗及处理 及时脱离职业性锡、铁、锑、钡及其化合物粉尘作业环境，必要时给予对症支持治疗。如需劳动能力鉴定，按《劳动能力鉴定职工工伤与职业病致残等级》（GB/T 16180）标准处理。

5. 刺激性化学物所致慢性阻塞性肺疾病

刺激性化学物所致慢性阻塞性肺疾病是指在职业活动中长期从事刺激性化学物作业引起的以肺部化学性慢性炎性反应、继发不可逆的阻塞性通气功能障碍为特征的呼吸系统疾病。

（1）接触机会 主要的刺激性化学物包括：氯气、二氧化硫、氮氧化合物、氨、甲醛、光气、一甲胺、五氧化二磷等。工作中长期或反复暴露于超过刺激性化学物"刺激阈"的作业环境中，均可造成刺激性化学物所致慢性阻塞性肺疾病。

（2）临床表现 慢性咳嗽、咳痰，伴进行性劳力性呼吸困难。肺部听诊：双肺呼吸音明显增粗，肺气肿时呼吸音减低，可闻及干、湿啰音。X 射线胸片可显示双肺纹理明显增多、增粗、紊乱，延伸至外带，可见肺气肿征。肺功能可出现不同程度的阻塞性通气功能障碍。

（3）诊断 根据长期刺激性化学物高风险职业接触史、相应的呼吸系统损害的临床表现和实验室检查结果，以及发病、病程与职业暴露的关系，结合工作场所动态职业卫生学调查、有害因素监测资料及上岗前的健康检查和系统的职业健康监护资料，综合分析，排除其他非职业因素的影响，根据《职业性刺激性化学物致慢性阻塞性肺疾病的诊断》（GBZ/T 237），方可做出诊断。

（4）治疗及处理 职业性刺激性化学物所致慢性阻塞性肺疾病患者，应脱离接触刺激性化学物的工作环境，尽量避免接触环境中刺激性烟、雾、尘等；急性加重期积极抗炎治疗、积极处置并发症；病情稳定期以对症治疗、支持治疗为主。如需劳动能力鉴定，按《劳动能力鉴定职工工伤与职业病致残等级》（GB/T 16180）标准处理。

6. 硬金属肺病

硬金属肺病是由于反复或长期吸入硬金属粉尘引起的肺间质性疾病，其特征性病理改变为巨细胞间质性肺炎（GIP）。

（1）接触机会 常见的接触硬金属的作业包括：
① 硬金属生产，如混料、压制、烧结等工序。

② 硬金属工具生产，如钨钢球、钨钢铣刀、齿轮刀具、螺纹刀、拉刀、铣刀、铰刀、钻头、车刀、牙具、喷丝板及镍氢电池（储氢合金粉）等生产过程。

③ 使用硬金属工具（刀具、磨具等）进行切削、研磨、磨削、钻探、凿岩等岗位。

（2）发病机制　肺泡腔内大量多核巨细胞沉积，并出现肺间质炎症及纤维化改变。

（3）临床表现

① 症状与体征　可有咳嗽、咳痰、胸闷或胸部紧束感、进行性呼吸困难等症状。肺部可闻及爆裂音、捻发音或哮鸣音。部分患者早期表现类似哮喘发作或过敏性肺炎，脱离接触环境后症状、体征可减轻或消失，再接触时症状、体征又复出现，并逐渐加重。个别患者临床表现不明显。

② 肺部高分辨率 CT 表现　急性期可表现为肺野薄雾状透光降低或磨玻璃影、斑片状影、弥漫模糊小结节影及实变影。慢性期可见线条影、网格影、小结节影及实变影，晚期可见囊状影和/或蜂窝样改变。

③ 肺组织病理学检查　特征性病理表现为 GIP 样改变，其他组织学改变可见过敏性肺炎、结节病样肉芽肿、脱屑性间质性肺炎、机化性肺炎、弥漫性肺泡损伤、非特异性间质性炎症、弥漫性肺间质纤维化等。

（4）诊断　根据反复或长期吸入硬金属粉尘职业接触史，出现以呼吸系统损害为主的临床表现，结合肺部影像学、肺组织病理学及实验室检查结果，参考工作场所职业卫生学和职业健康监护资料，排除其他原因引起的类似病变，综合分析，根据《职业性硬金属肺病的诊断》（GBZ 290），方可诊断。

（5）治疗及处理　确诊后宜尽快脱离硬金属作业环境。根据病情可给予吸氧、抗过敏、抗感染、止咳、平喘、抗纤维化等治疗，必要时使用肾上腺皮质激素。如需劳动能力鉴定，按《劳动能力鉴定职工工伤与职业病致残等级》（GB/T 16180）标准处理。

二、职业性放射性疾病

职业性放射性疾病是指除了国家法规或标准中豁免的实践源（放射源或射线装置）产生的照射外，从业人员在其工作过程中受到辐射照射而引起的疾病。辐射作用于人体的方式可分为外照射、内照射、放射性核素体表沾染及复合照射。我国法定的职业性放射性疾病主要包括：外照射急性放射病、外照射亚急性放射病、外照射慢性放射病、内照射放射病、放射性皮肤病、放射性肿瘤（含矿工高氡暴露所致肺癌）、外照射放射性骨损伤、放射性甲状腺疾病、放射性性腺疾病、放射性复合伤、放射性白内障、铀中毒及根据《职业性放射性疾病诊断总则》可以诊断的其他放射性损伤。其中，放射性白内障、铀中毒在《职业病分类和目录》（2013 年版）中分别分属于职业性眼病、职业性化学中毒范畴。

（一）外照射急性放射病

外照射急性放射病是指人体一次或短时间（数日）内分次受到大剂量外照射引起的全身性疾病。引起外照射急性放射病的射线为 X 射线、γ 射线和中子等贯穿辐射。以前多发生于核战争、核试验及核电站事故，近十年来主要是事故为主，多发生于放射从业人员的意外照射及放射源丢失引起的意外受照。

1. 接触机会

在医学应用方面，主要是从事放射治疗、核医学、放射诊断和放射介入诊疗的医务人员。在核工业应用方面，主要是从事铀矿开采、核燃料制造、反应堆运行、核燃料后处理、核燃料循环研究等方面的核燃料循环人员。在工业应用方面，主要有工业辐照、工业探伤及放射性同位素生产等的工作人员，以及在教育、科研等方面使用放射源或射线装置的人员。此外，因治疗需要而给予患者大剂量照射，也会导致急性放射病。

2. 发病机制

电离辐射可以引起生物体内分子水平的变化特别是核酸、蛋白质（包括酶类）等生物大分子的改变，使其发生电离、激发或化学键的断裂等，从而造成这些生物大分子结构和性质的改变。研究表明，电离辐射作用后，可使 DNA 链断裂或 DNA-DNA 交联，DNA 正常结构被破坏，若得不到及时修复，则必将引起遗传信息功能的错误表达，导致细胞功能障碍、突变、癌变、染色体畸变、死亡。辐射作用于生物大分子或水分子均可引起电离和激发，产生大量的自由基，损伤生物大分子。射线与机体接触后产生电离、激发等作用，可释放出大量热量，直接损伤机体。

3. 病理改变

骨髓型急性放射病（1～10Gy）以骨髓造血组织损伤为基本病变，在受照早期，骨髓细胞分裂指数降低，血窦扩张、充血，随后血窦明显渗血、出血，严重者可出现骨髓空虚；肠型急性放射病（10～50Gy）以胃肠道损伤为基本病变，小肠黏膜发生广泛性坏死是其主要病理特点；脑型急性放射病（>50Gy）以脑组织损伤为基本病变，主要病变在中枢神经系统，表现为充血、水肿、炎症细胞浸润及血管壁变性等变化。

4. 临床表现

根据其临床特点和基本病理改变，分为骨髓型、肠型和脑型三种类型。其病程一般分为初期、假愈期、极期和恢复期四个阶段。

（1）骨髓型急性放射病　以贫血、感染、出血等为主要临床表现，具有急性放射病的典型阶段性病程。按其病情的严重程度，又分为轻度、中度、重度和极重度四度，见表 2-1、表 2-2。

表 2-1　外照射急性放射病造血损伤的分度

症状或征兆	1 度(轻度)	2 度(中度)	3 度(重度)	4 度(极重度)
照射后 1～2 天淋巴细胞绝对数/($\times 10^9$/L)	≤1.2	≤0.9	≤0.6	≤0.3
粒细胞改变/($\times 10^9$/L)	≤2	1～2	0.5～1	<0.5
血小板改变/($\times 10^9$/L)	≤100	50～80	20～50	<20
出血	瘀斑,易擦伤,血色素水平正常	轻微出血,血色素下降水平小于10%	可观察到出血,血色素下降10%～20%	自发出血或血色素下降大于20%

（2）肠型急性放射病　以消化道症状为主要表现，受照后 1h 内出现严重恶心、呕吐、排稀便或血水便、发热，并可有腮腺肿痛，同时伴有骨髓型急性放射病的表现。

（3）脑型急性放射病　是最为严重的放射病，受照后出现站立不稳、步态蹒跚、定向力和判断力障碍、肢体或眼球震颤、强直抽搐、角弓反张等。如受照剂量>100Gy，则受照后意识丧失、瞳孔散大、大小便失禁、血压下降、休克、昏迷，患者很快死亡，病程仅数小时。

表 2-2　外照射急性放射病的分型与分度的典型临床表现

骨髓型急性放射病(1～10Gy)				
症状	轻度(1～2Gy)	中度(2～4Gy)	重度(4～6Gy)	极重度(6～10Gy)
疲倦乏力、感觉异常	轻度	中度	重度	极重度
食欲减退	轻度	中度	重度	极重度
呕吐	1次	2～3次	>3次	频繁呕吐
腹泻	轻度	中度	重度	极重度
体温/℃	<38	38～39	>39	>39
白细胞数量最低值($\times10^9$/L)	>2.0	1.0～2.0	0.2～1.0	<0.2

肠型急性放射病		
症状	轻度(10～20Gy)	重度(20～50Gy)
恶心	轻度	严重
呕吐	偶尔	频繁
水样便或血小便	1～3天内出现轻微	1天内严重
腹痛	轻微	难以忍受
脱水	轻微	严重
体温	发热	低体温或高温
大便失禁	无	有

脑型急性放射病		
神经系统症状	轻度(50～100Gy)	重度(>100Gy)
	共济失调	意识丧失
	定向力和判断力障碍	瞳孔散大
	肢体或眼球震颤	大小便失禁
	强直抽搐	休克
	角弓反张	昏迷死亡

实验室检查：血常规检查显示，在受照 1～2 天后，白细胞开始下降，持续 1～2 天，进入假愈期，持续 4～5 周，进入极期。染色体检查可见双着丝粒染色体或着丝粒环，为放射病的特征性改变。

5. 诊断

必须依据职业受照史、现场受照个人剂量调查及生物剂量检测结果、临床表现和实验室检查所见，并结合健康档案（包括个人剂量档案）加以综合分析，对受照个体是否造成放射损伤以及伤情的严重程度作出正确的判断。参照《职业性外照射急性放射病诊断》（GBZ 104）进行诊断。

6. 治疗及处理

目前国内外对外照射急性放射病的治疗取得了较大进展，积累了许多临床经验。重度及重度以下骨髓型急性放射病经积极有效治疗后，可不出现极期明显的临床表现（如出血、感染、发热、咽炎、腹泻、拒食、柏油便等），使极期阶段症状不明显。此时，可依据白细胞数持续低于 1×10^9/L 或中性粒细胞数低于 0.5×10^9/L、血小板数低于 10×10^9/L 以及脱发等变化作为极期阶段（重度）的判断指征。外照射急性放射病的治疗原则如下：

（1）骨髓型急性放射病的治疗原则　以分度、分期的造血损伤为中心进行综合治疗。轻度者一般不需特殊治疗，可采取对症处理，加强营养，注意休息；对症状较重或早期淋巴细胞数较低者，必须住院严密观察。中度和重度者根据病情采取不同的保护性隔离措施，并针对各期不同临床表现，制定相应的治疗方案。在初期以镇静、脱敏、止吐、调节神经功能、改善微循环障碍，尽早使用抗辐射药物为主；其余各期以合理使用抗菌药物、预防出血、保护造血功能为原则，注意纠正水电解质紊乱和并发症的发生。消毒隔离措施要严密，尽量使用层流洁净病室。一般对受照 9Gy 以上的患者，可考虑同种骨髓移植。有条件的可同时予骨髓间充质干细胞治疗，除可促进移植的造血干细胞（HSC）植入和残留骨髓细胞的分化、改善造血微环境外，还能促进受损脏器的修复。

（2）肠型急性放射病的治疗原则

① 首先应针对肠道损伤采取综合对症治疗，轻型者尽早无菌隔离，纠正水、电解质、酸碱失衡，改善微循环障碍，调节自主神经系统功能，积极抗感染、抗出血，有条件时尽早进行骨髓移植。待渡过肠型死亡期后，以治疗造血障碍为重点。

② 重型者应采取对症治疗措施减轻患者痛苦，延长患者生命。

（3）脑型急性放射病的治疗原则　减轻患者痛苦，延长患者生命，但目前尚无有效治疗措施和方法。可积极采用镇静剂制止惊厥、快速给予脱水剂保护大脑、抗休克、使用肾上腺皮质激素等综合对症治疗。

（二）外照射亚急性放射病

外照射亚急性放射病是在较长时间（数周至数月）内连续或间断累积接受大于全身均匀剂量 1Gy 的外照射所引起的一组全身性疾病。根据症状和造血功能损伤程度分为轻度和重度。引起外照射亚急性放射病的射线是来自体外的 γ、X 射线和中子等贯穿辐射。

1. 接触机会

具体参考外照射急性放射病相应内容。

2. 发病机制

详见外照射急性放射病相应内容。

3. 病理改变

造血功能障碍是外照射亚急性放射病的基本病变，其主要病理变化为造血组织破坏、萎缩、再生障碍，骨髓细胞异常增生。

4. 临床表现

起病隐袭，病程较长，多在 1 年以上。表现为头昏，乏力，食欲减退，皮肤、黏膜少数出血点，或局灶性眼底出血，甚至消化道出血，合并感染时有发热等相应症状。外周血象可表现为全血细胞减少，淋巴细胞染色体畸变中既有近期受照诱发的非稳定性畸变，同时又有早期受照残存的稳定性畸变，二者均增高。骨髓象表现为增生低下，治疗后轻者可治愈，重者迁延不愈，部分患者可转化为骨髓增生异常综合征。可伴有微循环障碍、免疫功能低下、凝血机制障碍、生殖能力低下等检查异常。

5. 诊断

必须依据受照史、受照剂量、临床表现和实验室检查所见，并结合健康档案综合分析，排除其他疾病，并需与外照射急性放射病、外照射慢性放射病、原发性再生障碍性贫血及其他具有全血细胞减少的疾病如阵发性睡眠性血红蛋白尿、急性白血病、骨髓增生异常综合征、骨髓纤维化、恶性组织细胞病相鉴别后才能作出正确诊断。参照《外照射亚急性放射病诊断标准》（GBZ 99）进行分度诊断。

6. 治疗及处理

脱离射线接触环境；治疗上应采取保护和促进造血功能恢复、纠正贫血、改善全身状况、预防感染和出血等并发症的措施。

（三）外照射慢性放射病

外照射慢性放射病是指放射工作人员在较长时间内连续或间断受到超剂量限值的外照射，达到一定累积剂量后引起的以造血组织损伤为主并伴有其他系统改变的全身性疾病。

1. 接触机会

长期连续或间断受到 X 射线，γ 射线或中子等贯穿辐射是外照射慢性放射病的主要条件。详见外照射急性放射病相应内容。

2. 发病机制

参考外照射急性放射病的发病机制。

3. 临床表现

（1）症状体征　多数患者有乏力、易疲劳、头痛、头昏、睡眠障碍、记忆力减退、心悸、情绪波动、多汗等自主神经系统紊乱的症状。部分患者可出现食欲减退、易感冒；脱发、牙龈出血也常见。有的女性患者出现月经过多，经期延长，周期不规则，或伴痛经。男性患者常有性功能减退。体检可见低血压、心率快；皮肤粗糙、干燥、有出血点或出血斑、色素沉着；指甲有纵嵴。皮肤划痕试验阳性，双膝反射亢进、消失或不对称。极个别患者有双侧晶体放射性白内障。

（2）实验室检查

① 外周血血细胞有不同程度的减少或偏高。淋巴细胞微核率显著提高，是诊断外照射慢性放射病的参考指标。

② 长期慢性小剂量照射时，外周血淋巴细胞染色体畸变的特点：以断片为主。双着丝粒加环不伴断片；染色体畸变率和畸变细胞率相等；稳定性畸变（臂间倒位、易位）增加；畸变率与剂量的关系不明显。有人认为，断片≥3%，双着丝粒≥1%，稳定性畸变>1%，其中有两项成立即有临床意义。

③ 骨髓穿刺检查可有增生活跃或增生低下，或骨髓造血某一系统特别是粒细胞系统成熟障碍。

④ 免疫系统检查显示 B 淋巴细胞比例下降。

⑤ 内分泌和生殖系统检查显示肾上腺皮质功能、性腺功能和甲状腺功能减低。部分患者尿 17-羟类固醇、17-酮类固醇排出量减少，尤以 17-羟类固醇更为明显。

4. 诊断

外照射慢性放射病目前尚无特异性诊断指标，必须根据职业照射史（一般≥5 年）、受照累积剂量当量（年剂量率≥0.25Gy/a 且全身累积剂量≥1.50Gy），临床表现和实验室检查、结合健康档案（含个人剂量档案）进行综合分析，排除其他因素和疾病方能作出诊断。参考《职业性外照射慢性放射病诊断》（GBZ 105）进行分度诊断。

5. 治疗及处理

尽快脱离射线接触环境；采取中西医相结合的综合治疗措施；进行心理教育，增强患者的信心，调动其积极性，促进全身健康，是十分必要的。

（四）内照射放射病

内照射放射病是指摄入过量放射性核素引起的全身性疾病。内照射放射病比较少见，临床工作中见到的多为放射性核素内污染，即体内放射性核素超过其自然存量。放射性核素可通过呼吸道、消化道、皮肤进入体内。三种射线对机体的生物效应大小顺次为 $\alpha > \beta > \gamma$，即 α 射线最严重，β 射线次之，γ 射线最小。

1. 接触机会

核工业生产中探矿、开采、选矿、冶炼、精制加工及核燃料的后处理；放射性核素生产、制备的各个环节；工业、农业、医学、地质、石油勘探、科学研究等应用放射性核素的各个环节；加速器运行和维修；反应堆、核动力装置运行和维修；核反应堆事故处理；核爆炸或核战争后放射性落下灰的污染；核素诊断和核素治疗。

2. 发病机制

内照射放射病的发病机制和病变的本质与外照射损伤类似。

3. 临床表现

放射性核素进入体内后，根据对组织亲和力不同，可沉积在体内不同组织器官（见表2-3）而表现出各自的临床特征。初期以神经系统和消化系症状为主，继而出现白细胞减少、血小板减少等变化。靶器官的损伤明显，沉积在骨骼的放射性核素可引起骨痛、骨髓造血障碍、骨质疏松、病理性骨折、骨肿瘤等。沉积于网状内皮系统的放射性核素对肝、脾、淋巴结损伤严重，可引起中毒性肝病、肝硬化，晚期诱发肝肿瘤。沉积于肾的放射性核素可引起肾脏损伤。放射性碘蓄积在甲状腺，造成甲状腺损伤，如甲状腺炎、甲状腺功能低下或甲状腺结节形成等。在放射性核素进入和排出机体的途径部位也可以出现局部损伤。同时，某些放射性核素也是一种有毒金属，对机体有很强的化学毒性，如铀对机体的损伤即以化学毒性为主。

表 2-3 放射性核素的体内分布

沉积部位	放射性核素
全身	氚、钠、钾、铷、铯
骨骼	钙、锶、钡、镭
网状内皮细胞	金、钋、铈、钷、钚、钍
肾脏	铀、锌、钌、锑、铋、汞
甲状腺	碘
红细胞	铁、钴

实验室检查：主要是确定体内污染的存在和估算剂量。可用全身计数器进行体外测量。分析排泄物和其他生物样品中的放射性核素，可估算体内含量。如通过测定尿中的铀、钍、氚，测定粪中的镭、锶、钷等，测定呼出气中的氡含量，来估算 ^{226}Ra 在体内的含量；通过

测定血中的活化产物如 ^{24}Na、毛发中的活化产物 ^{32}P 来估算受到的中子剂量。对放射性核素在体内选择性蓄积的部位和器官，做相应的器官功能检查。

4. 诊断

首先要全面掌握职业史、临床表现、体征和实验室检查，放射性核素沉积器官功能检查和体内放射性核素测定，包括现场污染水平，呼出气、排出物（痰、尿、粪）、血液等放射性核素定性和定量测定，体外全身放射性测量等，并推算出污染量及内照射剂量，证实放射性核素摄入量达到或超过阈值摄入量（见表 2-4）。参照《内照射放射病诊断标准》（GBZ 96）进行确诊。

表 2-4　放射性核素摄入导致严重确定性健康效应的剂量阈值

效应	靶器官	照射类型	相对生物效应（RBE）	30 天累积 RBE-加权吸收剂量/Gy
造血系统损伤	红骨髓	吸入或食入 α 辐射体	2	0.5～8
		吸入或食入 β/γ 辐射体	1	
肺炎	肺（肺泡）	吸入 α 辐射体（S 型或 M 型）	7	30～100
		吸入 β/γ 辐射体（S 型或 M 型）	1	
消化道损伤	结肠	吸入或食入 α 辐射体	—	—
		吸入或食入 β/γ 辐射体	1	20～24
急性甲状腺炎	甲状腺	吸入或食入放射性核素	0.2～1	60
甲状腺功能衰退				2

5. 治疗及处理

放射性核素在体内造成的照射损伤程度和后果，主要取决于放射性核素在体内的滞留量和时间。治疗除了一般与外照射急性放射病相同外，关键要抓紧时机选用适当的促排措施，否则，随着时间推移，放射性核素与组织结合较牢，促排效果差。

尽快脱离核污染的环境，换下污染的衣服，若皮肤、眼、口受污染，应做必要的清洗。减少胃肠道吸收可通过洗胃、服用温和的催吐剂和泻药，可服用促排药吸附放射性物质，以加速放射性核素的排出。

常用急性放射损伤防治药、阻止放射性核素吸收药和加速放射性核素排出药见表 2-5。

表 2-5　常用急性放射损伤防治药、阻止放射性核素吸收药和加速放射性核素排出药

类别	药品名称	用途	剂量用法
急性放射损伤防治药	雌三醇	放射性损伤预防和照射后早期治疗	10mg,im,2～3 次/周
	尼尔雌醇	放射性损伤预防和照射后早期治疗	5mg,po,qd
阻止放射性核素吸收药	碘化钾	阻止放射性碘在甲状腺内蓄积	10mg,po,qd
	普鲁士蓝	阻止放射性铯吸收	lg,po,tid,连服 5 天
	褐藻酸钠	阻止放射性锶吸收	3～5g,配成 2% 褐藻酸钠糖浆 150～250mL 饮用,tid,连服 2～5 天
	磷酸铝	阻止放射性锶吸收	20g,po,tid,连服 3 天
加速放射性核素排出药	DTPA-CaNa₃（促排灵）	稀土、超铀核素促排、早期用药	0.5～1g＋5% 葡萄糖注射液 250mL,vd
	DTPA-ZnNa₃（新促排灵）	稀土、超铀核素促排，可持续用药	1g＋0.9% 氯化钠注射液 250mL,vd,qd；或 0.5g,im,bid。连用 3 天,停 4 天,为一疗程

续表

类别	药品名称	用途	剂量用法
	酰胺丙二腈	放射性锶促排	0.5g,im,bid,持续 3～4 天
加速放射性核素排出药	氢氯噻嗪	加速氚、^{24}Na 等放射性核素的排出	20mg,po,tid
	碳酸氢钠	利于体内铀的排出	125mL,vd,bid～tid
	二巯基丁二酸	可用于 ^{210}Po、^{147}Pm、^{144}Ce 等放射性核素的促排	0.5～1g,po,tid,3～4 天

注：qd 为 1 次/天；bid 为 2 次/天；tid 为 3 次/天；po 为口服；vd 为静脉滴注；im 为肌内注射。

（五）放射性皮肤疾病

放射性皮肤疾病是指电离辐射外照射和体表放射性核素沾染所致的皮肤损伤，依照受照射线的种类、能量、照射方式、照射剂量、发病的快慢，分为急性放射性皮肤损伤和慢性放射性皮肤损伤。由职业性电离辐射照射所致皮肤损伤则为职业性放射皮肤损伤。

1. 急性放射性皮肤损伤

急性放射性皮肤损伤是身体局部一次或短时间（数日）内多次受到大剂量（X 射线、γ 射线及 β 射线等）外照射所引起的急性放射性皮炎及放射性皮肤溃疡。

（1）接触机会　在放射职业活动中，主要是工作人员不注意防护，身体局部意外受到大剂量 X 射线、γ 射线及 β 射线等外照射，或者在参加事故救援时受到应急照射。

（2）发病机制　关于放射性皮肤损伤的分子生物学机制目前尚不十分清楚。在细胞生物学机制方面，主要是上皮的生发层细胞和皮下血管的变化，首先见到照射部位毛细血管反射性扩张，局部形成充血性反应，出现红斑，并在皮肤溃疡形成之前，就可发生血管损伤和微循环障碍。引起伤口愈合不良的原因是进行性的微血管阻塞，上皮细胞以及成纤维细胞增生不良。

（3）临床表现　依损伤的程度不同，临床上分为四度，每一度的临床表现又可分为四期，即初期反应期、假愈期、症状明显期及恢复期。急性放射性皮肤损伤分度、分期临床表现及参考受照剂量见表 2-6。

表 2-6　急性放射性皮肤损伤分度诊断标准、分期临床表现及参考受照剂量

分度	初期反应期	假愈期	临床症状明显期	恢复期	参考受照剂量/Gy
I	—	—	毛囊丘疹、暂时脱发	各分度	≥3
II	红斑	2～6 周	脱发、红斑	对应	≥5
III	红斑、烧灼感	1～3 周	二次红斑、水疱	的临床症	≥10
IV	红斑、麻木、瘙痒、水肿、刺痛	数小时～10 天	二次红斑、水疱、坏死、溃疡	状逐渐好转	≥20

注：摘自《职业性放射性皮肤疾病诊断》（GBZ 106）。

（4）诊断　有明确的从事放射性工作的经历。有在工作中意外受到体表放射性核素污染和外照射的事故，以及参加事故救援受到应急照射的经历。根据佩戴的个人剂量计、场所剂量监测、剂量重建资料，计算出局部皮肤受照剂量，也可根据临床表现估算出局部受照剂量。

（5）治疗及处理　立即脱离辐射源，防止被照区皮肤再次受到理化刺激。疑有放射性核素沾污皮肤时应及时测量、评估，予以洗消去污处理。对危及生命的损害如休克、外伤、窒息和大出血，应首先抢救处理。皮肤损伤面积较大、较深时，不论是否合并全身外照射，均应卧床休息，给予全身治疗，加强营养，给予有效的抗生素类药物、维生素和镇静止痛药物，注意水电解质和酸碱平衡。损伤创面应根据不同损伤程度、不同阶段采取相应的处理方法：Ⅰ度、Ⅱ度急性放射性皮肤损伤，或Ⅲ度、Ⅳ度急性放射性损伤在皮肤出现水疱之前，注意保护局部皮肤，必要时可用抗组胺类或皮质类固醇药物；Ⅲ度、Ⅳ度急性放射性皮肤损伤出现水疱时，可在严密消毒下抽去水疱液，可选用有效抗菌外用药物，结合使用维生素 B_{12} 的溶液及抗菌敷料覆盖创面，加压包扎，预防感染；Ⅳ度急性放射性皮肤损伤，水疱破溃形成浅表溃疡，可使用含维生素 B_{12} 的溶液外敷，预防创面感染；如创面继发感染，可根据创面细菌培养，采用敏感的抗生素药物湿敷；进入恢复期后，可根据损伤深度、面积和患者全身情况，适时采取手术治疗。

2. 慢性放射性皮肤损伤

慢性放射性皮肤损伤是由急性放射性皮肤损伤迁延而来或由小剂量射线长期照射（职业性或医源性）后引起的慢性放射性皮炎及慢性放射性皮肤溃疡。

（1）接触机会　在放射职业活动中，局部皮肤受到超过剂量限值的照射，或由急性放射性皮肤损伤迁延而来。

（2）发病机制　同急性放射性皮肤损伤发病机制。

（3）临床表现　受照数年后皮肤及其附件出现慢性病变，急性放射性皮肤损伤 6 个月以后可迁延为慢性改变。慢性放射性皮肤损伤有较长的潜伏期，病情有明显的潜在性、进行性、反复性和持续性等特点。慢性放射性皮炎表现为皮肤萎缩，腺体和毛囊均萎缩或消失，皮肤干燥、失去弹性，色素沉着与色素脱失相间并存，表皮变薄、浅表毛细血管扩张，皮肤瘙痒、脱屑。慢性放射性皮肤溃疡创面污秽苍白，有不同程度的感染，溃疡四周呈放射性皮炎表现。皮肤各损伤深度的分度均有典型的临床表现。具体参照表 2-7。

表 2-7　慢性放射性皮肤损伤分度及其临床表现

分度	临床表现	参考剂量/Gy	
		急性迁延	累积照射
Ⅰ	皮肤色素沉着或脱失、粗糙，指甲灰暗或呈纵嵴色条甲	≥5	≥15
Ⅱ	皮肤角化过度、皲裂或萎缩变薄，毛细血管扩张，指甲增厚变形	≥10	≥30
Ⅲ	坏死溃疡，角质突起，指端角化融合，肌腱挛缩，关节变形，功能障碍	≥20	≥45

注：摘自《职业性放射性皮肤疾病诊断》（GBZ 106）。

（4）诊断　有长期从事放射性工作史，局部皮肤受到超过剂量限值的照射，累积受照剂量（或分割照射剂量）大于 15Gy。亦可由急性放射性皮肤损伤迁延而来，受照剂量大于 5Gy。

（5）治疗及处理　对于职业性放射工作人员，Ⅰ度慢性放射性皮肤损伤患者，应妥善保护局部皮肤，避免外伤及过量照射，并长期观察，不需特殊治疗，可用润肤霜、膏保护皮肤。Ⅱ度慢性放射性皮肤损伤者，应视皮肤损伤面积和轻重，减少射线接触或脱离放射性工作环境，可使用含有尿素类药物的霜或膏软化角化组织或使用刺激性小的霜膏保护皮肤。Ⅲ度慢性放射性皮肤损伤者，应脱离放射性工作环境，同时要加强营养和间断应用改善微循环及抗自由基的药物，局部使用含维生素 B_{12} 的溶液或含有超氧化物歧化酶（SOD）、表皮细胞生长因子（EGF）、成纤维细胞生长因子-9（FGF-9）、Zn 的抗生素类霜和膏，促使创面加速愈合。对经久不愈的溃疡或严重的皮肤增生或萎缩病变，应尽早进行手术治疗。

（六）放射性甲状腺疾病

放射性甲状腺疾病是指放射工作人员在职业活动中，电离辐射以内照射和（或）外照射方式作用于甲状腺和（或）机体其他组织，所引起的原发性或继发性甲状腺功能和（或）器质性改变，包括放射性慢性甲状腺炎、放射性甲状腺功能减退症、放射性甲状腺良性结节和放射性甲状腺癌。

1. 放射性慢性甲状腺炎

放射性慢性甲状腺炎是指甲状腺一次或短时间（数周）内多次或长期受射线照射后导致的自身免疫性甲状腺损伤。

（1）接触机会　内、外照射均可诱发。甲状腺累积吸收剂量为 0.3Gy 及以上。多见于需要接受放射治疗的肿瘤患者或其他原因受射线外照射或放射性核素内照射的人群。

（2）发病机制　受照后有抗原性的甲状腺球蛋白和微粒体漏出，体内产生自身抗甲状腺抗体而引起自身免疫性疾病。

（3）临床表现　病程发展缓慢，潜伏期 1 年以上，甲状腺逐渐呈弥漫性增大、对称、表面光滑、质地较软、多无压痛，约 50% 以上患者有甲状腺功能减退。颈部局部有压迫症状。实验室检查可有甲状腺微粒体抗体（Tm-Ab）和（或）甲状腺球蛋白抗体（Tg-Ab）阳性，促甲状腺激素（TSH）增高。

（4）诊断　有射线接触史，甲状腺吸收剂量为 0.3Gy 以上。潜伏期 1 年以上，结合临床表现和实验室检查，排除其他疾病，参照《放射性甲状腺疾病诊断标准》（GBZ 101）进行诊断。

（5）治疗及处理　尽快脱离射线接触环境，补充甲状腺制剂，必要时可加用皮质激素。合并甲状腺功能减退症者按甲状腺功能减退症处理。

2. 放射性甲状腺功能减退症

放射性甲状腺功能减退症是指甲状腺局部一次或短时间（数周）内多次大剂量照射或长期超剂量限值的全身照射引起的甲状腺功能低下，分为亚临床型放射性甲状腺功能减退症和临床型放射性甲状腺功能减退症。

（1）接触机会　内照射和外照射都可引起甲状腺功能减退症（甲减）。多见于需要使用 ^{131}I 治疗的甲状腺功能亢进（甲亢）患者，或甲状腺癌患者，或者头颈部放射治疗的肿瘤患者，或其他原因接受内、外照射的人群。甲减为 ^{131}I 治疗甲亢的主要并发症。部分合并于急性放射性甲状腺炎和慢性放射性甲状腺炎。

（2）发病机制　受照射后甲状腺细胞受损，甲状腺滤泡上皮细胞破坏，甲状腺素合成减少，失去功能，或因下丘脑、垂体受辐照后继发甲减。

（3）临床表现

① 潜伏期为受照后数月、数年甚至数十年。

② 早期甲减，多为受照后 1 年内发病。症状较轻，不需处理即可自行消失。

③ 晚期甲减，1 年以后发病。主要表现怕冷、厌食、疲乏无力、便秘、表情淡漠、动作缓慢、反应迟钝、少汗、皮肤干燥、发稀且无光泽、脉缓、关节肌肉疼痛、浮肿等。可伴有放射性皮肤损伤、放射性口腔黏膜损伤。

④ 血清 T_3、T_4 降低，TSH 升高（原发性）或降低（继发性）。

⑤ TSH 兴奋试验：延迟反应说明病变在下丘脑；低弱反应或无反应说明病变在垂体。

⑥ 淋巴细胞染色体畸变率升高。

（4）诊断　有明确的射线接触史，甲状腺受到≥10Gy 及以上的一次外照射，或分次照射累积剂量≥25Gy 或≥20Gy 的一次内照射。受照后数月或数年甚至数十年发病。结合临床特征的表现和实验室检查，参照《放射性甲状腺疾病诊断标准》（GBZ 101）诊断为亚临床型甲状腺功能减退症或临床型甲状腺功能减退症。

（5）治疗及处理

① 亚临床型甲状腺功能减退症　密切观察病情，每年复查一次（禁用核素显像检查），TSH 及血脂持续升高者给予甲状腺制剂替代治疗，暂时脱离射线接触环境，恢复后可继续从事放射性工作。

② 临床型甲状腺功能减退症　脱离射线接触环境，甲状腺制剂替代及辅助治疗，每年定期复查，恢复后可继续从事射线工作，持续不恢复者终身替代治疗。

3. 放射性甲状腺良性结节

放射性甲状腺良性结节是指甲状腺一次或短时间（数周）内多次或长期受电离辐射照射后诱发的非恶性结节性病变。

（1）接触机会　内照射和外照射均可诱发。甲状腺吸收剂量为 0.2Gy 以上。

（2）发病机制　受照后甲状腺组织过度增生。

（3）临床表现　潜伏期 10 年以上，常见多个甲状腺良性结节逐渐形成，腺体表面光滑、质地较软，吞咽时可见上下活动，大部分无症状。

（4）诊断　有明确的射线接触史，甲状腺吸收剂量为 0.2Gy 以上，潜伏期 10 年以上，经物理学、病理学和临床化验检查综合判定为良性结节，排除其他疾病，参照《放射性甲状腺疾病诊断标准》（GBZ 101）进行诊断。

（5）治疗及处理　尽快脱离射线接触环境，甲状腺制剂治疗，每年复查一次（禁用核素显像检查）；癌变者按放射性甲状腺癌处理；合并甲状腺功能减退者按甲状腺功能减退症处理。

4. 放射性甲状腺癌

放射性甲状腺癌是指甲状腺接受电离辐射照射后发生的与所受辐射照射具有一定程度病因学联系的恶性肿瘤。

（1）接触机会　内照射和外照射均可诱发，常见于长期低剂量照射引起的职业照射，也可发生于事故或者工作需要受到超剂量的照射。

（2）发病机制　电离辐射引起甲状腺细胞的异常分裂，导致细胞癌变，或引起甲状腺细胞破坏而不能产生内分泌素，由此引起的促甲状腺激素（TSH）大量分泌促发甲状腺细胞癌变。

（3）临床表现　临床表现同其他因素引起的甲状腺癌的临床表现。辐射致甲状腺癌与人类自发致癌尚无可鉴别的临床或病理特征，无法将两者区分开。如要判断甲状腺癌发生是否与接触电离辐射相关，需要计算甲状腺癌病因概率。

（4）诊断　有明确的全身或甲状腺受照史；潜伏期≥4 年；原发性甲状腺癌诊断明确，按《职业性放射性肿瘤判断规范》（GBZ 97）计算甲状腺癌起因于所受照射的病因概率（PC），95% 可信限上限的 PC≥50%。

（5）治疗及处理　尽快脱离放射工作，按甲状腺癌临床治疗原则处理。

（七）放射复合伤

放射复合伤是指在战时核武器爆炸和平时核事故，人体同时或相继发生以放射损伤为主，同时还伴有其他因素所致的损伤，包括放烧冲复合伤、放烧复合伤、放冲复合伤等。其伤情与核当量大小、爆炸方式（地爆或空爆）、距爆心的距离、人员所处环境以及有无防护情况都有密切关系。一般以光辐射、冲击波等杀伤因素所致的烧冲复合伤为主。

1. 接触机会及发病机制

核试验、核意外和核武器爆炸时引起的三种瞬时杀伤因素（光辐射、冲击波和早期核辐射）几乎同时作用于人体，再加上其后产生的放射性污染，对人体造成损伤。

2. 临床表现

放射复合伤的特点是：死亡率高，存活时间短；病程短，临床症状出现早；易发生休克及难以控制的感染；造血组织破坏严重，烧伤和创伤局部病变加大了治疗难度。

放射复合伤的临床表现主要以放射损伤为主，同时合并冲击伤和（或）烧伤。冲击伤根据损伤脏器和部位有相应的临床表现，如复合腹部伤时，发生腹痛、压痛、腹肌紧张、肠鸣音减弱或消失及气腹等；重者可有烦躁不安、口渴、舌干、脸色苍白、心动过速、血压下降等出血性休克的表现。烧伤临床表现和普通烧伤一样，其深度判定均取三度四分法（Ⅰ度、浅Ⅱ度、深Ⅱ度和Ⅲ度），烧伤面积按中国九分法或手掌法判定。放射损伤临床表现可参照外照射急性放射病和内照射放射病。

脑型、肠型放射性复合伤受照辐射剂量极大，但由于病程短暂往往未被发现有烧伤或冲击伤的临床表现时，患者就已进入危险阶段以致死亡。

3. 诊断

放射损伤及其严重程度可参照《职业性外照射急性放射病诊断》（GBZ 104）进行诊断，合并复合听器伤、复合胸部伤、复合腹部伤、复合骨折、复合闭合性颅脑伤、复合肢体挤压伤、复合软组织伤及复合眼损伤一个或多种损伤者，可诊断为放冲复合伤，诊断的重点是受照剂量和内脏冲击伤，参照《放冲复合伤诊断标准》（GBZ 102）作出诊断。如合并烧伤者可诊断为放烧复合伤，诊断的重点是受照剂量和烧伤面积及烧伤深度，参照《放烧复合伤诊断标准》（GBZ 103）作出复合伤伤情诊断。

4. 治疗及处理

（1）急救 尽快撤离污染区，根据整体伤情和不同的受伤部位，采取综合治疗措施。早期救治应努力控制和消除各种可能诱发或加重休克的因素，并针对导致休克的主要原因进行救治。应卧床休息，以防发生内脏出血、肺水肿和心力衰竭等。现场急救包括止血、固定、缝合、包扎、止痛、防休克、防窒息等，以及采取防止进一步沾染放射性核素的措施。

（2）全身治疗

① 早期使用抗放射药物，如胱胺、半胱胺、WR-2721、雌三醇、炔雌醇、523片、中药制剂408片等。对有或疑有放射性核素污染者应尽快去污，及早应用阻吸剂和/或促排剂。如皮肤用盐水、苯扎溴铵、UIDA等液体冲洗；胃肠道选用含漱、催吐或洗胃、导泻或口服吸附沉淀剂（氢氧化铝、褐藻酸钠等）；呼吸道可用雾化吸入法、祛痰法等。促排出可用促排灵（DTPA-CaNa$_3$）、喹胺酸或疏基络合剂，还应多饮水和用利尿剂。

② 抗生素应早期、适量和轮换选用，防止败血症发生。早期以抗革兰氏阳性球菌为主，后期以抗革兰氏阴性杆菌为主。并根据病情采取措施防止休克。

③ 保护和改善造血功能，防止出血。

（3）外伤、烧伤处理　放射复合伤中的烧伤、冲击伤的外科处理基本上与一般外科治疗原则相同。手术宜在初期和假愈期进行，力争伤口与创面在极期到来之前愈合。在极期，除了应急抢救外，一般禁止施行外科手术。在恢复期免疫功能低下，如施行手术，仍须做充分准备，慎重进行。一般采用局部麻醉方法比较安全。如上呼吸道烧伤与肺冲击伤并发，则禁用乙醚麻醉。

（八）放射性肿瘤（含矿工高氡暴露所致肺癌）

机体接受电离辐射照射后可导致两类生物效应：确定性效应（又称组织反应）和随机性效应。确定性效应是指发生生物效应的严重程度随着电离辐射剂量的增加而增加的生物效应。这种生物效应存在剂量阈值，只要照射剂量达到或超过剂量阈值，效应肯定发生，如照射后的白细胞减少、白内障、皮肤红斑脱毛等辐射皮肤损伤，以及前面所述的外照射急、慢性放射病均属于确定性效应。而随机性效应是指生物效应的发生概率（而不是其严重程度）与照射剂量的大小有关的生物效应。这种效应在个别细胞损伤（主要是突变）时即可出现，不存在剂量阈值，如遗传效应和肿瘤的发生。

1. 接触机会

长期连续或间断受到 X 射线、γ 射线或中子等贯穿辐射或者氡、放射性核素导致的内照射。参考外照射急、慢性放射病相应内容。

2. 发病机制

辐射使机体遗传物质 DNA 受损（详见外照射急性放射病发病机制），DNA 受损后启动修复机制，如果修复正确，细胞功能恢复正常；如果修复不成功，细胞可能死亡，或者带有遗传信息的变更或丢失，表现为突变和染色体畸变，导致肿瘤发生，同时与细胞种类、所处细胞周期相关。照射后原位基因的激活和抑癌基因的失活也是诱发肿瘤产生的重要因素。

3. 临床表现

白血病和骨肉瘤、甲状腺癌潜伏期约 1～5 年，其他实体瘤多在 10 年以上。放射性肿瘤无特异的临床表现，各种肿瘤的临床表现可参考肿瘤学。

4. 诊断

接受电离辐射照射后发生的并与所受的该照射具有一定程度流行病学病因联系的恶性肿瘤可诊断为放射性肿瘤，而起因于职业性照射的放射性肿瘤则可以诊断为职业性放射性肿瘤。根据患者性别、受照时年龄、发病时年龄和受照剂量，按《职业性放射性肿瘤判断规范》（GBZ 97）所列的相关参数和计算方法计算所患恶性肿瘤起因于所受照射的病因概率（PC），95% 可信上限的 PC≥50% 者，可判断为放射性肿瘤。

5. 治疗及处理

可根据不同肿瘤参考一般肿瘤治疗方法采取手术切除、化疗和放疗，白血病和淋巴瘤有条件可进行造血干细胞移植。

（九）放射性骨损伤

放射性骨损伤是人体全身或局部受到一次或短时间内分次大剂量外照射，或长期多次受到超过剂量当量限值的外照射，所致骨组织的一系列代谢和临床病理变化。按其病理改变，分为骨质疏松、骨髓炎、病理骨折、骨坏死和骨发育障碍。骨损伤剂量参考阈值为 20Gy；长期接触射线所引起的骨损伤，参考阈值为 50Gy。

1. 接触机会

一般见于事故性照射，骨科医生长期在 X 射线下进行骨折对位，介入科医生在 X 射线下进行检查治疗，肿瘤患者放射治疗后，或应用亲骨的放射性核素进行骨显影检查等。

2. 发病机制

射线作用于骨中血管系统，使血管扩张、内皮细胞变性、管腔闭塞，致骨组织的血管减少、供血不良，产生营养不良性骨变性。慢性照射使骨增生可能发展为肿瘤。

3. 临床表现

放射性骨损伤发展较为缓慢。受照后早期常无明显症状，数年后才发病。常出现在皮肤和软组织放射性损伤发生之后，故放射性骨损伤常伴有放射性皮炎、皮肤放射性溃疡等。有时并发细菌感染，发展成为骨髓炎。晚期可发生病理性骨折、骨坏死等。儿童受照射，尤其是骨干骺端受照射，可发生骨发育障碍。儿童时期脊柱接受 20Gy 照射后可有生长受阻，全部脊柱受照射则坐位身高降低。辅助检查：X 射线检查可见骨质疏松、骨髓炎、病理骨折、骨坏死、骨发育障碍等表现。

4. 诊断

必须根据受照史、受照剂量、剂量率、临床表现、X 射线影像学或骨密度测定等检查所见，进行综合分析，并排除其他原因造成的骨疾病，方能诊断。参考《外照射放射性骨损伤诊断》（GBZ 100）进行诊断。

5. 治疗及处理

① 对已确定局部受照剂量超过骨损伤的参考阈剂量者，无论有无骨损伤的临床表现，均应脱离射线接触环境，定期进行医学观察。已出现骨损伤者，应视全身情况改为非放射性工作。

② 为预防和减轻放射性骨损伤的发生，应给予富含钙和蛋白质的饮食，注意适当活动。

③ 应用改善微循环和促进骨组织修复、再生的药物。有条件者也可应用高压氧治疗。

④ 骨髓炎时，给予抗感染治疗，按骨科疾病处理。

（十）放射性性腺疾病

性腺对电离辐射是高度敏感器官之一。放射性性腺疾病是指人体受到一次急性或长期慢性外照射时，性腺受到一定剂量照射所致的性腺疾病，包括放射性不孕症及放射性闭经。

1. 接触机会

一次或长期受到 X 射线、γ 射线或中子等贯穿辐射是放射性性腺疾病的主要条件，属于组织反应，存在剂量阈值。详见外照射急性放射病相应内容。

2. 发病机制

电离辐射可致卵巢功能损伤或合并子宫内膜破坏、萎缩导致闭经，或者电离辐射破坏性腺生殖细胞而导致不孕。

3. 临床表现

① 放射性不孕症的临床表现为夫妇同居 1 年以上未怀孕。受照后晚期男性可出现睾丸萎缩、变软，女性可出现卵巢、子宫、输卵管、阴道、乳房萎缩变小。辐射致女性不孕的同时引起闭经，可影响到第二性征，出现类似更年期综合征的临床表现。

② 放射性闭经的临床表现见放射性不孕症中女性相关的临床表现。

4. 诊断

（1）放射性不孕症的诊断　人体受到一次急性或长期慢性外照射时，性腺受照剂量达到或超过表 2-8 中放射性不孕症阈剂量值，伴有放射性不孕症临床表现，结合精液或卵巢功能或内分泌激素测定等辅助检查结果，进行综合判断。

（2）放射性闭经的诊断　人体受到一次急性或长期慢性外照射时，性腺受照剂量达到或超过表 2-8 中急性或慢性照射条件下卵巢对应阈剂量值，有放射性闭经之临床表现，结合卵巢功能检查与女性相关内分泌激素测定等辅助检查结果，综合判断。

放射性性腺疾病的诊断可参考《职业性放射性性腺疾病诊断》（GBZ 107）进行诊断。

表 2-8　放射性不孕症阈剂量值

照射类型	受照器官	暂时不孕	永久不孕
急性照射/Gy	睾丸	0.15	3.5～6.0
	卵巢	0.65	2.5～6.0
慢性照射/(Gy/a)	睾丸	0.40	2.0
	卵巢	>0.2	

5. 治疗及处理

① 放射性暂时不孕症患者应暂时脱离放射工作环境，加强营养，增强体质和增进健康，每年复查一次，各项检查正常后可逐渐恢复放射工作。

② 放射性永久不孕症患者应调离放射工作，进行中西医结合治疗，纠正贫血和营养不良，定期随访，每 1～2 年复查一次。

③ 男性患者在未确定痊愈之前，一定要做好避孕措施，避免不正常的精子导致畸形胎儿。

三、职业性化学中毒

职业性化学中毒是指劳动者在生产劳动过程中由于接触生产性化学性毒物而引起的中毒。《职业病分类和目录》中公布了 60 种职业性化学中毒，涉及的毒物有铅、汞、锰、镉、铊、钒、磷、砷及其化合物中毒、铍病、砷、氯气、二氧化硫、光气、氨、氮氧化合物、一氧化碳、二硫化碳、硫化氢、磷化氢、磷化铝等中毒，工业性氟病，氰及腈类化合物中毒，甲苯、二甲苯、正乙烷、汽油、二氯乙烷中毒等。化学性毒物主要通过呼吸道、皮肤进入人体引起中毒。在生产过程中开采、提炼、使用、储存、运输等环节都可能接触到化学性毒物。

（一）铅及其化合物中毒

铅是质地较软、具有易锻性的蓝灰色重金属，原子量为 207.20。加热至 400～500℃时，即有大量铅蒸气逸出，在空气中氧化后凝集成铅烟。铅氧化物均以粉末状态存在，易溶于酸。

1. 接触机会

铅矿及含铅矿（如锌、锡、锑等矿）的开采及冶炼存在铅危害。铅化合物常用于制造蓄电池、玻璃、油漆、颜料、防锈剂、杀虫剂、除草剂、搪瓷、景泰蓝、铅丹、塑料稳定剂、橡胶硫化促进剂等。在其生产和使用过程中均有接触机会。

2. 发病机制

铅化合物可通过呼吸道和消化道吸收。无机铅化合物不能通过完整皮肤。人体内 90%～95% 的铅储存于骨，比较稳定。当缺钙或感染、饮酒、外伤、服用酸性药物、骨疾病、骨折时，可导致骨内铅释放入血。体内的铅排出缓慢，半减期估计 5～10 年，主要通过肾脏排出。

铅中毒机理尚未完全阐明。铅作用于全身各系统和器官，主要累及造血系统、神经系统、消化系统、心血管系统及肾脏。铅可抑制 δ-氨基-γ-酮戊酸脱水酶（ALAD）和血红素合成酶，从而导致卟啉代谢紊乱并影响血红素合成。铅对红细胞，特别是骨髓中的幼稚红细胞，具有较强的毒作用，可致嗜碱性点彩红细胞增加。铅可与巯基结合，干扰多种细胞酶类活性，例如铅可抑制细胞膜三磷酸腺苷酶，使红细胞脆性增加，导致溶血。铅可通过血脑屏障，使大脑皮层兴奋与抑制的正常功能发生紊乱。此外，铅可致血管痉挛、肾脏受损、周围神经损害。

3. 临床表现

经口摄入大量铅化合物可致急性或亚急性铅中毒，多表现为胃肠道症状，如恶心、呕吐、腹绞痛，可伴有中毒性肝病、中毒性肾病及贫血，少数严重者可出现中毒性脑病（多见于儿童）。

职业性铅中毒大部分为慢性中毒，发病隐匿，早期表现为乏力、关节肌肉酸痛、胃肠道症状等。病情进展可表现为以下几方面：

（1）神经系统　主要为头晕、头痛、失眠、多梦、记忆力下降等非特异性脑衰弱综合征表现。长期大剂量接触可致中毒性周围神经病，可呈运动型、感觉型或混合型，表现为四肢伸肌瘫痪，产生"腕下垂"或肢端感觉障碍。严重者可出现中毒性脑病，铅中毒性脑病在职业性中毒中已极为少见。

（2）消化系统　表现为食欲不振、恶心、腹部隐痛、腹胀、腹泻或便秘。重者可出现"铅绞痛"，表现为腹绞痛，多为突然发作，部位常在脐周，发作时患者面色苍白、肢体蜷曲，可持续数分钟至数小时，检查腹部常平坦柔软，无固定压痛点，肠鸣音减弱，一般止痛药不易缓解，使用钙剂、驱铅治疗有效。

（3）造血系统　可有贫血，多呈低色素正常细胞型，伴卟啉代谢障碍，嗜碱性点彩红细胞、网织红细胞、碱粒红细胞增多等。

（4）其他　口腔卫生不好者，在齿龈与牙齿交界边缘上可出现由硫化铅颗粒沉淀形成的暗蓝色线，即"铅线"。部分患者肾脏受损，尿中可出现蛋白质、红细胞、管型等，重者可出现肾功能减退。此外，可引起月经失调、不孕、流产及畸胎等。铅能通过胎盘屏障并通过乳汁分泌引起胎儿、婴儿中毒。

（5）铅实验室检测指标值　见表2-9。

表 2-9　铅实验室检测指标值

项目	职业接触限值	诊断值
血铅/[$\mu mol/L(\mu g/L)$]	1.9(400)	2.9(600)
尿铅/[$\mu mol/L(\mu g/L)$]	0.34(70)	0.58(120)
红细胞锌原卟啉/[$\mu mol/L(\mu g/gHb)$]	—	2.91(13.0)
尿 δ-氨基-γ-酮戊酸/[$\mu mol/L(\mu g/L)$]	—	61.0(8000)
络合剂驱排后尿铅	—	3.86$\mu mol/L(800\mu g/L)$或4.82$\mu mol/(24h)$[1000$\mu g/(24h)$]

4. 诊断

根据确切的职业史及以神经系统、消化系统、造血系统为主的临床表现与有关实验室检查，结合现场职业卫生学调查资料，进行综合分析，排除其他原因引起的类似疾病，方可进行诊断，依据为《职业性慢性铅中毒的诊断》（GBZ 37）。

5. 治疗及处理

① 慢性铅中毒驱铅治疗常用依地酸钙钠、二巯丁二酸钠静脉注射或二巯丁二酸胶囊（DMSA）口服。一般3～4天为一疗程，疗程间隔停药3～4天。剂量及疗程应根据患者具体情况结合药物的品种、剂量而定。轻度铅中毒的驱铅治疗一般不超过3～5个疗程。

② 神经系统等相关系统、器官出现损害的，根据病情给予对症支持治疗。腹绞痛发作者，可在驱铅治疗基础上酌情予静脉注射葡萄糖酸钙或山莨菪碱。

（二）汞及其化合物中毒

汞俗称水银，常温下为银白色液态金属，原子量200.5，常温下即能蒸发。汞散落后不易清除，汞蒸气还可被泥土、衣物等吸附，造成二次污染。汞不溶于水、有机溶剂、碱液，可溶于热硫酸、硝酸和脂类。汞的化合物为亚汞及二价汞。

1. 接触机会

汞矿开采与冶炼；汞能与多种金属形成汞齐，在冶金中用来提取和提纯金属。金银汞齐合金常用作牙科材料；汞化合物在化工、电器、仪表、医药、冶金、军工和新技术领域均有重要用途，如用于温度计、气压表、回转器、测压仪、各种水银电池和原电池等；生活中毒常见于使用含汞中药偏方、含汞美白化妆品，或误服汞的化合物。

2. 发病机制

金属汞主要以蒸气形式经呼吸道进入体内，经完整皮肤及消化道吸收极少。汞化合物的主要吸收途径是消化道，溶解度较高者吸收率较高，如氯化汞。汞及其化合物进入体内数小时后即开始向肾脏集中。在肾脏内，汞主要分布在肾皮质，以近曲小管上皮组织内含量最多。金属汞脂溶性好，易通过血脑屏障和胎盘屏障，对中枢神经系统及胎儿的毒性远较无机汞化合物为强。汞主要经尿液排出，早期粪便也是重要的排泄途径之一。尿汞的排出很缓慢，停止接触后十多年，尿汞仍可超过正常值。

汞进入人体后，被氧化为二价汞离子。二价汞离子具高度亲电子性，易与巯基、羰基、羧基、羟基等结合，从而干扰其活性甚至使其失活。汞可导致细胞外液钙离子大量进入细胞内，引起"钙超载"，进而引发一系列效应，导致细胞损伤。汞与体内蛋白质结合后可由半抗原成为抗原，引起变态反应，出现肾病综合征，高浓度的汞还可直接引起肾小球免疫损伤。汞毒性作用机制仍有待进一步研究。

3. 临床表现

（1）急性中毒　由短时间吸入高浓度汞蒸气或摄入可溶性汞盐引起。一般起病急，有发热及咳嗽、胸痛等呼吸系统症状，口腔牙龈炎和胃肠道症状，严重者可发生化学性肺炎，出现发绀、气促、肺水肿等。可有低分子蛋白尿，2～3天后可出现急性肾小管坏死，严重者进展为急性肾功能衰竭。对汞过敏者可出现急性过敏性肾炎表现，如明显血尿、嗜酸性粒细胞尿，可伴全身过敏症状。部分患者在急性期恢复后可出现神经精神症状。急性汞中毒者尿汞往往明显升高。

（2）慢性中毒　主要引起神经精神系统症状、口腔牙龈炎和肾功能损害。三大典型症状为易兴奋、震颤和口腔炎。初期常表现为神经衰弱综合征，如头昏、乏力、失眠、多梦、健忘、易激动、注意力不集中等，部分病例有心悸、多汗等自主神经系统紊乱现象。病情进一步发展则可出现性格情绪改变，如烦躁、易怒、多疑、焦虑、抑郁等，易兴奋症状突出，严重的可出现精神障碍。震颤在慢性汞中毒的早期表现为手指、舌、眼睑的细小意向性震颤，进一步发展成前臂、上臂粗大震颤，也可伴有头部震颤和运动失调，可出现震颤、步态失调、动作迟缓、痴呆等帕金森综合征。口腔牙龈炎不及急性中毒时明显和多见。部分患者可有肾脏损害。慢性中毒者尿汞可升高，也可以正常，与临床中毒症状无平行关系。

4. 诊断

根据确切的职业史及相应的临床表现与实验室检查结果，参考职业卫生学调查资料，进行综合分析，排除其他原因引起的类似疾病，方可依据《职业性汞中毒诊断标准》（GBZ 89）进行诊断及分级。

5. 治疗及处理

① 驱汞治疗主要应用巯基络合剂，常用二巯丙磺钠和二巯丁二钠。急性中毒者，可用二巯丙磺钠125～250mg肌内注射或静脉注射，每4～6h一次，2天后可渐减量，疗程视病情而定；慢性中毒者，可用二巯丙磺钠125～250mg，肌内注射或静脉注射，每天一次，连用3天后停4天为1个疗程，一般用药3～4个疗程。当肾损害出现尿量少于400mL/d时不宜驱汞，必要时可配合血液净化进行。汞中毒所致各脏器损害的治疗原则与内科治疗原则相同。

② 对观察对象应加强医学监护，根据具体情况可进行驱汞治疗。轻度中毒治愈后仍可从事原工作；中度及重度中毒治疗后，不宜再从事汞及其他毒物作业。

（三）锰及其化合物中毒

锰是浅灰色、质硬脆、有光泽的金属，原子量54.94。金属锰暴露于空气后易被氧化，易溶于稀酸而生成二价锰离子。常见的锰化合物有二氧化锰、四氧化三锰、氯化锰、碳化锰、硫酸锰、铬酸锰、醋酸锰等。锰的职业危害主要为慢性锰中毒，临床表现为锥体外系神经受损所致的帕金森综合征。

1. 接触机会

锰矿开采及冶炼；含锰电焊条的制造与使用；其他接触机会，如锰化合物用于制造干电池、氧化剂、催化剂、消烟剂、汽油抗爆剂、杀菌剂、清漆催干剂等多种化工用途。

2. 发病机制

职业接触中，锰烟及小于 $5\mu m$ 的锰尘由呼吸道吸入是锰的主要吸收途径。锰经消化道吸收慢且少。脑组织可不断摄取锰，而排出极慢，脑组织可成为含锰量最高的脏器，而在脑组织中以纹状体的含锰量最高。锰主要经粪便排出。

慢性锰中毒脑病以苍白球的神经元变性为主，亦可发现其他部位变性改变，如尾状核变性改变等，与原发性帕金森病的病理改变不同。锰的毒作用机制并未完全阐明。锰对线粒体有特殊亲和力，可通过抑制神经细胞和神经突触的线粒体中三磷酸腺苷酶和溶酶体中酸性磷酸酶的活力，导致能量代谢障碍，从而影响神经突触的传递功能。体内过多的锰能激活细胞色素氧化酶 P-450 的活性，产生自由基，进而引发多巴胺氧化增加、线粒体损伤及生物大分子改变等一系列效应，并产生神经毒作用。锰也是一种拟胆碱物质，可使乙酰胆碱蓄积。

3. 临床表现

锰的主要职业危害是慢性锰中毒。早期主要表现为头晕、头痛、易疲乏、睡眠障碍、健忘等类神经症症状，以及食欲减退、多汗、流涎、性欲减退等自主神经功能紊乱的表现，同时可有肢体疼痛、麻木、乏力、夜间腓肠肌痉挛及下肢沉重感等。病情发展后可出现锥体外系神经受损，部分还有精神障碍。锥体外系神经受损表现为帕金森综合征：患者四肢发僵、动作缓慢、言语含糊不清、面部表情减少、前冲步态、顿坐现象、共济失调、四肢肌张力升高、静止性震颤，严重时四肢出现粗大震颤，可累及下颌、颈部和头部。患者可有情绪低落、注意力涣散、对事物缺乏兴趣或易激动、话多、欣快感、好哭等情绪改变，严重时可出现显著的精神情绪改变，如感情淡漠、反应迟钝、不自主哭笑、强迫观念、冲动行为、智力障碍等。粪锰、尿锰可作为接触指标，与临床中毒症状无平行关系。

4. 诊断

有密切的职业接触史和以锥体外系损害为主的临床表现，参考现场卫生学调查资料，进行综合分析，排除其他类似疾病后，可根据《职业性慢性锰中毒诊断标准》（GBZ 3）进行诊断。将有不恒定的肌张力增高，连同手指明显震颤、精神情绪改变作为慢性锰中毒的诊断起点。慢性锰中毒患者应与下列疾患进行鉴别：帕金森病，肝豆状核变性，其他原因所致的帕金森综合征。

5. 治疗及处理

① 早期可选用络合剂如依地酸钙钠等治疗，并适当给予对症处理。络合剂对已有锥体外系损害的重度中毒患者无改善症状的疗效。出现锥体外系损害或精神障碍时，治疗原则与神经内科或精神科的治疗原则相同。

② 慢性锰中毒一经确诊后，即应调离锰作业岗位。

（四）镉及其化合物中毒

镉是银白色有光泽的金属，原子量112.4，有韧性和延展性，易溶于硝酸，但难溶于盐酸和硫酸，不溶于碱。常见的镉化合物有氧化镉、硫化镉、硫酸镉和氯化镉等。

1. 接触机会

职业接触多发生于金属镉及含镉合金冶炼、焊接、镍-镉电池制造、颜料制造、金属表层镀镉等作业。非职业接触多源于被镉污染的空气和食物。吸烟是慢性接触镉的来源之一。

2. 发病机制

镉可经呼吸道和消化道进入人体。镉蓄积性强，在体内生物半衰期长，主要蓄积于肾脏和肝脏。镉主要经肾脏缓慢排出。

镉中毒机制目前尚不十分清楚。镉及其化合物毒性因其品种不同而异，多属低毒性至中等毒性类。急性中毒时，呼吸道吸入比经口毒性大数十倍，死因主要是化学性肺炎和肺水肿，有时可伴有肝、肾等其他脏器损害。慢性镉中毒可致机体多系统、器官损害；镉中毒可致肾脏的慢性损害，损害主要发生在近曲小管，呈现具特征性的肾小管重吸收功能障碍，肾小球亦可受累；生殖系统损害也十分明显。动物实验表明镉有致畸作用，并可致骨质疏松等。

3. 临床表现

（1）急性中毒　以呼吸系统损害为主要表现。急性吸入高浓度镉烟在数小时至1天后，出现咽喉痛、头痛、肌肉酸痛、恶心、口腔有金属味，继而发热、咳嗽、胸痛、呼吸困难等；严重者可发展为化学性肺炎或肺水肿，可伴有肝、肾损害。口服中毒主要表现为胃肠道症状，可因脱水致休克，严重者可因急性肾衰竭死亡。

（2）慢性中毒　主要导致以肾小管病变为主的肾脏损害，少数严重者晚期可出现骨骼损害，吸入中毒者可致肺部损害。早期改变主要是近曲小管重吸收功能减退，以尿 β_2-微球蛋白、视黄醇结合蛋白等低分子蛋白排出增多为特征，可伴有氨基酸尿、糖尿、高钙尿、高磷酸盐尿。肾小管功能障碍可引起肾石症和骨软化症。病情进展，可引起慢性间质性肾炎，出现慢性肾功能不全，可伴有骨质疏松、骨质软化、自发性骨折。慢性镉中毒也可引起呼吸系统损伤、嗅觉减退及贫血。镉中毒可致肺癌及前列腺癌发病率增高。因镉污染饮食而致镉摄入量增加后可致骨痛病。

（3）实验室检查　可有血镉、尿镉、尿 β_2-微球蛋白、尿视黄醇结合蛋白含量升高。血镉不作为慢性中毒诊断标准，但可反映急性中毒时过量镉接触。

4. 诊断

（1）职业性急性镉中毒的诊断　根据短时间高浓度吸入氧化镉烟尘的职业接触史，以呼吸系统损害为主的临床表现，参考尿镉等实验室检测结果，结合现场职业卫生学调查资料，排除其他类似疾病后，方可诊断。

（2）职业性慢性镉中毒的诊断　根据1年以上接触镉及其化合物的职业接触史，以尿镉增高和肾脏损害为主的临床表现，参考实验室检测结果，结合现场职业卫生学调查资料，进行综合分析，排除其他原因引起的肾脏损害后，方可诊断。

根据《职业性镉中毒的诊断》（GBZ 17）作出诊断。

5. 治疗及处理

① 急性和慢性镉中毒均以对症支持治疗为主。

② 急性中毒应迅速脱离现场，保持安静及卧床休息。急救原则与内科相同，视病情需要早期给予短程大剂量糖皮质激素。

③ 慢性中毒时按照内科诊治原则根据肾脏情况给予相应处理。由于依地酸钙钠驱镉效果不显著，在慢性中毒时尚可引起镉在体内重新分布后，使肾镉蓄积量增加、肾脏病变加重，因此目前多不主张用依地酸钙钠等驱排药物。

（五）铍病

铍为银灰色金属，原子量 9.01，可溶于硫酸、盐酸和硝酸，也可溶于强碱。常用的铍化合物有氧化铍、碳酸铍、氟化铍、氢氧化铍、氯化铍、硫酸铍等。铍病是接触铍及其化合物所致的以呼吸系统损害为主的全身性疾病。

1. 接触机会

铍的冶炼工业；铍在原子能工业中可用作反应堆的中子减速剂、反射材料；铍合金在宇航工业用作散热、隔热和吸热的轻金属材料，还用于制造精密电子仪表的零部件；其他接触机会包括铍加工及铍的科研试验等。

2. 发病机制

铍及其化合物属高毒物质，以粉尘或烟尘经呼吸道吸入，其生物半衰期长。急性铍病由高浓度铍对呼吸系统的直接化学刺激所致；慢性铍病属变态反应，可能与免疫反应尤其是细胞免疫有关，病变以肺部肉芽肿和肺间质纤维化为主。

3. 临床表现

（1）急性铍病　主要表现为鼻咽部干痛、剧咳、胸部不适等呼吸道刺激症状，严重时出现气短、咳嗽、咳痰、咯血、发热，肺部可闻及湿啰音。胸部 X 射线表现为肺纹理增强、扭曲及紊乱，重者可见肺野内弥漫云絮状或斑片状阴影。可出现肺水肿、呼吸衰竭或其他脏器损害。

（2）慢性铍病　潜伏期较长，数月至 5 年，有时可达 10 余年。表现为胸闷、胸痛、咳嗽、咳痰、杵状指、呼吸困难、发绀等。胸部 X 射线显示有网状不规则小阴影。铍尚可致接触性皮炎。可溶性铍化合物可引起铍溃疡和皮肤肉芽肿。铍及其化合物可致肺癌。

4. 诊断

有明确的职业接触史和以呼吸系统为主的临床表现及胸部 X 射线征，参考作业环境卫生学调查及现场空气中铍浓度测定资料，进行综合分析，排除其他类似疾病后，根据《职业性铍病的诊断》（GBZ 67）进行诊断。

5. 治疗及处理

（1）铍中毒主要采取内科对症治疗，急性铍病可短程足量应用肾上腺糖皮质激素治疗，慢性铍病也可用适量糖皮质激素治疗。

（2）慢性铍病应调离铍作业及其他粉尘作业岗位。急性铍病经治疗后，原则上不宜从事铍作业工作。重度急性铍中毒者治疗后应每半年一次胸部 X 射线检查，如连续两年无变化，则可按《职业健康监护技术规范》（GBZ 188）处理。

（六）铊及其化合物中毒

铊为银白色、质软的金属，原子量 204.39。室温下易氧化，不溶于碱，易溶于水、硝酸和硫酸，生成可溶性盐。铊的化合价有一价和三价。铊能形成合金，也能生成有机铊化合物。常见的铊化合物有醋酸铊、硫酸铊等。

1. 接触机会

含铊矿石的开采与冶炼。铊可用于制造合金、光电管、光学透镜、颜料、低温温度计、染料、焰火等；硫酸铊可用作杀虫剂和灭鼠剂。铊的某些化合物（如硫化铊）会用于光电池和红外探测仪中。

2. 发病机制

铊蒸气及烟尘可经呼吸道吸入，可溶性铊盐易经胃肠道和皮肤吸收，口服可溶性铊盐 $0.5\sim1g$ 即可致命。铊进入人体后可迅速分布到各组织中的细胞内，并可通过血脑屏障，其中在肾脏中含量最高。铊排出缓慢，具有蓄积性，以肾脏和肠道的排出为主。铊属高毒类，为强烈的神经毒物，并对肝、肾、心肌也有明显的毒性。铊在体内竞争性抑制钾的生理生化作用，尤其影响与钾有关的酶系，如细胞膜上的 Na^+-K^+-ATP 酶等。铊还可和疏基结合干扰细胞内呼吸和蛋白质合成，如铊与半胱氨酸上的疏基结合，影响角蛋白的合成，可导致脱发、毛发生长障碍等。铊和维生素 B_2 结合可能是其神经毒性的原因。铊对外周神经的毒作用可能与其干扰突触前递质释放有关。

3. 临床表现

（1）急性中毒　短期内经呼吸道吸入较大量含铊烟尘、蒸气，或者经皮肤和消化道吸收可溶性铊盐，可引起急性铊中毒。潜伏期约 $12\sim24h$，早期可见消化道刺激症状如恶心、呕吐、食欲减退、腹痛、腹泻，可有口腔炎、舌炎、牙龈糜烂、胃肠道出血。数天后出现明显的神经精神障碍，可见周围神经损害并常有多发性脑神经损害。$1\sim3$ 周后出现特征性的毛发脱落，严重者胡须、腋毛、阴毛和眉毛亦可大量脱落，而眉毛内 $1/3$ 常不受累。也有部分中毒患者不发生脱发。中毒后可致皮肤干燥、脱屑、皮疹，指（趾）甲营养不良且于中毒后第 4 周可出现白色横纹。部分病例有心肌、肝、肾损害。急性铊中毒后，特别是患有严重周围神经病及中枢神经系统障碍时，常留有不同程度的后遗症。

（2）慢性中毒　临床主要特点是周围神经病、视神经病、视网膜病及脱发。少数可出现中毒性脑病或中毒性精神病。病程缓慢，周围神经病、脱发等临床表现与急性铊中毒基本类似。视神经病及视网膜病是慢性铊中毒的重要临床表现之一，起病隐匿，表现为视力下降，视野缺损，视网膜水肿、渗出等，严重者出现视神经萎缩。

（3）尿铊　为重要的铊接触指标。正常人群的生物接触限值为 $5\mu g/L$（$5\mu g/gCr$），职业接触限值为 $20\mu g/gCr$。尿铊大于 $200\mu g/L$（$200\mu g/gCr$）可作为急性铊中毒的可靠诊断参考指标。

4. 诊断

有确切职业接触史，结合临床症状、体征以及现场卫生学调查资料，综合分析，排除其他病因所致类似疾病，根据《职业性铊中毒诊断标准》（GBZ 226）进行诊断。

5. 治疗及处理

（1）急性中毒：立即脱离接触环境，彻底洗消；口服中毒者予洗胃、导泻、活性炭吸附；予补液、利尿、促排，尽早予血液净化治疗；较重者予早期、足量、短程糖皮质激素治疗；支持对症治疗，各脏器损害按相关专科原则治疗。

（2）慢性中毒：脱离接触环境；支持对症治疗，各脏器损害按相关专科原则治疗；可予
B 族维生素、含硫氨基酸等。

（3）普鲁士蓝可用于急、慢性铊中毒，一般为每日 250mg/kg，配成 15％溶液，分 4 次
口服，可联用硫酸镁或甘露醇导泻。

（4）接触反应者予脱离接触环境后休息，密切医学观察至少 48h。

（5）急性中、重度中毒者应调离原工作。接触反应者尿铊正常后可继续从事原工作。慢
性轻度中毒者应调离铊作业工作。重度中毒者应调离铊和其他有害作业工作。

（七）钡及其化合物中毒

钡是银白色的金属，质硬，原子量 137.33。钡的化学性质活泼，在常温下即可与水、
氧、卤素起强烈反应。常见的钡化合物有氯化钡、碳化钡、硫化钡、氢氧化钡、碳酸钡等。
急性钡中毒以肌肉麻痹、心血管损害及低钾血症为主要表现。

1. 接触机会

钡矿开采、冶炼、制备和使用钡化合物时可接触钡。钡合金用作消气剂，以除去真空管
和电视显像管内的痕量气体，还用于制造球墨铸铁和精炼金属。氯化钡用于钢材淬火，并可
作为杀虫剂。硝酸钡、钛酸钡则用于制造焰火和信号弹。碳酸钡用作杀鼠剂，并用于玻璃、
陶瓷和搪瓷工业。硫酸钡用作为胃肠造影剂、充填剂。一些钡盐还用作试剂。

2. 发病机制

金属钡基本上无毒性，钡盐的毒性大小与溶解度有关。可溶性钡化合物可通过呼吸道、
消化道吸收。蓄积于人骨骼中的钡，约占体内总量的 65％，很难转移或动员出来。钡经粪
便和尿液排出。钡是一种肌肉毒，可直接对骨骼肌、平滑肌、心肌等肌肉组织产生先兴奋后
抑制的作用，其机制可能为钡可使细胞膜的通透性增加，使钾大量进入细胞内，导致低钾
血症。

3. 临床表现

（1）急性中毒　由短期内接触大量可溶性钡化合物引起。潜伏期短至数分钟，长达
48h，口服时有明显胃肠道症状，吸入时则有呼吸道症状。急性钡中毒的典型表现为对称性
的进行性肌麻痹，通常由下肢开始，继而依次向上肢、舌肌、膈肌、呼吸肌发展，可发展为
完全弛张性瘫痪。检查血钾明显下降。钡的直接毒作用和低钾血症可致心律失常，如频发多
源性期前收缩、束支或室内传导阻滞、房颤或室颤等。致死原因多为严重心律失常和呼吸肌
麻痹。

（2）慢性中毒　可有上呼吸道和眼结膜的慢性刺激表现。长期吸入钡粉尘可发生钡尘
肺，为肺内钡尘沉着病，而非典型的胶原结节属良性改变，脱离接触环境后结节阴影可缩小
变淡。

4. 诊断

根据短期内吸入或经受损皮肤吸收大量可溶性钡化合物的职业接触史，出现以胃肠道刺
激症状、低钾血症、肌肉麻痹、心律失常为主的临床表现，结合心电图、血清钾的检查结
果，参考工作场所职业卫生学资料，综合分析，排除其他原因所致类似疾病，可依据《职业

性急性钡及其化合物中毒的诊断》（GBZ 63）作出诊断。

5. 治疗及处理

（1）发生急性钡中毒时，立即脱离现场，皮肤灼伤处用 2%～5% 硫酸钠彻底冲洗。由消化道进入者，可先用温水或 5% 硫酸钠洗胃后，再口服适量的硫酸钠治疗。

（2）特效治疗。首先应及时、足量补钾，在严密监测心电图及血清钾的条件下进行，直至检测指标恢复正常；然后酌情减量，稳定后停药。同时静注或静滴硫酸钠或硫代硫酸钠。

（3）对接触反应者和意外事故的接触中毒人员应密切监护 48h，同时给予预防性治疗。

（八）钒及其化合物中毒

钒是灰色的金属，原子量 50.95，耐腐蚀。金属钒毒性很低，几乎所有的钒化合物均有刺激性。最常见的钒化合物是五氧化二钒。

1. 接触机会

钒是重要的工业原料。与钒的生产及使用有关的主要行业有采矿、冶金、化工、纺织等。职业中毒多发生于生产或使用钒和钒化合物、重油燃烧、燃油锅炉清理等。

2. 发病机制

钒化合物主要经呼吸道吸入，胃肠道的吸收仅约 1%，皮肤吸收更少。钒的排出较快。钒化合物的主要毒作用是对皮肤黏膜，包括眼和呼吸道黏膜的刺激作用。钒化合物尚可致类神经症，心血管、肝、肾功能的损害，还可影响脂类代谢、胱氨酸代谢等。

3. 临床表现

（1）急性中毒　短时期内接触较大量的钒化合物烟雾或粉尘，主要引起眼和呼吸系统的损害。潜伏期由 10 余分钟至数小时不等，极少数病例在 1～2 天后发病。可出现眼烧灼感、流泪、流涕、咽痛、咳嗽、气短等症状，以及眼结膜、鼻咽部充血、红肿、绿色舌苔，双肺出现干啰音或湿啰音等体征，胸部 X 射线检查可见肺纹理增多、增粗、边缘模糊等改变。较重者出现支气管肺炎，表现为呼吸困难、发绀，胸部 X 射线检查可见双下肺斑片状阴影。接触高浓度钒化合物者尿钒可明显增高。口服钒化合物所致的急性中毒主要损害消化系统、神经系统，重者出现多器官功能衰竭。

（2）慢性中毒　可出现眼和呼吸系统的慢性炎症。有报道接触较高浓度钒化合物可出现哮喘，停止接触后数日好转。

4. 诊断

有短时间内接触过量钒化合物烟尘史，临床表现以呼吸系统急性损害为主，结合胸部 X 射线等辅助检查，参考工作场所职业卫生学调查资料，综合分析，排除其他类似疾病，可根据《职业性急性钒中毒的诊断》（GBZ 47）进行诊断。职业性急性钒中毒标准不适用于经消化道所致急性中毒。目前暂无职业性慢性钒中毒的诊断标准。

5. 治疗及处理

急性中毒者应立即脱离接触环境，密切观察病情变化，观察时间至少为 24h；保持呼吸道通畅，根据具体情况给予吸氧、支气管扩张剂等对症治疗，积极防治肺水肿。急性钒中毒伴尿钒明显增高者，可用依地酸钙钠等金属络合剂治疗。

（九）磷及其化合物中毒

磷是非金属，有四种同素异形体，即黄磷（白磷）、赤磷（红磷）、紫磷、黑磷，其中黄磷毒性最大，其余毒性很小。黄磷（白磷）是无色或淡黄色的透明结晶固体。原子量30.97，燃点是40℃。放于暗处有磷光发出，室温下可蒸发、自燃。有恶臭，不溶于水，易溶解于二硫化碳、苯等。在空气中易氧化成三氧化二磷和五氧化二磷。

1. 接触机会

黄磷用于制造磷酸、红磷、磷化合物、磷合金、炸药等，是石油化工、制药、电子、染料、农药、化肥等常用的原料。

2. 发病机制

黄磷属高毒类，人吸收量达 1mg/kg 可致死。黄磷可经呼吸道、消化道及皮肤吸收。黄磷毒作用的主要靶器官是肝脏和骨骼。急性磷中毒引起肝、肾损害为主；慢性磷中毒引起牙齿及下颌骨损害为主，可伴有肝、肾损害。

黄磷对肝脏的毒作用的靶细胞器是线粒体和微粒体。磷干扰蛋白质和糖代谢并抑制糖原储存，增加脂肪在肝脏的蓄积。急、慢性黄磷中毒所致肝损害特点不同：急性中毒为肝细胞脂肪变性和坏死；慢性中毒可致肝硬化。

黄磷对牙齿和下颌骨有特殊亲和力。黄磷可引起钙、磷代谢紊乱，加速体内钙的排出，引起脱钙，致使骨质疏松和坏死。黄磷蒸气可直接作用于牙齿而引起龋蚀，可直接损害骨质，使骨结构改变。

3. 临床表现

（1）急性中毒　急性磷中毒由短时期内吸入大量黄磷蒸气、黄磷灼伤或口服黄磷引起。吸入黄磷蒸气可刺激呼吸道，甚至导致肺水肿；黄磷灼伤皮肤后，创面有蒜样臭气，呈棕褐色或黑色，可深达骨骼；误服黄磷后可致急性消化道灼伤。接触黄磷后 1～10 天左右出现头痛、头晕、乏力、食欲不振、恶心、肝区疼痛等症状，并有肝脏肿大及压痛，伴有肝功能异常，严重者出现急性肝坏死、肝功能衰竭、肝昏迷，可伴有肾脏损害，有血尿、蛋白尿、管型尿等表现，严重者可出现肾衰竭。亦可有其他脏器的损害。急性磷中毒时血磷可升高、血钙可降低。

（2）慢性中毒　慢性磷中毒由长期密切接触黄磷蒸气或含黄磷粉尘引起，主要表现为进行性牙周组织、牙体及下颌骨损害，好发于双侧后牙，常累及多颗牙齿，往往两侧对称，以下颌骨为多。早期为牙周萎缩、牙周袋加深、牙松动等；下颌骨 X 射线可见两侧齿槽嵴轻度吸收，呈水平状；病情进展后可出现齿槽骨吸收超过根长 1/3，牙周膜间隙增宽、变窄或消失，骨硬板增厚，下颌骨体部可见骨纹理增粗或稀疏、排列紊乱；严重者下颌骨出现颌骨坏死或有矮管形成。常伴有呼吸道黏膜刺激症状及消化系统症状。

4. 诊断

有确切的职业史及相应的临床表现与实验室检查结果，参考职业卫生学调查资料，进行综合分析，排除其他原因引起的类似疾病，方可根据《职业性磷中毒诊断标准》（GBZ 81）进行诊断及分级。其中，慢性磷中毒目前尚缺乏敏感、特异的诊断指标，不能仅凭一次检查即做出诊断，必须进行动态观察与治疗，以收集接触黄磷后牙齿、颌骨及肝脏逐年变化的临床资料。

5. 治疗及处理

（1）急性中毒 吸入黄磷蒸气中毒者应迅速离开现场；黄磷灼伤皮肤者应立即用清水冲洗，用2％～3％硝酸银溶液清洗至无磷火，清除嵌入组织中的黄磷颗粒。可适当选用肾上腺皮质激素、氧自由基清除剂、钙通道阻滞剂等，保持水、电解质及酸碱平衡。肝肾等脏器损害者可按内科原则治疗。

（2）慢性中毒 注意口腔卫生，及时治疗口腔各种疾患，尽早修复牙体；下颌骨坏死或骨髓炎者应及时给予手术治疗；注意保护肝、肾功能，并给予对症治疗。

（3）其他处理 急性磷中毒，轻度中毒者治愈后一般应暂时调离黄磷作业工作，中、重度中毒者治愈后一般不应从事黄磷作业工作。慢性磷中毒，轻度中毒者治愈后可从事原工作，如病情呈进行性加重，应调离黄磷作业工作；中、重度中毒者应调离黄磷作业工作。

（十）砷及其化合物中毒

砷为非金属，原子量74.92，不溶于水，溶于硝酸、王水、强碱。砷的化合物主要为砷的氧化物和盐类，常见有三氧化二砷、五氧化二砷、砷酸铅、砷酸钙、亚砷酸钠等。砷化合物遇酸或受潮可产生砷化氢（详见本节"砷化氢中毒"内容）。

1. 接触机会

雄黄矿石或其他夹杂砷化物的金属矿石的冶炼和焙烧；砷合金可用来制作电池栅极、半导体元件、轴承及强化电缆铅外壳；砷化合物可用于农药、颜料、防腐剂、除锈剂、皮肤外用药、白血病的治疗等。

2. 发病机制

砷化合物可经呼吸道、消化道或皮肤进入体内。职业性中毒主要由呼吸道吸入所致。进入体内的砷主要沉积于肝脏、肾脏、肌肉、骨、皮肤、指甲和毛发。砷可通过胎盘屏障。一次摄入砷化合物，于10天内可排出90％。砷主要通过肾脏排泄。砷化合物能与体内许多参与细胞代谢的重要的含巯基的酶结合，从而引起含巯基酶、辅酶和蛋白质的生物活性及功能改变，干扰细胞的氧化还原反应和能量代谢。此外，砷酸盐可使氧化磷酸化过程解偶联，影响三磷酸腺苷形成。砷还可直接损害脏器毛细血管，引起其通透性改变。根据人群资料已确定砷为人类的致癌物，但砷引发癌症的机制还不清楚。

3. 临床表现

（1）急性中毒 吸入大量砷化合物可致急性中毒，但已很少见。口服砷化物中毒可在摄入后数分钟至数小时发生，主要为恶心、呕吐、腹痛及米汤样或血样便，重症患者常发生血压下降、休克。部分重度中毒者还可在中毒后短时间内或在3～4天后发生急性中毒性脑病，出现眩晕、谵妄、抽搐、躁动、发热，甚至昏迷，可伴有中毒性肝病、心肌病，以及皮肤损害。少数患者于大量口服砷化物后，在数小时内可因急性中毒性心肌损害猝死。急性中毒患者恢复1～3周后可出现迟发性末梢神经炎，表现为"感觉型"或"感觉运动型"多发性神经病的临床症状。

（2）慢性中毒 以皮肤损害、肝脏损害、周围神经病为主要表现。

① 皮肤损害 主要表现为色素脱失和色素沉着、角化过度、掌跖部出现点状或疣状物，

严重者在过度角化的基础上发生感染、坏死、溃疡，且可发生皮肤癌。砷所引起的皮肤癌组织学上常属于浅表型基底细胞癌，也可为表皮内癌、表皮样癌、鳞状上皮癌。

② 肝损害　可有消化不良、消瘦、肝区不适等症状，伴肝脏肿大的体征和B超改变，少数患者可发展为门脉性肝硬化。

③ 周围神经病变　主要表现为四肢远端感觉麻木及神经肌电图显示的神经源性异常，严重病例可累及运动神经。

（3）实验室检查　尿砷、发砷对慢性砷中毒的诊断有参考价值。

4. 诊断

急性砷中毒诊断需根据短时间内接触大量砷及其化合物的职业史，出现呼吸系统、消化系统和神经系统损害为主的临床表现，结合尿砷等实验室检查结果，参考工作场所职业卫生学调查资料，综合分析，排除其他类似疾病，可依据《职业性砷中毒的诊断》（GBZ 83）进行诊断及分级。接触反应：短时间接触大量砷后出现一过性头晕、头痛、乏力或有咳嗽、胸闷、黏膜刺激症状，经24～72h观察，症状可消失或明显减轻。

慢性砷中毒诊断则需根据长期砷接触史，结合临床症状，特别是皮肤黏膜改变、多发性神经炎、肝脏损害等，以及尿砷等实验室检查结果，结合工作场所职业卫生学调查资料，综合分析，排除其他类似疾病，可依据《职业性砷中毒的诊断》（GBZ 83）进行诊断及分级。

5. 治疗及处理

（1）急性中毒　应尽快脱离现场，经口中毒者应迅速洗胃、催吐，注意保护各脏器功能，病情重者可酌情使用糖皮质激素治疗。驱砷治疗首选二巯丙磺钠，肌内注射，成人每次5mg/kg，第1天6～8h 1次，第2天8～12h 1次，以后每天1～2次，5～7天为一疗程，直到尿砷低于50μg/d。如有肾功能障碍，可在血液透析下小剂量驱排。

（2）慢性中毒　脱离接触后予二巯丙磺钠等驱砷治疗，同时予受损脏器相应的治疗。慢性中毒患者不得继续从事砷作业工作。

（十一）铀及其化合物中毒

铀是银白色金属，是放射性元素，放射α粒子，原子量238.03。天然铀有三种同位素，分别为^{234}U、^{235}U和^{238}U。铀浓缩后^{235}U含量在2％以上称为浓缩铀。高浓缩铀的放射性活度比天然铀高100倍，其所致的辐射损伤详见第二章第一节"职业性放射性疾病"。天然铀的放射性活度低，其化学毒性比辐射损伤更重要。可溶性铀化合物主要为6价铀，如六氟化铀、氟化铀酰、硝酸铀酰等；难溶性化合物有四氟化铀、磷酸铀酰、二氧化铀、三氧化铀、八氧化三铀等。急性铀中毒是短时间内经不同途径摄入过量天然铀化合物，由化学损伤引起的以急性中毒性肾病为主的全身性疾病。

1. 接触机会

在铀的开采、冶炼纯化过程中可接触铀。在核工业中，铀主要作为核燃料。铀在冶金工业中用于炼制合金钢，在玻璃、陶瓷工业中用作着色剂，在有机化学制备中用作催化剂。

2. 发病机制

铀化合物主要通过呼吸道进入人体，胃肠道吸收很少，皮肤吸收更少。铀化合物溶解度越大，人体吸收越多。可溶性铀化合物主要由肾排出。可溶性铀化合物进入血液后形成的铀酰-重碳酸络合物，可由肾小球滤过，在肾小管重吸收。铀与肾小管上皮细胞亲铀基团结合，造成肾小管上皮细胞损伤，导致肾小管功能障碍，甚至急性肾衰竭。

3. 临床表现

铀化合物暴露后 1～2 天，出现乏力、食欲下降，肾脏早期损害检验指标阳性，如尿蛋白含量增加特别是低分子量蛋白增加，反映肾脏损伤的尿酶增加。病情进展可于铀化合物暴露后 3～7 天进入极期，出现尿量减少、少尿或无尿，尿中出现红细胞、白细胞、管型，尿蛋白增多，可出现血尿素氮和肌酐增加等急性肾功能衰竭表现，甚至导致死亡。如中毒较轻或治疗有效，可于暴露后大约 7～30 天转入恢复期，症状可逐渐好转，各项检验指标逐渐恢复正常。

急性铀中毒可合并急性中毒性肝损伤。六氟化铀气体急性暴露时可合并呼吸道、皮肤和眼结膜的急性损伤，严重时可出现急性肺水肿。酸性铀化合物溶液严重污染体表可合并皮肤化学性烧伤。

发生铀化合物急性暴露时应尽早开始收集每日尿样，测定尿铀含量及 24h 总量。根据暴露的铀化合物种类、摄入途径、气溶胶粒子的粒径及暴露不同时间后的尿铀值，估算铀的摄入量、吸收量和肾内最大铀含量。估算的肾内最大铀含量大于 10mg，提示病情可能较严重，将很快进入极期。必要时应估算出不同靶器官在一定时间后的待积当量剂量与待积有效剂量。假如合并体表面铀污染，应测定体表面污染的水平与面积。

4. 诊断

根据铀化合物急性暴露史、铀化合物种类及摄入途径、估算的肾内最大铀含量，以及临床表现与实验室检查结果，综合分析，排除其他疾病，可依据《急性铀中毒诊断标准》（GBZ 108）诊断。

5. 治疗及处理

① 应尽快脱离现场，尽早收集 24h 尿样以便估算肾内铀含量。

② 尽早开始药物促排治疗，根据尿内含铀量及其变化决定治疗持续时间。铀促排药物可选用：碳酸氢钠；邻苯二酚类化合物，例如邻苯二酚-3,5-二磺酸钠和喹胺酸；氨羧络合剂，例如二乙烯三胺五乙酸钙钠盐（DTPA-CaNa$_3$）和乙烯二胺四乙酸钙钠盐（EDTA-Ca-Na$_2$）。重度铀中毒患者进入极期时应慎用或不用能增加肾脏损害的铀促排药物。

③ 对症治疗，保肝治疗，防治急性肾功能衰竭，必要时早期开始透析治疗。

④ 合并铀或其他放射性核素体表污染时应尽早清洗去污，监测体表污染水平，必要时局部清创切痂和植皮。合并严重皮肤烧伤或肺水肿时应及早进行必要的治疗。

（十二）砷化氢中毒

砷化氢又名砷化三氢，为无色大蒜味气体。分子量 77.95，相对密度 2.66。略溶于水，微溶于乙醇、碱性溶液，溶于氯仿、苯等。在水中迅速水解生成砷酸和氢化物。

1. 接触机会

含砷金属、含砷矿石、炉渣遇酸或受潮时均可产生砷化氢。生产使用乙炔、电解法生产硅铁、生产合成染料、氰化法提取金银等，也可能产生砷化氢。

2. 发病机制

砷化氢属高毒类，主要经呼吸道吸入，经肾排出为主。砷化氢为强烈的溶血性毒物，毒作用表现为急性血管内溶血以及大量溶血引起的一系列变化。砷化氢与血红蛋白结合，形成砷-血红蛋白复合物，通过谷胱甘肽过氧化物酶的作用，大量消耗还原型谷胱甘肽，使红细胞内还原型谷胱甘肽下降，导致红细胞膜钠-钾泵作用破坏，红细胞膜破裂，出现急性溶血和黄疸。砷-血红蛋白复合物、砷氧化物、红细胞碎片及血红蛋白管型等堵塞肾小管，是造成急性肾损害的主要原因。此外，砷化氢尚对心、肝、肾有直接的毒作用。

3. 临床表现

急性砷化氢中毒由短期内吸入砷化氢气体引起，潜伏期一般为半小时至数小时，很少超过 24 小时，吸入极高浓度者可在数分钟内发病。主要表现为急性血管内溶血以及溶血所致的不同程度肾功能损害。急性砷化氢中毒所致急性血管内溶血具有自限性，溶血期一般不超过 5 天，其高峰多在第 3 天左右。

临床表现为畏寒、发热、头痛、乏力、恶心、呕吐、腹痛、腰背部酸痛，酱油色尿、巩膜和皮肤黄染等；外周血血红蛋白下降，尿潜血试验阳性，血浆或尿游离血红蛋白增高，网织红细胞增高，血清间接胆红素增高，尿胆原增高，血、尿砷升高。可有轻度中毒性肾病及肝脏损害。

重度中毒者出现溶血加重，重度贫血，少尿或无尿，血肌酐进行性增高，出现急性肾功能衰竭；可有发绀、意识障碍；可导致血钾升高、代谢性酸中毒、多系统器官功能衰竭等。

4. 诊断

有短期内吸入较高浓度砷化氢气体的职业史和急性血管内溶血的临床表现，结合有关实验室检查结果，参考现场劳动卫生学调查资料，综合分析，排除其他病因所致的类似疾病，根据《职业性急性砷化氢中毒的诊断》（GBZ 44）方可诊断，分为轻度中毒、中度中毒、重度中毒。

5. 治疗及处理

① 应迅速脱离现场，安静休息，严密观察 48h。接触反应者多饮水，监测尿常规、血常规，必要时予碱化尿液。

② 保护肾脏，防治急性肾功能衰竭。可早期、足量、短程应用糖皮质激素，合理输液，碱化尿液，正确应用利尿剂以维持尿量。忌用肾毒性药物。病情较重者应尽早采用血液净化疗法，必要时可采用换血疗法，并注意护肝治疗，维持水、电解质、酸碱平衡，保证足够热量等对症支持治疗。急性期一般不使用金属络合剂。

③ 轻度中毒者治愈后可恢复原工作；出现急性肾功能衰竭的重度中毒者视疾病恢复情况，应考虑调离有害作业工作。

（十三）氯气中毒

氯气为具有强烈刺激性臭味的黄绿色气体，分子量为 70.91，易溶于水、碱性溶液和二硫化碳、四氯化碳等有机溶剂。在高压下能液化为液态氯。氯在高温条件下与一氧化碳作用，可形成毒性更大的光气。氯气是强烈的刺激性气体，急性氯气中毒主要引起呼吸系统损害。

1. 接触机会

氯由电解食盐产生，可用于制造各种含氯化合物，在造纸、印染、颜料、纺织、合成纤维、石油、橡胶、塑料、制药、农药、冶金等行业用作原料。

2. 发病机制

氯气经呼吸道进入人体，其水溶性中等，氯气溶于水后形成盐酸和次氯酸，主要表现为对气管、支气管及肺的刺激作用。次氯酸可穿透细胞膜，破坏其完整性和通透性，引起组织炎性水肿、充血、坏死，严重者形成肺水肿。氯气可刺激呼吸道黏膜末梢感受器，引起平滑肌痉挛，加剧通气障碍及缺氧，吸入极高浓度氯气还可引起迷走神经反射性心搏骤停或喉痉挛，出现"电击样"死亡。

3. 临床表现

（1）急性中毒 起病急，进展快。主要为呼吸系统损害。表现为流泪、呛咳、咽痛等眼和上呼吸道黏膜刺激症状，可出现恶心、呕吐、腹胀；重者很快出现剧烈咳嗽、胸闷、气急、胸骨后疼痛或哮喘样发作，可伴头痛、头晕、烦躁、嗜睡等意识障碍，严重者 2h 内即出现肺水肿，甚至发展为急性呼吸窘迫综合征（ARDS）。患者表现为进行性呼吸急促、口唇发绀、剧烈咳嗽、咳大量白色或粉红色泡沫痰、顽固性低氧血症，双肺闻及大量湿啰音及哮鸣音。吸入极高浓度氯气还可引起"电击样"死亡。少数患者因支气管黏膜坏死、脱落致窒息死亡。高浓度氯气或液氯可引起皮肤暴露部位灼伤。急性氯气中毒的并发症主要有心肌损害、肺部感染、气胸及纵隔气肿等，也可有肝、肾损害及上消化道出血。

（2）慢性影响 长期接触低浓度氯气可引起慢性咽炎、支气管炎等慢性非特异性炎症，个别有哮喘发作、痤疮样皮疹和疱疹、牙齿酸蚀症。

4. 诊断

急性氯气中毒的诊断按《职业性急性氯气中毒诊断标准》（GBZ 65）执行。吸入较大量氯气后，只出现一过性眼和上呼吸道黏膜刺激症状为刺激反应。根据呼吸系统急性损害程度及并发症分级诊断为轻度中毒、中度中毒及重度中毒。

5. 治疗及处理

积极防治肺水肿及 ARDS 是抢救急性氯气中毒的关键。

① 现场处理：立即脱离接触环境，迅速将患者移离现场，脱去被污染的衣服，眼及皮肤被污染者立即用清水或生理盐水彻底清洗，可使用皮质激素眼药水及抗生素眼药水或药膏。皮肤灼伤者用中和剂（2%～3%碳酸氢钠溶液）湿敷。出现刺激反应者，需严密观察 12h 以上。

② 合理氧疗并保持呼吸道通畅。

③ 应用糖皮质激素。早期、足量、短程使用糖皮质激素是防治肺水肿的重要手段。

④ 积极治疗并发症。

⑤ 肺水肿时应限制静脉补液量，维持水、电解质平衡，使用利尿剂、β-受体激动剂等有助于减轻肺水肿；积极予止咳、化痰、解痉、平喘等对症及支持治疗。

⑥ 患者治愈后可恢复原工作。中毒后如常有哮喘样发作，应调离刺激性气体作业工作。

（十四）二氧化硫中毒

二氧化硫（SO_2）在常温下为无色、有强烈辛辣刺激气味的不燃性气体，分子量 64.07，沸点 $-10℃$，在水中溶解度 8.5%（25℃），易与水生成亚硫酸，后转化为硫酸。

1. 接触机会

二氧化硫常用于制造硫酸、亚硫酸盐以及一些有机化合物。燃烧含硫的煤和石油、熔炼硫化矿石等都有二氧化硫生成。二氧化硫是常见的工业废气和大气污染的成分。

2. 发病机制

二氧化硫属中等毒类，主要经上呼吸道吸收入血，也可由眼结膜吸收。二氧化硫被吸入后，在呼吸道黏膜表面与水作用生成亚硫酸，再经氧化而成硫酸，对呼吸道黏膜具有强烈的刺激作用，可刺激黏膜产生炎症反应，并腐蚀组织引起坏死；二氧化硫还刺激支气管的神经末梢，引起反射性支气管痉挛，可使呼吸道阻力增加。高浓度吸入二氧化硫可引起肺水肿、喉水肿、声带水肿或痉挛而导致窒息。二氧化硫可与血中的硫胺素结合破坏酶的作用过程，导致糖类及蛋白质的代谢障碍，从而引起脑、肝、脾等组织发生退行性变。

3. 临床表现

（1）急性中毒　吸入二氧化硫后很快出现眼结膜炎、咽喉炎，表现为流泪、畏光、鼻咽烧灼感、干咳，较重者出现咳嗽加重、胸闷、心悸、气促、双肺可闻干湿啰音，可伴头晕、乏力、恶心、呕吐、上腹部疼痛及声音嘶哑。严重中毒者可于数小时内发生肺水肿。较高浓度的二氧化硫可使肺泡上皮脱落、破裂，引起自发性气胸，导致纵隔气肿。

（2）慢性影响　可出现味觉、嗅觉减退，以及慢性鼻炎、咽炎、气管或支气管炎、肺气肿、牙酸蚀症等，严重者出现弥漫性肺间质纤维化及免疫功能减退。

4. 诊断

急性中毒诊断及分级标准依据《职业性急性二氧化硫中毒的诊断》（GBZ 58）。根据短时间内接触较高浓度二氧化硫的职业史，出现以急性呼吸系统损害为主的临床表现及胸部影像学改变，结合实验室检查结果，参考现场职业卫生学资料，综合分析，排除其他原因引起的类似疾病，方可诊断。短时间内接触较高浓度二氧化硫后，只出现一过性眼和上呼吸道黏膜刺激症状为接触反应；急性中毒以出现急性气管支气管炎或一度喉阻塞为诊断起点，根据呼吸系统急性损害程度、喉阻塞程度及并发症而分级诊断为轻度中毒、中度中毒及重度中毒。

5. 治疗及处理

治疗原则参见本节"氯气中毒"部分。眼部污染应及时用生理盐水或清水彻底冲洗眼结膜囊。吸入高浓度二氧化硫后，应医学观察48h，避免活动，并予以对症治疗。

（十五）光气中毒

光气又称碳酰氯，由一氧化碳和氯气混合，通过活性炭作催化剂而制得，是具有发霉干草和烂苹果气味的无色气体。分子量98.9，密度1.392，沸点8.2℃，可加压为液体储存。光气微溶于水，易溶于醋酸、甲苯、氯仿等有机溶剂。光气化学性质活泼，属高毒类刺激性气体，毒性比氯气大10倍。

1. 接触机会

光气的生产；使用光气制造染料、塑料、合成橡胶，制药，生产农药；金属冶炼、脂肪族氯代烃类燃烧或受热时，四氯化碳灭火以及聚氯乙烯塑料制品燃烧时，均可产生光气。光气也曾作为军用毒气。

2. 发病机制

光气水溶性小，经呼吸道吸入后可到达呼吸道深部，立即与肺组织发生酰化、氯化、水解反应，对肺产生强烈的刺激作用，易发生肺水肿。

3. 临床表现

（1）急性中毒 严重的急性光气中毒常表现为典型的化学性肺水肿的发病过程，临床上有较典型的刺激期、缓解期（潜伏期多为3～48h）、肺水肿期及恢复期四期经过。吸入光气后眼及上呼吸道刺激症状常较轻，可有流泪、咽痒、呛咳、胸闷、恶心，常无明显阳性体征。脱离接触环境后渐缓解，但吸入量较大者经一定时间的"假愈期"后出现肺水肿，表现为剧烈咳嗽、气促、呼吸困难、发绀，可咳大量粉红色泡沫痰，伴烦躁、大汗，两肺满布干湿啰音。实验室检查显示白细胞增加、低氧血症。X射线胸片可有化学性肺水肿改变。严重者发生ARDS，可并发气胸、休克等。液体光气溅入眼内可致结膜、角膜损伤，严重者引起角膜穿孔、睑球粘连。

（2）慢性中毒 迄今未见慢性中毒。长期接触光气，肺功能异常率增高。

4. 诊断

急性中毒的诊断按《职业性急性光气中毒的诊断》（GBZ 29）执行。根据短时间急性光气接触职业史，以急性呼吸系统损害的临床症状、体征、X射线胸片改变为主要依据，结合实验室检查和现场职业卫生学调查资料，经综合分析排除其他原因所致类似疾病后，方可诊断。短时间少量光气暴露后只出现一过性眼和上呼吸道黏膜刺激症状为接触反应。短时间吸入光气后，出现急性气管支气管炎，为轻度中毒；出现急性支气管肺炎或急性间质性肺水肿，为中度中毒；出现肺泡性肺水肿、ARDS或休克，为重度中毒。

5. 治疗及处理

治疗原则参见本节"氯气中毒"部分。急性光气中毒极易发生肺水肿，且常出现迟发性肺水肿。对接触反应者应密切观察72h，注意病情变化。在急性期症状缓解后2周左右，可发生闭塞性细支气管炎，应引起注意。

（十六）氨中毒

氨（NH_3）在常温常压下为具有强烈刺激性臭味的气体，分子量17.04，密度0.597g/cm^3，常温下加压可液化为无色液体。氨易溶于水，其水溶液称为氨水，呈强碱性。氨对呼吸道有强烈的刺激与腐蚀作用。

1. 接触机会

合成氨生产，液氨直接制造氨水；应用氨制造硫铵、硝铵、碳酸氢铵、尿素等化肥，制碱、制药、制造塑料、树脂、染料、合成纤维、有机氰、氰化物，石油精炼等行业。

2. 发病机制

氨易溶于水，刺激性和腐蚀性强。氨主要经呼吸道吸入，能迅速渗透到组织内，属强碱，能碱化脂肪，造成组织蛋白溶解变性、结构破坏，易使病变向深层发展。氨可导致支气管黏膜坏死、脱落，损伤肺泡毛细血管壁，破坏肺泡表面活性物质，使肺泡上皮和毛细血管通透性增加，肺泡的气-血屏障破坏，引起化学性肺炎和肺水肿、低氧血症及ARDS。部分氨被吸收入血，使血氨增高，影响糖代谢和三羧酸循环，并引起脑内谷氨酰胺合成增加，造成中枢神经递质代谢紊乱，导致兴奋、惊厥，继而转入抑制、昏迷。高浓度氨可以刺激迷走神经和主动脉弓、颈动脉窦化学感受器，引起反射性心搏、呼吸骤停。

3. 临床表现

（1）急性中毒　氨的水溶性高，急性中毒发病快。过量接触后即出现流泪、咳嗽、胸闷，咽部及结膜充血。病情发展则出现支气管炎或支气管周围炎，可伴头晕、头痛、乏力、恶心等。严重者可发生喉头水肿、肺水肿。中毒后 3～7 天，气管、支气管灼伤处黏膜易脱落造成气道阻塞，引起窒息或肺不张。严重中毒还可出现 ARDS、昏迷、休克、气胸、继发感染、心力衰竭、消化道出血，以及肝、肾损害。实验室检查常见白细胞计数增高，血氨增高，肝、肾功能异常。误服氨水可致口、咽、食管及胃黏膜严重灼伤，可发生食管、胃穿孔。高浓度氨或氨水可造成眼灼伤、角膜溃疡甚至穿孔。皮肤接触可引起灼伤，创面常较深，易合并感染。

（2）慢性中毒　长期接触可出现慢性结膜炎、鼻炎、慢性咽炎，以及嗅觉、味觉减退等。

4. 诊断

急性氨中毒的诊断按《职业性急性氨中毒的诊断》（GBZ 14）执行。只出现一过性眼和上呼吸道黏膜刺激症状，胸部 X 射线检查无异常发现，48h 内症状明显减轻或消失者，诊断为接触反应；急性中毒以出现急性气管支气管炎或一度喉阻塞为诊断起点，根据呼吸系统急性损害程度、喉阻塞程度及并发症而分级诊断为轻度中毒、中度中毒及重度中毒。

5. 治疗及处理

治疗原则参见本节"氯气中毒"部分。纠正低氧血症是氨中毒重症治疗的关键，因氨有强烈的腐蚀性，易引起气胸、纵隔气肿等，故在使用正压给氧时应十分慎重。中毒后 3～7天，气管、支气管灼伤处坏死的黏膜易脱落，故应注重防治气道堵塞，尤其是对支气管黏膜脱落造成严重窒息患者，应立即行气管切开，及时吸出脱落黏膜，防止窒息。轻度中毒者，治愈后可回原岗位工作。中、重度中毒者，一般应调离刺激性气体作业工作。

（十七）偏二甲基肼中毒

偏二甲基肼（UDMH）是无色、具氨样气味的液体，呈弱碱性，分子量 60.10，沸点63.9℃。易燃、易爆、易挥发，在空气中冒烟并逐渐发黄。与水、乙醇、乙醚、二甲基甲酰胺混溶。急性偏二甲基肼中毒以中枢神经系统损害为主，常伴有肝损害。

1. 接触机会

偏二甲基肼为强烈的还原剂，由氨水、氯化铵和二甲胺经反应合成制得，可作为有机合成的中间体，用作火箭发射的燃料，石油产品改性抗冻剂、抗氧化剂及阻聚剂，照相试剂，也用于制药及农药合成等。

2. 发病机制

偏二甲基肼可经呼吸道、消化道及皮肤吸收，呈弱碱性，对黏膜有刺激作用。其进入人体后，与维生素 B_6 及 5-磷酸吡哆醛结合生成腙，造成谷氨酸脱羟酶和 γ-氨基丁酸转氨酶活性降低，可致脑内 γ-氨基丁酸生成减少，引起中枢神经兴奋。

3. 临床表现

短时间内吸入或皮肤接触较大量偏二甲基肼后，出现眼和上呼吸道刺激症状及皮肤暴露部位刺痒感，较重者出现恶心、呕吐、胸闷、气促。偏二甲基肼液体污染皮肤可致皮肤灼伤，也可发生过敏性皮炎。毒物吸收后可引起全身中毒，主要为中枢神经系统和肝损害的表现，出现头晕、头痛、乏力，进而出现兴奋、烦躁、肢体阵发性痉挛，严重者出现全身强直-阵挛性抽搐、昏迷，病理征可阳性。可有恶心、纳差、肝区痛、黄疸，实验室检查常见谷丙转氨酶、血清胆红素升高。

4. 诊断

职业性急性偏二甲基肼中毒根据《职业性急性偏二甲基肼中毒诊断标准》（GBZ 86）诊断。诊断分级为接触反应、轻度中毒和重度中毒。

5. 治疗及处理

急性中毒患者应迅速脱离现场，移至空气新鲜处，脱去污染的衣物，予大量清水冲洗污染的皮肤。如溅入眼内，用清水冲洗时间不少于 15min。对中毒患者，予以特效解毒剂维生素 B_6 治疗，加强护肝及对症支持。皮肤及眼部损伤处应同时予相应的处理。

（十八）氮氧化合物中毒

氮氧化物是氮和氧化合物的总称，主要有氧化亚氮（N_2O）、一氧化氮（NO）、二氧化氮（NO_2）、三氧化二氮（N_2O_3）、四氧化二氮（N_2O_4）及五氧化二氮（N_2O_5）等。氮氧化物因氧化程度不同而具有不同的颜色（黄色至深棕色）。氮氧化物除 NO_2 外均不稳定，遇湿、遇光或热可变为 NO_2 及 NO。氮氧化物是工业生产中广泛存在的刺激性气体，急性中毒主要引起呼吸系统损害。

1. 接触机会

制造硝酸或苦味酸、硝化纤维、硝基炸药等硝基化合物，合成氨、苯胺燃料的重氮化，有机物如木材、棉织品接触浓硝酸，用硝酸浸洗金属或硝化有机物；硝基炸药爆炸、含氮物质和硝酸燃烧，焊接、气割及电弧发光、卫星发射、火箭推进，汽车及内燃机排放尾气中，均含有或产生氮氧化物。

2. 发病机制

氮氧化物水溶性小，对上呼吸道黏膜刺激作用弱，主要作用于深部呼吸道。氮氧化物的毒作用主要取决于 NO 和 NO_2 的存在。NO 不是刺激性气体，但易氧化成 NO_2，NO_2 生物活性大，毒性为 NO 的 4～5 倍，与呼吸道黏膜上的水缓慢起作用，形成硝酸和亚硝酸，使肺泡和毛细血管通透性增加，导致肺水肿。硝酸和亚硝酸吸收入血后形成硝酸盐和亚硝酸盐，前者可引起血管扩张、血压下降，后者可引起高铁血红蛋白血症而造成机体缺氧。

3. 临床表现

（1）急性中毒　氮氧化物水溶性差，吸入初期可有咽部不适、干咳等刺激症状。脱离现场后症状减轻，但吸入量较大者经几小时至 72 小时的潜伏期后可再度出现症状。轻者表现为胸闷、咳嗽，伴头晕、心悸、恶心、乏力，肺部散在啰音；重者咳嗽加剧、咳血丝痰、胸闷、气促、呼吸困难，口唇、四肢发绀，两肺满布啰音，X 射线胸片可有化学性肺水肿改变，可发生窒息或昏迷，并发气胸、纵隔或皮下气肿，少数出现急性成人呼吸窘迫综合征。

（2）迟发性阻塞性细支气管炎　部分病例在急性中毒后期，肺水肿基本恢复 2 周左右，突然发生咳嗽、胸闷及进行性呼吸困难、发热、发绀，两肺可闻及干啰音或细湿啰音，胸部 X 射线片可见两肺满布粟粒状阴影。经治疗可逐渐恢复，也可遗留肺功能不全。

（3）慢性中毒　长期接触氮氧化物者，其慢性咽炎、支气管炎和肺气肿的发病率明显高于正常人群。

4. 诊断

急性中毒的诊断按《职业性急性氮氧化物中毒诊断标准》（GBZ 15）执行。仅出现一过性胸闷、咳嗽等症状为刺激反应。根据呼吸系统急性损害程度、X 射线胸片变化情况及并发症而分级诊断为轻度中毒、中度中毒及重度中毒。

5. 治疗及处理

治疗原则参见本节"氯气中毒"部分。重点是防治肺水肿。本病的特点是易出现迟发性肺水肿，故对密切接触者，应严密观察 24～72h。本病在急性中毒后期，易发生迟发性阻塞性细支气管炎，应引起重视。对出现迟发性阻塞性细支气管炎者，应给予糖皮质激素治疗。

急性轻、中度中毒患者，治愈后可恢复原工作；重度中毒患者应调离刺激性气体作业工作。

（十九）一氧化碳中毒

一氧化碳（CO）俗称"煤气"，是无色、无臭、无味、易燃易爆、无刺激性的气体。一氧化碳是最常见的窒息性气体，生产性和生活性原因引起的急性一氧化碳中毒均较常见。

1. 接触机会

凡是含碳物质，不完全燃烧均可产生一氧化碳，如冶金、采矿爆破、燃气制取，工业使用的各种窑炉、煤气发生炉等。一氧化碳也是化工原料，用于制造光气、甲醇、甲酸、丙酮等。此外，在通风不良的情况下，家庭用煤炉、燃气热水器和汽车发动机尾气也可引起急性一氧化碳中毒。

2. 发病机制

① 一氧化碳为窒息性气体，通过呼吸道吸收，可迅速透过肺泡入血，80％～90％与红细胞血红蛋白可逆性结合，形成碳氧血红蛋白（HbCO），HbCO 无携氧功能。一氧化碳与血红蛋白的亲和力比氧与血红蛋白的亲和力大 240 倍，而 HbCO 的解离速度比 HbO_2 的解离速度慢 3600 倍，故 HbCO 不仅本身无携带氧的功能，而且还影响 HbO_2 的解离，阻碍氧的释放，导致低氧血症，引起组织缺氧。

② 与肌红蛋白结合。部分一氧化碳进入肌肉组织与肌红蛋白结合，形成碳氧肌红蛋白，影响氧从毛细血管向细胞线粒体弥散，损害线粒体功能。

③ 一氧化碳与线粒体还原型细胞色素氧化酶可逆性结合，阻断电子传递链，直接阻碍细胞利用氧。一氧化碳还可与鸟苷酸环化酶、一氧化氮合酶等结合，干扰有关酶的活性。

机体缺氧可影响多个脏器系统，脑组织对缺氧尤为敏感，尤其是侧支循环较差、含铁质丰富的部位，如苍白球、黑质等部位。

3. 临床表现

（1）急性中毒　以急性脑缺氧为主要表现。轻度中毒患者出现明显头痛、头晕、乏力、耳鸣、眼花，并有恶心、呕吐、心悸、胸闷。继续吸入一氧化碳时，患者症状加重，出现意识模糊、嗜睡、昏睡或谵妄，随病情加重则陷入昏迷，黏膜呈樱桃红色，并可出现脑水肿、抽搐、高热、大小便失禁，常合并呼吸循环衰竭、心肌损害、肺水肿、消化道出血；患者昏迷后可因局部肢体长时间受压而加重局部缺氧，少数患者可能出现筋膜间隙综合征，常发生于受压部位，表现为局部皮肤充血、红斑、水疱，其基底部组织疼痛、肿胀、活动障碍甚至肌肉坏死，可出现肌红蛋白尿，严重者引起肾功能障碍。重症患者常遗留神经精神后遗症，表现为智能障碍、颅神经功能障碍、共济失调等。实验室检查可见 HbCO 升高。

（2）急性一氧化碳中毒迟发性脑病 急性一氧化碳中毒患者意识恢复后，经 2～60 天的"假愈期"，又出现一系列神经精神症状，可能与局部脑血管继发性供血不足有关。表现为精神及意识障碍呈痴呆状态、谵妄状态或去大脑皮层状态；锥体外系损害表现为帕金森综合征；锥体系神经损害，出现偏瘫、病理反射阳性或小便失禁等；大脑皮层局灶性功能障碍，如失语、失明或出现继发性癫痫。头部 CT 检查可发现脑部有病理性密度减低区。脑电图检查异常。

（3）慢性中毒 有无慢性中毒尚有争论。近来的研究表明，长期反复接触低浓度的一氧化碳可引起类神经症，并对心血管系统有不利的影响。

4. 诊断

急性中毒按《职业性急性一氧化碳中毒诊断标准》（GBZ 23）进行诊断。应注意与急性脑血管意外、糖尿病昏迷、癔病、安眠药中毒、有机溶剂中毒等鉴别。诊断分级为接触反应、轻度中毒、中度中毒、重度中毒及急性一氧化碳中毒迟性发脑病（神经精神后发症）。

5. 治疗及处理

迅速将患者移离中毒现场至通风处。积极氧疗，尽可能行高压氧治疗。对病情较重者应积极防治脑水肿。对迟发性脑病者，可给予高压氧、糖皮质激素、血管扩张剂与其他对症及支持治疗。

（二十）二硫化碳中毒

二硫化碳（CS_2）是无色或淡黄色、易挥发的油状液体，沸点 46.5℃，其工业品具有坏萝卜臭味。略溶于水，与乙醇、乙醚、氯仿、苯、油脂等有机溶剂混溶。急性中毒主要是中枢麻醉作用；慢性中毒以中枢及周围神经系统损害为主，亦可有视觉、心血管系统等损害。

1. 接触机会

二硫化碳主要用于制造黏胶纤维、玻璃纸、四氯化碳等，也作为有机溶剂，在橡胶硫化、谷物熏蒸、石油精制、清漆脱膜、石蜡溶解以及提取油脂等行业使用。

2. 发病机制

二硫化碳以呼吸道吸入为主，也可经消化道及皮肤吸收，以原形溶解于血中，约 10%～30% 以原形态由呼吸道排出，大部分在体内代谢后以无机硫酸盐及其他硫化物形式随尿排出，其中的代谢产物 2-硫代噻唑烷-4-羧酸（TTCA）与接触二硫化碳浓度有良好的相关关系，可作为二硫化碳的生物学监测指标。二硫化碳能选择性地损害中枢神经及周围神经，特别是脑干和小脑，由于急性血管痉挛，致使延髓内重要生命结构丧失功能或发生障碍。其代谢产物可与微量金属离子形成络合物，使多种酶系统或辅酶受到影响，干扰细胞的能量代谢。

3. 临床表现

（1）急性中毒 短时间内吸入大量二硫化碳蒸气，可有眼、鼻黏膜刺激症状，主要受损系统为中枢神经系统。出现头晕、头痛、乏力、四肢麻木、站立不稳、步态蹒跚、视物不清、欣快感、哭笑无常如酒醉状；重者可有兴奋及狂躁、幻觉、自杀倾向等精神症状，继而进展为强直痉挛样抽搐、昏迷。精神失常症状是急性二硫化碳中毒的特征性表现。实验室检查常无特异改变，部分患者可出现一过性的肝、肾损害。尿 TTCA 测定可作接触指标。

（2）慢性中毒　长期接触较高浓度的二硫化碳后，可出现以中枢神经系统及周围神经系统损害为主的慢性中毒。

① 神经系统　毒作用表现多样。早期表现为头痛、头昏、失眠、易疲劳、乏力、记忆力减退及心悸、手心多汗等。重者出现中毒性脑病，表现为小脑共济失调、帕金森综合征、锥体束征、中毒性精神障碍。头颅 CT 或 MRI 可显示脑萎缩。周围神经损害为感觉运动型病变，常由远及近进行性发展。

② 视觉系统　视网膜血管改变、视网膜微动脉瘤和血管硬化、球后视神经炎、视神经萎缩。

③ 心血管系统　长期接触二硫化碳对血压和血脂有影响。研究发现，接触者全身动脉粥样硬化、冠心病、心肌梗死发病率明显增高。

④ 其他　对生殖系统、消化系统、内分泌系统等其他系统也有一定影响。可有性功能减退、月经失调、胃肠功能紊乱、肝功能异常等表现。

4. 诊断

慢性中毒依据《职业性慢性二硫化碳中毒诊断标准》（GBZ 4）进行诊断。应根据长期密切接触二硫化碳的职业史，具有多发性周围神经病或中毒性脑病的临床表现，综合分析，排除其他病因引起的类似疾病，方可诊断。急性中毒一般发生在突发性生产事故。

5. 治疗及处理

急性中毒者应立即脱离接触环境，及时洗消，积极防治脑水肿，控制精神症状。慢性中毒者应调离接触二硫化碳的工作，可用 B 族维生素、能量合剂，并辅以体液疗法、理疗及对症治疗。

慢性轻度中毒患者经治疗恢复后，应调离原工作并定期复查；慢性重度中毒患者应调离接触二硫化碳和其他对神经系统有害的工作。

（二十一）硫化氢中毒

硫化氢（H_2S）是无色、有臭蛋气味的气体，分子量 34.08，气体的相对密度为 1.19，易积聚在低洼处。硫化氢易溶于水生成氢硫酸，可溶于乙醇、汽油等。硫化氢既属于窒息性气体，又属于刺激性气体。高浓度的硫化氢还可直接抑制呼吸中枢，导致"电击样"死亡。

1. 接触机会

硫化氢多属于生产过程中排放的废气。其主要的接触机会有：含硫矿物开采及脱硫加工时废气排放；生产和使用硫化染料；二硫化碳合成、人造丝制造等；造纸、制糖、皮革加工等及原料腐败产生；硫酸精炼、含硫药品和农药生产、橡胶硫化、食品加工等。另外，下水道疏通，粪坑、垃圾、废井清理等作业，有机废弃物在微生物作用下也可产生硫化氢。

2. 发病机制

硫化氢主要经呼吸道吸收，皮肤也可吸收很少一部分。体内的硫化氢代谢迅速，大部分氧化成为硫酸盐和硫代硫酸盐，很快随尿排出，小部分以原形态由呼气排出，无蓄积作用。

硫化氢既属于窒息性气体，又属于刺激性气体。进入体内的硫化氢可与血红蛋白、细胞色素氧化酶等的三价铁结合。硫化氢的窒息作用主要是与细胞色素氧化酶的三价铁结合，抑制电子传递，导致"细胞内窒息"。硫化氢还可与体内的二硫键结合，使谷胱甘肽失去活性，抑制三磷酸腺苷酶和过氧化氢酶的活性，干扰细胞生物氧化还原过程和能量供应，加重细胞内窒息。

3. 临床表现

（1）急性中毒　硫化氢具有刺激作用、窒息作用和神经毒作用。较低浓度接触时，出现眼痛、流泪、畏光、咽灼痛及刺激性咳嗽；高浓度吸入后，可在数秒至数分钟内出现头晕、呕吐、心悸、胸闷、共济失调及惊厥，可迅速昏迷，可并发化学性肺水肿及多脏器衰竭；心肌损害可有心肌酶升高、心电图改变，有时心电图酷似心肌梗死。如接触极高浓度的硫化氢，可引起"电击样"死亡。

（2）慢性中毒　硫化氢在体内无蓄积作用，但长期反复低浓度接触，可引起眼及呼吸道慢性炎症，全身可有类神经症、自主神经功能紊乱等表现。

4. 诊断

急性中毒的诊断依据《职业性急性硫化氢中毒诊断标准》（GBZ 31）。诊断级别分为接触反应、轻度中毒、中度中毒和重度中毒。轻度中毒以出现意识障碍或急性气管支气管炎为诊断起点。

5. 治疗及处理

应迅速将患者脱离中毒现场移至通风处，积极氧疗，对于中、重度中毒患者，有条件的应尽早进行高压氧治疗。积极防治肺水肿和脑水肿，早期足量短程应用肾上腺皮质激素。

轻度中毒和中度中毒者，治愈后可从事原工作；重度中毒者应调离原工作岗位。遗留恢复不全的器质性神经损害时，应调离接触神经毒物的作业岗位。

（二十二）磷化氢、磷化锌、磷化铝中毒

磷化氢为无色无味气体，但其工业品有腐鱼样臭味，嗅阈约 $4.2mg/m^3$（3ppm）。分子量 34，相对密度 1.17。微溶于水、乙醇、乙醚。易自燃，与空气混合物爆炸下限为 1.79%。

磷化锌为深灰色有闪光的结晶粉末；磷化铝为灰黄色粉末。磷化锌和磷化铝中毒的发病机制、临床表现、治疗等与磷化氢中毒相似。

1. 接触机会

磷蒸气遇水、含磷的金属化合物遇水或弱酸、黄磷与碱或氢作用，均能产生磷化氢。乙炔气制造过程中也会产生磷化氢。磷化氢可作为熏蒸剂、半导体的掺杂剂、聚合反应的引发剂、缩合反应催化剂、阻燃剂的中间体等多种用途；磷化锌是常用的灭鼠剂及粮仓熏蒸杀虫剂；磷化铝主要用作粮仓熏蒸杀虫剂。

2. 发病机制

磷化氢主要经呼吸道吸入；磷化锌、磷化铝经口进入体内，在胃肠道释放磷化氢引起中毒。在体内，磷化氢很快经呼吸道、肾脏排出。磷化氢属高毒类，磷化氢可直接损伤呼吸道

黏膜，引起肺水肿。磷化氢通过抑制细胞色素氧化酶，造成细胞能量障碍、组织缺氧，以及广泛破坏微血管内皮细胞，可造成内脏器官广泛性病变。

3. 临床表现

吸入较高浓度磷化氢、口服磷化锌或磷化铝后均可出现急性中毒。潜伏期大部分在 1～3h 内（一般在 24h 内）。吸入中毒的早期主要是神经系统与呼吸系统症状；口服中毒者则胃肠道症状较重。急性中毒对多系统器官均有损害，其中以神经系统、呼吸系统损害为主。

（1）神经系统　有头晕、头痛、乏力、失眠、烦躁、复视、共济失调，严重者意识障碍、昏迷、抽搐等。

（2）呼吸系统　咳嗽、气促、胸闷、发绀，肺部有干湿啰音，表现为化学性支气管炎或支气管周围炎，严重者可出现肺水肿。

（3）心血管系统　可出现血压降低、心肌损害，心电图异常及心肌酶升高，严重者可出现心律失常、心力衰竭。

（4）肝、肾及其他脏器损害　肝脏病变表现肝大、肝区有压痛、黄疸及肝功能异常。肾脏损害一般较轻，少数严重者可出现急性肾功能衰竭。

4. 诊断

根据短期吸入磷化氢气体的职业史，出现以中枢神经系统、呼吸系统损害为主的临床表现，结合胸部影像学检查，参考现场职业卫生学调查资料，综合分析，并排除其他病因所致类似症状后，根据《职业性急性磷化氢中毒的诊断》（GBZ 11）方可诊断，分为轻度中毒、中度中毒、重度中毒。短期吸入磷化氢气体后出现一过性头痛、头晕、乏力、恶心、咳嗽等症状，胸部无阳性体征，于脱离接触后 24～48h 明显减轻或消失者为接触反应。

5. 治疗及处理

立即脱离现场，保持安静、保暖。皮肤或眼被污染者，立即用清水彻底冲洗。接触反应者应至少医学观察 24～48h。本病无特效解毒药，应予合理氧疗，积极防治脑水肿、肺水肿，早期、足量、短程使用糖皮质激素及其他对症、支持治疗。注意防治心、肝、肾等脏器的损害。

（二十三）氟及其无机化合物中毒

氟是人体内重要的微量元素之一，氟化物与人体生命活动及牙齿、骨骼组织代谢密切相关。氟气是一种浅黄绿色的、有强烈腐蚀性和刺激性的气体，自然界中的氟常以无机或有机化合物存在。短期内接触较高浓度氟及其无机化合物，可引起呼吸系统急性损害及低钙血症。工作中长期密切接触氟及其无机化合物，过量的无机氟进入人体可引起骨骼改变，导致慢性氟中毒（曾称为工业性氟病）。

1. 接触机会

氟及其化合物用于制造药物、磷肥、灭菌剂、杀虫剂、无机化学试剂、催化剂载体、冷冻剂、含氟塑料和橡胶等；在国防工业中用于制造高能燃料；还用于制造玻璃、搪瓷和釉料、建筑材料、蚀刻玻璃；在冶金工业中用于有色金属提炼、金属表面处理及热处理，生产特殊焊药、焊条外层。石油和天然气开采、石油加工也均有接触机会。

2. 发病机制

生产条件下氟及其化合物主要以气体及粉尘形态经呼吸道和胃肠道进入人体。高浓度的氟化物气体或蒸气对眼、鼻及呼吸道黏膜具有直接刺激作用，导致呼吸道损伤。过量的氟进入人体后与血中钙结合形成氟化钙，主要分布于骨骼和牙齿中，使骨骼中含氟量显著增加，骨质硬化、密度增加。致血钙降低，而钙则从骨组织中游离出来以维持血钙水平，导致骨钙减少，引起骨质疏松。短期大量接触氟化物，可致严重的低钙血症。

3. 临床表现

（1）急性中毒 氟可经皮肤黏膜及呼吸道侵入人体。生产中吸入较高浓度的氟化物气体或蒸气，立即引起眼、鼻及呼吸道黏膜的刺激症状，出现咳嗽、咽痛、气紧。重症者咳大量泡沫痰，双肺可闻及湿啰音，胸部 X 射线影像表现为支气管炎、化学性肺炎或肺水肿，严重者可出现急性呼吸窘迫综合征。皮肤或黏膜接触氢氟酸则导致灼伤。大量氟离子经皮肤吸收，可致急性中毒，大多由氢氟酸灼伤所致，临床表现以低钙血症所致心血管系统急性损害为主，部分可出现反复抽搐。轻者可在伤后 48h 内出现心肌酶活性指标增高或肌钙蛋白阳性，心电图主要显示 QT 间期延长及 ST-T 异常改变；重者因氟离子的直接细胞毒作用及低钙血症、心电图显示 T 波低平及传导阻滞、频繁出现期前收缩、严重时出现室速、室颤等心律失常，或癫痫样抽搐，甚至猝死。急性无机氟中毒猝死的主要原因为喉水肿窒息或心源性猝死。

（2）慢性中毒 长期接触低浓度氟化物可出现慢性鼻炎、咽喉炎、支气管炎及牙齿酸蚀症；生产中长期吸入含氟粉尘及气体可引起慢性氟中毒，主要病变为氟骨症。患者可逐渐出现腰、腿、脊椎关节和膝关节疼痛，疼痛一般与天气变化无关。随病情发展，疼痛加重，各关节活动受限或强直，严重者尚可出现脊柱、四肢关节强直，脊柱侧弯或驼背，膝关节内翻或外翻，因神经受压和营养障碍可导致下肢肌肉萎缩。可伴乏力、头昏、头痛、易疲劳、精神不振、烦躁等神经衰弱综合征表现及纳差、恶心、呕吐、上腹饱胀不适、腹痛等消化道症状。骨骼改变大多数表现为增生性骨质硬化症。最早出现于躯干骨尤其是骨盆和腰椎，继而桡、尺骨，胫、腓骨亦可受累。骨密度增高，骨小梁增粗、增浓、交叉成网织状，呈"纱布样"或"麻袋纹样"，严重者如"大理石样"。桡骨、尺骨、胫骨、腓骨、骨盆和腰椎等处的骨膜、骨间膜、肌腱和韧带出现大小不等、形态不一（萌芽状、玫瑰刺状或烛泪状等）的钙化或骨化等骨周改变。早期尿氟往往超过当地人群正常值。

4. 诊断

急性中毒根据短期内接触较高浓度氟及其无机化合物的职业史，以呼吸系统急性损害及症状性低钙血症为主的临床表现，结合实验室血（尿）氟及血钙等检查结果，参考作业现场职业卫生资料，排除其他原因所致类似疾病后，综合分析，方可诊断。

慢性中毒需根据 5 年及以上密切接触氟及其无机化合物的职业史，以骨骼系统损害为主的临床表现，结合实验室血（尿）氟检查结果，参考作业现场职业卫生资料，排除其他原因所致类似疾病后，综合分析，方可诊断。诊断时需排除具有类似骨骼 X 射线改变的其他疾病，如地方性氟病、类风湿性关节炎、石骨症、骨转移瘤和肾性骨病等。诊断标准为《职业性氟及其无机化合物中毒的诊断》（GBZ 5）。

5. 治疗及处理

急性中毒需保持呼吸道通畅，必要时施行气管切开术；动态监测血氟、血钙、心肌酶谱及心电图；早期静脉补充足量的钙剂；予其他对症及支持治疗，保护心肺等多脏器功能。灼伤皮肤吸收中毒者应早期行创面处理，创面使用钙镁混悬液及碳酸氢钠溶液湿敷或浸泡；深度灼伤创面，早期实施切（削）痂手术。

慢性中毒治疗原则为适当加强营养，补充维生素类，并给予对症治疗及加强骨骼功能锻炼。

（二十四）氰及腈类化合物中毒

凡分子结构中含有氰基团（—CN）的化合物通称为氰化合物。一般将其无机化合物统称为氰类即无机氰化物，而其有机化合物则统称为腈类即有机氰化物。常见的无机氰化物包括氢氰酸、氰化钾（钠）、氯化氰、溴化氰、碘化氰等；有机氰化物包括乙腈、丙烯腈、正丁腈等。该类化合物的毒性主要由其进入体内后，在组织中释放的氰基引起"细胞内窒息"所致。

氰化氢在常温常压下为无色透明的水样液体，略带杏仁样气味，易挥发，易溶于水，水溶液称为氢氰酸，氰化氢吸收后最易解离出 CN^-，迅速发挥毒性，是所有氰化物中作用最快、毒性最强、最具 CN^- 的毒性作用特点的物质。有机氰化物中，腈和异腈化合物在体内可解离出氰离子而具氰基的毒性，毒性大小与该类化合物在体内释出 CN^- 的难易程度有关。

1. 接触机会

氰类化合物是具有广泛用途的化工原料，用于电镀、金属表面渗碳以及摄影，从矿石中提炼贵重金属（金、银），制造合成纤维、塑料、有机玻璃、染料、农药，以及制药、电子、黄金等行业。氰化物也作为熏蒸剂。氰类毒剂还是军用化学毒剂之一。丙烯腈是有机合成工业中的重要单体，用于生产合成树脂、合成橡胶、合成纤维等重要材料。

2. 发病机制

氰化物的毒性主要由其在体内释放的氰基所引起，其毒性强弱主要取决于 CN^- 的释出量及释出速度。

① 氰化物进入机体后，CN^- 与氧化型细胞色素氧化酶的 Fe^{3+} 结合，抑制细胞色素氧化酶的活性，对生物氧化过程起抑制作用，使细胞丧失对氧的利用能力，从而引起"细胞内窒息"。

② CN^- 可夺取某些酶中的金属，或与酶的辅基和底物中的碳基结合，使二硫键断裂，从而抑制多种酶的活性，也可导致组织细胞缺氧窒息。

③ CN^- 能与血液中正常存在的高铁蛋白（约占 2%）相结合，血液中的氰化高铁血红蛋白增加，对细胞色素可起到保护作用。

由于中枢神经系统耗氧量巨大，对缺氧耐受性最小，故氰化物最主要的毒性靶器官是中枢神经系统。较大剂量氰化物尚可直接引起肺动脉及冠状动脉收缩，造成心力衰竭、心搏出量下降、休克，甚至肺水肿。

3. 临床表现

急性中毒多由于意外事故或误服而发生。典型的急性氰化物中毒的临床经过大致可分四期：

（1）前驱期　主要表现为眼、咽喉及上呼吸道黏膜刺激症状，呼出气中有苦杏仁味，继之可出现恶心、呕吐、震颤、呼吸加快，伴逐渐加重的全身症状如头昏、乏力、心悸、胸闷。此期一般持续时间短暂。

（2）呼吸困难期　表现为胸部压迫感、心悸、极度呼吸困难和呼吸节律失调、有恐怖感、步态不稳、意识障碍，皮肤黏膜呈樱桃红色。

（3）痉挛期　出现全身强直性抽搐甚至角弓反张、呼吸困难或暂停、发绀，大小便失禁，晚期常并发肺水肿和呼吸衰竭。

（4）麻痹期　患者深度昏迷，全身肌肉松弛，反射消失，呼吸先停止，随后心搏停止而死亡。但由于病情进展迅速，上述各期往往不易区分。尿硫氰酸盐测定作为氰化物及腈化合物接触的指标，仅供诊断参考。吸烟者尿硫氰酸盐可明显高于不吸烟者。

4. 诊断

急性氰化物中毒参照《职业性急性氰化物中毒诊断标准》（GBZ 209）进行诊断。急性丙烯腈中毒参照《职业性急性丙烯腈中毒的诊断》（GBZ 13）进行诊断。本病需与脑卒中、乙型脑炎、中暑、酮症酸中毒、乳酸酸中毒、尿毒症、癫痫发作、休克、急性一氧化碳中毒、急性有机磷农药中毒等鉴别。

5. 治疗及处理

立即将氰化物中毒患者脱离中毒现场，移至空气新鲜处就地进行抢救，脱去污染的衣服，用清水或5％硫代硫酸钠溶液冲洗被污染的皮肤、眼结膜，积极纠正缺氧，重度中毒者应尽早采取高压氧治疗。序贯使用亚硝酸异戊酯、硫代硫酸钠作为急性中毒的首选解毒药物，无亚硝酸盐可用大剂量亚甲蓝，或可使用4-二甲氨基苯酚（4-DMP）。重度中毒患者可早期、短程、足量应用糖皮质激素，有助于防治脑水肿和其他损伤。

轻度中毒患者治愈后可从事原工作；重度中毒患者应调离原作业岗位。

（二十五）四乙基铅中毒

四乙基铅为无色、略有水果香味的油状液体，易挥发，不溶于水、稀酸溶液、稀碱溶液，可溶于多数有机溶剂。

1. 接触机会

主要用作汽油抗爆剂。在四乙基铅、乙基油或乙基汽油的生产和运输中的操作者均可接触。近年来在采用新型抗爆剂后，职业接触四乙基铅的机会明显减少。

2. 发病机制

四乙基铅有高度的挥发性，主要通过呼吸道进入人体，经皮肤及消化道吸收。四乙基铅为神经毒物，在肝脏转变为三乙基铅后易通过血脑屏障，大量转移到脑内。三乙基铅通过抑制葡萄糖代谢，干扰脑细胞的能量代谢，导致以大脑白质为主的细胞性脑水肿，并可抑制单氨氧化酶，对海马细胞中神经细丝等细胞骨架蛋白起破坏作用。

3. 临床表现

短期内接触大量四乙基铅后，大部分患者都要经过一定潜伏期才出现症状、体征。潜伏期最短者为30min，最长者可达1个月，多见1～10天。初期先出现失眠、做噩梦、头晕、头痛等，可突然发生精神障碍，也可于数日或2～3周甚至1个月后才逐渐出现精神症状或意识障碍。急性四乙基铅中毒临床表现以自主神经功能紊乱、急性中毒性脑病及精神障碍为主。

（1）自主神经功能紊乱　典型表现为基础体温、血压、脉搏降低等"三低"征。可有皮肤划痕、眼心反射、竖毛肌反射、立卧反射、倒转血压、两侧皮温差等自主神经功能检查异常。

（2）急性中毒性脑病　初期或轻度中毒患者先出现失眠、做噩梦、头晕、头痛等症状。部分患者伴有手指震颤，严重者出现意向性粗大震颤。病情严重者，头晕、头痛加重，可出现烦躁、抽搐、癫痫样发作，甚至癫痫持续状态或昏迷。极严重的患者可迅速出现昏迷。

（3）精神障碍　急性四乙基铅中毒患者精神障碍较为突出，轻度中毒为易兴奋、急躁、易怒、焦虑不安和癔症性类神经症，重度中毒为躁动不安、精神错乱、幻觉、妄想、谵妄、人格改变甚至暴力行为等精神运动性兴奋表现。

4. 诊断

有短期内接触大量四乙基铅的职业史，出现以中枢神经系统急性损害为主的临床表现，结合作业场所劳动卫生学调查资料，综合分析，排除其他类似疾病，可根据《职业性急性四乙基铅中毒的诊断》（GBZ 36）进行诊断。

5. 治疗及处理

① 现场处理：立即离开中毒现场，脱去污染的衣服、鞋帽，用肥皂水或清水彻底冲洗污染的皮肤、指甲、毛发等处，注意保温。急性四乙基铅中毒患者多数均经过一定潜伏期后才出现症状、体征；部分亚急性中毒的患者难于明确接触剂量及时间，其潜伏期可为数周，对于此类接触者，应注意追踪观察。

② 巯乙胺可与四乙基铅络合，阻止四乙基铅穿透血脑屏障，早期应用对减轻中枢神经系统症状可有效。

③ 除采取支持和对症疗法外，积极防治脑水肿。出现精神运动性兴奋表现或癫痫样发作时，分别给予安定剂或抗癫痫剂，以防过度兴奋而衰竭，同时加强护理，防止意外事故发生。

④ 轻度中毒者治疗后，经短期休息，可安排原工作；重度中毒者应调离有毒作业岗位，并根据病情恢复情况决定休息或适当工作。

（二十六）有机锡中毒

有机锡化合物多为固体或油状液体，具有腐败青草气味，常温下易挥发，不溶或难溶于水，易溶于有机溶剂。有机锡化合物有四种类型：四烃基锡化合物（R_4Sn）、三烃基锡化合物（R_3SnX）、二烃基锡化合物（R_2SnX_2）和一烃基锡化合物（$RSnX_3$），其中 R 为烃基，可为烷基或芳香基等；X 为无机酸根、有机酸根、卤族元素或氧元素等。

有机锡化合物种类繁多，其毒性及毒作用靶器官不尽相同。随着化学结构的不同，毒性变化的规律如下：$R_3SnX > R_2SnX_2 > RSnX_3$，而 R_4Sn 与 R_3SnX 的毒性相似；三烃基锡化合物与四烃基锡化合物具有高度或中等度毒性。异烷基锡的毒性一般大于正烷基锡；同类有机锡化合物中以甲基和乙基毒性较大，随烷基碳原子数增加而毒性递减，芳基锡的毒性一般小于烷基锡；被卤族元素取代后毒性增高，以氯的衍生物毒性最高。大部分有机锡化合物以中枢神经系统为靶器官，其中三烃基锡化合物为典型。引起急性中毒性中枢神经系统损害的主要有机锡化合物有三甲基锡及其化合物、三乙基锡及其化合物、三丁基氯化锡及其化合物、三苯基氯化锡、三苯基乙酸锡、四乙基锡、四丁基锡、四苯基锡。本书主要介绍此类有机锡化合物引起的急性职业中毒，其中以急性三甲基锡中毒与急性三乙基锡中毒为例。

1. 接触机会

有机锡化合物有着广泛的用途。有机锡化合物主要用于聚合物的生产，如聚氯乙烯塑料热稳定剂、催化剂，以及聚氨酯、硅胶的生产；也可用作农业杀菌剂、油漆等的防霉剂、木材等的防腐剂、水下防污剂、防鼠剂等。

2. 发病机制

有机锡化合物一般可通过呼吸道吸收，经皮肤和消化道吸收的程度因其品种而异。三苯基锡不易透过无损皮肤，三烃基锡则可经皮肤吸收。有机锡化合物在体内大部分经肝脏代谢，主要经肾脏和消化道排出。

发病机制尚未阐明，可因不同品种而异。三烷基锡、四烷基锡主要引起中枢神经系统损害。三烷基锡主要引起急性中毒性脑病，并可有迟发性毒作用。其中，三甲基锡主要是引起边缘系统和小脑的神经元坏死，也可致低钾血症；三乙基锡主要是髓鞘毒作用，引起髓鞘水肿，而致弥漫性脑水肿、颅内压升高。四烷基锡（四乙基锡、四丁基锡）在肝内经代谢可转化为三乙基锡，其毒作用与三乙基锡毒作用相似。

3. 临床表现

急性三烷基锡中毒潜伏期与接触的种类、剂量有关，一般为数小时至6天。部分患者表现为亚急性发病，临床表现与急性中毒相似，其潜伏期可长达几天至几十天，多群体发病，起病隐匿，脱离接触环境后病情仍可进展，部分患者病情恶化快。

（1）急性三甲基锡中毒 以精神障碍、继发性癫痫、小脑损害为主要表现，多合并低血钾。早期症状有乏力、头痛、头晕、记忆减退、失眠或嗜睡，可伴有恶心、呕吐、食欲不振等。轻度精神障碍者表现为近事记忆障碍、焦虑、注意力不集中等，进一步加重则表现为思维迟缓、淡漠、抑郁、烦躁、易激惹等，严重者出现幻觉、行为异常、妄想、错构、暴力倾向等精神病样症状。可继发癫痫发作。小脑功能障碍可出现眼球震颤和共济失调，包括肢体和躯干共济失调、构音障碍等。多伴有难治性低血钾，常需充分补钾2周以上才逐渐恢复。部分病例可伴有耳鸣和听力减退。

（2）急性三乙基锡中毒 主要为弥漫性脑水肿及颅内压增高的临床表现。接触后有流泪、鼻干、咽部不适等黏膜刺激症状。潜伏期过后，早期为阵发性头痛，后期为持续性，可十分剧烈。患者精神萎靡，常有头晕、明显乏力、多汗、恶心、呕吐、食欲减退，以及类Cushing反应，即短时间内血压升高、心率下降、呼吸减慢等。病情加重可出现剧烈头痛、频繁呕吐，视盘水肿或出血，伴有锥体束征阳性、浅反射减弱或消失，甚至抽搐、昏迷、呼吸循环抑制、去大脑强直、脑疝表现等。可有幻觉、烦躁、易激惹、欣快感等精神障碍。

（3）实验室检查 尿锡可增高，为接触指标，反映近期接触有机锡水平，但与中毒严重程度不完全平行。脑电图检查：早期脑电图检查大多正常，部分呈弥漫性异常。脑脊液检查：可反映颅内压升高情况，常规检查、生化检查多正常。血清钾检查：急性三甲基锡中毒患者大部分出现血钾降低，但与病情严重程度不平行，部分患者早期无症状仅表现为低血钾。

4. 诊断

有短期内接触较大量有机锡化合物（三烷基锡、四烷基锡）的职业史，出现以中枢神经系统损害为主的临床表现，结合有关实验室检查结果，参考现场职业卫生学调查资料，综合分析，排除其他疾病，可根据《职业性急性三烷基锡中毒诊断标准》（GBZ 26）进行诊断。

5. 治疗及处理

① 立即脱离现场，卧床休息，密切观察病情；皮肤或眼受污染者，立即用清水彻底冲洗。接触反应者需医学观察 5～6 天，注意血清钾的动态检测。

② 无特效解毒药，以对症、支持治疗为主。三甲基锡中毒时注意控制精神症状及癫痫发作，按精神科及神经内科原则处理，低钾患者应早期足量补钾。三乙基锡中毒时应积极防治脑水肿，予糖皮质激素、脱水、利尿、高压氧等内科常规处理。

③ 接触反应者医学观察后可恢复原工作。轻度中毒者宜调离有机锡作业岗位；中、重度中毒者根据病情酌情安排休息、工作，但不宜从事有毒作业。

（二十七）羰基镍中毒

羰基镍为金属镍与羰基反应而生成的金属化合物，在常温下为无色透明液体。受日光照射后可变成棕黄色或草灰色液体。分子量 170.7，在 60℃ 以上分解并可发生爆炸。不溶于水，溶于乙醇、苯、氯仿等。

1. 接触机会

制造羰基镍的工序中可接触。提炼高纯度镍粉、合成丙烯酸盐的过程中可有羰基镍的产生。羰基镍在有机合成、橡胶、石油、电子、精密仪表等工业中均有使用。

2. 发病机制

羰基镍主要经呼吸道吸入，也可经胃肠道以及完整的皮肤吸收，但吸收的速度和量较呼吸道少。羰基镍可以原形态由呼气直接排出；在体内，羰基镍结合很不稳定，可释放出 Ni^{2+} 和 CO，数天后镍可经尿完全排出。羰基镍可迅速穿透肺泡壁作用于肺毛细血管内皮细胞，抑制细胞中的巯基酶，使肺毛细血管的通透性增高，引起间质水肿。羰基镍及其在体内的毒性产物还可损伤 Ⅰ 型和 Ⅱ 型肺泡上皮细胞，破坏肺泡表面活性物质，使肺泡间质渗出增加，继而导致肺泡水肿。

3. 临床表现

急性羰基镍中毒主要表现为中毒性肺水肿和化学性肺炎。短时间内大量吸入羰基镍，大多数病例均在 5～30min 内出现早期症状，表现为头晕、头痛、乏力、嗜睡、胸闷、恶心、食欲不振、眼刺痛、流泪、咽痛、干咳等。约 8～36h 后，部分患者可出现迟发症状，表现为气短、咳嗽突然加重、咳泡沫血痰、发绀、端坐呼吸，两肺有大量干、湿啰音，甚至出现呼吸衰竭、抽搐及昏迷。X 射线胸片表现为急性支气管炎或支气管周围炎，病情进展可表现为急性支气管肺炎或急性间质性肺水肿，病情重者可表现为肺泡性肺水肿或急性呼吸窘迫综合征，可合并脑、心、肝等脏器损害。

4. 诊断

有短期内接触较大量的羰基镍职业史、呼吸系统损害的临床表现及胸部 X 射线表现，结合血气分析，参考职业卫生学调查及血镍和（或）尿镍结果，综合分析，排除其他病因所致类似疾病，可根据《职业性急性羰基镍中毒诊断标准》（GBZ 28）进行诊断。

5. 治疗及处理

① 立即脱离现场，彻底洗消，安静休息，密切观察并予对症处理。治疗及处理原则同职业性急性中毒性呼吸系统疾病。关键在于积极防治肺水肿。

② 保持呼吸道通畅，合理氧疗，积极防治肺水肿、脑水肿，早期、足量、短程应用糖皮质激素。

③ 重度中毒者可予二乙基二硫代氨基甲酸钠口服，每次 0.5g，每天 4 次，并同时服用等量碳酸氢钠，一般可连续服药 3～7 天，也可采用雾化吸入。早期应用对中毒性肺水肿有预防作用。

④ 轻度、中度中毒患者治愈后可恢复原工作；重度中毒患者治疗后仍有症状者应调离羰基镍作业岗位。

（二十八）苯中毒

苯属芳香烃类化合物，为有特殊芳香气味的油状液体。常温下极易挥发，沸点为 80.1℃，蒸气密度为 2.77。微溶于水，易溶于乙醇、乙醚及丙酮等有机溶剂。目前苯被广泛用作溶剂和稀释剂。急性苯中毒表现为以意识障碍为主的中枢麻醉作用；慢性苯中毒引起造血系统损害。

1. 接触机会

苯的使用很广泛，主要用作化工原料、溶剂和稀释剂。接触机会主要有：

① 煤焦油分馏或石油裂解生产苯及其同系物甲苯、二甲苯。

② 苯用作化工原料，如生产酚、硝基苯、香料、药物、合成纤维、塑料、染料等。

③ 在制造皮革、制鞋、制造箱包行业中用作稀释剂；在制药、橡胶加工、有机合成及印刷等工业中用作溶剂。

④ 用于家庭装潢，以及家具、工艺品和玩具制造等行业。我国苯作业绝大多数接触苯及其同系物甲苯和二甲苯，属混苯作业。

2. 发病机制

苯极易挥发，主要经呼吸道和消化道进入体内，在体内吸收快，两种途径的吸收率分别为 50% 和 90% 左右。苯经皮肤吸收量少（约 0.05%）。苯蒸气进入肺泡后，约 50% 以原形态由呼吸道重新排出。40% 左右在体内氧化，形成酚（23.5%）、对苯二酚（4.8%）、邻苯二酚（2.2%）等，再与硫酸盐或葡萄糖醛酸结合（约 30%）随尿排出。苯的亲脂性强，留在体内的苯，主要分布在骨髓、脑及神经系统等含脂肪组织多的组织内，尤以骨髓中含量最多，约为血液中的 20 倍。

（1）急性中毒　高浓度苯易透过血脑屏障，影响脑细胞膜和膜蛋白的功能，扰乱膜的脂质和磷脂代谢，抑制脑细胞氧化还原系统功能，使三磷酸腺苷合成减少、乙酰胆碱等神经递质不能生成，最终导致中枢神经系统麻醉。体内产生的过量邻苯二酚以及应激状态下分泌过多的肾上腺素也可导致心室颤动，造成猝死。

（2）慢性中毒　慢性苯中毒的发病机理迄今尚未阐明，主要有以下观点：

① 酚类代谢物对骨髓造血细胞的直接毒作用。

② 破坏骨髓"微环境"。

③ 自由基的损害作用。

④ 动物实验中观察到苯代谢物还可与 DNA 共价结合，组织中形成的 DNA 化合物也可抑制 DNA 和 RNA 合成。

3. 临床表现

（1）急性中毒　因短时间吸入大量苯蒸气而引起。主要表现为中枢神经系统症状，轻者头痛、头晕、恶心、呕吐，随后出现兴奋或醉酒状态，严重时出现剧烈头痛、复视、嗜睡、幻觉及肌肉痉挛、震颤、谵妄、昏迷、强直性抽搐、血压下降、心律不齐、呼吸和循环衰竭。吸入极高浓度苯蒸气或口服中毒者，可在几分钟内突然昏迷。实验室检查可见尿酚和血苯增高。病情重者常有肝肾损害表现，心电图可示心肌缺血或房室传导阻滞等。

（2）慢性中毒　以造血系统损害为主要表现，个体对苯的易感性可有很大的差异，女性甚于男性，儿童甚于成人。

① 神经系统损害　常为非特异性的神经衰弱综合征表现，少数患者出现自主神经功能失调表现，极少数患者可有肢体痛、触觉减退或麻木等。

② 造血系统损害　常在体检中偶尔发现。以外周血白细胞数减少最常见，主要为中性粒细胞减少。除数量变化，中性粒细胞中出现中毒颗粒或空泡，提示有退行性变化。血小板亦可出现降低。贫血较少出现。严重病例出现全血细胞减少、再生障碍性贫血。也有骨髓增生异常综合征（MDS）以及白血病。骨髓象检查显示约 1/2 增生正常或大致正常，约 1/3 为增生不良骨髓象。骨髓中粒细胞系列可见中毒颗粒、空泡、核质疏松、核浆发育不平衡等。

③ 其他系统损害　苯对生殖系统的损害已被证实，尤其对青春期女性影响更明显。还可影响免疫功能。

4. 诊断

急性中毒有短期内吸入大量苯蒸气史，出现中枢神经系统麻醉表现，诊断较易。尿酚或血苯增高有助于诊断。慢性中毒需根据较长期密切接触苯的职业史，以造血系统损害为主的临床表现，结合现场职业卫生学调查，参考实验室检测指标，进行综合分析，并排除其他原因引起的血象、骨髓象改变，参照《职业性苯中毒的诊断》（GBZ 68），方可诊断。长期接触含苯的工业用甲苯、二甲苯等化学物所引起的苯中毒可采用本标准。

5. 治疗及处理

① 急性苯中毒者立即脱离中毒现场，移至空气新鲜处，换去被污染的一切衣物，用肥皂水清洗被污染的皮肤。无特效解毒剂，急救原则与内科相同，忌用肾上腺素。

② 慢性苯中毒无特效解毒药，治疗根据其所致血液疾病给予相应处理。

③ 急性重度苯中毒者原则上应调离原工作；慢性苯中毒者应调离苯及其他有毒物质作业岗位。

（二十九）甲苯中毒、二甲苯中毒

甲苯、二甲苯均为无色透明、易挥发的液体，气味类似苯，带芳香味。甲苯沸点为 110.4℃，蒸气密度 3.90。二甲苯蒸气密度 3.66。甲苯与二甲苯均不溶于水，可溶于乙醇、丙酮和氯仿等有机溶剂。高浓度甲苯、二甲苯主要对中枢神经系统产生麻醉作用。

1. 接触机会

甲苯、二甲苯均可由煤焦油分馏而得，主要用于制造甲酚、苯甲酸、苯甲醛、邻甲苯、磺酰胺、邻苯二甲酸酐、间苯二甲酸和对苯二甲酸等，这些中间体是合成纤维、药物、染料、农药、炸药等的原料。甲苯、二甲苯也作为溶剂和稀释剂广泛用于油漆、喷漆、皮革、橡胶、箱包等行业。

2. 发病机制

甲苯、二甲苯主要经呼吸道和消化道吸收，经皮肤吸收量较少。吸收后主要分布在脂肪、肾上腺、骨髓、脑及肝等脂肪含量高的组织内。甲苯在体内 $80\%\sim90\%$ 氧化成苯甲酸，最后生成马尿酸由肾排出；二甲苯 $60\%\sim80\%$ 在肝内氧化。高浓度甲苯、二甲苯对中枢神经系统有麻醉作用；对皮肤黏膜的刺激作用强于苯；纯甲苯、二甲苯对造血系统无明显影响。

3. 临床表现

（1）急性中毒　主要表现为中枢神经系统麻醉作用，出现头痛、头晕、乏力、步态蹒跚、兴奋，严重者出现恶心、呕吐、意识障碍、抽搐、昏迷，伴呼吸道和眼结膜明显的刺激症状，直接吸入液体可出现化学性肺炎、肺水肿。二甲苯对皮肤黏膜的刺激作用较甲苯强。尿中马尿酸、甲基马尿酸测定可作为接触指标。

（2）慢性中毒　长期接触中低浓度甲苯和二甲苯可出现非特异性的神经衰弱综合征，皮肤接触可致干燥、皲裂、慢性皮炎等。工业用甲苯、二甲苯通常混有一定量的苯，长期接触也可出现造血功能障碍，可参照职业性苯中毒的诊断标准。

4. 诊断

根据短时间内有大量甲苯、二甲苯接触史，出现中枢神经系统麻醉的表现，诊断较易。尿中马尿酸、甲基马尿酸增高有助于诊断。急性甲苯中毒可参照《职业性急性甲苯中毒的诊断》（GBZ 16）进行诊断。诊断起点为出现意识障碍，分为轻度、中度及重度三级。

5. 治疗及处理

急性中毒应迅速将患者移至空气新鲜处，无特效解毒疗法。急性中毒性脑病的治疗参见《职业性急性化学物中毒性神经系统疾病诊断标准》（GBZ 76），发生猝死时治疗参见《职业性急性化学源性猝死诊断标准》（GBZ 78）。如无心搏骤停，禁用肾上腺素，以免诱发室颤。

（三十）正己烷中毒

正己烷是无色带汽油味的易挥发液体，不溶于水，易溶于乙醚、乙醇和氯仿。正己烷急性毒性属低毒，主要为麻醉作用和对皮肤、黏膜的刺激作用。因其有高挥发性和高脂溶性，在体内有蓄积作用，长期接触较高浓度，可发生以多发性周围神经损害为主的慢性中毒。

1. 接触机会

正己烷是常用的有机溶剂。用作提取植物油与合成橡胶的溶剂；用于制造胶水、黏胶剂；用于彩色印刷机清洁去污、五金电子元件的清洗；用作油漆的稀释剂；用作化验用试剂及低温温度计的溶液。此外，许多汽油也含有正己烷。常用的溶剂"白电油"常以正己烷为主要成分。

2. 发病机制

正己烷可经呼吸道和胃肠道吸收，经皮肤吸收量较少。正己烷的急性毒性主要为中枢麻醉和对皮肤、黏膜的刺激作用。正己烷在体内有蓄积作用，目前认为正己烷诱发多发性周围神经病变是由于其代谢产物 2,5-己二酮与神经微丝蛋白中的赖氨酸共价结合，生成 2,5-二甲基吡咯加合物，导致神经微丝积聚，引起轴突运输障碍和神经纤维变性。2,5-己二酮也可进入眼房水和视网膜，并透过血-眼房水/视网膜屏障，引起光感细胞的丢失。

3. 临床表现

（1）急性中毒　短期内吸入高浓度的正己烷可出现眼和上呼吸道黏膜刺激症状，并有头晕、头痛、乏力、胸闷、恶心等，重者出现中枢麻醉，意识障碍、昏迷，甚至呼吸抑制。口服者可出现恶心、呕吐、支气管和胃肠道刺激症状，并出现中枢麻醉、昏迷。

（2）慢性中毒　多发生于接触较高浓度（$400 \sim 2000 \mathrm{mg/m^3}$）的正己烷 $2 \sim 6$ 个月后，以多发性周围神经损害为突出表现。起病隐匿，进展缓慢，停止接触后病情仍可发展。早期出现四肢末端对称性感觉异常、麻木、"蚁爬感"等，常以下肢为甚，肢体无力，肌肉痉挛性疼痛；病情加重，则出现肢体末端手套、袜套样触痛觉，振动觉和关节位置觉减退，下肢疼痛常较明显，检查显示远端肌力下降，运动障碍，步态异常、呈跨阈步态，腱反射减弱、消失，肌肉萎缩、以四肢远端最明显，重者大腿肌肉也明显萎缩。常伴头晕、头痛、食欲减退、体重明显下降等。肌电图显示感觉和运动神经传导速度减慢，呈神经源性损害，重者可有较多失神经电位。尿中代谢产物 2,5-己二酮可作为生物监测指标。一般实验室检查可无明显异常。

4. 诊断

根据短时间吸入高浓度正己烷或口服正己烷史，出现中枢神经系统麻醉表现和眼、上呼吸道黏膜刺激症状，急性中毒的诊断较易。慢性中毒的诊断应根据长期接触正己烷的职业史，出现以多发性周围神经损害为主的临床表现，结合实验室检查及作业场所卫生学调查，综合分析，排除其他原因所致类似疾病后，方可参照《职业性慢性正己烷中毒的诊断》（GBZ 84）进行诊断。

5. 治疗及处理

急性中毒者应迅速脱离现场。口服者予洗胃，眼或皮肤被污染时予流动清水冲洗。进行对症处理。慢性中毒者应脱离接触环境，针对周围神经病进行治疗，可予中西医综合疗法，辅以针灸、理疗和四肢运动功能锻炼等。慢性轻度中毒者痊愈后可重返原工作岗位，中度及重度中毒患者治愈后不宜再从事接触正己烷以及其他可引起周围神经损害的工作。

（三十一）汽油中毒

汽油属混合烃类，主要组成是 $C_{4 \sim 12}$ 脂肪烃（$20\% \sim 60\%$）和环烃类（$30\% \sim 70\%$），亦含少量芳香烃（$2\% \sim 16\%$）及正己烷、烯烃和硫化物，为无色或淡黄色，易燃、易挥发的液体。不溶于水，易溶于脂肪、苯、二硫化碳和醇。溶剂汽油急性中毒以神经或精神症状为主；误吸入汽油可引起吸入性肺炎；慢性中毒主要表现为神经衰弱综合征、自主神经功能紊乱和中毒性周围神经病。

1. 接触机会

汽油主要由石油裂解制得，可按用途分为动力汽油和溶剂汽油。动力汽油是交通运输工具的动力燃料；溶剂汽油作为溶剂和清洗剂，用于制造橡胶、制造油漆、制鞋、印刷、制革、洗染、制造颜料、制造黏合剂工业中，还可用作去油剂用于机器部件的清洗去污以及电镀产品的前处理等。

2. 发病机制

汽油主要以蒸气形态经呼吸道吸收，也可经消化道吸收，经皮肤吸收较少。对上呼吸道和眼结膜有一定的刺激作用，直接误吸液态汽油入肺，可引起化学性肺炎和肺水肿。汽油蒸气在血液中溶解度低，在大脑中储存较多，达到饱和后，再进入其他组织，如脂肪、骨骼及肌肉。汽油主要以原形态经肺排出，小部分氧化后与葡萄糖醛酸结合由肾排出。汽油有明显的脱脂作用，可使中枢神经系统细胞内类脂质平衡发生障碍，致大脑皮层抑制功能失常后产生麻醉作用。汽油可以引起周围神经病变，可能与其所含的正己烷成分有关；汽油可引起肾小管和肾小球混合性损害。动力汽油添加抗爆剂后应注意抗爆剂的毒性。

3. 临床表现

（1）急性中毒　吸入高浓度汽油蒸气，经较短潜伏期即可发病，轻症表现为麻醉症状，出现头晕、精神恍惚、步态不稳、醉酒状，并有恶心、呕吐，结膜充血、咳嗽等，部分患者出现兴奋、欣快感、幻觉等精神症状；重症可很快出现意识障碍、谵妄、昏迷、抽搐、脑水肿。极高浓度吸入，可突然意识丧失，或反射性呼吸停止而死亡。重症患者常合并肝肾损害，甚至急性肾功能衰竭。严重病例治疗后可留有癫痫、颅神经功能障碍、多发性神经炎等后遗症。口服者迅速出现咽、胸骨后及上腹烧灼感、恶心、呕吐，并可引起支气管炎，肺炎、昏迷及肝肾损害，误服汽油 20～40mL 以上即可导致死亡。直接误吸液态汽油入肺，可出现剧烈咳嗽、胸闷、胸痛，痰中带血、呼吸困难、口唇发绀。实验室检查可见白细胞增多。胸片检查呈现吸入性肺炎，严重者可出现肺水肿。

（2）慢性中毒　职业性慢性溶剂汽油中毒的工龄一般在 15 年以上。主要表现为神经衰弱综合征和自主神经功能紊乱，并有眼睑、舌、手指震颤，周围神经损害，出现四肢麻木，手套、袜套样感觉减退，跟腱反射减弱，并有远端肌力下降、肌肉萎缩及运动障碍。神经-肌电图示神经源性损害。严重的患者可出现易兴奋、喜怒无常、兴奋和抑制无规律性地出现。有的可出现癔病样症状。

4. 诊断

根据短时间吸入高浓度汽油蒸气或长期吸入汽油蒸气以及皮肤接触汽油的职业史，出现以中枢神经或周围神经受损为主的临床表现，结合现场卫生学调查和空气中汽油浓度的测定，并排除其他病因引起的类似疾病后，方可参照《职业性溶剂汽油中毒诊断标准》（GBZ 27）进行诊断。

5. 治疗及处理

（1）急性中毒　应迅速脱离现场，清洗被污染的皮肤及安静休息。急救原则与内科相同。

（2）慢性中毒　根据病情进行综合对症治疗。治疗方法与神经精神科相同。

（3）汽油吸入性肺炎　可给予短程糖皮质激素治疗及对症处理。

（4）其他处理　急性中毒轻度患者治愈后，可恢复原工作；重度中毒患者应调离汽油作业岗位；吸入性肺炎患者治愈后，一般可恢复原工作；慢性中毒患者应调离汽油作业岗位。

（三十二）一甲胺中毒

一甲胺亦称甲胺，是具有强烈氨臭的无色气体。分子量 31.06，沸点 −6.8℃，易溶于水，溶于乙醇、苯和丙酮，与乙醚混溶。水溶液呈强碱性，易燃，易爆。加热分解或燃烧，生成氮氧化物。一般加压成液体储存或运输。对呼吸道、皮肤和眼有强烈的刺激作用。

1. 接触机会

工业上一甲胺由甲醇与氯化铵合成。一甲胺常作为制药、农药生产、橡胶硫化促进剂、染料、炸药、显影剂、制革、生产二甲基肼和二甲基甲酰胺等的原料；也可用作溶剂、脱漆剂和涂料。生物碱和蛋白质分解时可产生本品；某些植物和腌过鲱鱼的汤里含有本品。

2. 发病机制

本品可迅速经呼吸道、皮肤和消化道吸收，对皮肤、眼、呼吸道具强烈刺激作用。一甲胺水溶性高、呈强碱性，易被湿润的黏膜吸收，在水溶液及组织液中可分解成甲醇和氨，可使组织蛋白变性、脂肪皂化而造成溶解性坏死。一甲胺对人体还有拟交感神经作用，释放和加强组胺作用，对中枢神经系统先兴奋后抑制，对脑、心、肝、肾等脏器亦有损害。

3. 临床表现

（1）急性中毒　以呼吸道黏膜刺激症状为主，表现为咳嗽、咳痰，重者出现胸闷、气促、咳粉红色泡沫痰、发绀等，两肺干、湿啰音，可发展为肺水肿、ARDS，可并发气胸、纵隔气肿。严重喉水肿或支气管黏膜坏死脱落可导致窒息。亦可有头痛、头昏、意识障碍等神经系统症状。个别病例锥体束征阳性，脑脊液蛋白增高、细胞数增多。口服中毒者消化道灼伤明显。

（2）慢性中毒　国内外尚未见慢性中毒病例报道。

4. 诊断

急性中毒的诊断依据《职业性急性一甲胺中毒诊断标准》（GBZ 80）：仅出现一过性眼和上呼吸道刺激症状为刺激反应；根据呼吸系统急性损害、喉水肿程度、X 射线胸片检查情况及严重并发症而分级诊断为轻度中毒、中度中毒及重度中毒。

5. 治疗及处理

治疗原则参见本节"氯气中毒"部分。病程初期抢救重点是防治喉水肿和肺水肿，部分患者病情易出现反复，在肺水肿控制后仍需严密观察，积极防治气道黏膜脱落阻塞等并发症，同时也不能忽视对眼和皮肤灼伤的局部处理，应警惕一甲胺可经皮肤吸收加重中毒。

轻、中度中毒患者治愈后可安排原工作；重度中毒患者应调离原工作。

（三十三）有机氟聚合物单体及其热裂解物中毒

有机氟聚合物是分子中含氟原子的合成有机高分子化合物的总称，由一种或几种单体经聚合或缩聚而成，分子量达数千至数百万。合成后的有机氟聚合物毒性极小或无毒。但有机氟聚合物在生产过程中应用的有机氟单体在合成过程中产生的裂解气、裂解残液气，有机氟聚合物在加工、受热时产生的热裂解物，往往有较大的毒性，有些属剧毒。有机氟聚合物单体及其热裂解物统称为有机氟化合物，常见的有二氟一氯甲烷、四氟乙烯及其聚合物、聚全氟乙丙烯、二氟化氧、四氟化硫、八氟异丁烯、氟光气、六氟丙烯、氟聚合物的裂解残液气和热解气等。有机氟化合物在室温下大多为气体和液体，其中以八氟异丁烯毒性最大，吸入后可致急性化学性肺炎和肺水肿。

1. 接触机会

医学上用于制造各种导管、心脏瓣膜等。在含氟塑料、氟橡胶制造等行业，于制造、使用有机氟聚合物单体及处理其裂解反应残液，有机氟聚合物材料的加工、加热处理中，均可接触有机氟化合物。

2. 发病机制

有机氟气体以呼吸道吸入为主，在体内可与血浆蛋白、糖脂、磷脂和中性脂肪结合，结合后的氟化物主要分布在肺、肝、肾。在体内主要经肝脏代谢，在还原型辅酶Ⅱ和氧的参与下进行脱氢反应，生成氟乙醇或氟乙醛，再经辅醇A转化生成氟乙酸；或与葡萄糖醛酸、硫酸结合。主要经呼吸道和肾排出。有机氟化合物的共同毒作用靶器官是肺。有机氟化合物有强氧化性，通过脂质过氧化作用破坏细胞亚微结构，导致细胞坏死、肺泡通透性增高，造成急性间质性肺水肿、肺炎、支气管肺炎。还有学者认为免疫机制可能参与其中，造成肺纤维化改变。有些氟烷烃或卤氟烷烃类能提高心肌对肾上腺素的敏感性，使心肌应激性增强，诱发心律失常；还能兴奋迷走神经，抑制心脏传导系统，可并发中毒性心肌病变。

3. 临床表现

（1）急性中毒　潜伏期与吸入气体的种类、浓度和时间有关，早期仅有头昏、头痛、乏力，上呼吸道黏膜刺激症状轻微。经0.5～24h的潜伏期，有时长达72h，出现胸闷、咳嗽、气促、发热。病情加重则出现呼吸困难并见心悸、烦躁及发绀，可咳出粉红色泡沫痰。肺部局部呼吸音降低，两肺出现干湿啰音，甚至满布湿啰音。部分患者心脏受损，出现心律不齐，心电图上可出现ST-T波改变。严重患者可见急性成人呼吸窘迫综合征，继发多器官功能障碍综合征（MODS）。

（2）氟聚合物烟尘热　通常发生于聚四氟乙烯、聚六氟丙烯热加工成型时，烧结温度超过300℃，吸入其热解物微粒后。出现畏寒、寒战、发热、乏力，并见头晕、头痛、恶心、呕吐、咳嗽、胸闷，常伴肌肉酸痛，临床表现酷似金属烟热。一般在24～48h内消退。检查可见白细胞总数及中性白细胞增高。

4. 诊断

根据有确切的短时、过量有机氟气体吸入史，结合临床表现、X射线胸片以及心电图等有关检查结果，综合分析，排除其他疾病后方可参照《职业性急性有机氟中毒诊断标准》（GBZ 66）进行诊断。

5. 治疗及处理

急性中毒治疗原则参见"氯气中毒"部分。本病早期中毒症状不典型，但可经较长的潜伏期发生化学性肺水肿，且易发生肺纤维化，故使用糖皮质激素应以"早、足、短"为原则。中度以上中毒患者在急性期后，为抗肺纤维化，可继续小剂量口服糖皮质激素2～4周左右。氟聚合物烟尘热一般给予对症治疗。凡复发病者，应注意防治肺纤维化。

患者治愈后可恢复原工作；如中毒后遗留肺、心功能减退，应调离原工作岗位。

（三十四）二氯乙烷中毒

二氯乙烷分两种异构体，1,2-二氯乙烷为对称异构体，1,1-二氯乙烷为不对称异构体。两种异构体常以不同比例共存，1,1-二氯乙烷属微毒类毒物，1,2-二氯乙烷属高毒类毒物。因 1,2-二氯乙烷用途广，接触机会多，所以往往在职业活动中，可见短期接触较高浓度后引起的以中枢神经系统损害为主的全身性疾病的中毒事故。单独由 1,1-二氯乙烷引起的中毒，尚未见报道。

1,2-二氯乙烷为无色或浅黄色透明液体，有类似氯仿的气味，味甜。几乎不溶于水，可混溶于醇、氯仿、醚。遇热、明火、氧化剂易燃、易爆，燃烧产生氯化氢和光气。

1. 接触机会

二氯乙烷常用作化学合成原料、工业溶剂、脱脂剂、金属清洗剂和黏合剂等。在其生产制造及使用过程中，均可有接触机会。

2. 发病机制

1,2-二氯乙烷属高毒物质，主要经呼吸道和消化道吸收，也可经皮肤吸收。进入人体后迅速分布于全身。其代谢途径主要有两条：一是通过细胞色素 P-450 介导的微粒体氧化，其代谢产物与谷胱甘肽结合；二是直接与谷胱甘肽结合形成复合物，随后可能被转化成谷胱甘肽环硫化离子，与蛋白质、DNA 或 RNA 形成加合物。有学者研究 1,2-二氯乙烷致脑水肿的机制可能是：破坏脑微血管内皮细胞和神经胶质细胞的正常形态学结构，导致血脑屏障的损伤和通透性增加；自由基的脂质过氧化作用；Na^+-K^+-ATP 酶及 Ca^{2+}-Ma^{2+}-ATP 酶活力的下降导致的 "Ca^{2+} 超载"；兴奋性氨基酸可能通过大 N-甲基-D-天冬氨酸受体（NMDAR1）的快速开放参与脑皮质细胞的急性肿胀过程，加重脑水肿的发生，其中天冬氨酸的作用似乎显得更重要。肝脏毒性机制、心脏毒性机制和遗传毒性机制可能分别涉及脂质过氧化、心肌细胞钙离子动力学的改变和谷胱甘肽环硫化离子对 DNA 的损伤。

3. 临床表现

（1）急性中毒　由于短期内吸入高浓度的二氯乙烷蒸气或因皮肤吸收后引起的以神经系统损害为主的全身性疾病。一般潜伏期短，多为数分钟至数十分钟可出现症状。表现为先兴奋、激动、颜面潮红、头痛、恶心，重者很快出现中枢神经系统抑制，意识模糊或朦胧。继而出现以胃肠道症状为主的症状，表现为频繁呕吐、上腹疼痛、血性腹泻等。患者数天后可出现肝、肾功能损害。严重者可突然引起脑水肿，出现剧烈头痛、频繁呕吐、阵发性抽搐、昏迷、瞳孔扩大、血压下降及酸中毒表现，浅反射消失、病理反射阳性。有的患者可在昏迷后清醒一段时间，再次出现昏迷、抽搐，甚至死亡，临床上应引起重视。吸入中毒还可伴有呼吸系统的症状。

（2）亚急性中毒　近十年来，国内多见在较长时间吸入较高浓度二氯乙烷而引起中毒的病例，其临床表现与急性中毒不尽相同，其特点有：潜伏期较长，多为数天至数十天；起病隐匿，病情可突然恶化；临床表现主要为中毒性脑病，突出表现为脑水肿，部分患者颅内压升高并反复出现，病情可突然恶化；严重者可有脑局灶受损的表现，如小脑性共济失调等；

临床死亡多因脑水肿并发脑疝，患者多呈散发性发病。

（3）慢性中毒　慢性接触者可出现头痛、失眠、乏力等类神经症状以及咳嗽、腹泻等，也有肝、肾损害等，皮肤接触可引起接触性皮炎的表现。

（4）实验室检查　脱离接触10h内测定呼出气中1,2-二氯乙烷含量可作为接触指标。

4. 诊断

根据短时间接触较高浓度1,2-二氯乙烷的职业史和以中枢神经系统损害为主的临床表现，结合现场劳动卫生学调查，综合分析，排除其他病因所引起的类似疾病（如流脑、乙脑、脑血管意外、糖尿病昏迷、食物中毒、药物中毒），参照《职业性急性1,2-二氯乙烷中毒的诊断》(GBZ 39)，方可诊断。但亚急性中毒由于起病隐匿，病情可突然恶化，容易造成漏诊、误诊，应加以警惕。

5. 治疗及处理

强调"密切观察、早期发现、及时处理、防止反复"的原则。

① 现场处理。应迅速把中毒患者脱离现场，移至空气新鲜处，保持呼吸道通畅；脱去污染的衣物，用流动清水冲洗被污染的眼和皮肤；误服者予洗胃、导泻。

② 对接触反应者应密切观察，并给予对症处理。

③ 急性和亚急性中毒者以防止中毒性脑病为主，积极治疗脑水肿，减低颅内压。目前尚无特效解毒剂。治疗原则和护理方法与神经科、内科相同。治疗观察时间一般不应少于两周。禁用肾上腺素，因其可诱发致命性心律失常。恢复期忌饮酒或剧烈运动。口服者尤需注意防治肝、肾损害。

④ 慢性中毒者主要是补充多种维生素、护肝保肾等。皮炎患者给予对症处理。

⑤ 轻度中毒者痊愈后可恢复原工作；重度中毒者恢复后应调离二氯乙烷作业岗位，如需劳动能力鉴定，按《劳动能力鉴定职工工伤与职业病致残等级》标准（GB/T 16180）处理。

（三十五）四氯化碳中毒

四氯化碳又称四氯甲烷、全氯甲烷。为无色、透明、极易挥发、不易燃烧、具有氯仿气味的液体。分子式为CCl_4。遇火或炽热物可分解为二氧化碳、氯化氢、光气、氯气、烃类。与热的金属接触分解为光气。本品属高毒类，是典型的肝脏毒物。主要经呼吸道、消化道、皮肤吸收。高浓度时，首先是中枢神经系统受累，随后累及肝、肾；低浓度长期接触则主要表现肝、肾受累。乙醇可促进四氯化碳吸收，加重中毒症状。

1. 接触机会

四氯化碳是一种性能良好的有机溶剂，可用作油、脂肪、蜡、橡胶、油漆、沥青及树脂的溶剂，也用作灭火剂、熏蒸杀虫剂和机器部件、电子零件的清洁剂。此外，四氯化碳可作为化工合成原料，用于制造氯氟甲烷、三氯甲烷和多种药物等。在其生产制造及使用过程中，均可有接触机会。日常生活中，一些家用清洁剂也可能含有四氯化碳，因此也隐藏有四氯化碳中毒的危险。

2. 发病机制

对四氯化碳的肝毒性机制研究较多，一般认为四氯化碳经肝微粒体混合功能氧化酶的作用，在体内转化，产生自由基（CCl_3）等，干扰了正常代谢，这是在体内产生对肝脏毒作用的基础。但其确切作用机理仍未完全清楚，目前较集中于脂质过氧化、共价结合及细胞内钙代谢紊乱三种学说。本品对肾脏也有毒作用，认为是直接对肾小管的毒作用。目前认为四氯化碳无致畸和致突变作用，但具有胚胎毒性。

3. 临床表现

（1）急性中毒　表现为接触高浓度时所引起的以中枢神经系统麻醉和（或）肝、肾损害为主的全身性疾病。

① 潜伏期　较短，一般为 1～3 天，但也有短至数分钟者。

② 神经系统　早期可有头晕、头痛、乏力、精神不振、步态蹒跚、短暂意识障碍，严重者出现昏迷。

③ 消化系统　于发病第 3～4 天内出现食欲不振、恶心、呕吐、腹胀、腹痛、肝大和触痛等。肝功能出现异常。

④ 肾脏损害　尿中可出现蛋白质、红细胞等，严重者出现急性肾功能衰竭。

⑤ 心脏损害　少部分患者可有心肌损害、心律失常。

⑥ 其他　吸入中毒者可伴有眼及上呼吸道刺激症状。

（2）慢性中毒　报道较少，长期反复接触可有神经症候群，出现恶心、呕吐、食欲不振、腹痛、腹泻等症状，可有肝大、肝功能异常、视力障碍等。但临床表现不具特异性，应注意做好鉴别诊断。

4. 诊断

根据短期较高浓度四氯化碳的接触史，较快出现中枢神经系统麻醉和（或）肝、肾损害的临床症状和体征，结合现场卫生学调查及实验室检查，综合分析，排除其他类似疾病（流行性脑脊髓膜炎、流行性乙型脑炎等感染疾病，病毒性肝炎、药物性肝炎、肾内科疾病及其他中毒性肝病和肾病），可诊断为急性中毒。参照我国颁布的《职业性急性四氯化碳中毒诊断标准》(GBZ 42) 诊断为接触反应、轻度中毒、重度中毒。

四氯化碳遇热后可分解为光气等有害气体，故在四氯化碳遇热的情况下，如使用含四氯化碳灭火剂时，出现以呼吸系统为主的症状时，应考虑有光气中毒的可能。

5. 治疗及处理

① 现场处理。皮肤接触时应脱去被污染的衣物，用肥皂水或 2% 碳酸氢钠溶液和流动的清水彻底冲洗；眼睛接触时应提起眼睑，用清水或生理盐水彻底冲洗，至少 15min 以上，冲洗后再用激素和抗生素眼药水点眼，症状明显时请眼科医生处理；呼吸道吸入者应迅速脱离现场到空气新鲜处，保持呼吸道通畅，保暖、并密切观察。口服中毒者必须及早洗胃，洗胃前先用液体石蜡或植物油溶解四氯化碳。

② 目前无特效解毒药，中毒者应卧床休息，密切观察 7～10 天。早期给予高热量、多种维生素及低脂饮食。

③ 积极防治神经系统及肝、肾功能损伤，密切注意水、电解质平衡。出现尿少、无尿时应及早做血液净化，防止尿毒症及高钾血症等。意识障碍者按一般抢救治疗原则处理。

④ 忌用肾上腺素、去甲肾上腺素及巴比妥类药物。

⑤ 乙酰半胱氨酸和谷胱甘肽对急性四氯化碳中毒有一定疗效。也可考虑用高压氧治疗。

（三十六）氯乙烯中毒

氯乙烯在常温常压下为无色气体，有轻微芳香味，加压冷凝可液化为液体。蒸气密度2.15。易燃、易爆。微溶于水，可溶于醇和醚、四氧化碳等。热解时可产生光气、氯化氢、一氧化碳等。急性中毒以中枢神经系统抑制为主要表现；慢性中毒以肝、脾损害为主要表现，以肢端溶骨症、肝血管肉瘤等为特征性病变。

1. 接触机会

氯乙烯是生产聚氯乙烯的单体，广泛应用于合成各种塑料、树脂等，用作绝缘体、黏合剂、涂料、纺制合成纤维等，还可作为化学中间体或溶剂。

2. 发病机制

氯乙烯蒸气主要经呼吸道吸收，液体氯乙烯可经皮肤吸收。氯乙烯主要分布于肝、肾，其次为皮肤、血浆，脂肪最少。目前认为氯乙烯通过肝微粒体细胞色素 P-450 酶进行代谢，代谢产物大部分随尿液排出。氯乙烯属低毒类，急性毒性主要为中枢麻醉作用。氯乙烯及其代谢产物对肝脏上皮细胞和叶间细胞有破坏作用，可引起肝细胞和叶间细胞代偿增生，造成肝损害、肝纤维化。氯乙烯的代谢产物氯乙醛和氧化氯乙烯为强烷化剂，能与 DNA、RNA、蛋白质共价结合，形成 DNA 加合物，引起 DNA 碱基配对错误，导致基因突变，引发肿瘤。

3. 临床表现

（1）急性中毒　主要为中枢麻醉作用。表现为头晕、头痛、乏力、恶心、胸闷、步态蹒跚等。重者出现意识障碍、抽搐、昏迷，可有急性肺水肿、脑水肿损伤的表现。皮肤和眼部接触液态氯乙烯可引起局部损害、灼伤。

（2）慢性中毒　主要表现为脑衰弱综合征、雷诺综合征、周围神经病、肢端溶骨症、肝脾肿大、肝损害、血小板减少等。有人将这些症状称为"氯乙烯病"或"氯乙烯综合征"。长期接触高浓度氯乙烯单体的清釜工可发生肝血管肉瘤，但较为罕见。

① 神经系统　多表现为非特异性的脑衰弱征及自主神经功能紊乱。可有肢端麻木、感觉异常、烧灼感等，还可有手指、舌或眼球震颤。神经传导速度和肌电图可见异常。

② 消化系统　主要为肝损害，晚期可演变为肝硬化，可合并脾功能亢进等。

③ 血液系统　继发于肝硬化和脾功能亢进。可有溶血和贫血，部分患者可有血小板减少、凝血障碍等。

④ 肢端溶骨症　是氯乙烯作业人员发生的一种特殊的指骨末端溶解性病变。早期可有雷诺综合征表现：指麻、疼痛、发白、感觉异常并僵硬、局部肿胀，手指动脉痉挛，遇冷发白，发绀，手指动脉造影可见管腔狭窄、部分或全部阻塞。逐渐出现末节指骨骨质溶解性损害。X 射线检查早期可见一指或数指末节指骨粗隆的边缘性缺损，进而骨折线形成，缺损逐渐增宽，粗隆与骨干分离，可伴骨皮质硬化。最后导致指骨变短变粗。个别也可见趾骨病损。

⑤ 呼吸系统　对上呼吸道有一定的刺激作用，长期吸入氯乙烯烟尘可引起尘肺病样改变。

⑥ 皮肤　局部丘疹、干燥、皲裂，手掌皮肤角化及指甲变薄等。部分患者可出现湿疹样皮炎或过敏性皮炎。少数接触者可有脱发。

⑦ 生殖系统　氯乙烯作业的女工流产率、畸胎率增高，而男工的配偶也有类似情况。女工妊娠并发症的发生率较高。

⑧ 肿瘤　研究发现长期吸入氯乙烯可诱发肝血管肉瘤及肝、肾、肺、乳腺等肿瘤，且有明显的"剂量-反应"关系。长期接触氯乙烯所致的肝血管肉瘤在国内已被列入职业病名单。

4. 诊断

按《职业性氯乙烯中毒的诊断》（GBZ 90）进行诊断。急性中毒根据短时间内吸入大剂量氯乙烯气体史及以中枢神经系统麻醉为主的临床表现，诊断不难。慢性中毒需根据长期接触氯乙烯的职业史，主要有肝脏和/或脾脏损害、肢端溶骨症及肝血管肉瘤等临床表现，结合实验室检查、现场危害调查与评价，进行综合分析，并排除其他疾病引起的类似损害，方可诊断。

5. 治疗及处理

（1）急性中毒　应迅速脱离现场，脱去被污染的衣物，用大量清水清洗被污染的皮肤。急救措施和对症治疗原则与内科急救相同。

（2）慢性中毒　可给予保肝及对症治疗。符合外科手术指征者，可行脾脏切除术。

（3）其他处理　急性轻度中毒者治愈后，可返回原岗位工作；急性重度中毒者治愈后应调离有毒作业岗位。慢性中毒者应调离有毒有害作业岗位。

（三十七）三氯乙烯中毒

三氯乙烯为无色易挥发的液体，气味似氯仿。几乎不溶于水，与醇、醚等有机溶剂相混溶。遇明火、高热能引起燃烧爆炸，与强的氧化剂接触可发生化学反应。在有空气存在的条件下，当温度高于400℃时，可分解生成光气、氯化氢和一氧化碳。

1. 接触机会

三氯乙烯具有良好的脱脂性能，广泛用于金属部件的脱脂去污和冷清洗，以及油脂、石蜡的萃取，用作脂肪、橡胶、树脂和生物碱、蜡的溶剂。此外，还用作冷冻剂、衣物的干洗剂、杀菌剂、印刷油墨黏合剂、去污剂、化装用的清洁液，用于农药制备及有机合成等。近年在我国部分企业，将其用于金属、电子元件、皮革的脱脂去污。在使用过程中，如防护不到位，可发生急性中毒或严重药疹样皮炎。

2. 发病机制

主要经呼吸道侵入人体，也可经消化道和皮肤吸收。三氯乙烯吸收和排出由其脂溶度、水溶度、空气中浓度和机体通气量等因素而定。本品为脂溶性的毒物，属蓄积性麻醉剂，其麻醉作用仅次于氯仿，对中枢神经系统有强烈的抑制作用，并有一定的后作用，可累及三叉神经等脑神经，对心、肝、肾等实质脏器也有毒性。慢性长期接触可致成瘾或精神依赖性，乙醇可增强其毒性。人类在三氯乙烯 $6900mg/m^3$ 的浓度下，10min 即可引起急性中毒；口服 $2143mg/kg$ 也可发生中毒，$7g/kg$ 可致死亡。

3. 临床表现

（1）急性中毒　多由事故引起，发病迅速。早期表现为头晕、头痛、乏力、颜面潮红、眼和上呼吸道刺激症状等，一般在脱离接触后 24h 内可恢复正常。轻度中毒者在接触数小时后发病，临床表现除上述症状加重外，可有心悸、胸闷、恶心、食欲不振等，有欣快感、易激动、步态不稳，并可出现轻度意识障碍，如意识模糊、嗜睡状态或朦胧状态。少数患者可有轻度肝或肾损害。短时间接触高浓度三氯乙烯，可伴有三叉神经损害。重度中毒者可出现重度意识障碍，出现谵妄、幻觉、抽搐、昏迷和呼吸抑制，明显的心、肝、肾单一的或多脏器的损害。在极高浓度下（$53.8g/m^3$），患者常迅速昏迷而不出现前驱症状。

（2）慢性中毒 长期接触三氯乙烯可以出现神经衰弱综合征、情绪不稳定、判断力下降和共济失调等，但仍须深入研究。

（3）药疹样皮炎 近十年来，报道三氯乙烯引起药疹样皮炎的病例不少，其临床表现是发热、急性皮疹和严重肝损害，部分还伴有肾损害，甚至出现多脏器损害。

4. 诊断

根据短期内接触大量三氯乙烯的职业史和以神经系统损害为主的临床表现，结合现场卫生学调查，参考尿三氯乙酸含量测定，综合分析，排除其他原因引起的意识障碍、三叉神经分布区感觉障碍、周围神经病及心、肝、肾疾病后，方可参照《职业性急性三氯乙烯中毒诊断标准》(GBZ 38) 诊断。

5. 治疗及处理

（1）现场处理 迅速脱离现场至空气新鲜处，保持呼吸道通畅，静卧保暖。脱去被污染的衣物，用流动清水冲洗被污染的皮肤和眼；误服者予洗胃、导泻。密切观察病情。

（2）对症治疗 接触反应者应至少观察 24h，并根据情况给予对症治疗。无特效解毒剂，以对症及支持疗法为主。积极防治脑水肿和心、肝、肾损害。可适当使用糖皮质激素。心搏和呼吸停止者，迅速给予施行心肺复苏术。有脑神经损害者，按神经科治疗处理。中毒抢救时忌用拟肾上腺素类药物。因乙醇可增加三氯乙烯的毒性作用，应避免使用含乙醇的药物，如氢化可的松注射剂等。

（3）其他处理 轻度中毒患者治愈后可恢复原工作；中度和重度中毒患者应调离三氯乙烯作业岗位。如需劳动能力鉴定，按《劳动能力鉴定职工工伤与职业病致残等级》(GB/T 16180) 处理。

（三十八）氯丙烯中毒

氯丙烯为无色液体，有辛辣味，易燃，易挥发，沸点 44～45℃。难溶于水，可溶于各种有机溶剂。氯丙烯的急性影响主要为皮肤、黏膜刺激作用，慢性中毒以多发性周围神经损害为主。

1. 接触机会

氯丙烯可用于制备环氧氯丙烷，生产环氧树脂或甘油；或用以合成丙烯磺酸钠，作为聚丙烯腈纤维的原料；还可用作农药、医药、涂料、黏结剂、润滑剂等的原料，也可用作特殊反应的溶剂。

2. 发病机制

氯丙烯可经呼吸道、消化道和皮肤吸收。高浓度接触对眼及呼吸道黏膜有刺激作用，并有较弱的麻醉作用。长期慢性接触主要损害周围神经系统，其机制尚未阐明。研究发现，氯丙烯可导致神经细胞内 Ca^{2+} 稳态失调，并能显著降低组织中的非蛋白巯基。与轴索内神经细丝蛋白发生不可逆的共价结合，引起蛋白质交联，改变轴索的骨架蛋白。

3. 临床表现

（1）急性影响　高浓度的氯丙烯对眼及皮肤、黏膜具有刺激性。极高浓度接触可出现头晕、乏力、嗜睡等，一般脱离接触后可迅速恢复。

（2）慢性中毒　发病缓慢，以多发性周围神经病为主要表现，为轴索变性，属中枢-周围远端型轴索病。早期双下肢无力，有四肢麻木感，进而出现行走困难，肌力减退，指、趾端发麻、疼痛，小腿酸痛，部分有手足皮温下降。体检可见四肢呈手套或袜套样触、痛觉、振动觉减退或消失，关节位置觉常无明显影响，远端肌力下降，腱反射减弱、消失，远端肌肉萎缩。神经-肌电图检查显示感觉和运动神经传导速度减慢，呈神经源性损害，提示为轴索病，重者可有较多失神经电位。下肢血管彩色多普勒检查可见血管紧张度增高、弹性减弱或搏动性血流量减少。

4. 诊断

慢性氯丙烯中毒根据长期密切接触氯丙烯的职业史及以多发性周围神经损害为主的临床症状、体征以及神经-肌电图改变，结合现场卫生学调查和空气中氯丙烯浓度测定资料，排除糖尿病、营养缺乏病、压迫性损伤、药物等引起的周围神经病及其他工业毒物如正己烷、丙烯酰胺、二硫化碳等中毒和遗传性疾病、感染性疾病或结缔组织病、脉管炎等，参照《职业性慢性氯丙烯中毒诊断标准》（GBZ 6）进行诊断。诊断分级为观察对象、轻度中毒和重度中毒。

5. 治疗及处理

慢性中毒患者可用 B 族维生素、能量合剂或具有活血通络作用的中药治疗，并辅以体疗、理疗、针灸疗法和对症处理。

观察对象一般不调离氯丙烯作业岗位，应半年复查一次；轻度慢性氯丙烯中毒患者应调离氯丙烯作业岗位；重度中毒患者，应调离氯丙烯及其他对神经系统有害的作业岗位。

（三十九）氯丁二烯中毒

氯丁二烯为无色易挥发液体，有刺激气味，易燃，与火焰或热的金属表面接触，可分解为毒性更高的光气及其他氯化物。在职业活动中，特别是在氯丁橡胶的制造过程中，工人接触到氯丁二烯蒸气或液体，可引起急性或慢性中毒。氯丁二烯中毒是吸收氯丁二烯蒸气或液体所致的急性或慢性全身性疾病。急性中毒以中枢神经系统抑制和呼吸道刺激表现为主。慢性中毒以肝脏损害和神经衰弱综合征为主，多数病例尚有脱发。

1. 接触机会

工业上氯丁二烯主要用于制造氯丁橡胶。从事生产氯丁二烯、聚合、断链、凝聚、长网、干燥、压胶等的工人以及各种含有氯丁二烯单体的氯丁橡胶、胶乳、黏合剂等生产、加工和分析检验人员均有接触的机会。

2. 发病机制

高浓度氯丁二烯蒸气对黏膜有局部刺激作用，大量吸入有麻醉作用。氯丁二烯所致急性肝损害与脂质过氧化作用有关。动物实验发现吸入氯丁二烯的小鼠中，组织化学观察可见残存Ⅱ型肺泡细胞内与能量代谢、脂质代谢以及蛋白质代谢有关的多种酶的活性受抑制，认为这是导致细胞功能不足、表面活性物质合成分泌障碍，引起肺水肿的原因。引起溶血和其与体内还原型谷胱甘肽结合后，使红细胞谷胱甘肽减少有关。此外，由于氯丁二烯进入体内所形成的不饱和键可与巯基结合，毛发成分之一的半胱氨酸也随之耗尽，因而导致毛发脱落，但毛囊并无损伤。

3. 临床表现

（1）急性中毒　早期见眼、鼻及上呼吸道黏膜刺激症状，有咳嗽、胸闷、气急、恶心等。吸入高浓度可出现麻醉作用、呕吐、面色苍白、四肢厥冷、血压下降，甚至意识障碍。体格检查可见眼结膜充血、咽部充血，肺部可有散在干、湿啰音。X射线胸片可有肺纹理增强，甚至肺水肿改变。一般停止接触后，恢复较快，但高浓度短时接触后可死于肺水肿。

（2）慢性中毒　最突出的表现是脱发，其程度与接触浓度有关，但不是所有接触者皆发生脱发。此外，可见接触性皮炎、结膜炎及角膜周边性坏死。部分患者有指甲变色。常有头晕、头痛、失眠、记忆力减退、乏力、食欲减退等神经衰弱综合征的表现。较严重者可有贫血、中毒性肝病表现，甚至出现肝硬化。

4. 诊断

按照《职业性氯丁二烯中毒的诊断》（GBZ 32），急性中毒根据短期大量或长期密切的职业接触史和以中枢神经系统和（或）呼吸系统急性损害为主的临床表现，结合实验室检查结果及工作场所职业卫生学调查资料，进行综合分析，排除其他原因所致类似疾病后，方可诊断。慢性中毒应根据患者具有1年以上（含1年）密切接触氯丁二烯的职业史，以肝脏、神经系统损害为主的临床表现，结合实验室检查结果及工作场所职业卫生学资料，进行综合分析，排除其他原因所致类似疾病后，方可诊断。

5. 治疗及处理

（1）急性中毒　应立即脱离中毒现场，清洗被污染的眼和皮肤，更换被污染衣物，保持安静、保暖、给氧。急性期注意卧床休息，以对症及支持治疗为主，必要时给予糖皮质激素治疗。

（2）慢性中毒　治疗期间脱离氯丁二烯作业环境，适当休息，加强营养，对症治疗。

（3）其他处理　急性轻、中度中毒者经治愈后可恢复工作，重度中毒者视病情调离原岗位或从事轻体力工作。慢性轻、中度中毒者治愈后可恢复原工作。重度中毒者不再从事氯丁二烯作业，视病情休息或从事轻体力工作。若需劳动能力鉴定，按《劳动能力鉴定职工工伤与职业病致残等级》标准（GB/T 16180）处理。

（四十）苯的氨基及硝基化合物（不包括三硝基甲苯）中毒

苯的氨基及硝基化合物系苯或其同系物苯环上的氢原子被一个或几个氨基（—NH_2）或硝基（—NO_2）取代后形成的衍生物，因苯环不同位置上的氢可由不同数量的氨基或硝基、卤素或烷基取代，故可形成种类繁多的衍生物，比较常见的有苯胺、硝基苯、苯二胺、联苯胺、二硝基苯、三硝基甲苯、硝基氯苯等。此类化合物在常温下呈固态或液态，沸点高，挥发性低，难溶或不溶于水，易溶于脂肪、醇、醚、氯仿及其他有机溶剂。

苯的氨基及硝基化合物大多数可引起高铁血红蛋白血症、形成变性珠蛋白小体（Heinz 小体）、溶血等。但由于苯环上氨基或硝基的结合位置及数量不同，毒作用有所不同。如苯胺以形成高铁血红蛋白血症为主要毒作用；硝基苯对神经系统的毒作用较明显；邻甲苯胺可引起血尿；联苯胺及 β-萘胺可致膀胱癌；三硝基甲苯则以肝、眼晶状体损害为主。

1. 接触机会

本类化合物广泛应用于制药、染料、香料、油漆、印刷、油墨、橡胶、塑料及农药等生产工艺过程中。

2. 发病机制

该类化合物可经呼吸道及完整皮肤吸收，易挥发的品种如苯胺可经呼吸道吸入。其进入体内后，经氧化还原代谢后，大部分代谢终产物从肾脏随尿液排出。其对血液的毒性损害机制主要有两方面：

① 大多数苯的氨基及硝基化合物经体内代谢后产生苯胲和苯醌亚胺，这两种物质均为强氧化剂，能使血红蛋白氧化成高铁血红蛋白（MetHb），从而失去携氧能力，造成机体组织缺氧，引起中枢神经系统、心血管系统及其他脏器的一系列损害。

② 该类化合物经生物转化产生的中间产物可使红细胞内的还原型谷胱甘肽减少，红细胞膜失去保护，发生破裂而导致溶血；该类中间代谢物还可直接作用于珠蛋白分子中的巯基（—SH），使珠蛋白变性，形成变性珠蛋白小体（Heinz 小体），导致红细胞脆性增加，引起溶血。

3. 临床表现

（1）急性中毒　主要表现为高铁血红蛋白的生成导致的缺氧和发绀。首发症状常为发绀，最先见于口唇、指端及耳垂，与一般缺氧所见的发绀不同，呈蓝灰色，称为化学性发绀。当血中高铁血红蛋白占血红蛋白总量的 15% 时，即可出现明显发绀，但此时可无明显缺氧的症状；当高铁血红蛋白增加到 30% 以上时，出现头晕、头痛、乏力、恶心、视力模糊；当高铁血红蛋白升至 50% 时，出现心悸、胸闷、恶心、呕吐、呼吸困难、意识障碍，严重者出现抽搐、大小便失禁，甚至昏迷，可发生心律紊乱、休克。严重中毒者，中毒 3～4 天后可出现不同程度的血管内溶血，继发溶血性贫血、黄疸、血红蛋白尿，严重者可发生急性肾功能衰竭。一些苯的氨基及硝基化合物可直接损害肝细胞，常出现于中毒后 2～7 天，严重者可发生急性、亚急性黄色肝萎缩。少数见心肌损害。也可有化学性膀胱刺激及肾损害症状。口服中毒时胃肠道刺激症状可较明显。部分品种对皮肤黏膜有刺激和致敏作用。实验室检查：尿中可检出代谢产物氨基酚、对氨基酚等。

（2）慢性中毒　可有神经衰弱综合征，如头晕、头痛、倦乏无力、失眠、记忆力减退、食欲不振等症状，并出现轻度发绀、贫血和肝脾肿大等体征。红细胞中可出现 Heinz 小体。

4. 诊断

根据短期内接触高浓度苯的氨基、硝基化合物的职业史，出现以高铁血红蛋白血症为主的临床表现，结合现场卫生学调查结果，综合分析，排出其他原因所引起的类似疾病，方可参照《职业性急性苯的氨基、硝基化合物中毒的诊断》(GBZ 30) 进行诊断。诊断分级为接触反应、轻度中毒、中度中毒和重度中毒。慢性中毒目前尚无法定诊断标准。

5. 治疗及处理

（1）现场处理 应立即将患者移离中毒现场，脱去污染的衣物。用 5% 乙酸溶液清洗皮肤上污染的毒物，再用大量肥皂水或清水冲洗；眼部污染可用大量生理盐水冲洗。

（2）维持呼吸、循环功能 吸氧，必要时给予呼吸兴奋剂及强心、升压药等。

（3）高铁血红蛋白血症的处理 予小剂量亚甲蓝 1~2mg/kg，并辅予维生素 C 等治疗。患有 6-磷酸葡萄糖脱氢酶缺乏症者，不宜采用亚甲蓝治疗。

（4）溶血性贫血的治疗 碱化尿液，早期应用适量肾上腺糖皮质激素。严重者应采取输血或换血疗法。必要时选择适宜的血液净化疗法。

（5）中毒性肝损害和化学性膀胱炎的处理 积极护肝，碱化尿液，应用适量肾上腺糖皮质激素，防治继发感染及对症支持治疗。

（6）其他处理 轻、中度中毒者治愈后，可恢复原工作；重度中毒者可考虑调离原工作。

（四十一）三硝基甲苯中毒

三硝基甲苯有六种同分异构体，通常所指的是 2,4,6-三硝酸甲苯，即 TNT，俗称黄色炸药。分子量 227.13，熔点 80.65℃。不溶于水，溶于油脂、乙醇、苯、丙酮、乙酸甲酯、氯仿、乙醚等各种有机溶剂，受热易引起爆炸。主要毒作用为对肝和晶状体的损害。

1. 接触机会

三硝基甲苯通常由甲苯通过硝化剂作用而生产，作为炸药广泛应用。此外，三硝基甲苯还用作药品和染料的中间体。

2. 发病机制

三硝基甲苯可经皮肤、呼吸道及消化道吸收。进入体内的三硝基甲苯在肝微粒体和线粒体的参与下通过氧化、还原、结合等途径进行代谢，代谢终产物主要经肾脏排出。接触三硝基甲苯的工人尿液内可以检出的代谢产物以 4-氨基-2,6-二硝基甲苯（4-A）含量最多，尿 4-A 和原形态三硝基甲苯含量可作为生物监测指标。三硝基甲苯在眼和肝的平均滞留时间较长，有明显的蓄积作用。

三硝基甲苯急性毒性属中等毒类，在体内形成高铁血红蛋白的能力较弱。对晶状体的损害主要为引起中毒性白内障。肝脏损害的机制可能与三硝基甲苯硝基阴离子自由基有关，它可形成大量活性氧，致使脂质过氧化与细胞内钙稳态失调；也可能是三硝基甲苯与体内氨基酸结合，导致氨基酸缺乏，致使肝细胞营养不良所致。

3. 临床表现

（1）急性中毒 短时间内接触大剂量三硝基甲苯，可出现头晕、头痛、恶心、呕吐、乏力、腹痛、纳差等，并可有口唇、鼻尖、耳郭、指（趾）端发绀，胸闷及呼吸困难等高铁血红蛋白血症的表现，严重者出现意识障碍、昏迷；大剂量接触三硝基甲苯可发生严重肝损害，短时间内出现黄疸、腹水、肝肾功能衰竭。部分患者出现溶血表现。实验室检查可有血中 MetHb 含量增高、检出变性珠蛋白小体、尿 4-A 含量升高等。

（2）慢性中毒 长期接触三硝基甲苯主要引起肝、晶状体、血液等损害。

① 中毒性肝损害　表现为纳差、厌油、恶心、乏力、肝区疼痛，检查肝大、有压痛及叩痛，肝功能试验异常，严重者可发生肝硬化。

② 中毒性白内障　三硝基甲苯可引起特征性的晶状体损害。发病缓慢，一般需接触2～3年后才发病，晶状体损害随接触工龄增长而加重，且脱离接触环境后仍可继续发展，严重者可致盲。

③ 血液系统　长期接触高浓度三硝基甲苯可出现贫血或再生障碍性贫血。血中检出变性珠蛋白小体。

④ 皮肤改变　接触三硝基甲苯的工人可出现"三硝基甲苯面容"：面色苍白，口唇、耳郭青紫色。接触部位皮肤可产生过敏性皮炎，严重时呈鳞状脱屑。

⑤ 其他　对生殖功能也有影响。长期接触三硝基甲苯的工人类神经症发生率较高，可有自主神经功能紊乱。部分可出现心肌及肾损害。大量的动物实验显示，三硝基甲苯具有明显致畸、致突变和致癌作用。

4. 诊断

急性或亚急性中毒，根据三硝基甲苯接触史及典型的临床表现，诊断不难。生产中急性中毒少见。

按照《职业性慢性三硝基甲苯中毒的诊断》(GBZ 69)，慢性中毒的诊断根据长期三硝基甲苯职业接触史，出现肝脏、血液及神经等器官或者系统功能损害的临床表现，结合职业卫生学调查资料和实验室检查结果，综合分析，排除其他病因所致的类似疾病，方可诊断。诊断分级为轻度中毒、中度中毒和重度中毒。

5. 治疗及处理

（1）急性中毒　应迅速将患者移至空气新鲜处，及时去除被污染的衣物，经口摄入者应催吐、洗胃和导泻。高铁血红蛋白血症可予亚甲蓝，轻者可用维生素C、葡萄糖液静注。急性血管内溶血患者可给糖皮质激素，视病情可输血或换血，并积极防治肝肾损害及采取支持疗法。

（2）慢性中毒　按内科进行保肝、对症及支持治疗。

（四十二）甲醇中毒

甲醇又称木醇、木酒精，为无色、透明、易挥发的液体，略有酒精气味。分子量32.04，沸点64.5℃。能与水、乙醇、乙醚、苯、酮、卤代烃和许多其他有机溶剂相溶。

1. 接触机会

甲醇是重要的有机化工原料，应用广泛，用于生产甲醛、合成橡胶、甲胺、对苯二甲酸二甲酯、甲基丙烯酸甲酯、氯甲烷、醋酸、甲基叔丁基醚等有机化工产品；作为有机溶剂，用于调制油漆；还作为萃取剂在分析化学中应用。甲醇已开始作为优良的汽车燃料使用。工业酒精含一定量的甲醇（约4%）。

2. 发病机制

甲醇主要经呼吸道和胃肠道吸收，皮肤也可吸收一部分。甲醇进入体内后，可迅速分布在机体各组织内，在体内经醇脱氢酶作用氧化成甲醛，进而氧化成甲酸。甲醇在体内氧化、代谢缓慢，有明显的蓄积作用。主要损害有中枢神经系统麻醉作用、视神经和视网膜损害作用及引起代谢性酸中毒。

① 甲醇对神经细胞有直接毒性，具有明显的中枢麻醉作用。

② 甲醇对视神经及视网膜有特异性的损害作用，一般认为是源于甲醇的代谢产物甲醛对视网膜的损害。因视网膜缺乏甲醛脱氢酶，甲醇代谢过程中形成的甲醛不能转化为甲酸，导致甲醛在视网膜内大量积聚，抑制视网膜的氧化磷酸化过程，使膜内能量代谢障碍，细胞发生退行性变，引起视神经萎缩。也有研究认为甲醇的眼毒性物质主要为甲酸或甲酸盐。

③ 甲醇在体内氧化过程中可使细胞内 $NAD/NADH^+$ 比例下降，促进糖酵解而产生乳酸；甲醇在体内抑制某些氧化酶系，使糖的需氧分解受阻，导致乳酸和其他有机酸蓄积，导致代谢性酸中毒。

3. 临床表现

（1）急性中毒　短期接触较大量的甲醇，可出现轻度眼和上呼吸道黏膜刺激症状；口服者可有胃肠道刺激症状。吸入中毒潜伏期一般为 1～72h，也有长达 96h 的；口服中毒潜伏期多为 8～36h；如同时摄入乙醇，潜伏期更长。

① 中枢神经系统症状　表现为头晕、头痛、眩晕、乏力、步态蹒跚、表情淡漠，重者出现意障碍、昏迷及癫痫样抽搐等。少数严重口服中毒者在急性期或恢复期可出现锥体外系损害、发音困难及锥体束损害症状。头颅 CT 检查发现豆状核和皮质下中央白质对称性梗死。少数病例出现精神症状，如多疑、恐惧、狂躁、幻觉、忧郁等。

② 视神经及视网膜损害　为本病特征性表现。早期表现为视物模糊、黑影、复视、畏光、闪光感等。严重者视力急剧下降至失明。眼科检查多有瞳孔扩大、对光反射迟钝或消失。眼底检查可见视盘充血、视网膜水肿、视野改变，色觉障碍，视力下降，重者可出现视神经萎缩。

③ 代谢性酸中毒　二氧化碳结合力降低，严重者出现呼吸深而快呈 Kussmaul 呼吸，可成为主要死因。

④ 消化系统及其他症状　可有恶心、呕吐、上腹痛，可并发肝损害；口服中毒者可并发急性胰腺炎；少数病例伴有心动过速、心肌炎、ST 段和 T 波改变、急性肾功能衰竭等。

早期测定血中甲醇及甲酸浓度有助于诊断。

（2）慢性中毒　职业性慢性甲醇中毒尚无肯定的报道，皮肤反复接触甲醇溶液可引起局部脱脂和皮炎。

4. 诊断

急性中毒参考《职业性急性甲醇中毒的诊断》（GBZ 53），依据较高浓度的职业接触史，经短时的潜伏期后，出现典型的临床症状和体征，结合实验室检查，综合分析，排除其他类似疾病后作出诊断。诊断分级为观察对象、轻度中毒和重度中毒。

5. 治疗及处理

急性中毒者应立即脱离现场，去除被污染的衣物并做局部清洗，口服中毒者及时洗胃及导泻；双眼避免光线直接刺激；及早给予碳酸氢钠溶液以积极纠正酸中毒。中毒严重者应及早进行血液透析或腹膜透析；解毒剂可考虑使用叶酸类、乙醇等；早期、足量、短程使用皮质激素。视神经损害者按专科处理。积极防治脑水肿，加强支持和对症治疗。

（四十三）酚中毒

苯酚又名石炭酸，为白色、半透明的针状结晶，遇空气和光变红色，有特殊的芳香味。

分子量 94.11，熔点 43℃。易燃、易爆，易潮解，能溶于水，易溶于醇、氯仿、乙醚、丙三醇、二硫化碳、凡士林等。酚为细胞原浆毒，多因意外泄漏致吸入高浓度酚或皮肤灼伤而导致急性中毒。急性中毒可造成中枢神经、肾、心血管、血液、呼吸系统等多脏器的损伤。

1. 接触机会

苯酚作为化工生产中间体，用于酚醛树脂、塑料、橡胶、纺织、造纸、肥皂、香料、制革、油漆、玩具、染料、炸药等工业生产中，也用作消毒剂、杀虫剂、化学分析试剂，医药上常用于止痒剂。

2. 发病机制

酚可经呼吸道、胃肠道及完整的皮肤吸收，吸收后迅速进入血液并分布到机体各组织。其主要代谢途径是与葡糖醛酸或硫酸结合，一小部分经羟基化后形成儿茶酚和对苯二酚。约99％的酚在 1～2 天内随尿排出，极少量随粪便或呼气排出。酚属细胞原浆毒，能使蛋白质变性和沉淀，穿透组织，对身体各种细胞都有直接损害作用：

① 对皮肤、黏膜、眼有强烈的刺激和腐蚀作用。

② 使心肌细胞变性坏死、肝细胞肿胀破裂、红细胞膜破裂导致溶血，损害肾小球和肾小管上皮细胞等。

③ 对血管舒缩中枢和呼吸、体温中枢有显著的抑制作用。

3. 临床表现

（1）急性中毒　职业中毒常发生于吸入高浓度酚或酚泄漏致皮肤灼伤者，主要表现为：

① 中枢神经系统症状　常为急性酚中毒的首发症状。轻者头晕、头痛、乏力、恶心等；重者出现意识障碍，可有反复抽搐。

② 肾损害　肾脏是酚中毒最常见的靶器官。轻者可见蛋白尿、管型尿、血尿，血肌酐、尿素氮升高；重者出现急性肾功能衰竭。

③ 心血管系统症状　可有血压升高、心肌酶升高、心律失常；重者可出现心室颤动、休克等。

④ 呼吸系统症状　吸入高浓度酚蒸气或误服酚者，可出现明显的呼吸系统症状，有呼吸急促、发绀、呼出气带酚味；严重者可出现肺水肿，甚至呼吸衰竭。

⑤ 其他表现　可出现溶血，排酱油样尿，一般溶血程度较轻。也可有肝损害表现如肝酶升高等。误服尚可引起消化道灼伤。皮肤及眼接触可致局部灼伤：皮肤灼伤创面早期为无痛性苍白、起皱，继而形成褐色痂皮，创面愈合迟缓。苯酚经灼伤的皮肤吸收后可引起急性肾功能衰竭等急性中毒表现。急性期患者血酚及尿酚增高。

（2）慢性中毒　长期接触低浓度酚可出现非特异性的消化道及神经系统症状，如头晕、头痛、失眠、易激动、恶心、食欲减退等。

4. 诊断

急性中毒根据接触史、临床表现、实验室检查，呼出气或呕吐物有苯酚气味，诊断不难。诊断及分级标准依据为《职业性急性酚中毒诊断标准》(GBZ 91)。

5. 治疗及处理

① 立即脱离现场，脱去被污染的衣物。用大量流动清水冲洗污染创面，同时使用

30％～50％酒精或聚乙烯乙二醇溶液擦拭创面至无酚味为止。清洗应彻底，时间应达30min；口服者服植物油 15～30mL，催吐，然后用温水洗胃至呕吐物无酚气味为止，再给予硫酸钠导泻。消化道已有严重腐蚀时禁忌洗胃。眼接触者用生理盐水、冷开水或清水至少冲洗 10min，对症处理。皮肤冲洗后可继续用 4％～5％碳酸氢钠溶液湿敷创面。皮肤灼伤者需医学观察 24～48h。

② 无特效解毒药，对吸收量较大或有肾功能损伤者应尽早进行血液透析或血液灌流。

③ 积极对症及支持处理。重点是保护中枢神经、肾脏功能，防治血管内溶血、肺水肿等。

（四十四）五氯酚（钠）中毒

五氯酚为白色针状结晶，有刺激性酚样气味。分子量 266.35，蒸气密度 9.2。不溶于水，溶于乙醚、苯和醇，其钠盐溶于水。接触五氯酚及五氯酚钠可引起急性五氯酚中毒，表现为以热能代谢异常为特征的全身性疾病，出现高热、大汗，并可发生中枢神经系统、肺、心、肝和肾损害。

1. 接触机会

五氯酚主要用于木材防腐、皮革防霉，用作杀菌剂、杀虫剂和除草剂。

2. 发病机制

五氯酚及其钠盐可经呼吸道、皮肤和消化道吸收，在生产和使用过程中以皮肤吸收为主要途径，吸收后主要分布在肝、肾、心、肺等。74％以原形态从肾排泄，排泄缓慢，有蓄积作用。五氯酚属高毒类，对眼及呼吸道有刺激作用。五氯酚进入人体后与血浆蛋白结合，引起体内氧化磷酸化过程的阻断，机体氧化代谢过程中产生的能量不能通过磷酸化转变为ATP 或磷酸肌酸，导致能量不能贮存而转化为热能并大量散发，出现代谢亢进、高热、肌无力，并造成中枢神经系统和肝、肾损害。

3. 临床表现

（1）急性中毒　职业中毒常由皮肤直接与五氯酚接触所致。常有数小时潜伏期。先有乏力、低热，病情进展快，体温可在 1～2h 内突然升高至 40℃ 以上，并出现大汗淋漓，伴头晕、头痛、恶心、呕吐、上腹痛、烦躁、意识模糊或昏迷、抽搐，常伴有肝肾损害。皮肤被污染后可出现局部疼痛、红斑、水疱。呼吸道吸入可出现黏膜刺激症状及气管炎表现。眼接触可引起眼刺痛、流泪、结膜炎。实验室检查有血白细胞总数增加、代谢性酸中毒、肝酶升高及肾损害。正常人尿中不含五氯酚，尿五氯酚的生物阈限值为 2mg/L，中毒患者常高于10mg/L，但与病情轻重不完全呈平行关系。

（2）慢性中毒　目前尚无慢性中毒的报道。

4. 诊断

根据短期内接触较大量的五氯酚职业史、典型的临床表现，结合现场劳动卫生学调查，综合分析，排除中暑、流行性感冒等发热疾病和急性消化系统疾病等其他类似疾病，依据《职业性急性五氯酚中毒诊断标准》(GBZ 34) 方可诊断。

5. 治疗及处理

立即脱离现场，脱去被污染的衣物，用肥皂水清洗污染皮肤。口服者尽早用清水洗胃。

对接触反应者应至少观察 24h，特别注意其意识与体温变化。治疗以控制发热为主。合理补液，维持电解质平衡，必要时给予肾上腺糖皮质激素，供给能量，并注意保护主要脏器。

（四十五）甲醛中毒

甲醛又名蚁醛，为有辛辣刺激性气味的易燃气体。分子量 30.03，沸点 −19.5℃，易溶于水、醇和其他极性溶剂，属中等毒性物质。其 37％的水溶液俗称"福尔马林"。

1. 接触机会

甲醛主要用于制造树脂、合成塑料和橡胶。在建筑材料、木材防腐、皮革加工、造纸、制药、油漆、染料、炸药、饮料制造业，石油工业，化工原料制造业、化学试剂制造业、日用化学产品制造业、石墨及碳素制品业，固化磨具、熔模铸造、贴面材料粘制、酚醛材料压制、居室装潢等多方面大量应用。农畜牧业和医药中用其水溶液作防腐剂、消毒剂、熏蒸剂。

2. 发病机制

甲醛主要经呼吸道吸收，也可经消化道进入人体，经皮肤吸收微量。吸收的甲醛在体内很快被氧化成甲酸，大部分进一步氧化成二氧化碳经呼气排出，少量以甲酸盐形式经肾脏随尿液排出。甲醛是人体内氨基酸、蛋白质的正常代谢产物，也是体内一些物质的生物合成原料。甲醛具有十分活泼的化学与生物学活性，在体内可和多种生物大分子结合。

① 甲醛为原浆毒，能凝固蛋白质，对皮肤黏膜有强烈的刺激作用。

② 甲醛作为半抗原，通过激活表皮中蛋白结合 T 淋巴细胞，当再次接触时，可引起Ⅳ型超敏反应，表现为变应性接触性皮炎。

③ 甲醛易与细胞内亲核物质反应形成加合物，并可引起 DNA-蛋白质交联。实验表明，甲醛是较强的致突变剂，是确认的动物致癌物。

3. 临床表现

（1）急性中毒　接触甲醛蒸气可引起流泪、流涕、结膜炎、鼻炎、咽喉炎和支气管炎，严重者可发生角膜水肿、喉痉挛、喉头水肿，少数发展为化学性肺炎、肺水肿。可伴有头晕、乏力等全身症状。吸入甲醛溶液者可很快出现呼吸窘迫。误服甲醛溶液者以消化道症状为主，严重时可发生消化道糜烂、出血、溃疡、穿孔，以及休克、昏迷、代谢性酸中毒和急性肝肾功能损害。接触甲醛溶液可引起急性接触性皮炎，浓度高时可出现皮肤凝固性坏死。

（2）慢性中毒　长期低浓度接触甲醛可有神经衰弱症候群、消化障碍、兴奋、震颤、感觉过敏、平衡失调和视力障碍。但目前未见肯定的慢性中毒病例报道。

4. 诊断

急性甲醛中毒的诊断按《职业性急性甲醛中毒诊断标准》（GBZ 33）执行。仅出现一过性眼和上呼吸道黏膜刺激症状为刺激反应；急性支气管炎或一～二度喉水肿为本病的诊断起点，根据呼吸系统急性损害、喉水肿程度和 X 射线胸片检查情况而分级诊断为轻度中毒、中度中毒及重度中毒。

5. 治疗及处理

治疗原则参见本节"氯气中毒"部分。本病的潜伏期可长达 48h，对接触高浓度甲醛者应注意观察。被污染的皮肤应予大量清水彻底冲洗，再予肥皂水或2%碳酸氢钠溶液清洗。溅入眼内者须立即予大量清水冲洗。早期也可给予0.1%淡氨水吸入，促进甲醛转化为毒性较低的六次甲基四胺（乌洛托品），以保护呼吸道黏膜。

轻度和中度中毒者治疗后一般可从事原工作，但对甲醛过敏者应调离原作业；重度中毒者视疾病恢复情况，酌情安排不接触毒物的工作。

（四十六）硫酸二甲酯中毒

硫酸二甲酯为无色油状液体，分子量126.23，沸点188℃，略有洋葱样气味，具强烈的刺激性和腐蚀性。低温时微溶于水，18℃时易溶于水；易溶于氯仿、乙醇等有机溶剂，遇碱迅速分解，遇水或湿气时水解，产生硫酸和甲醇。

1. 接触机会

硫酸二甲酯在化工有机合成上作为甲基化原料，广泛用于制药、农药制造业；阳离子染料、活性染料、香料合成等产业；用于催化剂及各种化学助剂制造、塑料制造、日用化学产品制造、有机化工原料制造等。仓储运输中也常有接触。

2. 发病机制

硫酸二甲酯主要经呼吸道、皮肤进入人体，可在血浆中溶解。硫酸二甲酯属高毒类，具有强烈的刺激性和腐蚀性，并有迟发性生物效应。本品遇水后可缓慢水解为硫酸、甲醇及硫酸氢甲酯，硫酸和硫酸氢甲酯对眼及呼吸道黏膜产生强烈的刺激和腐蚀作用，与组织中的蛋白质反应，引起接触面的炎症和坏死。甲醇被吸收至血，可对神经系统产生毒作用。此外，硫酸二甲酯对机体生命器官有细胞毒作用，可致脑、心、肝、肾等损伤。其对全身及中枢神经的影响可能与其对某些重要的酶的甲基化作用有关，也可能与本品整个分子的毒作用有关。

3. 临床表现

（1）急性中毒 职业中毒多由吸入蒸气引起，也可经皮肤接触吸收中毒。患者有畏光、流泪、眼痛、咽喉痛、声音嘶哑、胸闷、呛咳、头昏，检查发现结膜充血、水肿，以及眼睑痉挛、悬雍垂水肿、喉水肿，两肺可有干、湿啰音。严重者数小时后出现呼吸困难、咳嗽加剧、咳痰，可咳血丝痰，两肺有大量干、湿啰音，并见烦躁、心悸，可伴发心肝肾损害、溶血性黄疸、休克、昏迷。少数在中毒24~48h出现迟发性肺水肿。中毒1~3日后气管可有大片坏死黏膜脱落，可引起窒息。实验室检查可见外周血白细胞增高，动脉血氧分压降低，可有心、肝、肾等脏器损害表现。皮肤及眼接触后可致严重的局部灼伤。

（2）慢性中毒 未见有慢性中毒病例的报道。长期低浓度接触可引起眼和呼吸道慢性非特异性炎症表现。国外文献报道，长期接触硫酸二甲酯有患肺癌、脉络膜黑色素瘤的风险。

4. 诊断

急性中毒的诊断按《职业性急性硫酸二甲酯中毒诊断标准》(GBZ 40) 执行。仅出现一过性眼和上呼吸道刺激症状为刺激反应；根据呼吸系统急性损害、喉水肿程度、X射线胸片检查情况及严重并发症而分级诊断为轻度中毒、中度中毒及重度中毒。

5. 治疗及处理

治疗原则参见本节"氯气中毒"部分。预防和治疗喉水肿及肺水肿是处理本病的关键。

患者常有较严重的眼和皮肤灼伤，应予相应的积极治疗。

轻、中度中毒患者治愈后可恢复原工作；重度中毒患者应调离原工作岗位。

（四十七）丙烯酰胺中毒

丙烯酰胺为白色结晶粉末，分子量 71.8，熔点 84.5℃，室温下稳定，不易挥发，易溶于水、乙醇、乙醚、丙酮。本品易聚合和共聚，遇热、明火可燃，受高热分解，产生腐蚀性气体。丙烯酰胺是蓄积性神经毒物，属中等毒性，对神经系统有较广泛的损害作用。

1. 接触机会

丙烯酰胺的合成；其聚合物或共聚物用作化学灌浆物料、土壤改良剂、纤维改性剂、絮凝剂、黏合剂和涂料。丙烯腈聚合、建筑业防水补漏、修筑隧道工程加固土质、污水处理、造纸行业等，均有可能接触丙烯酰胺。聚丙烯酰胺凝胶电泳技术广泛应用于医学和化工检验。

2. 发病机制

丙烯酰胺可经皮肤、呼吸道及胃肠道吸收，经皮肤的吸收量可为经消化道吸收量的 200 倍左右。丙烯酰胺吸收后很快分布于全身，可通过血脑屏障和胎盘屏障。丙烯酰胺是蓄积性神经毒物，属中等毒性，对神经系统有较广泛的损害作用。主要由于丙烯酰胺与神经系统中蛋白质的巯基结合，抑制轴索与轴浆运输有关的酶，致使髓鞘变性、脱失；丙烯酰胺还可抑制 Na^+-K^+-ATP 酶活性，引起微粒体膜结构变化，从而导致细胞内 Ca^{2+} 稳态失调。

3. 临床表现

（1）**急性中毒** 短期内大量接触丙烯酰胺，可出现中毒性脑病，表现为不同程度的意识障碍，小脑共济失调和谵妄、躁狂、思维紊乱、幻觉等精神症状。接触部位皮肤肿胀、红晕、破溃。经 1 个月后脑病病情可逐渐好转，继而出现感觉运动型周围神经病。目前丙烯酰胺急性中毒较少见，大多表现为亚急性中毒：在大量接触约 1 个月内出现眼球水平性震颤、言语含糊不清、指鼻试验和跟膝胫试验不稳、轮替动作失调、步态不稳，重者出现意识模糊、谵妄、中毒性精神障碍、智力明显下降，病情恢复较慢，重者易合并感染、窒息、褥疮、营养不良等，可危及生命。经合适处理 2～4 周甚至更长时间后中毒性脑病症状逐渐消退，四肢出现感觉运动型多发性周围神经病，表现为肢体麻木、刺痛、下肢无力，对称性远端音叉振动觉和触觉障碍、腱反射减弱或消失、感觉性共济失调、肌力减退等；严重者远端肌肉萎缩，影响运动功能。神经-肌电图示远端感觉神经电位明显降低，有神经源性损害，可有较多自发性失神经电位。部分患者有脊髓病变，出现膀胱功能障碍、顽固性尿潴留。

（2）**慢性中毒** 接触工龄多为数月至数年。早期出现头晕、疲乏、无力、嗜睡、食欲不振，逐渐出现肢体麻木、刺痛，以及持物不稳、系扣困难等周围神经症状，常伴有手掌和足底皮肤潮红、脱屑，手心、足心多汗。检查见大小鱼际肌、掌间肌萎缩，呈手套、袜套样感觉减退，腱反射减弱或消失，下肢肌力下降，重者瘫痪。病理上属于中枢-周围性远端型轴索病。

4. 诊断

按照《职业性丙烯酰胺中毒的诊断》(GBZ 50)，急性中毒根据短期内接触大量丙烯酰胺的职业史，以中枢神经系统功能障碍为主的临床表现，结合实验室检查结果及工作场所职业卫生学调查，进行综合分析，排除其他类似疾病后，方可诊断。职业性急性中毒病例大多为亚急性发病过程，应注意与中枢神经系统感染、脑血管意外、颅脑外伤、代谢障碍疾病、癫痫、急性药物中毒、精神分裂症、心因性精神障碍等鉴别，并与其他中毒性脑病如烷基锡、四乙基铅、1,2-二氯乙烷、溴甲烷、碘甲烷、有机汞中毒等相鉴别。

慢性中毒根据长期接触丙烯酰胺的职业史，出现多发性周围神经损害的症状、体征及神经-肌电图改变，结合工作场所职业卫生学调查，排除其他病因引起的周围神经疾病后，方可诊断。应注意鉴别的其他疾病包括急性感染性多发性周围神经病（格林-巴利综合征）、糖尿病、遗传性疾病、药物（异烟肼、呋喃类等）中毒等；以及排除其他毒物如正己烷、氯丙烯、砷、铊、溶剂汽油、磷酸三邻甲苯酯（TOCP）、环氧乙烷、甲基正丁基丙酮等中毒。

5. 治疗及处理

（1）急性中毒　应及时脱离现场，清洗被污染的皮肤、毛发，使用糖皮质激素，有精神症状者应予抗精神病药。病程往往较长，应加强护理，防治并发症。急性中毒常向慢性中毒转变，应早期预防，积极护脑、营养神经，应用促进脑细胞功能恢复药物，可行高压氧治疗，加强对症、支持治疗。

（2）慢性中毒　主要针对周围神经病处理，可用 B 族维生素、神经营养药物及中药治疗，并辅以康复治疗及对症治疗。

（四十八）二甲基甲酰胺中毒

二甲基甲酰胺（DMF）为无色、有鱼腥味或氨气味的液体，分子量 73.1，沸点 153℃，能与水和常见的有机溶剂混溶，与碱接触可生成二甲胺。二甲基甲酰胺属中低毒类，为亲肝毒物，有局部黏膜刺激性，急性中毒还可引起特征性的出血性胃肠炎。

1. 接触机会

二甲基甲酰胺是工业用途较广的有机溶剂，用于制造聚氯乙烯、聚丙烯腈等合成纤维，也用于有机合成、制造染料、制药、石油提炼和制造树脂等工业。经二甲基甲酰胺处理的聚氨酯制衣面料在整烫、裁剪等处理时可有二甲基甲酰胺的释出。

2. 发病机制

二甲基甲酰胺可经呼吸道、皮肤及消化道吸收。吸收后部分以原形态从呼吸道和随尿液排出，另一部分经肝内微粒体混合功能氧化酶进行脱甲基化作用，形成甲基甲酰胺（NMF）后随尿液排出。二甲基甲酰胺为亲肝毒物，其在代谢过程中产生的异氰酸甲酯，可能与蛋白质、DNA 和 RNA 等细胞大分子的亲核中心共价结合，造成机体肝、肾损害。

3. 临床表现

（1）急性中毒　呼吸道大量吸入后一般经 6～24h 潜伏期后发生急性中毒；皮肤侵入者潜伏期可较长，也有自接触至发病为 2～4 周的亚急性中毒病例。急性中毒多见于以聚氨酯面料制衣的裁剪工、缝纫工和整理工，消化系统损伤尤其是肝损害为其主要临床表现，出血性胃肠炎可为其特征性表现。

①　黏膜刺激及局部损伤　二甲基甲酰胺蒸气可引起眼和上呼吸道轻、中度刺激症状；皮肤及眼接触可致程度不等的灼伤。

② 胃肠道症状　常有纳差、恶心、呕吐、腹部不适及便秘等，可有腹痛，多在上腹及脐周，亦可出现较剧烈的腹绞痛，部分有黑便、大便潜血试验阳性。胃镜显示出血性胃肠炎表现：黏膜充血、水肿、糜烂、有小出血点或黏膜轻度脱垂。

③ 肝损害　常较为突出，可有乏力、厌食、黄疸、肝大、压痛、肝功能指标异常。严重急性中毒或急性中毒未脱离环境继续工作者可出现重症中毒性肝病，原患有各种肝脏疾病者对 DMF 较为敏感。

尿液中代谢产物甲基甲酰胺（NMF）可作为生物监测的接触指标。

（2）慢性中毒　目前尚未见慢性中毒报道。长期接触低浓度 DMF 蒸气可出现慢性皮炎、神经衰弱综合征。部分有肝、肾功能异常。

4. 诊断

急性二甲基甲酰胺中毒的诊断按《职业性急性二甲基甲酰胺中毒的诊断》（GBZ 85）执行。根据肝脏损害的程度或特征性的出血性胃肠炎表现，分级诊断为接触反应、轻度中毒、中度中毒和重度中毒。应注意与病毒性肝炎、药物性肝损害、急性胃肠炎等鉴别。

5. 治疗及处理

（1）现场处理　脱离现场，脱去被污染的衣物。皮肤被污染时立即用清水冲洗，避免用碱性液体冲洗。

（2）治疗原则　无特效解毒药物，主要为保护肝脏、保护胃黏膜及解痉止痛等对症及支持治疗。

（3）重度中毒　可应用肾上腺糖皮质激素。

（四十九）有机磷中毒

有机磷农药是目前我国生产和使用最多的一类农药，绝大部分用作杀虫剂。有机磷农药大多数为磷酸酯类或硫代基磷酸酯类化合物，其结构通式为见图 2-1。

图 2-1　有机磷化合物结构通式

其中结构式中 R^1、R^2 多为甲氧基（CH_3O—）或乙氧基（C_2H_5O—）；Z 为氧或硫原子；X 可为烷氧基、芳氧基或其他基团，代入不同的基团，可产生各种不同的有机磷化合物。常用的包括对硫磷（1605）、内吸磷、马拉硫磷、乐果、敌百虫及敌敌畏等。有机磷农药一般为油状液体，工业品呈淡黄色至棕色，易挥发，常有类似大蒜的臭味。不溶或微溶于水，易溶于有机溶剂和植物油。对光、热、氧及在酸性溶液中较稳定，遇碱则易分解破坏。但敌百虫例外，其易溶于水，在碱性溶液中可变成毒性较大的敌敌畏，故敌百虫中毒时禁用碱性液体处理。

1. 接触机会

有机磷农药的生产、运输、销售、保管及使用等各个环节均有接触机会。

2. 发病机制

有机磷可经消化道、呼吸道及完整的皮肤吸收，经呼吸道或胃肠道进入人体时，吸收较为迅速而完全，其职业中毒主要由皮肤接触吸收引起。吸收的有机磷随血流迅速分布于全身各器官，其中以肝脏含量最高，肾、肺、脾次之，可通过血脑屏障进入脑组织，脑内含量则取决于农药穿透血脑屏障的能力。有的可通过胎盘屏障进入胎儿体内。

有机磷中毒的主要机制是抑制胆碱酯酶（ChE）的活性，导致乙酰胆碱在体内的蓄积。乙酰胆碱是胆碱能神经的化学递质，胆碱能神经包括大部分中枢神经纤维、交感与副交感神经的节前纤维、全部副交感神经的节后纤维、运动神经、小部分交感神经的节后纤维，如汗腺分泌神经及横纹肌血管舒张神经等。乙酰胆碱蓄积增多时即产生以胆碱能神经系统功能亢进为主的中毒临床表现。

有些有机磷品种如敌百虫、敌敌畏、马拉硫磷、甲胺磷、三甲苯磷等急性中毒症状消失后可出现迟发性多发性神经病（OPIDP）。可能与该类有机磷与胆碱酯酶结合后形成的磷酰化胆碱酯酶结合稳固，胆碱酯酶不能复能，引起迟发的周围神经和脊髓长束的轴索变性有关。

3. 临床表现

（1）急性中毒　中毒症状出现的时间和严重程度与有机磷的性质，毒物的进入途径、进入量和吸收量，人体的健康情况等均有密切关系。急性中毒多在数小时内发病，如吸入或口服高浓度或剧毒的有机磷农药可在数分钟内即发病。急性中毒的主要表现为：

① 毒蕈碱样症状　恶心、呕吐、腹泻、腹痛，多汗、流涎，瞳孔缩小，重症者瞳孔小如针尖样；病情加重可出现大小便失禁，口鼻分泌物明显增多；严重时出现肺水肿，表现为呼吸困难、双肺满布湿啰音伴血性泡沫痰。

② 烟碱样症状　早期可出现四肢、面部及胸腹部肌束震颤，重者肌肉痉挛，进而由兴奋转为抑制，出现肌无力、肌肉麻痹。可有血压升高及心动过速，晚期可出现心律紊乱、血压降低。

③ 中枢神经系统症状　常有头昏、头痛、乏力等，随后出现烦躁不安、不同程度的意识障碍、惊厥、昏迷及阵发性抽搐。严重者发生脑水肿，甚至呼吸中枢麻痹而死亡。

④ 其他症状　可出现中毒性肝病、急性坏死性胰腺炎、中毒性心肌损害等并发症。

⑤ 实验室检查　全血胆碱酯酶活力低于正常值的80%以下，对诊断有重要的参考价值；呕吐物或血中可检出有机磷；尿中可检出有机磷分解产物对硝基酚。

（2）中间肌无力综合征（IMS）　急性乐果、氧化乐果、敌敌畏、甲胺磷中毒较易出现中间肌无力综合征。在急性中毒后1～4天左右，胆碱能危象基本消失且意识清楚的情况下，又出现肌无力或肌肉麻痹为主的临床表现，可累及以下3组肌肉：

① 屈颈肌和四肢近端肌肉对称性肌力下降，抬头无力，四肢抬举困难，肌张力偏低或正常，腱反射减弱或消失，不伴感觉障碍。

② 部分脑神经支配的肌肉无力，可累及第3～7及第9～12对脑神经支配的部分肌肉，出现睁眼困难、复视、咀嚼无力、张口困难、面部表情活动受限、吞咽困难、声音嘶哑、转颈及耸肩无力或伸舌困难等运动障碍。

③ 呼吸肌麻痹，出现胸闷、气短、发绀、肺部呼吸音减低、呼吸肌力减弱，常迅速发展为呼吸衰竭。此时，高频重复刺激周围神经的肌电图检查，可引出肌诱发电位波幅呈进行性递减。全血或红细胞胆碱酯酶活性多在30%以下。

（3）迟发性多发性神经病（OPIDP）　马拉硫磷、对硫磷、甲基对硫磷、敌百虫、敌敌畏、甲胺磷、杀螟松、稻瘟净等引起的中度和重度中毒后较易发生。在急性中毒后2～4周左右出现感觉、运动型多发性神经病。出现肢体远端为重的运动和感觉障碍，下肢远端为重的弛缓性瘫痪，多为双侧对称，严重者可累及上肢。神经-肌电图检查显示神经源性损害。全血或红细胞胆碱酯酶活性可正常。

（4）慢性中毒 农药厂工人多见，一般症状较轻，突出的表现是神经衰弱症候群与胆碱酯酶活性降低。长期接触可能对免疫系统功能、生殖功能有不良影响。

4. 诊断

急性中毒的诊断及分级标准为《职业性急性有机磷杀虫剂中毒诊断标准》(GBZ 8)。根据短时间接触较大量有机磷杀虫剂的职业史，以自主神经、中枢神经和周围神经系统症状为主的临床表现，结合血液胆碱酯酶活性的测定，参考作业环境的劳动卫生调查资料，进行综合分析，排除其他类似疾病后，方可诊断。慢性中毒尚无国家诊断标准。

5. 治疗及处理

（1）清除毒物 立即脱离中毒现场，脱去被污染的衣服，用肥皂水（忌用热水）彻底清洗被污染的皮肤、头发、指甲；眼部受污染者应迅速用清水或2％碳酸氢钠溶液冲洗，洗后滴入1％后马托品数滴，口服中毒者，用温水或2％碳酸氢钠溶液反复洗胃，直至洗出液无农药味为止。敌百虫中毒忌用碱性液清洗。

（2）特效解毒药物 胆碱能抑制剂阿托品和胆碱酯酶复能剂解磷定是急性有机磷中毒的特效解毒剂。在清除毒物的同时，应迅速给予解毒药物。轻度中毒者可单独给予阿托品；中度或重度中毒者，需要阿托品及解磷定并用。阿托品和解磷定合并使用时，有协同作用，剂量应适当减少。

（3）对症及支持治疗 采取综合治疗的措施，防止并发症及脏器功能衰竭。抢救早期由于胆碱酯酶严重受抑制而发生肺水肿、脑水肿及呼吸循环衰竭；后期可因洗胃不彻底致有机磷再吸收或过早停用阿托品出现"反跳现象"而导致猝死。急性中毒患者临床表现消失后仍应继续观察2～3天，重度中毒患者避免过早活动，以防病情突变。

（4）其他处理 接触反应者应暂时调离有机磷作业岗位1～2周，并复查全血或红细胞胆碱酯酶活性。急性轻度和中度中毒者以及轻型中间期肌无力综合征患者治愈后，1～2个月内不宜接触有机磷；重度中毒者和重型中间期肌无力综合征患者治愈后，3个月内不宜接触有机磷。迟发性多发性神经病患者，应调离有机磷作业岗位。

（五十）氨基甲酸酯类中毒

氨基甲酸酯类为氨基甲酸的 N 位上被取代的酯类，结构通式为 $R^2—O—CONH—R^1$，R^1 通常为甲基，R^2 为苯酚、萘或其他环烃或脂肪族链。氨基甲酸酯类杀虫剂是一种新型的广谱杀虫、杀螨、除草剂，对人的毒性比有机磷农药低。常见的氨基甲酸酯类农药有西维因、呋喃丹、速灭威、灭多威、残杀威、甲丙威、害扑威、叶蝉散等。大多氨基甲酸酯类农药为无色或白色结晶，无特殊气味，熔点多在50～150℃，蒸气压一般在0.04～15mPa。难溶于水，易溶于有机溶剂。在酸性条件下稳定，在碱性环境中易分解而失效，多属中等毒类。西维因、呋喃丹中毒较多见。

1. 接触机会

氨基甲酸酯类农药的生产、运输、销售、保管及使用等各个环节均有接触机会。

2. 发病机制

本类毒物可经消化道、呼吸道和皮肤黏膜吸收。氨基甲酸酯类的中毒机制与有机磷相似，主要是抑制神经组织、红细胞及血浆内的乙酰胆碱酯酶。本类化学物进入体内后很快分布至全身组织和脏器中，为直接胆碱酯酶抑制剂，不需经过代谢活化，即可直接与胆碱酯酶活化中心的丝氨酸羟基结合，形成复合物，进而成为氨基甲酰化酶，故其毒作用发生快。因体内胆碱酯酶被氨基甲酰化后失去对乙酰胆碱的水解能力，造成体内乙酰胆碱大量蓄积，产生以胆碱能神经系统功能亢进为主的中毒临床表现。氨基甲酸酯类在体内代谢很快，在体内无较长时间的残留，其代谢产物较原型物毒性低。氨基甲酸酯类与ChE的结合是可逆的，一般在4h左右ChE即可恢复活性，故中毒后症状消失较快。

3. 临床表现

急性中毒发病较急，一般在接触后2～4h发病，最快为半小时。口服中毒一般在数分钟至半小时即可发病。临床表现与有机磷中毒相似，但一般较轻，以毒蕈碱样症状为主，可出现头晕、头痛、乏力、恶心、呕吐、腹痛、腹泻、多汗、流涎、视物模糊、瞳孔缩小，部分患者可伴有肌束震颤、血压升高等烟碱样症状。重者可出现意识障碍、惊厥、昏迷、大小便失禁、呼吸困难，严重者可发生肺水肿、脑水肿、呼吸循环衰竭等。受污染皮肤可出现接触性皮炎，眼部受污染后瞳孔缩小、视物模糊和局部烧灼感。实验室检查全血或红细胞胆碱酯酶活性测定，急性中毒时活性一般低于70%。职业中毒一般病情较轻，病程较短，恢复较快。病程中极少出现"反跳现象"，大量经口中毒后亦不发生迟发性周围神经病。

4. 诊断

急性中毒的诊断按《职业性急性氨基甲酸酯杀虫剂中毒诊断标准》(GBZ 52) 执行。诊断分级为轻度中毒和重度中毒。

5. 治疗及处理

迅速离开中毒现场，脱去被污染的衣服，用肥皂和温水彻底清洗污染的皮肤、头发和指甲，口服者应立即洗胃。有效解毒药胆碱能抑制剂阿托品的使用应及时，用药期不宜过长。单纯氨基甲酸酯类农药中毒不应使用肟类胆碱酯酶复能剂。中毒者治愈后仍可从事原工作。

（五十一）杀虫脒中毒

杀虫脒又名克死螨或杀螨脒、氯苯脒，学名 N'-(2-甲基-4-氯苯基)-N, N-二甲基甲脒，属有机氮中脒类杀虫剂。纯品是无色透明晶体，有胺味。熔点为35℃。微溶于水，易溶于有机溶剂。施用后残效期长达2～3周。原拟用以取代二氯二苯基三氯乙烷（滴滴涕），但因慢性毒性很高，且对人体有潜在的致癌危险性，我国于1993年起停止在农业上使用。目前职业中毒罕见。

1. 接触机会

杀虫脒用作杀螨剂、杀虫剂。

2. 发病机制

杀虫脒可经皮肤、消化道和呼吸道吸收。经口急性中毒属中等毒类。在体内代谢和排出迅速，在组织内无明显蓄积。本品大剂量时可透过血脑屏障迅速作用于中枢神经系统。其代谢产物 4-氯邻甲苯可引起高铁血红蛋白血症。本类农药能激动中枢儿茶酚胺受体，经负反馈使儿茶酚胺的产生和释放大量减少。

3. 临床表现

（1）意识障碍和心脏损害　轻者出现头晕、乏力、胸闷、恶心、嗜睡，重者可发生昏迷，可发生心房颤动或扑动、房室传导阻滞、心肌损伤改变，甚至持续性心率减慢、低血压、休克、心室颤动或扑动、心源性猝死等。

（2）高铁血红蛋白血症　以发绀为主，重者可发生严重缺氧症状。

（3）出血性膀胱炎　表现为尿频、尿急、尿痛及血尿。

（4）实验室检查　血高铁血红蛋白检测可大于 10%，尿杀虫脒及 4-氯邻甲苯胺可作为接触指标。

4. 诊断

职业性急性杀虫脒中毒的诊断按《职业性急性杀虫脒中毒诊断标准》（GBZ 46）执行。诊断分级为轻度中毒、中度中毒和重度中毒。

5. 治疗及处理

急性中毒者应立即脱离现场并脱去被污染的衣物，用肥皂水或流动清水冲洗被污染的皮肤；口服者及时洗胃。用维生素 C 和葡萄糖注射液静滴。有明显高铁血红蛋白血症时用亚甲蓝。出血性膀胱炎患者可碱化尿液。心血管功能障碍者用儿茶酚胺类强心药物（如多巴胺、间羟胺等）纠正休克，并给予纠正心律紊乱药物和心肌营养剂。杀虫脒化学结构类似利多卡因，不宜使用利多卡因作为抗心律失常药。急性中毒患者治愈后一般可恢复原工作。

（五十二）溴甲烷中毒

溴甲烷又称甲基溴、溴代甲烷，为无色、透明、带有甜味的易挥发的液体，穿透性强。分子式 CH_3Br。不溶于水，溶于乙醇、乙醚、氯仿等多数有机溶剂。与空气混合能形成爆炸性混合物。燃烧的有毒产物是一氧化碳、二氧化碳、溴化氢。职业性急性溴甲烷中毒指在职业活动中短时期内接触较大量的溴甲烷所引起的以神经系统、呼吸系统损害为主要表现的全身性疾病。

1. 接触机会

溴甲烷主要用作化工原料，用为甲基供体、飞机发动机自动灭火装置的灭火剂，农业上用作仓储谷物、经济作物、田基土壤以及磨坊、仓库及房舍等杀虫熏蒸剂。化工生产工人和熏蒸工可接触不同浓度的溴甲烷。在其使用或生产过程中均有接触机会。

2. 发病机制

本品属中等毒性。溴甲烷以经呼吸道吸入为主。液态溴甲烷有致冷作用，对皮肤、黏膜有冷刺激作用，皮肤沾染溴甲烷液体和高浓度气态溴甲烷也可产生损害。溴甲烷经胃肠道进入体内引起中毒的机会很少。

进入体内的溴甲烷主要分布在脂质丰富的组织中，然后分解为甲醇，再氧化为甲醛；可在体内水解成无机溴化物。吸入的溴甲烷 50% 以 CO_2 的形式由呼气排出，部分随尿液排出，小部分 2 天后仍在体内存在。溴甲烷有强烈的甲基化作用，而且本身为一种非特异性的原浆毒，呈脂溶性，可影响或扰乱组织细胞特别是神经细胞的正常功能，也可以穿透细胞，损害神经细胞。

3. 临床表现

（1）急性中毒 急性溴甲烷中毒潜伏期一般为 4～6h，短者 20min，长者 5 天，个别病例在严重神经系统症状出现前，可长达 15 天；潜伏期过后出现头痛、头晕、乏力、嗜睡、恶心、呕吐、咳嗽、咳痰等；较重者可出现视力模糊、复视、听力差、兴奋、谵妄、共济失调、肌痉挛、震颤，还可出现精神症状并伴有多发性神经炎和肝、肾损害；如治疗不及时可因脑水肿出现抽搐、躁狂、昏迷，或因肺水肿或循环衰竭而出现发绀。有部分病例有心肌损害，可发生心律失常和急性肾功能衰竭。少数患者以精神症状为主。急性溴甲烷中毒可因肺水肿、神经系统严重损害或循环衰竭而死亡，死亡多发生在 24～48h。接触极高浓度溴甲烷可迅速死亡。

急性溴甲烷中毒患者经抢救恢复后，可出现某些神经行为学的改变或情绪变化，少数有周围神经病改变，经治疗可恢复。

皮肤接触其液体可致灼伤，局部可有刺激性接触性皮炎或化学性灼伤。一般在接触后 1h 发生烧灼感，有的患者接触 7～9h 后出现丘疹。

（2）慢性中毒 常有头痛、头昏、乏力、嗜睡、记忆力减退、激动易怒、步态不稳、共济失调、视力障碍、复视等，亦可伴有周围神经炎和自主神经功能紊乱。严重者可出现震颤、瘫痪和精神障碍。

（3）实验室检查 血溴含量测定对临床诊断可有参考价值。血溴正常参考值在 $25\mu mol/L$ 以下，一般血溴 $62.5\mu mol/L$ 以上是危险水平，达到 $187.5\mu mol/L$ 时出现中毒症状。尿溴正常参考值上限在 $12.5\mu mol/L$（10mg/L）。

4. 诊断

根据接触史、短时间内出现以神经系统和呼吸系统损害为主的临床表现，参考现场卫生学调查，排除类似表现的疾病，综合分析后可诊断急性溴甲烷中毒。现场溴甲烷浓度的测定，患者血溴、尿溴对诊断有一定参考价值。急性溴甲烷中毒的诊断分级可参考《职业性急性溴甲烷中毒诊断标准》（GBZ 10）。

5. 治疗及处理

（1）现场处理 迅速把中毒患者脱离现场至空气新鲜处，脱去污染的衣着，用流动清水冲洗被污染的眼和皮肤。

（2）接触反应者的处理 应密切观察，静卧休息，保持呼吸道通畅，给予输氧；应观察至少 48h，以便及早发现病情变化，及早进行处理。

（3）对症治疗 目前无确切的特异性解毒药，主要以对症及支持疗法为主。要早期、积极地处理脑水肿、肺水肿等情况；忌用溴剂和吗啡。

（4）其他处理 急性轻度溴甲烷中毒患者治愈后可以恢复原工作；重度中毒患者应调离原工作岗位。如需劳动能力鉴定，按（GB/T 16180）处理。

（五十三）拟除虫菊酯类中毒

拟除虫菊酯类农药是一类化学结构类似天然除虫菊素的人工合成农药，其分子由菊酸和醇两部分组成，具有杀虫谱广、高效、低毒、低残留、光稳定和易生物降解等特点，对哺乳类动物毒性一般较低。其生产与使用量仅次于有机磷杀虫剂。常见的拟除虫菊酯类农药有溴氰菊酯、氯氰菊酯、杀灭菊酯、氰戊菊酯、戊菊酯、氟氰菊酯和氯菊酯等。

本类农药大多数为黏稠液体或固体，相对密度为 1.1 左右，常温下大多不易挥发，多数品种难溶于水，易溶于有机溶剂；遇碱分解，在酸性和中性介质中稳定，有些遇高温会分解。可分为Ⅰ型（不含氰基如氯菊酯）和Ⅱ型（含氰基如溴氰菊酯）。目前以Ⅱ型使用较多。

1. 接触机会

拟除虫菊酯类农药的生产、运输、销售、保管及使用等各个环节均有接触机会。生产性中毒往往发生于田间施药时没做好个人防护，因农药污染衣物及皮肤而中毒。

2. 发病机制

拟除虫菊酯类农药可经呼吸道、皮肤及消化道吸收。毒物在体内通过肝脏进行水解、氧化并迅速排出体外。拟除虫菊酯具有神经毒性，对中枢神经的作用可能涉及多种神经递质和神经元系统。其毒作用机制尚未完全阐明，一般认为：它和神经细胞膜受体结合，改变受体通透性；也可抑制 Na^+-K^+-ATP 酶、Ca^{2+}-ATP 酶，引起膜内外离子转运平衡失调，导致神经传导阻滞；此外，还可作用于神经细胞的钠通道，使钠离子通道闸门关闭延迟、去极化延长，形成去极化后电位和重复去极化；抑制中枢神经细胞膜的 γ-氨基丁酸受体，使中枢神经系统兴奋性增高。使接触者面部出现烧灼或痛痒的异常感觉，可能是由于局部皮肤接触后刺激感觉神经去极化出现重复放电所致。

3. 临床表现

接触较大量拟除虫菊酯农药后 1～48h 出现面部感觉异常，眼周及面颊部皮肤有烧灼针刺感、蚁爬感及麻木瘙痒感，出现头晕、头痛、乏力、恶心、呕吐、精神萎靡、流涎、多汗、手震颤，少数出现胸闷、肢端发麻、心悸、视物模糊、瞳孔缩小。部分中毒患者出现四肢肌束震颤。严重者出现意识模糊或昏迷，可伴阵发性抽搐，部分患者可发生肺水肿。接触或口服溴氰菊酯后 24h 内测定的尿中代谢产物二溴酸可作为接触指标。全血胆碱酯酶活性在正常范围。

4. 诊断

急性中毒的诊断按《职业性急性拟除虫菊酯中毒诊断标准》（GBZ 43）执行。根据神经系统兴奋性异常表现的程度，诊断分级为接触反应、轻度中毒和重度中毒。

5. 治疗及处理

立即脱离现场，皮肤被污染者应予肥皂水等碱性液体或清水彻底清洗。本病的治疗无特效解毒药物，以对症治疗为主，重度中毒者同时应加强支持疗法。拟除虫菊酯类与有机磷混配的杀虫剂急性中毒者，应先根据急性有机磷中毒的治疗原则进行处理，而后给予相应的对症治疗。

（五十四）铟及其化合物中毒

铟是银白色稀有金属，质软，易熔，原子量 114.82。铟主要以伴生矿的形式存在于闪锌矿、赤铁矿、方铅矿以及其他多金属硫化物矿石中。铟能与许多金属形成合金。常温下金属铟不易被空气氧化，在 100℃ 左右时开始氧化，温度更高时，能与氧、卤素、硫、硒、碲、磷反应。铟能与汞形成汞齐。铟易溶于浓热的无机酸和乙酸、草酸。

1. 接触机会

铟及其化合物广泛应用于宇航、无线电和电子工业、医疗、国防、高新技术、能源等领域。其中70%用于生产铟锡氧化物靶材（生产液晶显示器和平板屏幕），12%用于电子半导体领域，焊料和合金领域占12%，研究行业占6%。在上述铟及其化合物的生产及使用过程中均可导致职业暴露。毒理学研究证实，铟及其化合物主要通过呼吸道吸收引起中毒。

2. 发病机制

已有的毒理学研究显示铟化合物具有明确的急性和慢性毒性作用，主要是对呼吸系统的损害。目前对铟化合物所致肺部疾病的发病机制尚不清楚。吸入高浓度铟锡氧化物或氧化铟可导致动物肺组织出现炎症反应、不同程度的蛋白质沉积、上皮细胞增生、肺间质纤维化、肉芽肿等。毒理学研究还发现多种铟化合物（如磷化铟、砷化铟等）也可引起相似的肺部损害。铟的盐类在胃肠道吸收很少，三价铟胃肠外给药毒性明显增高。磷化铟可致肿瘤。

3. 临床表现

目前报道的职业性中毒患者均接触铟锡氧化物，主要表现为肺部间质性病变或肺泡蛋白沉着症两种类型，大部分患者伴有血铟升高。发病时接触工龄为6个月至14年。以咳嗽、咳痰、胸闷等症状先出现，病变早期患者的肺功能可以正常，随着病情进展，出现限制性通气功能障碍和弥散功能降低，进而出现呼吸困难。

（1）肺泡蛋白沉积症 接触工龄常在6个月以上。出现渐近性呼吸困难，可伴有咳嗽、咳痰、胸闷等。影像学有一定的特征性改变：X射线胸片表现为双肺弥漫对称性细小羽毛状、结节状浸润影，肺门旁浸润阴影多延伸至外带，呈"蝴蝶状"分布，双肋膈角常不受累及，并可见支气管充气征。胸部CT表现为双肺多发磨玻璃结节影，呈"地图"样分布，小叶内和小叶间隔增厚，典型者呈"铺路石征"，部分可见散在片状模糊影及实变影、支气管充气征，晚期少数病例有肺间质纤维化的表现。支气管肺泡灌洗液外观多呈乳状浑浊液体，静置后沉淀分层；光镜下可见非细胞性的圆形小体，吉姆萨染色呈嗜碱性，嗜酸性过典酸雪夫（PAS）染色阳性。肺组织病理检查显示支气管、肺泡腔内充满嗜酸性细颗粒状富磷脂蛋白样物质，PAS染色阳性。电镜下见嗜锇板层小体。

（2）间质性肺疾病 接触工龄2年以上，出现咳嗽、咳痰、胸闷，可伴有呼吸困难，肺部听诊双下肺常闻及吸气末爆裂音（Velcro啰音），晚期可伴有杵状指（趾）。X射线胸片早期显示双下肺野模糊阴影，密度增高如磨玻璃样，病情进展可出现双肺弥漫性网状或网状结节状浸润阴影。晚期有大小不等的囊状改变，呈蜂窝肺，肺体积缩小，膈肌上抬，叶间裂移位等。胸部CT常表现为两肺局部或广泛磨玻璃影，小叶中心结节、不规则线状影或网格状影，可见纤维化改变（蜂窝影、牵引性支气管扩张）和肺气肿。

4. 诊断

按照《职业性铟及其化合物中毒的诊断》（GBZ 294），根据6个月以上接触较高浓度铟及其化合物的职业史，出现以呼吸系统损害为主的临床表现，胸部影像学和病理检查符合肺泡蛋白沉积症或间质性肺疾病，结合职业卫生学调查和血铟的检测结果，参考职业健康监护资料，综合分析，排除其他原因引起的类似疾病，予以诊断。

5. 治疗及处理

患者均应调离铟及其化合物作业场所。间质性肺疾病患者以应用肾上腺糖皮质激素、减轻或阻止肺纤维化治疗为主。吡非尼酮具有抗胶原纤维合成、抗炎及抗氧化作用，已常规用于特发性肺纤维化的治疗，可考虑用于铟化合物所致间质性肺纤维化的治疗。肺泡蛋白沉积症患者以全肺灌洗为主。

（五十五）溴丙烷中毒

溴丙烷包括 1-溴丙烷和 2-溴丙烷两种同分异构体。20 世纪 90 年代中期，2-溴丙烷曾被作为清洗剂使用，因发现其对人体生殖系统及血液系统的影响而停用，目前主要用于药物、染料及其他有机化合物合成。1-溴丙烷（1-BP），又名丙基溴，为无色或淡黄色透明液体，能以任意比例与醇、醚混合，微溶于水。1-溴丙烷因取代对臭氧层破坏作用极大的氟利昂类用作清洗剂而被广泛使用，接触工人数量大。现已证实暴露于高浓度 1-溴丙烷的工人出现周围神经功能损伤，可伴有中枢神经功能改变。国家 2013 年 12 月颁布的《职业病分类与目录》已将 1-溴丙烷中毒新增入职业性化学中毒名单中。

1. 接触机会

1-溴丙烷因具有易挥发、不易燃烧、在大气中半衰期短、对臭氧层不造成破坏等特点，已作为氟利昂类的替代品之一，作为高效环保清洗剂，广泛用于各种油脂、助焊剂、五金电子、精密机械、服装干洗等行业的清洗过程。此外，还作为化工原料，用于农药、医药、染料、香料等的生产以及黏粘胶、涂料的配制。

2. 发病机制

1-溴丙烷对中枢神经系统有抑制作用，对皮肤及眼有刺激作用。动物麻醉浓度可引起肺、肝损害。职业接触以呼吸道吸入为主。1-溴丙烷的急性毒性低，职业中毒主要以慢性中毒为主。周围神经损害是 1-溴丙烷中毒的典型表现，动物实验病理学观察显示大鼠腓总神经轴索变性、脱髓鞘，同时脊髓薄束核和小脑浦肯野细胞肿胀变性。进一步的研究表明 1-溴丙烷的神经毒性作用主要表现为末梢神经髓鞘变性和断裂，延髓薄束核神经元轴突肿胀，高浓度暴露甚至引起大脑重量减轻和小脑浦肯野细胞的核固缩。研究发现 1-溴丙烷的神经毒性可能与对神经元的影响有关。

3. 临床表现

（1）急性中毒　溴丙烷对中枢神经系统有抑制作用。短期高浓度接触出现头痛、头晕、恶心、全身乏力或具有易兴奋、情绪激动、焦虑、易怒等精神症状，并可出现不同程度的意识障碍，部分表现为震颤、持物不稳、站立不稳、步态蹒跚。高浓度接触还可引起肺和肝损害。

（2）慢性中毒　慢性中毒以多发性周围神经损害为主，患者出现不同程度的感觉、运动功能障碍，下肢麻木、感觉异常、步态不稳，重者行走困难，检查见振动觉减退。神经-肌电图检查可见中毒性周围神经损害的神经-肌电图改变，运动神经传导速度（MNCV）明显下降，远端潜伏期（DL）明显延长。部分患者可伴有头晕、头痛、失眠、注意力涣散、焦虑等中枢神经系统功能性损害的表现，病情加重尚可出现易怒、情绪波动、抑郁等情感障碍。部分长期接触者出现腹泻、排尿困难、出汗异常等自主神经功能紊乱表现。1-溴丙烷的生殖毒性和肝脏毒性目前仅有动物实验的证据，缺乏人群的调查数据。

4. 诊断

根据《职业性溴丙烷中毒的诊断》(GBZ 289) 进行诊断。急性中毒根据中枢神经系统受损的表现，有短期内接触较高浓度 1-溴丙烷的职业史，排除急性脑血管病、颅脑外伤、癫痫、急性药物中毒、中枢神经系统感染性等疾病，作出诊断。慢性中毒根据长期接触 1-溴丙烷的职业史，出现以周围神经系统损害为主的临床表现，结合神经-肌电图等实验室检查结果，参考工作场所职业卫生学调查，综合分析，排除其他原因所致的周围神经疾病，方可诊断。

5. 治疗及处理

急性中毒患者应迅速撤离现场，注重洗消，对症处理，可酌情短程足量应用肾上腺糖皮质激素。慢性中毒患者应调离工作岗位，予以促进神经修复、再生，对症支持、功能锻炼及物理治疗。

(五十六) 碘甲烷中毒

碘甲烷又名甲基碘，为无色有甜味的酸性透明液体，熔点 $-66.1℃$，沸点 $42.5℃$。暴露于空气中或阳光下，可析出游离碘而呈黄至棕色。相对密度 $2.279g/cm^3$（等体积，物料在 $20℃$ 下的质量与 $4℃$ 水的质量之比），蒸气密度 $4.9g/L$。碘甲烷微溶于水，易溶于乙醇、乙醚和四氯化碳。碘甲烷为中枢神经系统抑制剂，对皮肤和呼吸道有刺激作用，亦可损害肾脏。

1. 接触机会

碘甲烷在工业上主要用于甲基化反应，常用于各种化学、制药行业。由于碘甲烷有高度的折射率，故可用于高级玻璃质量检查，也可用于检验吡啶试剂。

2. 发病机制

碘甲烷蒸气可经呼吸道吸入，液态碘甲烷可经皮肤及胃肠道吸收。碘甲烷属中等毒类，大鼠经口 LD_{50} 为 $76mg/kg$，吸入 LC_{50} 为 $1300mg/m^3/4h$。碘甲烷被吸收后，在体内分布以血液、肺和肾浓度最高，肝、脾和心脏次之，脑组织较少，在体内储留时间较长。碘甲烷在体内分解为甲醇及氢碘酸，最后随尿液、粪便排出体外。

碘甲烷中毒机理至今未阐明。过去认为中毒是由于本品在体内分解成甲醇、游离碘而起毒作用，但目前趋向于碘甲烷本身对机体的毒作用。动物实验表明其毒作用为抑制脑内谷胱甘肽，亦有实验表明碘甲烷可引起脑与血清中脂质代谢障碍，也有人认为碘甲烷可能干扰必需蛋白质的甲基化作用。

3. 临床表现

（1）急性中毒 多因意外吸入其蒸气所致，常有一定潜伏期，急性中毒潜伏期一般为 $12～36h$。发病初期病情常不严重，可有黏膜刺激症状，轻度头晕、头痛等，一般较轻，但症状可逐渐加重或突然恶化，部分病例可表现为亚急性中毒过程，潜伏期可为数小时至数天，甚至 $2～3$ 周才出现全脑症状。

① 神经系统症状表现为头晕、头痛、乏力、酩酊感、嗜睡、表情淡漠、定向障碍，严

重者出现抽搐、昏迷。小脑性共济失调常为该病的突出表现，可出现复视、言语不清、步态不稳、眼球震颤，病情加重可出现眼球运动障碍、辨距不良、步态蹒跚、肌张力降低。部分患者表现为精神行为异常，出现定向障碍、幻觉、妄想、精神运动性兴奋或有攻击行为。

② 代谢性酸中毒。多数患者可有轻度酸碱平衡失调。少数患者以代谢性酸中毒为主要表现，神经精神症状可不明显，可出现"深大呼吸"（Kussmaul 呼吸）。

③ 呼吸道症状可有眼刺痛、咽痛、呛咳等刺激症状，严重者可发生化学性肺炎、肺水肿。

④ 皮肤接触碘甲烷液体或蒸气后，局部可出现潮红、水肿、水疱形成。

⑤ 尿碘测定可作为吸收指标。

（2）慢性中毒　长期反复接触碘甲烷可出现类神经官能症，尚无慢性中毒报道。

4. 诊断

急性碘甲烷中毒的诊断按《职业性急性碘甲烷中毒的诊断》（GBZ 258）执行。根据短期接触较高浓度碘甲烷的职业史，出现以急性中毒性脑病为主的临床表现，结合现场职业卫生学调查，综合分析，排除其他病因所致的类似疾病，方可诊断。中毒早期应注意与上呼吸道感染相鉴别；发生中毒性脑病时应与病毒性脑炎、亚急性小脑病变、多发性硬化、急性播散性脑脊髓膜炎等神经科疾病相鉴别，还应与其他急性中毒如溴甲烷、1,2-二氯乙烷、酒精、溶剂汽油、一氧化碳等急性中毒相鉴别。

（1）接触反应　短期接触较高浓度碘甲烷蒸气后，出现头晕、困倦、乏力、恶心、呕吐等症状，脱离接触环境后 72h 内明显减轻或消失。

（2）轻度中毒　头晕、困倦、乏力症状加重，伴有复视、言语不清、步态不稳，并有下列表现之一：

① 中枢性眼球震颤。

② 轻度意识障碍。

（3）中度中毒　出现下列表现之一：

① 中度意识障碍。

② 构音障碍、辨距不良、步态蹒跚、下肢肌张力降低。

（4）重度中毒　出现下列表现之一：

① 重度意识障碍。

② 小脑性共济失调，并出现小脑局灶性损害的影像学改变。

③ 明显的精神症状。

④ 脑疝形成。

5. 治疗及处理

立即脱离现场，更换被污染的衣物。如皮肤被污染，应立即大量清水冲洗，可用 2% 碳酸氢钠冲洗并湿敷。如眼被污染，立即用清水冲洗，一般不少于 15min。

急性碘甲烷中毒无特效解毒剂。按急性化学物中毒性脑病处理，重点是防治脑水肿及纠正脑缺氧。及时氧疗，可予高压氧治疗，短程足量使用糖皮质激素，应用促进脑细胞功能恢复的药物治疗及进行支持治疗。

（五十七）氯乙酸中毒

氯乙酸是无色或白色潮解结晶，以三种晶格形式存在（α，β，γ），其中 γ 形式最稳定。

有较强的吸湿性。易溶于水，溶于苯、乙醇和乙酸等。加热分解，生成有毒氯化物。对皮肤有强腐蚀作用。在职业活动中，氯乙酸可通过皮肤黏膜、呼吸道和消化道吸收等途径侵入人体，导致中毒，其中90%以上的急性氯乙酸中毒是由灼伤皮肤吸收氯乙酸所致。

1. 接触机会

氯乙酸是重要的有机精细化工原料。在合成染料、农药、医药、香料、油田化学品、纺织助剂、表面活性剂等领域广泛应用。急性中毒常发生于生产、应用、装卸、运输氯乙酸液体过程中，由氯乙酸意外污染皮肤引起。

2. 发病机制

氯乙酸有轻微刺激和兴奋中枢的作用。氯乙酸中毒的机制尚不清楚。动物病理学实验结果表明，氯乙酸灼伤可引起多脏器损害。氯乙酸进入体内，破坏血脑屏障和神经元细胞的代谢，造成脑缺氧，导致脑肿胀、脑水肿等。研究发现，氯乙酸中毒大鼠肝、肾中的巯基含量减少，可能与其进入体内与谷胱甘肽或其他巯基化合物结合有关。一些研究者认为，氯乙酸可进入三羧酸循环，最初被转化为氯化柠檬酸酯，后者因不能被酶代谢而留于体内，引起中毒。氯化柠檬酸酯还可通过抑制乌头酸酶系统而阻断三羧酸循环，导致耗能多的重要脏器（如心脏）、中枢神经系统和骨骼肌的损伤。

3. 临床表现

氯乙酸经皮肤、呼吸道或消化道吸收均可导致急性中毒。氯乙酸职业中毒多由事故导致氯乙酸灼伤皮肤，氯乙酸经破损皮肤进入体内致急性中毒。

氯乙酸接触方式、接触及吸收入体内的量与是否发生急性中毒及中毒严重程度有明显的关系。中毒症状一般在接触后1～4h出现，重者病情发展快。早期出现恶心、呕吐、乏力，中枢神经系统损害表现可先有兴奋、定向力障碍、谵妄、抽搐，随后出现昏迷。多数患者可有心脏损害，表现为心动过速、心动过缓、心律不齐、室性期前收缩、室颤、非特异性心肌损害等，可发生心源性休克。代谢性酸中毒可在中毒后几小时内出现，严重的常见低血钾，肾功能受损可表现为蛋白尿、血尿和管型尿等，血肌酐升高，较重者尿量减少，出现急性肾衰竭。部分患者出现血清 ALT、AST 和肌酸激酶升高。氯乙酸酸雾或粉尘可引起眼和上呼吸道轻、中度刺激症状，严重者数小时后可出现咳嗽、气促、呼吸困难、肺水肿。

皮肤被氯乙酸液或粉尘污染后可出现潮红、肿胀、水疱，伴剧痛，如受侵皮肤面积超过5%，氯乙酸即可经皮肤吸收而引起中毒。

氯乙酸酸雾或粉尘溅入眼内，可引起灼痛、流泪、结膜充血、角膜损害。

4. 诊断

按照《职业性急性氯乙酸中毒的诊断》（GBZ 239），根据短期内接触较大量氯乙酸的职业史，以中枢神经系统、心血管系统、肾脏等一个或多个器官系统急性损害为主的临床表现，结合实验室检查结果和职业卫生学资料，综合分析，排除其他原因所致类似疾病后，方可诊断。

（1）接触反应 短期接触氯乙酸后，出现头晕、乏力、恶心、呕吐、烦躁等症状或出现眼痛、流泪、畏光、结膜充血及上呼吸道刺激症状，于脱离接触环境后72h内上述症状明显减轻或消失。

（2）轻度中毒 除接触反应的症状加重外，具备下列表现之一：

① 轻度意识障碍。

② 轻度中毒性心脏病。

③ 轻度中毒性肾病。

④ 轻度代谢性酸中毒。

（3）中度中毒 具有下列表现之一：

① 中度意识障碍。

② 反复抽搐。

③ 中度中毒性心脏病。

④ 中度中毒性肾病。

⑤ 中度代谢性酸中毒。

（4）重度中毒 具有下列表现之一：

① 重度意识障碍。

② 重度中毒性心脏病。

③ 重度中毒性肾病。

④ 肺水肿。

⑤ 重度代谢性酸中毒。

5. 治疗及处理

（1）现场处理 迅速脱离现场，脱去污染衣物，立即用大量流动清水或 5％碳酸氢钠溶液冲洗污染创面 15min 以上，彻底冲洗后再予 5％碳酸氢钠溶液湿敷创面，并按化学性皮肤灼伤治疗原则处理。凡皮肤被氯乙酸灼伤后，不论面积大小，均需医学观察 72h。皮肤被污染面积超过 1％者应立即住院，严密观察心率及血压的变化。

（2）急性中毒的处理 急性氯乙酸中毒者病情变化快，应在医学监护下，积极给予对症治疗，早期应用糖皮质激素，纠正代谢性酸中毒和电解质紊乱，防治休克，保护心脑肺肾等多脏器功能。其治疗原则与内科治疗相同。病情重者可予血液透析治疗，可尽早清除体内的氯乙酸，并有助于防治急性肾功能衰竭。

（五十八）环氧乙烷中毒

环氧乙烷又名氧化乙烯，是一种最简单的环醚，常温常压下为无色易燃气体，气味似醚，沸点 10.7℃，相对蒸气密度（空气＝1）1.49。易溶于水、乙醇、乙醚、苯、丙酮，与四氯化碳混溶，其液体本身又是一种良好的有机溶剂。环氧乙烷是一种有高度活性的烷化剂、刺激剂、神经毒剂。急性中毒主要损害中枢神经系统和呼吸系统。

1. 接触机会

环氧乙烷可由乙烯催化和氧化制得、是一种非常重要的精细化工原料，广泛用于乙二醇及其衍生物、丙烯腈、表面活性剂的制备，进而可以延伸生产合成洗涤剂、乳化剂、抗冻剂、增塑剂、润滑剂、杀虫剂、熏蒸剂等四五千种产品，应用领域极其广泛。环氧乙烷也可用作食品和纺织品的熏蒸剂、工业溶剂、农业上的杀真菌剂、外科消毒设备（灭菌消毒剂）、火箭燃料等。环氧乙烷还曾被用于军事武器。

2. 发病机制

环氧乙烷主要经呼吸道吸收，液态环氧乙烷也可经皮肤和消化道吸收。吸收后可能在体内形成甲醛、乙二醇和乙二酸。吸收后全身中毒表现主要为中枢神经损害。环氧乙烷在体内可与蛋白质的氨基作用，或与三甲胺结合成乙酰胆碱，抑制神经。其在体内的代谢产物甲醛和甲酸有细胞原浆毒的作用。环氧乙烷是直接烷化剂，可引起遗传损伤。

3. 临床表现

（1）急性中毒　主要损害中枢神经系统和呼吸系统。接触大量环氧乙烷气体后可出现眼、鼻、咽刺激症状，并有头痛、恶心、呕吐、四肢乏力、共济失调。重者出现剧烈咳嗽、呼吸困难、肺水肿、肌肉颤动、意识不清、昏迷。少数患者在中毒后 4～11 天，在症状减轻的情况下出现嗜睡或躁动不安、谵妄、定向力障碍，可出现幻觉、妄想、抑郁或焦虑状态、欣快感、精神运动性兴奋或攻击行为。部分患者出现心肌损害、肝功能异常。接触环氧乙烷蒸气的皮肤若沾水或出汗时，因环氧乙烷极易溶于水，可导致皮肤灼伤。环氧乙烷液体沾染皮肤可因其蒸发导致冻伤或灼伤。皮肤反复接触环氧乙烷时可产生致敏反应。环氧乙烷蒸气可引起眼结膜及角膜损伤。

（2）慢性中毒　长期接触微量环氧乙烷可引起脑衰弱综合征和自主神经功能紊乱。有接触环氧乙烷的工人白内障发生率明显升高，接触环氧乙烷的女工自然流产率升高的报道。

4. 诊断

急性环氧乙烷中毒根据短期内接触较大量环氧乙烷的职业史、以中枢神经系统、呼吸系统损害为主的临床表现，参考现场职业卫生学调查资料、除外其他病变所致类似疾病，参照《职业性急性环氧乙烷中毒的诊断》（GBZ 245）进行诊断。只出现头晕、头痛、恶心、呕吐症状，以及眼、鼻、咽等上呼吸道刺激症状，脱离接触环境后 72h 内症状明显减轻或消失者为接触反应。中毒者按神经系统和呼吸系统受损程度分为轻度中毒、中度中毒及重度中毒。

5. 治疗及处理

① 迅速将患者移离现场，脱去被污染的衣物。彻底冲洗被污染的皮肤和毛发，注意休息、保暖，加强监护。

② 合理氧疗，保持呼吸道通畅。

③ 积极防治脑水肿、肺水肿；早期、足量、短程使用糖皮质激素、脱水剂、利尿剂，改善脑细胞代谢。如皮肤发生灼伤应予相应处理。

四、物理因素所致职业病

根据《职业病分类和目录》可知，物理因素所致职业病包括以下 7 种：中暑、减压病、高原病、航空病、手臂振动病、激光所致眼（角膜、晶状体、视网膜）损伤、冻伤。不同的物理因素对健康的危害各异。根据物理因素的特点，绝大多数物理因素在脱离接触后体内不再残留，而物理因素所致成的损伤或疾病的治疗，主要针对损害的组织器官和病变特点采取相应的措施。

（一）中暑

中暑是在高温作业环境下，由于热平衡和（或）水盐代谢紊乱而引起的以中枢神经系统和（或）心血管障碍为主要表现的急性疾病。

1. 接触机会

（1）高温、强热辐射作业　在绝大多数高温作业中，高温与热辐射常同时存在，如陶瓷、玻璃、砖瓦等工业的炉窑车间，热电站、煤气站和轮船的锅炉间，冶金工业的炼焦、炼铁、炼钢等车间，机械制造工业的铸造车间等。

（2）高温、高湿作业　在纺织、印染等工业中，夏季车间气温一般在 30℃以上，相对湿度在 80%以上；在深井煤矿中，煤层产热和空气的压缩热以及水分蒸发，可使矿井气温升高至 30℃以上，相对湿度达 90%以上。

（3）夏季露天作业　在南方夏季露天作业，中午前后的气温可升至 30℃以上，下午 2 时左右最高，此时如劳动时间过长，或劳动强度过大，就容易发生中暑。

2. 发病机制

根据其发病机制和临床表现分为三型：

（1）热射病　是中暑最严重的一种，病情危急，死亡率高。由于高温、高湿引起下丘脑体温调节中枢功能发生障碍，热均衡失调使体内热储存。由于头部受日光直接曝晒的热射病，又称日射病。

（2）热痉挛　高温环境下，人体通过大量出汗散热，盐分丢失而未得到及时补充，导致水和电解质的平衡失调，引起肌肉痉挛。

（3）热衰竭　过分的热量引起外周血管扩张和大量失水造成循环血量减少，颅内供血不足而导致发病。患者皮肤血流量增加，内脏血管不伴随收缩，代偿不足而致晕厥者，又称热昏倒。

3. 临床表现

（1）轻症中暑　主要表现为在高温作业场所劳动一定时间后，出现头昏、头痛、口渴、多汗、全身疲乏、心悸、注意力不集中、动作不协调、面色潮红、大量出汗、脉搏快速等症状，体温升高至 38.5℃以上。

（2）热射病　其特点是突然发病，体温高达 40℃以上，早期大量出汗，出现剧烈头痛、恶心呕吐、烦躁不安，继而可见无汗、呼吸浅快、脉搏细速、躁动不安、神志模糊、血压下降，逐渐向昏迷伴四肢抽搐发展。严重者可产生脑水肿、肺水肿、心力衰竭等。

（3）热痉挛　表现为明显的肌痉挛，伴有收缩痛。好发于活动较多的四肢肌肉及腹肌等，尤以腓肠肌为著。常呈对称性。时而发作，时而缓解。患者意识清，体温一般正常。

（4）热衰竭　起病迅速，临床表现为头昏、头痛、多汗、口渴、恶心、呕吐，继而可见皮肤湿冷、血压短暂下降、心律紊乱，一般不引起循环衰竭，体温稍高或正常。

4. 诊断

根据高温作业人员的职业史，出现以体温升高、肌肉痉挛、晕厥、低血压、少尿、意识障碍为主的临床表现，结合辅助检查结果，参考工作场所职业卫生学调查资料，综合分析，排除其他原因引起的类似疾病，可诊断为职业性中暑。按照《职业性中暑的诊断》(GBZ 41) 诊断为中暑先兆、热痉挛、热衰竭和热射病（包括日射病）。

5. 治疗及处理

（1）轻症中暑　立即脱离高温环境，到通风阴凉处休息、平卧；予含盐清凉饮料对症处理，并密切观察。

（2）**热痉挛** 纠正水与电解质紊乱及对症治疗。

（3）**热衰竭** 降低过高体温（物理降温和/或药物降温），做好体温监测，纠正水与电解质紊乱，扩充血容量，防治休克。

（4）**热射病** 迅速降低体温，持续体温监测，保护重要脏器功能，维持呼吸循环，改善微循环，纠正凝血功能紊乱，对肝肾功能衰竭和横纹肌溶解者，早期进行血液净化治疗。

（5）**其他处理** 如需劳动能力鉴定，按《劳动能力鉴定职工工伤与职业病致残等级》（GB/T 16180）处理。

（二）减压病

减压病是由于高压环境作业后减压不当，体内原已溶解的气体超过了过饱和界限，在血管内外及组织中形成气泡，所致的一系列病理变化的疾病。在减压后短时间内或减压过程中发病者为急性减压病。

1. 接触机会

在干、湿式加压舱中的模拟潜水；沉箱、隧道等施工；失事潜艇员从海底离艇脱险上浮；飞行人员乘坐无密封式增压座舱的飞机，或在低压舱中模拟飞行上升高空，或增压座舱的密闭性在高空突然破损；高压氧治疗舱工作等。

2. 发病机制

人体由高气压环境逐步转向正常气压环境时，体内多余的氮便由组织中释放而进入血液，并经肺泡逐渐缓慢地排出体外，无不良后果。当减压过速，超过外界总气压过多时，就无法继续维持溶解状态，在几秒至几分钟内游离为气相，以气泡形式聚积于组织和血液中；减压愈快，产生气泡愈速，聚积量也愈多。氮可长期以气泡状态存在。脂肪组织、外周神经髓鞘、中枢神经白质、肌腱和关节囊的结缔组织脱氮困难。血管外的气泡，挤压周围组织和血管，并刺激神经末梢，甚至压迫、撕裂组织，造成局部出血等症状；血管内的气泡，形成栓塞，阻碍血液循环。此外，血管内外气泡继续形成，细胞释放出钾离子、肽、组胺类物质及蛋白水解酶等，蛋白水解酶又可刺激产生组胺及5-羟色胺，这类物质作用于微循环系统，使血管平滑肌麻痹、微循环血管阻塞等，进而减低组织与体液内氮的脱饱和速度。

3. 临床表现

绝大多数患者症状发生在减压后1～2h内。减压愈快，症状出现愈早，病情也愈重。严格遵守减压规则，可以不发病。

① 瘙痒及皮肤灼热最多见。瘙痒可发生在局部或累及全身，以皮下脂肪较多处为重。可见皮肤出现青紫斑、猩红热样红疹、大理石样斑纹，也可形成皮下气肿。

② 约90％的病例出现肢体关节及其附近肌腱疼痛。轻者有劳累后酸痛，重者可呈搏动、针刺或撕裂样难以忍受的剧痛。患肢保持弯曲位，以求减轻疼痛，被称为屈肢症或弯痛。沉箱作业弯痛以下肢为多，潜水作业者则以上肢为多。局部检查并无红肿和明显压痛。

③ 神经系统病变大多为脊髓损害，可发生截瘫，四肢感觉及运动机能障碍，以致尿潴留或大小便失禁等；脑部血管被气泡栓塞，可产生头痛、呕吐、运动失调、偏瘫，重者发生昏迷甚至死亡。五官受累可产生内耳眩晕症、神经性耳聋、复视、视野缩小、视力减退等。

④ 血循环被栓塞时，可引起脉搏增快、发绀或心血管功能障碍，严重者发生低血容量

休克。淋巴管受侵时可产生局部浮肿。肺血管被栓塞时，可引起肺梗死或肺水肿。

⑤ 其他如大网膜、肠系膜及胃血管中有气泡栓塞时，可引起腹痛、恶心、呕吐或腹泻等。患者也可有发热。

4. 诊断

有潜水作业、沉箱作业、特殊的高空飞行史，且未遵守减压规定，并出现氮气泡压迫或血管栓塞症状和体征者，均应考虑为减压病。诊断及分级标准按照《职业性减压病诊断标准及处理原则》(GBZ 24) 分为急性减压病（包括轻度、中度、重度）和减压性骨坏死（包括轻度、中度、重度）。

5. 治疗及处理

（1）特殊治疗　高压氧舱治疗并加压治疗，90％以上的急性减压病患者可获得治愈。

（2）药物治疗　常用药物有低分子右旋糖酐、血浆和生理盐水，小剂量阿司匹林，肾上腺皮质激素类，根据病情可用多巴胺、氨茶碱、地西泮等对症处理。

（3）其他治疗　如全身热水浴、按摩及理疗。有气急者适量吸氧。

（4）其他处理　如需劳动能力鉴定，按《劳动能力鉴定职工工伤与职业病致残等级》(GB/T 16180) 处理。

（三）高原病

高原病是由平原进入高原（海拔 3000m 以上）或由低海拔地区进入海拔更高的地区时，人体对缺氧环境适应能力不足而引起的各种临床表现的总称。一般分为急性和慢性两大类。急性高原病指初入高原时出现的急性缺氧反应或疾病，依其严重程度分为轻型（急性高原反应）和重型（高原脑水肿、高原肺水肿、混合型即肺型和脑型的综合表现）。慢性高原病指抵高原后半年以上发病或原有急性高原病症状迁延不愈者。我国将慢性高原病分为高原心脏病、高原红细胞增多症、高原血压异常。

1. 发病机制

① 肺氧合效率下降，缺氧使动脉血氧分压明显降低、二氧化碳分压显著升高。

② 神经内分泌调节紊乱，造成血压升高。

③ 脑血流量异常增加导致颅内高压。

④ 低氧使红细胞生成增多。

⑤ 缺氧可致肺动脉高压，形成肺水肿，导致右心扩大。

2. 临床表现

（1）急性高原反应　起病急，数小时内出现症状，表现为头部轻飘感、头痛、头昏、心悸、发绀、气短。重者出现食欲减退、恶心、呕吐、失眠、疲乏、腹胀和胸闷。轻度缺氧引起多尿，严重缺氧引起少尿。

（2）高原肺水肿　主要表现为咳嗽和咳痰，痰为粉红色、黄色、白色，或咳血性泡沫痰；肺部闻及湿啰音、痰鸣音；发绀。少数患者在心尖区或肺动脉区有Ⅱ～Ⅲ级吹风样收缩期杂音，肺动脉瓣区第二心音亢进或（和）分裂。

（3）高原脑水肿　早期出现急性高原反应症状；症状加重时，伴有精神萎靡不振、表情淡漠、神志朦胧、嗜睡、昏迷。少数患者开始表现为兴奋多语、情绪高亢、易激怒，骤然进入昏迷状态,昏迷时多有躁动、抽搐、呕吐、大小便失禁、尿潴留、血压升高或降低。

(4) 高原心脏病　初发时出现头晕、头痛、心慌、气促、失眠、乏力和浮肿等;逐渐出现心界扩大,在心前区、肺动脉瓣区、胸骨左缘或三尖瓣区可闻及Ⅱ级左右的吹风样收缩期杂音,肺动脉瓣区第二心音亢进或分裂。病情重者可发生心力衰竭,出现以右心衰竭为主的症状和体征,也有少数患者出现以左心衰竭为主的症状和体征。

(5) 高原红细胞增多症　表现为头昏、头痛、记忆力减退、表情淡漠、睡眠障碍等神经系统症状,心慌、气促、胸闷、胸痛,活动后加重;部分患者有轻度咳嗽、咳痰、痰中稍带血丝等循环和呼吸系统症状;红细胞增多,血黏滞度增加,腹腔脏器瘀血,消化道分泌与运动功能障碍,出现消化不良、食欲不佳、呕吐、便血等;颜面、口唇、舌、口腔黏膜以及耳垂和手指等明显发绀,面部毛细血管扩张呈紫色条纹,眼结合膜和咽部充血明显。血压异常。心尖区及肺动脉瓣区可闻及Ⅰ~Ⅱ级收缩期杂音,肺动脉瓣区第二心音亢进或分裂。如其持续时间长或严重者,可出现以右心肥大为主的全心肥大的临床表现。

(6) 高原血压异常　初期有头晕、头痛、心慌、紧张、烦躁、疲乏,重者有恶心、呕吐、食欲不振,其中以头晕和头痛最最常见;血压升高以舒张压升高常见,脉压差缩小。多数患者心尖部有Ⅰ~Ⅱ级收缩期杂音,肺动脉瓣区第二心音亢进、分裂,出现浮肿、发绀、左室增大;眼底检查早期可见视网膜动脉痉挛,晚期可见眼底渗血、出血或血管硬化。

(7) 实验室检查　血常规:男性红细胞数≥6.5×10^{12}/L,血红蛋白≥200g/L,红细胞压积≥65%;女性红细胞数≥6.0×10^{12}/L,血红蛋白≥180g/L,红细胞压积≥60%。心电图表现为电轴右偏、极度顺钟向转位,肺型P波,成尖峰P波,右心室肥厚或伴有心肌劳损,右束支传导阻滞;还可见持续性心动过速或心动过缓以及多发性期前收缩。胸片检查多为右心室大或以右心室为主的双室增大,肺动脉段和肺动脉圆锥隆突,肺动脉扩张,肺纹理增粗且紊乱;或表现为肺门阴影扩大,双肺纹理增粗,边缘模糊不清,肺野透光度减弱,有散在性片状阴影,以肺野内中带及下野多见。肺功能检查可见肺活量有所降低,其他肺功能多在正常范围。

3. 诊断

职业性高原病的诊断应根据进抵海拔3000m以上高原或由低海拔地区进入更高地区后发病;急性高原病症状随海拔的增高而加重,随进入海拔较低的地区而缓解,氧疗有效;慢性高原病移地治疗大多有效;根据临床有关检查结果,结合劳动卫生学调查动态观察,进行综合分析,排除晕车、左心衰竭肺水肿、慢性支气管合并阻塞性肺气肿,以其他有昏迷的疾病如脑血管意外、有头部受伤者考虑颅脑外伤、其他器质性心脏病、糖尿病、高血压、癫痫病等后方可诊断。其诊断分级标准按照《职业性高原病诊断标准》(GBZ 92)。

4. 治疗及处理

对重危患者就地抢救,给予高流量吸氧或面罩给氧。如发病地点确无医疗条件而有较好的运送工具及抢救设备,可将患者由高原转往海拔低的地区治疗。慢性高原病患者如病情许可,应逐步锻炼;如疗效不佳,可转往海拔低的地区。临床各型按内科给予相应治疗,如劳动能力鉴定,按《劳动能力鉴定职工工伤与职业病致残等级》(GB/T 16180)处理。

(四) 航空病

航空病是减压病的一种类型,又称高空减压病。职业性航空病是指由于航空飞行环境中的气压变化，所引起的航空性中耳炎、航空性鼻窦炎、变压性眩晕、高空减压病、肺气压伤五种疾病。

1. 接触机会

暴露在航空飞行环境的飞行人员如飞机驾驶员、领航员、航空工程师、客机服务员等易患航空病；低压舱舱内工作人员也易患航空病；乘客患本病多为飞机密闭座舱漏气所致。

2. 发病机制

人体由正常的一个大气压的空间移动至低于一个大气压而又无适当防护的空间，空气中氮分压骤然下降，体液和组织中释放出的氮不能及时排出体外而存留在组织和血液中，形成气泡。气泡在体内形成后，造成血管内、外栓塞，对组织产生压迫作用，从而引起一系列生理、生化效应。减压后气体的膨胀作用可使体内的呼吸道、肺、泌尿生殖道、鼻窦、中耳腔等窦、腔、窝、管产生一系列不良后果。

3. 临床表现

① 皮肤瘙痒、丘疹、大理石样斑纹。

② 四肢大关节、肌肉疼痛，骨损伤或坏死。

③ 前庭功能障碍和突发性耳聋等；偏瘫、截瘫、大小便失禁等；语言能力下降；脑电图出现慢波。

④ 早期表现为脉快而弱，血压下降，皮肤、黏膜发绀，四肢发凉。随后可出现休克、昏厥、猝死。

⑤ 干咳、胸骨下疼痛、咯血、呼吸困难等。

4. 诊断

依据确切的航空飞行等气压变化暴露史，具有相应的临床表现及辅助检查结果，结合职业卫生学调查资料，进行综合分析，与一般的外伤和炎症、急性缺氧、氧中毒、氮麻醉等相鉴别，排除其他原因所致的类似疾病后，进行综合分析，做出诊断。其分级标准按照《职业性航空病诊断标准》(GBZ 93) 分为航空性中耳炎（轻度、中度、重度）、航空性鼻窦炎（轻度、重度）、变压性眩晕（轻度、重度）、高空减压病（轻度、中度、重度）、肺气压伤（轻度、重度）。

5. 治疗及处理

① 加压治疗是治疗航空病唯一有效的方法。

② 给予血管扩张药、B 族维生素。

③ 航空性中耳炎的处理：积极治疗原发疾病，以血管收缩剂滴鼻，行咽鼓管吹张；有鼓室积液不易排出者，做鼓膜穿刺或鼓膜切开；鼓膜破裂者，预防中耳感染；神经性耳聋者给予对症治疗。

④ 航空性鼻窦炎的处理：鼻腔通气引流，局部理疗，抗感染治疗，重度患者可行手术治疗。飞行员出现急性气压损伤时，临时停飞，经治疗后鼻窦气压功能恢复正常再参加飞行；飞行员反复出现鼻窦气压损伤且治疗效果不佳时，终止飞行。

⑤ 变压性眩晕的处理：有咽鼓管功能不良、遗留眩晕或内耳损伤者，给予对症治疗。飞行员出现变压性眩晕，终止其飞行。

⑥ 高空减压病的处理：立即下降高度至 8000m 以下，并尽快返回地面，用面罩呼吸观察 2h，至无症状或体征出现，继续不吸氧条件下观察 24h 后，可恢复一般性工作。如观察期间症状复发，应立即送至高压氧舱加压治疗及对症治疗。

⑦ 如劳动能力鉴定，按《劳动能力鉴定职工工伤与职业病致残等级》（GB/T 16180）处理。

（五）手臂振动病

手臂振动病是长期从事手传振动作业的工作而引起的以手部末梢循环和/或手臂神经功能障碍为主的疾病，并能引起手臂骨关节-肌肉的损伤。其典型的临床表现为振动性白指。

1. 接触机会

能引起手臂振动病的工种，主要是使用振动性工具，从事手传振动作业的工作。根据以往调查主要有凿岩工、铆钉工、风铲工、捣固工、固定砂轮和手持砂轮磨工、油锯伐木工、电锯工、锻工、铣工等。

2. 发病机制

手臂振动病的发病机制目前尚未明确。综合已有的研究所见，认为长期从事振动作业的劳动者，由于手握持工具，使局部组织压力增加而致血管内皮细胞受损，引起血管内皮细胞产生的收缩因子释放增加，造成局部血管收缩，而松弛因子释放减少，使血管扩张的机制反应性降低，抗血小板凝聚功能减低，进一步加剧了原已增厚的血管内皮的阻塞的过程。另外，振动刺激可通过躯体感觉-交感神经反射使手指血管运动神经元兴奋性增强，血管平滑肌细胞对去甲肾上腺素（NA）的反应增强。振动损伤了存在血管平滑肌上的 α-肾上腺素受体，导致血管舒张功能减退。此外，振动还可以使动-静脉吻合中的 β-肾上腺素受体舒张功能受损，进而使血管对寒冷的扩张反应降低。有研究认为振动使血液黏稠度增加，对振动性白指的产生也有一定影响。寒冷和高气湿等是职业性手臂振动病的影响因素，会加剧其发生和发展。

3. 临床表现

长期暴露于手臂振动的工作，最早出现的症状多为间歇性或持续性手麻和（或）手痛，夜间明显，其次为手胀、手掌多汗、手臂无力和关节疼痛等症状，可伴有类神经症的表现。检查可见指端振动觉、温度觉和痛觉减退。如果不引起重视，病情进一步发展可出现振动性白指。部分患者手指关节肿胀、变形，严重时手部肌肉明显萎缩或出现"鹰爪样"手部畸形，严重影响手部功能。振动性白指是振动病典型的临床表现，是诊断的重要依据。其特点是发作具有一过性和时相性特点，一般是在受冷后出现患指麻、胀、痛，并由灰白变苍白，由远端向近端发展，界限分明，严重者可出现指端坏疽。神经-肌电图检查可见神经源性损害。

4. 诊断

根据 1 年以上连续从事手传振动作业的职业史，以手部末梢循环障碍、手臂神经功能障碍和（或）骨关节肌肉损伤为主的临床表现，结合末梢循环功能、神经-肌电图检查结果，参考作业环境的职业卫生学资料，综合分析，排除其他病因所致类似疾病，方可诊断。依照《职业性手臂振动病的诊断》（GBZ 7）分为轻度、中度、重度手臂振动病。

5. 治疗及处理

根据病情进行综合性治疗。应用扩张血管及营养神经的中西医药物治疗，并可结合采用物理疗法、运动疗法等。如需劳动能力鉴定，参照《劳动能力鉴定职工工伤与职业病致残等级》(GB/T 16180) 处理。

（六）激光所致眼（角膜、晶状体、视网膜）损伤

激光辐射主要对人的眼睛和皮肤造成损伤，其中以眼睛损伤最为严重。2013 年 12 月 30 日我国"国卫疾控发〔2013〕48 号文"公布的《职业病分类和目录》，首次将"激光所致眼（角膜、晶状体、视网膜）损伤"列入职业病目录。

1. 接触机会

激光是由物质的粒子受激发射放大的光，由激光器在受控的受激发射过程中产生或放大而得到，波长为 200nm～1mm。激光具有能量高、单色性强、发散性小等优点，其技术广泛用于切割、焊接、印刷、通信、测量、显像、科研、医疗、商业、娱乐、军事及执法等领域。

2. 发病机制

激光对于人体组织的损伤机制主要包括热效应、光化学反应、机械效应。激光的热效应是指激光照射到组织后，生物分子吸收光子而被激活，加剧振动，并与周围分子碰撞而生热，使组织温度升高，性质发生变化。激光的光化学反应指生物大分子吸收光子能量被激活，产生受激原子、分子和自由基，引起组织的一系列化学改变。目前已知激光的光化学反应主要有光氧化反应、光聚合反应、光分解反应和光敏反应。引起眼损伤的光化学反应主要为光分解反应和光敏反应。激光的机械效应包括光致压强和电磁波效应。激光对机体组织的损伤，通常是几种效应同时引起的综合效应。

3. 临床表现

眼组织是人体对激光最敏感的器官，最容易受到激光的伤害。激光所致眼损伤多因事故或意外接触较大剂量的激光而造成。最早的激光致眼损伤的事故报告可追溯至 20 世纪 60 年代末，距最早的红宝石激光器发明仅隔不到 10 年。

（1）角膜损伤　眼部出现明显的异物感、灼热感，并出现剧痛、畏光流泪、眼睑痉挛等眼部刺激症状。裂隙灯显微镜下观察见角膜上皮脱落，呈细点状染色或有相互融合的片状染色。眼部角膜实质层出现不同程度的点状或片状凝固性混浊，可伴有角膜变性坏死、溃疡凹陷，甚至穿孔。裂隙灯显微镜下观察可见边界清楚的点状或圆盘状白色凝固斑，可伴有点状或片状荧光染色；严重者可见界限清楚的白色圆柱形贯穿凹陷，从上皮到内皮甚至全层发生混浊。

（2）晶状体损伤（白内障）　晶状体周边部或前、后囊下皮质或/和核出现灰白色或黄白色点状或线状、片状、条状、楔状、网状、环状、花瓣状、盘状等混浊，可伴有空泡。视力可能减退。

（3）视网膜损伤　眼部出现不同程度视力下降，或眼前黑影，或视物变形，或出现暗点等症状。检查见视网膜黄斑区中心凹反射较暗或消失，视网膜后极部可见不同程度的出血、水肿及渗出，可出现裂孔及脱离等。

4. 诊断

根据《职业性激光所致眼（角膜、晶状体、视网膜）损伤的诊断》(GBZ 288) 进行诊断。其诊断原则为：有明确接触较大剂量激光的职业接触史，以眼（角膜、晶状体、视网膜）损伤为主要临床表现，参考工作场所辐射强度的测量和调查资料，综合分析，排除其他原因所引起的类似眼部疾病，方可诊断。

5. 治疗及处理

目前尚无特效治疗方法，以对症治疗为主。根据临床类型及病情，按常规处理。如晶状体混浊所致视功能障碍影响正常生活或工作，可施白内障摘除及人工晶体植入术。依据损伤情况较轻者应脱离激光作业环境或休息 1～2 天，重者可适当延长，多能完全恢复，一般不受影响，痊愈后可以恢复原工作。角膜和视网膜损伤严重者，应结合视功能情况，决定是否调离岗位。职业性激光性白内障者，宜调离激光作业岗位，定期复查。如需劳动能力鉴定，按《劳动能力鉴定职工工伤与职业病致残等级》(GB/T 16180) 处理。

（七）冻伤

冻伤，即局部冻结性冷伤，指接触严寒环境或介质（制冷剂、液态气体等）导致身体局部组织温度低于组织冻结温度（−3.6～−2.5℃，亦称生物冰点），局部组织经冻结和融化过程而导致的损伤，其特点是组织细胞发生冻结。冻伤主要由于低温、潮湿，也与风速、防寒保暖、管理措施、耐寒能力及适应能力有关。

1. 接触机会

发生冻伤常见的职业包括寒冷季节从事户外作业，或室内无采暖或有冷源设备的低温条件下的作业，如林业、渔业、农业、矿业、护路、通信、运输、环卫、警务、投递、制造业（户外）等。职业性接触介质（如制冷剂、低沸点液态气体）也有导致冻伤的可能。易发生冻伤的工种有石油和天然气生产工人、林业工人、汽车司机、建筑工人、户外维修工人、邮递员、清洁工人、食品冷藏工人、接触化学制冷和低温介质的工人等。

2. 发病机制

职业性冻伤分组织冻结和融化两个阶段，冻结、融化直接损伤血管内皮细胞是其发生的重要机制。慢速冷冻使细胞外水分冻结形成冰晶体，可直接破坏细胞膜、改变细胞离子跨膜浓度梯度、改变细胞内 pH 值和蛋白质结构，导致细胞脱水死亡。组织温度持续降低时，细胞间隙冰晶体扩大造成细胞机械性损伤。受损的微血管内皮细胞可释放多种血管活性物质和细胞毒性介质，引起血小板聚集和黏附、凝血机制障碍和血栓形成，造成局部组织微循环障碍，组织细胞因缺血缺氧而坏死。

3. 临床表现

冻伤多为散发。但寒冷季节在户外进行集体作业时，如防护不当，在短时间内可能暴发大量病例。冻伤多见于身体末梢暴露部位，如手、足、颜面、耳和鼻等部位等。冻伤的症状和体征突出表现在受冻部位复温融化后，最初表现为暴露部位知觉丧失、皮肤冻结变硬、肤色苍白。冻结部位融化后皮肤可呈红色、暗红色、青紫色甚至青灰色，局部充血、水肿；出现轻至重度刺痛或烧灼样痛，甚至出现感觉减退或消失；可出现浆液性水疱或血疱；患处结痂后形成痂，脱落形成溃疡；可形成干性坏疽，亦可继发感染形成气性坏疽或湿性坏疽。冻伤按照病理程度分为Ⅰ度、Ⅱ度、Ⅲ度和Ⅳ度冻伤。

4. 诊断

根据《职业性冻伤的诊断》（GBZ 278）进行诊断，标准中规定：根据明确的在低于 0℃ 的寒冷环境作业史，或短时间接触介质（制冷剂、液态气体等）的职业史，具有受冻部位冻结时和/或融化后的临床表现，参考工作场所职业卫生学调查以及实验室检查结果，综合分析，并排除其他原因所致类似疾病，方可诊断为职业性冻伤。《职业性冻伤的诊断》以冻伤程度、冻伤面积、痊愈后可能造成的组织丢失与功能障碍程度为依据综合进行诊断与分级，分为一级、二级、三级和四级冻伤。

5. 治疗及处理

立即脱离接触寒冷或低温环境介质，将患者移至防风保暖场所，采取保暖措施。确认损伤部位无再次冻结危险时，方可采取积极复温治疗措施，直至指（趾）皮肤潮红、肢体变软。转送过程中应注意保暖，防止外伤，下肢冻伤者应卧床制动。如合并低体温（机体体核温度降至或低于 35℃），应先处理低体温；如合并其他严重伤病，应按照其对生命安全影响的大小，依次先后处置。冻伤处置前首先要判断伤情，难以确定伤情时，按重度冻伤处置。对处于冻结状态的伤部，用 40～42℃温水进行温水快速复温方法治疗，但严禁采用拍打按摩、冷水浸泡、冰雪搓擦或明火烘烤等方法复温。同时伴有眼、呼吸道损伤或化学中毒时，参照相应诊断标准及处理原则处理，或请专科医生诊治。其他处理：如需劳动能力鉴定，按《劳动能力鉴定职工工伤与职业病致残等级》（GB/T 16180）处理。

五、职业性传染病

职业性传染病是在职业活动中接触职业性传染病的病原生物（病原体）所致的职业病。生物性有害因素是指生产环境和生产原料中存在对人群健康有害的致病微生物、寄生虫、昆虫和动植物等以及其产生的生物活性物质。在职业活动中，由于接触这些生物性有害因素对相关职业人群的健康产生较大的影响，一旦发现可疑病例，必须按照《中华人民共和国传染病防治法》执行，及时报告，以便进行必要的流行病学调查和制定相应的防疫措施。我国2002 年版法定职业性传染病有炭疽、森林脑炎、布鲁氏菌病 3 种。从 2013 年公布了新的《职业病分类和目录》规定，至今职业性传染病有 5 种，即在原来 3 种的基础上增加了艾滋病（限于医疗卫生人员及人民警察）和莱姆病。

（一）炭疽

炭疽是由炭疽芽孢杆菌所致的一种人畜共患的急性传染病。草食家畜是主要易感动物。人对炭疽杆菌中等敏感。临床以皮肤型炭疽多见。全年均可发病，以 7～9 月份为流行高峰。多见于农牧区，农牧民是主要受害者。新中国成立后，我国加强了防疫措施，工业型炭疽病例极少见，农业型炭疽屡有发生。

2001 年 10 月美国发生炭疽信函事件，至 2001 年 12 月 5 日已确诊炭疽患者 22 例，11 例吸入性炭疽，11 例皮肤型炭疽（7 例确诊、4 例可疑）。此事件反映生物武器对人类的威胁，严禁生产、使用生物武器和积极进行生物武器防御应引起全球的关注。

1. 接触机会

从事接触炭疽杆菌的相关职业，如兽医，屠宰、畜牧、畜产品加工（乳、肉、皮毛）人员，疫苗和诊断制品生产、研究、应用人员，以及从事炭疽防治等的工作人员。

2. 发病机制

引起炭疽病的主要物质是炭疽芽孢杆菌的荚膜和繁殖体分泌的炭疽外毒素。荚膜在体内有抗吞噬作用，这有利于细菌的繁殖扩散。外毒素由水肿因子（EF）、致死因子（LF）和保护性抗原（PA）三种组分构成，其中任何一种成分单独存在均不引起毒性作用。其共同作用主要是损害微血管内皮细胞，使血管的通透性增加，从而减少有效血容量和微循环灌注量，增高血液的黏稠度，最终导致弥漫性血管内凝血（DIC）和感染性休克。

3. 临床表现

人炭疽的潜伏期一般为 1～5 天，短至仅数小时，长至 12 天不等。根据感染途径，临床分为三型：

（1）皮肤炭疽 多发生于身体外露部位，典型症状是无痛性痈，见周围水肿、中央结黑痂的炭疽痈。发病早期有发热，伴有头痛、局部淋巴结肿大及脾大。严重者全身症状明显，可因循环衰竭而死亡。皮肤炭疽须与痈、蜂窝织炎、恙虫病的焦痂、兔热病的溃疡等相鉴别。

（2）肺炭疽 吸入炭疽芽孢杆菌引起。初起似感冒，稍缓解后突发急性呼吸衰竭、休克，迅速致死。肺炭疽需与各种肺炎、肺鼠疫相鉴别。

（3）肠炭疽 食用了未煮透的病畜肉所致。潜伏期 12～18 天不等，起病急，呈急性胃肠炎型或急腹症型。

后两型又称内脏型炭疽，易误诊，死亡率高达 70%～100%。此三型并发败血症时均可引起炭疽性脑膜炎而死亡。炭疽的传染性不是很强，尚无人与人直接传播的报道。肠炭疽需与急性菌痢及急腹症相鉴别。脑膜炎型和败血症型炭疽应与各种脑膜炎、蛛网膜下腔出血和败血症相鉴别。

4. 诊断

根据职业流行病学调查、职业接触史及典型的临床表现，结合病原学和特异性的实验室检查结果，同时具备以下两项：

① 至少具备一种类型炭疽的临床表现（如皮肤炭疽、肺炭疽、肠炭疽、脑膜炎型炭疽、败血症型炭疽）。

② 显微镜检查，发现皮肤溃疡的分泌物、痰、呕吐物、排泄物、血液、脑脊液等标本中大量两端平齐、呈串联状排列的革兰氏阳性大肠杆菌，同时细菌培养分离到炭疽芽孢杆菌，或血清抗炭疽特异性抗体滴度呈 4 倍或 4 倍以上升高。

参照《炭疽诊断标准》（WS 283）、《职业性传染病的诊断》（GBZ 227）进行诊断。

5. 治疗及处理

（1）一般治疗 适当休息，必要时隔离；炭疽的潜伏期为 12 小时至 12 天，皮肤炭疽隔离至创口痊愈，痂皮脱落；其他类型炭疽症状消失后分泌物或排泄物连续培养 2 次阴性方能取消隔离。

（2）病原治疗 使用疗效确切的抗生素或抗病毒药物。

（3）对症治疗　消除或减轻病原体所致的病理损害，维护机体内环境稳定，减轻患者痛苦。

（4）支持治疗　提高机体免疫力，给予心理治疗、康复治疗等。

如需进行劳动能力鉴定，按《劳动能力鉴定职工工伤与职业病致残等级》（GB/T 16180）处理。

（二）森林脑炎

森林脑炎是指劳动者在森林地区从事职业活动中，因被蜱叮咬而感染的中枢神经系统的急性病毒性传染病。我国主要的高发区是黑龙江和吉林等省的林业区，四川、新疆、云南等地也有报告。流行季节与蜱的活动密切相关，主要发生于春夏季，流行高峰在 6 月份，7 月份后逐渐下降。

1. 接触机会

疫区内野生啮齿类动物是主要传染源。本病主要经硬蜱吸血传播。人类普遍易感。在疫区从事林业、捕猎、勘探及采药等职业人群，以及进驻疫区中林区的部队人员、旅游者等均有机会感染而发病。如饮用含森林脑炎病毒的乳品也可感染。

2. 发病机制

森林脑炎病毒是一类小型嗜神经病毒，其致病性与乙脑病毒相同，主要侵犯中枢神经系统。其发病机制目前尚未完全阐明，但有动物研究证实，病变的形成可能与病毒复制或免疫损伤有关。人被带病毒的蜱叮咬后是否发病，取决于侵入人体的病毒量和人体的免疫功能状态。

3. 临床表现

本病潜伏期一般为 7～14 天（有的为 1～30 天或更长），起病突然，临床一般分轻型和重型或普通型。

（1）轻度森林脑炎　突然起病，发热，伴头痛、恶心、呕吐等症状，体温多在 1 周内恢复正常；血清特异性抗体 IgM 或 IgG 阳性。

（2）中度森林脑炎　前述表现加重，并出现颈项强直及阳性 Kernig 征、Brudzinski 征等脑膜刺激征。

（3）重度森林脑炎　上述表现加重，并具有下列情况之一者：

① 颈肩部或肢体肌肉迟缓性瘫痪。

② 吞咽困难。

③ 语言障碍。

④ 意识障碍或惊厥。

⑤ 呼吸衰竭。

4. 诊断

根据职业人群春夏季节在森林地区工作且有蜱的叮咬史，突然发热、典型急性中枢神经系统损伤的临床表现、特异性血清学检查阳性，参考现场森林脑炎流行病学调查结果，综合分析，并排除其他病因所致的类似疾病方可诊断。参照《职业性森林脑炎诊断标准》（GBZ 88）、《职业性传染病的诊断》（GBZ 227）进行诊断。

5. 治疗及处理

① 轻度患者采用一般的对症支持治疗，如降温、保持水电解质平衡等；中度和重度患者应积极防治脑水肿、保持呼吸道畅通，必要时可使用抗病毒药、抗生素等治疗；恢复期可用理疗、中药等治疗，加强功能锻炼等。

② 早期使用高效价丙种球蛋白可获得较好疗效，必要时可配合使用干扰素等。

③ 其他处理：轻度及中度患者治愈后，可照常工作；重度患者恢复正常也可照常工作。

如需进行劳动能力鉴定，按《劳动能力鉴定职工工伤与职业病致残等级》(GB/T 16180)处理。

（三）布鲁氏菌病

布鲁氏菌病又称马尔他热或波浪热，是由布鲁氏菌引起的一种人畜共患的急、慢性传染病。根据不同的传染源和不同型的菌种，国际上将布鲁氏菌分为 6 个型：羊型、牛型、猪型、绵羊附睾型、森林属型和犬型。在我国流行的主要是羊型，其次为牛型，少数为猪型，羊为主要的传染源。在我国多见于牧区，南方则少见。该细菌对光、热及化学药剂如 3％的漂白粉及来苏水都很敏感，数分钟至 20 分钟即可杀死，但在干燥土壤中可存活数月，在乳制品、皮毛或水中可生存数周至数月。

1. 接触机会

发病前患者与疑似布鲁氏菌感染的家畜、畜产品有密切接触史，或生食过牛、羊乳及肉制品，或生活在布鲁氏菌病疫区；或从事布鲁氏菌培养、检测或布鲁氏菌疫苗生产、使用等工作。

2. 发病机制

布鲁氏菌属革兰氏阴性短小杆菌，由于其侵袭力强，能通过完整皮肤和黏膜进入宿主体内。布鲁氏菌能产生内毒素，是致病的重要物质。内毒素能破坏吞噬细胞的作用，使病菌能随淋巴液到达淋巴结生长繁殖形成感染灶，当机体抵抗力低和/或病菌增殖达到一定数量后，即可引起菌血症、毒血症一系列的急性症状。进入血液循环的病菌在体内不断繁殖形成新的病灶，如此反复多次，临床出现不规则的波状热（故布鲁氏菌病又称为波浪热）。此外，布鲁氏菌主要寄生在吞噬细胞内，其发病的机制以迟发型变态反应为主。由此可见，本病急性期时，细菌和毒素起主要作用，而慢性期则变态反应起主要作用。

3. 临床表现

布鲁氏菌病可以表现为持续数日乃至数周发热（包括低热）、多汗、乏力、肌肉和关节疼痛等。部分患者淋巴结、肝、脾和睾丸肿大，少数患者可出现各种各样的皮疹和黄疸，也可以表现为骨关节系统损害。男性病例可伴有睾丸炎，女性病例可见卵巢炎。急性期患者可以出现各种各样的皮疹，一些患者可以出现黄疸，慢性期患者表现为骨关节系统的损害。临床分期包括潜伏期、急性期、亚急性期和慢性期。

（1）潜伏期 布鲁氏菌病的潜伏期一般为 1～3 周，短则 7 天，长则 60 天，少数可达数月甚至 1 年以上。

（2）急性期 具有上述的临床表现，病程在 3 个月以内，出现确诊的血清学阳性反应。

（3）亚急性期 具有上述的临床表现，病程在 3～6 个月之间，出现确诊的血清学阳性反应。

（4）慢性期　病程超过 6 个月仍未痊愈，有布鲁氏菌病的症状和体征，并出现确诊的血清学阳性反应。

4. 诊断

有确切的职业接触史和流行病学资料，有典型、特征性的临床表现，结合实验室细菌学和血清学检查阳性结果等综合分析，排除类似的疾病后可确诊。依据《布鲁氏菌病诊断》（WS 269）、《职业性传染病的诊断》（GBZ 227）进行诊断。

5. 治疗及处理

（1）一般治疗　适当休息，凡是确诊病例不需要隔离。

（2）病原治疗　使用疗效确切的抗生素药物。

（3）对症治疗　消除或减轻病原体所致的病理损害，维护机体内环境稳定，减轻患者痛苦。

（4）支持治疗　提高机体免疫力，给予心理治疗、康复治疗等。

如需进行劳动能力鉴定，按《劳动能力鉴定职工工伤与职业病致残等级》（GB/T 16180）处理。

（四）艾滋病（限于医疗卫生人员和人民警察）

艾滋病（acquired immunodeficiency syndrome，AIDS）即获得性免疫缺陷综合征，是由 HIV 感染引起的，以人体 $CD4^+$ T 淋巴细胞减少为特征的进行性免疫功能缺陷，疾病后期可继发各种机会性感染、恶性肿瘤和中枢神经系统病变的综合性疾患。

我国 2013 年正式将医疗卫生人员及人民警察因职业暴露感染的艾滋病列为法定职业病。

1. 接触机会

确定具有传染性的暴露源包括血液、体液、精液和阴道分泌物。脑脊液、关节液、胸腔积液、腹水、心包积液、羊水也具有传染性，但其引起感染的危险程度尚不明确。粪便、鼻分泌物、唾液、痰液、汗液、泪液、尿液及呕吐物通常认为不具有传染性。

发生职业暴露的途径包括暴露源损伤皮肤（刺伤或割伤等）和暴露源沾染不完整皮肤或黏膜。如暴露源为 HIV 感染者的血液，那么经皮肤损伤暴露感染 HIV 的危险性为 0.3%，经黏膜暴露的危险性为 0.09%，经不完整皮肤暴露的危险度尚不明确，一般认为比黏膜暴露低。高危险度暴露因素包括：暴露量大、污染器械直接刺破血管、组织损伤深。

2. 发病机制

（1）病毒感染过程　HIV 病毒需借助易感细胞表面的受体进入细胞，在 24～48h 内到达局部淋巴结。HIV-1 感染人体后，有选择性地吸附于靶细胞的 CD4 受体上，在辅助受体的帮助下进入宿主细胞，经环化及整合、转录及翻译、装配、成熟及出芽，形成成熟的病毒颗粒。由于机体的免疫系统不能完全清除病毒，形成慢性感染。

（2）抗 HIV 免疫反应　人体免疫系统主要通过针对 HIV 蛋白的各种特异性抗体、特异性 $CD4^+$ T 淋巴细胞免疫反应和 CTL 直接或分泌各种细胞因子（如肿瘤坏死因子、干扰素等），抑制病毒复制。

（3）免疫病理

① CD4$^+$T 淋巴细胞数量减少。

② CD4$^+$T 淋巴细胞功能障碍　主要表现为 T 辅助细胞 1（Th1）细胞被 T 辅助细胞 2（Th2）细胞代替、抗原递呈细胞功能受损、白细胞介素-2 产生减少和对抗原反应活化能力丧失。

③ 异常免疫激活　CD4$^+$、CD8$^+$T 淋巴细胞表达 CD69、CD38 和 HLA-DR 等免疫激活标志物水平异常升高。

④ 免疫重建　经抗病毒治疗后，HIV 所引起的免疫异常改变能恢复至正常或接近正常水平，但抗 HIV 治疗并不能使所有艾滋病患者获得免疫重建，也不能重建抗 HIV 的 CD4$^+$T 淋巴细胞特异性免疫反应，CD8$^+$T 淋巴细胞特异性抗 HIV 的能力也下降。

3. 临床表现

我国将 HIV 感染分为三期。

（1）Ⅰ期（HIV 感染早期）　HIV 感染者，符合下列一项表现：

① 3～6 个月内有流行病学史和/或初次感染 HIV 1 个月内出现的发热、咽痛、皮疹、肌肉关节痛、淋巴结肿大、头痛、腹泻、恶心、呕吐等临床表现（急性 HIV 感染综合征）和/或有其他原因引起的腹股沟以外两处或两处以上的淋巴结肿大，直径>1cm，持续 3 个月以上（持续性全身性淋巴结病）。

② 抗体筛查试验无反应，两次核酸检测均为阳性。

③ 1 年内出现 HIV 血清抗体阳转。

（2）Ⅱ期（HIV 感染中期）　HIV 感染者，符合下列一项表现：

① CD4$^+$T 淋巴细胞计数为 200～500/mm^3。

② 无症状或至少一项符合以下临床表现：

a. 不明原因体重减轻，不超过原体重 10%。

b. 反复发作的上呼吸道感染，近 6 个月内≥2 次。

c. 带状疱疹。

d. 口角炎、唇炎。

e. 反复发作的口腔溃疡，近 6 个月内≥2 次。

f. 结节性痒疹。

g. 脂溢性皮炎。

h. 甲癣。

③ 至少一项符合以下临床表现：

a. 不明原因体重减轻，超过原体重 10%。

b. 不明原因的腹泻，持续超过 1 个月。

c. 不明原因的发热，间歇性或持续性超过 1 个月。

d. 持续性口腔念珠菌感染。

e. 口腔黏膜毛状白斑。

f. 肺结核病（现症）。

g. 严重的细菌感染（如肺炎、体腔或内脏脓肿、脓性肌炎、骨和关节感染、脑膜炎、菌血症）。

h. 急性坏死性溃疡性牙龈炎、牙周炎或口腔炎。

i. 不明原因的贫血（血红蛋白＜80g/L）和中性粒细胞减少（中性粒细胞数＜0.5×10^9/L）或血小板减少（血小板数＜50×10^9/L），时间持续超过 1 个月。

（3）Ⅲ期（AIDS 期） HIV 感染者，符合下列一项表现：

① $CD4^+$ T 淋巴细胞计数＜200/mm^3。

② 至少一项符合以下的临床表现：

a. HIV 消耗综合征（HIV 感染者或 AIDS 患者在半年内出现体重减少超过 10％，伴有持续发热超过 1 个月，或者持续腹泻超过 1 个月、食欲差、体虚无力等症状和体征）。

b. 肺孢子菌肺炎。

c. 食管念珠菌感染。

d. 播散性真菌病（球孢子菌病或组织胞浆菌病）。

e. 反复发生的细菌性肺炎，近 6 个月内≥2 次。

f. 慢性单纯疱疹病毒感染（口唇、生殖器或肛门直肠）超过 1 个月。

g. 任何的内脏器官单纯疱疹病毒感染。

h. 巨细胞病毒感染性疾病（除肝、脾、淋巴结以外）。

i. 肺外结核病。

j. 播散性非结核分枝杆菌病。

k. 反复发生的非伤寒沙门菌败血症。

l. 慢性隐孢子虫病（伴腹泻，持续＞1 个月）。

m. 慢性等孢球虫病。

n. 非典型性播散性利什曼病。

o. 卡波西肉瘤。

p. 脑或 B 细胞非霍奇金淋巴瘤。

q. 浸润性宫颈癌。

r. 弓形虫脑病。

s. 马尔尼菲青霉病。

t. 肺外隐球菌病，包括隐球菌脑膜炎。

u. 进行性多灶性脑白质病。

v. HIV 相关神经认知障碍（由感染 HIV 所引起的感知和运动神经元的异常，影响日常工作，表现为健忘、注意力难以集中、思维缓慢、抑郁、细微运动功能损害等）。

w. 有症状的 HIV 相关性心肌病或肾病。

4. 诊断

HIV 抗体和病原学检测是确诊 HIV 感染的依据；流行病学史是诊断急性期和婴幼儿 HIV 感染的重要参考；$CD4^+$ T 淋巴细胞检测和临床表现是 HIV 感染分期诊断的主要依据；艾滋病的指征性疾病是艾滋病诊断的重要依据。医疗卫生人员和人民警察依据确切的职业接触史和职业感染判定，具有相应的临床表现及特异性实验室检查阳性结果，结合职业卫生学、流行病学调查资料，综合分析，排除其他原因所致的类似疾病，方可诊断。依据《艾滋病和艾滋病病毒感染诊断》(WS 293)、《职业性传染病的诊断》(GBZ 227) 进行诊断。

5. 治疗及处理

（1）HIV 职业暴露后局部处理原则

① 用肥皂液和流动的清水清洗被污染局部。

② 污染眼部等黏膜时，应用大量等渗氯化钠溶液反复对黏膜进行冲洗。

③ 存在伤口时，应轻轻由近心端向远心端挤压伤处，尽可能挤出损伤处的血液，再用肥皂液和流动的清水冲洗伤口。

④ 用 75% 酒精或 0.5% 碘伏对伤口局部进行消毒、包扎处理。

（2）HIV 职业暴露后预防性用药原则　开始治疗用药的时间及疗程：在发生 HIV 暴露后尽可能在最短的时间内（尽可能在 2h 内）进行预防性用药，最好不超过 24h，但即使超过 24h，也建议实施预防性用药。用药疗程为连续服用 28 天。

（3）HIV 职业暴露后的监测　发生 HIV 职业暴露后立即、4 周、8 周、12 周和 6 个月后检测 HIV 抗体。一般不推荐进行 HIV p24 抗原和 HIV RNA 测定。

（4）预防职业暴露的措施

① 在进行可能接触患者血液、体液的诊疗和护理工作时，必须佩戴手套。

② 在进行有可能发生血液、体液飞溅的诊疗和护理操作过程中，医务人员除需佩戴手套和口罩外，还应带防护眼镜；当有可能发生血液、体液大面积飞溅，有污染操作者身体的可能时，还应穿上具有防渗透性能的隔离服。

③ 医务人员在进行接触患者血液、体液的诊疗和护理操作时，若手部皮肤存在破损时，必须戴双层手套。

④ 使用后的锐器应当直接放入不能刺穿的利器盒内进行安全处置；抽血时建议使用真空采血器，并应用蝶形采血针；禁止对使用后的一次性针头复帽；禁止用手直接接触使用过的针头、刀片等锐器。

⑤ 公安人员在工作中注意做好自身防护，避免被暴露。

如需进行劳动能力鉴定，按《劳动能力鉴定职工工伤与职业病致残等级》（GB/T 16180）处理。

（五）莱姆病

劳动者在林区、野外职业活动中，因被蜱等节肢动物叮咬感染伯氏疏螺旋体而引起的自然疫源性疾病。

1. 接触机会

鼠类是本病的主要传染源和宿主。我国报告的鼠类有黑线姬鼠、大林姬鼠、黄鼠、褐家鼠和白足鼠等。此外还发现 30 多种野生动物（鼠、鹿、兔、狐、狼等）、40 多种鸟类及多种家畜（狗、牛、马等）可作为本病的宿主。人因被携带伯氏疏螺旋体的硬蜱叮咬而感染。人群普遍易感，主要为从事林区、野外作业人员，如伐木工人、森林警察或护林员、动物养殖场（养蜂、养鹿等）职工、动植物考察人员、地质勘探人员、军事人员等发病率高。

2. 发病机制

伯氏疏螺旋体主要存在于蜱的中肠憩室部位。当蜱叮咬人时，伯氏疏螺旋体可从涎腺内或中肠中通过反流至吸食腔，然后侵入人体皮肤的微血管，随血液流至全身各器官组织。伯氏疏螺旋体通过黏附素使螺旋体结合到皮肤和其他器官组织细胞的胶原蛋白相关的细胞外基质蛋白多糖上，使细胞发生病变。伯氏疏螺旋体细胞壁中有脂多糖（LPS）组分，具有类似内毒素的生物学活性；其外膜表面蛋白 A（Osp A）、表面蛋白 B（Osp B）、表面蛋白 C（Osp C）具有重要的致病力和侵袭力。螺旋体可诱导宿主细胞释放细胞因子，加重病变组织的炎症。

3. 临床表现

莱姆病是一种多系统、多器官受累的疾病，临床表现复杂。在感染蜱咬伤后，其临床表现往往呈阶段性变化，可以分为三期：

（1）一期（局部皮肤损害期）　感染伯氏疏螺旋体 3～14 天左右出现下列①或②中任一临床表现，同时符合③实验室检查中至少一项：

① 游走性红斑或叮咬部位红斑、丘疹、中心部位水疱或坏死。

② 发热、头痛、咽痛、肌肉痛等类似感冒样症状。

③ 实验室检查：

a. 血清或体液（脑脊液、关节液、尿液）中检测到高滴度伯氏疏螺旋体特异性抗体 IgM 和（或）IgG。

b. 双份血清伯氏疏螺旋体特异性抗体 IgM 和（或）IgG 滴度 2 倍及以上增高。

c. 受损组织切片或血液、体液涂片中的伯氏疏螺旋体直接检测阳性。

d. 组织或体液中伯氏疏螺旋体 PCR 检查 DNA 阳性。

（2）二期（播散感染期）　感染伯氏疏螺旋体数周或数月出现下列临床表现，同时符合实验室检查中至少一项：

① 临床表现　中枢或周围神经系统损害如脑膜炎、颅神经炎、脊神经根炎、脑脊髓炎和（或）房室传导阻滞、心肌炎、心包炎等心脏损害。

② 实验室检查

a. 血清或体液（脑脊液、关节液、尿液）中检测到高滴度伯氏疏螺旋体特异性抗体 IgM 和（或）IgG。

b. 双份血清伯氏疏螺旋体特异性抗体 IgM 和（或）IgG 滴度 2 倍及以上增高。

c. 受损组织切片或血液、体液涂片中的伯氏疏螺旋体直接检测阳性。

d. 组织或体液中伯氏疏螺旋体 PCR 检查 DNA 阳性。

（3）三期（持续感染期）　感染伯氏疏螺旋体数月或 2 年出现下列①或②临床表现，同时符合③实验室检查中至少一项。

① 中枢或周围神经系统损害如脑膜炎、颅神经炎、脊神经根炎、脑脊髓炎和（或）房室传导阻滞、心肌炎、心包炎等心脏损害。

② 骨关节损害如关节炎和（或）皮肤出现硬化和慢性萎缩性肢端皮炎。

③ 实验室检查：

a. 血清或体液（脑脊液、关节液、尿液）中检测到高滴度伯氏疏螺旋体特异性抗体 IgM 和（或）IgG。

b. 双份血清伯氏疏螺旋体特异性抗体 IgM 和（或）IgG 滴度 2 倍及以上增高。

c. 受损组织切片或血液、体液涂片中的伯氏疏螺旋体直接检测阳性。

d. 组织或体液中伯氏疏螺旋体 PCR 检查 DNA 阳性。

4. 诊断

根据在蜱栖息地工作期间有蜱等节肢动物叮咬史，出现了皮肤、神经、心脏及关节等多器官、多系统损害的临床表现，结合特异性实验室检查结果，综合分析，排除其他原因所致的类似疾病后，方可诊断。依据《职业性莱姆病的诊断》（GBZ 324）、《职业性传染病的诊断》（GBZ 227）进行诊断。

5. 治疗及处理

（1）一般治疗　适当休息，凡是确诊病例不需要隔离。

（2）病原治疗　使用疗效确切的抗生素药物。莱姆病所致的全身病变使用β-内酰胺和四环素类抗生素治疗。出现游走性红斑，给予多西环素、阿莫西林或头孢呋辛口服，疗程2～3周。出现莱姆病性关节炎，治疗时间为1～2个月，也可考虑给予头孢菌素静脉滴注。如出现中枢神经系统受累和中度以上心脏受累，一般选用静脉途径给药，治疗时间为2～4周；对于仅有面神经受累者，可用口服的方法治疗。结膜炎一般为自限性疾病，不需治疗。间质性角膜炎、钱币状角膜炎、表层巩膜炎可给予糖皮质激素滴眼剂点眼治疗。对于出现前葡萄膜炎的患者，可在口服抗生素治疗的前提下给予0.1%地塞米松滴眼剂；对于出现眼后段受累的炎症（中间葡萄膜炎、视网膜炎、视网膜脉络膜炎、脉络膜炎）的患者，则宜在口服或静脉滴注头孢菌素治疗的基础上，给予泼尼松口服，所用剂量为1mg/（kg·d）；对于视神经炎患者，应给予抗生素和糖皮质激素治疗。

（3）对症治疗　消除或减轻病原体所致的病理损害，维护机体内环境稳定，减轻患者痛苦。

（4）支持治疗　提高机体免疫力，给予心理治疗、康复治疗等。

如需进行劳动能力鉴定，按《劳动能力鉴定职工工伤与职业病致残等级》（GB/T 16180）处理。

六、职业性皮肤病

职业性皮肤病是指在职业活动中接触化学、物理、生物等生产性有害因素引起的皮肤及其附属器的疾病。

职业性皮肤病的发病原因复杂，致病因素众多，在生产条件下，最常见的主要致病因素可分为化学性因素、物理性因素及生物性因素三大类。化学性因素是引起职业性皮肤病的最常见的原因，占90%以上。除上述三大类致病因素外，患者年龄、性别、皮肤类型、原有皮肤病情况、个人卫生及其防护、生产环境、季节等与发病亦有一定关系。

职业性皮肤病的临床表现多种多样。根据《职业性皮肤病的诊断》（GBZ 18）规定，职业性皮肤病可分为皮炎、色素变化、痤疮、皮肤溃疡、感染性皮肤病、疣赘、角化皲裂、痒疹、浸渍糜烂、毛发、指甲改变、白斑及其他等类型。

根据《职业病分类与目录》，职业性皮肤病可分为接触性皮炎、光接触性皮炎、电光性皮炎、黑变病、痤疮、溃疡、化学性皮肤灼伤、白斑、根据《职业性皮肤病的诊断》（GBZ 18）可以诊断的其他职业性皮肤病。具体如下：

（一）接触性皮炎

接触性皮炎是指在劳动或作业环境中，直接或间接接触具有刺激和（或）致敏作用的有害因素引起的急、慢性皮肤炎症性改变。其主要由化学因素所致，其他物理、生物因素也可引起。按其发病机制可分为刺激性接触性皮炎和变应（过敏）性接触性皮炎两型。

1. 接触机会

（1）刺激性接触性皮炎　常见的刺激物有硫酸、硝酸、盐酸、氢氟酸、铬酸等，氢氧化钾、氢氧化钠等；锑和锑盐、砷和砷盐、重铬酸盐、氟化铍等金属元素及其盐类；醋酸、水杨酸、石炭酸等，乙二胺、丙胺、丁胺等有机物；松节油、二硫化碳、石油和焦油类溶剂等。生产和使用这些化学物质的均有机会接触。

（2）变应（过敏）性接触性皮炎　常见的致敏物质有染（颜）料及其中间体、显影剂类、橡胶制品的促进剂和防老剂、天然树脂和合成树脂，其他如铬酸、镍及其盐类、三硝基酚、六氯环己烷、普鲁卡因、磺胺类、抗生素类等。近年在使用劣质的美容美发用品时也常发生变应性接触性皮炎。

2. 发病机制

（1）刺激性接触性皮炎　此类化学物对皮肤的损害主要是原发性刺激作用。如强酸、强碱在一定浓度和作用时间下可使皮肤组织产生急性损伤，而长期反复接触弱的刺激物可表现为慢性反应。一般认为是一种非免疫性的炎性反应，但近年越来越多的学者认为免疫机制也参与了该类型皮炎的发生。

（2）变应（过敏）性接触性皮炎　变应性接触性皮炎为细胞介导的迟发型（Ⅳ型）变态反应，大部分抗原为低分子量半抗原物质，常能穿透皮肤，和表皮细胞膜的载体蛋白结合，再与表皮内的抗原提呈细胞（郎格罕细胞）表面 HLA-DR 抗原结合形成完全的抗原复合物，被郎格罕细胞呈递给 T 淋巴细胞使之增殖、分化，完成初次反应阶段，经过一段时间，皮肤再次接触致敏物引起已致敏的 T 淋巴细胞活化，释放炎症介质，引起皮肤炎症反应。

3. 临床表现

（1）刺激性接触性皮炎　急性皮炎呈红斑、水肿、丘疹，或在水肿性红斑基础上密布丘疹、水疱或大疱，疱破后呈现糜烂、渗液、结痂。自觉灼痛或瘙痒。慢性改变者呈现不同程度浸润、增厚、脱屑或皲裂。皮损局限于接触部位，界限清楚。病程具自限性，去除病因后易治愈，再接触可再发。

（2）变应（过敏）性接触性皮炎　初次接触不发病，一般情况下自接触到致敏约需 5～14 天或更久，致敏后再接触常在 24h 内发病。皮损表现与刺激性接触性皮炎相似，但大疱少见，常呈湿疹样表现，自觉瘙痒。皮损初发于接触部位，界限清楚或不清楚，可向周围及远隔部位扩散，严重时泛发全身。病程可能迁延，再接触即能引起复发。以致敏物做皮肤斑贴试验常获阳性结果。

4. 诊断

根据明确的职业接触史、皮损发病部位、临床表现及动态观察结果，参考作业环境调查和同工种发病情况，需要时结合皮肤斑贴试验进行综合分析，排除非职业性因素引起的接触性皮炎，方可诊断。依照《职业性接触性皮炎诊断标准》（GBZ 20）、《职业性皮肤病的诊断》（GBZ 18）进行诊断。

5. 治疗及处理

① 及时清除皮肤上存留的致病物。
② 暂时脱离避免接触可疑致病物及其他促使病情加剧的因素。

③ 按一般接触性皮炎的治疗原则对症处理。如瘙痒明显时，可内服抗组胺药物。病情较重或一般疗效不佳者，可考虑短期使用皮质类固醇激素。

如需进行劳动能力鉴定，按《劳动能力鉴定职工工伤与职业病致残等级》（GB/T 16180）处理。

（二）光接触性皮炎

外源性光敏性皮炎是指暴露于某些外来的光敏物质与光线作用后发生的反应。按光敏物质到达皮肤的途径不同分为光接触性皮炎和光化性药疹两种。光接触性皮炎是指皮肤暴露于光敏物质（如沥青、煤焦油、蒽、氯丙嗪等工业化学物），局部又受日晒或人工紫外线光源照射后后引起的一种炎性反应；光化性药疹是指内用光敏性药物（如异丙嗪、磺胺、萘啶酸、补骨脂素等），同时皮肤受晒后引起的一种炎性反应。

能产生光敏作用的光线主要是中长波（波长 290～400nm）紫外线。凡能产生光敏作用的物质称为光敏物质。光敏性皮炎依其发病机制不同，可分为光毒性皮炎及光变应性皮炎。

1. 光毒性接触性皮炎

（1）概念 是指皮肤接触一定浓度被光能激活的光敏物质后引起的急性炎症反应，其特点是没有免疫过程，初次接触后即可发病。

（2）接触机会 常见的光毒性化合物有煤焦油、沥青、蒽、吖啶、蒽醌基染料，药物如补骨脂素类、酚噻嗪、磺胺等。多见于长期操作煤焦油或焦油沥青工人、药厂生产工人等。

（3）发病机制 其机制是光源照射后，紫外线的光子被光敏物质吸收，使其电子激发而活化，生成的光化学产物直接作用于皮肤的细胞膜、胞浆及胞核的过程，即光敏作用，没有免疫过程。

（4）临床表现 多发于夏季，皮损只发生于暴露部位，有明显的光照界限，一般在接触光敏物质及照光后数分钟到几小时后，呈急性炎症。轻者局部皮肤出现红斑、水肿伴有烧灼感；重者可在红斑、水肿的基础上出现水疱，疱破后形成溃疡、结痂。常伴有眼结膜炎及全身症状。皮炎愈后留有弥漫性色素沉着是光毒性皮炎的特点之一。体格检查可见红斑、丘疹、水疱等皮疹。实验室检查血常规嗜酸性粒细胞比例上升时说明存在过敏反应，应积极寻找过敏原。光斑贴试验出现阳性说明此物质为光过敏原。

（5）诊断 有明确的职业接触史，发病前有日光（紫外线）照射史，有红斑、丘疹、水疱等临床表现，可伴有灼痛或瘙痒等症状，参考现场职业卫生学调查和同工种发病情况，结合皮肤光斑贴试验结果阳性，并排除其他非职业性因素引起的皮肤病，可做出诊断。根据《职业性光接触性皮炎诊断标准》（GBZ 21）、《职业性皮肤病的诊断》（GBZ 18）进行诊断。

（6）治疗及处理

① 一般治疗 发病后及时清除皮肤上残留的光敏物质，避免接触光敏物质及日光（紫外线）照射，根据病情对症治疗。

② 药物治疗

a. 全身治疗 以止痒、脱敏为主，内服抗组胺药物、维生素 C，静脉注射葡萄糖酸钙溶液；对重症的患者可短期应用糖皮质激素口服或静脉给药；有并发感染者则加用抗生素类药物。

b. 局部药物 根据皮损炎症情况，选择适当的剂型和药物。轻度红肿、丘疹、水疱而无渗液时，用炉甘石洗剂，可加适量苯酚、樟脑或薄荷脑以止痒；急性皮炎而有明显渗液时，可用硼酸溶液；急性皮炎红肿、水疱、渗液不多时，可外用氧化锌油，有感染时可加新霉素或莫匹罗星；当皮炎至亚急性阶段时，则可用糠馏油、鱼石脂或其他焦馏油类的乳剂或糊剂，还可应用各种糖皮质激素霜剂抗炎治疗。

如需进行劳动能力鉴定，按《劳动能力鉴定职工工伤与职业病致残等级》(GB/T 16180)处理。

2. 光变应性接触性皮炎

（1）概念　是由于皮肤接触某些光敏物质再经一定波长光线照射所引起的一种免疫性炎症反应。

（2）接触机会　经常接触的光变应性化合物有卤代柳酰苯胺、酚类化合物、氯丙嗪、磺胺类、噻嗪类化合物等。生产和使用这些化合物的作业均有机会接触。

（3）发病机制　与变应性接触性皮炎的发病机制相似，所不同的是必须有光能参与才能引起炎症反应，已进入皮肤的光敏物质经光能激活后转变为光半抗原再与载体蛋白共价结合成全抗原，引起Ⅳ型变态反应。

（4）临床表现　表现与一般变应性接触性皮炎或急性湿疹无异，即在红肿的基础上出现针头大小的密集丘疹、水疱，严重者可伴有少量渗出。自觉瘙痒，亦可伴灼痛。病程往往较光毒性接触性皮炎长，一般不伴有全身症状，愈后不留色素沉着，如果不停止接触可反复发病长期不愈。体格检查可见红斑、丘疹、水疱等皮疹。实验室检查血常规嗜酸性粒细胞比例上升时说明存在过敏反应，应积极寻找过敏原。光斑贴试验出现阳性说明此物质为光过敏原。

（5）诊断　有职业性光敏物质接触史，发病前有日光（紫外线）照射史，参考现场职业卫生学调查和同工种发病情况，必要时可做光斑贴试验综合分析，排除多形性日光疹、药疹、湿疹、红细胞生成原卟啉症等。根据《职业性光接触性皮炎诊断标准》(GBZ 21)、《职业性皮肤病的诊断》(GBZ 18) 进行诊断。

（6）治疗及处理

① 一般治疗　发病后及时清除皮肤上残留的光敏物质，避免接触光敏物质及日光（紫外线）照射，根据病情对症治疗。

② 药物治疗

a. 全身治疗　以止痒、脱敏为主，内服抗组胺药物、维生素 C，静脉注射葡萄糖酸钙溶液；对重症的患者可短期应用糖皮质激素口服或静脉给药；有并发感染者则加用抗生素类药物。

b. 局部药物　根据皮损炎症情况，选择适当的剂型和药物。轻度红肿、丘疹、水疱而无渗液时，用炉甘石洗剂，可加适量苯酚、樟脑或薄荷脑以止痒；急性皮炎而有明显渗液时，可用硼酸溶液；急性皮炎红肿、水疱、渗液不多时，可外用氧化锌油，有感染时可加新霉素或莫匹罗星；当皮炎至亚急性阶段时，则可用糠馏油、鱼石脂或其他焦馏油类的乳剂或糊剂，还可应用各种糖皮质激素霜剂抗炎治疗。

如需进行劳动能力鉴定，按《劳动能力鉴定职工工伤与职业病致残等级》(GB/T 16180)处理。

（三）电光性皮炎

电光性皮炎是指在劳动中接触人工紫外线光源，如电焊器、碳精灯、水银石英灯等引起的皮肤急性炎症，常伴电光性眼炎。目前随着生产条件的改善，加强预防工作以及防护知识的普及，本病的发病率已减少。

1. 接触机会

本病常发生于电焊工及其辅助工，操作碳精灯、水银石英灯的工人，实验室工作人员及医务人员等。一般是在无适当防护措施或防护不严的情况下发病。

2. 发病机制

本病由波长 290～320nm 的紫外线辐射所致。人体皮肤接触过量的人工紫外线辐射后，于数小时内即可在暴露部位发生红斑反应，并引起水疱。紫外线长期、反复作用可引起皮肤老化甚至癌变。

3. 临床表现

本病常在照光后数小时内发病，主要发生于颜面、颈部、手背、前臂等暴露部位。皮损局限于光照部位，轻者表现为界限清楚的水肿性红斑，伴灼热及刺痛感；重者在水肿性红斑的基础上出现水疱或大疱，甚至表皮坏死，疼痛剧烈。反应程度，视光线强弱、照射时间长短及个体差异（肤色）而定。如病情较重者，常伴有头痛、恶心、心悸、发热等全身症状。

4. 诊断

根据职业接触史、发病部位、临床表现、有无防护措施及作业环境调查等综合分析，排除非职业因素引起的类似皮炎及职业性接触性皮炎，方可诊断。根据《职业性电光性皮炎诊断标准》（GBZ 19）、《职业性皮肤病的诊断》（GBZ 18）进行诊断。

5. 治疗及处理

按一般急性皮炎的治疗原则对症处理。

① 急性皮损局部可外用炉甘石洗剂或皮质类固醇霜。病情严重者，可内服泼尼松。对合并电光性眼炎者，需与眼科医师共同处理。

② 加强个人防护，操作紫外线光源时需穿工作服、戴手套和面罩，避免直接接触。

③ 病情轻者暂时避免接触数日，适当安排其他工作，重者酌情给予适当休息。

如需进行劳动能力鉴定，按《劳动能力鉴定职工工伤与职业病致残等级》（GB/T 16180）处理。

（四）黑变病

黑变病是指劳动或作业环境中存在的职业性有害因素（主要是煤焦油、石油及其分馏产品，橡胶添加剂，某些颜料、染料及其中间体等）引起的慢性皮肤色素沉着性疾病。它是皮肤色素性变化的一种类型。该病约占职业性皮肤病的 2%～5%。

1. 接触机会

引起黑变病的外源性致病因素常有煤焦油、石油及其分馏产品，橡胶添加剂及橡胶制品，某些颜料、染料及其中间体。故本病所涉及的行业及工种颇广。

2. 发病机制

发病机制至今不明，可能是多因素作用的结果。认为可能为接触化学物质引起炎症，促进巯基氧化，患者的血清铜离子浓度升高，血清巯基浓度降低，从而减弱巯基对酪氨酸酶的抑制作用。这些作用最终使酪氨酸酶活性增强，黑色素生成增加，导致色素沉着。还有一些碳氢化合物可能直接促进黑色素代谢，或通过皮炎引起黑变病。引起该病的致病物众多，但接触人群中只有少数人发病，提示本病的发生可能与个体内在遗传因素有关；内分泌紊乱和神经精神因素也可能参与本病的发生。

3. 临床表现

多发生于中年人，病情呈渐进性慢性经过。发生色素沉着前或初期，常有不同程度的红斑和瘙痒，待色素沉着较明显时，这些症状即减轻或消失。皮损多呈网状或斑（点）状，有的可融合成弥漫性斑片、界限不清楚，有的呈现以毛孔为中心的小片状色素沉着斑。少数可见毛细血管扩张和表皮轻度萎缩。颜色呈深浅不一的灰黑色、褐黑色、紫黑色等，表面往往有污秽的外观。色素沉着部位以面部的额、颞、颧颊部，以及鼻唇沟、耳前、眶周为主，也有累及耳后、颈部，也可发生在躯干、四肢或呈全身分布。可伴有轻度乏力、头昏、食欲减退等全身症状。

4. 诊断

根据职业接触史、在接触期间内发病、特殊的临床表现、病程经过、病情动态观察，参考作业环境调查等，综合分析，除外非职业性黑变病，排除其他色素沉着性皮肤病和继发性色素沉着症，方可诊断。根据《职业性黑变病诊断标准》(GBZ 22)、《职业性皮肤病的诊断》(GBZ 18) 进行诊断。

5. 治疗及处理

① 一般治疗：

a. 大剂量维生素 C　维生素 C 有抑制黑色素形成的作用。有报道维生素 C 3～5g 加入 10％葡萄糖液 500mL 内静脉点滴，每日 1 次，共 14 天，然后改用中药六味地黄丸连服 28 天，为 1 个疗程，共治疗 3～4 个疗程，有较满意的疗效。

b. β-巯乙胺络合铜离子　可抑制酪氨酸酶活性，抑制黑色素形成。常用 200～400mg 加入 25％葡萄液 20～40mL 静注，3 周为 1 个疗程，可酌情用 3～6 个疗程。对症治疗局部可外用 5％白降汞软膏、3％氢醌霜、20％壬二酸、曲酸霜等。

② 患有黑变病和严重色素沉着性皮肤病者不宜从事橡胶加工及接触矿物油类、某些染（颜）料等工作。做好就业前皮肤科检查及工作后定期体检。

③ 本病一般不影响劳动能力。但由于患者停止接触后色素沉着可缓慢消退，必要时可调离发病环境。治愈后的职业性黑变病患者，亦应避免再次接触致病物。

如需进行劳动能力鉴定，可参照《劳动能力鉴定职工工伤与职业病致残等级》(GB/T 16180) 的有关条文处理。

（五）白斑

白斑是指长期接触苯基酚、烷基酚类等化学物质而引起的皮肤色素脱失斑。此类白斑一般发生在接触部位，而当脱离接触上述物质后，皮肤色素一般可逐渐恢复正常。

1. 接触机会

白斑见于石油化工、合成树脂、橡胶、木材加工、造漆和印刷等行业中直接接触苯基酚类或烷基酚类化合物的作业人员。常见引起职业性白斑的化学物有对苯二酚（氢醌）、对叔丁基邻苯二酚、对叔丁基酚、对叔戊基酚、对甲氧基苯酚、羟基茴香醚、氢醌甲基醚、对辛基酚、对壬基酚、丁基苯甲醇、叔丁基-4-羟基茴香醚、邻苯二酚、苯酚、对甲酚、对苯基苯酚、氢醌单苄醚、苯二酚等。

2. 发病机制

苯基酚、烷基酚类等化学物质对黑素细胞有损伤作用，从而影响黑色素的合成。

3. 临床表现

白斑患者发生白斑前可有早期炎症改变，也可直接发生色素脱失，表现为大小数目不一、形态各异、不规则的点状、片状色素脱失斑。有的周围有色素沉着。

4. 诊断

根据明确的职业接触史、皮损发病部位、临床表现、病程经过，参考现场职业卫生学调查和同工种发病情况，综合分析，并排除因职业因素引起的炎症后继发性皮肤色素脱失斑、非职业因素引起的色素脱失斑及先天性色素脱失性疾病，方可诊断。根据《职业性白斑的诊断》(GBZ 236)、《职业性皮肤病的诊断》(GBZ 18) 进行诊断。

5. 治疗及处理

避免接触苯基酚类或烷基酚类等化合物。根据病情按白癜风治疗原则对症处理。

如需进行劳动能力鉴定，可参照《劳动能力鉴定职工工伤与职业病致残等级》(GB/T 16180) 的有关条文处理。

（六）痤疮

痤疮是指在生产劳动过程中接触矿物油类或某些卤代烃类所引起的皮肤毛囊、皮脂腺的慢性炎症性损害。根据不同的致病因素，本病可分为两大类：由煤焦油、页岩油、天然石油及其高沸点分馏产品与沥青等引起的称为油痤疮；由某些卤代芳烃、多氯酚及聚氯乙烯热解物等引起的称为氯痤疮。痤疮是常见的职业性皮肤病之一，其发病率仅次于职业性皮炎。

1. 接触机会

在生产中接触到的致痤疮物主要有两大类：一类是石油和煤焦油分馏产品，前者包括原油、各种柴油、润滑油、机油等；后者包括煤焦油、焦油沥青及杂酚油等。另一类是卤代烃类化合物，包括多氯（溴）萘、多氯（溴）联苯、多氯苯、多氯酚、多氯氧芴、四氯氧化偶氮苯、二噁英（TCDD）、聚氯乙烯热解物等。凡是在生产劳动中接触上述化合物的操作工人均有可能发生职业性痤疮。

2. 发病机制

① 油痤疮的发生有四个方面的原因：

a. 矿物油对毛囊皮脂腺结构的化学性刺激，引起其导管开口上皮细胞增殖与角化过度，使皮脂排出障碍。

b. 机械性的阻塞作用，如被尘埃、金属屑污染的油质将毛孔阻塞，亦可形成黑头粉刺。

c. 毛囊炎、疖肿可能与继发性细菌感染有关。

d. 油痤疮较多发生于青年工人，一方面可能因其皮脂腺的生理功能旺盛，另一方面可能因其在预防上缺乏经验。

② 氯痤疮的发病机制与皮脂腺的鳞状上皮增生及毛囊外根鞘部位的增粗有关，致病物

质作用于未分化的皮脂腺细胞，使其转化为角质形成细胞，其导管上皮细胞增殖角化，产生黑头及囊肿。皮肤接触、摄入或吸入某些卤代烃类均能引起氯痤疮。

3. 临床表现

一般潜伏期大致为 1～4 个月，任何年龄、任何接触部位均可发病。

（1）油痤疮　皮损多发生于易受油污部位如眼睑、耳郭、四肢伸侧，特别是与油类浸渍的衣服摩擦的部位，而不限于面颈、胸、背、肩等寻常痤疮的好发部位。皮损为毛囊性损害，表现为毛孔扩张、毛囊口角化、毳毛折断及黑头粉刺。常有炎性丘疹、结节及囊肿。较大的黑头粉刺挤出黑头脂质栓塞物后，常留有凹陷性瘢痕。皮损一般无自觉症状或有轻度痒感或刺痛。

（2）氯痤疮　皮损以黑头粉刺为主，初发时常在眼外下方及颧部出现密集的针尖大的小黑点，日久则于耳郭周围、腹部、臀部及阴囊等处出现较大的黑头粉刺，伴有毛囊口角化，间有粟丘疹样皮损，炎性丘疹较少见。耳廓周围及阴囊等处常有草黄色囊肿，有人认为这种草黄色囊肿是氯痤疮的特征性体征之一。

4. 诊断

根据明确的职业接触史，特有的临床表现及发病部位，参考工龄、发病年龄、作业环境调查及流行病学调查资料，结合对病情动态观察，进行综合分析，排除寻常痤疮与非职业性外源性痤疮即可诊断。依照《职业性痤疮诊断标准》(GBZ 55)、《职业性皮肤病的诊断》(GBZ 18) 进行诊断。

5. 治疗及处理

① 避免接触有关致病物，注意皮肤清洁卫生，内服维生素 A、B 族维生素及维生素 C，严重者可内服异维 A 酸，但应注意其有致畸、血脂升高的副作用，育龄妇女及血脂高者慎用，酌情应用四环素及或大环内酯类抗生素，结节囊肿较大者，可局部注射皮质类固醇。可外用维甲酸、过氧化苯甲酰霜或凝胶等。

② 本病一般不影响劳动能力，皮损较轻者，在加强防护的情况下可继续从事原工作。对严重患者，如合并多发性毛囊炎、多发性囊肿及聚合型痤疮治疗无效者，可考虑调换工作，避免继续接触致病物。

如需进行劳动能力鉴定，可参照《劳动能力鉴定职工工伤与职业病致残等级》(GB/T 16180) 的有关条文处理。

（七）化学性皮肤灼伤

化学性皮肤灼伤是指从事职业生产过程中接触的常温或高温的化学物直接对皮肤刺激、腐蚀作用及化学反应热引起的急性皮肤损害，可伴有眼灼伤和呼吸道灼伤。

1. 接触机会

接触强酸、强碱、酚类、氯气、溴、磷、钡盐、镁、苯、沥青等均可引起皮肤灼伤。发病除与其种类有关外，还与化学物浓度、状态、温度及吸收剂量有关。

2. 发病机制

化学性皮肤灼伤因各种化学物的性质不同而有不同的机制。强酸灼伤引起细胞脱水、凝固坏死，故灼伤面不易扩散且常不侵犯皮肤深层；强碱吸收水分使细胞脱水坏死，形成变性蛋白质，变性蛋白质可进一步溶解，脂肪皂化，病变易向深层发展；酚为细胞原生质毒性物质，有强烈腐蚀作用，低浓度引起蛋白质变性，高浓度使蛋白质沉淀，吸收后可引起全身中毒；黄磷烧伤深，可伴全身磷中毒；镁灼伤可穿透深部组织，出现广泛坏死。

3. 临床表现

接触上述化学物后，在接触部位产生的急性皮肤损害，如红斑、水疱、坏死、焦痂，伴灼痛或剧痛。其表现因化合物不同而不同，如强酸灼伤可见创面干燥，边缘清楚，其中硫酸灼伤创面呈黑色或棕黑色，盐酸灼伤创面为黄蓝色，硝酸灼伤创面为黄褐色。氢氟酸灼伤早期无症状，数小时后出现疼痛，皮肤潮红至暗红色，最后出现坏死。铬酸灼伤为黄色水疱或黄色溃疡，坏死深达骨膜。强碱灼伤为水疱或红色坏死创面，不断向深层进展。酚灼伤创面为黄褐色或棕褐色、呈干性或湿性损害。黄磷、酚、热的氯化钡、氰化物、丙烯腈、四氯化碳、苯胺等除引起皮肤灼伤外，还可经皮肤、黏膜吸收，引起该化学物全身中毒表现。

化学性皮肤灼伤的严重程度要根据灼伤分级标准，并结合化学中毒分级而定，不能仅以灼伤的面积大小而忽略了灼伤后可能导致的严重性，甚至危及生命。

化学性皮肤灼伤深度的估计常用四度五分法，灼伤面积的估计常用新九分法和手掌计算法。

4. 诊断

根据职业接触史，临床症状、体征，即皮肤接触某化学物后所产生的急性皮肤损害，如红斑、水疱、焦痂，即可诊断为该化学物灼伤。依照《职业性化学性皮肤灼伤诊断标准》（GBZ 51）分为轻度灼伤、中度灼伤、重度灼伤和特重灼伤。

5. 治疗及处理

① 迅速移离现场，脱去被化学物污染的衣服、手套、鞋袜等，并立即用大量流动清水彻底冲洗，一般要求 20～30min。碱性物质灼伤后冲洗时间应延长。应特别注意眼及其他特殊部位如头面、手、会阴的冲洗。灼伤创面经冲洗处理后，必要时可进行合理中和治疗。

② 化学灼伤创面应彻底清创，剪去水疱，清除坏死组织，深度创面应立即或早期进行切（削）痂植皮或延迟植皮。

③ 化学灼伤与热烧伤的常规处理相同。

④ 其他处理：

a. 功能部位的灼伤，造成五官、运动系统或脏器严重功能障碍者，酌情安排工作或休息。

b. 非功能部位的灼伤，治愈后无后遗症，可回原岗位工作。

如需进行劳动能力鉴定，可参照《劳动能力鉴定职工工伤与职业病致残等级》（GB/T 16180）的有关条文处理。

（八）溃疡

溃疡是指在职业活动中皮肤接触某些铬、铍、砷等化合物所致形态较特异、病程较长的慢性的皮肤溃疡。典型的溃疡呈鸟眼状，如铬溃疡（铬疮）、铍溃疡等。另外镍、镉也可引起特殊的溃疡。

1. 接触机会

引起溃疡的致病物主要为六价铬化合物和可溶性铍化合物、砷化合物等化合物。故发病多见于铬、铍被广泛应用的纺织、制革、摄影、电镀以及机器制造、冶炼、航空等行业的人员。

2. 发病机制

这些化合物在高浓度时是剧烈的氧化剂，具有明显的刺激性和腐蚀性，使皮肤蛋白组织分解引起溃疡。现认为铬溃疡（铬疮）是因为六价铬经伤口或摩擦穿透皮肤引起腐蚀所致。腐蚀性较强的氟化铍的微小颗粒还可通过完整的皮肤引起溃疡。

3. 临床表现

皮损好发于直接接触致病物的部位，如手背、手指、前臂、小腿等，特别是指、腕、踝关节处。溃疡一般易发生于有皮肤破损的部位，在皮肤损伤的基础上，再接触致病物而发病。皮损多为单发，有时也呈多发性。初起多为局限性水肿性红斑或丘疹，继之中心发生坏死，并在数日内破溃。典型的溃疡多呈圆形，直径约 2～5mm，表面常有少量分泌物，边缘清楚，日久则呈"鸟眼状"的溃疡。溃疡初起时疼痛不明显，继发感染时则疼痛明显。溃疡的大小、深浅随致病物的性质、接触量和接触方式的不同而异。如继续接触致病物，溃疡可侵及深部组织，且不易愈合。病程可迁延数月才愈，愈后易留萎缩性瘢痕。

4. 诊断

有明确的铬化合物、铍化合物、砷化合物等化合物的职业接触史。发病前局部常有皮肤损伤史，特殊的皮肤表现，结合现场职业卫生学调查资料，排除其他原因引起的溃疡，依照《职业性皮肤溃疡诊断标准》(GBZ 62)、《职业性皮肤病的诊断》(GBZ 18) 进行诊断。

5. 治疗及处理

① 及时处理破损皮肤。若破损皮肤接触了致病物，应立即用清水彻底冲洗，并保护创面，防止溃疡形成。若出现皮肤溃疡，有报道清洁创面后应用中药五味生肌散（乳香、没药、血竭、儿茶各 10g，冰片 4g，研成粉末）外用治疗取得满意疗效。

② 一般不影响劳动能力，在加强防护的情况下，可继续从事原工作。

③ 有严重皮肤病者，如湿疹、银屑病等患者不宜从事接触铬化合物、铍化合物、砷化合物等化合物工作。

如需进行劳动能力鉴定，可参照《劳动能力鉴定职工工伤与职业病致残等级》(GB/T 16180) 的有关条文处理。

(九) 根据《职业性皮肤病的诊断总则》可以诊断的其他职业性皮肤病

其他职业性皮肤病如下述一些职业性皮肤病：

1. 职业性接触性荨麻疹

发生职业性接触性荨麻疹的行业和工种比较广泛，涉及化工、制药、科研、医药卫生、美容美发、食品加工、园艺、橡胶生产等。引起本型荨麻疹的致病物质包括天然橡胶、食品、动植物、药物、金属和其他化学物等几类。可出现皮肤风团样反应，常伴有瘙痒及红斑，严重时可出现全身症状。开放性皮肤试验是协助诊断职业性接触性荨麻疹的重要手段，必要时也可通过封闭式斑贴试验、划痕试验、点刺试验等诊断接触性荨麻疹。治疗主要是去除病因，避免接触致敏原，首选抗组胺药物，局部外用安抚止痒药，如炉甘石洗剂；病情严重时可使用糖皮质激素或免疫抑制剂。

2. 职业性皮肤癌

职业性皮肤癌是指长期接触砷等引起的鳞状细胞癌、基底细胞癌及鲍温（Bowen）病等，见《职业性肿瘤的诊断》(GBZ 94)。职业性皮肤癌与非职业性皮肤癌的临床表现及皮肤病理变化类似，但职业性皮肤癌往往可见前驱皮损。职业性皮肤癌患者确诊后应调换工作，脱离发病环境。

3. 职业性感染性皮肤病

职业性感染性皮肤病是指接触某些细菌、病毒等微生物引起的皮肤炭疽、类丹毒、挤奶员结节等职业性皮肤损害。诊断职业性感染性皮肤病，主要靠皮疹的特点。如球菌性皮肤病中的脓疱病，侵犯毛囊及其周围组织即毛囊化脓性感染如毛囊炎、疖、痈等，多以化脓性损害为主；病毒性皮肤病常表现集簇性水疱，水疱上有脐状凹陷，如单纯疱疹，也有的是疣状增生，如寻常疣、扁平疣等；真菌性皮肤病，则常表现为界限清楚的圆形或环形、有活动边缘的皮疹，可以取皮屑、脓液、结痂等检查病原体，常见病原体如真菌、麻风杆菌、淋球菌、蠕形螨等。细菌性、真菌性皮肤病可做病原体培养，以确定菌种，还可做药物敏感反应试验，以利治疗。治疗因病种而异，慎用皮质类固醇，以免加重病情及掩盖症状，引起误诊。确诊后，根据病种性质用药。

4. 职业性赘疣

职业性赘疣是指长期接触沥青、煤焦油、页岩油及高沸点馏分矿物油等，在接触部位引起的扁平疣样、寻常疣样及乳头瘤样皮损，以及接触石棉引起的石棉疣。皮损好发于手背、前臂及阴囊等部位。临床上习惯于将职业性疣赘分为四类，其中最常见者为扁平疣样损害、寻常疣样损害，较少见者有乳头瘤及上皮癌。根据患者的职业接触史、皮损的好发部位及其特征性的皮肤损害，本病不难诊断，但应与非职业性因素引起的赘疣相鉴别。对长期接触煤焦油、页岩油和石油产品的工人，必须建立定期体格检查制度，如发现扁平疣样或寻常疣样损害，一般不需特殊治疗，但需做好详细记录，每隔 3～6 个月复查 1 次。如发现疣体增长迅速或有乳头瘤时，应及时切除并做病理切片检查，患者须调离原工作，并继续观察数年。上皮癌患者应当及时手术切除或做放射治疗，并调离原工作。

5. 职业性角化过度、皲裂

职业性角化过度、皲裂是指接触有机溶剂和碱性物质以及机械性摩擦等引起的皮肤粗糙、增厚与裂隙，是工矿企业、农业及其他行业劳动者中的一种常见皮肤病。皮损在冬季尤为明显。根据患者明确的职业接触史、工作性质、生产环境及劳动条件，再结合发病季节、皮损特点，一般不难诊断。需与手癣、掌跖角化症相鉴别。治疗上根据病因处理，积极治疗引起皲裂的慢性皮肤病，如手癣或慢性湿疹等。已患角化过度、皲裂者，可用热水浸泡 10～15min，并用刀片削去过厚的角化表皮，然后涂擦一层角质剥脱剂，如 15% 尿素软膏。

6. 职业性痒疹

职业性痒疹是指在劳动或作业环境中，由生物、化学或物理因素引起的，与职业性皮炎不同的，具有特殊疹型和有明显瘙痒感的皮肤病。主要是由螨、尾蚴等引起的丘疹性荨麻疹样损害。根据病史、接触史及临床表现，本病不难诊断。本病应与接触性皮炎、非职业性瘙痒症及多形红斑等疾病相鉴别。治疗上根据不同皮损，采取对症治疗。加强个人防护，配备必需的个人防护用品，下班后应进行淋浴，更换干净衣服。

7. 职业性浸渍、糜烂

职业性浸渍、糜烂是指长期浸水作业引起的皮肤乳白色肿胀、起皱与糜烂。主要见于洗衣工、缫丝工、屠宰工、宣纸厂工人、禽畜产品加工等操作工人及从事水田作业的农民。皮损可累及手足，俗称"烂手烂脚"，即浸渍糜烂型稻田皮炎。皮损多于连续从事浸水作业几天或几周后发生，初起时指（趾）缝皮肤肿胀、发白、起皱，呈现浸渍现象。根据患者长期从事浸水或在潮湿环境中作业的职业史及其特殊的临床表现，一般不难诊断。指（趾）间浸渍皮损需与真菌感染尤其是念珠菌感染相鉴别。局部治疗应以收敛、干燥、防止继发感染为原则。

8. 职业性毛发改变

职业性毛发改变是指矿物油、沥青等职业性因素引起的毳毛折断或增生等毛发异常。如搬运工人的肩胛部或撑船工人的锁骨下部出现的多毛症，属于皮肤自身的防卫现象，也可看作是职业特征。接触氯丁二烯的工人，可出现暂时性脱发，表现为头发、眉毛脱落，胡须生长变慢，但体毛、阴毛一般不受影响，停止接触后，毛发能重新生长。长期接触矿物油类可引起指背和前臂部毳毛折断，同时伴有毛囊口角化现象。碱厂工人由于碱的粉尘和蒸气的侵害，可使长期暴露在外的头发脱色、变黄和变白。根据患者明确的职业接触史及毛发改变情况，本病不难诊断。本病不需治疗，除去病因后，可逐渐恢复正常。另需加强个人防护，减少机械性刺激。

9. 职业性指甲改变

职业性指甲改变是指长期接触碱类物质、矿物油及物理因素等引起的平甲、匙甲、甲剥离等甲损害。木工、机械工等多用手指劳动者，常会出现指甲增厚、变硬以致末端向内弯曲（甲沟弯症）。长期接触某些化学物质者，如烧石灰的工人、长期接触碱液者及长期接触机油的维修工，可出现指甲的改变，形成平甲或匙甲。缫丝工人、屠宰工人、禽兽产品加工工人可出现甲沟炎病损，表现为甲周组织的明显损伤、感染或脓肿，疼痛剧烈，可伴发热、头痛等全身症状。宣纸的生产多以手工操作为主，工人可出现甲床剥离，表现为双手大拇指尺侧、食指桡侧、中指顶端及无名指顶端指甲与甲床剥离，其间隙被脏物填塞，外观呈大小不一黑色，边缘呈弧形或直线形。根据患者的职业接触史、指甲及甲周的皮损即可诊断。

10. 其他职业性皮肤病

与职业接触有明确因果关系的其他职业性皮肤病，如接触玻璃纤维、铜屑以及多种化学物粉尘或气体引起的皮肤瘙痒症等。

如需劳动能力鉴定，按《劳动能力鉴定职工工伤与职业病致残等级》（GB/T 16180）处理。

七、职业性眼病

职业性眼病是指劳动者在职业活动中由于接触职业病危害因素引起的各种眼部病变。主要包括化学性眼部灼伤、电光性眼炎、白内障（含放射性白内障、三硝基甲苯白内障）。引起职业性眼病的危害因素主要有以下三个方面：

化学因素：如无机酸、碱、无机盐生产，医药工业，颜料制造业，纺织印染业等，它们在生产、使用、储运某些化学品、化学试剂过程中容易导致化学性眼部灼伤；某些化学物质，如在炸药制造中，使用硝胺炸药可导致三硝基甲苯白内障。

物理因素：可分为电离辐射和非电离辐射所致，前者主要有 X 射线、中子、γ 射线，后者包括紫外线、红外线、微波、激光等。电弧焊接作业可导致电光性眼炎。

其他：机械冲击物、粉尘、烟尘、生物颗粒物等也可导致不同程度的眼部损害。

（一）化学性眼部灼伤

化学性眼部灼伤是由于直接接触工业生产使用的原料、制成的化学品和（或）剩余的化工原料等各种化学物质所致眼组织的腐蚀破坏性损害。引起眼损伤的化学物质主要分碱类和酸类，可为气体、液体或固体，包括腐蚀剂、氧化剂、刺激剂、催泪剂、有机溶剂和表面活性剂等。

1. 接触机会

生产和使用这些化学物质的人员在工作中如不注意劳动安全和使用规范，均有可能被化学物直接刺激、溅入眼部或发生意外事故引起眼化学性损伤。

2. 发病机制

化学性眼部灼伤的程度与化学物质的种类、浓度、剂量、作用方式、接触时间、接触面积以及化学物质的温度、压力和化学物质所处的状态有关，同时也取决于化学物质穿透眼组织的能力。角膜的上皮、内皮和结膜是亲脂性组织，水溶性物质不容易透过；角膜实质层和巩膜属于亲水性组织，脂溶性物质不易溶解和透过；同时具有亲水性和亲脂性的物质则易透过眼组织，尤其是碱性化学物质，它具有双相溶解性，能很快穿透眼组织并渗入深部，即使马上冲洗干净或停止接触后，已渗入组织内的碱性物质仍可继续扩散，引起内眼组织的破坏，而且是持续性的，造成角膜穿孔或其他并发症而导致失明。酸性物质对眼部的灼伤主要是引起凝固性坏死，在眼组织表面形成焦痂，虽然有减缓酸性物质继续向深部组织扩散的作用，但临床上亦不能轻视。

3. 临床表现

化学性眼部灼伤可有眼睑皮肤或睑缘充血、水肿和水疱；结膜充血、出血、水肿或角膜上皮损伤（上皮缺损）。损伤程度不同，累及范围不同。可出现眼球灼伤，出现结膜坏死、巩膜坏死，角膜全层混浊呈瓷白色，甚至穿孔；眼睑皮肤、肌肉和/或睑板损伤，修复期出现瘢痕性睑外翻和（或）瘢痕性睑内翻，睑裂闭合不全；睑缘畸形、睫毛脱失或乱生；结膜出现坏死，修复期出现睑球粘连；可继发青光眼；严重时角膜缘损伤累及角膜缘全周。

4. 诊断

根据明确的眼部直接接触化学物质的职业史和以眼睑、结膜、角膜等组织损害的临床表现，参考作业环境调查，综合分析，排除其他有类似表现的疾病，方可诊断。可参照《职业性化学性眼灼伤的诊断》(GBZ 54) 进行诊断。

5. 治疗及处理

（1）紧急处理

① 化学物质直接接触眼部后，首先就地立即用自来水或其他清洁水冲洗眼部，患者睁开眼睛充分冲洗；冲洗后检查结膜囊，尤其是穹窿部，如有固体化学物质者，必须立即用棉棒彻底清除，然后再次冲洗。一次冲洗时间至少15min。

② 眼部冲洗及彻底清除固体化学物质后，迅速送医疗机构眼科进行治疗。

（2）其他处理

① 眼科急诊室接到患者后，仍需及时用生理盐水充分冲洗患者结膜囊及眼表。冲洗后检查结膜囊内是否有残留的固体化学物质并彻底清除，清除后再次冲洗。

② 在结膜囊点入抗生素眼药水预防角膜感染；在结膜囊涂抗生素眼药软膏防止眼球粘连。

③ 角膜缘累及范围超过6个钟点位，有角膜斑翳或白斑形成，后期可酌情选择角膜缘干细胞移植手术、穿透性角膜移植手术。

④ 眼部畸形，如瘢痕性睑外翻、睑内翻、眼睑闭合不全、眼球粘连者，可实施眼部整形手术。

如需进行劳动能力鉴定，按《劳动能力鉴定职工工伤与职业病致残等级》(GB/T 16180)处理。

（二）电光性眼炎

电光性眼炎是眼部受紫外线照射所致的角膜结膜炎。紫外线波长14～400nm，一般指波长200～400nm的电磁波。可来源于自然光源（如太阳光紫外线）和人工光源（如电弧光）。

1. 接触机会

电焊作业人员及所有从事接触紫外线辐射的作业人员皆可发生。亦有在高山、雪地、沙漠、海面等眩目耀眼的环境下工作者，长期接触日光中大量反射的紫外线可引起眼损伤（称雪盲）。

2. 发病机制

紫外线眼损伤多为电光性损害，以短波紫外线为强，长波紫外线较弱。眼部组织吸收紫外线的最大效应波长是270nm。人体内核酸和蛋白质有特别强的吸收紫外线的能力，角膜上皮细胞损害就是由于组织中存在的这些物质吸收紫外线所致的结果。

3. 临床表现

紫外线角膜结膜炎一般在眼部受到紫外线照射数小时后才出现症状，早期患者可有轻度眼部不适，如眼干、眼胀、眼部异物感及灼热感等，一般为6～12h。严重者有眼部灼热感加重，并出现剧痛、畏光、流泪、眼睑痉挛，这些症状可持续6～24h。几乎所有不适症状在48h内消失。检查时可见患者面部和眼睑皮肤潮红，重者可见红斑、睑裂部球结膜充血、角膜上皮脱落、荧光素染色阴性。长期反复的紫外线照射，可引起慢性睑缘炎和结膜炎等。

4. 诊断

根据眼部受到紫外线照射的职业史和以双眼结膜、角膜上皮损害为主的临床表现，参考作业环境调查，综合分析，排除其他原因引起的结膜角膜上皮的损害，方可诊断。可参照《职业性急性电光性眼炎（紫外线角膜结膜炎）诊断标准》(GBZ 9）进行诊断。

5. 治疗及处理

① 暂时脱离紫外线作业环境。

② 急性发作期应采用局部止痛、防止感染的治疗，辅以促进角膜上皮修复之治疗。

③ 观察对象应观察病情 24h；急性电光性眼炎者脱离接触紫外线作业环境或休息 1～2 天，重者可适当延长（不超过 1 星期）。

（三）白内障（含放射性白内障、三硝基甲苯白内障）

白内障是由职业性化学、物理等有害因素引起的以眼晶状体混浊为主的疾病。可与全身疾病不平行。职业性白内障致病因素主要为化学因素、物理因素两大类，临床表现共同点为眼晶状体不同程度、不同部位及不同形态的混浊。常见的临床类型及主要致病原因有中毒性白内障、电离辐射性白内障、非电离辐射性白内障。

1. 中毒性白内障

中毒性白内障主要是由长期接触三硝基甲苯（TNT）、萘、铊、二硝基酚等所致。以三硝基甲苯引起的白内障最为常见，三硝基甲苯白内障是 TNT 中毒的典型表现之一。三硝基甲苯白内障发病率与作业工种、工龄密切相关。

（1）接触机会　三硝基甲苯俗称黄色炸药，主要用于国防工业，在采矿和开凿隧道时多用含 10% 三硝基甲苯的硝铵炸药。在制造硝铵炸药的生产工艺过程中可接触三硝基甲苯粉尘和蒸气，在运输、保管、使用硝铵炸药的过程中也可接触到三硝基甲苯粉尘和蒸气。此外，TNT 还可用作染料和医药中间体。

（2）发病机制　现已证明三硝基甲苯进入体内后对人体的毒作用首先是侵害红细胞，但究竟是三硝基甲苯的直接毒作用，还是三硝基甲苯代谢产物所致，尚需要进一步探讨。有证据证明三硝基甲苯进入体内，先经硝基还原转变成亚硝基活性阴离子自由基（代谢产物），然后才能与大分子血红蛋白结合为加合物。由于人的红细胞寿命有 4 个月之长，因此三硝基甲苯-血红蛋白复合物能较长时间停留在体内，慢性反复接触可呈现蓄积作用。在体内还原为三硝基甲苯硝基阴离子自由基，还可以形成大量活性氧，这些可能与白内障的形成有关。

（3）临床表现

① 眼睑　眼睑皮肤可有红斑和丘疹，出疹后脱屑，慢性者呈苔藓化。

② 结膜、角膜、巩膜　结膜、角膜、巩膜均可受刺激而发生炎症，尤以睑裂暴露部位明显。

③ 眼底改变　少数三硝基甲苯接触者可发生视网膜出血、视神经炎、球后视神经炎，甚至视神经萎缩。接触高浓度者，除出现"青紫面容"，整个眼底还呈暗紫色，离岗后均可恢复。

④ 晶状体改变　晶状体为三硝基甲苯中毒最易发病的部位。晶状体混浊程度与接触时间及接触量有相关关系。用透照法检查晶状体，可见晶状体周边部环状暗影为多数楔形混浊连接而成，楔底向周边，尖端指向中心。周边部与环形暗影间有一透明带。裂隙灯检查周边部混浊位于前后皮质和成人核内；中央部环状混浊和盘状混浊为晶状体前皮质内的细小灰黄色颗粒状混浊，位于瞳孔区，其直径可与瞳孔大小相等；随着晶状体周边部混浊的加重，晶状体皮质的透明度可降低。

⑤ 视力　晶状体周边部混浊对视力一般无明显影响；晶状体前中央环或盘状混浊，后极部盘状混浊或蜂窝状混浊，随着混浊致密度的增加及范围的扩大，可导致不同程度的视力障碍。

⑥ 视野　可有不同程度周边视野缩窄，以红色视野明显，偶有中心暗点。

（4）诊断　有明确的化学职业性有害因素接触史，以眼晶状体混浊为主要临床表现，参考作业环境调查和空气中化学物质浓度测定，综合分析，排除其他非职业因素所致眼晶状体改变，参考《职业性白内障诊断标准》（GBZ 35）可诊断。

（5）治疗及处理

① 临床上尚无治疗三硝基甲苯白内障特异药物。一般可给予促进晶状体营养代谢药物，口服维生素 C、维生素 B_1、维生素 B_2、谷胱甘肽等。按白内障常规治疗处理。如晶状体完全混浊，可施行白内障摘除术，术后酌情配戴矫正眼镜，有条件者可行人工晶状体移植术。

② 凡对视力发生确切影响者，应脱离接触环境。已有晶状体混浊，而无明显视功能损害者，也应酌情调换其他工作。晶状体混浊，视力或视野明显受损者，应适当安排休息，或从事轻工作。

2. 电离辐射性白内障

电离辐射性白内障分放射性白内障和电击性白内障。放射性白内障是指由 X 射线、γ 射线、中子及高能 β 射线等电离辐射所致的晶状体混浊。电击性白内障是指检修带电电路、电器，或因电器绝缘性能降低致漏电等电流接触体表后发生的电击而造成的眼晶状体混浊。

（1）接触机会　凡接触 X 射线、γ 射线、中子及高能 β 射线等人员均有机会发生放射性白内障，见于放射事故伤员、放疗患者、辐射工作者。电击性白内障多发生于从事检修带电电路、电器等作业人员。

（2）发病机制　放射性粒子对眼部的直接作用是使晶状体前囊下的上皮细胞 DNA 损伤，使有丝分裂受抑制和细胞异常生长；间接作用是其使细胞内产生大量自由基，引起晶状体细胞染色体畸形、核碎裂及变形等。这些损伤和变性的上皮细胞移行堆积在晶状体后部形成不透亮斑点。如果损伤继续发展，则可继续移行堆积成不透亮的环，最终形成晶状体混浊。

（3）临床表现　电离辐射所致晶状体混浊的潜伏期长短相差很大，最短 9 个月，最长 12 年，平均为 2～4 年。年龄愈小，潜伏期愈短；剂量愈大，潜伏期愈短。放射性白内障晶状体改变以晶状体后囊下皮质混浊为特点，表现为细点状混浊，排列成环形，并逐渐形成盘状，也可向皮质深层扩展，形成宝塔状外观，重者呈蜂窝状混浊。用透照法检查晶状体，可分为 4 期改变：

① Ⅰ期　晶状体后极部后囊下皮质内有细点状混浊，并排列成环行，可伴有空泡。

② Ⅱ期　晶状体后极部后囊下皮质内呈现盘状混浊且伴有空泡。严重者，在盘状混浊的周围出现不规则的条纹状混浊向赤道部延伸。盘状混浊也可向皮质深层扩展，可呈宝塔状外观。与此同时，前极部前囊下皮质内也可出现细点状混浊及空泡，视力可能减退。

③ Ⅲ期　晶状体后极部后囊下皮质内呈蜂窝状混浊，后极部较致密，向赤道部逐渐稀薄，伴有空泡，可有彩虹点，前囊下皮质内混浊加重，有不同程度的视力障碍。

④ Ⅳ期　晶状体全部混浊，严重视力障碍。

（4）诊断　晶状体有明确的一次或短时间（数日）内受到大剂量的外照射，或长期超过眼晶状体年剂量限值的外照射历史（有剂量档案），个人剂量监测档案记录显示累积剂量在 2Gy 以上（含 2Gy），经过一定时间的潜伏期，晶状体开始混浊，具有放射性白内障的形态特点，排除其他非放射性因素所致的白内障，并结合健康档案进行综合分析，方可诊断为放射性白内障。可参照《职业性放射性白内障的诊断》(GBZ 95) 进行诊断。

（5）治疗及处理

① 按一般白内障治疗原则给予治疗白内障药物；晶状体混浊所致视力障碍影响正常生活或正常工作者，可施行白内障摘除术及人工晶体植入术。

② 根据职业性放射性白内障者的白内障程度及视力受损情况，脱离放射线工作，并接受治疗、康复和定期检查，一般为每半年至一年复查一次眼晶状体。

3. 非电离辐射性白内障

非电离辐射性白内障主要有微波白内障、红外线白内障和紫外线白内障。微波白内障是指电磁波中 300MHz～300GHz 频率范围或 1mm～1m 波长辐射所致眼损伤；红外线白内障是高温作业环境下热辐射所致眼损伤；接触紫外线也可引起白内障。

（1）接触机会　凡接触微波、红外线、紫外线等工作人员均有机会发生非电离辐射性白内障。从事雷达导航、探测、通信、微波加热（微波炉）、电视、核物理科学研究人员多接触微波；炼钢工、铸造工、轧钢工、锻钢工、玻璃熔吹工、烧瓷工及焊接工等可受到红外线辐射。冶炼炉（高炉、平炉、电炉）、电焊、氧乙炔气焊、氩弧焊和等离子焊接等工人易接触紫外线。

（2）发病机制　一般认为，自由基损伤是引起各种致白内障因素作用的共同因素，晶状体上皮细胞过度凋亡及晶状体蛋白损伤也是白内障发生机制中的重要因素。在长期非电离辐射作用下，晶状体内许多光解色素增加，包括 3-羟基-犬尿酸、核黄素、黄素腺嘌呤单核苷酸、视黄醛等光敏剂，均可反复吸收光量子呈激发态光敏剂。激发的能量可转移给邻近的氧分子生成自由基，而光敏剂又恢复到基态被循环使用，终导致局部自由基浓度过高，损伤晶状体，导致晶状体混浊，发展为白内障。

（3）临床表现　微波白内障常见症状为皮质点状混浊，后囊膜下和前皮质羽状混浊。红外线引起的白内障，初期表现为晶状体后皮质的点、线状混浊，出现空泡，类似蜘蛛网状，有金黄色结晶样的光泽；随着病程延长，逐渐发展为盘状混浊，最后发展为完全混浊。紫外线引起的白内障，主要是长期紫外线照射，磷离子可能与晶状体中的钙离子结合，最终形成不可溶解的磷酸钙，导致眼睛晶体硬化与钙化。

（4）诊断　有明确的职业性接触史，以眼晶体混浊为主要临床表现，经综合分析，排除其他原因所致眼晶状体改变，方可诊断。可参照《职业性白内障诊断标准》(GBZ 35) 进行诊断。

（5）治疗及处理

① 按一般白内障治疗原则给予治疗白内障药物；晶状体混浊所致视力障碍影响正常生活或正常工作者，可施行白内障摘除及人工晶体植入术。

② 根据白内障程度及视力受损情况，调离工作岗位，并接受治疗、康复和定期检查，一般为每半年至一年复查一次眼晶状体。

八、职业性耳鼻喉口腔疾病

（一）噪声聋

噪声聋是一种特殊的慢性声损伤性耳聋，特指由于长期接触职业噪声刺激所发生的一种缓慢进行的感音神经性听力损失，又称职业性听力损伤。噪声广泛地存在于人们的工作过程和环境中。噪声聋是最常见的职业病之一，它对人体多个系统如神经系统、心血管系统、内分泌系统、消化系统等都可造成危害，但主要的和特异性损伤是在听觉器官。据国外调查统计，较易发生噪声损伤的职业有铆工、锅炉工、蒸汽锤工、铲工、锻锤工、剪切工、钢窗工、洋铁工、镰刀工、锻冶工、锉工、铲刃工、起重工、放样工、轮印工、织布工、纺纱工、飞机驾驶员和无线电工作者有时亦会发生噪声性聋。近年来，随着我国经济的发展，出现了新的噪声性聋人群，如音响领域工作人员（售货员、音响师、乐师、鼓手、酒吧工作人员等）、经常听 MP3、MP4 的中小学生等、地铁工作人员、话务员等。

1. 影响噪声性听力损伤的因素

（1）噪声强度　接触噪声的强度与听力损失的程度呈正相关。

（2）接触噪声时间　80dB（A）以下的噪声，终生暴露不至引起听力损伤。从 85dB（A）起，随暴露年数增加，听力损伤越重。在不同噪声强度下听力损伤的临界暴露年限，即产生听力损伤的人数超过 5% 的暴露年限：在 85dB（A）时为 20 年，在 90dB（A）时为 10 年，在 95dB（A）时为 5 年，在 100dB（A）以上时均在 5 年之内。高强度噪声引起听力损伤所需时间的差异很大，有短至数日，也有长达数年，一般约为 3～4 个月。

（3）噪声的频率及频谱　如强度相等，人耳对低频的耐受力要比对中频和高频的强。2000～4000Hz 的声音最易导致耳蜗损害，窄带声或纯音比宽带声影响要大。另外，断续的噪声较持续者损伤性小，突然出现的噪声较逐渐开始者的危害性大，噪声伴震动对内耳的损害性比单纯噪声明显。

（4）个体差异　人们对于噪声的敏感性差异是存在的。噪声易感者约占人群 5%，他们不仅在接触噪声后引起的暂时性阈移（TTS）与一般人比较非常明显，并且恢复也慢。具有不同基因类型的动物对噪声损害的敏感性不同。目前，已报道十余种基因改变与噪声性聋易感性密切相关，如铜锌超氧化物歧化酶基因、谷胱甘肽过氧化物酶基因、质膜钙 ATP 酶同种型 Ⅱ 基因、老年性聋基因、钙黏着蛋白 23 基因、老年性聋基因 3、线粒体 DNA7.4kb 缺失、过氧化氢酶基因、钾离子通道基因等。

（5）其他因素　如年龄因素，年龄愈大，噪声损伤越严重，这种现象是由于随年龄的增长，听觉器官受伤的恢复能力逐渐减退所致。耳病因素，患有感音性聋者易发生噪声性听力损失。另外，噪声性聋的发病快慢及病变轻重与个人防护关系密切。在环境噪声中长期用护耳器、耳塞等，其听器损伤的发生和发展就缓慢而轻微。工作场所采用隔音、防声及吸声等设备，可减轻噪声的影响。

2. 临床表现

噪声性聋的基本症状是耳鸣、听力下降、头痛及头晕等。一般说来，当最初进入噪声环境后，常有一种难以忍受的感觉，其发生时间自 1 小时至 6 个月不等，多数经几日或几周后逐渐习惯。

（1）听力下降　噪声引起的听力改变可为暂时性或永久性。停止噪声刺激后，听力能恢复或部分恢复，称为暂时性阈移，经休息仍不能恢复或遗留下听力损伤的听阈改变叫永久性阈移。噪声对人体听力的损伤多表现为双侧对称性、进行性的听力下降。早期由于最先是语言范围以外的高频听力受损伤，对听话能力影响不明显，故主观上并未感到听力障碍。听力检查主要显示在 3000Hz、4000Hz、6000Hz 处听力下降。随着接触噪声的时间延长，常在数年后表现出对低声谈话的听觉减弱，随之对普通谈话的听觉降低。纯音听阈测试发现随高频听阈进一步提高，语言频率（500Hz、1000Hz和2000Hz）听阈也有提高。

（2）耳鸣　噪声对听觉系统的影响，除了引起听力下降外，还要引起另一重要的症状即耳鸣。一般认为耳鸣是噪声性聋的早期症状之一。耳鸣多为双侧性、高音调、间歇性或持续性。

（3）其他　除上述症状外，还可以有头痛、头晕、烦躁、失眠、多梦、易疲倦、注意力减退、抑郁、血压升高、心动过缓或心动过速、呼吸快速，有时还有幻听、痛听、听声耳痒、闻声呕吐等症状。长期暴露于噪声环境后还可能出现显著的平衡失调，有时可有Tullio现象（图里奥现象）发生。

3. 诊断

根据噪声接触史，临床表现和听力学检查，即可作出诊断。诊断程序应严格按照我国颁布的《职业性噪声聋的诊断》（GBZ 49）执行。

4. 治疗及处理

对噪声性听力损伤目前仍无有效的治疗方法。当出现症状后应及时脱离噪声环境，停止噪声刺激，促使自然恢复，同时，应强调及早治疗。常见的治疗药物有神经营养药、血管扩张剂、维生素类、促进代谢的生物制品等。耳鸣、眩晕者可对症治疗。对听力损失达重度以上者可配戴助听器。

5. 预防

鉴于目前对职业性噪声聋无有效治疗办法，加强预防和采取听力保护措施十分重要。

（1）控制噪声源　是最根本、最积极的降低噪声措施。可以从机器设备、工程建设、生产工艺等多方面采取措施，消除声源，降低声强，限制声音传播。目前新建厂房时都必须考虑减声措施。

（2）健康监护　对在噪声环境下作业的工人应进行就业前、在岗和离岗前体检，并在职业档案内建有听力记录。要定期体检，至少每年1次，以便及时发现噪声敏感者和早期听力损伤者。根据不同的情况予以适当的处理，如加强个人听力防护措施、对症治疗或调离噪声作业环境等。

（3）个人听力防护　在噪声环境下作业的工人必须有个体的听力防护措施，包括配戴防声耳塞、耳罩或防声帽等。

如需进行劳动能力鉴定，按《劳动能力鉴定职工工伤与职业病致残等级》（GB/T 16180）处理。

（二）铬鼻病

由铬酐、铬酸、铬酸盐及重铬酸盐等六价铬化合物引起的鼻部损害称为铬鼻病。由职业环境因素造成的铬鼻病即为职业性铬鼻病。铬鼻病是近年来新发现的一种职业病，多见于从事开采、冶炼、镀铬、颜料、染料、油漆、鞣皮、橡胶、陶瓷、照相和印刷业的劳动者。低浓度六价铬有致敏作用，高浓度六价铬对皮肤有刺激和腐蚀作用。

1. 临床表现

铬鼻病患者一般有流涕、鼻塞、鼻出血、鼻干燥、鼻灼痛、嗅觉减退等症状，以及鼻黏膜充血、肿胀、干燥或萎缩等特征。凡鼻中隔黏膜糜烂、溃疡，鼻中隔软骨部穿孔者，即可疑似为铬鼻病。

2. 诊断

根据密切接触六价铬化合物的职业史和有关的临床表现，排除其他原因所致鼻部损害，结合作业环境劳动卫生学调查，即可诊断。诊断按我国颁布的《职业性铬鼻病的诊断》（GBZ 12）执行。

3. 治疗及处理

① 以对症治疗为主，局部可应用硫代硫酸钠溶液或溶菌酶制剂；对鼻中隔穿孔患者，可行鼻中隔修补术。

② 鼻黏膜糜烂较重患者，可暂时脱离铬作业环境。鼻黏膜溃疡患者应暂时脱离铬作业环境，久治不愈者可考虑调离铬作业岗位。凡出现鼻中隔穿孔者，应调离铬作业岗位。

如需进行劳动能力鉴定，按《劳动能力鉴定职工工伤与职业病致残等级》（GB/T 16180）处理。

（三）牙酸蚀病

由于工作中长期接触各种酸雾或酸酐所引起的牙体硬组织脱钙缺损称为牙酸蚀病，是在生产和使用酸的工人中一种较常见的口腔职业病。多见于使用盐酸、硫酸、硝酸的工业企业，特别是金属加工前的酸洗和蓄电池用硫酸充电等职业环境，由于接触酸雾较多，故发病率较高。影响职业性牙酸蚀发病的因素有酸雾浓度、接触时间和酸的种类。体外试验表明，盐酸、硝酸的腐蚀作用相近，硫酸作用较慢，而枸橼酸的作用比盐酸、硝酸要大 2 倍。此外，个人卫生习惯如张口呼吸、不注意戴防护口罩、经常在工作场所吸烟等都有一定影响。

1. 发病机制

盐酸、硫酸、硝酸是工业上接触机会较多且腐蚀性较强的化学物。制造这三种酸时，它们的酸酐进入口腔，遇水形成酸。这些酸对牙体表面牙釉质具有脱钙的作用，故可造成牙釉质的破坏和牙齿的缺损，形成职业性牙酸蚀病。

2. 临床表现

除前牙牙冠有不同程度缺损外，还表现为牙齿对冷、热、酸、甜等刺激敏感，常伴有牙龈炎、牙龈出血、牙痛、牙松动等，严重者牙冠大部分缺损或仅留下残根，可有髓腔暴露和牙髓病变。

3. 诊断及处理

根据接触酸雾或酸酐的职业史，以前牙硬组织损害为主的临床表现，参考现场劳动卫生学调查结果，进行综合分析，排除其他牙齿硬组织疾病后，方可诊断。诊断中要依据《职业性牙酸蚀病的诊断》（GBZ 61）执行。

4. 治疗

有牙本质过敏症状者，可给予含氟或防酸脱敏牙膏刷牙或含氟水漱口，必要时可用药物进行脱敏治疗。一度牙酸蚀病患者是否要做牙体修复，可视具体情况决定；二度牙酸蚀病患者应尽早做牙体修复；三度牙酸蚀病患者可在牙髓病及其并发症治疗后再进行牙体修复。治疗修复后，在加强防护的条件下，可不调离酸作业岗位。

如需进行劳动能力鉴定，按《劳动能力鉴定职工工伤与职业病致残等级》(GB/T 16180)处理。

（四）爆震聋

爆震聋是暴露于瞬间发生的短暂而强烈的冲击波或强脉冲噪声环境，所造成的中耳、内耳或中耳及内耳混合性急性损伤所导致的听力损失或丧失。

1. 发病机制

接触爆震环境短时间内，双耳外耳道的气压急剧上升，造成鼓膜内外产生压力差，导致鼓膜破裂，可同时出现听小骨骨折、脱位和鼓室出血。如鼓膜未破，压力波通过鼓膜听小骨经卵圆窗作用于外淋巴液，然后通过基底膜或前庭膜传入内淋巴液，使内淋巴液剧烈震动，导致螺旋器、血管和神经纤维的损伤，故爆震性听力损伤多呈感音性聋或混合性聋。

2. 临床表现

爆震聋表现为突发性听力损失，多为双耳非对称性的急性损伤，常伴有耳鸣、耳痛、头晕等症状。当出现鼓膜破裂时可伴有单侧或双侧耳道流血，一般量较少。若继发感染，可导致中耳炎。

3. 诊断

根据确切的职业性爆震环境接触史，有自觉的听力障碍及耳鸣、耳痛等症状，耳科检查可见鼓膜充血、出血或穿孔，有时可见听小骨脱位等，纯音测听为传导性聋、感音神经性聋或混合性聋，结合客观测听资料、现场职业卫生学调查，并排除其他原因所致听觉损害，方可诊断。诊断按我国颁布的《职业性爆震聋的诊断》(GBZ/T 238)执行。

4. 治疗及处理

（1）中耳损伤的处理 出现鼓膜穿孔时可根据穿孔大小及部位行保守治疗或烧灼法促进愈合。经保守治疗3个月未愈者可行鼓膜修补术或鼓室成形术。听骨脱位、听骨链断裂者应行听骨链重建术。

（2）中耳并发症的处理 并发中耳炎的患者按急、慢性中耳炎的治疗方案进行治疗。合并继发性中耳胆脂瘤的患者应行手术治疗。

（3）其他 最好在接触爆震环境3天内开始并动态观察听力1~2个月。

如需进行劳动能力鉴定，按《劳动能力鉴定职工工伤与职业病致残等级》(GB/T 16180)处理。

九、职业性肿瘤

职业性肿瘤是指在工作环境中接触致癌因素，经过较长的潜隐期而患的某种特定肿瘤。可表现为接触职业性致癌因素的人群中有肿瘤发病率和死亡率的升高，肿瘤发病和死亡年龄的提前，频发罕见肿瘤或个体有多发肿瘤。一般肿瘤的病因大多尚未阐明，而职业性肿瘤则有明确的病因可寻。

根据2013年版《职业病目录和分类》，我国现行法定职业性肿瘤有11类：石棉所致肺癌、间皮瘤，联苯胺所致膀胱癌，苯所致白血病，氯甲醚、双氯甲醚所致肺癌，砷及其化合物所致肺癌、皮肤癌，氯乙烯所致肝血管肉瘤，焦炉逸散物所致肺癌，六价铬化合物所致肺癌、毛沸石所致肺癌、胸膜间皮瘤，煤焦油、煤焦油沥青、石油沥青所致皮肤癌，β-萘胺所致膀胱癌。

职业性肿瘤一般都有特定的部位与性质，但其临床表现与非职业性肿瘤并无明显的不同。职业性肿瘤的诊断原则：有明确的致癌物长期职业接触史，出现原发性肿瘤病变，结合实验室检测指标和现场职业卫生学调查，经综合分析，原发性肿瘤的发生应符合工作场所致癌物的累计接触年限要求，肿瘤的发生部位与所接触致癌物的特定靶器官一致并符合职业性肿瘤发生、发展的潜隐期要求，方可诊断。治疗原则包括脱离致癌物的接触，按恶性肿瘤治疗原则积极治疗，定期复查。如需劳动能力鉴定，按《劳动能力鉴定职工工伤与职业病致残等级》(GB/T 16180) 处理。

（一）石棉所致肺癌、间皮瘤

肺癌和胸膜间皮瘤是石棉肺的严重并发症。近年来研究证明各种石棉均有致癌作用，其中温石棉的用量大，接触的人数多，因此预防温石棉的危害极为重要。国外报道石棉并发肺癌人群约 10%～20%，我国报道尸检石棉肺合并肺癌的约 26.9%。石棉被认为是恶性间皮瘤的主要致病因素，超过 80% 的恶性间皮瘤与石棉暴露有关，其机制不清，但接触石棉人群比未接触石棉人群发病率高 100～300 倍。国内资料显示有石棉暴露史者的间皮瘤发病率约为 39%。

1. 接触机会

主要是石棉的采矿工、选矿和运输工，石棉加工业的粉碎工、切割工、磨光工、剥离工、钻孔工，石棉的轧棉工、梳棉工、织布工以及农村个体加工的纺线工，制造石棉瓦工、石棉板工、刹车板工、绝缘电器材料工、水泥工，石棉制品拆卸工、保温材料工等。

2. 发病机制

石棉致癌的机制不清，可能除了与其针尖结构通过反复的物理刺激使靶器官发生癌变有关外，还与其含有镍、铬、3,4-苯并芘等致癌物质以及油、蜡、碳氢化学物有关。近期有研究及动物实验表明，石棉纤维可干扰细胞分裂晚期染色体的分离，干扰细胞信号传导，使而使细胞凋亡或诱发癌变。此外，有流行病学资料显示，吸烟与接触石棉在肺癌的发生中起重要的协同作用，而对间皮瘤的发生似无影响。

3. 临床表现

石棉所致肺癌的临床表现和预后与原发性肺癌无区别，但如在石棉肺的病程中出现咳嗽剧烈、胸痛明显及咳血等，应警惕肺癌的可能。石棉所致肺癌的多发部位在下叶，以周围型肺癌为主，以腺癌的组织学多见，潜伏期为 10～30 年。胸膜间皮瘤患者多表现为胸痛、气促，严重时可有呼吸困难及胸膜炎、胸腔积液、甚至猝死，潜伏期一般为 20～40 年。早、中期病变常局限于单侧胸腔。最常见的转移部位包括纵隔和肺门淋巴结、病变对侧胸膜、肺和胸腔，肝、骨、脑转移较少见。CT 检查可见胸膜异常。当怀疑病变跨膈生长和侵犯大血管、神经丛时，MRI 可协助判断。PET/CT 不作为常规检查，其可发现少见和预料之外的远处转移病灶，并可评估疗效。恶性间皮瘤的确诊需要依赖胸腔穿刺细胞学或组织学的诊断。

4. 诊断

（1）诊断标准　参照《职业性肿瘤的诊断》（GBZ 94）进行诊断。

（2）石棉所致肺癌　石棉肺合并肺癌者，应诊断为石棉所致肺不合并石棉肺的肺癌患者，诊断应同时满足以下 3 个条件：①原发性肺癌诊断明确；②有明确的石棉粉尘职业暴露史，累计暴露年限 1 年以上（含 1 年）；③潜伏期 15 年以上（含 15 年）。

（3）石棉所致间皮瘤　石棉肺合并间皮瘤者，应诊断为石棉所致间皮瘤。不合并石棉肺的间皮瘤患者，诊断应同时满足以下 3 个条件：①间皮瘤诊断明确；②有明确的石棉粉尘职业暴露史，累计暴露年限 1 年以上（含 1 年）；③潜伏期 15 年以上（含 15 年）。

5. 治疗

参照职业性肿瘤的治疗原则。恶性间皮瘤常规疗法包括手术、化疗和放疗。

（二）联苯胺所致膀胱癌

联苯胺是苯及其同系物环上的氢原子被氨基（—NH$_3$）替代而生成的衍生物，它可经呼吸道、消化道及皮肤进入人体，对人体主要的危害是引起膀胱的乳头瘤和癌肿。国外早有联苯胺作业工人膀胱癌肿发病率较其他人群高的报道。国内报道联苯胺作业工人膀胱癌的发病率为 167.8/（10 万），明显高于普通人群[5.2/（10 万）]，而且与接触工龄有关。致癌一般潜伏期为 10～15 年。国际癌症研究机构（IARC）已在 1987 年将联苯胺列为确定的人类致癌物。

1. 接触机会

主要是用于制造染料的中间体及偶氮染料，还在橡胶行业中用于橡胶硬化剂及制造塑料薄膜等，也用作有机合成及医学临床检验的试剂等。这些行业的人员均可接触。

2. 发病机制

目前联苯胺致癌机制不明确。联苯胺在体内转化，发生羟基化后在重排过程中成为氮-羟化氮羟基化合物等代谢产物，为致癌的主要物质。认为这些外源化学物质对人体靶分子有损害作用，最终导致基因突变，而且影响人体的原癌基因与抑癌基因的平衡，导致原癌基因的激活和抑癌基因的失活。另外，联苯胺可损害机体细胞的抗氧化系统，导致细胞脂质过氧化，可能是肿瘤发生的一个促进因素。吸烟是膀胱癌发病的危险因素。

3. 临床表现

长期接触联苯胺引起的膀胱肿物有良性的膀胱乳头瘤和恶性的膀胱癌，最常见的最早症状是突发性无痛性血尿。如合并肿瘤表面溃疡发生继发性感染时，可有尿频、尿急、尿痛、排尿困难等症状；镜下血尿可能是膀胱癌的最早征象，膀胱或静脉肾盂造影检查可发现充盈缺损。尿细胞学检查肿瘤细胞常呈阳性。膀胱镜检查或活检可确诊。对肌层浸润性膀胱癌患者可根据需要选择盆腔 CT/MRI、骨扫描。

4. 诊断

（1）诊断标准　参照《职业性肿瘤的诊断》（GBZ 94）进行诊断。

（2）诊断条件　原发性膀胱癌诊断明确；有明确的联苯胺职业暴露史，累计暴露年限 1 年以上（含 1 年）；潜伏期 10 年以上（含 10 年）。

5. 治疗

参照职业性肿瘤的治疗原则。

（三）苯所致白血病

苯是一种易挥发的有机溶剂，具有高脂溶性，通过呼吸道和皮肤进入体内，积聚在脂肪和脑组织内。1960 年土耳其的 Askoy 首先证实了苯与白血病的关系，在伊斯坦布尔调查了 28500 名工人，当时鞋厂工人用一种黏合剂粘鞋，黏合剂含苯很高，为（30～650）×10^{-6} g/m^3，数年以后，再生障碍性贫血、骨髓增生异常综合征及急性白血病的发病率增加，1971～1973 年白血病的发病率增至 22 例/（10 万），以后停用苯作为溶剂，再过 6 年后，白血病的发病率降至基底线。1987 年美国把苯列为环境致癌剂。在我国，Yin 等（1987）对 200 多个使用苯的工厂（如有机合成、涂料和橡胶制造等）所作的调查，空气中苯的浓度为 （15～150）×10^{-6} g/m^3 的相对危险度（RR）为 5.7，发病的平均潜伏期为 11.4 年。有认为长期接触 $1×10^{-6}$ g/m^3 苯也有致白血病的危险。据瑞典 Lindquist 等对急性白血病患者 125 例的配对调查，发现接触各种有机溶剂的 RR 为 4.9。除了苯以外，其他有机溶剂如甲苯、二甲苯也可致白血病，因为其中常含有少量苯，即所谓"混苯"。

1. 接触机会

在工农业生产中常可以接触到苯。苯是由煤焦油提炼或石油裂解重整所得，在工业中主要用作油漆、树脂、橡胶等溶剂及稀薄剂，也用于制造各种化工产品，如化肥、合成洗涤剂、合成染料、农药、汽油等。在上述生产和使用过程中均有机会接触到苯。苯中毒患者多来自制革、制鞋、装修、喷漆及涂漆等行业，工作环境差，无个人防护。

2. 发病机制

苯致白血病是一个慢性演变过程，致白血病的活性物质并非苯本身，而是其代谢产物，如苯醌、酚等，这些物质是动物的骨髓毒物，以苯处理动物可以生成 DNA 衍生物而引起畸变。苯首先在肝内被细胞色素代谢为中间产物，以后聚积在骨髓的脂肪细胞内，被造血组织的酶（髓过氧化物酶、过氧化前列腺素 H 和嗜酸性过氧化物酶）转变为致畸变物质。

3. 临床表现

苯引起的白血病与非苯所致白血病临床表现相类似。典型的临床表现为发热、贫血、出血、浸润四大主要特征。常见的首发症状包括发热、进行性贫血、显著的出血倾向或骨关节疼痛等。起病缓慢者以老年及部分青年患者居多，病情逐渐进展。少数患者可以抽搐、失明、牙痛、牙龈肿胀、心包积液、双下肢截瘫等为首发症状。苯引起的白血病在临床上有一定特点：发病年龄集中在青壮年，女性和低年龄者对苯有易感性；许多患者有白血病前期，表现为贫血、白细胞和血小板减少，骨髓有再生障碍的表现，进而发展为白血病；大部分为急性白血病，以粒细胞白血病为最多；外周血象与骨髓象相似，造血组织检查除骨髓穿刺检查外还包括骨髓活检、脾穿刺细胞学检查、淋巴结穿刺及活体组织检查、浸润包块穿刺或活检等。

4. 诊断

（1）诊断标准　参照《职业性肿瘤的诊断》(GBZ 94) 进行诊断。

（2）诊断条件　有慢性苯中毒病史者所患白血病应诊断为苯所致白血病。无慢性苯中毒病史者所患白血病诊断条件：白血病诊断明确；有明确的过量苯职业暴露史，累计暴露年限6个月以上（含6个月）；潜伏期2年以上（含2年）。

5. 治疗

参照职业性肿瘤的治疗原则。

（四）氯甲醚、双氯甲醚所致肺癌

氯甲醚又称氯甲基甲醚或二甲基氯醚，工业产品中常混有双氯甲醚。氯甲醚可经呼吸道和消化道进入体内，经口毒性属中等毒。其任何浓度的蒸气对眼、皮肤和呼吸道黏膜都有高度的刺激性。氯甲醚的主要危害是可诱发肺癌，其毒性和致癌性比双氯甲醚弱。我国在1982年的专题调查报告证实了接触氯甲醚工人患肺癌的发生率明显增高。国际癌症研究机构（IARC）已将氯甲醚（工业级）及双氯甲醚列为人类肯定的致肺癌物质。

1. 接触机会

氯甲醚在工业上主要用作甲基化原料，并用于制造离子交换树脂、防水剂及纺织品处理剂。在造纸、纺织、橡胶和塑料等行业，如为有甲醛和氯离子同时存在的作业场所，工人也有机会接触氯甲醚。

2. 发病机制

目前其致癌性尚不清楚。氯甲醚遇水能分解产生甲醛和氯化氢，水解产生的甲醛又可与氯化氢反应形成双氯甲醚，而且工业产品氯甲醚常含有 $1\% \sim 7\%$ 双氯甲醚。双氯甲醚是强的生物烷化剂，无须在体内先活化，故是直接致癌剂，其可增强氯甲醚的毒性和致癌作用。人体吸入双氯甲醚后主要诱发小细胞肺癌，其主要通过与DNA的腺嘌呤和鸟嘌呤结合而引起细胞突变。

3. 临床表现

氯甲醚引发肺癌者发病年龄轻，接触工龄及潜伏期并不很长，早期症状不明显。因此年龄在40岁以上从业工人，一旦出现咳嗽、血痰或咯血，排除了其他原因后，均应怀疑肺癌，应进一步做相关的胸部影像学检查、支气管镜检查及实验室检查等。肺癌病理组织学类型以未分化小细胞癌为主，其恶性程度高、疗效差、病程短。

4. 诊断

（1）诊断标准　参照《职业性肿瘤的诊断》（GBZ 94）进行诊断。

（2）诊断条件　原发性肺癌诊断明确；有明确的氯甲醚或双氯甲醚职业暴露史，累计暴露年限1年以上（含1年）；潜隐期4年以上（含4年）。工作场所中高甲醛、盐酸及水蒸气共存时产生的双氯甲醚所致肺癌可参照此条件执行。

5. 治疗

参照职业性肿瘤的治疗原则。

（五）砷及其化合物所致肺癌、皮肤癌

砷属类金属元素，在自然界中主要以硫化物形式存在，也共生于金属矿中。元素砷毒性

极低，砷的化合物均具有毒性，其毒性因价态不同而差异很大，三价砷毒性大于五价砷毒性。砷化物除了引起急、慢性中毒外，主要的危害是可诱发肺癌和皮肤癌。1979 年国际癌症研究机构（IARC）确认无机砷化合物是人类皮肤及肺的致癌物。

1. 接触机会

主要有开采砷矿、焙烧含砷矿石业，与铅铜等金属制造合金业，有色金属冶炼等；砷的无机化合物分别用于制造木材防腐剂、除锈剂、颜料、玻璃脱色剂，半导体材料、煤气催化剂，以及种子消毒、制药和含砷农药。

2. 发病机制

自然界中多为五价砷，有机砷主要以甲基砷形式存在，毒性小于无机砷。砷化物进入体内后，五价砷多数被还原为三价砷。三价砷是一种巯基亲和物，角蛋白中巯基十分丰富，故砷可与富含角蛋白的毛发、指甲和皮肤中巯基结合而长期蓄积。有研究发现，三氧化二砷可使细胞周期阻滞于 G_2/M 期，使细胞周期变慢，抑制端粒酶活性，诱导细胞凋亡；砷是一种强染色体畸变剂，可造成染色体断裂，使基因重排，激活酶基因而致癌，还可引起 DNA 损伤并导致蛋白质交联及 DNA 链断裂，抑制 DNA 合成。

3. 病理类型

（1）皮肤癌的类型有鳞状细胞癌、表皮内原位鳞状细胞癌（砷性鲍恩病）、基底细胞癌。

（2）肺癌无特殊的组织学类型。

4. 临床表现

（1）肺癌　临床表现、实验室检查、影像学改变和病理组织学类型与一般肺癌无区别，但大多数患者常伴有砷性皮肤损害的表现。研究表明职业接触砷及其化合物所致肺癌的主要组织类型表现为患腺癌的危险性高于其他肺癌组织类型，亦发现燕麦细胞癌有所增加，因此在进行职业性砷所致肺癌鉴别诊断时，可将该组织类型作为确诊的参考依据。

（2）皮肤癌　砷及其化合物的职业接触者的皮肤多表现为过度角化、皮肤溃疡，久治不愈，反复发作，这些均为癌前病变，最终可发展为皮肤癌。鳞状细胞癌可在身体任何部位发生，但多见手掌、胫部和足部，主要是在色素脱失及沉着、角化过度和疣状增生三种改变的基础上经久不愈，皮下角状物反复破损、感染而发生出血、坏死，如继续发展可演变为鳞癌，呈现菜花样溃疡灶。表皮内原位鳞状细胞癌（砷性鲍恩病）多见于躯干部位，通常是多发的，也可单发；轻者无症状；皮损表现为边缘清楚的红色结痂性损害，偶伴色素沉着，发展缓慢，停止接触后仍可持续数年；极少数转化为鳞癌。基底细胞癌几乎全是多发的，常出现在衣服覆盖的躯干，其形态多种多样；结节溃疡型的典型皮损为缓慢扩大的溃疡，周围绕以珍珠样隆起的边缘色素型的皮损，有黑色素沉着，易误诊为黑色素瘤；有的为表面粗糙稍隆起的红色斑、有鳞屑，难以与鲍恩病相鉴别。砷诱发的基底细胞癌几乎从不转移；鳞癌恶性程度高，发展较慢，容易转移。

5. 诊断

（1）诊断标准　参照《职业性肿瘤的诊断》（GBZ 94）进行诊断。

（2）砷及其化合物所致肺癌诊断条件　原发性肺癌诊断明确；有明确的砷及其化合物职业暴露史，累计暴露年限 3 年以上（含 3 年）；潜伏期 6 年以上（含 6 年）。

（3）砷及其化合物所致皮肤癌诊断条件 有慢性砷中毒病史者所患皮肤癌应诊断为砷所致皮肤癌。无慢性砷中毒病史者所患皮肤癌诊断条件：原发性皮肤癌诊断明确；有明确的砷及其化合物职业暴露史，累计暴露年限 5 年以上（含 5 年）；潜伏期 5 年以上（含 5 年）。

6. 治疗

参照职业性肿瘤的治疗原则。

（六）氯乙烯所致肝血管肉瘤

氯乙烯是生产聚氯乙烯的单体。它主要通过呼吸道吸入而进入人体，其对肝的毒性已被普遍认同，除了导致人体发生急、慢性中毒外，主要的危害是诱发肝血管肉瘤。目前根据国内外的实验资料、流行病学调查及临床病例报告，已确定氯乙烯是化学致癌物质。氯乙烯致肝血管肉瘤的发生率约为 0.014/（10 万）。

1. 接触机会

氯乙烯主要作为制造聚氯乙烯的单体，也可与丙烯腈、醋酸乙烯酯、丙烯酸酯等合成共聚体，用作绝缘材料、黏合剂、涂料、合成纤维等，还可作为化学中间体及溶剂。在上述物质生产和使用过程中都可以接触到氯乙烯。此外，在农药生产中清洁反应釜的清釜工接触量最大，易发生肝血管肉瘤。

2. 发病机制

氯乙烯致癌的机制尚未清楚。一般认为与氯乙烯代谢产物中间体——氧化氯乙烯和 2-氯乙醛有关。吸入低浓度氯乙烯时，氯乙烯主要在肝微粒体中经醇脱氢酶的水解、脱氢作用代谢为氯乙醛。吸入高浓度氯乙烯时，氯乙烯在肝微粒体细胞色素 P-450 酶的作用下生成高活性的中间代谢产物——氧化氯乙烯，再经氧化（或自排）形成氯乙醛。氧化氯乙烯和氯乙醛均有强烈的烷化作用，可与细胞内大分子 DNA、RNA 呈共价结合，使鸟嘌呤核苷烷化，导致脱嘌呤作用，引起细胞恶变。恶变的细胞可通过弥散作用，渗入肝窦细胞内，发生肝血管肉瘤，并有明显的"剂量-效应"关系。

3. 临床表现

本病一般发病缓慢，流行病学调查资料显示，发病年龄为 37～71 岁，平均 49.7 岁；发病工龄为 4～32 年，平均 17.8 年；发病多为男性工人。早期临床表现无特征性，可有腹痛、腹胀、乏力、恶心、纳差，晚期可有消瘦、黄疸、腹水、肝大、消化道出血等。也可有贫血、肝功能异常，但甲胎蛋白检查不高，有别于原发性肝癌。影像学检查有助于诊断和分期，但缺乏特异性，常需与肝血管瘤、多血供的原发性肝细胞性肝癌和转移性肝癌相鉴别。目前确诊仍然需要病理学结果。

4. 诊断

（1）诊断标准 参照《职业性肿瘤的诊断》(GBZ 94) 进行诊断。

（2）诊断条件 原发性肝血管肉瘤诊断明确；有明确的氯乙烯单体职业暴露史，累计暴露年限 1 年以上（含 1 年）；潜伏期 1 年以上（含 1 年）。

5. 治疗

参照职业性肿瘤的治疗原则。

（七）焦炉逸散物所致肺癌

焦炉逸散物所致肺癌是由于焦炉工人在工作环境中长期吸入焦炉逸散物（含多环芳烃类），经过较长的潜隐期而发生的特定肿瘤。焦化厂炼焦炉、煤气厂等是排放多环芳烃化合物最严重的地方。多环芳烃化合物是人们公认的致癌物，如苯并（BaP）芘、苯溶物（BSP）、菲类等。早在 1962 年美国已有报告焦炉工人肺癌死亡率比预期高 24 倍。我国的调查资料表明，焦炉工人肺癌死亡率比普通人群高 8.5 倍，随接触强度、接触工龄增高而增高。吸烟对焦炉工人肺癌影响甚微。

1. 接触机会

在焦化厂中从事炉顶、炉侧、其他辅助作业如备煤工人，煤气厂生产工，钢铁厂的炼钢、炼铁、轧钢、发电工，垃圾焚化工，柏油铺路工及消防员，均有机会接触。

2. 发病机制

研究表明，多环芳烃进入体内经过一系列的活化代谢后转化为很活泼的环氧化物，在纯化学反应中分解为带正电的亲电物，即为"终致癌物"，与携带信息的大分子 DNA、RNA 和蛋白质在特异的亲核基团位置上共价结合，改变其结构和功能而诱发癌变。

3. 临床表现

临床表现、实验室检查、影像学改变和病理组织学类型与一般肺癌无区别，可出现不明原因的刺激性咳嗽、隐约胸痛、血丝痰等症状；体检时发现单侧局限性哮鸣音或湿啰音。焦炉逸散物所致肺癌多以鳞癌和腺癌为主。

4. 诊断

（1）诊断标准　参照《职业性肿瘤的诊断》(GBZ 94) 进行诊断。

（2）诊断条件　原发性肺癌诊断明确；有明确的焦炉逸散物职业暴露史，累计暴露年限 1 年以上（含 1 年）；潜伏期 10 年以上（含 10 年）。

5. 治疗

参照职业性肿瘤的治疗原则。

（八）六价铬化合物所致肺癌

铬是一种质脆而硬的金属，在自然界以三价铬和六价铬的化合物存在。六价铬因易溶解而在体内易被吸收，较三价铬容易通过细胞膜，进入红细胞与血红蛋白结合。六价铬的化合物是强的氧化剂，在酸性条件下很容易还原成三价铬，在碱性条件下低价铬可氧化成重铬酸盐。在体内以肝、肾、肺内铬含量较高，但肺内的浓度是其他组织的 2～3 倍。六价铬的化合物除可引起急、慢性毒作用外，主要是诱发肺癌。我国早在 20 世纪 80 年代已有铬酸盐生产工人肺癌发病率高达 82.08/（10 万）[普通人群 22.79/（10 万）]的报道。目前已明确六价铬的化合物为人类致癌物，以铬酸盐的烟和雾危害性最大。

1. 接触机会

从事铬酸盐制造业、铬颜料工业、铬合金制造业、铬电镀、电焊不锈钢等均有机会接触含铬的化合物的烟尘和烟雾。

2. 发病机制

研究资料显示，吸入的低或中等溶解度的六价铬化合物（如铬酸锌、铅、锶、钙）能缓慢在组织中溶解，如其长期被释放到肺组织内，六价铬可通过细胞膜进入细胞内，在细胞内还原为有致癌性的三价铬，三价铬与 DNA 蛋白结合引起 DNA 交联，包括氨基酸、肽或蛋白质与 DNA 的交联以及 DNA 链间交联，而这些 DNA 交联可引起 DNA 聚合酶束缚，改变 DNA 复制的保真性，破坏基因表达或染色质的结构，在 DNA 复制时，易造成一些重要基因如肿瘤抑制基因 $p53$ 的失活，其在肿瘤激发和促进阶段起着重要作用。同时，六价铬在细胞内还原过程中，可能产生短时存在的具有高反应的铬化合物-活性氧化物，引起 DNA 损伤。还有研究发现，铬诱导的肺癌患者中细胞周期蛋白（cyclin）D_1 表达明显升高，提示铬化合物可通过影响细胞信号转导而致癌。

3. 临床表现

铬作业工人的肺癌一般原发于支气管，多在肺门及大支气管，以右上肺叶多见，从细胞分型看，以鳞癌多见，腺癌较少。其症状与一般肺癌相同。铬酸盐肺癌的双重癌、多发癌的发生比一般肺癌多。

4. 诊断

（1）诊断标准　参照《职业性肿瘤的诊断》（GBZ 94）进行诊断。

（2）诊断条件　原发性肺癌诊断明确；有明确的六价铬化合物职业暴露史，累计暴露年限 1 年以上（含 1 年）；潜伏期 4 年以上（含 4 年）。

5. 治疗

参照职业性肿瘤的治疗原则。

（九）毛沸石所致肺癌、胸膜间皮瘤

毛沸石是一种较为罕见的天然纤维状钠钾钙铝硅酸盐矿物，是天然沸石的一种。它一般以毛状易碎纤维存在于因气候变化或地下水的作用而风化的火山灰岩石空隙中，故得名毛沸石。天然沸石是由硅氧四面体和铝氧四面体构成，具有优异的吸附、离子交换和催化等性能。

毛沸石是一种人类致癌物，被国际癌症研究机构（IARC）列为 1 类已知致癌物，认为暴露于毛沸石可以导致肺癌、恶性间皮瘤（主要是胸膜间皮瘤）的发生。毛沸石致癌性的发现始于土耳其卡安纳托利亚和帕多西亚地区很高的恶性间皮瘤发生率。多项研究均发现长期暴露于毛沸石纤维的居民有较高的恶性间皮瘤发生率。后期多个动物实验也充分证实了其对动物的致癌作用：大鼠或小鼠在吸入或注射毛沸石之后几乎都患上了间皮瘤。

2013 年版《职业病分类和目录》中将"毛沸石所致肺癌、胸膜间皮瘤"新增列入职业性肿瘤范畴中。

1. 接触机会

在过去，对毛沸石的职业接触主要来自它的采集和生产过程，现在则主要来自其他沸石的采集和生产。毛沸石还曾被发现于十分常用的商品沸石中，因此日常生活或工业生产中使用沸石时也可能接触到毛沸石。天然沸石在建材、抗菌剂、水处理剂、土壤改良剂、止血

剂、饲料添加剂等方面均有广泛应用。

2. 发病机制

与石棉类似，毛沸石可导致弥散性肺间质纤维化（沸石肺）、胸膜钙化和胸膜斑，形成铁小体，铁小体的形态和典型的石棉小体类似。铁小体的核心可检测到毛沸石纤维的存在，在以往研究中，毛沸石暴露者的支气管肺泡灌洗液中亦可发现裸露的毛沸石纤维。此外，和石棉相比，毛沸石所致胸膜间皮瘤的病情进展更快，中位生存期平均为10个月。

虽然毛沸石已经被确认为人类致癌物，但至今国内外很少有通过分析毛沸石固体颗粒和纤维来探索毛沸石致病机理的研究。

3. 临床表现

毛沸石所致肺癌、胸膜间皮瘤与其他原因所致肺癌、胸膜间皮瘤的临床表现大致相同。

肺癌在早期并没有什么特殊症状，仅为一般呼吸系统疾病所共有的症状，如咳嗽、痰血、低热、胸痛、气闷等，很容易被忽略。肺癌晚期出现面颈部水肿、声嘶、气促等症状。肺癌极易在早期发生远处转移。

胸膜间皮瘤最显著的特征就是持续性胸部钝痛，没有明确的痛点，伴呼吸困难、胸腔积液。恶性胸膜间皮瘤侵犯邻近的组织器官则会出现相应的症状，如吞咽困难、椎体疼痛、脊髓压迫症状、上腔静脉压迫综合征。患者可出现胸腔积液和胸膜增厚体征，由于胸膜增厚，癌细胞沿着胸膜扩散而侵犯横膈、纵隔胸膜，癌变胸膜紧紧包裹着肺脏使呼吸困难加剧，形成所谓的"冰冻胸"。

4. 诊断

（1）诊断标准　参照《职业性肿瘤的诊断》（GBZ 94）进行诊断。

（2）毛沸石所致肺癌诊断条件　原发性肺癌诊断明确；有明确的毛沸石粉尘职业暴露史，累计暴露年限1年以上（含1年）；潜伏期10年以上（含10年）。

（3）毛沸石所致胸膜间皮瘤诊断条件　胸膜间皮瘤诊断明确；有明确的毛沸石粉尘职业接触史，累计接触年限1年以上（含1年）；潜伏期10年以上（含10年）。

5. 治疗

参照职业性肿瘤的治疗原则。

（十）煤焦油、煤焦油沥青、石油沥青所致皮肤癌

煤焦油又称煤膏、煤馏油、煤焦油溶液，是煤焦化过程中得到的一种黑色或黑褐色黏稠状液体，具有一定可溶性和特殊的臭味，可燃并有腐蚀性。煤焦油是煤化学工业的主要原料，其成分达上万种，主要含有苯、甲苯、二甲苯、萘、蒽等芳烃，以及芳香族含氧化合物（如苯酚等酚类化合物），含氮、含硫的杂环化合物等多种有机物。煤焦油、煤焦油沥青及石油沥青通过呼吸道吸入及皮肤接触对人体产生危害，因其可产生强烈的光敏作用，所以可对接触者的皮肤产生极大的危害。

2013年版《职业病分类和目录》中将"煤焦油、煤焦油沥青、石油沥青所致皮肤癌"新增列入职业性肿瘤范畴中。

1. 接触机会

煤焦油是生产塑料、合成纤维、染料、橡胶、医药、耐高温材料等的重要原料，可以用

来合成杀虫剂、糖精、染料、药品、炸药等多种工业品。煤焦油沥青是煤焦油蒸馏提取馏分后的残留物，常温下为黑色固体，用于铺筑路面、制造涂料、电极、沥青焦及油毛毡等，也用作煤砖胶钻剂和木材防腐剂等。石油沥青是原油加工过程的一种产品，可溶于三氯乙烯的烃类及非烃类衍生物，其性质和组成随原油来源和生产方法的不同而变化。

2. 发病机制

目前煤焦油、煤焦油沥青致癌机制尚未完全明确。许多研究表明煤焦油、煤焦油沥青所含的蒽、菲及芘等大分子量的多环芳烃类化合物是皮肤的主要致癌物。多环芳烃进入体内后可形成亲电子环氧化物，其与靶细胞 DNA 结合形成加合物，可造成染色体损伤甚至癌变。有研究表明染色体的不稳定性是煤焦油沥青导致细胞发生恶性转化的重要机制。近年来有研究表明外周血淋巴细胞 DNA 损伤与多环芳烃的致突变性和致癌性关系密切。也有研究指出在相同的多环芳烃水平暴露下个体的 DNA 损伤水平存在较大差异，提示个体遗传易感性或许在多环芳烃的致癌过程中起到重要作用。纺锤体检测点功能异常可能也是其中一个重要原因。

3. 临床表现

由煤焦油、煤焦油沥青、石油沥青所致的皮肤癌以鳞状上皮细胞癌最为常见，经常发生在接触局部和暴露部位。常于面、颈、前臂和阴囊等接触、暴露部位首先出现黑变病、痤疮、乳头状瘤、皮肤炎症、红斑疹、白斑病、角化过度、局限性侵蚀性溃疡和指甲变形等前驱性皮损。鳞状上皮细胞癌生长较快，早期即形成溃疡，有的呈结节样、乳头状或菜花状，恶性度较高，较易转移。合并感染时有黏稠脓液，伴恶臭、疼痛。活组织病理检查有助于对皮肤恶性肿瘤的分类以及选择治疗方法。

4. 诊断

（1）诊断标准　参照《职业性肿瘤的诊断》（GBZ 94）进行诊断。

（2）诊断条件　原发性皮肤癌诊断明确；有明确的煤焦油、煤焦油沥青、石油沥青职业暴露史，累计暴露年限 6 个月以上（含 6 个月）；潜伏期 15 年以上（含 15 年）。

5. 治疗

参照职业性肿瘤的治疗原则。

（十一）β-萘胺所致膀胱癌

β-萘胺又名乙萘胺和 2-萘胺，为白色至淡红色有光泽的片状晶体，能随水蒸气挥发。对人体有害，有致癌作用，国际癌症研究机构（IARC）将联苯胺、2-萘胺及 4-氨基联苯列为人类致癌物（证据充分），应特别小心使用。目前世界多个地方有接触 β-萘胺引起膀胱癌的病例报道。

2013 年版《职业病分类和目录》中将"β-萘胺所致膀胱癌"新增列入职业性肿瘤范畴中。

1. 接触机会

β-萘胺是一种重要的染料中间体，可用于制造偶氮染料、酞菁染料、活性染料等，也用作有机分析试剂和荧光指示剂，还可作为有机合成的原料。本品可经呼吸道、胃肠道和皮肤进入人体。长期接触 β-萘胺能引起膀胱癌变。

2. 发病机制

膀胱癌发病机制目前尚不清楚，目前有研究认为膀胱癌的发生发展与多种基因的突变和表达异常有关。膀胱癌的病理与肿瘤的组织类型、细胞分化程度、生长方式、浸润深度有关。

3. 临床表现

血尿为膀胱癌最常见的首发症状，可有尿频、尿急、尿痛、排尿困难等症状，出现膀胱刺激症状多为膀胱肿瘤的晚期表现。尿细胞学检查可作为血尿的初步筛选，可发现可疑细胞。膀胱镜检查或活组织检查可以明确诊断。

4. 诊断

（1）诊断标准　参照《职业性肿瘤的诊断》(GBZ 94) 进行诊断。

（2）诊断条件　原发性膀胱癌诊断明确；有明确的 β-萘胺职业暴露史，累计暴露年限 1 年以上（含 1 年）；潜伏期 10 年以上（含 10 年）。

5. 治疗

参照职业性肿瘤的治疗原则。

十、其他职业病

（一）金属烟热

金属烟热是因吸入某些金属加热过程中所产生的大量新生成金属氧化物烟雾，引起以体温升高、白细胞数增多、肌肉关节痛为主要表现的全身性疾病。

1. 接触机会

（1）致金属烟热金属类　熔炼锌、铜、镁，其他如铬、锑、镉、钴、银、铁、铅、锰、汞、镍、锡、铍等矿物时可产生新生氧化物。

（2）接触工种　金属熔炼和浇铸，锌的冶炼、铸造，锌白制造、焊锌、喷锌、镀锌，气割铜、银、镉、铝、铁等工种。

2. 发病机制

（1）直接作用　新生金属氧化物微粒可以透过肺泡，被体内多形核细胞吞噬，释放致热原刺激体温调节中枢，使机体产生发热反应。

（2）致热原　新生金属氧化物微粒损伤肺泡，结合成金属-蛋白质复合物成为抗原，形成抗原-抗体复合物致发热。

（3）变态反应　新生金属氧化物微粒直接损伤肺泡，释放出变性蛋白引起症状。

（4）炎症反应　焊接过程中中性粒细胞增多可能与细胞因子 IL-8、IL-1 或 TNF 有关。

3. 临床表现

金属烟热呈急性发作，无慢性进展过程和后遗症。工作时吸入大量金属氧化物烟雾后，口中有一种微甜带腥的金属味。潜伏期为 6～12h，故常在下班时或下班后 3～4h 内骤起头晕、疲倦、乏力、多汗、发热、畏寒、寒战等症状，体温可达 38～39℃，伴有头痛、耳鸣、乏力加剧，四肢肌肉及关节酸痛，脉搏、呼吸加快，有咳嗽；肺部可闻及干啰音，咽喉及面部充血，睑结膜充血，皮肤发红；有时出现恶心、呕吐、腹痛。发作期一般持续 6～7h，大量出汗后体温下降。第 2 天症状几乎完全消失，如持续时间超过 1 天，可能合并感染。实验室检查：发作期白细胞增多，4～12h 后常恢复正常，白细胞增多达 20×10^9/L（20000/mm^3）以上者往往要持续 24h；如发热及白细胞增高持续不恢复，则应检查是否并发感染，应做进一步检查，与有关疾病相鉴别；患者退热后血沉增快可持续 12h；可出现尿糖、蛋白阳性，偶有管型，多在 24～48h 后消失；血清和尿中重金属含量升高，可作为参考指标，但与症状程度并无一定关系；血清肌酸激酶升高；支气管肺泡灌洗液中中性粒细胞明显增多。

4. 诊断

根据发病前 12h 内有明确的新生的金属氧化物烟雾接触史，经过 4～8h 潜伏期，骤起发病，首先是头晕、疲倦、乏力、胸闷、气急、肌肉痛、关节痛，以后出现发热、血白细胞数增多，较重者伴有畏寒、寒战，不经处理病情在 24h 后可自愈，与感冒、上呼吸道感染、疟疾、急性镉中毒、过敏性肺炎、金属沉着症等疾病相鉴别后，方可诊断。诊断及分期应按照《金属烟热诊断标准》（GBZ 48）诊断标准执行。

5. 治疗及处理

早期多饮水，饮热茶，可口服红糖生姜煎剂，促使出汗，可减少发作症状；发作期一般不需要治疗，发冷、发热时应卧床休息，注意保暖；发热较高时，可内服阿司匹林或银翘解毒片等；干咳者，可口服咳必清；经适当休息，痊愈后可继续从事原工作，定期复查。如需劳动能力鉴定，按《劳动能力鉴定职工工伤与职业病致残等级》（GB/T 16180）处理。

（二）滑囊炎（限于井下工人）

滑囊炎（限于井下工人）是指井下工人在特殊的劳动条件下，由于滑囊急性外伤或长期摩擦、受压等机械因素所引起的无菌性炎症改变。

1. 接触机会

工人在井下进出及掘进时全靠肘、膝支撑身体爬行，使肘、膝部滑囊长期受压；呈跪位或侧卧位工作，肘、膝、肩、髂外侧，踝部等多处受压；井下运输使双肩长期受压和摩擦。

2. 发病机制

结缔组织细胞上存在血小板衍化生长因子的表达；在炎症过程中，巨噬细胞、中性粒细胞、淋巴细胞和内皮细胞被分解或被刺激可产生活性氧分子，其直接或间接参与致病过程，氧化损伤周围的类脂、DNA、蛋白质和碳水化合物。

3. 临床表现

（1）临床特点　滑囊炎的发生包括急性渗出期、亚急性期、慢性期三个阶段。急性滑囊炎病程一般为 10～14 天，亚急性滑囊炎为 1～3 个月，慢性滑囊炎为 3 个月以上。在煤矿井下工人中，以亚急性滑囊炎和慢性滑囊炎最为多见。好发部位多在膝、肘、肩关节周围。常见的滑囊炎类型：肩峰下滑囊炎、鹰嘴滑囊炎、髌前滑囊炎、髌下深滑囊炎等，井下工人以髌前皮下滑囊炎最为常见。

（2）实验室检查

① 穿刺液　为淡黄色透明黏液；急性外伤性者呈血性渗出液；合并细菌感染者则混浊，

呈脓性，细菌培养阳性。黏液可溶于水，pH 7.8～8.0。

② 影像学表现　超声波为无创性检查，适用于判断软组织结构，特别是对含水分的软组织，能够准确描绘出囊肿的结构与毗邻关系。X 射线表现为软组织肿胀或呈块状，钙化呈点状、条状或弧状，可见局限性反应性骨质增生。滑囊造影显示囊肿位于皮下，腱-腱间或腱-骨间囊壁呈毛刺状。CT 可见滑膜增厚及呈囊性改变。MRI 检查，在 T_1 加权像上呈低信号，脂肪影消失，炎症渗出，在 T_2 加权像上呈上位高信号，脂肪信号增宽。

4. 诊断

根据井下工人滑囊有急性外伤和长期摩擦或压迫的职业史、典型的临床表现，结合现场劳动卫生学调查，综合分析，并排除类似疾病后，方可诊断。诊断及分期标准参考我国颁布的《煤矿井下工人滑囊炎诊断标准》(GBZ 82) 标准。

（1）急性滑囊炎　有急性外伤史，或在关节局部受摩擦、压迫的初期关节周围出现部位固定、表面光滑、有波动感、界限清楚、压之疼痛的囊性肿物，穿刺液为血性渗出液。

（2）亚急性滑囊炎　关节局部有受反复摩擦、压迫史，或有急性滑囊炎史，局部有不适感，压之疼痛较轻，可见边界清晰的囊肿，常反复发作，穿刺液为淡黄色透明黏液。

（3）慢性滑囊炎　关节有长期反复摩擦、压迫史，或亚急性滑囊炎经多次穿刺及药物注射后，局部皮肤有瘙痒、皱襞感，粗糙和胼胝样变，穿刺液为少量淡黄色黏液。

5. 治疗及处理

（1）急性滑囊炎　以休息为主，一般经 1～2 周可以自愈，暂时调离井下作业岗位，避免继续受压和摩擦，防止继发感染。

（2）亚急性滑囊炎　在保守治疗无效时可行滑囊切除术，为制定手术方案可借助于 X 射线平片检查和/或滑囊造影术。

（3）慢性滑囊炎　患者滑囊逐渐萎缩，当皮肤出现胼胝样变时不宜进行手术治疗，以免伤口不易愈合或因术后瘢痕形成而影响关节功能。

（4）其他处理　急性、亚急性滑囊炎患者治愈后可恢复原工作，亚急性患者久治不愈或反复发作者以及慢性患者应调离原工作岗位。如需劳动能力鉴定，按《劳动能力鉴定职工工伤与职业病致残等级》(GB/T 16180) 处理。

（三）股静脉血栓综合征、股动脉闭塞症或淋巴管闭塞症（限于刮研作业人员）

刮研作业指刮研作业人员使用高硬度的刮刀、测量工具，以手工操作的方式，边研点边测量、边刮研加工，使工件达到工艺上规定的尺寸、几何形状、表面粗糙度等要求的一项精加工工序。具体操作是：刮研者身体前倾，双手握持刮刀，刀柄与大腿的上部相抵，双脚前后岔开站稳。刮研时，刀刃落在研点的边缘，用手下压刮刀，双膝前弓，靠腿部和臀部的推动使刮刀前移至研点的终点完成刮研。刮研的频率一般掌握在 40～80 次/分。

1. 接触机会

刮研是一种古老的手工作业方法，也是繁重的体力劳作方式之一。一般来说，电站、科研、航空、电器、仪表、医疗器械等生产领域加工精度和表面质量要求较高的行业均需要刮研。此外，机床的导轨、拖板，滑动轴承的轴瓦也需要用人工刮研的方法做精加工。

2. 发病机制

长期从事刮研作业的工人，由于腹股沟被刮刀顶压可导致血液、淋巴液循环障碍，出现下肢瘀血，压力增高，组织缺氧，造成股静脉血栓综合征、股动脉闭塞症及淋巴管循环障碍。股静脉血栓综合征、股动脉闭塞症或淋巴管闭塞症均为周围血管疾病，主要病理改变是股静脉瓣膜功能不全，股动脉内膜损伤、增厚、钙化、狭窄甚至闭塞，淋巴管腔狭窄、闭塞，淋巴液回流障碍等。

3. 临床表现

股静脉血栓综合征是下肢深静脉血栓后期的严重并发症之一，与一组临床症状和体征有关，如患肢疼痛、发凉、怕冷、烧灼感、水肿等，严重时出现坏疽和溃疡。股动脉闭塞症一般考虑为急性下肢缺血，表现为受累肢体突然疼痛（pain）、苍白（pallor）、无脉（pulselessness）、麻痹（paralysis）、感觉异常（paraesthesia），即"5P"征。淋巴管闭塞症表现为作业侧肢体的持续性、进行性肿胀，可参照淋巴水肿表现。2020 年国际淋巴学学会在《外周淋巴水肿的诊断和治疗专家共识》中把淋巴水肿分为Ⅰ～Ⅳ期：

（1）淋巴水肿Ⅰ期　和"静脉"水肿比较，早期组织中聚集的水肿液蛋白质含量比较高，水肿呈凹陷性，肢体抬高后水肿可消退。可能会出现各种增殖细胞的增加。

（2）淋巴水肿Ⅱ期　肢体抬高后水肿不消退，在Ⅱ阶段的后期，随着皮下脂肪和纤维化的生成，水肿不再呈凹陷性。

（3）淋巴水肿Ⅲ期　非凹陷性水肿，肢体增粗，质地变硬，皮下脂肪进一步沉积和纤维化。

（4）淋巴水肿Ⅳ期　又称象皮肿，属淋巴水肿晚期，病变软组织异常增生肥大，出现皮肤病变，如烟酸缺乏症、皮肤增厚角化、疣状增生。

4. 诊断

根据长期从事刮研作业的职业史，依据作业侧下肢出现的股静脉血栓综合征、股动脉闭塞症或淋巴管闭塞症相应的临床表现及辅助检查结果，结合职业卫生学调查资料，进行综合分析，并排除其他原因所致的类似疾病后，方可诊断。诊断及分期按照我国颁布的《职业性股静脉血栓综合征、股动脉闭塞症或淋巴管闭塞症的诊断》（GBZ 291）执行。

（1）股静脉血栓综合征　依据有明确的作业侧股静脉血栓病史，或血管超声检查提示有血栓残留、股静脉缩窄或不同程度的静脉瓣反流，作业侧下肢可出现疼痛、痉挛、沉重感、感觉异常、瘙痒、水肿、皮肤硬结、色素沉着、潮红、静脉扩张、小腿挤压痛、溃疡等不同临床表现进行诊断。

（2）股动脉闭塞症　依据作业侧下肢出现急性缺血表现，如疼痛、苍白、无脉、麻痹、感觉异常等临床表现，结合彩色多普勒检查作业侧股动脉狭窄或闭塞，参考作业侧肢体踝肱指数进行诊断（见 WS 339）。淋巴管闭塞症依据作业侧下肢出现进行性肿胀、皮肤增厚、过度角化、溃疡等临床表现，结合 MRI 检查具有淋巴水肿的特征性改变，可参考淋巴水肿分期进行诊断。

5. 治疗及处理

① 休息，抬高患肢，适当进行下肢功能锻炼。

② 药物治疗。使用血管活性药物改善血液循环，必要时辅以溶栓治疗。

③ 手术治疗。采取介入手术、血管和淋巴回流重建手术等。

④ 一经确诊，应立即调离刮研作业岗位。如需劳动能力鉴定，按《劳动能力鉴定职工工伤与职业病致残等级》（GB/T 16180）处理。

第二节　职业病诊断实践

一、职业性尘肺病诊断案例

（一）矽肺病诊断案例

1. 案例背景

某男，44 岁。1985 年 7 月至 1987 年上半年在家务农，下半年在当地小河边淘沙金，1988 年至 2002 年 12 月在黑龙江、新疆等地淘沙金，每年 2～3 个月不等。2002 年 12 月 18 日至 2008 年 3 月 15 日在某市某高分子材料有限公司从事人造大理石生产工作。工作时主要用树脂、氢氧化铝、钙粉、二氧化硅、甲乙酮、钴水、消泡剂、颜料等材料搅拌，在混料、配料过程中产生粉尘。工作场所无通风防尘设备。每天工作 9～10h。戴棉纱口罩防护。既往身体健康，无呼吸系统传染病史。无吸烟史。2008 年 1 月 2 日体检，经 X 射线胸片诊断为肺结核，根据接触粉尘史，不排除尘肺，建议半年后复查。2008 年 3 月 17 日至 19 日痰检 3 天未发现抗酸杆菌。结核菌素纯蛋白衍生物（PPD）（一）。抗结核抗体：阴性。2008 年 3 月 31 日高千伏胸片见双肺纹理增多、增粗，双肺见少量散在分布小结节状影，大小多在 2～3mm，密度稍高且均匀，边缘清楚；双肺门结构清晰；心膈无异常。2008 年 7 月 10 日再次复查高千伏胸片，肺部病变无变化。

职业卫生资料：2008 年 6 月 11 日某市某区疾病预防控制中心对该公司工作场所职业病危害因素进行检测，结果为：搅拌岗位粉尘时间加权平均浓度（TWA）为 $4.4mg/m^3$，游离二氧化硅含量为 2.4%；混料岗位粉尘 TWA 为 $3.5mg/m^3$，游离二氧化硅含量为 2.1%。患者上岗前和在岗期间均未进行职业健康检查。与患者同一车间的 20 名工人经胸片检查，结果有 2 人胸片发现尘肺病变的 X 射线改变。

2. 诊断分析

① 患者身份已确认。

② 患者有确切的接触树脂、氢氧化铝、钙粉、二氧化硅等混合粉尘时间 5 年 4 个月。

③ 粉尘中游离二氧化硅含量为 2.1%～2.4%。

④ 痰液检查未发现抗酸杆菌、PPD（一）、结核抗体（一）。

⑤ 高千伏胸片见两肺 6 个肺区有一定量的圆形小阴影 q 影，从右到左密集度分别为 1/1、1/1、1/0、1/2、1/2、0/1，总体密集度 1 级。

⑥ 根据流行病学调查资料，同工种工人有 2 人检出尘肺病。

3. 诊断原则

根据可靠的生产性矿物性粉尘接触史、现场职业卫生学调查资料，以技术质量合格的 X 射线高千伏后前位胸片表现为主要依据，参考动态观察资料及尘肺病流行病学调查情况，结合临床表现和实验室检查，排除其他肺部类似疾病后，对照《职业性尘肺病的诊断》（GBZ 70）中尘肺病诊断标准作出尘肺病的诊断和 X 射线分期。

注：本节中引用了不同年代的案例，因此，在职业病诊断时，以当时的法律文件及标准为准。

4. 诊断结论

依据《职业性尘肺病的诊断》（GBZ 70），本例符合"职业性矽肺壹期"的诊断。

5. 存在问题

在本例患者 X 射线胸片诊断时，没有进行尘肺病因学的诊断。尘肺病只是接触不同矿物性粉尘引起肺部疾病的总称，并没有特指哪一种尘肺病。确切的尘肺病名称实际上是对病因的肯定和诊断。本例患者接触的粉尘为混合粉尘，主要为氧化铝粉尘和游离二氧化硅（含量 10% 以下）粉尘，从粉尘致病性方面来看，长期吸入这种粉尘可引起肺部金属沉着症和肺间质轻度纤维化，但不会引起硅结节那样的改变，即 X 射线胸片上的表现不会出现圆形小阴影。本例患者 X 射线胸片上有一定量圆形小阴影 q 影，与铝尘肺 X 射线胸片主要表现为不规则形小阴影表现不同，且铝尘肺病发病工龄多为 10～32 年；接触较低浓度游离二氧化硅粉尘引起的矽肺发病工龄多在 15～20 年，X 射线胸片表现以不规则形小阴影为主。患者职业接触史中有淘沙金史约两年半，为湿式作业，这期间是否接触游离二氧化硅粉尘不太确切。

本案例患者提供了职业病诊断相关的材料，患者和用人单位均提供了相同的可靠的接触粉尘史，并对用人单位进行了现场流行病学调查，患者有多张技术质量合格的后前位高千伏胸片，高千伏胸片上 6 个肺区均有圆形小阴影 q 影的影像，总体密集度 1 级。经过医学观察 7 个月，排除了肺结核的可能性，同工种工人有 2 人检出尘肺病，对照职业性尘肺病的诊断和尘肺病诊断标准片，诊断为职业性矽肺壹期。患者尘肺病的诊断过程完全符合尘肺病的诊断原则，虽然患者接触粉尘工龄不长（5 年 4 个月），事实上患者是有接触粉尘史，胸片上有肯定、明确的尘肺病的圆形小阴影 q 影。因此，本案例患者诊断为职业性矽肺壹期是恰当的。

6. 建议

在粉尘作业工人进行职业性健康检查时，必须详细了解并记录其所从事的工种、作业场所粉尘的性质、粉尘浓度、接触时间，工种变动时要分段记录，相应的粉尘资料也要随时记录。在粉尘资料不完整、工人没有系统的健康监护和既往的 X 射线胸片资料时，同工厂、同工种或同样作业的其他工厂的流行病学资料亦是重要的参考资料。在尘肺病诊断时要进行尘肺病因学诊断，如有明确的合并症，在诊断结论中也应该写出。在诊断读片时，必须把标准片同时放置在观片灯上随时对照，而不是参考。在 X 射线胸片上看到尘肺病样的改变时，必须做好鉴别诊断工作，尤其是肺结核与尘肺病的鉴别诊断。

（二）爆破作业尘肺病诊断案例

1. 案例背景

2005 年 11 月 28 日至 12 月 15 日有自称为某省某爆破公司员工的农民工得知同一打工的老乡怀疑患尘肺病死亡，先后共 81 人在律师陪同下自行到某市职业病防治院门诊进行 X 射线胸片检查。职防院组织专家会诊后发现疑似尘肺病患者 39 人，其中壹期 6 人，贰期 18 人，叁期 15 人。职防院先后 3 次将该农民工群体的发病情况向当地市卫生行政部门通报，书面告知疑似尘肺病劳动者向当地职业病诊断机构申请职业病诊断。其中 40 名农民工共同委托的律师于 2005 年 11 月 30 日到市职防院领取职业病诊断须知，律师向省某爆破公司索取相关材料证明时，公司方否认农民工为该公司职工，拒绝提供其职业史证明。由于农民工聂某（疑似尘肺病叁期）于 2006 年 4 月 12 日在老家死亡，2006 年 4 月 12 日至 4 月 19 日 54 名农民工到市职业病防治院门诊进行 X 射线胸片检查，其中复查 40 人，经专家会诊发现疑似尘肺病患者 30 人，其中壹期 6 人，贰期 15 人，叁期 9 人。鉴于该农民工群体职业接触史不明确，劳动关系不明确，职防院职业病诊断办公室建议律师向省劳动和社会保障厅先作劳动关系仲裁后再来提交资料。2006 年 7 月 27 日省劳动争议仲裁委员会仲裁确认与某省某爆破公司有劳动关系者 15 名，被驳回申诉的农民工 25 名。2007 年 4 月 28 日区人民法院二审全部否决 40 名农民工与某爆破公司有劳动关系。40 名农民工不服判决，但没有上诉，2007 年 5 月区人民法院、司法局共同协调处理，对 40 名农民工进行援助安抚，某爆破公司共支付 298 万元给 40 名申诉农民工。至此 40 名农民工未曾到市职防院办理职业病诊断其他相关手续。

2007 年 5 月 28 日至 6 月 29 日又有自称为该公司的农民工先后共 183 人自行到某市职防院门诊进行 X 射线胸片检查，其中复查 25 人，经会诊发现疑似尘肺病 65 人，其中壹期 21 人，贰期 29 人，叁期 15 人。职防院先后 4 次将农民工群体的发病情况向当地市卫生行政部门通报。2007 年 6 月 1 日及 6 月 5 日市卫生监督所监督员先后两次到某爆破公司进行调查。

职业卫生资料：某爆破公司为国有控股企业，成立于 1985 年，主要从事爆破与拆除工程、土石方工程、地基与基础工程、隧道工程专业承包、民用爆破器材生产及销售等。公司现有员工 107 人，主要为工程技术人员，从事挖运、钻孔等涉及职业病危害作业以劳务承包为主，属下分公司及外包公司均具备独立法人资格。但公司未能提供 2006 年前员工的职业健康监护资料，未能提供生产环境职业病危害因素检测资料，未能提供控股公司及外包公司员工名单，未能提供 2006 年前公司与分拆项目承包公司签定某项目承包专用合同，未能提供公司各工种岗位人员分布情况。

2008 年 11 月 26 日曾某等 9 名农民工到市职防院要求进行职业病诊断，并出示了 2008 年 11 月 21 日市中级人民法院判决曾某等 9 名农民工与上述某爆破公司存在 17 天至 1 年不等的事实劳动关系的民事判决书。曾某等 9 名农民工两次向某爆破公司索取用人单位的职业史证明，均被拒绝。2008 年 11 月 18 日曾某等 9 名农民工到省卫生行政部门信访，2008 年 12 月 22 日省卫生行政部门将该 9 人群众信访件转到市卫生行政部门。2009 年 1 月 15 日、2 月 3 日和 2 月 10 日市卫生监督所监督员先后 3 次到该公司进行调查取证，并对 3 名相关管理人员进行了询问笔录。调查结果显示公司主要从事爆破工程（包括钻孔、土石方挖运、建筑物拆除等业务），中标后组成项目部，根据不同工种找分包公司进行具体业务操作，部分业务公司自己操作，主要职业病危害因素是钻孔产生的粉尘。公司称从未雇佣过曾某等 9 人，无法提供这 9 人的任何资料；对市中级人民法院判决认定的存在劳动事实关系期间所涉及的工程项目承包合同、工作场所职业病危害因素检测资料、作业人员名单和健康检查资料亦未能提供，并称对二审中级人民法院认定的事实表示不服。2009 年 3 月 10 日市卫生行政部门通知市职防院对曾某等 9 人进行强制性诊断。曾某等 9 人于 2009 年 3 月 11 日到市职防院复查高千伏胸片，并提交了个人职业史资料，以及省劳动争议仲裁委员会仲裁裁决书、区人民法院民事判决书、市中级人民法院民事判决书复印件。

2. 诊断分析

① 9 名患者身份已确认，与某爆破公司存在 17 天至 1 年不等的事实劳动关系。

② 9 名患者均自述在某爆破公司建筑工地从事井下钻孔工作，干式作业，接触粉尘，工龄 4 年 1 个月至 10 年 4 个月不等，戴棉纱口罩防护。

③ 高千伏胸片显示，3 名患者有大阴影出现，其长径不小于 20mm，短径不小于 10mm；1 名患者双上肺大阴影面积的总和超过右上肺区面积；1 名患者左肺 3 个肺区有一定量的圆形小阴影 q 影，从上到下密集度分别为 1/1、2/1、2/1，右中肺片块状影；1 名患者两肺 6 个肺区有一定量的圆形小阴影 q 影，从右到左密集度分别为 1/1、1/2、2/1、1/1、2/1、2/2，总体密集度 2 级；1 名患者两肺中下 4 个肺区有一定量的圆形小阴影 q 影，从右到左密集度分别为 2/2、2/2、1/2、2/2，总体密集度 2 级；1 名患者两肺中下 4 个肺区有一定量的圆形小阴影 q 影，从右到左密集度分别为 1/0、0/1、1/1、1/1，总体密集度 1 级；1 名患者两肺 2 个肺区有一定量的圆形小阴影 p 影，右中密集度 1/0、左下密集度 1/0，总体密集度 1 级。

④ 根据流行病学调查资料，同工种工人多人检出尘肺病。

3. 诊断原则

根据可靠的生产性矿物性粉尘接触史，以技术质量合格的 X 射线高千伏或数字化摄影（DR）后前位胸片表现为主要依据，参考动态观察资料及尘肺流行病学调查情况，结合临床表现和实验室检查，排除其他肺部类似疾病后，对照《职业性尘肺病的诊断》（GBZ 70）中尘肺病诊断标准片作出尘肺病的诊断和判断 X 射线分期。

4. 诊断结论

依据《职业性尘肺病的诊断》（GBZ 70），本案例 4 名符合"职业性矽肺叁期"，2 名符合"职业性矽肺贰期"，3 名符合"职业性矽肺壹期"的诊断。

5. 存在问题

该群体共 251 人，共检出疑似尘肺病患者 103 人，只有 49 人要求进行职业病诊断，最终进入职业病诊断程序的只有 9 人。按照有关职业病诊断程序的要求，要求用人单位提供职业史证明时，由于农民工没有与用人单位签定劳动合同，用人单位不承认与劳动者有劳动关系，拒绝提供其职业史证明。第一批 40 名农民工经一审区级法院判决与某爆破公司无劳动关系，虽没经职业病诊断，但法院参照市职防院上报的疑似尘肺病级别进行调解，劳动者得到了适当的补偿。第二批 9 名农民工长达 1 年多的劳动关系诉讼，终于经中级人民法院判决与某爆破公司存在 17 天至 1 年不等的事实劳动关系，向公司索取职业史证明仍被拒绝。卫生监督人员向公司调查取证，公司方仍不承认 9 名农民工的劳动关系，不提供其职业史、职业健康检查资料和工作场所职业病危害因素检测资料，但承认公司是采用劳务分包形式将钻孔、土石方挖运、建筑物拆除等劳务作业分包给了有资质的劳务公司，由于年代久远，又遇公司几次改制，无法找到分包合同。由于 9 名农民工自述的在某爆破公司井下钻孔作业工龄 4 年 1 个月至 10 年 4 个月不等，与中级人民法院判决的与某爆破公司存在 17 天至 1 年不等的工龄出入较大，农民工亦未作其他工作情况交代。参考农民工劳动者的自述、市卫生行政部门提供的监督检查信息，从专业的角度，9 名患者 X 射线胸片显示为确切的矽肺病变，因此作出矽肺诊断是有依据的。

6. 建议

当患者与用人单位存在劳务纠纷时，建议先作劳动关系仲裁再来进行职业病诊断。若患者所陈述的职业病危害接触时间与劳动关系仲裁的作业时间出入较大，且用人单位拒绝提供职业史证明，影响到职业病诊断结论时，从维护劳动者的职业健康合法权益上，应对其职业病诊断作出专业性诊断。为避免诊断机构不必要的麻烦，"职业病诊断证明书"中工作单位一栏可填写自述某公司，职业接触史一栏将工人自述的职业史、劳动关系仲裁结果进行描述。"职业病诊断证明书"脚注标明"本职业病诊断证明书不用作劳动关系的证明。如对本职业病诊断结论不服，应在接到'职业病诊断证明书'之日起 30 日内向市级卫生行政部门申请首次鉴定"。

二、职业性化学中毒诊断案例

（一）慢性铅中毒诊断案例

1. 案例背景

某男，32 岁。1996 年 10 月至 2002 年 10 月在某市某区蓄电池厂极板车间当分片工，工作过程中接触铅粉尘，每天上班 10～12h，每周工作 6～7 天。因"反复腹痛、头晕、乏力 5 年余"入院。查体：无贫血貌，牙龈边缘有"铅线"；腹软，全腹无压痛及反跳痛；四肢肌力无减退、垂腕、垂足；神经系统无异常。实验室检查：尿铅自然排 $0.60\mu mol/L$，尿铅试排 $1.30\mu mol/L$，血铅 $2.06\mu mol/L$，血 ZPP $3.52\mu mol/L$；血常规 RBC $4.82\times10^{12}/L$，Hb $145g/L$。

职业卫生资料：患者所在车间分片工作台没有任何除尘设施，车间地面、工作台等处铅粉污染严重，分片工序空气中铅尘测定，五个采样点铅尘浓度分别为 $0.626mg/m^3$、$0.446mg/m^3$、$0.525mg/m^3$、$0.334mg/m^3$、$0.318mg/m^3$，超标 6.36～12.52 倍。同班组工人中多人尿铅增高或血铅增高。

2. 诊断分析

① 患者身份已确认。

② 工作场所空气铅尘浓度超标 6.36～12.52 倍。

③ 患者有确切的职业性铅接触史 6 年。

④ 实验室检查显示尿铅 $0.60\mu mol/L$（$>0.58\mu mol/L$）、血 ZPP $3.52\mu mol/L$（$>2.91\mu mol/L$）。

⑤ 有腹痛、头晕等症状。

⑥ 根据流行病学调查资料，同班组工人中多人尿铅增高或血铅增高。

3. 诊断原则

根据确切的铅职业接触史，以临床表现和有关实验室检查结果为主要依据，结合现场职业卫生学调查资料，参考流行病学调查情况，排除其他类似疾病后，对照《职业性慢性铅中毒诊断》（GBZ 37）中的诊断分级标准作出诊断。

4. 诊断结论

依据《职业性慢性铅中毒的诊断》（GBZ 37），本例符合"职业性慢性轻度铅中毒"的诊断。

5. 存在问题

铅中毒实验室指标较多，各种指标的检测方法也有多种。尿铅浓度除与空气中铅浓度有关，还受肾功能、排尿量的影响，以致检验结果不仅个体之间存在差异，即使同一人在不同时间所采样品的分析结果也有差异。

6. 建议

收集尿样的容器建议用广口聚乙烯塑料瓶，连续 3 天收集 24h 尿样送检（自排），第 4 天进行诊断性驱铅试验（即试排）。留尿过程中应防止污染，尿样应及时进行分析，检测结果应严格质控。若用玻璃瓶盛放测定尿铅，玻璃瓶事先必须用稀硝酸浸泡。需保留的尿样应贮于冰箱内，亦可加入某种试剂以增加其稳定性。诊断时应避免凭单项指标一次检验结果下结论。特别应注意尿铅、血铅在采样及检测过程中的污染问题。对出现贫血、肌力减退或腹绞痛的患者，要排除其他原因引起的类似症状的疾病后方可诊断。

（二）慢性锰中毒诊断案例

1. 案例背景

某男，75 岁。1952 年 7 月至 1988 年 12 月在某市某电池厂从事捞锰粉及机修工作，工作中未佩戴任何防护用具。因"反复手足震颤、麻木 20 年，加重 5 年余"于 2007 年 5 月 24 日入院。查体：意识清醒，表情自如，步态拖步；易激动，多语，有欣快感；心肺无异常；四肢肌力 5 级，肌张力增高不恒定，双手指震颤（＋），膝腱反射（＋＋＋），病理反射未引出。实验室检查：3 次尿锰（自排）0.191μmol/L、0.185μmol/L、0.203μmol/L；诊断性驱锰试验后尿锰 0.194μmol/L。颅脑螺旋 CT 检查：脑萎缩。头部 MRI 平扫、MRA 血管成像检查示双侧基底节信号减低，红核、黑质信号边界不清，脑萎缩（以白质为主）；白质多发慢性缺血和腔隙灶。肌电图：所查神经运动、感觉传导速度正常。同工种有 1 人于 2000 年 9 月已经被诊断为"职业性慢性重度锰中毒"。

2. 诊断分析

① 患者身份已确认。
② 患者有确切的职业性锰尘接触史 36 年 6 个月。
③ 有手足震颤、麻木，易激动，多语，有欣快感等表现。
④ 临床体检可见步态拖步、双手指明显震颤、膝腱反射亢进、肌张力增高不恒定。
⑤ 头部 MRI 平扫、MRA 血管成像检查示双侧基底节信号减低，红核、黑质信号边界不清，脑萎缩（以白质为主）；白质多发慢性缺血和腔隙灶。
⑥ 尿锰（自排）超过本地区正常值上限（0.190μmol/L）。
⑦ 同工种有 1 人被诊断为"职业性慢性重度锰中毒"。

3. 诊断原则

根据密切的锰职业接触史，结合以锥体外系损坏为主的临床表现，参考实验室检查结果及流行病学调查情况，排除其他类似疾病，对照《职业性慢性锰中毒诊断标准》（GBZ 3）中的诊断及分级标准作出诊断。

4. 诊断结论

依据《职业性慢性锰中毒诊断标准》（GBZ 3），本例符合"职业性慢性轻度锰中毒"的诊断。

5. 存在问题

患者颅脑螺旋 CT 检查示脑萎缩。头部 MRI 平扫、MRA 血管成像示双侧基底节信号减低，红核、黑质信号边界不清，脑萎缩（以白质为主）；白质多发慢性缺血和腔隙灶。腔隙性脑梗死的临床表现以进行性痴呆，各种椎体、椎体外系症状和体征为特征，常有高血压动脉硬化病史，好发于中年以后，病情不断发展的缓慢过程中出现阵发加剧。而慢性锰中毒作用表现主要在神经精神系统方面，早期以神经衰弱综合征和自主神经功能紊乱为主，继而出现明显椎体外系神经受损症状，一般发病工龄 5～10 年。有资料表明锰中毒死亡病例的苍白球及纹状体可见显著的细胞变性。但本例患者为老年男性，无高血压病史，锰职业接触史明确，发病工龄、临床表现、实验室指标及流行病学资料等均支持"职业性慢性轻度锰中毒"的诊断，在临床表现上，不排除锰中毒及腔隙性脑梗死两种疾病叠加表现，故认为本案例的合适诊断应为"①职业性慢性轻度锰中毒；②腔隙性脑梗死；③脑萎缩"。

6. 建议

在进行慢性锰中毒诊断时，必须做好鉴别诊断工作，应注意与震颤麻痹、脑动脉硬化、老年震颤、精神病等疾病相鉴别。有锰的职业接触史，肌张力是否增高是诊断慢性锰中毒的关键。检查肌张力时，应嘱患者放松，与患者交谈分散其注意力，力求客观地反映肌张力情况。必要时需多人多次反复检查，方可确定肌张力是否增高。

（三）慢性正己烷中毒诊断案例

1. 案例背景

2003 年 9 月 12 日至 10 月 22 日，某市某彩色印刷有限公司油印车间先后有 12 名员工陆续出现双下肢乏力、四肢麻木，渐进性加重，并出现行走困难而入住我院。起病前均无发热、腹泻和疫苗注射史。入院查体：下肢肌力 5 级 3 例，4 级 2 例，3 级 2 例，2 级 1 例，0 级 4 例；跟腱反射正常 1 例，减弱 2 例，消失 9 例；四肢远端肌肉明显萎缩并影响运动功能 7 例；中枢神经系统检查未见异常，病理反射未引出。12 例尿中均检出 2,5-己二酮。神经肌电图示可疑神经源性损害 1 例，肯定的神经源性损害 11 例。12 例脑脊液常规检查均正常。所有患者均给予激素、神经生长因子、B 族维生素、能量合剂、活血化瘀等通络补肾中药，辅以针灸、理疗和四肢运动功能锻炼等治疗 6～10 个月，均痊愈出院。

职业卫生资料：该公司为港资企业，主要从事商标彩色印刷。2003 年 6 月从老厂搬到新厂上班，新厂油印车间面积约 40m²，密闭，装有空调设备，车间共有 19 名工人，每周工作 6～7 天，每天工作 12～13h，每天接触白电油时间 1～5h，工人戴橡胶手套防护，未戴防护口罩。工艺流程为流水线作业，工人主要负责操作机器控制台、清洗、装拆、留板、切纸工序。2003 年 9 月某市某区疾病预防控制中心对患者所在车间空气进行监督监测：印刷机工作位短时间接触浓度（STEL）：正己烷＜0.1mg/m³，溶剂汽油 87.9～136.2mg/m³，甲苯 14.6～20.9mg/m³，丁酮 56.4～57.6mg/m³。2004 年 5 月又对车间使用的清洗剂原料白电油进行成分分析，结果显示 3,4-二甲基正己烷 57.35%、庚烷 23.27%、环己烷 12.15%、辛烷 7.23%。公司历年未行工作场所职业病危害因素检测，亦未对工人进行职业健康检查。12 名患者集中在油印车间，各工段均有患者，工龄 5～6 个月。

2. 诊断分析

① 12 名患者身份已确认。

② 车间使用的原料白电油含正己烷 57.35%。

③ 有 5～6 个月的正己烷职业接触史。

④ 下肢肌力 5 级 3 例，4 级 2 例，3 级 2 例，2 级 1 例，0 级 4 例；跟腱反射正常 1 例，减弱 2 例，消失 9 例；四肢远端肌肉明显萎缩并影响运动功能 7 例。

⑤ 尿中均检出 2,5-己二酮。

⑥ 神经肌电图检查结果显示可疑神经源性损害 1 例，肯定的神经源性损害 11 例。

⑦ 脑脊液常规检查均正常。

⑧ 营养神经治疗有效。

⑨ 群体发病。

3. 诊断原则

根据可靠的正己烷职业接触史，出现以多发性周围神经损害为主的临床表现，结合神经肌电图检查结果和工作场所职业卫生学调查资料，参考实验室检查结果及流行病学调查情况，排除其他类似疾病，对照《职业性慢性正己烷中毒的诊断》（GBZ 84）中的诊断分级标准作出诊断。

4. 诊断结论

依据《职业性慢性正己烷中毒的诊断》（GBZ 84），本案例 1 例符合"无职业性慢性正己烷中毒"，2 例符合"职业性慢性轻度正己烷中毒"，2 例符合"职业性慢性中度正己烷中毒"，7 例符合"职业性慢性重度正己烷中毒"的诊断。

5. 存在问题

本案例车间空气正己烷浓度检验低于检出限，通过现场调查发现，此次工作场所检测是事故发生后进行的，工厂已对车间进行通风整改，检测时作业环境已经改变，但在使用的原料白电油中仍检出较高含量的正己烷，结合典型周围神经病临床表现，诊断为"职业性慢性正己烷中毒"是有依据的。

6. 建议

多发性周围神经病病因的确定，需根据病史、病程、特殊症状以及有关的实验室检查综合分析。病史采集必须详细询问其接触史、感染史、药物史、家族史，对有周围神经损害的早期症状而无明确的体征，或神经-肌电图仅显示可疑的神经源性损害的正己烷作业者，必须进行 3 个月的观察，观察期间注意可能出现的周围神经损害，3 个月观察期间无周围神经损害证据者，可排除慢性正己烷中毒。预防慢性正己烷中毒，应严禁在密闭空调环境工作，加强通风。

（四）急性三烷基锡中毒诊断案例

1. 案例背景

某男，43 岁。2006 年 10 月 9 日至 2008 年 6 月 27 日在某市某窗帘制品有限公司押出部门从事胶粒机操作工作，2006 年 10 月 9 日至 2008 年 6 月 19 日每天工作时间为 8h，2008 年 6 月 20 日至 6 月 27 日每天工作时间为 12h，接触聚氯乙烯（PVC）粉、碳酸钙、安定剂、颜色料等化学物，戴棉纱口罩防护。因"头晕、全身乏力 4 天，加重 1 天"于 2008 年 6 月 27 日入住当地医院。既往无"周期性瘫痪、甲亢"病史。查体：T 36.2℃，P 64 次/分，R 20 次/分，BP 120/90mmHg；神志清，表情淡漠，反应迟钝，懒言，对答尚切题，但吐字欠清晰，计算力、记忆力极差；双肺呼吸音清，未闻及啰音。心界不大，心率 64 次/分，律齐，心音低钝；腹平软，肝脾肋下未及；四肢肌力 4 级，肌张力正常；生理反射存在，病理反射未引出。2008 年 6 月 27 日生化检查：K^+ 2.58mmol/L。2008 年 6 月 28 日生化检查：K^+ 3.18mmol/L，Ca^{2+} 1.89mmol/L，AST 47.70U/L。2008 年 6 月 27 日头部 CT 平扫示脑实质未见明显异常。2008 年 6 月 29 日 X 射线胸片示心肺膈未见明显异常。经补钾、营养神经、对症治疗后病情好转。

职业卫生资料：该公司是从事塑料百叶窗帘制品生产的台资企业，胶粒车间共有员工 27 人，工作时间为三班制，全天 24h 作业。工人没有佩戴防护口罩。高温作业，车间只有一个窗户，一台排气扇，无其他通风排毒设施，也无防暑降温措施。其主要生产流程为：原料→配色即在 PVC 粉中加入石粉、安定剂→搅拌混合（150℃，15min）→冷却→热化（180℃）→制粒→押出→产品（胶片或胶条）→穿线→成品。历年未行工作场所职业病危害因素检测，也未对工人进行职业健康检查。对公司所使用的塑料稳定剂进行三甲基氯化锡含量分析，结果示：三甲基氯化锡 49.1mg/kg。同工种工人 4 人出现"低钾血症"。

2. 诊断分析

① 患者身份已确认。

② 患者从事胶粒机操作工作 1 年 8 个月，起病前 1 周工作时间由原来的每天 8h 增加为每天 12h。

③ 车间使用的塑料稳定剂检出三甲基氯化锡。

④ 患者有头晕，全身乏力，表情淡漠，反应迟钝，懒言，吐字欠清晰，计算力、记忆力极差等神经系统损害表现。

⑤ 生化检查示低钾血症。

⑥ 同工种工人 4 人出现"低钾血症"。

3. 诊断原则

根据短期内大量接触三甲基锡化合物的职业史，出现以中枢神经系统损害为主的临床表现，结合实验室检查结果，参考工作场所职业卫生学调查资料及流行病学调查情况，排除其他类似疾病，对照《职业性急性三烷基锡中毒诊断标准》（GBZ 26）中的诊断及分级标准作出诊断。

4. 诊断结论

依据《职业性急性三烷基锡中毒诊断标准》（GBZ 26），本例符合"职业性急性中度三甲基锡中毒"的诊断。

5. 存在问题

在生产、使用无毒或低毒类有机锡用作聚氯乙烯塑料热稳定剂时，三甲基锡及其化合物可作为其杂质而引起中毒，杂质是否存在及含量可因产品的不同批号而异。本例患者出现中毒是否与公司更换塑料稳定剂有关？经调查该公司一直使用同一厂家同一产品，没有更换产品原料，2006 年 5 月曾发生过类似事故发生（即 10 人出现"低钾血症"）。从病史可知，患者既往无“周期性瘫痪、甲亢”病史，工龄虽1年8个月，但起病前1周工作时间由原来的每天8h增加为每天12h，即工作量增加，致短期内大量接触有机锡等毒物；同工种工人4人出现“低钾血症”，属群体发病。排除了食物中毒、营养缺乏及感染性等疾病，车间使用的塑料稳定剂检出三甲基氯化锡，故认为与职业因素有关。因此，本例患者诊断为“职业性急性中度三甲基锡中毒”是恰当的。

6. 建议

缺乏工作场所职业病危害因素检测资料，也可以接受职业病诊断。可根据中毒现场的职业卫生调查资料及样品中是否检测到三甲基锡，结合典型临床表现，排除其他病因所致类似疾病后进行确诊。预防急性三烷基锡中毒，高温季节严禁加班，车间加强通风，同时给工人补充含钾饮料。

（五）急性二氯乙烷中毒诊断案例

1. 案例背景

某男，26岁。2008年8月27日至2009年1月15日在某市某鞋厂当揺鞋工，2008年9月至2008年11月每天工作8h，2008年12月至2009年1月13日每天工作14h，工龄4个月18天，工作过程中接触黄胶、白胶、散装港宝水等化学物，无戴口罩防护。因“阵发头晕1周”于2009年1月24日入住某大学附属第二医院。查体：T36.8℃、R 20次/分、P 72次/分、BP 100/60mmHg；神清，言利，双侧瞳孔直径3mm，眼震（－），伸舌居中，口角不偏；四肢肌力正常，四肢肌张力正常，浅反射正常，病理征（－），脑膜刺激征（－）。2009年1月25日血常规检查显示正常，肝肾功能、血糖、血脂正常，心电图、肺部CT均未见异常。2009年1月27日脑脊液检查：压力450mmH_2O，脑脊液常规检查、生化检查、墨汁和抗酸染色检查、艾滋病抗体检查未见异常。2009年1月29日头颅MRI：双侧大脑、小脑、豆状核对称性弥漫性异常信号性质待查；弥漫性脑水肿。经脱水降颅压、防治脑水肿、抗病毒、护脑、营养神经等治疗，患者症状好转，为进一步明确病因，于2009年2月3日拟“头痛2周，视物模糊3天”转往某省级医院住院。入院后行腰椎穿刺术，测压约250mmH_2O，查三大常规、肝肾功能、血糖、血脂、凝血全套、肝炎全套等均正常；心电图、胸片未见异常；视觉诱发电位正常，听觉诱发电位示左侧听通路周围段及中枢段均受累，右侧听通路周围段受累，听阈增高；头颅MRI＋MRA示双侧大脑白、豆状核区有异常信号灶，侧脑室缩小。继续予护脑、调节免疫、脱水降颅压等治疗，患者病情较前有所缓解，因无法进行有机毒物测定，于2009年2月11日因“头痛20天，头晕、双眼视物模糊10天”转往患者用人单位所在地某大学附属医院住院。2月12日复行腰椎穿刺术，测压为260mmH_2O，脑脊液常规检查、生化检查、找致病菌检查、蛋白组合检查均未见异常；脑脊液细菌培养（－）、抗磷脂抗体（－）；血IgM感染三项显示巨细胞病毒抗体IgM（－）、风疹病毒抗体IgM（－）、刚地弓形体抗体IgM（－），而血IgG感染三项显示巨细胞病毒抗体IgG（＋）、风疹病毒抗体IgG（＋）、刚地弓形体抗体IgG（－）；送检血铅、尿铅、尿汞结果正常。患者在住院期间出现发作性头晕、出汗、面色苍白，肢体无力、强直，考虑间脑发作，给予抗癫痫治疗及脱水治疗后患者头痛、头晕症状好转。2009年3月6日头颅MRI检查：双侧大脑半球弥漫性、对称性信号异常，累及双侧内囊后肢，考虑脑白质病。

职业卫生资料：该公司于2004年10月建厂，主要进行女鞋加工。底部车间生产面积为900m^2，高度为4.5m左右，有3条生产线，有揺鞋工、落底工、包装工及杂工约40人。车间无通风排毒设施，作业工人工作时佩戴一次性医用口罩（不含活性炭）和棉纱手套。生产工艺流程：版房→开料→面部→揾鞋（刷胶、蒙鞋）→落底→包装。2009年3月1日某区卫生监督所执法人员采集该公司底部车间使用的原辅料送检。散装港宝水检出含1,2-二氯乙烷50.30%、苯44.01%、甲苯0.28%、丙基苯0.14%；309黄胶检出含1，2-二氯乙烷8.92%、苯1.00%、甲苯18.47%、正己烷5.87%；868HK无苯强力PV胶检出含甲苯41.21%、苯0.72%；502＋B粉检出含乙酸乙酯72.9%、正己烷6.26%；405黄胶检出含甲苯12.87%、正己烷6.74%。2009年3月2日工作场所有害因素定点采样检测结果：揾鞋操作位时间加权平均浓度（TWA）为1,2-二氯乙烷32.9mg/m^3、苯2.5mg/m^3、甲苯10.3mg/m^3、二甲苯＜0.2mg/m^3、正己烷1.0mg/m^3、丙酮1.0mg/m^3、乙酸乙酯＜0.2mg/m^3；短时间接触浓度（STEL）为1,2-二氯乙烷36.3mg/m^3、苯6.2mg/m^3、甲苯17.2mg/m^3、二甲苯＜0.2mg/m^3、正己烷1.5mg/m^3、丙酮1.0mg/m^3、乙酸乙酯＜0.2mg/m^3。2009年3月25日对患者所在车间揾鞋、落底、刷胶、品检、包装等工序共29名员工做应急职业健康检查，工人年龄21～42岁，工龄1～17年。发现尿β_2-微球蛋白≥1.2μg/mL者有19人，自诉有头晕、头痛、烦燥等症状者15人，心电图异常者8人。

2. 诊断分析

① 患者身份已确认。

② 从事揾鞋工作工龄4月余，工作过程中接触黄胶、散装港宝水、无苯强力PV胶等化学物。

③ 散装港宝水检出含1,2-二氯乙烷50.30%，309黄胶检出含1,2-二氯乙烷8.92%。

④ 车间空气揾鞋岗位1,2-二氯乙烷的时间加权平均浓度为32.9mg/m^3，超限3.7倍；短时间接触浓度为36.3mg/m^3，超限1.6倍。

⑤ 出现头痛、头晕、双眼视物模糊等中枢神经系统症状，治疗过程病情有反复并出现癫痫发作。

⑥ 脑脊液压力高；脑脊液常规检查、生化检查、墨汁检查和抗酸染色检查、艾滋病抗体检查未见异常。

⑦ 头颅MRI检查示双侧大脑、小脑、豆状核对称性弥漫性异常信号性质待查；弥漫性脑水肿。

⑧ 脱水治疗及抗癫痫治疗后病情好转。

⑨ 同工种工人15人出现头晕、头痛、烦躁等中枢神经系统症状，19人尿β_2-微球蛋白升高。

3. 诊断原则

根据短期内大量接触1,2-二氯乙烷的职业史，出现以中枢神经系统损害为主的临床表现，结合颅脑MRI检查结果，参考工作场所职业卫生学调查资料及流行病学调查情况，排除其他类似疾病，对照《职业性急性1,2-二氯乙烷中毒的诊断》（GBZ 39）中的诊断分级标准作出诊断。

4. 诊断结论

依据《职业性急性1,2-二氯乙烷中毒的诊断》（GBZ 39），本例符合"职业性急性重度1,2-二氯乙烷中毒"的诊断。

5. 存在问题

本例患者临床表现为脑水肿，而同工种工人仅有轻微的头晕、头痛等症状。同工种工人工龄均1年以上，而该患者工龄只有4个月18天，且病情严重。该患者病前无明显感染史，相关实验室检查可排除化脓性脑膜脑炎、病毒性脑炎、结核性脑膜炎、隐球菌脑膜炎等生物性脑病；头颅MRI排除神经内科疾病。有关资料显示1,2-二氯乙烷中毒发病快慢与接触时间长短、毒性强弱和个体敏感性差有关。本例患者发病前长时间连续加班，一个多月来每天工作14h，车间空气测出高浓度的1,2-二氯乙烷，因此，该患者诊断为"职业性急性重度1,2-二氯乙烷中毒"是有依据的。

6. 建议

目前有些疾病预防控制机构对制鞋行业进行工作场所空气有毒物质监测时，往往只进行苯、甲苯、二甲苯、乙酸乙酯及丙酮等化学物的监测，而忽视了正己烷、1,2-二氯乙烷等毒物的监测。一些专项调查发现，制鞋用的黏胶剂中及其他原辅料中可能含有不同浓度的正己烷、1,2-二氯乙烷等毒物，因此对制鞋等使用黏胶剂的行业日常监测时应包括正己烷、1,2-二氯乙烷等毒物。预防急性二氯乙烷中毒，必须坚持"早发现、禁加班、要通风、勤监测、找代替"的预防措施。

三、职业性噪声聋诊断案例

1. 案例背景

某男，33岁。1997年3月至2000年3月、2000年5月至2000年8月、2001年4月至2008年10月在某市某管道有限公司当装配工，工作过程接触噪声，每天上班8～11h，每周工作6～7天。工作时戴耳塞防护。因体检发现"双耳轻度感音神经性聋"而于2008年10月6日入院。既往身体健康，无链霉素、庆大霉素、卡那霉素等药物使用史，无家族性耳聋史。查体：生命体征稳定，发育正常；外耳道无畸形、无异常分泌物，鼓膜完整、未见穿孔，乳突无压痛；心肺无异常。2007年12月28日纯音听阈测试：左耳语频平均听阈27dB（HL），右耳语频平均听阈32dB（HL），双耳高频平均听阈62dB（HL）。2008年8月13日纯音听阈测试：左耳语频平均听阈32dB（HL），右耳语频平均听阈35dB（HL），双耳高频平均听阈68dB（HL）。2008年10月9日纯音听阈测试：左耳语频平均听阈27dB（HL），右耳语频平均听阈32dB（HL），双耳高频平均听阈64dB（HL）。2008年10月14日纯音听阈测试：左耳语频平均听阈35dB（HL），右耳语频平均听阈35dB（HL），双耳高频平均听阈71dB（HL）。2008年10月20日纯音听阈测试：左耳语频平均听阈37dB（HL），右耳语频平均听阈39dB（HL），双耳高频平均听阈70dB（HL）。2008年10月9日耳声发射：双耳TEOAE和DPOAE异常。2008年10月14日GSITympStar型中耳分析仪测试结果：双耳鼓室压图均为"AS"型。

职业卫生资料：2003年4月22日、2004年4月8日、2006年5月18日、2007年4月25日、2008年6月25日作业场所噪声8h等效声级检测结果分别为82.6～98.0dB（A）、68.4～85.1dB（A）、67.6～103.0dB（A）、84.2～84.8dB（A）、67.9～97.4dB（A）。

2. 诊断分析

① 患者身份已确认。

② 工作场所噪声 8h 等效声级检测结果超过 85dB（A）。

③ 有确切的噪声作业接触时间 10 年 9 个月。

④ 纯音测听为感音神经性聋，听力损失呈高频下降型。

⑤ 无链霉素、庆大霉素、卡那霉素等药物使用史，无家族性耳聋史。

⑥ 纯音听阈重复性测试结果各频率阈值偏差≤10dB（HL）。

⑦ 听力损失符合噪声性听力损失特点。

⑧ 最好听力测试结果即左耳听阈加权值 27dB，右耳听阈加权值 32dB，双耳高频平均听阈 64dB。

3. 诊断原则

根据连续 3 年以上职业性噪声作业史，纯音测听为感音神经性聋，结合临床症状、职业健康监护资料和现场职业卫生学调查，参考流行病学调查情况，排除其他原因所致听觉损害，对照《职业性噪声聋的诊断》（GBZ 49）中的诊断分级标准作出诊断。

4. 诊断结论

依据《职业性噪声聋的诊断》（GBZ 49），本例符合"职业性轻度噪声聋"的诊断。

5. 存在问题

患者多次听力曲线计算结果单耳语频平均听阈及双耳高频平均听阈阈值均有偏差，这是因为纯音听阈测试是一种半主观检查方法，其测得结果的误差与隔声室本底噪声、仪器校正误差、被测者听力损失程度及听力损失是否真实有关。噪声性听力损失的特点是早期听力曲线在 3000～6000Hz 处出现"V"形或"U"形下降，晚期听力曲线从低频到高频呈倾斜形下降，耳聋多为慢性过程，一般多为双耳对称。为排除伪聋，通过纯音听阈重复性测试结果计算各频率阈值偏差是否≤10dB（HL），可资鉴别。为排除夸大性聋，取纯音听阈重复性测试结果中听阈最小值，以较好耳听阈（500Hz、1000Hz、2000Hz、4000Hz）加权值作出噪声聋诊断分级。

6. 建议

纯音听阈测试必须在隔声室内进行，隔声室本底噪声应低于 30dB（A），仪器事先应进行校正。测试前应耐心向被测试者讲清测试要求及注意事项并进行预测试，待被测试者反应正确后再进行正式测试。在做出诊断评定前至少应进行 3 次纯音听力检查，两次检查间隔时间至少 3 天以上，对纯音听力检查结果按《声学 听阈与年龄关系的统计分布》（GB/T 7582）进行年龄性别修正后进行计算。

四、职业性皮肤病诊断案例

（一）接触性皮炎诊断案例

1. 案例背景

某女，49 岁。因"反复双小腿红肿、丘疹、痒痛 4 年，加重 3 周"于 2002 年 4 月 29 日入院。患者于 1998 年 1 月至 2002 年 4 月在某时装公司从事洗衣工作，接触漂洁净，工作中戴胶皮手套。于 2001 年 10 月始穿胶水鞋。在洗衣过程中，衣服漂洗后，未拧干即徒手提至 4m 远处用清水洗涤，双手掌及双下肢膝关节以下部位常在此过程中湿透，每周工作 6 天，每天约 5h。洗衣量因厂生产量而定，多时每天可达 70 件，少时每天 10 件。近 4 年来，反复出现双手指、双足底皮肤糜烂、皲裂，双小腿红肿、丘疹、痒痛，并伴口臭、咽干、阵发性腹隐痛，症状时轻时重，多于休息后缓解，未行特殊处理。近 3 周来，双小腿红肿加重，伴瘙痒、疼痛难忍，在外院就诊诊断为"急性蜂窝织炎"，予口服新菌灵、肌苷、维生素 C 及中药等均无效，遂转入我院就诊。起病以来，无发热、乏力、体重减轻，觉纳差、梦多，二便正常。同工种工人中 1 人有类似症状，因接触次数少，症状较轻。该患者既往体健，无食物及药物过敏史。入院查体：T 36.2℃，R 20 次/分，P 80 次/分，BP 105/70mmHg（14.0/9.3kPa）、急性病容，表情焦虑、皮肤黏膜无出血点、无黄染；全身浅表淋巴结未扪及；双下肢膝关节以下皮肤红肿、压痛、布满粟粒样丘疹，伸侧见红褐色斑点，尤以右下肢为多，压之色稍褪，无水疱，双踝及双足背肿胀，凹陷性水肿（＋）；双足底皮肤角化、皲裂；咽部稍红，双侧扁桃体无肿大，咽后壁见滤泡增生，心肺无异常；腹软，下腹轻压痛，无反跳痛，肝脾肋下未及，双肾区无叩痛。实验室检查：血常规 WBC $8.6×10^9$/L，N $0.723×10^{-9}$/L，L $0.18×10^{-9}$/L，M $0.03×10^{-9}$/L，E $0.03×10^{-9}$/L，B $0.007×10^{-9}$/L；尿、便常规正常。心电图正常。胸片显示心、肺未见异常；双侧股骨、胫腓骨及双足正斜位片未见重要病变。血沉 90mm/h，抗"O"、CRP、抗结核抗体均阴性；肝功及肾功正常；免疫 5 项：C_3 3.56g/L，IgG 7.5g/L；尿氟 36μmol/L。漂洁净原液：pH 11.4，F^- 浓度 8.5μmol/L，次氯酸钠浓度 1.3mol/L。

入院后即予复方蛇脂软膏、皮炎平软膏外涂皮肤，大剂量维生素 C＋葡醛内酯静脉滴注，葡萄糖酸钙静脉注射，口服肠溶阿司匹林及马来酸氯苯那敏等。经综合治疗后，病情逐渐好转。4 天后腹痛消失，双腿痒痛明显减轻，红斑及丘疹明显消退，表面皮肤变暗淡。8 天时见双小腿无肿胀，双踝关节轻度肿胀。12 天后双小腿皮疹基本消退、颜色变暗褐色，双足底皲裂好转、角质层剥脱。约 18 天，复查血沉为 15mm/h，C_3 1.6g/L，双小腿皮肤褐黄斑逐渐减退，行走时觉双足底轻微疼痛。26 天后双足底皲裂好转，双小腿皮肤见黑色素沉着，无皮疹。约 30 天，皮肤颜色接近正常，双小腿无疼痛。

2. 诊断分析

① 患者身份已确认。

② 从事洗衣工作 4 年，接触漂洁净职业史明确。

③ 双小腿出现红肿、丘疹、痒痛，平素症状时轻时重，停止接触后能自行缓解，再次接触后复发，病程反复迁延，皮损局限在接触部位，工作量增加，症状加重，离开工作环境症状稍好转，但不能完全消失。

④ 从事该工作以前无皮炎病史。

⑤ 脱离接触环境及抗过敏治疗有效。

3. 诊断原则

根据明确的职业接触史、皮损发病部位、临床表现及动态观察结果，排除非职业性因素引起的接触性皮炎，对照《职业性接触性皮炎的诊断》（GBZ 20）中的诊断标准作出诊断。

4. 诊断结论

依据《职业性接触性皮炎的诊断》（GBZ 20），本例符合"职业性刺激性接触性皮炎"的诊断。

5. 存在问题

职业性接触性皮炎目前尚缺乏特异的辅助检查指标，诊断主要依赖临床资料。本例患者血沉 90mm/h，但抗 "O"、ASO、CRP、抗结核抗体均阴性；血 WBC 及尿常规正常，肝功能、心功能、肾功能及胸片检查未见异常病变，可排除节结性多动脉炎和结节性红斑；起病呈缓慢性迁延性，无高热、寒战、头痛、全身无力等症状，血象正常，服新菌灵等抗生素，治疗效果不佳，故排除了急性蜂窝织炎和丹毒的可能。

6. 建议

进行现场调查时，应注意接触物、接触剂量与接触方式的变更，个体防护措施，个体特异因素及季节因素等对本病发生发展的影响。在进行诊断时，职业接触史明确，职业接触与皮损发生、发展之间有密切的因果关系，脱离接触环境后皮损易治愈，再接触可再发，排除非职业因素引起的接触性皮炎、湿疹、脂溢性皮炎等疾病后，应予诊断。

（二）三氯乙烯药疹样皮炎诊断案例

1. 案例背景

某男，39 岁。自述 2007 年 10 月 12 日前在家务农，2007 年 10 月 12 日至 2007 年 11 月 12 日在某市某区电镀厂从事除蜡工作，工作过程中接触除油水等清洗剂，工龄 30 天。于 2007 年 11 月 12 日无明显诱因出现畏寒、发热（39℃）、咳嗽、咳痰，呈阵发性咳嗽，咳白色浓痰，伴有咽痛，遂就诊于当地卫生所，于次日注射头孢菌素（"先锋"）后，当晚出现全身皮肤瘙痒、红疹、肿胀。于 2007 年 11 月 21 日入住当地医院。查体：T 37.7℃，P 80 次/分，R 20 次/分，BP 120/70mmHg；神清，口腔可见多处溃疡口，躯干及四肢皮肤遍布红色斑点，皮温稍高。双肺呼吸音稍粗，未闻及干湿啰音；心率 80 次/分，律齐，未闻及病理性杂音；腹平软，无压痛、反跳痛，肝、脾肋下未及；神经系统检查正常。2007 年 11 月 20 日肝功能：ALT 1620U/L，AST 664U/L。2007 年 11 月 21 日肝功能：ALT 930U/L、AST 154U/L、TBIL 30.7μmol/L、D-BIL 7.9μmol/L、I-BIL 22.8μmol/L、ALB 29.7g/L、GLB 34.6g/L。2007 年 11 月 23 日 B 超示：肝实质回声稍增粗增强，胆、胰及脾脏超声检查未见明显异常。心电图：窦性心律不齐，不完全右束支传导阻滞。予青霉素、头孢哌酮抗感染，氢化可的松、丙种球蛋白治疗，病情未见明显好转，于 2007 年 12 月 6 日转入某职防院。入院查体：T 37.1℃，P 90 次/分，R 24 次/分，BP 140/94mmHg；痛苦面容，神疲萎靡，对答切题；颜面及四肢明显肿胀；全身皮肤潮红、肿胀，大量皮肤脱屑，皮损处渗血、渗液；双眼结膜充血，眼睑及口唇红肿；口腔黏膜糜烂、溃疡，张口受限；外阴部、尿道口、肛周发红，肿胀糜烂；颈、双腋窝、腹股沟浅表淋巴结肿大如扁豆，触痛明显；心肺无异常；腹平软，无压痛、反跳痛，肝、脾肋下未及；生理反射存在，病理反射未引出。患者既往体健，无类似病史，否认食物、药物过敏史。同工种工人无类似症状。实验室检查：血常规检查 WBC 6.53×10^9/L，E 0.034×10^9/L；血生化检查 ALT 36.7U/L、AST 27.9U/L、TBIL 19.7μmol/L、D-BIL 7.8μmol/L、I-BIL 11.90μmol/L、ALB 19.4g/L、GLB 29.4g/L、CK 64U/L、CK-MB 38.4U/L、LDH 220U/L、HBDH 232U/L、TCa 1.95mmol/L。凝血功能：活化部分凝血活酶时间 36.2s，凝血酶原时间 17.5s，国际标准化比值 1.36，凝血酶时间 15.6s，纤维蛋白原 421mg/dL，D-二聚体（＋）。血沉 33mm/h。血清 IgE 1511IU/mL。心电图示：窦性心律，频发室上性期前收缩。经予泼尼松片、苯海拉明、维丁胶性钙等控制变态反应，还原型谷胱甘肽、果糖、V-佳林、多烯磷酯酰胆碱、葡醛内酯等保护心脏和肝脏，哌拉西林舒巴坦钠、克拉霉素分散片等消炎，并注意口腔、皮肤、黏膜护理，病情逐步好转，心电图及实验室各项指标逐渐恢复正常。

职业卫生资料：2007 年 11 月 28 日某市职业卫生检测中心对"除油水"进行挥发性有机气体成分分析，结果示：三氯乙烯 68.674％，环氧乙烷 15.792％，1-氯戊醇 9.790％，其他 5.744％。

2. 诊断分析

① 患者身份已确认。

② 工作过程中接触含三氯乙烯"除油水"，即有三氯乙烯职业接触史 30 天。

③ 急性发病，表现为高热、皮损，肝脏、心脏损害，浅表淋巴结肿大，皮损表现为急性剥脱性皮炎。

④ 潜伏期 30 天。

⑤ 同样工作环境仅其 1 人发病。

⑥ 激素治疗有效。

⑦ 患者既往体健，无食物、药物过敏史。

3. 诊断原则

根据明确的三氯乙烯接触史，皮肤急性炎症性反应、发热、肝损害和浅表淋巴结肿大为主的临床表现及相应的实验室检查结果，结合现场职业卫生学调查，参考流行病学调查情况，排除其他原因所致的类似疾病，对照《职业性三氯乙烯药疹样皮炎诊断标准》（GBZ 185）中的诊断标准作出诊断。

4. 诊断结论

依据《职业性三氯乙烯药疹样皮炎诊断标准》（GBZ 185），本例符合"职业性三氯乙烯药疹样皮炎"的诊断。

5. 存在问题

本例没有工作场所空气三氯乙烯浓度的检测资料，由于本病与接触浓度间没有明显剂量-反应关系，接触低浓度三氯乙烯亦可发病。本例患者使用的"除油水"检出含三氯乙烯68.674％，说明患者三氯乙烯职业接触史是明确的。

6. 建议

由于本病病情一般比较严重，且来势凶猛，一般不主张做皮肤斑贴试验。诊断时需排除抗生素等药物所致的药疹。

五、职业性肿瘤诊断案例

苯所致白血病诊断案例

1. 案例背景

某女，37 岁。1996 年 3 月 4 日至 2008 年 3 月 24 日在某市某工业有限公司面部车间当杂工和修理工，工作过程中接触汽油胶、白胶、黄胶、白电油等，每天上班 10.5～13h，未戴口罩、手套防护。因"反复发热、头痛、乏力伴恶心 1 月"于 2008 年 3 月 18 日入住某省血液病防治研究所附属医院。既往身体健康，无放射性物质接触史，无氯霉素、保泰松、乙双吗啉等药物使用史。查体：T 38.5℃，P 88 次/分，R 25 次/分，BP 125/75mmHg；精神差、贫血貌，睑结膜略苍白，全身皮肤、黏膜无黄染及出血点、瘀斑，浅表淋巴结未触及肿大；胸廓对称、无畸形，胸骨压痛（±），双肺呼吸音清，未闻及干湿啰音，心界不大，心率 88 次/分，律齐；腹平软，剑突下压痛（+），肝脾肋下未触及；脊柱四肢无畸形，双下肢无水肿；神经系统无异常。2008 年 3 月 18 日血常规：WBC 28.7×10^9/L，RBC 2.15×10^{12}/L，HGB 81g/L，PLT 122×10^9/L。2008 年 3 月 27 日血常规：WBC 52×10^9/L，HGB 70g/L，PLT 93×10^9/L。2008 年 3 月 31 日血常规：WBC 42×10^9/L，HGB 75.8g/L，PLT 95×10^9/L，Ret 0.2％。2008 年 4 月 3 日血常规：WBC 32×10^9/L，HGB 73.8g/L，PLT 92×10^9/L，Ret 0.3％。2008 年 3 月 20 日骨髓细胞检查示：骨髓增生明显活跃，其中粒系占 10％，红系占 7.5％，粒系：红系＝1.33；单核系统异常增生，原幼单核细胞占 76％，细胞体较大，呈不规则形，胞浆量丰富，呈不透明灰蓝色，可见少量细小嗜天青颗粒，易见伪足，胞核大，圆形，易见扭曲、折叠、分叶等现象，核质纤细、疏松呈网状，核仁 1～2 个；淋巴细胞占 6.5％，粒红巨三系明显受抑。2008 年 3 月 31 日骨髓细胞检查示：急性单核细胞白血病（M_{5a}），原始单核细胞＋幼稚单核细胞占 72％。乙型肝炎标志物：阴性。肝功能正常。尿常规正常。大便常规：隐血（＋＋）。B 超：肝脏、脾脏、胰腺超声检查未见异常，胆囊结石。予以"高三尖杉酯碱和阿糖胞苷（HA）"方案间断化疗共 6 天后因白细胞较低而停止化疗，并予以输血、抗感染对症支持治疗后，患者发热症状消失，精神好转，同时口服中药制剂。2008 年 4 月 25 日骨髓检查结果示：急性单核细胞白血病（M_5，NR）原单核细胞＋幼单核细胞占 74％。

职业卫生资料：2003 年 9 月、2005 年 5 月、2008 年 5 月工作场所空气监测结果显示时间加权平均浓度（TWA）分别为苯 0.50mg/m³、0.53mg/m³、0.61mg/m³，甲苯 46.41mg/m³、24.54mg/m³、26.6mg/m³，二甲苯 3.70mg/m³、2.00mg/m³、3.70mg/m³。工作中所使用化学物质挥发性有机气体成分分析结果为黄胶含苯 4.86％、甲苯 1.91％，白电油含苯 4.77％、甲苯 3.35％、正己烷 9.28％，粉胶含苯 3.49％、甲苯 3.41％、3-甲基正己烷 6.00％。该公司未能提供患者上岗前和在岗期间职业健康检查结果。2008 年 5 月 8 日某区疾病预防控制中心对患者同车间 79 名员工体检，发现血白细胞计数低于 4.0×10^9/L 者有 3 名。

2. 诊断分析

① 患者身份已确认。

② 工作过程中接触含苯胶水，即有苯职业接触史 12 年。

③ 骨髓细胞病理学检查确诊为急性单核细胞白血病（M_{5a}）。

④ 既往身体健康，无放射性物质接触史，无氯霉素、保泰松、乙双吗啉等药物使用史。

⑤ 工作场所空气监测有苯、甲苯、二甲苯等毒物存在，但浓度未超标。

⑥ 同车间还有 3 人血白细胞计数偏低。

3. 诊断原则

有明确的苯长期职业接触史、造血系统肿瘤病变，累计接触年限符合要求，与苯的靶器官一致并且符合潜隐期要求，结合实验室检测指标和现场职业卫生学调查，对照《职业性肿瘤的诊断》（GBZ 94）中的诊断依据作出诊断。

4. 诊断结论

依据《职业性肿瘤的诊断》（GBZ 94），本例符合"职业性肿瘤（苯所致白血病）"的诊断。

5. 存在问题

该患者就业以来，未进行上岗前和在岗期间职业健康检查，不能提供发病之前的血常规检查结果，不能体现患病之前血象改变的动态情况，同车间工人有 3 人血白细胞计数偏低。由于苯所致白血病与车间空气苯浓度无剂量效应关系，只要有苯的累计职业接触年限 6 个月以上（含 6 个月），潜伏期 2 年以上（含 2 年），经细胞病理学检查确诊为白血病（主要组织类型为急性髓细胞性白血病），即可诊断为"职业性肿瘤（苯所致白血病）"；若患者在确诊为"白血病"之前，有血细胞减少的过程，且其工作场所空气中苯浓度超标，依据《职业性苯中毒的诊断》（GBZ 68）可诊断为"职业性慢性重度苯中毒（白血病）"，亦应按《职业性肿瘤的诊断》（GBZ 94）诊断为"职业性肿瘤（苯所致白血病）"更为合适。

6. 建议

对于苯所致的白血病，应结合工作场所空气中苯系物的浓度、职业健康监护资料及同岗位同工种员工的健康检查资料等，慎用《职业性苯中毒的诊断》（GBZ 68）和《职业性肿瘤的诊断》（GBZ 94）标准。对健康检查中发现血细胞计数减少或增高者，应及时复查，若随访 3 个月还异常者，应进一步明确诊断。

第三节　职业病诊断鉴定实践

一、劳动者与用人单位对新佐证材料有质疑的案例

1. 案例背景

李某，男。自述 2001 年 4 月至 2004 年 8 月在某电子有限公司生产部从事含浸工作，2004 年 9 月至 2006 年 7 月在该公司生产部从事灌注工作，工作中接触树脂、稀释剂、固化剂等。2006 年初工厂从旧厂房搬入现在新厂房，李某陈述旧厂房工作场所和通风条件较新厂房差。自诉 2006 年 5 月 10 日上午 9 点左右在含浸、灌注两个岗位工作大约 1h，出现胸闷、气短、咳嗽而到附近医院就诊，治疗后病情好转。2006 年 8 月 17 日因"反复胸闷、气喘、疲劳 2 年，加重半个月"入住某省职业病防治院。入院查体：咽充血（＋），双侧扁桃体无肿大；双肺听诊呼吸音粗，可闻及少量干啰音。肺功能检查结果显示通气功能轻度减退，小气道功能中度异常。组织胺支气管激发试验阳性，气道反应性中度增高。X 射线胸片检查示心肺未见异常。

职业卫生资料：2006 年 11 月 8 日某省职业病防治院对用人单位进行职业卫生学调查，同工种工人未出现类似疾病；对该单位灌注点车间空气进行检测，结果显示甲苯二异氰酸酯时间加权平均浓度（TWA）为 $0.42mg/m^3$。2006 年 12 月 21 日某省职业病防治院对李某进

注：本节中引用了不同年代的鉴定案例，因此，在职业病诊断鉴定时，以当时的法律文件及标准为准。

行现场激发试验，结果为阴性。

2006 年 8 月 17 日用人单位送李某到省职业病防治院住院观察，2007 年 2 月 7 日某省职业病防治院对其作出"职业性哮喘观察对象"诊断。李某对诊断结论有异议，同年 2 月 12 日向某省职业病防治院所在地的市级卫生行政部门职业病诊断鉴定领导小组办公室申请首次职业病诊断鉴定，理由是当事人在旧厂房工作多年，旧厂房工作场所和通风条件较新厂房差，而现场调查检测数据和激发试验是在新厂房做的，不能反映当时情况而作出不利他的职业病诊断结论。市级卫生行政部门职业病诊断鉴定领导小组办公室收到李某的首次职业病诊断鉴定申请资料后，对当事人双方发出补充资料通知书，要求当事人双方共同确认职业史（尤其是旧厂房情况和检测资料），用人单位补充详细工艺流程图、原辅材料化学物质化学品安全技术说明书（MSDS）等。双方补齐所需资料后，市级卫生行政部门职业病诊断鉴定领导小组办公室发出了受理此案的《职业病诊断鉴定受理通知书》，按程序通知当事人双方，双方在省卫生健康委职业病诊断鉴定专家库中抽取五名专家，组成李某职业病诊断鉴定专家委员会，先后召开两次李某职业病诊断鉴定会议。

2. 分析

（1）第一次鉴定会议结论

① 当事人双方确认的职业史显示李某有确切的甲苯二异氰酸酯职业接触史 6 年余。

② 李某有反复胸闷、气喘、疲劳症状 2 年余，最近有加重现象，查体发现双肺听诊呼吸音粗，可闻及少量干啰音。

③ 李某肺功能检查示通气功能轻度减退，小气道功能中度异常，组织胺支气管激发试验阳性，气道反应性中度增高，X 射线胸片检查示心肺未见异常。

④ 在李某的工作现场（新厂房）进行现场支气管激发试验，结果为阴性。

⑤ 根据《职业性哮喘的诊断》（GBZ 57），综合分析其职业接触史、临床表现、实验室检查结果和医学观察期表现，诊断为职业性哮喘观察对象是恰当的。

由于劳动者李某对现场支气管激发试验阴性结果提出异议，认为有必要在尽可能相近原工作环境（即应模拟当时工作环境）中按诊疗规范重新进行现场支气管激发试验。为了慎重起见，与会鉴定专家同意李某请求，待重新进行现场支气管激发试后，再做首次诊断鉴定的结论。

（2）第二次鉴定会议结论

① 2007 年 5 月 29 日某市职业病防治院职业病科专家受鉴定委员会委托，在鉴定委员会专家代表的陪同下与李某来到其现在的工作现场，重新进行现场支气管激发试验。由于用人单位不能把工作场所恢复到李某原工作时的状况（原旧厂房已拆），李某拒绝做现场激发试验。鉴于市职业病防治院职业病专家和鉴定委员会专家代表陪同李某在含浸、灌注两个岗位停留了 2h，未见李某哮喘发作表现，医学观察 24h 后，也未见李某哮喘发作，可以认李某的原现场支气管激发试验阴性结果是恰当的。

② 鉴于上述情况，依据《职业性哮喘的诊断》（GBZ 57），综合分析其职业接触史、临床表现、实验室检查结果和重新进行的现场激发试验结果、医学观察资料，一致认为原诊断为职业性哮喘观察对象是恰当的，因此，同意维持原诊断结论。

3. 鉴定结论

① 同意维持原诊断结论，即职业性哮喘观察对象。

② 五位专家签署李某首次职业病诊断鉴定书，并告知当事人双方如有异议可按规定于15个工作日内向省卫生健康委提出最终职业病诊断鉴定申请。当事人收到本案职业病诊断鉴定书文书后，没有提出最终职业病诊断鉴定申请，本案结束。

4. 存在问题

在本案例中有争议的疑点是现场支气管激发试验结果，而且是《职业性哮喘的诊断》（GBZ 57）关键指标，劳动者对原诊断不认同的理由亦在于此，双方委托的代理人（律师）围绕这个疑点进行争辩：一方面劳动者方要求鉴定会之前由鉴定办公室派人到现场调查和进行激发试验，所呈材料为新补充资料；另一方面用人单位方坚持旧厂房已拆除无法恢复，在新厂房工作场所上做的支气管激发试验应视为有效。遇到这种情况，职业病诊断鉴定办公室应按国家职业卫生法律法规和标准的要求如何处理？

5. 建议

① 根据《职业病诊断与鉴定管理办法》第四十六条规定，职业病诊断鉴定工作的决定权和调查权是由职业病诊断鉴定委员会决定，职业病诊断鉴定办事机构受鉴定委员会的指派，在鉴定委员会专家的参与下可进行相关调查取证活动，以补充鉴定时需要的有关资料。

② 为了保证鉴定工作的公平、公正，使有异议的一方信服，应邀请当事人双方有关人员（最好是双方的律师）参加，以保证工作的透明性和有效性。

二、对职业病诊断行为法律属性误解引起的案例

1. 案例背景

某市工人路某自述于 2002 年 6 月至 2007 年 9 月在某市某家私有限公司喷涂三车间从事喷漆工作，工作中接触化工原料。2007 年 2 月 12 日，路某以主诉"近 1 年左眼疼痛、视力下降"就诊于某市慢性病防治院门诊。实验室检查：血象 RBC 6.19×10^{12}/L、WBC 12.17×10^9/L、PLT 275×10^9/L；肝功能 AST 42 IU/L、ALT 85 IU/L；尿常规潜血 2＋、蛋白 3＋。2007 年 11 月 6 日至 8 日就诊于某大学眼科中心，眼科检查记录：右眼视力 0.07，左眼视力 0.4，左眼晶状体皮质后囊混浊，右眼晶状体皮质后囊轻浊，左眼眼底朦，双眼底视盘界清、C/D＝0.3、网膜平伏、中心反光存在；双眼图形视觉诱发电位（PVEP）异常。诊断为"①双眼球后视神经炎；②右眼并发性白内障（原因待查）"。2007 年 11 月路某向某省职业病防治院申请职业病诊断，此诊断机构依法接受，并按程序开展职业病诊断工作。

职业卫生资料：2007 年 12 月某市疾病预防控制中心对该公司喷涂三车间涂装区进行检测，结果显示车间空气甲醇浓度＜$0.25mg/m^3$；对拍打着色水及香蕉水进行成分分析，均未测出甲醇、三硝基甲苯、二硝基酚等化学物。2008 年 4 月某市人民医院对该公司喷涂三车间 23 名员工进行眼科检查，未检出白内障患者。

某省职业病防治院根据当事人双方提供的资料，经集体讨论做出职业病诊断结论："不能诊断为职业性白内障"。劳动者当事人收到某省职业病防治院送达的"职业病诊断证明书"后，认为该院的诊断行为不公平，上访省卫生健康委要求行政复议，省卫生健康委答复认为某省职业病防治院作出的职业病诊断是技术行为，不适用行政复议，有异议可依法申请首次职业病诊断鉴定。

2008 年 7 月 14 日路某向某省职业病防治院所在地的市级卫生行政部门职业病诊断鉴定

领导小组办公室申请首次职业病诊断鉴定，理由是：劳动者当事人曾在该厂多个车间生产线工作，厂方从来没有对工作场所进行过职业病危害因素日常监测，事后仅提供喷涂三车间检测资料，实际上他还接触过其他化学物质，且他的眼病是从事接触其他化学物质工作后产生的；认为某省职业病防治院偏袒用人单位，作出不利于劳动者的职业病诊断。

市级卫生行政部门职业病诊断鉴定领导小组办公室收到路某的首次职业病诊断鉴定申请和资料后，对当事人双方发出补充资料通知书，要求用人单位补充详细工艺流程、原辅材料化学物质 MSDS、是否有其他职业性危害因素如放射性物质和电磁波等说明。当事人双方收到补充资料通知书后，用人单位以某省职业病防治院已作出不是职业病的诊断为由不予合作，双方产生纠纷，后经当地卫生行政部门介入，督促用人单位配合补充了有关资料。

2008 年 10 月 13 日市级卫生行政部门职业病诊断鉴定领导小组办公室受理此案并发出《受理职业病诊断鉴定通知书》，并按程序通知当事人双方在省卫生健康委职业病诊断鉴定专家库中抽取五名专家，组成路某职业病诊断鉴定专家委员会。

2. 分析

鉴定专家认为：

① 患者有双眼球后视神经炎、右眼并发性白内障（原因待查）临床表现，眼科专科检查为内分泌型白内障临床特征，不符合《职业性白内障诊断标准》（GBZ 35）中的诊断类型特征。

② 职业史以接触油漆和溶剂为主，工作场所甲醇浓度$<0.25\mathrm{mg/m^3}$；对拍打着色水及香蕉水进行成分分析，均未检出甲醇、三硝基甲苯、二硝基酚等化学物。

③ 当事人双方都未能提供在工艺和工作场所中可能存在放射性或射频等职业病危害因素资料。

④ 对同车间 23 名员工进行眼科检查未检出白内障患者。因此根据路某的职业病危害因素接触史、眼部疾患临床表现特征、实验室检查结果、工作场所职业卫生学调查资料和眼科会诊意见，依据《中华人民共和国职业病防治法》、《职业病诊断与鉴定管理办法》及《职业性白内障诊断标准》（GBZ 35），经综合分析，同意维持原诊断结论。

3. 鉴定结论

① 维持原诊断结论，不能诊断为职业性白内障。

② 劳动者当事人在收到首次职业病诊断鉴定书后，一边提出最终职业病诊断鉴定申请，一边还认为某省职业病防治院偏袒用人单位，作出不利于他的职业病诊断，要求申请行政复议，并上访省卫生健康委、国家卫生健康委。

4. 存在问题

劳动者当事人在申请职业病诊断及首次职业病诊断鉴定过程中，对其有异议，一直想用行政复议的方式进行申诉甚至上访，其依据是职业病诊断、首次职业病诊断鉴定甚至最终职业病诊断鉴定都是行政部门设定的机构的作为，有异议时应适用行政诉讼法中的行政复议。因此，此案例属于当事人不理会职业病诊断行为的属性而产生的矛盾。

5. 建议

根据《职业病诊断与鉴定管理办法》规定，当事人对职业病诊断机构作出的职业病诊断结论有异议的，可以向职业病诊断机构所在地设区的市级卫生健康主管部门申请鉴定。当事人对设区的市级职业病鉴定结论不服的，可以向原鉴定组织所在地省级卫生健康主管部门申请再鉴定。省级职业病鉴定结论为最终鉴定结论。职业病诊断机构及卫生行政部门在劳动者当事人对诊断鉴定结果有异议时，应做好法律法规的宣贯工作，解释职业病诊断是技术行为，避免因误解而产生不必要的矛盾。

三、职业病诊断鉴定采用新的医学观察数据案例

1. 案例背景

瞿某于 2003 年 4 月至 2007 年 6 月在某鞋业有限公司大底车间从事热压工作，每天工作 8h，工作中接触噪声，佩戴耳塞防护。2005 年 8 月和 2006 年 5 月某县疾病预防控制中心对该公司大底车间噪声强度进行检测，结果分别为 82.3～86.6dB（A）和 84.1～85.1dB（A）。2007 年 11 月 2 日因"耳鸣伴听力下降 4 年"入住某省职业病防治院。耳科检查：双外耳正常，鼓膜完整、轻度内陷，无充血及穿孔。4 次纯音测听阈检查均示：双耳语频、高频听阈听力损失，各频率阈值偏差＜10dB；声阻抗检查、脑干听觉诱发电位检查、多频稳态诱发电位检查等检查均符合噪声性听力损失的特点。2008 年 1 月 8 日瞿某申请职业病诊断，同年 1 月 21 日某省职业病防治院对其作出"职业性中度噪声聋"的诊断。

当事人双方收到瞿某"职业病诊断证明书"后，用人单位有异议，于 2008 年 1 月 30 日向某省职业病防治院所在地的市卫生行政部门职业病诊断鉴定领导小组办公室申请首次职业病诊断鉴定，理由是劳动者当事人在进该公司前在不同的鞋厂从事鞋楦打磨等高噪声工作，而该公司作业场所噪声仅在卫生标准上限左右，且对当事人的听力损伤程度也有质疑，认为劳动者有伪听的嫌疑，并提出请求协助分清与进厂前职业史所涉及的厂企赔偿责任。

市卫生行政部门职业病诊断鉴定领导小组办公室收到瞿某用人单位的首次职业病诊断鉴定申请资料后，对当事人双方发出补充资料通知书，要求当事人双方共同确认职业史，尤其是进该公司之前的职业接触史和职业病危害因素检测资料、职业健康监护资料等。双方无异议，按时缴齐所需资料。2008 年 3 月 21 日市卫生行政部门职业病诊断鉴定领导小组办公室受理了此案，签发了受理通知书，并按程序通知当事人双方在省卫生健康委职业病诊断鉴定专家库中抽取五名专家，组成瞿某职业病诊断鉴定专家委员会，召开了鉴定会议。会议期间，五位专家建议需再次安排劳动者在脱离工作环境 72h 后，在第三方有资格的医疗机构进行连续 3 次规范的纯音测听检查。当事人双方无异议，并按专家要求进行上述医学观察。

2. 分析

鉴定会议专家认为：

① 某省职业病防治院对瞿某作出"职业性中度噪声聋"的诊断，程序合法，引用法规和标准准确。

② 2008 年 3 月 17 日至 21 日连续 3 次纯音测听检查，各频率阈值偏差＜10dB，临床诊断为"双耳感音神经性聋"。

③ 根据《职业性噪声聋的诊断》（GBZ 49），3 次纯音测听检查，较好耳听阈加权值为 56dB，其程度已发生了变化，达到了重度噪声聋诊断级别。

④ 根据《中华人民共和国职业病防治法》和《职业病诊断鉴定管理办法》的有关规定，综合分析其职业接触史、临床表现和实验室检查结果，依据《职业性噪声聋的诊断》（GBZ

49），修订了原诊断结论，鉴定为职业性重度噪声聋。

3. 鉴定结论

① 职业性重度噪声聋。

② 尽管此次鉴定会议五位专家有不同意见，但根据集体诊断鉴定原则，五位专家签署瞿某首次职业病诊断鉴定书，并告知当事人双方如有异议可按规定于 15 个工作日内向省卫生健康委提出最终职业病诊断鉴定，但当事人双方在收到职业病诊断鉴定书后，没有提出最终职业病诊断鉴定申请，本案结束。

4. 存在问题

原诊断为职业性中度噪声聋，在原诊断 3 个月后进行连续 3 次的重复性纯音测听检查，较好耳听阈加权值为 56dB，其程度发生改变，达到重度噪声聋级别。据此，瞿某首次职业病诊断鉴定委员会修订了原诊断，鉴定为职业性重度噪声聋。由于本次鉴定是在原诊断 3 个月后，且采用了临床检测指标的新数据，现行的职业病诊断鉴定法律法规及标准中没有明确是否可以用新数据来推翻原诊断或修订损伤程度级别。

5. 建议

职业病诊断鉴定是鉴定原诊断结论是否正确，原则上应采用原诊断档案资料，除非原诊断中采用的技术资料不规范，才需要采集新的医学观察资料。

四、主观夸大损伤程度的案例

1. 案例背景

李某，男，44 岁，某文具制造有限公司操作工。自诉 2005 年 3 月份开始出现听力下降、耳鸣等。2008 年 9 月到某职业病防治院门诊耳科检查，结果示双耳鼓膜内陷、混浊、薄弱。2009 年 3 月再次到该院门诊耳科检查，结果示双耳鼓膜混浊、薄弱。2008 年 9 月至 2009 年 4 月多次在该院进行主、客观听力检查，结果如下：

① 2008 年 8 月 10 日纯音测听结果示双耳语频、高频听阈提高，右耳语频平均听阈 51dB（HL），左耳语频平均听阈 56dB（HL），双耳高频平均听阈 60dB（HL）。

② 2009 年 3 月 15 日纯音测听结果示双耳语频、高频听阈提高，右耳语频平均听阈 72dB（HL），左耳语频平均听阈 71dB（HL），双耳高频平均听阈 74dB（HL）。

③ 2009 年 3 月 20 日纯音测听结果示双耳语频、高频听阈提高，右耳语频平均听阈 79dB（HL），左耳语频平均听阈 81dB（HL），双耳高频平均听阈 78dB（HL）。

④ 2009 年 3 月 26 日纯音测听结果示双耳语频、高频听阈提高，右耳语频平均听阈 84dB（HL），左耳语频平均听阈 86dB（HL），双耳高频平均听阈 87dB（HL）。

⑤ 2009 年 4 月 6 日声导抗检查示双耳 A 型鼓室图。镫骨肌声反射：右耳 4000Hz 同侧未引出，其余均可引出。双耳同对侧声衰试验阴性。

⑥ 2009 年 4 月 10 日脑干听觉诱发电位检查示左耳阈值 60dB（HL），右耳阈值 50dB（HL）；40Hz 听觉诱发电位检查示左耳反应阈值为 40dB（HL）（500Hz）、70dB（HL）（1000Hz），右耳反应阈值为 40dB（HL）（500Hz）、55dB（HL）（1000Hz）。

⑦ 2009 年 4 月 10 日畸变产物耳声发射（DPOAE）检查示右耳 0.5kHz 可引出幅值在

正常范围的 DPOAE，其余各频率均未引出有意义的 DPOAE。左耳 0.5～6kHz 未引出有意义的 DPOAE。

⑧ 2009 年 4 月 10 日多频稳态听觉诱发电位检查示左耳听阈评估为 34dB（HL）（500Hz）、59dB（HL）（1000Hz）、47dB（HL）（2000Hz）、41dB（HL）（3000Hz）、71dB（HL）（4000Hz）、84dB（HL）（6000Hz）；右耳听阈评估为 34dB（HL）（500Hz）、49dB（HL）（1000Hz）、57dB（HL）（2000Hz）、41dB（HL）（3000Hz）、71dB（HL）（4000Hz）、74dB（HL）（6000Hz）。

李某自诉"接触噪音环境 9 年，双耳听力下降"，于 2009 年 11 月到公司所在地某医院就诊，体格检查示双外耳正常，鼓膜混浊、内陷，部分增厚，纯音测听示双耳中重度混合性听力损失，初步诊断为"双耳中重度混合性听力损失"。

李某因不服职业病诊断及首次职业病诊断鉴定结论，即"不能诊断为职业性噪声聋"，向省卫生健康委职业病诊断鉴定办公室申请最终鉴定。省鉴定办及时受理了此案，并按程序向李某及其用人单位签发了最终职业病诊断鉴定的受理通知书。然后，在李某及其用人单位监督下，由省鉴定办的工作人员从省职业病诊断鉴定专家库中抽出五位专家，组成本案鉴定委员会。

职业卫生资料：李某 1999 年 10 月至 2008 年 10 月在某文具制造有限公司勾机部从事技工工作，工作中均接触噪声。2009 年 3 月公司所在地的市疾病预防控制中心对某文具制造有限公司工作场所噪声强度进行检测，结果为 93.6～97.8dB（A）。

2. 分析

鉴定专家依据《中华人民共和国职业病防治法》、《职业病诊断与鉴定管理办法》和《职业性噪声聋的诊断》（GBZ 49），综合分析李某的职业史、临床表现和实验室检查结果，认为李某虽然有明确的职业性噪声接触史，且长达 9 年，但是：

① 分析其声阻抗、脑干听觉诱发电位（ABR）、40Hz 听觉诱发电位（AERP）、畸变产物耳声发射（DPOAE）、多频稳态听觉诱发反应（ASSR）等客观听力的检查结果，其语频平均听阈应在正常范围，远远达不到听力损失 50dB（HL）以上的水平。

② 结合纯音听力测试（PTA）检查结果分析，其主、客观听力检查结果不相符。

③ 历次 PTA 检查对话时，李某表现出的实际对话能力也与语频平均听阈听力损失 50dB（HL）以上水平不符，存在夸大听力损失的情况。

④ 本案例当事人纯音测听曲线平坦，语频听力损失与高频听力损失程度接近，且在 2008 年 8 月脱离噪声接触环境后，同年 9 月检查较好耳语频平均听阈 51dB（HL），到 2009 年 3 月则进展到较好耳语频平均听阈 71dB（HL）。其间，高频听力损失也有超过 10dB（HL）的进展，其听力学改变特征与职业性噪声聋不相符合。

3. 鉴定结论

专家们认为李某主观、客观听力检查结果不吻合，听力学特点有悖于职业性噪声聋特点，不能诊断为职业性噪声聋，维持首次职业病诊断鉴定结论。

第三章

职业病危害的前期预防

第一节 前期预防概述

一、前期预防理论

1. 基本概念

前期预防是通过采取有效的措施，从源头上控制和消除职业性有害因素对人的作用和损害，保护职业人群的健康。前期预防是职业病防治工作中最有效的措施，通过改革工艺、有害物质替代（即低毒或无毒替代高毒）、改进生产过程、制订职业接触限值、个人防护用品的合理使用和职业禁忌证的筛查等，使工作场所或生产过程中的行为达到职业卫生标准的要求，属于职业病防治的"第一级预防"。

前期预防主要包括工作场所应符合基本职业卫生条件的要求、开展建设项目职业病危害预评价、职业病防护设施设计和建设项目职业病危害控制效果评价、职业病危害项目申报等。

2. 前期预防的目的、意义

前期预防以促进用人单位采取切实有效的预防措施，提供安全卫生的工作场所，保证作业工人身心健康为主要目的，是"人人享有职业卫生"的重要体现。前期预防着重从源头上和根本上开展预防工作，如对生产过程中的职业病危害因素进行识别、分析、评价与控制等，从而尽可能减少劳动者接触职业性有害因素的机会和程度。

前期预防的关键是抓"源头"，要从"源头"上防控职业病危害。因此，前期预防重点强调做好建设项目的职业病防护设施"三同时"，即建设项目的职业病防护设施应与主体工程同时设计、同时施工、同时投产和使用。通过建设项目职业病危害评价，识别危害因素，分析其程度和后果，或找出危害控制中没达到预期效果的设施、部位、环节、措施等，从而提出相应的消除或减轻危害的技术措施和管理策略，保证投产后的建设项目符合现行《工业企业设计卫生标准》（GBZ 1）等规范标准中的相关要求。同时通过工程控制和管理控制等措施降低工作场所中有毒有害物质浓度或强度，使劳动者接触的职业性有害因素浓度或强度低于现行规定的《工作场所有害因素职业接触限值》（GBZ 2.1，GBZ 2.2），最大限度地减少职业病危害。

因此，认真落实职业病危害前期预防工作，对保障劳动者健康权益、优化生产力、促进企业可持续发展有着重要的实际意义。

3. 前期预防的内容

（1）工作场所基本职业卫生条件 《职业病防治法》第十五条规定，产生职业病危害的用人单位的设立除应当符合法律、行政法规规定的设立条件外，其工作场所还应当符合相关职业卫生要求，包括职业病危害因素的强度或者浓度符合国家职业卫生标准；有与职业病危害防护相适应的设施；生产布局合理，符合有害与无害作业分开的原则；有配套的更衣间、洗浴间、孕妇休息间等卫生设施；设备、工具、用具等设施符合保护劳动者生理、心理健康的要求；法律、行政法规和国务院卫生行政部门关于保护劳动者健康的其他要求。

（2）建设项目职业病危害预评价 建设项目（指新建、改建、扩建和技术改造、技术引进建设项目）可能产生职业病危害的，建设单位在可行性论证阶段应当进行职业病危害预评价，编制预评价报告。职业病危害预评价报告编制完成后，属于职业病危害一般的建设项目，其建设单位主要负责人或其指定的负责人应当组织具有职业卫生相关专业背景的中级及中级以上专业技术职称人员或者具有职业卫生相关专业背景的注册安全工程师（以下统称职业卫生专业技术人员）对职业病危害预评价报告进行评审，并形成是否符合职业病防治有关法律、法规、规章和标准要求的评审意见；属于职业病危害严重的建设项目，其建设单位主要负责人或其指定的负责人应当组织外单位职业卫生专业技术人员参加评审工作，并形成评审意见。职业病危害预评价主要是对建设项目可能产生的职业病危害因素、危害程度、对劳动者健康影响、防护措施等进行预测性卫生学分析与评价，确定建设项目在职业病防治方面的可行性，为职业病危害分类管理提供科学依据。

（3）职业病防护设施设计 职业病防护设施指消除或者降低工作场所的职业病危害因素的浓度或强度，预防和减少职业病危害因素对劳动者健康的损害，保护劳动者健康的设备、设施、装置、构（建）筑物等的总称。建设项目职业病防护设施必须与主体工程同时设计、同时施工、同时投入生产和使用。职业病防护设施所需费用应当纳入建设项目工程预算。

依据《建设项目职业病防护设施"三同时"监督管理办法》，存在职业病危害的建设项目，建设单位应当在施工前按照职业病防治有关法律、法规、规章和标准的要求，进行职业病防护设施设计。职业病防护设施设计完成后，属于职业病危害一般的建设项目，其建设单位主要负责人或其指定的负责人应当组织职业卫生专业技术人员对职业病防护设施设计进行评审，并形成是否符合职业病防治有关法律、法规、规章和标准要求的评审意见；属于职业病危害严重的建设项目，其建设单位主要负责人或其指定的负责人应当组织外单位职业卫生专业技术人员参加评审工作，并形成评审意见。

（4）建设项目职业病危害控制效果评价 建设项目在竣工验收前或者试运行期间，建设单位应当进行职业病危害控制效果评价，编制评价报告。建设项目职业病危害控制效果评价报告应当符合职业病防治有关法律、法规、规章和标准的要求。属于职业病危害一般的建设项目，建设单位应当组织职业卫生专业技术人员对职业病危害控制效果评价报告进行评审以及对职业病防护设施进行验收，并形成是否符合职业病防治有关法律、法规、规章和标准要求的评审意见和验收意见；属于职业病危害严重的建设项目，建设单位应当组织外单位职业卫生专业技术人员参加评审和验收工作，并形成评审和验收意见。职业病危害控制效果评价主要是对工作场所职业病危害因素、危害程度和职业病防护措施及效果、健康影响等做出综合评价。

（5）职业病危害项目申报　职业病危害项目申报是指按照《职业病防治法》和《职业病危害项目申报办法》规定，用人单位工作场所存在《职业病危害因素分类目录》所列职业病的危害因素的，应当及时、如实向所在地卫生健康行政部门申报危害项目，并接受监督。

二、前期预防的依据

职业病危害前期预防的依据主要来自《职业病防治法》及其配套的相关法规、规章、规范和职业卫生标准，现分述如下：

1. 职业病防治法

《职业病防治法》第二章（第十四条～第十九条）为前期预防的相关规定。

第十四条是要求用人单位应当依照法律法规要求，落实职业病预防措施，从源头上控制和消除职业病危害。第十五条是针对用人单位工作场所职业卫生的要求。第十六条是关于职业病危害项目的申报制度的规定。第十七条是关于建设项目职业病危害预评价的规定。第十八条是关于建设项目职业病防护设施与主体工程"三同时"的规定，建设项目的职业病防护设施设计规定，建设项目职业病危害控制效果评价及职业病防护设施验收的规定。第十九条是关于国家对从事放射性、高毒、高危粉尘等作业实行特殊管理的规定。

2. 行政法规

《使用有毒物品作业场所劳动保护条例》第二章（第十一条～第十六条）对作业场所的预防措施作了相关规定。第十一条规定，用人单位使用有毒物品作业场所，除应当符合职业病防治法规定的职业卫生要求外，还必须符合下列要求：作业场所与生活场所分开，作业场所不得住人；有害作业与无害作业分开，高毒作业场所与其他作业场所隔离；设置有效的通风装置，可能突然泄漏大量有毒物品或者易造成急性中毒的作业场所，设置自动报警装置和事故通风设施；高毒作业场所设置应急撤离通道和必要的泄险区。第十二条规定，使用有毒物品作业场所应当设置黄色区域警示线、警示标识和中文警示说明。警示说明应当载明产生职业中毒危害的种类、后果、预防以及应急救治措施等内容。高毒作业场所应当设置红色区域警示线、警示标识和中文警示说明，并设置通讯报警设备。第十三条是关于建设项目职业病危害预评价、职业病危害控制效果评价以及职业病防护设施设计卫生审查的规定。第十四条、第十五条是关于职业病危害项目申报的规定。第十六条是关于从事使用高毒物品作业的用人单位应急救援方面的规定。

3. 部门规章

为了配合《职业病防治法》的实施，中华人民共和国应急管理部制定了相应的配套规章，与前期预防相关的规章主要包括：

（1）《建设项目职业病防护设施"三同时"监督管理办法》　该规章是根据《职业病防治法》第十七条、第十八条的规定制定的，规定了建设项目的分级、分类管理原则。在分级管理上，该规章规定国家安全生产监督管理总局（现归口国家卫生健康委员会）在国务院规定的职责范围内对全国建设项目职业病防护设施"三同时"实施监督管理。县级以上地方各级人民政府安全生产监督管理部门（现归口卫生健康行政部门）依法在本级人民政府规定的职责范围内对本行政区域内的建设项目职业病防护设施"三同时"实施分类分级监督管理。跨两个及两个以上行政区域的建设项目职业病防护设施"三同时"由其共同的上一级人民政府安全生产监督管理部门（现归口卫生健康行政部门）实施监督管理。在分类管理上，该规章规定国家根据建设项目可能产生职业病危害的风险程度，将建设项目分为职业病危害一般、较重和严重三个类别（现分为一般和严重两级），并对职业病危害严重建设项目实施重点监督检查。规定了建设项目职业病危害预评价的要求和评审程序、职业病防护设施设计的要求和评审程序、职业病危害控制效果评价的要求及职业病防护设施竣工验收程序。

（2）《建设项目职业病危害风险分类管理目录》　国家卫健委于 2021 年 3 月 12 日公布，该目录是按照《国民经济行业分类》（GB/T 4754—2017），对可能存在职业病危害的主要行业，在综合考虑《职业病危害因素分类目录》所列各类职业病危害因素及其可能产生的职业病和建设项目可能产生职业病危害的风险程度的基础上进行的分类。该目录是指导卫生健康行政部门实行建设项目职业病防护设施"三同时"分类监督管理的依据，各级卫生健康行政部门应按照《建设项目职业病防护设施"三同时"监督管理办法》和《目录》对建设项目职业病防护设施"三同时"工作实施监督管理，并指导建设单位和职业卫生技术服务机构开展建设项目职业病危害评价工作。《目录》由国家卫健委定期修订公布。

（3）《职业病危害项目申报办法》　该办法规定职业病危害项目申报工作实行属地分级管理的原则，同时规定了职业病危害项目申报的主要内容与方式、变更申报、终结注销和相应法律责任。

4. 职业卫生标准

（1）《工业企业设计卫生标准》（GBZ 1）　是适用于建设项目的职业卫生设计及评价，规定了工业企业的选址与整体布局、防尘与防毒、防暑与防寒、防噪声与振动、防非电离辐射及电离辐射、辅助用室、应急救援等方面的内容，以保证工业企业的设计符合卫生要求。

（2）《工作场所有害因素职业接触限值》（GBZ 2.1、GBZ 2.2）　职业接触限值是职业性有害因素的接触限制量值，指劳动者在职业活动过程中长期反复接触某种或多种职业性有害因素，不会引起绝大多数接触者不良健康效应的容许接触水平。包括化学和物理两个方面：

①《工作场所有害因素职业接触限值　第 1 部分：化学有害因素》（GBZ 2.1）中规定了化学毒物、粉尘和生物因素的职业接触限值，包括时间加权平均容许浓度（PC-TWA）、最高容许浓度（MAC）和短时间接触容许浓度（PC-STEL）三类。对于接触具有 PC-TWA 但尚未制定 PC-STEL 的化学有害因素，应使用峰接触浓度（PE）控制短时间的接触。在备注栏内标有"皮"的物质表示可因皮肤、黏膜和眼睛直接接触其蒸气、液体和固体，通过完整的皮肤吸收引起全身效应。在备注栏内标有"敏"是指已被人或动物资料证实该物质可能有致敏作用。致癌性标识按国际癌症研究机构（IARC）的分级，在备注栏内用"G1""G2A""G2B"标识，作为职业病危害预防控制的参考。

②《工作场所有害因素职业接触限值　第 2 部分：物理因素》（GBZ 2.2）规定了超高频辐射、高频电磁场、工频电场、激光辐射、微波辐射、紫外辐射、高温作业、噪声、手传振动的职业接触限值，以及煤矿井下采掘工作场所气象条件、体力劳动强度分级、体力工作时

心率和能量消耗的生理限值等。

（3）其他职业卫生标准　前期预防相关其他职业卫生标准包括《工作场所职业病危害警示标识》（GBZ 158）、《工作场所防止职业中毒卫生工程防护措施规范》（GBZ/T 194）、《有机溶剂作业场所个人职业病防护用品使用规范》（GBZ/T 195）、《高毒物品作业岗位职业病危害告知规范》（GBZ/T 203）、《高毒物品作业岗位职业病危害信息指南》（GBZ/T 204）、《密闭空间作业职业危害防护规范》（GBZ/T 205）等。

第二节　工作场所基本卫生条件要求

存在或产生职业病危害的工作场所应当符合职业卫生相关要求，在工业企业建设项目设计时，应优先采用有利于保护劳动者健康的新技术、新工艺、新材料、新设备，限制使用或者淘汰职业病危害严重的工艺、技术和材料；对于生产过程中尚不能完全消除的职业性有害因素，应根据《工业企业设计卫生标准》（GBZ 1）采取综合防控治理措施，消除或避免职业性有害因素对劳动者的健康损害。

一、符合国家职业卫生标准

我国现行职业卫生标准《工作场所有害因素职业接触限值》（GBZ 2.1，GBZ 2.2）规定的职业接触限值旨在保护劳动者健康，即工作场所有害因素浓度或强度在相应的限值以内，劳动者在职业活动过程中长期反复接触，绝大多数接触者的健康可得到有效的保护。工作场所化学毒物、粉尘和生物因素浓度应符合《工作场所有害因素职业接触限值　第1部分：化学有害因素》（GBZ 2.1）规定的职业接触限值；工作场所超高频辐射、高频电磁场、工频电场、激光辐射、微波辐射、紫外辐射、高温作业、噪声、手传振动等强度应符合《工作场所有害因素职业接触限值　第2部分：物理因素》（GBZ 2.2）规定的职业接触限值。

二、有相应职业病危害防护设施

1. 防尘、防毒设施

产生粉尘、化学毒物的生产过程和设备，应优先采用先进的生产工艺、技术和原材料，从源头上消除粉尘和化学毒物等危害因素；应尽量采用机械化和自动化，加强密闭，避免直接操作；对于工艺、技术和原材料达不到要求的，应根据生产工艺和粉尘、毒物特性，采取相应的防尘、防毒通风控制措施，使劳动者接触的工作场所有害因素浓度符合职业接触限值的要求。

2. 防暑、防寒设施

生产工艺流程的设计宜使操作人员远离热源，并根据工艺、技术和原材料特性及自然条件，通过采取必要的隔热降温措施和组织措施，消除和控制高温职业危害。近十年每年最冷月平均气温在8℃或以下的月份达到或超过三个月的地区应设集中采暖设施；两个月或以下的地区应设局部采暖设施。当工作地点不固定，需要持续低温作业时，应在工作场所设置取暖室。

3. 防噪声与振动设施

应对生产工艺、操作维修、降噪效果进行综合分析，采取行之有效的新技术、新材料、新工艺和新方法进行工业企业噪声控制设计。对于生产过程和设备产生的噪声，应首先从声源上进行控制，以低噪声的工艺和设备代替高噪声的工艺和设备，对于达不到噪声控制设计要求的，应采用隔声（振）、消声、吸声、减振及合理设计劳动作息时间等综合防护措施，使工作场所噪声和振动符合职业接触限值的要求。

4. 防非电离辐射与电离辐射设施

对生产工艺过程中有可能产生非电离辐射的设备，应采取有效的屏蔽、接地、吸收等工程技术措施及（半）自动化、远距离操作，不能屏蔽的应采取反射性隔离或吸收性隔离措施，使工作地点非电离辐射强度符合职业接触限值的要求。电离辐射防护应按《电离辐射防护与辐射源安全标准》（GB 18871）及相关职业卫生标准执行。

三、生产布局合理

工业企业的厂前区、生产区、生活区，以及各类卫生防护、辅助用室等工程用地，应根据卫生要求，结合工业企业性质、规模、生产流程、交通运输、场地自然条件、经济技术条件等合理布局，并明确功能分区。

生产区宜布置在当地全年最小频率风向的上风侧，厂前区宜布置在当地全年最小频率风向的下风侧；散发有害物质和产生职业性有害因素的车间，宜位于相邻车间当地全年最小频率风向的上风侧。

产生职业性有害因素的车间应按有无危害、危害的类型及其危害程度分开。散发不同有毒物质的生产过程布置在同一建筑物内时，毒性大的与毒性小的应分开。粉尘、毒物的发生源，应布置在工作地点的自然通风的下风侧。

高温热源宜布置在车间外当地夏季主导风向的下风侧，或者布置在天窗下方或靠近车间下风侧的外墙侧窗附近。车间内发热设备宜布置在操作岗位夏季主导风向的下风侧或车间天窗下方。

放散大量热量的厂房宜采用单层建筑。放散热和有害气体的生产过程宜布置在多层厂房的上层。噪声与振动较大的生产设备宜安装在单层厂房内或多层厂房的底层。

四、有配套辅助设施

根据工业企业生产特点、实际需要和使用方便的原则设置辅助用室，包括工作场所办公室、生产卫生室（浴室，更衣室，盥洗室，在特殊作业、工种或岗位设置的洗衣室）、生活室（休息室、就餐场所、厕所）、妇女卫生室，并应符合相应的卫生标准要求。

五、生产设备及工具设计合理

生产过程中应避免出现劳动组织和劳动制度不合理、劳动强度过大、过度精神或心理紧张、劳动时个别器官或系统过度紧张、长时间保持不良体位，以及生产设备、劳动工具和用具不合理等情形。

六、其他要求

工作场所除符合上述五个条件外，还应符合法律、行政法规和国务院卫生健康行政部门关于保护劳动者健康的其他要求。

第三节　职业病危害项目申报

存在或产生职业病危害项目的用人单位，应当按照《职业病防治法》及《职业病危害项目申报办法》的规定申报职业病危害项目。

一、申报的主体和接受申报单位

职业病危害项目申报主体是用人单位，接受申报单位是用人单位所在地卫生健康行政部门。

二、属地分级管理原则

中央企业、省属企业及其所属用人单位的职业病危害项目，向其所在地设区的市级人民政府卫生健康行政部门申报；其他用人单位的职业病危害项目，向其所在地县级人民政府卫生健康行政部门申报。

三、申报的主要内容

用人单位申报职业病危害项目时，应当提交"职业病危害项目申报表"和下列文件、资料：

① 用人单位的基本情况。

② 工作场所职业病危害因素种类、分布情况以及接触人数。

③ 法律、法规和规章规定的其他文件、资料。

四、申报方式

职业病危害项目申报同时采取电子数据和纸质文本两种方式。用人单位应当首先通过"职业病危害项目申报系统"进行电子数据申报，同时将"职业病危害项目申报表"加盖公章并由本单位主要负责人签字后，按照分级管理规定，连同有关文件、资料一并上报所在地设区的市级、县级卫生健康行政部门。

受理申报的卫生健康行政部门应当自收到申报文件、资料之日起 5 个工作日内，出具"职业病危害项目申报回执"。

五、变更申报和申报注销

用人单位有下列情形之一的，应当按照规定向原申报机关申报变更职业病危害项目内容：

① 进行新建、改建、扩建、技术改造或者技术引进建设项目的，自建设项目竣工验收之日起 30 日内进行申报。

② 因技术、工艺、设备或者材料等发生变化导致原申报的职业病危害因素及其相关内容发生重大变化的，自发生变化之日起 15 日内进行申报。

③ 用人单位工作场所、名称、法定代表人或者主要负责人发生变化的，自发生变化之日起 15 日内进行申报。

④ 经过职业病危害因素检测、评价，发现原申报内容发生变化的，自收到有关检测、评价结果之日起 15 日内进行申报。

用人单位终止生产经营活动的，应当自生产经营活动终止之日起 15 日内向原申报机关报告并办理注销手续。

六、申报资料管理

受理申报的卫生健康行政部门应当建立职业病危害项目管理档案。职业病危害项目管理档案应当包括辖区内存在职业病危害因素的用人单位数量、职业病危害因素种类、行业及地区分布、接触人数等内容。

第四节　建设项目职业病危害评价

一、建设项目职业病危害预评价

为了贯彻落实"预防为主、防治结合"方针，根据"三级预防"理论和我国《职业病防治法》的有关规定，需要对可能存在化学毒物、粉尘、放射性物质、噪声、高温和其他有毒、有害因素的新建、改建、扩建或技术改造、技术引进建设项目进行职业病危害预评价。

职业病危害预评价（简称预评价）是对可能产生职业病危害的建设项目，在可行性论证阶段，对建设项目可能产生的职业病危害因素、危害程度、对劳动者健康影响、防护措施等进行预测性卫生学分析，确定建设项目在职业病防治方面的可行性，为职业病危害分类管理提供科学依据。

开展预评价的主要目的是在可行性论证阶段，针对建设项目可能存在的职业病危害提出防护对策，以便项目单位采取积极有效的措施把职业病危害因素控制或消除在投入使用之前，从而预防、控制和消除建设项目可能产生的职业病危害，保护劳动者健康及其相关权益，促进经济发展。另外，从职业卫生角度对建设项目的可行性进行论证，并对建设项目可能产生的职业病危害进行分级评定，为卫生行政部门的监督执法提供依据。

建设项目在可行性论证阶段开展的职业病危害预评价，通过法治手段强化建设单位职业病防治意识，积极预防、控制和消除建设项目产生的职业病危害。预评价是贯彻"预防为主"卫生工作方针的最积极、最有效措施，是预防、控制和消除职业病危害的最佳途径；预评价可以直接或间接提高企业的经济效益；同时预评价可为职业卫生监督工作科学化、规范化管理提供科学依据。

1. 评价原则

建设项目职业病危害预评价主要以国家职业卫生法律、法规、规章、规范、标准为依据，以拟建建设项目为基础，具有较复杂的工程性和很强的政策性，是一项重要的职业卫生工作任务。因此必须遵循科学、公正、客观、真实的原则，用严肃的科学态度开展和完成职业病危害评价任务。

2. 评价方法

根据拟建项目的具体情况，一般采用工程分析、类比调查、检查表分析、职业病危害作业分级等方法进行综合分析以及定性和定量评价，必要时可采用其他评价方法。其中，类比调查数据应当采用获得资质认可的职业卫生技术服务机构出具的、与建设项目规模和工艺类似的用人单位职业病危害因素检测结果。

3. 评价内容

职业病危害预评价内容主要包括对总体布局、生产工艺及设备布局的分析与评价，职业病危害因素识别与评价（预测危害程度及对劳动者健康的影响），职业病防护设施、应急救援设施、辅助用室和建筑卫生学评价，个人使用的职业病防护用品以及职业卫生管理、职业卫生专项经费概算等的分析与评价。

预评价工作程序主要包括准备、实施和完成三个阶段。

二、职业病防护设施设计专篇

职业病防护设施设计是进一步贯彻《职业病防治法》及其配套的相关法规、规范和标准，落实分类、分级管理，确保用人单位提供合格的作业环境，切实履行保障劳动者健康权益的重要体现。根据《职业病防治法》和《建设项目职业病防护设施"三同时"监督管理办法》的有关规定，存在职业病危害的建设项目，建设单位应当编制职业病防护设施设计专篇。职业病防护设施设计专篇编制完成后，属于职业病危害一般的建设项目，建设单位应当组织职业卫生专业技术人员对职业病防护设施设计进行评审，并形成是否符合职业病防治有关法律、法规、规章和标准要求的评审意见；属于职业病危害严重的建设项目，建设单位应当组织外单位职业卫生专业技术人员参加评审工作，并形成评审意见。建设项目进行职业病防护设施设计时，应当尽可能做到预防控制生产过程产生的职业病危害因素，尽可能消除或控制工作场所存在的职业病危害因素，使工作场所中职业病危害因素的浓度或强度低于现行国家职业卫生标准规定的职业接触限值。

1. 职业病防护设施设计原则

① 应符合国家、地方、行业有关职业卫生法律、法规、标准、技术规范的要求。

② 必须以建设项目具体内容为基础。

③ 应具有针对性、可行性和经济合理性。

④ 按职业病危害防护措施等级选择职业病危害防护技术措施。职业病危害防护措施等级包括：直接、间接、警示性职业病危害防护技术措施（包括防尘、防毒、防噪声振动、防暑降温、防电离辐射及非电离辐射等）以及职业卫生教育、培训和有效的个人防护措施。

2. 职业病防护设施设计专篇的主要内容

职业病防护设施设计专篇应当包括以下内容：设计的依据，建设项目概述，职业病危害因素分析，职业病防护设施和有关防控措施及其控制性能，辅助用室及卫生设施的设置情况，职业病防治管理措施，预评价报告补充措施及建议的采纳情况说明，职业病防护设施投资预算，可能出现的职业病危害事故的预防及应急措施，可以达到的预期效果及评价。

（1）设计的依据　防护设施设计主要依据国家职业卫生法律、法规、标准和规范，主管部委批准文件以及建设项目可研报告，职业病危害预评价报告等。

（2）建设项目概述　主要包括建设项目名称、建设地点、建设单位、主要工程内容、岗位设置及人员数量、总平面布置及竖向布置、主要技术方案及生产工艺流程、辅建（构）筑物及建筑卫生学等。对在建设期和建成投入生产或使用后可能产生职业病危害因素的工作场所、工艺设备、原辅材料等重点描述。

（3）职业病危害因素分析　主要根据"建设项目职业病危害预评价报告"，确定建设项目产生或者可能产生的职业病危害因素的种类、来源、特点、分布、接触人数、接触时间、接触频度、预期浓度（强度）范围、潜在危害性、发生职业病的危险程度分析和主要职业病危害因素分布图。

（4）职业病防护设施和有关防控措施及其控制性能　根据建设项目可能产生的职业病危害因素，对应采取的防尘、防毒、防暑、防寒、降噪、减振、防辐射等防护设施的设备选型、设置场所和相关技术参数等内容进行设计；另外还包括与之相关的防控措施，如总平面布置、生产工艺及设备布局、建筑卫生学等。

（5）辅助用室及卫生设施的设置情况　根据建设项目特点、实际需要和使用方便的原则，进行辅助卫生设施设计，包括工作场所办公室、卫生用室（浴室、更/存衣室、盥洗室，以及在特殊作业、工种或岗位设置的洗衣室）、生活卫生室（休息室、就餐场所、厕所）、妇女卫生室等，辅助卫生设施的设计应符合《工业企业设计卫生标准》（GBZ 1—2010）的有关要求。

（6）职业病防治管理措施　包括建设单位拟设置或指定职业卫生管理机构或者组织、拟配备专职或兼职的职业卫生管理人员情况；拟制定职业卫生管理方针、计划、目标、制度；职业病危害因素日常监测、定期检测评价、职业病危害防护措施、职业健康监护等方面拟采取的措施；其他依法拟采取的职业病防治管理措施。

（7）预评价报告补充措施及建议的采纳情况说明　对职业病危害预评价报告中职业病危害控制措施及建议的采纳情况进行说明，对于未采纳的措施和建议应当说明理由。

（8）职业病防护设施投资概算　依据建设单位提供的有关数据资料，对建设项目为实施职业病危害治理所需的装置、设备、工程设施、应急救援用品、个体防护用品等费用进行估算。

（9）可能出现的职业病危害事故的预防及应急措施　对建设项目建设期和建成投入生产或使用后可能发生的急性职业病危害事故进行分析，对建设项目应配备的事故通风装置、应急救援装置、急救用品、急救场所、冲洗设备、泄险区、撤离通道、报警装置等进行设计。

（10）可以达到的预期效果及评价　预测建设项目在采取了设计专篇中各种防护措施的前提下，各作业岗位职业病危害因素预期浓度（强度）范围和接触水平，评价其在建设期和建成投入生产或使用时是否满足职业病防治方面法律、法规、标准的要求。

3. 职业病防护设施设计专篇编写提纲

职业病防护设施设计专篇分为主报告和资料性附件两部分。主报告应全面、概括地反映设计的内容与结果，应用语规范，表达简洁，并单独成册，主要内容应包括建设项目概况、职业病危害因素分析及危害程度预测、职业病防护设施设计、预期效果评价；资料性附件应包括设计依据、工程分析、生产工艺分析、职业病危害因素分析、数据计算过程、预评价报告对策措施及建议的采纳情况说明等原始记录和技术性过程等内容。资料性附件主要内容可参考下文：

（1）前言与项目概况

（2）设计依据

① 法律和法规。

② 规范。

③ 标准。

④ 其他基础文件。

（3）设计范围

（4）工程分析

① 总体布局。

② 产品介绍。

③ 工艺流程。

④ 设计能力。

⑤ 生产设备。

⑥ 生产原辅材料及消耗。

⑦ 劳动定员。

⑧ 生产辅助设施。

（5）职业病危害因素识别与分析

① 化学因素。

② 物理因素。

③ 生物因素。

（6）职业病防护设施设计

① 设计原则。

② 防尘防毒设施设计（包括设计内容、参数与计算、图纸及设备的选型）。

③ 防噪声与振动设施设计（包括设计内容、参数与计算、图纸及设备的选型）。

④ 防暑降温设施设计（包括设计内容、参数与计算、图纸及设备的选型）。

⑤ 防非电离辐射与电离辐射设施设计（包括设计内容、参数与计算、图纸及设备的选型）。

⑥ 照明设施设计。

⑦ 辅助设施设计。

⑧ 应急救援措施设计。

⑨ 职业卫生管理措施设计。

⑩ 其他设（措）施设计。

（7）预评价报告对策措施及建议的采纳情况说明

（8）经费预算

（9）预期效果

三、建设项目职业病危害控制效果评价

根据《职业病防治法》的有关规定，建设项目在竣工后正式投入正常生产前的试运行阶段，项目单位或项目所属用人单位需依法开展职业病危害控制效果评价。

职业病危害控制效果评价（简称效果评价）是指建设项目在竣工验收前，对工作场所职业病危害因素及其危害程度，职业病危害防护措施及效果，以及对作业工人健康的初步影响等做出综合的评价。对于在初步设计阶段进行了职业病防护设施设计的建设项目，控制效果评价报告中应该阐述对防护设施设计中建议的落实、执行情况；对于没有进行职业病危害预评价的建设项目，建议在控制效果评价报告中对建设项目的职业病危害进行分类。

效果评价的主要目的是在建设项目正式投入生产前对其可能存在的职业病危害及其职业病防护效果进行综合评价，对未达到职业病危害防护要求的系统或单元提出职业病控制措施补充建议。另外，效果评价还针对不同建设项目的特征，提出职业病危害的关键控制点和防护的特殊要求，为卫生健康行政部门对建设项目的监督管理和建设单位职业病防治的日常管理提供科学依据。

职业病危害控制效果评价通过技术服务和法治手段进一步强化建设单位职业病防治意识，积极预防、控制和消除建设项目产生的职业病危害，也是贯彻"预防为主"卫生工作方针最积极、最有效的措施，是预防、控制和消除职业病危害的最佳途径；职业病危害控制效果评价可为项目单位今后的职业卫生管理以及卫生健康行政部门开展职业卫生监督工作提供科学依据，是保护劳动者健康权的重要体现。

1. 评价原则

效果评价应遵循国家质量管理的相关规定，科学、公正、客观、真实地开展评价工作。因此，应保证评价工作的独立性，排除非技术人为因素的影响。另外，效果评价工作应在正常生产状态下进行。

2. 评价方法

根据建设项目的具体情况，一般采用现场调查、职业卫生检测、检查表分析法、职业病危害作业分级等方法进行综合分析以及定性和定量评价，必要时可采用其他评价方法。

3. 评价内容

效果评价内容主要包括总体布局及设备布局、建筑卫生学、职业病危害因素及分布、对劳动者健康的影响、职业病防护设施及效果、应急救援措施、辅助用室、个人使用的职业病防护用品、职业健康监护、职业卫生管理措施及落实情况、职业卫生专项经费等。

效果评价工作程序主要包括准备、实施和完成三个阶段。

四、职业病危害现状评价

职业病危害现状评价指对用人单位工作场所职业病危害因素及其接触水平、职业病防护设施及其他职业病防护措施与效果、职业病危害因素对劳动者的健康影响情况等进行连续的综合评价，按《工作场所职业卫生管理规定》（国家卫健委令第5号），职业病危害严重的用人单位，应当委托相应资质的职业卫生技术服务机构，每3年至少进行一次职业病危害现状

评价。

此外，存在职业病危害的用人单位发生职业病危害事故或者国家卫生健康委规定的其他情形的，应当及时委托具有相应资质的职业卫生技术服务机构进行职业病危害现状评价。

现状评价的主要目的是贯彻落实国家有关职业卫生的法律、法规、规章和标准，明确用人单位生产经营活动过程中的职业病危害因素种类及其危害程度，以及职业病防护设施和职业卫生管理措施的效果等，为用人单位职业病防治的日常管理提供科学依据，也可以为政府监管部门对用人单位职业卫生实施监督管理提供科学依据。

1. 评价原则

现状评价应遵循以下基本原则：贯彻落实预防为主、防治结合的方针；遵循科学、公正、客观、真实的原则；应在用人单位正常生产期间进行；遵循国家法律法规的有关规定。

2. 评价方法

根据用人单位职业病危害特点，采用职业卫生调查、职业卫生检测、辐射防护屏蔽计算、职业健康检查、检查表分析、职业病危害作业分级等方法，对用人单位正常生产期间存在职业病危害暴露的劳动者的职业病危害因素接触水平、职业病防护设施效果以及职业卫生管理措施进行综合分析、定性和定量评价。

3. 评价内容

现状评价内容主要包括总体布局、设备布局、建筑卫生学、职业病危害因素、职业病防护设施与应急救援设施、职业健康监护、个人防护用品、辅助用室、职业卫生管理等。

现状评价工作程序主要包括准备、实施和完成三个阶段。

第五节　建设项目职业病危害评价实践

一、某新建发电项目职业病危害预评价

（一）基本情况

1. 项目概况

拟建工程为 $2 \times 660MW$ 超超临界空冷燃煤机组，静态总投资 495485 万元，动态总投资 526379 万元，生产工艺包括燃料运输系统、燃烧制粉系统、热力系统、电气系统、烟气脱硫系统、烟气脱硝系统、除灰渣系统、化学水处理系统、公用工程及辅助设施等 9 个单元，项目占地面积 $69.6hm^2$。

拟建工程实行单元集中控制值班方式，运行实行 5 班 4 运转，运行人员直接由运行部管理，拟建工程全厂定员人数为 200 人，其中生产人员共 174 人，管理人员 26 人，燃料、除灰渣（含灰场）、供水、消防等分厂的运行以及全厂的维护检修均外委，不在全厂定员中。

2. 选址与总体布局

（1）选址　项目拟建地址东临乡村公路，南侧为山前坡地，西侧山谷纵横、地形高差起

伏较大。

（2）总平面布置 本项目厂区分为生产区、辅助生产区和非生产区

① 生产区布置在厂区西部，由南向北依次为直径约 175m 的间冷塔、500kVGIS、主厂房、脱硫设施、储煤筒仓。主厂房 A 列朝南，固定端朝东，向西扩建，出线向南。电厂燃煤接口由电厂北侧煤矿预留接口引接。经输煤转运站一路向东接入电厂储煤筒仓，一路向西转向南经碎煤机室进入主厂房扩建端煤仓间。

② 辅助生产区布置在厂区东部，由南向北依次布置有辅机循环水泵房、辅机冷却塔、化学水车间、综合水泵房、工业废水处理站、燃油库及燃油泵房、启动锅炉房。

③ 非生产区布置在厂区的东北部，主要包括综合办公楼、综合服务楼等。

厂区设置两个出入口，均布置在厂区的东面，北侧为厂区主出入口，正对厂前建筑区，中部为货运出入口（包括酸、碱、油、材料等的运输）。

（3）竖向布置 竖向布置采用阶梯式布置形式。整个厂区共划分为三个阶梯：第一阶梯在厂区的北侧，此阶梯上规划综合办公楼、综合服务楼、食堂、浴室，该区域设计地面标高为 925.00m；第三阶梯在厂区的南侧此阶梯上规划直径约 175m 的间冷塔，该区域设计地面标高为 935.00m；其余部分为第二阶梯，主要为主厂房区及附属生产建筑设施区，该区域设计地面标高为 930.00m。

3. 生产工艺流程与主要生产设备

① 总生产工艺流程。配煤中心来煤经皮带输送机送至主厂房，进入制粉系统，经磨煤机制粉后，送入锅炉燃烧，产生的热能把水加热成蒸汽送入汽轮机膨胀做功，推动汽轮机转动，把热能转变为机械能。汽轮机带动发电机转动，将机械能转变成电能。蒸汽除被送入汽轮机做功外，还有一部分被从汽轮机中抽出接入热网加热器，作为热网加热器热源。锅炉排放的烟气经除尘系统后，由烟囱排入大气中。拟建工程总工艺流程示意图见图 3-1。

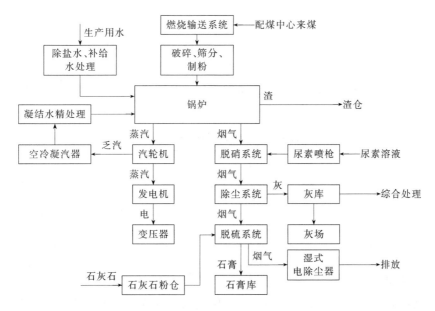

图 3-1 拟建工程总工艺流程示意图

② 主要生产设备。

4. 辅助设施

本项目涉及职业病危害因素的主要辅助设施包括给排水设施、维检修设施、化验室、贮灰场等工程内容。

5. 主要原辅料

（1）燃煤用量　拟建工程拟装设 2 台 660MW 超超临界空冷抽凝式机，组配 2 台 2150t/h 超超临界直流锅炉。锅炉燃煤用量见表 3-1。

表 3-1　锅炉燃煤用量

项目	一台炉		二台炉	
	设计煤种	校核煤种	设计煤种	校核煤种
小时燃煤量/(t/h)	359.3	384.0	718.6	768
日燃煤量/(t/d)	7185.8	7680.4	14371.6	15360.8
年燃煤量/(10^4t/a)	184	196.7	368	393.4

注：日利用小时按 20h 计，锅炉年利用小时按 5122h 计。

（2）脱硫剂　拟建工程 2×660MW 机组，烟气脱硫考虑采用湿式石灰石-石膏法，所采用的吸收剂为石灰石，采用自卸卡车运输方式。石灰石耗量及石膏产量见表 3-2。

表 3-2　石灰石耗量及石膏产量

辅助材料量	设计煤种	校核煤种
石灰石耗量/(t/h)	21.59	21.72
石膏产量/(t/h)	35.06	35.28

注：石灰石氧化钙含量为 50.4%。

（3）脱硝还原剂　拟建工程脱硝拟采用 SCR 尿素还原法进行脱硝，单台机尿素耗量见表 3-3。

表 3-3　单台机尿素耗量

辅助材料量	设计煤种	校核煤种
尿素耗量/(t/h)	0.75	0.748

（4）化学试剂　本项目化学水系统使用的化学药品主要有氨水、联氨、盐酸、氢氧化钠等，其年使用量见表 3-4。

表 3-4　化学药品年使用一览表

序号	原辅材料、产品	主要成分	年用量/t
1	氢氧化钠	NaOH	500
2	盐酸	HCl	500
3	氨水	NH_3	40
4	联氨	N_2H_4	30
5	次氯酸钠	NaClO	40

6. 建筑卫生学

（1）通风与空气调节　本项目车间采用自然进风、机械排风的通风方式。控制室及电子设备间冬夏季采用空调机组，空调机组布置在空调机房内。在固定端的制冷加热站内设置一套制冷加热设备，提供空调系统冷热源。夏季空调冷源采用风冷式冷水机组，冷水供水温度为 7℃，回水温度为 12℃；冬季空调热源采用水-水换热方式，热水供水温度为 60℃，回水温度为 50℃。冷（热）水系统均采用闭式循环。

（2）采光照明　拟建工程照明、采光应拟按《建筑照明设计标准》（GB 50034—2013）和《建筑采光设计标准》（GB 50033—2013）进行设计，以满足生产、生活需要，并设事故照明。主厂房在零米及运转层设置带形窗，汽机房屋顶设平天窗，满足汽机房大进深空间的采光要求，天然采光不足处辅以人工照明；爆炸危险性场所的照明，采用防爆型；在易发生事故及急性中毒的生产场所设置应急照明设施。

（二）评价工作程序

建设项目职业病危害预评价工作程序主要包括准备阶段、实施阶段和完成阶段三个阶段。工作流程参见图 3-2。

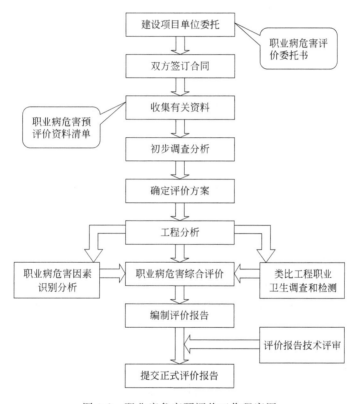

图 3-2　职业病危害预评价工作程序图

（三）合同

对收集资料进行初步分析，对建设项目职业病危害评价类比检测费用进行预算；评价部门根据收集的资料预算评价工作量、工作时间和评价费用；经与委托方协商达成共识，草拟评价合同；进行合同审核，由评价室负责人、检测室负责人、财务科负责人、质量控制办公室负责人和法人分别从资质范围、评价能力、检测能力、法律规范、风险分析方面进行审核；签署合同，接受业务委托。一般简易合同包括评价范围、评价依据、甲乙方提供的条件及所承担的工作责任、报告交付日期、经费及支付方式、违约责任等内容。

（四）实施过程

1. 前期准备工作

组建项目评价小组，收集相关资料，本项目以项目最新版的可行性研究报告为主，另包括法律、法规、规章、规范、标准，同时查阅资料，进行文献检索，必要时向有关单位及专家进行技术咨询。对建设项目进行初步工程分析，筛选重点评价因子，确定评价单元。编制评价方案，内审部门组织技术审查，提出意见，评价小组修改并确定评价方案。

2. 类比调查

① 通过对本项目工程分析，选择与评价项目原材料、生产工艺、生产设备、职业病危害防护措施、职业卫生管理措施等相似的企业进行类比调查。类比企业和拟建项目基本情况可列表进行比较。类比企业以本单位掌握的资料最为便利。

② 评价小组联系类比企业，确定类比调查时间与地点，必要时要求其他部门提供协助。

③ 评价小组到现场进行相关内容类比调查，主要包括职业卫生管理机构和人员、职业卫生管理制度、职业病防护设施、个人职业病危害防护用品、应急救援设施及预案、辅助用室及职业健康监护等。

④ 如类比企业现有检测资料未能满足评价要求，则对类比企业可能产生职业病危害因素的作业岗位进行检测布点，出具检测布点计划，进行采样和检测。

3. 职业病危害因素识别与分析

本项目的职业病危害因素识别主要以结合资料调研、类比调查、工程分析三方面工作进行，评价单元划分，对主要危害因素预测，提出重点评价因子和职业病危害因素关键控制点，描述职业病危害因素分布。职业病危害因素识别与分析还应包括拟建项目建设施工和设备安装调试过程有害因素识别与分析。

4. 职业病危害防护措施分析

本项目的职业病危害防护措施从以下 7 点进行分析：

① 防尘防毒设施、防噪设施、防暑降温设施、防紫外辐射（电焊弧光）设施、防工频电场设施。

② 辅助卫生用室。

③ 个人职业病防护用品，如防尘、防毒、防噪、防振、防暑、防寒等用品。

④ 拟采取的应急救援措施。列出为应对突发职业病危害事件拟采取的应急救援措施，主要包括报警装置、现场急救用品、急救场所、冲洗设备、应急撤离通道和必要的泄险区、事故通风设施、救援装备、防护装备、警示标识等。

⑤ 拟采取的职业卫生管理措施。设置职业卫生管理组织机构，配备专职或兼职的职业卫生管理人员，组织职业卫生培训，按规定制订职业病防治规划及实施方案，建立职业卫生管理制度和操作规程，建立职业卫生档案和劳动者健康监护档案、工作场所职业病危害因素监测及评价制度、职业病危害事故应急救援预案，建立职业病防护设备、应急救援设施和个人使用的职业病防护用品的使用、维护、检修、定期检测制度。

⑥ 设置警示标识及说明。

⑦ 职业病防治专项经费概算。

（五）报告书主要内容

结合所掌握的项目资料特点，同时参考《建设项目职业病危害预评价技术导则》（GBZ/T 196—2007）和《建设项目职业病危害预评价报告编制要求》（ZW-JB-2014-004），本项目的职业病危害预评价报告编写格式主要由主报告和资料性附件两部分组成。

1. 主报告内容

（1）建设项目概况　包括拟建项目名称、拟建地点、建设单位、项目组成及主要工程内容、岗位设置及人员数量等。对于改建、扩建建设项目和技术引进、技术改造项目，还应阐述建设单位的职业卫生管理基本情况以及工程利旧情况。

（2）职业病危害因素及其防护措施评价　概括拟建项目可能产生的职业病危害因素及其存在的作业岗位、接触人员、接触时间、接触频度，可能对人体健康产生的影响及导致的职业病等。针对可能存在的职业病危害因素，给出拟设置的职业病防护设施及其合理性与符合性结论；针对可能接触职业病危害的作业岗位，给出拟配备的个体防护用品及其合理性与符合性结论；针对可能发生急性职业病危害的工作场所，给出拟设置的应急救援设施及其合理性与符合性结论；按照划分的评价单元，针对可能接触职业病危害的作业岗位，给出在可研条件下各个主要职业病危害因素的预期浓度（强度）范围和接触水平及其评价结论。

（3）综合性评价　给出拟建项目拟采取的总体布局、生产工艺及设备布局、建筑卫生学、辅助用室、职业卫生管理、职业卫生专项投资等符合性的结论，列出其中的不符合项。

（4）职业病防护补充措施及建议　提出控制职业病危害的具体补充措施；给出拟建项目建设施工和设备安装调试过程的职业卫生管理措施及建议。

（5）评价结论　确定拟建项目的职业病危害风险类别；给出拟建项目在采取了预评价报告所提防护措施后，各主要接触职业病危害作业岗位的职业病危害因素预期浓度（强度）范围和接触水平，明确其是否能满足国家和地方对职业病防治方面法律、法规、标准的要求。

2. 资料性附件内容（参考）

（1）总论

① 项目背景　包括项目立项意义（社会和经济效益）、任务由来等内容。

② 评价依据　列出评价项目引用的法律法规、技术规范和标准、基础技术资料的名称。

③ 评价目的　确定建设项目在职业病防治方面的可行性，为建设项目的设计提供必要的职业病危害防护对策和建议。

④ 评价范围　原则上以拟建项目可行性研究报告中提出的工程内容为准，主要针对项目投产后运行期存在的职业病危害及防治内容进行评价，还应包括建设期的相关内容。详见项目概况的项目组成。

⑤ 评价内容　主要包括选址、总体布局、生产工艺和设备布局、建筑卫生学要求、职业病危害因素和危害程度及对劳动者健康的影响、职业病防护设施、辅助用室基本卫生要求、应急救援、个人使用的职业病防护用品、职业卫生管理、职业卫生专项经费概算等。

⑥ 评价方法　本项目主要采用类比法、经验法、检查表分析法等；必要时可采用其他评价方法。

⑦ 评价程序　用文字结合框图的方式，表述评价工作过程，包括准备、实施、完成三个阶段。

⑧ 质量控制　用文字结合框图的方式，简述评价全过程质量控制的措施。

（2）工程分析　工程分析主要包括工程概况、选址、总体布局、生产工艺、生产设备及布局、生产过程中的物料、产品、建筑卫生学要求等。

（3）类比调查　适用于采用类比法进行职业病危害预评价工作的建设项目，内容包括类比企业的选择、类比调查内容、类比企业职业病危害因素检测结果。

（4）职业病危害因素识别与分析　在工程分析的基础上划分评价单元；采取类比分析等评价方法，明确生产过程中存在的职业病危害因素以及时空分布；确定重点评价的职业病危害因素。根据评价项目的特点，可以对生产环境、劳动过程中的有害因素进行识别。

用文字或表格的方式，概述职业病危害因素的特性、对人体健康的影响，以及可引起的职业病等。

在工程分析、类比调查、职业病危害因素识别的基础上，应用选定的评价方法，对职业病危害因素的危害程度、职业病危害暴露及接触水平进行分析。

（5）拟采取的职业病危害防护措施　根据可研报告研读和实际调研，对建设项目拟采取的职业卫生管理、职业病防护设施、个人使用的职业病防护用品、职业健康监护、应急救援措施、职业病防治专项经费概算等相关内容进行描述。

（6）职业病危害评价　根据《工业企业设计卫生标准》（GBZ 1）、《工作场所有害因素职业接触限值　第 1 部分：化学有害因素》（GBZ 2.1）、《工作场所有害因素职业接触限值　第 2 部分：物理因素》（GBZ 2.2）等相关职业标准，以及《工业建筑供暖通风与空气调节设计规范》（GB 50019）、《建筑采光设计标准》（GB 50033）、《建筑照明设计标准》（GB 50034）等卫生学要求，对拟建项目的职业病危害进行评价。对不符合要求的，应当阐明其缘由。

内容包括选址、总体布局、建筑卫生学要求、生产工艺及设备布局、职业病危害因素、职业病防护设施、个人使用的职业病防护用品、应急救援、辅助用室、职业卫生管理、职业卫生专项投资等。

（7）补充措施　在对拟建项目进行全面分析、评价的基础上，针对可行性研究报告中存在的不足，提出控制职业病危害的具体补充措施。在职业病防护设施设置方面应尽可能明确地点、种类、技术要求等具体措施建议。

针对拟建项目建设施工和设备安装调试过程的职业卫生管理，参照 GBZ 1、GBZ/T 211、GB/T 11651、GBZ 188 等相关职业卫生法规标准要求，从职业病防护设施、应急救援措施、个体防护用品、职业卫生管理措施及职业卫生专项投资等方面提出控制建设期职业病危害的具体补充措施；明确要求建设单位在施工和设备安装调试结束后应收集的各种文件资料（包括施工过程的职业病危害防治总结报告）；明确要求建设单位在拟建项目施工招标、合同管理及具体施工过程中应履行的职业卫生监管职责。

（8）结论与建议　在全面总结评价工作的基础上，归纳拟建项目的选址、布局、工艺、职业病危害因素、职业病危害程度及防护措施等评价结果；指出存在的问题并以简洁、概括性的语言提出有针对性的建议；确定职业病危害类别；提出拟建项目在职业病危害控制方面的可行性。

（六）评价过程重点解决问题

1. 评价依据

——列举评价依据，评价依据必须现行、有效、准确；避免出现引用的部分法律、法规、标准、规范非现行有效，引用法律、法规、标准、规范不全或过多，相应行业标准未引用或引用不全等。

2. 评价范围

界定评价范围需要做两方面的工作，一方面是界定建设项目工程组成及工程的主要内容，另一方面是界定建设项目职业病危害的评价内容。

对于建设项目的工程组成及工程主要内容的界定，建设项目职业病危害预评价需参考拟建项目可行性研究报告中涉及的工程组成和工程的主要内容，并结合拟建项目实际情况进行分析、确定，尤其对于改建、扩建、技术改造、技术引进项目，还应当包括与拟建项目有关的利旧内容。本项目划分为 9 个评价单元：燃料运输系统、燃烧制粉系统、热力系统、电气系统、烟气脱硫系统、烟气脱硝系统、除灰渣系统、化学水处理系统、公用工程及辅助设施。

对于建设项目职业病危害评价内容，可对所界定的建设项目工程组成和工程主要内容涉及的生产过程中可能产生的生产性粉尘、有毒物质、物理因素等职业病危害因素的浓度或强度及其对劳动者健康的影响，以及对总平面布置、生产工艺及设备布局、车间建筑设计卫生要求、卫生工程技术防护措施的预期效果、个人防护措施、应急救援措施等方面进行评价。

根据相关要求，评价范围中还应该包括拟建项目建设施工和设备安装调试过程中的职业病防治内容。

3. 类比选择及结果引用

类比法是利用同类和相似工作场所检测、统计数据，类推拟建项目的工作场所职业病危害浓度（强度）、职业病危害后果和应采取的职业病防护措施与评价项目进行比较，是目前建设项目职业病危害预评价较为常用的方法。如果选择得好，可使评价结论客观、真实；若选择不好，轻则起不到类比的作用，重则影响评价结论。另外，还应注意的是类比项目的选择，最好是选择本机构亲自检测评价的项目，如果一定要选择非本机构亲自检测评价过的项目，数据的使用必须征得数据拥有者的同意，并有授权书。

本项目与类比工程的相似性比较见表 3-5。

表 3-5　本项目与类比工程可比性分析

项目相关内容	拟建项目	类比工程	可比性
地理位置	山西省××市	山西省××县	相近
生产工艺	火力发电	火力发电	相同
产品	电能	电能	相同
燃料	中煤，游离 SiO_2 含量为 8.67%	中煤，游离 SiO_2 含量 4.38%	煤尘游离 SiO_2 均小于 10%
装机容量	2×660MW 超超临界燃煤发电机组	2×600MW 超临界燃煤发电机组	相近
锅炉	超超临界参数、直流锅炉；单炉膛"∏"形布置、一次中间再热、平衡通风、全钢架悬吊结构	超临界变压直流炉、单炉膛、一次中间再热、平衡通风、全封闭布置、固态排渣、全钢构架、全悬吊结构"∏"形燃煤锅炉	相近
燃料输送系统	带式输送机	带式输送机	相同
燃烧系统	通过输煤皮带送至主厂房除氧煤仓间，再通过给煤机、磨煤机将原煤送入炉膛进行燃烧	燃煤通过卸煤沟、碎煤机、给煤机、磨煤机，最后进入炉膛燃烧	本项目无卸煤沟，较类比简单
除尘设施	采用电除尘器＋湿式静电除尘器，除尘效率大于 99.99%	配静电除尘器	较类比先进

续表

项目相关内容	拟建项目	类比工程	可比性
脱硫系统	采用石灰石-石膏湿法脱硫工艺	采用石灰石-石膏湿法脱硫工艺	相同
脱硝系统	选择性催化还原法（SCR），还原剂为尿素	选择性催化还原法（SCR），还原剂为尿素	相同
除灰渣系统	采用灰渣分除方式,锅炉排出的底渣采用干式机械除渣,干灰采用正压气力输送系统,厂外采用汽车运输	采用灰渣分除的干式除灰渣系统,飞灰采用正压气力输送方式,分别送至厂内渣仓和灰库贮存,厂外采用汽车运输	相近
化学水处理系统	使用氢氧化钠、盐酸、氨、联氨等化学试剂	使用氢氧化钠、盐酸、氨、联氨等化学试剂	相同
主要职业病危害因素	煤尘、矽尘、石灰石粉尘、石膏粉尘、电焊烟尘、尿素、一氧化碳、二氧化氮、氨、联氨、硫酸、氢氧化钠、盐酸、氯、硫化氢、氟化物、电焊弧光、噪声、高温、工频电场	煤尘、矽尘、石灰石粉尘、石膏粉尘、电焊烟尘、尿素、一氧化碳、二氧化氮、氨、联氨、硫酸、氢氧化钠、盐酸、氯、硫化氢、氟化物、电焊弧光、噪声、高温、工频电场	相同

4. 职业病危害因素识别与分析

（1）项目中可能存在的职业病危害因素　本项目在生产过程中可能存在的职业病危害因素有噪声、粉尘、高温、化学毒物和工频电磁场等。粉尘主要为煤尘、矽尘、石灰石粉尘、石膏粉尘。化学毒物主要为一氧化碳、二氧化硫、二氧化氮、尿素、氨、联胺、盐酸、硫酸、氢氧化钠、硫酸、六氟化硫及其分解产物氟化物、氯、硫化氢、柴油、烃类化合物等。本项目其他非常态作业过程中、生产环境和劳动过程中的职业病危害因素如维修间的电焊工人可接触到的一氧化碳、二氧化氮、臭氧、锰及其化合物、电焊弧光、电焊烟尘。

（2）重点评价因子　根据对本项目生产工艺、设备及所使用的原料、辅料和产物的综合分析，结合检测方法和职业接触限值，选择化学毒性大、用量或生成量较大、作业人员接触机会大、有检测方法和职业接触限值的职业病危害因素作为重点评价因子确定的原则。本项目重点评价因子包括煤尘、矽尘、石灰石粉尘、石膏粉尘、电焊烟尘、锰及其化合物、尿素、一氧化碳、二氧化氮、氨、联氨、硫酸、氢氧化钠、盐酸、氯、硫化氢、电焊弧光、噪声、高温、工频电场等。

（3）职业病危害因素关键控制点　需要重点关注并在建设中着重落实职业病危害因素的关键控制点（表 3-6）。

表 3-6　职业病危害因素的关键控制点

职业病危害因素	工种	设备/场所	关键控制措施
煤尘	皮带巡检工	皮带头尾落差处	①防尘设计:密闭;配备除尘设施;喷雾抑尘;远程控制,减少工作人员接触粉尘的时间。 ②个体防护:戴防尘口罩。 ③职业健康监护
矽尘	锅炉巡检工	锅炉各运转层	①防尘设计:密闭;配备除尘设施;远程控制,减少工作人员接触粉尘的时间。 ②个体防护:戴防尘口罩。 ③职业健康监护
	卸灰工	锅炉卸灰口	①防尘设计:密闭;配备除尘设施;喷雾抑尘;远程控制,减少工作人员接触粉尘的时间。 ②个体防护:戴防尘口罩。 ③职业健康监护
	卸渣工	锅炉卸渣口	

职业病危害因素	工种	设备/场所	关键控制措施
氨、联氨	凝结水精处理系统巡检工	氨、联氨贮存间和加药间	①防毒设计：密闭化、机械化、管道化；通风排毒；监测报警；制定操作规程，并要求作业人员严格遵守操作规程。 ②个体防护：戴防毒面具。 ③职业健康监护
盐酸、氢氧化钠	锅炉及热网补给水系统巡检工	盐酸、氢氧化钠贮存间、计量间、加药间	①防毒设计：密闭化、机械化、管道化；通风排毒；制定操作规程，并要求作业人员严格遵守操作规程。 ②个体防护：戴防毒面具。 ③职业健康监护
	废水处理巡检工	盐酸、氢氧化钠加药间	
硫酸	废水处理巡检工	硫酸储罐间	
氯、硫化氢	清淤工（外委）	污水处理间	①个体防护：戴防毒面具。 ②配备报警装置。 ③严格执行操作规程。 ④人员监护
噪声	皮带巡检工	碎煤机、滚轴筛、驱动电机等	①降噪设计：减振；隔声；消声；吸声。 ②个体防护：戴防噪声耳塞。 ③职业健康监护
	锅炉巡检工	送风机、一次风机、密封风机、引风机、磨煤机、稀释风机	
	汽机巡检工	汽轮机、高压加热器、低压加热器、电动给水泵、疏水泵、循环泵等	
	电气巡检工	发电机	
	脱硫巡检工	氧化风机、吸收塔浆液循环泵等	
	制样工	破碎机	
	锅炉及热网补给水系统巡检工	除盐水泵等	
	废水处理巡检工	工业废水间清水泵、经常性废水输送泵、给煤废水间洗水泵等	
高温	锅炉巡检工	锅炉各运转层	缩短工人在高温场所的作业时间；设置通风降温措施；休息室设置空调；提供清凉饮料
	汽机巡检工	汽轮机、蒸汽管道	
	电气巡检工	发电机	

（4）职业病危害因素分布　职业病危害因素及主要存在环节见表3-7。

表 3-7　职业病危害因素及主要存在环节

评价单元	岗位	预计定员/人	作业场所（设备/地点）	职业病危害因素	拟接触频次	预测接触方式
燃料运输系统	皮带巡检工	29	输煤皮带、犁煤器、转运站、给煤机、滚轴筛、碎煤机等	煤尘、噪声	每2h巡检一次，一次30min	巡检
燃烧制粉系统	锅炉运行工	40	给煤机、磨煤机	煤尘、噪声	每2h巡检一次，一次30min	巡检
			密封风机、一次风机、送风机、引风机等	噪声		
			锅炉	矽尘、一氧化碳、二氧化氮、二氧化硫、噪声、高温		

续表

评价单元	岗位	预计定员/人	作业场所（设备/地点）	职业病危害因素	拟接触频次	预测接触方式
热力系统	汽机巡检工	40	汽轮机、发电机、给水泵、凝结水泵、冷却水泵、凝汽器、加热器、循环水泵、发电机、真空泵、补水泵等	噪声	每 2h 巡检一次，一次 30min	巡检
			蒸汽管道、加热器、汽轮机等	高温		
电气系统	电气巡检工		高压输电设备、变压器、配电装置	噪声、工频电场	每 4h 巡检一次，一次 15min	巡检
			蓄电池室	硫酸、铅	每 4h 巡检一次，一次约 5min	巡检

（5）问题分析 职业病危害因素识别是建设项目职业病危害评价工作的基础，在工作中应遵循全面识别、主次分明、定性与定量相结合原则。职业病危害因素识别工作的重点是现场调查，而在建设项目职业病危害预评价时，重点则是类比工程进行的现场资料调研的感性认识，同时结合设计资料（可行性研究报告、初步设计等）提供的工程设想、文献检索、专家咨询等。

生产过程中产生的危害因素，我们往往只从投入的原辅料和产出物中识别，很容易就忽略中间产物，这种问题在对化工企业的评价中尤为常见。解决的办法，除了要求项目单位提供尽可能详细的工艺资料外，积极地查阅文献、相关行业书籍应能有效避免缺项、漏项的问题。

在评价过程中，也经常遇到项目中可能出现的众多危害因素，特别是化学毒物。比如在一些项目中，尤其是机械加工行业，使用很多的溶剂，而这些溶剂的成分又是很复杂的，如何甄别和筛选这些危害因素呢？我们可以考虑将以下几个方面作为加强危害预测、进一步定量识别的依据：

① 可能存在的有害因素对人体危害性大、毒性高。

② 类比现场浓度（强度）较高、出现机会多。

③ 预计接触的劳动者较多，或劳动者接触的机会多。

④ 有国家职业接触限值标准和采样检测国家标准。

5. 重点危害因素防护措施分析

（1）项目中的防尘毒措施（举例） 本项目除灰渣系统的主要职业病危害因素是矽尘，其除尘设计内容见表 3-8，防尘措施检查见表 3-9。

表 3-8 除灰渣系统除尘设计内容

评价单元	除尘设计内容
除灰渣系统	①渣仓仓顶拟设布袋除尘器。 ②除尘器的灰由密闭的管道输送到灰库,在每座灰库顶部均拟设布袋除尘器。 ③灰库拟设湿式搅拌机。 ④气力除灰系统的设备、管线、阀门做到严密不漏,发现泄漏处及时处理。 ⑤在渣仓间和灰库内拟设地面冲洗设施,冲洗污水由排污泵送至工业废水管网系统。 ⑥干贮灰场内设喷洒水池并有完善的供水设施。场内配备喷洒机具,其中至少有 1 辆洒水车

表 3-9　防尘措施检查

检查项目	检查依据	检查情况	检查结果
灰库、渣库、除尘器下应设置地面清扫及排污设施	《火力发电厂职业卫生设计规程》(DL 5454—2012)	除灰渣系统拟全部采用封闭式的输送、贮存和运输,减少粉尘泄漏。在渣仓间和灰库内拟设地面冲洗设施,冲洗污水由排污泵送至工业废水管网系统	符合

类比工程除灰渣系统采用的防尘措施包括选择具有足够刚度的除尘器灰斗及其附件材料防止灰尘泄漏；灰库设有调湿灰装密闭自卸汽车设施两套,湿灰在运输前首先要加 15％～30％的水,并要求搅拌均匀；干灰则采用罐车密闭运输；灰库顶设脉冲式布袋除尘器；运灰车辆出厂前要进行表面冲洗,保证车辆表面清洁。

本项目除灰渣系统防尘设计与类比工程类似,类比工程除灰操作工接触到的矽尘（总尘、呼尘）的时间加权平均浓度超过职业接触限值,因此本项目除灰渣系统的矽尘危害应该作为重点职业病危害因素之一,在职业病防护设施设计中应予以重点关注。预评价报告应该针对本项目除灰渣系统防尘措施设计不完善的地方提出有针对性的补充建议,如从灰仓、渣仓装卸炉灰、炉渣时,应设置必要的防尘措施（如设置密封罩,覆盖整个汽车车厢；合理设计运灰罐车与落灰口的衔接装置,如金属软连接,保证装卸过程的密闭化操作）,减少灰渣溢出,同时应及时清扫地面积尘。卸灰渣控制室单独布置,并应保证其门窗的密闭性,控制室进风口应设置在空气洁净区。

（2）问题分析　关键控制点的职业病危害防护措施分析,主要针对项目提出的职业病危害因素防护设施设计资料的可行性进行分析,而在大部分的项目中,尘毒因素又是普遍存在的危害因素,是重中之重,因此在许多行业项目的评价中都使用大量篇幅对防尘防毒设施进行了描述。

建设项目在进行职业病危害预评价阶段,往往只是在可行性研究阶段或初步设计阶段,所以防护设施的设计大多只是一个初步的设想、原则的设计。如果到具体的风机功率、风管长短、风流的组织等,那就已经进入施工设计阶段了。所以在进行防护设施分析时,我们通常的做法是列出可研或初步设计的防护设施,然后借鉴类比工程防护设施的可取之处,结合《工业企业设计卫生标准》（GBZ 1—2010）,进行分析,提出建议。

如上述实例项目,因为在实施职业病危害预评价工作时,项目只处于可行性研究阶段,在防尘防毒方面,设计部门只提出了原则性的方案,所以我们在可行性研究报告中,看到的防尘防毒设施,几乎每个车间或区域都一样的,而且内容很少,这时我们就要有针对性地分析每一个存在重点危害因素的车间或区域工艺及人员设置情况,结合掌握的类比资料和文献资料,有针对性地提出职业病危害因素防护设施,作为企业或设计部门进行具体防护设施设计及施工的指引。

6. 建设项目职业病危害分类定性

目前对建设项目进行职业病危害分类时,主要依据国家卫健委《关于公布建设项目职业病危害风险分类管理目录的通知》（国卫办职健发［2021］5 号）（以下简称《目录》）的规定进行判定,该目录是根据《国民经济行业分类》（GB/T 4754）,对主要行业按照《职业病危害因素分类目录》所列各类职业病危害因素及其可能产生的职业病和建设项目可能产生职业病危害的风险程度进行的分类,分为职业病危害一般和职业病危害严重两类。《目录》由国家卫健委定期修订公布。该目录是指导职业卫生技术服务机构对建设项目职业病危害进行分类定性的基础性文件，同时《目录》第四条第二款规定，在实际运用中，如果建设项目拟采用的原材料、主要生产工艺和产品等可能产生的职业病危害的风险程度，与其在《目录》中所列行业职业病危害的风险程度有明显区别的，建设单位和职业卫生技术服务机构可以通过职业病危害预评价作出综合判断，根据评价结果确定该建设项目职业病危害的风险类别。所以在实际评价中如何定性，职业卫生技术服务机构是有一定的自由裁量权的，但这种自由裁量权一定要慎用，把握的原则就是拟建项目职业病危害的风险程度要与《目录》所列行业的定性有明显区别。

7. 建议

建议是预评价报告的核心内容之一，通过对拟建工程存在的主要职业病危害因素危害程度和拟采取的职业卫生防护措施的综合分析，对可行性研究报告中未设计的和设计不够完善的职业病防护措施进行补充和完善，同时给出拟建项目建设施工和设备安装调试过程的职业卫生管理措施及建议，建议需具有针对性和可行性，供设计单位在编写初步设计职业卫生专篇时参考。建议的内容还要注意在逻辑关系上不要与建设项目拟采取的防护措施有重复。

8. 结论

结论需明确描述建设项目在选址、总体布局、生产工艺及设备布局、职业病防护设施、个人使用的职业病防护用品、建筑卫生学和辅助用室、应急救援、职业卫生管理这八方面是否达到要求。同时准确列出项目可能涉及职业病危害因素及建设项目职业病危害分类。

（七）关键问题点评

在建设项目职业病危害预评价中，找到一个符合要求的类比工程，整个评价工作就已经成功了一半。本实例项目中我们找到了一个有说服力的类比对象，无论是从地理位置、产品及生产能力、生产部分组成、辅助设施部分组成，还是从生产工艺、主要设备、劳动定员、管理制度，与拟建项目非常类似，所以评价工作也得以顺利开展。但不是每个建设项目都有能找到对应完整的类比对象，因此，在实际工作中可以采取评价单元类比或岗位类比的方法，以评价单元或工作岗位分别找出类比对象，这样做会增加工作量，但针对一些我们较少接触的行业或生产岗位，增加一定的感性认识，对预评价工作是非常有用的。预评价的关键在于为初步设计服务，根据职业卫生相关标准的要求，指出可行性论证中防护设计存在的不足，尤其是原则性的不足，为其合理化设计提供依据，以便进一步优化和完善防护设计。

二、某铝合金厂建设项目职业病危害控制效果评价

（一）基本情况

1. 项目概况

某铝合金有限公司出资建造年产约 2×10^4 t 铝合金溶液生产线。该项目于 2005 年取得立项并开始建设，2006 年建成投入试运行，属新建项目。

项目拟建于某市某开发区。根据市政规划，所在地为综合工业区，该地块周围没有农

田、学校，非自然疫源地，项目总占地面积约 $2 \times 10^4 \mathrm{m}^2$。

项目由生产车间和辅助设施组成。生产车间主要包括切粉车间、熔解车间、出汤车间；辅助设施包括空压机房、变压器房、维修区等。

该公司生产操作人员 39 人，实行四班三运转制，每班每天工作 8h，每年工作约 250 天。

2. 总体布局

（1）总平面布置　该公司厂区地界为一个略向东北倾斜的较规则矩形形状，东西方向边长约 152m、南北方向宽约 155m。首期建筑内容占地面积约 6000m²，主要建筑有一栋联合厂房，其中包括 2 层办公楼，该厂房位于厂区南部，厂区北部为后期工程发展用地。

（2）竖向布置　场地现状较为平坦，厂区竖向设计采用平坡式布置，厂区雨水由道路雨水口收集后，通过厂区雨水管道排出厂外。

3. 生产工艺流程与主要生产设备

该项目主要的生产工艺为碎渣、切粉、投料、干燥、熔解、浇包、保温、出汤。生产工艺流程见图 3-3。

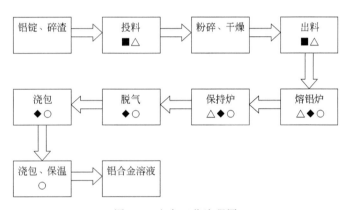

图 3-3　生产工艺流程图

△ 噪声；■ 粉尘；◆ 化学毒物；○ 高温

4. 辅助设施

本项目涉及职业病危害因素的主要辅助设施包括空压机房、变压器房、维修区等。

5. 原辅料及产品

（1）原辅料　详见表 3-10。

表 3-10　主要原材料及辅助材料表

名称	年消耗量/t	主要成分
A356 铝合金锭	12000	Al、Si
N408H（添加剂）	37	K、Cl、O、F、Al、Si、

（2）产品　详见表 3-11。

表 3-11　产品生产一览表

序号	产品名称	产量/（t/a）
1	铝合金溶液	21000
2	其他副产品	200

6. 建筑卫生学

（1）通风与空气调节　本项目车间采用全面机械通风换气系统，部分热辐射工位以与送冷风相结合的方式进行通风换气。

（2）采光照明　车间照明采用金属卤素灯，防爆区域内的灯具为防爆型荧光灯或白炽灯。生活间主要采用荧光灯。在烟囱等高耸建筑物上安装航空障碍灯。按照规范要求，在车间、生活间主要出口和通道设应急照明、自带蓄电池的疏散指示灯。

（二）工作程序

建设项目职业病危害控制效果评价工作程序主要包括业务洽谈与前期准备、实施和完成三个阶段。工作程序参见图 3-4。

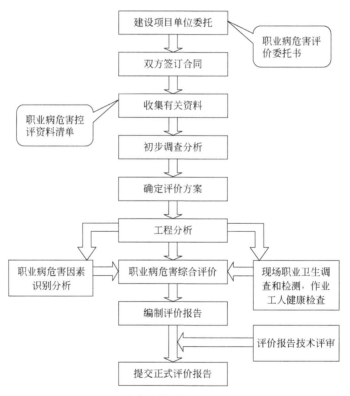

图 3-4　职业病危害控制效果评价工作程序图

（三）合同

对收集资料进行初步分析，对建设项目职业病危害评价检测费用进行预算；评价部门根据收集的资料预算评价工作量、工作时间和评价费用；经与委托方协商达成共识，草拟评价合同；进行合同审核，由评价室负责人、检测室负责人、财务科负责人、质量控制办公室负责人和法人分别从资质范围、评价能力、检测能力、法律规范、风险分析方面进行审核；签署合同，接受业务委托。一般简易合同包括评价范围、评价依据、甲乙方提供的条件及所承担的工作责任、报告交付日期、经费及支付方式、违约责任等内容。

（四）实施过程描述

1. 前期准备工作

组建项目评价小组，收集相关资料，包括：项目背景、工程资料、法律、法规、规章、规范、标准，同时查阅资料，进行文献检索，必要时向有关单位及专家进行技术咨询。对建设项目进行初步调查和工程分析，筛选重点评价因子，确定评价单元。编制职业病危害控制效果评价方案，内审部门组织技术审查，提出意见，评价小组修改并确定评价方案。

2. 职业病危害因素调查与分析

结合项目资料调研、现场调查、工程分析等方面资料进行评价单元划分，对主要危害因素进行识别，提出重点评价因子和职业病危害因素关键控制点，描述职业病危害因素分布。

3. 职业病危害因素检测与评价

根据职业病危害因素识别及分布情况，结合工作制度及劳动定员，制订工作场所职业病危害因素检测计划，在达到基本生产能力，生产比较稳定的条件下，按照《建设项目职业病危害控制效果评价报告编制要求》（ZW-JB-2014-003）、《工作场所空气中有害物质监测的采样规范》（GBZ 159）、《工作场所空气有毒物质测定》（GBZ/T 160、GBZ/T 300）、《工作场所空气中粉尘测定》（GBZ/T 192）、等的有关要求进行职业病危害因素检测，并对检测结果进行分析评价。

4. 职业病防护设施分析

通过职业卫生现场调查，了解职业病防护设施的分布、设置及运行情况，同时了解建设单位对防护设施的日常维护情况。当工作场所职业病危害因素的浓度或强度超标时，应对防护设施的防护效果进行检测，分析超标原因，最后对防护设施进行评价。

5. 其他

职业卫生现场调查与评价包括个人职业病防护用品、建筑卫生学及辅助卫生用室、职业卫生管理情况、职业健康监护情况的调查与评价。

6. 结论与建议

编制完成的报告书，经技术评审后提交建设单位。

（五）编写报告提纲

职业病危害控制效果评价报告书编写主要包括以下内容，编写格式见《建设项目职业病危害控制效果评价报告编制要求》（ZW-JB-2014-003）。本项目的职业病危害控制效果评价报告编写格式主要由主报告和资料性附件两部分组成。

1. 主报告内容

（1）建设项目概况 包括建设项目名称、规模、建设地点、建设单位、主要工程内容、试运行情况、职业病防护设施设计执行情况及建设施工和设备安装调试过程等，并划分评价单元。

（2）职业病危害评价　按照划分的评价单元，针对职业病危害因素的来源、特点及分布，给出所设置的职业病防护设施及其合理性与有效性评价结论；针对各接触职业病危害因素的作业岗位，给出所配备的个体防护用品及其符合性与有效性评价结论；针对接触职业病危害因素的作业岗位、接触人员、接触时间与接触频度等，给出各主要职业病危害因素的接触水平及其符合性评价结论；针对可能发生急性职业病危害的工作场所，给出所设置的应急救援设施及其合理性与符合性评价结论。给出建设项目所采取的总体布局、生产工艺及设备布局、建筑卫生学、辅助用室、应急救援措施、职业卫生管理、职业健康监护等符合性评价的结论，并列出其中的不符合项。

（3）职业病防护补充措施及建议　针对建设项目试运行阶段存在的不足，提出控制职业病危害的具体补充对策措施。在职业病防护设施方面应尽可能明确其设置地点、设施种类、技术要求等内容，在职业卫生管理方面应说明各类制度的具体内容、执行要求等，以便建设单位进行整改，并描述建设单位整改情况。

（4）评价结论　明确建设项目的职业病危害风险类别；明确建设项目当前是否满足国家和地方对职业病防治方面法律、法规、标准的要求；正常生产过程中，在采取了控制效果评价报告所提对策措施和建议的情况下，能否符合国家和地方对职业病防治方面法律、法规、标准的要求。

2. 资料性附件内容（参考）

（1）总论　包括以下内容：

① 项目背景　包括项目建设意义（社会效益和经济效益）、评价任务由来等内容。

② 评价依据　包括评价项目引用的法律、法规和规章、技术规范和标准以及项目单位提供的基础技术资料等。

③ 评价目的　贯彻国家有关法律，明确项目产生的职业病危害因素，分析其危害，评价职业病危害防护措施及效果，提出职业病控制措施的建议，提出职业病危害的关键控制点和防护的特殊要求等。

④ 评价范围　以建设项目实施的工程内容为准，主要针对试运行期间职业病防护设施及其效果和职业卫生管理措施等进行评价。改建、扩建项目和技术引进、技术改造项目应对其利旧工程内容进行评价。

本项目是新建项目，不存在利旧的问题，因此本次评价的评价范围为目前已经建成并正在运行的生产车间，主要包括：切粉车间、熔解车间、出汤车间及其辅助设施。

⑤ 评价内容　主要包括总体布局及设备布局的合理性，建筑卫生学要求、职业病危害因素及分布、对劳动者健康的影响程度、职业病防护设施及效果、辅助用室要求、个人使用的职业病防护用品、职业健康监护、职业卫生管理措施及落实情况等。

⑥ 评价方法　一般采用职业卫生现场调查法、职业卫生检测、职业健康检查等方法收集数据和资料，并结合职业病防护设施、个人职业病防护水平和定量分级结果，对试运行期间作业人员的职业病危害因素接触水平及职业健康影响进行评价，并可通过检查表分析法评价职业卫生管理措施等。

⑦ 评价程序　用文字结合框图的方式，表述评价工作过程，包括准备、实施、完成三个阶段。

⑧ 质量控制　用文字结合框图的方式，简述评价全过程质量控制的措施。

（2）项目概况及试运行情况　主要包括工程性质、规模、地点、建设情况、"三同时"执行情况，对于改建、扩建项目和技术引进、技术改造项目还应明确工程的利旧情况。

本项目建成投入试运行以来，设备运行正常，没有发生职业危害事故。目前，日均生产能力达到最大设计生产能力的 80% 以上。

（3）总体布局及设备布局调查　本项目占地面积 22700m²，厂区地界为一个略向东北倾斜的较规则矩形形状，东西方向边长约 152m、南北方向宽约 155m。首期建筑内容占地面积约 6108.2m²，主要建筑有一栋 6158.4m² 的联合厂房，其中包括 2 层办公楼，该厂房位于厂区南部，厂区北部为后期工程发展用地。

本项目的设备主要是切粉粉碎机、切粉干燥机、集尘机、熔解炉、保持炉、浇包加热机、自备发电机、空压机、冷却水装置等。

参考《工业企业设计卫生标准》（GBZ 1—2010），运用检查表法对其总体布局及设备布局进行评价。得出：本项目能够结合工厂生产特点及建设场地的形状，进行总体规划，生产设备以工艺路线为基础，将生产设备按工艺流程布置在生产车间内，功能分区明确，物流便捷、顺畅，基本符合《工业企业设计卫生标准》（GBZ 1—2010）中的有关要求。

（4）职业病危害因素调查、检测与评价　概述生产过程中的职业病危害因素及分布，分析生产环境及劳动过程中的职业病危害因素，了解劳动定员及人员接触职业病危害因素情况。明确化学因素、粉尘、物理因素、生物因素、不良气象条件等各种职业病危害因素的检测方法、仪器、条件、频次、检测点设置等内容。检测结果经整理分析后，用简洁的文字、图表等进行合理表述，并对结果进行评价。本项目的职业病危害因素检测结果与评价如下：

① 工作场所空气中化学毒物及粉尘检测结果显示，在正常生产情况下，各工作场所化学物质、粉尘的浓度均低于现行规定的职业接触限值，化学毒物及粉尘对劳动者的健康影响较小。（略具体检测数据）

② 本项目噪声主要存在于熔铝炉、保持炉旁和冷渣破碎机旁等岗位。检测结果显示，所检测的 15 个噪声作业点中熔铝炉旁、保持炉旁和冷渣破碎机旁 3 个作业岗位超过了《工作场所有害因素职业接触限值　第 2 部分：物理因素》（GBZ 2.2—2007）规定的职业卫生接触限值，项目单位应进一步加强防噪声设施的建设以及作业工人的个人防护，尽量减少工作场所噪声对作业工人的健康影响。（略具体检测数据）

③ 本项目高温主要存在于熔铝炉、保持炉旁、灰搅机、浇包加热机和出汤车间出料口。检测结果显示，所检测的工作岗位中保持炉旁、出汤车间出料口的湿球黑球温度（WBGT）指数超过《工作场所有害因素职业接触限值　第 2 部分：物理因素》（GBZ 2.2—2007）中的职业接触限值，其余岗位高温均未超标。（略具体检测数据）

（5）职业病防护设施调查与评价　调查防护设施设置、设计能力及运行情况，防护设施维护情况，并对防护设施防护能力进行检测。调查的主要内容包括防尘、防毒、噪声与振动控制、防暑降温、防潮防寒、防辐射、事故通风等。最后对防护设施进行评价。（略具体检测数据）

① 防尘防毒效果评价　工作场所空气中化学毒物和粉尘的检测结果表明，所检测的化学毒物和粉尘浓度均未超过职业接触限值。运行期间生产工人的职业健康检查结果显示，暂未发现化学毒物和粉尘作业引起的职业性损伤。以上分析表明，本项目的防尘防毒设施在正常运行情况下，能有效地降低工作场所有毒有害作业岗位的化学毒物和粉尘浓度，作业工人受到化学毒物和粉尘危害影响较小，防尘防毒设施达到预期控制效果。

② 防噪声效果评价　工作场所噪声检测结果显示，有 3 个检测点的噪声强度按其接触时间超过了《工作场所有害因素职业接触限值　第 2 部分：物理因素》（GBZ 2.2—2007）中的噪声接触限值。项目单位应进一步加强防噪声设施的建设，尽量减少工作场所噪声对作业工人的健康影响。

本项目在设备安装时也加装了各种防震减震设施，但生产车间仍有部分操作岗位噪声强度超过国家职业接触限值。运行期间噪声作业工人职业健康检查的结果提示有 2 位工人纯音听力测试结果异常，疑早期噪声性听力损伤，考虑此类企业的噪声控制技术仍受到一定的限制。目前，加强个人防护、减少工人噪声暴露是较为切实可行方法。

③ 防暑降温效果评价　本项目中生产性热源工作岗位存在高温作业，检测结果显示，所检测的工作岗位中保持炉旁、出汤车间出料口的 WBGT 指数超过《工作场所有害因素职业接触限值　第 2 部分：物理因素》（GBZ 2.2—2007）中的职业接触限值，其余岗位高温均未超标。项目单位应根据气温的变化，及时开启空调系统，降低高温对作业员工的危害。现场调查发现，生产车间对发热设备进行了一定的隔热处理，同时对操作岗位进行送冷风处理。

考虑到项目所在地区夏季炎热，项目单位应在保证此类岗位送风设施正常运行的情况下，加强个人防护，为作业人员配备防热工作服、防热工作帽、防护眼镜、隔热面罩、隔热手套、隔热靴和护腿等个人防护用品，当作业地点气温 WBGT 超过职业卫生接触限值时应采取局部降温和综合防暑措施，并应减少接触时间，增加工间休息次数和时间，合理安排作息制度，采取小轮班，以减少生理反应的紧张程度，缩短持续劳动时间，做到勤轮换。对高温作业工种的工人应供应含盐清凉饮料（含盐量为 0.1%～0.2%）。

（6）个人使用的职业病防护用品调查与评价　包括防护用品配置种类、数量及参数调查，防护用品使用管理制度及执行情况调查和防护用品评价。（略具体检测数据）

本项目工人日常工作着装基本要求为戴工作帽、穿工作服、戴工作手套、穿安全鞋。同时该公司按照不同岗位为工人配备个人防护用品。安全鞋、工作服实行在到期的情况下"以破换新"的原则，因工艺设备构成的损坏，经安全主任确认后，可重新办理领用。工作场所现场调查见劳动者均按要求佩戴个人防护用品。

（7）建筑卫生学及辅助用室调查与评价　建筑卫生学调查与评价主要包括建筑结构、采暖、通风、空气调节、微小气候等的调查、检测（包括检测方法、仪器、条件、频次、检测点设置等内容）与评价。辅助用室调查与评价主要包括工作场所办公室、生产卫生室（浴室、存衣室、盥洗室、洗衣房）、生活室（休息室、食堂、厕所）、妇女卫生室、医务室等的调查与评价。（略具体检测数据）

（8）职业卫生管理情况调查与评价　相关内容包括：职业卫生管理组织机构及人员，职业病防治规划，实施方案及执行情况，职业卫生管理制度与操作规程及执行情况，职业病危害因素定期检测制度，职业病危害的告知情况，职业卫生培训情况，职业健康监护制度，职业病危害事故应急救援预案、实施及演练情况，职业病危害警示标识及中文警示说明的设置情况，职业病危害申报情况，职业卫生档案管理，职业病危害防治经费预算与落实等。

（9）职业健康监护情况分析与评价　包括职业健康监护制度的落实情况、职业健康检查结果、职业禁忌证、疑似职业病和职业病患者的管理等。（略具体检测数据）

（10）结论　在全面总结评价工作的基础上，归纳拟建项目的职业病防护设施、职业病危害因素及危害程度、个人使用的职业病防护用品、建筑卫生学及辅助用室、职业卫生管理等的评价结果，指出存在的主要问题，最后对该建设项目职业病危害控制效果做总体评价。

（11）建议 在对建设项目全面分析、评价的基础上，针对试生产阶段存在的职业病防护措施的不足，从组织管理、工程技术、个体防护、卫生保健、应急救援等方面，综合提出职业病危害控制措施的建议。

（六）评价过程重点解决问题

1. 职业病危害因素识别

结合项目资料调研、现场调查、工程分析等方面资料进行评价单元划分，对主要危害因素进行识别，提出重点评价因子和职业病危害因素关键控制点，描述职业病危害因素分布。

（1）评价单元 该项目划分为四个评价单元：切粉车间、熔解车间、出汤车间和辅助设施。

（2）存在的职业病危害因素 评价小组通过对生产工艺、生产设备、原辅料等的综合分析和职业卫生现场调查，确定该项目主要职业病危害因素有化学毒物（锰及其化合物、氮氧化物、一氧化碳、二氧化碳、二氧化硫）、粉尘（铝合金尘、电焊烟尘）、高温、噪声、紫外辐射、工频电场等。

化学毒物主要来源于液化气燃烧、辅助设施保全置场维修过程中的临时电焊作业和分析室进行的分析试验等；粉尘中的铝合金尘、氧化铝尘主要来源于切粉、熔解、出汤等作业，电焊烟尘主要来源于保全置场的临时电焊作业；噪声主要是机械设备运行时产生的；高温的主要热源是熔铝炉、保持炉，出汤车间浇包加热机也是出汤车间主要的生产性热源。

（3）重点评价因子 根据生产工艺、原辅料使用量、设备运转情况，考虑存在的危害因素毒理学特征、浓/强度、潜在危害性、接触人数、频度、时间、已采取的防护措施和发生职业病危害风险程度，确定评价的重点评价因子为噪声、高温和金属粉尘。

（4）职业病危害因素关键控制点 本项目中需要重点关注并在生产过程中着重落实职业病危害防护的职业病危害关键控制点见表3-12。

表 3-12 职业病危害因素关键控制点

序号	工作场所	接触的职业病危害因素	重点接触人群
1	熔解车间熔铝炉、保持炉	噪声、高温、金属粉尘	熔铝炉操作固定工
2	出汤车间浇包加热机、出料口	高温、金属粉尘	出汤车间巡检工
3	灰绞间冷渣破碎机	噪声、金属粉尘	灰绞间叉车操作工

（5）职业病危害因素分布 本项目职业病危害因素来源及分布见表3-13。

表 3-13 职业病危害因素来源及分布

生产车间	岗位	主要生产装置（化学毒物）	接触工种
切粉车间	切粉、熔炉投料	切粉干燥机（粉尘、噪声）	切粉巡检工
熔解车间	熔解	液化气燃烧装置（一氧化氮、二氧化氮、二氧化硫、噪声、高温）	叉车投料固定工

（6）建设项目职业病危害分类定性 对建设项目进行职业病危害分类一般情况下是在预评价报告中进行的。鉴于我国的实际情况，部分企业在可行性研究阶段没有进行预评价，而是在试运行后补充控制效果评价，对这类企业，在控制效果评价报告书中必须对其进行职业病危害分类定性，必要时对其选址也要进行分析、评价。

2. 重点危害因素防护措施分析

职业病危害防护措施分析与评价，主要包括：选址、总平面布置、生产工艺及设备布局、建筑设计卫生要求、卫生工程技术防护措施、应急救援措施、个人防护措施、卫生辅助用室以及职业卫生管理措施等内容，其中卫生工程技术防护措施又包括防尘、防毒、防噪、防振、防暑、防寒、防湿、防电离与非电离、防生物危害等。职业病危害防护措施分析、评价深入到位，可以有效预防、控制和消除建设项目的职业病危害。

（1）防尘防毒　切粉干燥机是一个一体化的设备，投料采用负压抽吸的方式，从投料、干燥到出料均在设备内完成，可以有效控制粉尘，且配备有除尘设备；产生粉尘较大的灰绞处理工序设在相对独立的空间，可以有效减少粉尘对作业人员的危害。

（2）防噪　本项目在生产设备运行时可产生噪声，项目单位在设备采购上选用了噪声小、振动小的设备；在抽风设备和通风管道设计上采取了合理设计，降低了噪声强度；产生噪声较大的灰绞处理工序设在相对独立的空间，可以有效减少噪声对作业人员的危害。

（3）防暑降温　项目单位在车间设置了16台KS18A型空调，通过送风口往车间内送冷气，最大风量为每小时18000m^3；厂房顶部设有抽风设备，可以有效降低车间内的温度。对于局部高温岗位，如熔解流槽加料岗位，设置定点风扇；熔解车间作业工人是在叉车内操作的，项目单位给叉车安装了密闭的防爆门，以防铝液飞溅烫伤，并且在叉车内安装了空调以降低作业环境的温度。

（4）防紫外辐射（电弧光）　项目单位为作业工人配备了电焊面罩、防护手套、耳塞等。

（5）辅助卫生用室　车间内设有车间办公室，男、女更衣室，浴室和卫生间。

（6）个人职业病防护用品　工人日常工作着装基本要求为戴工作帽、穿工作服、戴工作手套、穿安全鞋。公司按照不同岗位为工人配备个人防护用品。

（7）应急救援措施　项目单位制定了《事故（事件）应急救援预案》，针对厂区内实际情况，防范诸如火灾、爆炸、铝溶液泄漏、中毒、设备和环境受到严重破坏而又具有突发性的事故，确定了"保护人员安全优先，防止和控制事故蔓延为主，统一指挥、分级负责、区域为主、单位自救与社会救援相结合"的原则，能够在事故发生的情况下，及时、准确、有条不紊地控制和处理事故，有效地开展自救和互救，尽可能把事故造成的人员伤亡、环境污染和经济损失减少到最低程度，基本符合《职业病防治法》的有关要求。

（8）职业卫生管理措施　项目单位制定了《职业卫生管理制度》，明确规定：设置职业卫生管理组织机构，配备专职的职业卫生专业人员，负责本单位的职业病防治工作；执行职业卫生培训制度；建立工作场所职业病危害因素监测及评价制度；建立职业健康监护制度等。项目单位应在此基础上，按照《职业病防治法》的规定，制定具体的职业病防治实施方案，健全职业卫生管理制度，拟订操作规程并认真执行落实。

（9）设置警示标识及说明　存在或者产生职业病危害的工作场所、作业岗位、设备、设施，应当按照《工作场所职业病危害警示标识》（GBZ 158）的规定，在醒目位置设置图形、警示线、警示语句等警示标识和中文警示说明。警示说明应当载明产生职业病危害的种类、后果、预防和应急处置措施等内容。存在或者产生高毒物品的作业岗位，应当按照《高毒物品作业岗位职业病危害告知规范》（GBZ/T 203）的规定，在醒目位置设置高毒物品告知卡，告知卡应当载明高毒物品的名称、理化特性、健康危害、防护措施及应急处理等告知内容与警示标识。

（10）职业病防治专项经费概算　用人单位应当建立职业病防治专项经费，并将其纳入公司年度预算之内。经费内容应当包括职业健康监护及档案管理、个人防护用品购买、职业卫生培训、职业病患者诊疗、防护设施维护、工伤保险等费用。职业病防治专项经费应当据实列支，不得擅自挪为他用。职业病防治专项经费不足时，可申请补充。

3. 结论和建议

结论是对建设项目职业病危害因素种类及环节、职业病危害程度、职业病危害防护措施等方面分析与评价的高度概括与总结，应该客观、真实、明确，而且与报告书前面所述内容保持一致，不能脱节。

建议是在对建设项目全面分析、评价的基础上，针对建设项目在职业病危害防护上的不足，综合提出职业病危害防护措施的建议。建议既要全面、有针对性，又要经济、合理、有可操作性，而不能盲目提出高要求，超过建设项目的经济、技术水平，加重企业负担，甚至导致防护措施无法实施，而是应结合建设项目的经济、技术情况，使职业卫生技术装备水平与工艺装备水平相适应，使得经济、技术、职业卫生合理统一。

（七）关键问题点评

1. 评价范围

评价范围是评价单位承担法律责任的主要依据之一，评价单位接受委托后，在进行现场调查和工程分析的基础上，必须明确评价工程的组成及工程的主要内容，据此确定评价范围，同时在整个评价过程中加以跟踪、核实，尤其是对改建、扩建、技术改造项目中的利旧部分（如危险品仓库、化学品站等），必须界定清楚，同时应注意的是，按照《建设项目职业病危害控制效果评价报告编制要求》的要求，评价范围应涵盖建设项目建设施工和设备安装调试过程。

2. 工程分析

工程分析是建设项目职业病危害评价的核心内容之一，如果工程分析全面、到位，可以为识别与分析建设项目职业病危害因素，定性、定量对建设项目进行客观、真实地分析评价奠定良好的基础。

评价过程中，只有对生产工艺以及产品、副产品、中间品、原料、辅料等化学成分进行详细的分析，才能对建设项目可能产生的职业病危害因素进行全面了解和把握。

生产工艺分析是工程分析的核心，生产工艺分析清楚，职业病危害因素产生环节便一目了然。实际工作中，要注意将生产工艺分析与职业病危害因素分析紧密结合，使职业病危害因素识别顺理成章、水到渠成，而不至于造成溯源困难。

生产设备分析是实现建设项目职业病危害源头控制的主要手段之一，生产设备分析到位，可以使职业病防护设施的设计和落实有的放矢。

工作制度分析是了解作业人员接触职业病危害因素时间的基础，也是分析职业病危害程度的基础。岗位设置与劳动定员分析清楚，可以为各工种职业病危害因素的接触情况及危害程度提供很好的依据。

3. 职业病危害因素识别

职业病危害因素识别是进行职业病危害评价的基础和首要环节。在建设项目职业病危害控制效果评价中，职业病危害因素识别的重点是现场调查。常用的方法有资料复用法、经验法、检查表法、工程分析法和实测法等，控制效果评价常用的是后四种方法。

目前一些工业化学品供货商为推销产品，常常打出环保产品、绿色产品的旗号，或处于配方保密的目的，仅提供商品名和产品代号，使用部门对这些原辅料化学品的组成成分不了解，容易导致职业病危害因素的识别不全面，对可能产生的职业病危害因素认识不足。对这种情况，我们可以取样后用气相色谱-质谱分析仪器进行定性与定量分析，尽可能全面地识别出其中供货商隐瞒的危害因素。

一般的职业病危害因素危害程度分析与评价通常都是在正常生产情况下进行。实际上，有些职业病发病原因并非在正常工作状态下发生的，特别是许多急性职业中毒事故，都是在非正常生产情况下发生的，因此，切不可忽视特殊情况、特殊环境中的职业病危害因素危害程度的分析与评价。

4. 职业病防护设施评价

职业病防护设施评价应该全面、深入、到位、针对性强，力求关注到每一个职业病危害的关键环节，措辞言简意赅，意思表达尽可能明确。对于控制效果较好、达到预计防护效果的防护设施应予以肯定，同时强调对防护设施的维护，保证其正常运行。对于受到生产工艺、危害因素控制技术限制，目前暂时不能达标的岗位，应指导企业从加强个人防护、减少作业工人接触危害因素的时间等方面入手，将职业病危害因素对作业人员的影响降到最小。

总之，建设项目职业病危害控制效果评价的过程，实际上是评价单位与建设项目单位相互配合、相互联动的过程。评价单位本着提供技术服务的思想，在整个评价的过程中，不断发现建设项目单位在职业卫生方面存在的问题和不足，及时与建设项目单位沟通，指导建设单位不断补充完善，从防护设施的整改、补充，警示标识的制作完善，个人防护用品的合理配备，到职业卫生管理一系列制度的建立与完善等方面，都可以为建设单位提供良好的、切实可行的意见或建议。

三、某科技有限公司建设项目职业病防护设施设计专篇

(一) 前言与项目概况

1. 前言

根据《职业病防治法》《建设项目职业病防护设施"三同时"监督管理办法》等规定，存在职业病危害的建设项目，建设单位应当编制职业病防护设施设计专篇。为了确保本项目的职业病危害因素符合国家的职业卫生标准，保护劳动者在生产过程中的身体健康，项目单位委托某设计院编制本项目的职业病防护设施设计专篇。

2. 项目概况

某科技有限公司于 2008 年在某市成立，是一家生产镍镉可充电电池的高新技术企业。公司规划占地 1 万多平方米，拟建一栋办公楼和一座生产厂房，生产厂房一楼为电池负极生产车间和电池正极生产车间，二楼为卷绕车间和装配车间。公司建成后将年产 5000 万只镍镉可充电电池。该建设项目属新建项目。

（二）设计依据

1. 法律和法规

主要为国家职业卫生及其相关的法律、法规。

2. 规范

主要为国家职业卫生及其相关的规范。

3. 标准

主要为国家职业卫生及其相关的标准。

4. 其他

基础文件主要为行政批准文件及可行性研究报告、职业病危害预评价报告。

（三）设计范围

本专篇设计广度是针对建设项目建设施工、设备安装调试过程和电池生产过程中可能存在的职业病危害因素进行的防护设施设计，重点对镉及其化合物、镍及其化合物等能产生严重职业病危害的因素进行防护设施设计。设计深度包括项目的危害识别、危害分析、防尘与防毒、管理制度等方面的内容，以保证设计符合职业卫生的要求。

（四）工程分析

1. 总体布局

本项目总平面的分区拟按照厂前区内设置行政办公用房、生活福利用房，厂内生产区布置生产车间和辅助用房，在生产区内设值班室、更衣室、车间浴室、盥洗室、洗手间等生产辅助用房外，拟将污染危害严重配料，以及极片生产、绕制、装配用房独立设置，避免交叉污染。热加工车间与冷加工车间分开，产生职业危害的车间与办公生活区之间设有一定的卫生防护绿化带。拟将生产区布置在当地夏季最小频率风向的上风侧，厂前区和生活区（包括办公室、食堂等）布置在当地夏季最小频率风向的下风侧，将辅助生产区布置在主厂房周围。

2. 产品介绍

本项目年产 5000 万只镍镉可充电电池，镍镉电池是最早应用于手机、笔记本电脑等设备的电池种类，它具有良好的大电流放电特性、耐过充放电能力强、维护简单。镍镉电池最大的缺点是，在充放电过程中如果处理不当，会出现严重的"记忆效应"，使得服务寿命大大缩短。

3. 工艺流程

（1）生产工艺流程图　本项目主要生产工艺流程见图 3-5。

（2）生产工艺流程说明　先在配料房内调配好正、负极浆料，再将正、负极浆料分别填涂在发泡镍下；将填涂好浆料的发泡镍烘干后分别制作成正、负极片；然后将正极片、隔膜纸、负极片卷绕入钢壳；测试短路后加入调配好的电液；再涂上封口胶；套下密封圈后盖帽点焊；复压后封口；再进行充电检测，经检测合格，最后包装成品入仓。

4. 设计能力

本项目建成投产后，预计年产 5000 万只镍镉可充电电池。

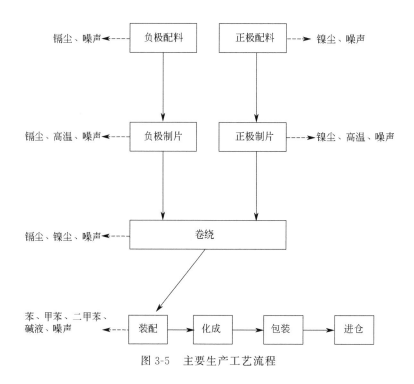

图 3-5　主要生产工艺流程

5. 生产设备

本项目拟设置的主要设备见表 3-14。

表 3-14　拟设置的主要设备一览表

序号	名称	序号	名称
1	混粉机	6	分切机
2	分散机	7	超声波清粉机
3	拉浆机	8	滚槽涂胶机
4	卷绕机	9	注液机
5	自动裁片机	10	封口冲床

6. 生产原辅材料及消耗

本项目主要原辅料及设计年用量见表 3-15。

表 3-15　原辅料及设计年用量一览表

序号	原料种类	消耗量/(t/a)	有害物
1	发泡镍	55	Ni
2	氢氧化镍	300	Ni、粉末
3	氧化镉	128	Cd、粉末
4	氢氧化钾	26	碱液

7. 劳动定员

本项目劳动定员为 200 多人，每周生产 5 天，每天生产 8h。生产岗位设置见表 3-16。

表 3-16 劳动定员表

编号	类别	人数/人	编号	类别	人数/人
1	正极配料组	6	4	负极车间	60
2	负极配料组	8	5	卷绕车间	60
3	正极车间	80	6	合计	214

8. 生产辅助设施

本项目根据《工业企业设计卫生标准》（GBZ 1）的要求拟设置的卫生辅助用室包括生产卫生室（浴室、存衣室、盥洗室）、生活室（休息室、厕所）。

（五）职业病危害因素识别与分析

1. 化学因素

根据本项目生产工艺流程，拟使用的原料、辅料，以及对类比作业场所职业病危害因素及防护措施的调查，本项目存在的职业病危害因素中化学因素分布见表 3-17。

表 3-17 职业病危害因素中化学因素分布表

工序	主要职业病危害因素	工序	主要职业病危害因素
负极配料	镉及其化合物	卷绕	镉及其化合物，镍及其化合物
负极制片	镉及其化合物	装配（注液）	氢氧化钾
正极配料	镍及其化合物	装配（封胶）	苯、甲苯、二甲苯
正极制片	镍及其化合物		

（1）镉及其化合物 本项目镉及其化合物产生的工序主要是负极配料、负极制片、卷绕作业等，相关岗位作业人员可直接接触镉及其化合物。类比作业场所镉及其化合物检测 9 个作业点，有 7 个作业点超标，超标率为 78％。详见表 3-18。镉及其化合物属《高毒物品目录》中的高毒物品，其职业卫生接触限值低，因此应着重考虑对本项目镉尘源进行局部通风除尘设计。

表 3-18 镉及其化合物检测结果

作业地点	检测结果判定	作业方式
搅拌处	超标	手工投料
成浆处	超标	手工投料
拉浆处	合格	机械自动
裁片处	超标	手工捡片
压片处	超标	手工操作
称片处	超标	手工称量
装配 1 线	合格	手工装配
装配 2 线	超标	手工装配

（2）镍及其化合物 本项目镍及其化合物产生的工序主要是正极配料、正极制片、卷绕作业等，相关岗位作业人员可直接接触镍及其化合物。类比作业场所镍及其化合物检测结果均未超标，但镍及其化合物属《高毒物品目录》中的高毒物品，其职业卫生接触限值低，因此应对本项目接触镍及其化合物的岗位设置局部抽排系统，以保证作业岗位金属镍与难溶性镍化合物的浓度符合国家职业卫生的接触限值的要求。

（3）苯、甲苯、二甲苯 本项目苯、甲苯、二甲苯产生的部位主要是电池装配生产线中涂胶、喷字、丝印工序，作业过程使用封口胶和含有苯、甲苯、二甲苯等挥发物质的有机溶剂而产生。类比作业场所苯、甲苯、二甲苯检测结果均未超标，表明防护设施具有一定的防护效果。虽然涂胶、喷字、丝印工序自动化程度较高，但应注意生产车间的全面通风。在配胶过程中若通风不良，可导致配胶岗位苯、甲苯、二甲苯的浓度升高，危害作业工人的健康。

（4）氢氧化钾　本项目氢氧化钾产生的部位主要是电池装配生产线中注液工序，机械泵注液过程有少许碱液溅出和散发。因此应加强防护，防止碱液飞溅。

2. 物理因素

（1）噪声　本项目产生噪声较大的岗位主要是电池装配流水线工序（电池开槽、注液、封口时机械挤压、冲床冲压等）岗位。主要为设备运转时产生的噪声，类比作业场所噪声检测结果均未超标。

（2）高温　高温主要是由拉浆机、烘干机所产生的。拉浆机、烘干机排气出口温度都在100℃以上，对周围作业环境产生一定程度的热辐射，易形成高温环境。

（六）职业病防护设施设计

1. 设计原则

职业病防护设施设计应遵循的原则：

① 应符合国家、地方、行业有关职业卫生法律、法规、标准、技术规范的要求。

② 必须以建设项目具体内容为基础。

③ 应具有针对性、可行性和经济合理性。

④ 按职业病危害防护措施等级选择职业病危害防护技术措施。职业病危害防护措施等级包括直接、间接、警示性职业病危害防护技术措施以及职业卫生教育、培训和有效的个人防护措施。

2. 防尘防毒设施设计

本项目所选的工艺自动化程度不高，大多数作业需要人工操作。本项目存在的职业病危害因素主要为镉化物粉尘和镍化物粉尘，因此，拟采取的职业病防护设施主要为局部除尘（排毒）系统和全面通风系统。本实例以负极配料房和负极制片车间为例介绍其职业病防护设施设计方案和计算过程以及设备选型。

（1）负极配料房　负极配料房位于生产厂房 1 楼，内有锥形双螺旋混合机 1 台，直径 $\phi1000mm$，加料口为弓形，弦长 1m；分散搅拌机 1 台。

① 生产内容及其工艺流程　负极配料工艺见图 3-6。

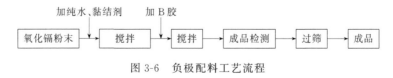

图 3-6　负极配料工艺流程

工艺说明：原料为氧化镉粉末配以黏结剂、纯水、添加剂等，按配方称重，然后将称好的原料倒入混料机进行混合，搅拌成浆后过滤成负极浆料。

② 职业病危害因素产生情况及原因分析　负极配料过程中存在的职业危害因素主要为氧化镉尘，可能产生镉尘的生产工艺环节包括：

a. 称重（手工）作业过程有粉尘产生。

b. 将称好后的负极原料用不锈钢勺（手工）加入锥形双螺旋混合机时，粉料下落过程会产生气流，造成加料口产生氧化镉尘。

c. 进行混合作业时从设备不严密处跑气产生氧化镉尘。

d. 出料（手工）时受料桶口产生氧化镉尘。

e. 搅拌配浆过程中产生氧化镉尘。

f. 浆料运输、转移等作业过程，撒落于室内的生产原料、负极浆料产生二次扬尘污染。

③ 职业病防护设施设计方案

a. 称料　在称料岗位设置半密闭罩使称料全作业过程在半密闭罩内进行，安装抽风装置，使罩内呈负压，控制粉尘扩散外逸。

b. 锥形双螺旋搅拌机　在锥形双螺旋搅拌机两个加料口安装抽气管进行抽风，使双螺旋搅拌机内呈负压，当打开口盖进行加料时气体从外空间往双螺旋搅拌机内流动，杜绝了粉尘向车间扩散；在双螺旋搅拌机下部出料处增加装桶排风罩，使下料时产生的粉尘随排风抽走。

c. 分散搅拌机　给搅拌调浆桶设半圆形装桶侧吸尘排风罩，对搅拌调浆时产生的氧化镉尘进行有效的捕集。

d. 配料房内空气质量要求　加强配料房内通风换气，提高室内空气质量。

e. 车间环境卫生要求　清理地面、墙面设备上的污垢，减少氧化镉尘黏结；将自地面起 1.5m 高的墙面贴瓷砖；同时在配料房内设置排水沟；房内设置冲水龙头；每天定期对地面和墙面进行冲洗，减少地面和墙面沉积的氧化镉尘产生二次扬尘；冲洗产生的污水排往污水处理站处理。配料房门侧边配置鞋架、环保鞋，即要求所有进入房内的人员都必须更换环保鞋，避免将镉尘带出造成污染。

f. 个人卫生防护　作业人员上岗时要按要求佩戴个人使用的职业病防护用品。

④ 防护设施设计计算举例

a. 称料工位排风量设计　半密闭罩 1000mm（长）×1000mm（宽）×1700mm（高），开口位 1000mm×700mm，开口面积 0.7m^2。查通风设计手册：以轻微的速度放散到相当平静的空气中，控制点速度 0.25～0.5 m/s，本设计取值 0.5m/s；称料工位所需抽风量应为 1080m^3/h。

b. 双螺旋搅拌机加料时排风量设计　加料口为弓形开口，圆弧半径 550mm，弦长 1m，经计算弓形开口面积为 0.23m^2。锥形搅拌机所需抽风量，查通风设计手册：扬尘低速飞散，控制点速度 0.5～1m/s，本设计取值 1m/s；单个锥形搅拌罐所需抽风量应为 828m^3/h。排风口设计：为尽量减少粉状物料吸入排风系统，排风口风速应≤2m/s，按 1.5m/s 计算，排风口面积需 0.307m^2，因装料高度离口约 150mm，锥形混料机截面符合要求。接管口尺寸为 ϕ150mm。

c. 双螺旋搅拌机出料时排风量设计　在双螺旋搅拌机下部出料处增加装桶排风罩。装桶排风罩口 ϕ700mm，搅拌桶置于排风罩形成一个高 30mm 的进风环隙，通过抽风，在环隙处形成 3m/s 的进风速度，防止粉尘外泄。装桶排风罩所需抽风量为 712m^3/h；吸风接口尺寸 ϕ150mm。

d. 搅拌机排风量设计　采用半圆形装桶侧吸尘排风罩，有效面积为 0.04mm，吸尘罩口离扬尘距离 150mm，在不影响工艺操作的前提下，吸尘罩口面尽可能靠近搅拌桶扬尘点，利于粉尘的捕集。吸尘罩排风量按下式计算：

$$L_1 = 3600(5x^2 + F)v_x$$

式中，L 为排风量；x 为控制距离；F 为罩口面积；v_x 为控制风速。

查通风设计手册：以相当大的速度放散出来，或放散到空气运动迅速的区域；控制点速度取 $1 \sim 2.5$ m/s，本设计取值 1.5 m/s；搅拌机所需抽风量应为 824 m³/h。

⑤ 工艺设置及设备选型

a. 工艺设置　负极配料除尘排毒工艺流程见图 3-7。

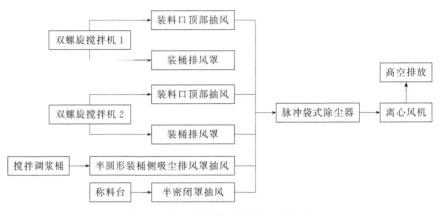

图 3-7　负极配料除尘排毒工艺流程

流程简述：

ⅰ. 在现双螺旋搅拌机两个加料口安装抽气管进行抽风，使双螺旋搅拌机内呈负压，当打开口盖进行加料时气体从外空间往双螺旋搅拌机内流动，杜绝了粉尘向车间空间扩散。

ⅱ. 在双螺旋搅拌机下部出料处增加装桶排风罩，使下料时产生的粉尘随排风抽走。

ⅲ. 给搅拌调浆桶设半圆形装桶侧吸尘排风罩，使搅拌调浆时可能产生的粉尘随排风抽走。

上述三个点所产生的含尘气体汇总后进入袋式除尘器，通过布袋的过滤作用使粉尘被截留在滤袋表面，干净的气体经离心风机高空排放；滤袋表面粉尘通过压缩空气进行自动反吹，沉积于除尘器灰斗内定期人工出灰，回用于生产。

系统处理风量：系统所需最大排风量为 $L = L_1 + L_2 + L_3 + \cdots + L_n$，即 1080＋828＋712＋824＝3444 m³/h；取系统漏风系数 1.05，则设计处理风量为 3616 m³/h。

b. 设备选型

ⅰ. 脉冲袋式除尘器 1 台　处理风量 4000 m³/h，过滤面积 100 m²，过滤风速 1 m/min，设备阻力 1000Pa。

ⅱ. 风机 1 台　抽风系统的管路阻力包括有管路阻力、设备阻力、风机损失等等几部分。其中，管路阻力按照阻力最不利的一条管路计算，包括管道摩擦阻力和管件局部阻力。管道风速取 18 m/s。根据初步管道布置估算得出管路阻力 500Pa，风量 4864 m³/h，风压1760Pa，转速 1800r/min，电机功率 6.5kW。此风机转速高，噪声大，需做降噪声处理，即在风机出口安装消声器，风机安装半密封罩隔声。

ⅲ. 排风管及排气筒　排风支管 $\phi 150$mm；排风总管 $\phi 400$mm；排气筒 $\phi 500$mm。

⑥ 主要设备材料　负极配料除尘排毒主要设备清单见表 3-19。

表 3-19　负极配料除尘排毒主要设备清单

序号	名称	规格	数量
1	离心风机	风量 6288m³/h	1 台
2	脉冲袋式除尘器	处理风量 6000m³/h	1 台
3	吸尘罩	—	5 个
4	风机出口消声器	—	1 个
5	风机隔声罩	—	1 个

（2）负极制片车间　负极制片车间位于生产厂房 1 楼，车间内有拉浆机 4 台、称大片工作位 8 个、裁小片工作位 8 个、称小片工作位 2 个。

① 生产内容及其工艺流程　生产内容：将负极浆料填充到钢带基体后经过烘干、压制、裁切成成品负极片。负极制片生产工艺流程见图 3-8。

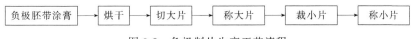

图 3-8　负极制片生产工艺流程

流程说明：钢带或铜网由设备牵引，经过装膏斗模，在已调节的模具间隙引出，使钢带表面均匀地涂上，然后钢带通过电炉烘干机进行烘干，浆料黏附在钢带表面上，再进行大片裁切，然后称重；将拉浆线制成的极板半制品放入滚裁机，利用滚裁刀对大片分条，进行裁单片作业，再进行称小片。

② 职业病危害因素产生情况及原因分析　负极制片过程中存在的职业危害因素主要为镉尘和高温，可能产生镉尘的生产工艺环节包括：

a. 负极加料桶拖运、塑料勺加料过程浆料易溅出、滴落至地面，被操作人员踩上脚底而带到整个区域后，容易产生二次扬尘。

b. 钢带移动过程中，裸露在外的钢带有镉尘脱落至地面，易产生二次扬尘。

c. 裁片作业时时因剪切作用力，钢带上粉料脱落，易产生二次扬尘。

d. 滚裁、称片过程有粉尘脱落扬尘。

e. 车间内若装轴流风机进行通风换气，切片时产生的粉尘与烘干膜由于摩擦等原因致粉末脱落所产生的粉尘易被车间换气干扰漂浮于空气中，引起室内空气中有毒物质浓度超标。烘干过程中有高温气体产生。

③ 职业病防护设施设计方案

a. 对烘干炉至切大片机之间的带条采用全封闭式，防止带条上含镉膜脱落产生的粉尘以及有害物质的污染。

b. 在负极切片生产线工作台面上安装密闭罩，采用岗位排风方式使罩内呈负压状态，控制粉尘的扩散。

c. 车间内安装湿降温水帘通风装置，改善车间工作环境。

d. 车间门侧边配置鞋架、环保鞋，即要求所有进入房内的人员都必须更换环保鞋，避免将镉尘带出造成污染。

e. 加强个人卫生防护，作业人员上岗时要按要求佩戴防护用品。

④ 防护设施设计计算举例　负极切片每条生产线有负极拉浆 1 人，切大片、称大片岗位 2 人，裁小片 2 人共 5 个岗位，每条生产线有 4 个工位需进行岗位排风，4 条生产线共 16 个工位，另外三条生产线共 2 个称小片岗位，全车间共 18 个岗位需岗位排风，在每个裁片工作台设单独吸气排风罩，将可能产生的粉尘统一收集送往处理设施进行处理。

a. 排风罩口设计　根据大片尺寸及操作需要，排风罩开口尺寸按 500mm×200mm 设计。查通风手册：以相当大的速度放散出来，或放散到空气运动迅速的区域。控制点速度 1～2.5m/s，本设计操作口吸气速度取值 2m/s。每个排风罩所需抽风量应为 720m³/h，系统总排风量为 720×18＝12960m³/h，考虑系统漏风，取漏风系数 1.1 计算，则：配套系统处理排风量按 14256m³/h 设计。排风接管口尺寸为 ϕ120mm。

b. 负极制片车间全面送风设计　车间占地面积 500m²，层高 4.5m。为进一步改善车间作业环境，本设计采用湿式降温水帘对车间进行送风，加强空气流动，改善作业环境。

本设计按全面通风量换气次数确定。查通风设计手册：典型房间的 n 值可知，电池厂通风换气次数取 30 次/h（非空调送风）满足车间卫生要求。

车间所需通风量为 67500 m³/h，车间内外墙拟设 4 台轴流抽风机，则每台所需风量为 16875m³/h。

⑤ 工艺设置及设备选型

a. 工艺设置　负极制片除尘排毒工艺流程见图 3-9。

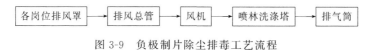

图 3-9　负极制片除尘排毒工艺流程

流程简述：各工作台吸气排风罩在风机的抽力作用下从操作口往里吸风，杜绝了切片过程中可能产生的粉尘向车间空间扩散；产生的含尘气体汇总后进入喷淋洗涤塔，粉尘被喷淋水净化，干净气体引至高空外排；水循环使用，定期更换，更换出来的废水送往污水处理系统。

b. 设备选型

ⅰ. 喷淋洗涤塔 1 台　规格：ϕ2000mm×5500mm，处理气量 14256m³/h，空塔速度 1.37m/s，喷淋水量 25m³/h，设备阻力 500Pa，配套循环水泵 BYGD65-200（Ⅰ）-3kW。

ⅱ. 风机 1 台　抽风系统的管路阻力包括有管路阻力、设备阻力、风机损失等等几部分。其中，管路阻力按照阻力最不利的一条管路计算，包括管道摩擦阻力和管件局部阻力。管道风速取 16m/s。根据初步管道布置估算得出管路阻力 500Pa。性能参数：风量 14250～15660m³/h；风压 1291～1019Pa；转速 1600r/min；电机功率 6.0kW。

ⅲ. 轴流风机 4 台　性能参数：风量 18000m³/h，风压 350Pa，功率 1.1kW。

ⅳ. 湿式降温水帘系统 4 套　湿帘面积 96m²，耗水量 10～15L/h，数量 4 套（1 套 24m²）。

ⅴ. 排风管及排气筒　排风支管 ϕ120mm；排风主管分段变径管 ϕ500mm；排气筒 ϕ550mm、高度 15m（高出车间 5m，安装于喷淋洗涤塔上）。

3. 防噪设施设计

通过类比工程分析，预测本项目作业工人 8h 接触的噪声强度在 85dB（A）以下。故本专篇从防护措施和制度上着手，对噪声作业环境拟采取综合治理措施，使作业点的噪声强度符合国家卫生限值。具体对策如下：

① 选用噪声低、振动小的设备。

② 提高设备安装质量，加强设备的维护、保养和润滑。

③ 噪声较大的辅助设备集中安装在独立的隔声房内。

④ 风机、空压机等设置防振降噪设施。

⑤ 空调系统、高压排气管安装消声器。

⑥ 所有噪声区域入口处，应设置警示标识，以警示所有人员进入此区域佩戴听力保护用品。

⑦ 为接触噪声作业人员配备舒适、有效的耳塞。

⑧ 加强职业健康检查工作，对不适宜从事噪声工作的人员及时调整岗位。

⑨ 减少作业人员接触高噪声时间。

⑩ 制订与实施听力保护计划。

4. 防暑降温设施设计

高温主要是由拉浆烘干时产生的。为了减少高温对作业人员的危害，本专篇考虑以下措施：

① 自然通风措施。通过合理组织自然通风气流，设置全面、局部送风装置，或使用空调降低工作环境的温度。自然通风应有足够的进风面积，增加车间机械通风。

② 局部送风措施。高温作业地点采用局部送风降温措施时，带有水雾的气流达到工作地点的风速应控制在 $3\sim5m/s$，雾滴直径应小于 $100\mu m$；不带水雾的气流到达工作地点的风速，轻作业应控制在 $2\sim3m/s$，重作业应控制在 $4\sim6m/s$。

③ 对于设有热源的工艺，操作人员应远离热源，并便于采用各种有效的隔热措施和降温措施。

④ 调整作业方式，在高温条件下进行的特殊作业应尽量采用机械化操作，必须有人员进入时，应采取有效措施通风降温，并尽量缩短在热源点的停留时间。

⑤ 建立夏季防暑降温工作制度，做好防暑降温工作。如夏季作息时间的调整和合理的饮料发放，加强个人保健。必须进行特殊作业时须穿戴隔热的防护热服、面罩等等。实施职业健康监护工作，对不适宜从事高温作业的人员及时调整岗位。

5. 照明设施设计

本专篇按照《建筑照明设计标准》（GB 50034）确定作业面上的照度标准值，具体岗位光照度设计情况略。

6. 辅助用室设计

根据《工业企业设计卫生标准》（GBZ 1）中的车间卫生特征分级，该厂生产车间的卫生特征为二级，结合该厂生产特点、实际需要和使用方便的原则，其卫生辅助用室具体设置情况见表 3-20。

表 3-20　本项目卫生辅助用室具体设置情况

设施名称	位置	间数	面积	设施配置情况	备注
男、女厕所	生产车间	4 间	40m²	男、女共 8 个蹲位	按标准配置，满足标准要求
洗手池	男、女厕所内，车间出口	2 处	—	冲洗水龙头 4 个	制片、装配车间出口需新增 2 处洗手池，配冲洗水龙头 8 个
更衣室	各生产车间	1 间	30m²	更衣柜：1 个/人	按标准配置，满足标准要求
休息室	各生产车间	1 间	30m²	饮水机：1 台	按标准配置，满足标准要求
浴室	生产区内	2 间	—	10 个淋浴器	新增 8 个淋浴器

7. 应急救援措施设计

① 应急设备和设施。使用氢氧化钾的作业场所设计有洗眼器和应急冲淋设备。加强碱液仓库的管理，防止浓碱液泄漏，建议设置专门的碱液贮罐贮存氢氧化钾，并设置隔离围堰。

② 应急预案制订与演练。

8. 职业卫生管理措施设计

为了使职业病防护设施能得以高效正常运行，为作业工人提供良好的作业环境，建议项目单位应：

（1）设置职业卫生管理组织机构　完善职业卫生组织管理架构，设专人负责职业卫生管理。将安全卫生列为首要工作任务，设专职职业卫生安全管理员，负责各区域的安全卫生管理和培训工作。

（2）建立健全职业卫生管理制度　建立健全的职业卫生管理制度主要包括：中长期职业病防治规划和年度计划、职业卫生培训制度、生产设备和防护工程设备维护制度，防护设施的技术操作规程，职业卫生个人防护用品的发放和使用制度，作业场所、辅助用室的清扫与管理制度，定期作业场所职业病危害因素委托检测制度，职业健康检查制度，职业病危害告知制度，应急预案，应急救援培训，职业健康培训等。

（3）做好作业现场的职业卫生管理和作业场所职业病危害因素检测　加强对防护设施和应急救援设施的日常维护，确保防护设施正常运转和救援设施在应急时能正常工作；加强对作业工人佩戴个人防护用品的巡查和监督；根据工作场所各工作岗位的生产特点，按照《工作场所职业病危害警示标识》（GBZ 158）的要求，在工作场所中可能产生职业病危害因素的设备上或其醒目位置设置相应的图形标识、警示线、警示语句和文字等警示标识；定期委托有资质的职业卫生技术服务机构对作业场所职业病危害因素进行检测，并在作业岗位张贴检测结果。

（4）加强生产车间环境卫生管理　制定生产车间环境卫生管理制度，主要涉及的内容包括：员工安全劳保用品穿戴要求和监督管理；生产操作时，要讲究正确的操作方法；对机器设备、物料运输工具、车间地面的清洁；进入生产车间外来人员的管理；生产工人个人卫生要求；废弃劳保用品管理。

（5）为职业病危害防治提供足够的经费保障　为各种职业病防治工作提供经费，并纳入年度开支计划中。

9. 个人防护用品设计

工作场所根据需要即使在工程防护上设置了相应的防护设施，也不能保证起到100％的防护效果，因此从切实保护劳动者的健康出发，作为职业病危害防护的补充措施，建议项目单位按职业卫生的相关要求为作业工人配备合格的个人使用的职业病防护用品，并加强管理和对使用的监督。

（七）预评价报告补充措施及建议的采纳情况说明

对职业病危害预评价报告中职业病危害控制措施及建议的采纳情况进行说明，对于未采纳的措施和建议，应当说明理由。

（八）职业卫生经费预算

职业卫生经费预算包含防护设施、岗前培训、防护用品、通风设施、健康监护、职业卫生检测等方面的费用。

（九）本设计主要内容与预期效果

1. 本设计主要内容

（1）负极配料房　在锥形双螺旋搅拌机两个加料口安装抽气管进行抽风，使双螺旋搅拌机内呈负压，杜绝了粉尘向车间空间扩散；在双螺旋搅拌机下部出料处增加装桶排风罩，使下料时产生的粉尘随排风抽走；给搅拌调浆桶设半圆形装桶侧吸尘排风罩，对搅拌调浆时产生的氧化镉尘进行有效的捕集；排出的含尘空气通过布袋的过滤作用使粉尘被截留在滤袋表面，干净的气体经离心风机高空排放；清理地面、墙面设备上的污垢，减少氧化镉尘黏结；将自地面起 1.5m 高的墙面贴瓷砖，设置排水沟、冲水龙头；每天定期对地面和墙面进行冲洗，减少地面和墙面沉积的氧化镉尘产生二次扬尘。

（2）负极制片车间　对烘干炉至切大片机之间的带条采用全封闭式，防止带条上含镉膜脱落产生的粉尘以及有害物质的污染；在负极切片生产线工作台面上安装密闭罩，采用岗位排风方式，使罩内呈负压状态，控制粉尘的扩散；排出的含尘空气通过水喷淋除尘器净化处理后高空排放；车间墙壁安装湿式降温水帘系统，加强车间换气。

（3）正极配料房　采用半圆形装桶侧吸尘排风罩，对投料、搅拌过程中的粉尘进行有效的捕集；在拌粉机的底部卸料区处设置侧吸尘罩，通过抽风控制粉尘的扩散；排出的含尘空气通过单机组脉冲袋式除尘器净化处理后引至室外高空排放。

（4）正极制片车间　在烘炉排气口安装排气罩，通过管道连接将高温气体引至室外排出；车间墙壁安装排气风扇，加强车间通风换气。

（5）卷绕车间　对卷绕工作台面采用密闭工作罩，台面下设颗粒物收集斜斗；对密闭罩进行抽风，使操作密封罩及颗粒物收集斜斗内均处于负压状态，防止罩内可能产生的粉尘逸出，污染车间空气；排出的含尘空气通过水喷淋除尘器净化处理后高空排放。

（6）装配生产线　加强个人卫生防护；注液、涂胶、喷字、丝印等有接触化学毒物的作业人员上岗作业前必须戴上防毒口罩、眼镜、胶手套；车间墙壁安装排气风扇，加强车间通风换气。

2. 预期效果

（1）氧化镉粉尘、镍及其化物粉尘　工作场所氧化镉粉尘短时间接触浓度$<0.02mg/m^3$；8h 时间加权平均浓度$<0.01mg/m^3$。工作场所镍及其难溶性镍化物 8h 时间加权平均浓度$<1mg/m^3$，可溶性镍化物 8h 时间加权平均浓度$<0.5mg/m^3$。经过处理后的氧化镉、镍及其化合粉尘排放浓度和排放速率符合《大气污染物综合排放标准》（GB 16297）二级标准要求。

（2）苯、甲苯、二甲苯　工作场所苯短时间接触浓度$<10mg/m^3$，8h 时间加权平均浓度$<6mg/m^3$。工作场所甲苯、二甲苯短时间接触浓度$<100\ mg/m^3$，8h 时间加权平均浓度$<50mg/m^3$。

（3）氢氧化钾　工作场所任何时间接触氢氧化钾的浓度$<2mg/m^3$。

（4）噪声　日接触噪声 8h 的工作状况下，各车间噪声能控制在 85dB（A）以下。

通过对该公司职业病防护设施进行设计，可确保车间空气质量符合职业卫生要求，有效预防职业病的发生，保护员工的身体健康；同时对岗位排风进行集中净化处理后达标排放，有效地防止了对环境的污染，保护了周边环境。

第四章

职业健康监护

第一节 概　　述

　　职业健康监护是 20 世纪 70 年代欧洲共同体（European Communities）提出的一项职业卫生服务的新技术，其内容包含接触控制、医学生理学检查和信息管理三部分，是融职业卫生管理与技术于一体的系统工程，在美国、澳大利亚、日本、欧共体成员国等开展比较完善。在我国，20 世纪 80 年代初化工部、冶金部率先引入职业健康监护系统工程，在化工、冶金系统开展劳动者职业健康监护服务，收到良好的效果。职业健康监护将传统的生产环境监测、健康检查、建立档案等工作有机地联系起来，建立科学体系，并进行科学管理。职业健康监护是以系统论、控制论及信息论等思想为基础，把职业医学、职业卫生学、职业安全工程学和管理学横向贯通，将原来孤立进行的生产环境监测、健康检查、建立档案等工作有机地联系起来，把三级预防串联起来，形成一个科学的体系。它把对职业病危害因素的接触控制和对劳动者的健康检查统一起来，把职业卫生工作和用人单位有关职能部门及领导决策联系起来，从而有效地保护劳动者身心健康，以达到安全健康生产的目的。所以，职业健康监护是融管理和技术于一体的职业卫生系统工程。因此，职业健康监护在改善劳动者劳动条件、保证劳动者身心健康方面起着重要作用。随着此项工作的不断深入，人们开始放弃传统的认识和做法，不再把职业健康监护作为职业性体检的代名词，甚至不再仅仅限于职业性疾病监测的范畴，而是给职业健康监护赋予了新的概念和内容。

　　职业健康监护是职业卫生领域中的一项重要工作，它是"三级预防"的组成部分，也是促进职业卫生管理规范化、系统化和技术化的重要内容，其目的是预防、控制和消除职业病危害，保护劳动者身体健康和用人单位劳动力资源，提高劳动生产率，促进社会经济的发展。

一、职业健康监护的概念

　　职业健康监护（occupational health surveillance，OHS）是以预防为目的，根据劳动者

的职业史、职业接触史，通过系统地进行定期或不定期的医学健康检查和健康相关资料收集，连续性地监测劳动者的健康状况，分析劳动者健康变化与所接触的职业病危害因素的关系，并及时地将健康检查和资料分析结果报告给用人单位和劳动者本人，以便及时采取干预措施，保护劳动者健康。职业健康监护主要包括职业健康检查、离岗后健康检查、应急健康检查和职业健康监护档案管理等内容。

职业健康监护属于第二级预防，结合生产环境检测和职业流行病学分析，研究职业病危害因素所致的疾患在人群中的发生、发展规律，接触（剂量）-反应（效应）关系，评价防护措施的效果，并为制定、修订卫生标准及采取进一步的控制措施提供科学依据，从而达到一级预防的目的。

传统的职业健康监护是指医学监护，它以健康检查为主要手段，包括检出新病例、鉴定疾病等。但由于职业性疾病的病因是外在的职业病危害因素，因此，仅发现职业病患者是不能达到控制病因和消除职业性疾病的目的的。所以，职业健康监护应该包括作业环境和人体两方面，后者基本内容包括健康检查、健康档案的建立和运用、健康状况分析及劳动能力鉴定等。

二、职业健康监护的目的和意义

早期发现职业病、职业健康损害和职业禁忌证；跟踪观察职业病及职业健康损害的发生、发展规律及分布情况；评价职业健康损害与作业环境中职业病危害因素的关系及危害程度；识别新的职业病危害因素和高危人群；进行目标干预，包括改善作业环境条件，改革生产工艺，采取有效的防护设施和个人防护用品，对职业病患者及疑似职业病和有职业禁忌人员的处理与安置等；评价预防和干预措施的效果；为制定或修订卫生政策和职业病防治对策服务。

三、职业健康监护在"三级预防"中的地位

职业健康监护，从总体上讲属于职业流行病学的范畴。它主要由接触控制、医学检查和信息管理三部分组成。其在"三级预防"中的地位见图4-1。

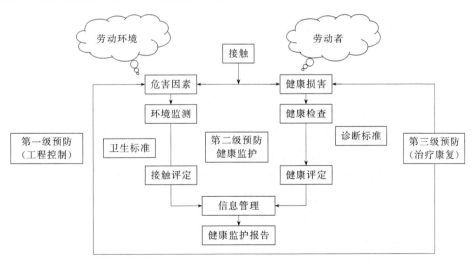

图 4-1　职业健康监护结构示意图

四、职业健康监护原则

在确定对某一职业人群进行职业健康监护之前，必须考虑到所要检查的疾病的性质和所要采取的方法。

1. 监护的目标疾病为职业病和职业禁忌证的原则

① 目标疾病如果是职业病，应是国家职业病分类和目录中规定的疾病，应和监护的职业病危害因素有明确的因果关系，并要有一定的发病率。

② 目标疾病如果是职业禁忌证，应确定监护的职业病危害因素和所规定的职业禁忌证的必然联系及相关程度。

2. 目标疾病应有预见性的原则

所要检查的目标疾病在没有临床症状之前有临床前期存在，并可以通过医学检查得到认定，换句话说，如果一种疾病的临床前期应用目前医学检查的方法和手段是无法认定的，或其临床前期是不存在的，以该种疾病作为监护的目标疾病就是不适当的，这种职业健康监护也就失去了其应有的意义。

3. 目标疾病可干预或可治疗的原则

所要检查的目标疾病在临床前期发现后，采取有效的干预措施或治疗措施对疾病的发展是可以产生影响的。即便可以通过职业健康检查认定该种疾病临床前期的存在，但干预措施或治疗对其疾病的转归不能产生有利的作用，也是不适合作为职业健康监护的目标疾病。

4. 检查方法适应性的原则

如果检查的疾病是职业病，主要应该考虑这些职业病的临床前期是否存在以及所应用的检查方法和手段能否认定它。因为职业病只要能做到早期发现，一般来说通过有效的干预措施，如停止接触、降低接触水平、加强防护等都是可以发挥有效作用的，使发现的大部分职业病可得以康复。因此，职业健康监护所应用的检查方法必须具备以下基本条件：

① 对要检查的目标疾病有足够的敏感性和特异性。

② 检查方法要简单并没有副作用，是受检人群可以接受的。

③ 有标准化的方法，具有一致性、准确性和可重复性。

④ 检查方法费用合理，用人单位能接受并可以保证。

对职业健康监护来说，检查方法的敏感性较其特异性可能更重要，因为只有敏感的方法才有可能探查到临床前期的改变。由于职业健康监护是群体性的，因此所需要的经费是否合理和能否保证将直接影响工作的开展，也涉及医学经济学的问题，是必须考虑的。由于医学检查实验方法的进展，有不少复杂的高技术的检查实验方法可供选择。在职业健康监护中没有目的滥用耗资过大的检查，不仅造成额外的经济支出，而且有可能因经济问题使职业健康监护工作中止。职业健康监护是连续性地监测劳动者的健康状况的过程，其检查结果是职业健康监护资料的重要来源，资料的质量控制问题有可能导致其失去连续监测的意义。因此，检查和实验方法的标准化及可重复性是非常重要的。

5. 职业健康监护工作程序

① 用人单位应根据《职业病防治法》、《用人单位职业健康监护监督管理办法》及《职

业健康检查管理办法》等的有关规定，制订本用人单位的职业健康监护工作计划。

② 用人单位应选择并委托经省级卫生健康行政部门备案的，已具备职业健康检查机构能力的医疗卫生机构对本单位从事接触职业病危害因素的劳动者进行职业健康检查。为了系统、连续地开展职业健康监护，用人单位应选择相对固定的职业健康检查机构负责本单位的职业健康监护工作。

③ 用人单位根据《职业健康监护技术规范》（GBZ 188）的要求，制订接触职业病危害因素劳动者的职业健康检查计划，并签订职业健康检查委托协议（合同）书，协议（合同）书内容应包括接触职业病危害因素种类、接触人数、职业健康检查的人数、检查项目和检查时间、检查地点等。

④ 用人单位在委托职业健康检查机构对本单位从事接触职业病危害的劳动者进行职业健康检查的同时，应提供以下材料：用人单位的基本情况、工作场所职业病危害因素种类和接触人员名册、岗位（或工种）、接触时间、工作场所职业病危害因素定期检测等相关资料（其中包括职业病危害因素的浓度或强度资料，产生职业病危害因素的生产技术、工艺和材料，职业病危害防护设施、个体防护用品及应急救援设施及其他有关资料等）。

⑤ 职业健康检查机构应对职业健康检查结果进行汇总，并按照委托协议（合同）要求，在规定的时间内（不应超过 30 个工作日）向用人单位提交职业健康检查结果报告。职业健康检查结果报告包括劳动者个人职业健康检查报告、用人单位职业健康检查总结报告或职业健康监护评价报告。内容包括：所有受检者的检查结果；检出的疑似职业病、职业禁忌证及其他疾病或异常情况人员的名单和处理建议；根据用人单位需要，可委托职业健康检查机构结合作业环境检测资料，分析发生健康损害的原因，提出相应的干预措施、建议和需要向用人单位说明的其他问题等。

五、开展职业健康监护的职业病危害因素和职业健康监护人群的界定原则

1. 开展职业健康监护的职业病危害因素的界定原则

职业病危害因素是指在职业活动中产生和（或）存在的、可能对职业人群健康、安全和作业能力造成不良影响的因素或条件，包括化学、物理、生物等因素。在岗期间定期职业健康检查分为强制性和推荐性两种。在国家颁布的职业病危害因素分类目录中，如符合以下条件，应实行强制性职业健康监护：

① 该危害因素有确定的慢性毒性作用，并能引起慢性职业病或慢性健康损害；或有确定的致癌性，在暴露人群中所引起的职业性癌症有一定的发病率。

② 职业病危害因素对人的慢性毒性作用和健康损害或致癌作用尚不能肯定，但有动物实验或流行病学调查的证据，有可靠的技术方法，通过系统地健康监护可以进一步提供明确的证据。

③ 有一定数量的暴露人群。国家颁布的职业病分类和目录所对应的危害因素，对人体只有急性健康损害并有确定的职业禁忌证的，上岗前执行强制性健康检查，在岗期间执行推荐性健康检查。对《职业健康监护技术规范》（GBZ 188）未包括的其他职业病危害因素开展健康监护，需通过专家评估后确定，评估内容包括：

a. 这种物质在国内正在使用或准备使用，且有一定量的暴露人群。

b. 有文献资料，主要是毒理学研究资料，确定其是否符合国家规定的有害化学物质的

分类标准及其对健康损害的特点和类型。

c. 查阅流行病学资料及临床资料，有证据表明其存在损害劳动者健康的可能性或有理由怀疑在预期的使用情况下会损害劳动者健康。

d. 对这种物质可能引起的健康损害，是否有开展健康监护的正确、有效、可信的方法，需要确定其敏感性、特异性和阳性预计值。

e. 健康监护能够对个体或群体的健康产生有利的结果。对个体可早期发现健康损害并采取有效的预防或治疗措施；对群体健康状况的评价可以预测危害程度和发展趋势，采取有效的干预措施。

f. 健康监护的方法是劳动者可以接受的，检查结果有明确的解释。

g. 符合医学伦理道德规范。

有特殊健康要求的特殊作业人群应实行强制性职业健康监护。

2. 职业健康监护人群的界定原则

① 接触需要开展强制性健康监护的职业病危害因素的人群，都应接受职业健康监护。

② 在岗期间定期健康检查为推荐性健康的职业病危害因素，原则上可根据用人单位的安排接受职业健康监护。

③ 虽不是直接从事接触需要开展职业健康监护的职业病危害因素作业，但在工作中受到与直接接触人员同样的或几乎同样的接触，应视同职业性接触，需和直接接触人员一样接受健康监护。

④ 根据不同职业病危害因素暴露和发病的特点及剂量-效应关系，主要根据工作场所有害因素的浓度或强度以及个体累计暴露的时间长度和工种，确定需要开展健康监护的人群。

⑤ 离岗后健康检查的时间，主要根据有害因素致病的流行病学及临床特点、劳动者从事该作业的时间长短、工作场所有害因素的浓度等因素综合考虑确定。

六、职业健康监护资料的应用

职业健康监护资料主要是指职业健康检查记录、健康评价和健康检查总结报告的所有原始资料及档案（包括电子档案），职业健康监护资料的应用应注意以下几点：

① 职业健康监护工作中收集的劳动者健康资料只能用于以保护劳动者个体和群体的健康为目的的相关活动，应防止资料的滥用和扩散。

② 职业健康监护资料应该遵循医学资料的保密性和安全性的原则，应注意维护资料的完整和准确并及时更新。职业健康检查机构在告知劳动者检查结果时可采用保密打印或是装订信封的方式。

③ 职业健康行政执法人员、劳动者或者其近亲属、劳动者委托的代理人有权查阅、复印劳动者的职业健康监护档案。劳动者离开用人单位时，有权索取本人职业健康监护档案复印件，用人单位应当如实、无偿提供，并在所提供的复印件上签章。

④ 职业健康检查机构必须以适当的方式向用人单位、劳动者提供并解释个体和群体的健康信息，以促使他们能从保护劳动者健康和维护就业方面考虑提出切实可行的改进措施。

⑤ 在应用健康监护资料评价劳动者对某一特定作业或某类型工作是否适合时，应首先建议改善作业环境条件和加强个体防护，在此前提下才能评价劳动者是否适合该工作。同时劳动者健康状况和工作环境都在随时发生变化，所以判定是否适合不应该只是一次性的。

第二节　职业健康监护方法与内容

职业健康监护包括职业健康检查、离岗后健康检查、应急健康检查和职业健康监护档案管理等内容。

一、职业健康检查

职业健康检查分为上岗前、在岗期间、离岗时职业健康检查，离岗后健康检查与应急健康检查不在《职业健康监护技术规范》（GBZ 188）的职业健康检查之中。

1. 上岗前职业健康检查

上岗前职业健康检查为强制性职业健康检查，应该在开始从事职业病危害作业前完成。

（1）上岗前职业健康检查的目的和意义

① 发现职业禁忌证，根据健康状况合理安排工种（岗位）；避免招收已患职业病的患者入职。

② 分清职责，避免劳资纠纷，维护双方的合法权益。

③ 建立接触职业病危害因素人员的基础健康档案。

（2）上岗前职业健康检查对象

① 新招收的员工（就业或入职）。

② 转岗或调换到新的职业病危害作业岗位或增加新的职业病危害作业。

③ 从事有特殊健康要求作业的人员。

④ 工伤事故或长期病休后再上岗者。

（3）上岗前职业健康检查项目　按照《职业健康监护技术规范》（GBZ 188）执行。重点注意询问既往职业史，根据接触职业危害因素做相应健康检查。常见的职业病危害因素作业劳动者上岗前的职业健康检查必检项目与周期见表 4-1。

2. 在岗期间职业健康检查

长期从事规定的需要开展健康监护的职业病危害因素作业的劳动者，应进行在岗期间的定期健康检查（或称为定期健康检查）。定期健康检查主要是为了早期发现职业病患者或疑似职业病患者或劳动者的其他健康异常改变；及时发现有职业禁忌证的劳动者；通过动态观察劳动者群体健康变化，评价工作场所职业病危害因素的控制效果。定期健康检查的周期根据不同职业病危害因素的性质、工作场所有害因素的浓度（强度）或职业病危害作业分级、目标疾病的潜伏期和防护措施等因素决定。

（1）在岗期间职业健康检查的目的和意义

① 发现职业禁忌证，及时调换工种（岗位）。

② 早期发现健康损害，及时治疗。

③ 早期发现、早期诊断、早期治疗职业病。

（2）在岗期间职业健康检查对象

① 在岗接触职业病危害作业人员。

② 职业病患者定期复查。

③ 职业病普查。

（3）在岗期间职业健康检查项目及周期　按照《职业健康监护技术规范》（GBZ 188）执行。必检项目为强制性检查项目，选检项目根据实际情况确定。常见的职业病危害因素作业劳动者在岗期间的职业健康检查必检项目见表4-1。

3. 离岗时职业健康检查

凡在岗期间开展职业健康监护的劳动者，在准备调离或脱离所从事的职业病危害的作业或岗位前，应进行离岗时职业健康检查，确定其在停止接触职业病危害因素时的健康状况。如最后一次在岗期间的职业健康检查是在离岗前的90天内，且该岗位工艺流程、使用原辅材料、操作方式无变化的，可视为离岗时检查。

（1）离岗时职业健康检查目的和意义

① 了解劳动者离岗时的健康状况，分清健康损害的责任。

② 落实劳动者健康权益。国家规定用人单位对未进行离岗时职业健康检查的劳动者，不得解除或终止与其订立的劳动合同。

（2）离岗时职业健康检查对象

① 离开目前的工作岗位者。

② 解除合同者。

③ 退休人员。

④ 企业发生分立、合并、解散、破产等情形时，接触职业病危害因素的全体人员。

（3）离岗时职业健康检查项目　根据劳动者在岗期间接触的职业危害因素，按照《职业健康监护技术规范》（GBZ 188）规定的在岗期间的检查项目进行检查。常见的职业病危害因素作业劳动者离岗时的职业健康检查必检项目见表4-1。

表 4-1　常见的职业病危害因素作业劳动者的职业健康检查项目

危害因素	职业检查项目			体检周期	职业禁忌证
	上岗前	在岗期间	离岗时		
铅及其无机化合物	①症状询问。②体格检查：内科常规检查、神经系统常规检查。③必检项目：血、尿常规，心电图，血清 ALT。④选检项目：血铅或尿铅、血 ZPP 或 FEP、神经-肌电图	★①症状询问。②体格检查，同上岗前。③必检项目：血、尿常规，心电图，血铅或尿铅。④选检项目：尿 δ-ALA、血 ZPP 或 FEP、神经-肌电图。		血铅<400μg/L，尿铅<70μg/L，1 年 1 次	①中度贫血；②卟啉病；③多发性周围神经病
汞及其无机化合物	①症状询问。②体格检查：内科常规检查、口腔科常规检查、神经系统常规检查及共济运动检查。③必检项目：血、尿常规，心电图，血清 ALT。④选检项目：尿 β$_2$-微球蛋白或尿 α$_1$-微球蛋白、尿视黄醇结合蛋白、尿汞	★①症状询问。②体格检查：内科常规检查、口腔科常规检查、神经系统常规检查、共济运动检查及震颤（眼睑、舌、手指震颤）。③必检项目：血、尿常规，心电图，尿汞，尿 β$_2$-微球蛋白或尿 α$_1$-微球蛋白。④选检项目：尿视黄醇结合蛋白、肾脏浓缩功能实验		作业分级 Ⅱ级及以上 1 年 1 次；作业分级 Ⅰ级 2 年 1 次	①中枢神经系统器质性疾病；②已确诊仍需要医学监护的精神障碍性疾病；③慢性肾脏疾病

续表

危害因素	职业检查项目			体检周期	职业禁忌证
	上岗前	在岗期间	离岗时		
锰及其无机化合物	◆ ①症状询问。 ②体格检查:内科常规检查、神经系统常规检查及运动功能检查、语速、面部表情等。 ③必检项目:血、尿常规,心电图,血清 ALT。 ④选检项目:尿锰、脑电图、颅脑 CT(或 MRI)(在岗期间与离岗时)			1 年 1 次	①中枢神经系统器质性疾病; ②已确诊仍需要医学监护的精神障碍性疾病
二硫化碳	①症状询问。 ②体格检查:内科常规检查、神经系统常规检查及肌力、共济运动检查、眼科常规检查及眼底检查。 ③必检项目:血、尿常规,心电图,血清 ALT,血糖,血脂。 ④选检项目:神经-肌电图、视野	★ ①症状询问。 ②体格检查:同上岗前。 ③必检项目:血、尿常规,血糖,血脂。 ④选检项目:血清 ALT、肾功能、心电图、神经-肌电图、视野		1 年 1 次	①中枢神经系统器质性疾病; ②多发性周围神经病; ③视网膜病变
硫化氢	①症状询问。 ②体格检查:内科常规检查、神经系统常规检查。 ③必检项目:血、尿常规,血清 ALT,心电图。 ④选检项目:胸部 X 射线摄片	推荐性; 检查内容同上岗前	▲	3 年 1 次	中枢神经系统器质性疾病
苯(接触工业甲苯、二甲苯参照执行)	①症状询问。 ②体格检查:内科常规检查。 ③必检项目:血、尿常规,血清 ALT,心电图,肝脾 B 超	★ ①症状询问。 ②体格检查:同上岗前。 ③必检项目:血、尿常规,血清 ALT,心电图,肝脾 B 超。 ④选检项目:反-反式粘糠酸测定、尿酚、骨髓穿刺		1 年 1 次	见说明④
四氯化碳	①症状询问。 ②体格检查:内科常规检查。 ③必检项目:血、尿常规,心电图,肝功能。 ④选检项目:肝脾 B 超	★ ①症状询问。 ②体格检查:内科常规检查,重点检查肝脏。 ③必检项目:血、尿常规,心电图,肝功能,肝脾 B 超。 ④选检项目:肾功能		肝功能半年 1 次;健康检查 3 年 1 次	慢性肝病
三氯乙烯	①症状询问。 ②体格检查:内科常规检查、神经系统常规检查、皮肤科检查。 ③必检项目:血、尿常规,肝功能,心电图。 ④选检项目:肝脾 B 超	①症状询问。 ②体格检查:同上岗前。 ③必检项目:血、尿常规,肝功能,心电图。 ④选检项目:肝脾 B 超	▲	上岗后前 3 个月每周皮肤科检查 1 次。 健康检查 3 年 1 次	①慢性肝病; ②过敏性皮肤病; ③中枢神经系统器质性疾病
焦炉逸散物	①症状询问。 ②体格检查:内科、皮肤科常规检查。 ③必检项目:血、尿常规,血清 ALT,心电图,胸部 X 射线摄片,肺功能。 ④选检项目:胸部 CT	同上岗前		1 年 1 次	慢性阻塞性肺疾病

续表

危害因素	职业检查项目			体检周期	职业禁忌证
	上岗前	在岗期间	离岗时		
硅尘、煤尘、石棉、其他粉尘	①症状询问。②体格检查：内科常规检查，重点是呼吸系统、心血管系统检查。③必检项目：血、尿常规，血清 ALT，心电图，后前位 X 射线高千伏胸片或 DR 胸片、肺功能。④选检项目：肺弥散功能（石棉）	★①症状询问。②体格检查：同上岗前。③必检项目：后前位 X 射线高千伏胸片或 DR 胸片、心电图、肺功能。④选检项目：血、尿常规，血清 ALT（石棉：侧位 X 射线高千伏胸片，CT 检查，胸腔穿刺和病理检查，肺弥散功能，血、尿常规，肝功能）		硅尘、石棉 1～2 年 1 次；煤尘 2～3 年 1 次；其他粉尘 2～4 年 1 次	①活动性肺结核病；②慢性阻塞性肺疾病；③慢性间质性肺疾病；④伴肺功能损害的疾病
噪声	①症状询问。②体格检查：内科常规检查、耳科检查。③必检项目：纯音听阈测试，心电图，血、尿常规，血清 ALT。④选检项目：声导抗、耳声发射	★①症状询问。②体格检查：同上岗前。③必检项目：纯音气导听阈测试、心电图。④选检项目：纯音骨导测试、声导抗、耳声发射、听觉诱发电反应测听		1～2 年 1 次	见说明⑤
高温	①症状询问。②体格检查：内科常规检查，重点进行心血管系统检查。③必检项目：血、尿常规，血清 ALT，心电图，血糖。④选检项目：甲状腺功能三项（有甲亢病史或检查有异常者）	▲		1 年 1 次，应在每年高温季节到来之前进行	①未控制的高血压；②慢性肾炎；③未控制的甲亢；④未控制的糖尿病；⑤全身瘢痕面积≥20%以上（工伤标准的八级）；⑥癫痫

说明：

① 本表是根据《职业健康监护技术规范》（GBZ 188）制订的。

② 职业禁忌证的确定应根据职业健康检查结果和/或既往病史及其他健康档案确定。

③ 接触粉尘作业劳动者的职业健康检查依据岗位粉尘类别和作业分级确定在岗期间职业健康检查周期；接触汞及其无机化合物、苯（工业甲苯、二甲苯）作业劳动者作业场所检测浓度超过国家卫生标准者，须缩短在岗期间职业健康检查周期。

④ 苯（工业甲苯、二甲苯）作业劳动者上岗前职业禁忌证包括白细胞计数低于 $4\times10^9/L$ 或中性粒细胞低于 $2\times10^9/L$，血小板计数低于 $8\times10^{10}/L$、有造血系统疾病；在岗期间职业禁忌证包括有造血系统疾病。

⑤ 噪声作业上岗前职业禁忌证包括：各种原因引起永久性感音神经性听力损失（500Hz、1000Hz 和 2000Hz 中任一频率的纯音气导听阈＞25dB）；高频段 3000Hz、4000Hz、6000Hz 双耳平均听阈≥40dB；任一耳传导性耳聋，平均语频听力损失≥41dB。在岗期间职业禁忌证包括：噪声敏感者（上岗前职业健康体检纯音听力检查各频率听力损失≤25dB，但噪声作业 1 年之内，高频段 3000Hz、4000Hz、6000Hz 中任一耳，任一频率听阈≥65dB）；任一耳传导性耳聋，平均语频听力损失≥41dB；除噪声外各种原因引起的永久性感音神经性听力损失（500Hz、1000Hz 和 2000Hz 中任一频率的纯音气导听阈＞25dB）。

⑥ "◆"表示上岗前、在岗期间及离岗时职业健康检查相同；"★"表示在岗期间及离

岗时职业健康检查项目相同；"▲"表示无离岗时职业健康检查内容。

4. 职业健康检查医学常规检查方法

医学常规检查是指作为基本健康检查和大多数职业病危害因素的健康检查都需要进行的检查项目及方法。某些特定的职业病危害因素需要进行一些特殊的医学检查，《职业健康监护技术规范》（GBZ 188）附录中给予了具体的规定。医学常规检查内容包括：

（1）劳动者个人基本信息资料

① 个人资料　包括姓名、性别、出生年月、出生地、身份证号码、婚姻状况、教育程度、家庭住址、现工作单位、联系电话等信息。

② 职业史　包括起止时间、工作单位、车间（部门）、班组、工种、接触的职业病危害因素（接触两种以上必须具体逐一填写）、接触时间、防护措施等。

③ 个人生活史　包括吸烟史、饮酒史、女工月经与生育史。

④ 既往史　包括既往预防接种史及传染病史，药物及其他过敏史，过去的健康状况及患病史，是否做过手术及输血史，患职业病及外伤史等。

⑤ 家族史　主要包括父母、兄弟、姐妹及子女的健康状况，如是否患结核、肝炎等传染病；是否患遗传性疾病，如糖尿病、血友病等；死亡者的死因。

（2）一般医学生理指标的检测　包括血压、心率、呼吸频率、身高、体重测量和营养状况观测。

（3）症状询问　下面列出各系统的主要临床症状，在职业健康检查时应针对不同职业病危害因素及其可能危害的靶器官，有重点地询问。

① 神经系统　头晕、头痛、眩晕、失眠、嗜睡、多梦、记忆力减退、易激动、疲乏无力、四肢麻木、活动动作不灵活、肌肉抽搐等。

② 呼吸系统　胸痛、胸闷、咳嗽、咳痰、咯血、气促、气短等。

③ 心血管系统　心悸、心前区不适、心前区疼痛等。

④ 消化系统　食欲不振、恶心、呕吐、腹胀、腹痛、肝区疼痛、便秘、便血等。

⑤ 泌尿生殖系统　尿频、尿急、尿痛、血尿、浮肿、性欲减退等。

⑥ 眼、耳、鼻、咽喉及口腔　视物模糊、视力下降、眼痛、畏光、流泪、嗅觉减退、鼻干燥、鼻塞、流鼻血、流涕、耳鸣、耳聋、流涎、牙痛、牙齿松动、刷牙出血、口腔异味、口腔溃疡、咽部疼痛、声嘶等。

⑦ 肌肉及四肢关节　全身酸痛、肌肉疼痛、肌无力及关节疼痛等。

⑧ 造血系统、内分泌系统　皮下出血、月经异常、低热、盗汗、多汗、口渴、消瘦、脱发、皮疹、皮肤瘙痒等。

⑨ 皮肤及附属器　色素脱失或沉着、皮疹、出血点（斑）、赘生物、水疱或大疱等。

（4）内科常规检查

① 皮肤黏膜、浅表淋巴结、甲状腺常规检查

a. 皮肤、口腔黏膜的颜色，有无金属沉着线、糜烂等，眼结膜有无充血，球结膜有无黄疸（染）。

b. 头颈部和腋窝淋巴结是否有肿大、压痛及其活动度。

c. 甲状腺大小及有无结节和包块，如有肿大还应检查有无血管杂音。

② 呼吸系统检查　胸廓外形、胸部叩诊和听诊、记录异常呼吸音的性质和部位。

③ 心血管系统检查　心脏的大小、心尖搏动、心率、心律、各瓣膜区心音及杂音、心包摩擦音。

④ 消化系统检查　腹部外形、肠蠕动、肝脾大小和硬度。

（5）神经系统常规检查　意识、精神状况，腱反射、浅感觉、深感觉。

（6）其他专科的常规检查

① 眼科常规检查　视力和外眼检查。

② 口腔科常规检查　口腔气味、黏膜、牙龈及牙齿状态。

③ 耳科常规检查　外耳、鼓膜及一般听力检查。

④ 鼻及咽部常规检查　鼻的外形、鼻黏膜、鼻中隔及鼻窦部，咽部及扁桃体等。

⑤ 皮肤科常规检查　有无色素脱失或沉着，有无增厚、脱屑或皲裂，有无皮疹及其部位、形态、分布，有无出血点（斑），有无赘生物，有无水疱或大疱等。

（7）实验室常规检查

① 血常规　血红蛋白、红细胞计数、白细胞计数和分类、血小板计数；如使用血细胞分析仪，则包括同时检测的其他指标。

② 尿常规　颜色、酸碱度、比重、尿蛋白、尿糖和常规镜检；如使用尿液自动分析仪，则包括可同时检测的其他指标。

③ 肝功能　血清丙氨酸氨基转移酶（血清 ALT）、血清 γ-谷氨酰转肽酶（GGT）、血清总胆红素、总蛋白和白蛋白、球蛋白。

④ 胸部 X 射线摄片　胸部 X 射线高千伏摄片或 DR 摄片。

⑤ 心电图　用普通心电图仪进行肢体导联和胸前导联的心电图描记。

⑥ 肺功能　肺通气功能测定，测定指标包括用力肺活量（FVC）、第一秒用力肺活量（FEV_1）和用力肺活量一秒率（$FEV_1/FVC\%$）等。

⑦ 肾功能　血清肌酐、尿素氮。

二、应急健康检查

（1）应急健康检查的目的和意义　全面了解、评价特定环境下的职业病危害程度，控制危害范围，避免事态扩大。

（2）应急健康检查对象

① 当发生急性职业病危害事故时，根据事故处理的要求，对遭受或者可能遭受急性职业病危害的人员，应及时开展应急健康检查。

② 从事可能产生职业性传染病作业的劳动者，在疫情流行期或近期密切接触传染源者，应及时开展应急健康检查，随时监测疫情动态。

（3）应急健康检查项目　根据职业病危害可能造成的健康损害选择相应的健康检查项目，判断是否遭受健康损害以及损害程度。

三、离岗后健康检查（推荐性）

① 劳动者接触的职业病危害因素具有慢性健康影响，所致职业病或职业肿瘤常有较长的潜伏期，故脱离接触后仍有可能发生职业病。

② 随访时间的长短应根据职业病危害因素致病的流行病学及临床特点、劳动者从事该

作业的时间长短、工作场所职业病危害因素的浓度等因素综合考虑确定。

四、职业健康监护评价

职业健康监护评价分为个体结论评价、职业健康检查总结报告以及职业健康监护评价报告。职业健康检查总结报告需在职业健康检查结束之日起 30 个工作日内递交给用人单位，并督促妥善处理每个遭受健康损害的劳动者。职业健康监护评价报告需由用人单位根据需要，另行委托给职业健康检查机构进行。

1. 个体结论评价

根据职业健康检查结果，对劳动者个体的健康状况可评价为以下 4 种结论：

（1）目前未见异常　本次职业健康检查各项检查指标均在正常范围内或在机体代偿范围内。

（2）疑似职业病　通过职业健康检查发现与某种或某些职业病危害因素引起的职业病症状、体征及实验室检查结果相吻合，且复查后仍异常者，结合职业史，可定为疑似职业病，需要提交职业病诊断机构进一步明确诊断。发现疑似职业病，应按《中华人民共和国职业病防治法》《职业健康检查管理办法》的要求及时报告，报告卡一式四份，用人单位所在地卫生健康行政部门、用人单位、劳动者各一份，检查机构留档一份。疑似职业病是指企业、事业单位和个体经济组织（用人单位）等的劳动者在职业活动中，因接触粉尘、放射性物质和其他有毒、有害因素而引起人体损伤，但还未进行职业病诊断。疑似职业病者必须及时到职业病防治机构进一步明确诊断，必要时应入院进行医学观察。

疑似职业病患者在诊断或者医学观察期间，用人单位不得解除或者终止与其订立的劳动合同；在诊断、医学观察期间的费用，由用人单位承担。

（3）职业禁忌证　检查发现有职业禁忌的，需写明具体禁忌证名称。职业禁忌证是指劳动者从事特定职业或者接触特定职业病危害因素时，比一般职业人群更易于遭受职业病危害和罹患职业病或者可能导致原有疾病病情加重，或者在从事作业过程中诱发可能导致对他人生命健康构成危险的疾病的个人特殊生理或者病理状态。职业禁忌证多在上岗前职业健康检查时识别和确定，但通过定期健康检查，发现劳动者健康状况变化的同时，应特别注意其是否继续适合目前从事的职业病危害作业。认真识别和确定职业禁忌证，是定期进行个体健康评定的重要目的和内容。因此，劳动者在上岗前健康检查时无职业禁忌证，并非意味着其永远可以从事某种职业病危害作业。对有职业禁忌证的人员，职业健康检查机构体检后提出建议，由用人单位暂时调离原作业岗位，如能治愈，则可返回原岗位。

（4）其他疾病或异常　除目标疾病之外的其他疾病或某些检查指标的异常。

2. 群体评价

群体评价包括职业健康检查总结报告和职业健康监护评价报告。在个人健康评定的基础上，结合作业环境检测结果，对每个作业群体进行职业健康状况的评价分析，为采取防治措施提供科学依据。

职业健康检查总结报告是健康检查机构给委托单位（用人单位）的书面报告，是对本次体检的全面总结和一般分析，内容包括受检单位、职业健康检查种类、应检人数、受检人数、检查时间和地点、体检工作的实施情况、发现的疑似职业病、职业禁忌证及其他疾病或异常的人数和汇总名单、处理建议等。

职业健康监护评价报告是根据职业健康检查结果和收集到的历年工作场所检测资料及职业健康监护过程中收集到的相关资料，通过分析劳动者健康损害和职业病危害的关系，以及导致发生职业危害的原因，预测健康损害的发展趋势，对用人单位劳动者的职业健康状况做出总体评价，并提出综合改进建议。职业健康检查机构可根据受检单位职业健康监护资料的实际情况及用人单位的委托要求，共同协商决定是否出具职业健康监护评价报告。

总结报告、评价报告一式两份，一份送用人单位，一份由职业健康检查机构存档。

五、职业健康监护档案和档案管理

职业健康监护档案是健康监护全过程的客观记录资料，是系统地观察劳动者健康状况变化、评价个体和群体健康损害的依据，其特征是资料的完整性和连续性。

职业健康监护档案分为劳动者职业健康监护档案、用人单位职业健康监护档案和职业健康检查机构职业健康监护档案。劳动者职业健康监护档案包括职业健康检查表及有关健康的记录资料等；用人单位职业健康监护档案包括用人单位职业健康监护制度和年度职业健康监护计划、委托协议（合同）、职业健康检查总结告和评价报告、职业病证明书和职业病报告卡，用人单位对职业病患者、职业禁忌证者和已出现职业相关健康损伤劳动者的处理安置记录等；职业健康检查机构职业健康监护档案包括历次职业健康检查的文书、用人单位提供的相关资料和其他有关材料。

用人单位应建立劳动者个人职业健康监护档案及单位的职业健康监护档案，单位员工每人应有连续的职业健康检查册（表）。职工健康档案应妥善保管，一般要永久保存。职业健康检查机构应当建立职业健康检查档案，并按规定妥善保管，其职业健康检查档案保存时间应当自劳动者最后一次职业健康检查结束之日起不少于 15 年。劳动者有权查阅或复印本人的职业健康监护档案，用人单位应当如实、无偿提供，并在所提供的复印件上盖章。随着职业健康监护信息数据库的研发使用和不断完善，我国部分地区逐步以电子档案管理替代纸质档案管理。

六、复查

在《职业健康监护技术规范》（GBZ 188）附录中规定，受检者与目标疾病有关的某项或几项检查指标异常，需要重复检查确定者可进行复查，需进一步检查以确定异常结果性质的检查项目为复检项目。在职业健康检查中，有两种类情况都应进行复查，一是发现与目标疾病相关的单项或多项异常时，可能为某种职业病危害因素的"疑似职业病"或"职业禁忌证"者，必须进行有针对性的、与接触的职业病危害因素有关的异常检查项目或指标的复查，以明确或进一步确定异常者的性质，即异常项目或指标是否与接触的职业病危害因素有因果关系。因此，此类复查，用人单位必须按照职业健康检查机构所通知的时间，安排劳动者到具备职业健康检查机构能力的医疗卫生机构进行复查；各职业健康检查机构可根据本地区实际情况制定复查规程，对有些必检项目异常复查结果的评判标准和处理指引。目前，国家没有统一规定，但在实际工作中却经常出现一些难以处理的问题，因此，职业健康检查的机构应慎重处理。二是体检时的异常项目或指标与接触的职业病危害因素无关，而是属于其他原因或疾病引起的，也应进行复查，但可到有异常项目或指标检查能力的专科或综合医院复查和诊治。

1. 与目标疾病有关的复查注意事项

（1）明确复查的内容和时间　职业健康检查机构完成职业健康检查 1 周内，界定职业健康检查的复查人员并出具书面职业健康检查复查通知书，明确复查的内容和时间。受检者病情极其紧迫的，职业健康检查机构应按照医疗规范，予以及时处理，并通知用人单位。

（2）复查通知书所含要素　职业健康检查机构出具的复查通知书应包含如下要素：用人单位名称、联系人姓名、联系电话；须复查劳动者的姓名、身份证号码、性别、部门、工种，接触职业病危害因素的名称、接触工龄、异常体检结果；明确复查的内容和时间。

（3）专人负责　职业健康检查机构可指定专人负责职业健康检查复查工作，是否需要复查及复检项目由主检医师根据需要确定。

（4）制定复查方案　在受理来进行职业健康检查复查的劳动者时，主检医师按照《职业健康监护技术规范》（GBZ 188）及临床医学相关知识制定职业健康检查复查方案，并予以及时安排。

（5）及时汇总　在收集齐所有职业健康检查复查及相关检查报告和（或）结果后，及时汇总归类，判定是否可确定为目标疾病，如确定的，应由具有相应类别职业病诊断资格的主检医师签名确认。

（6）未及时复查时的处理　如用人单位未能按照职业健康检查机构通知的时间内组织复查，则视为放弃复查机会，职业健康检查机构可按首次检查结果出具报告，如判定为疑似职业病的，按照相关法律法规，及时上报有关部门，并建议提交职业病诊断机构进一步明确诊断；如发现有职业禁忌的，需写明具体禁忌证名称并提出脱离接触建议。如复查仍不能确定为目标疾病者，则可暂时纳入其他疾病或异常，并作为重点监护人群，增加监护频次。

2. 复查应用实例

（1）苯（工业甲苯、二甲苯）作业　白细胞及嗜中性粒细胞、血小板偏低，排除近期感染史后，复查血常规两次，间隔期为 1 周，观察白细胞计数、嗜中性粒细胞绝对值及血小板计数是否正常，如复查两次均正常，则判定职业健康检查结果为正常；如有一次不正常，应判定为疑似职业病，建议到有职业病诊断资质的医疗卫生机构进一步明确诊断。

（2）噪声作业

① 初测纯音听力结果为双耳高频听阈≥40dB 者，应在体检者脱离噪声环境 48h 后，复查纯音听阈测试，并询问症状，如伴有耳鸣等不适症状者，则应建议调离噪声作业工作岗位。

② 上岗前职业健康检查纯音听阈测试各频率听力损失均≤25dB，但噪声作业 1 年内，高频段 3000Hz、4000Hz、6000Hz 中任一频率听阈≥65dB 者，应在体检者脱离噪声环境 48h 后，复查纯音听阈测试，如高频段 3000Hz、4000Hz、6000Hz 中任一频率听阈≥65dB 的，应列为职业禁忌证，建议调离噪声作业工作岗位。

③ 双耳任一语言频率（500Hz、1000Hz、2000Hz）听力损失＞25dB 者，应在体检者脱离噪声环境 48h 后，复查纯音听阈测试（含骨导），如听力损失不符合噪声所致听力损失规律，即听力损失不以高频为主，应判定为职业禁忌证，建议调离噪声作业工作岗位。

④ 听力损失以高频为主，两侧耳语频（500Hz、1000Hz、2000Hz）和高频 4000Hz 听阈加权值均＞25dB 者，应在体检者脱离噪声环境 1 周后，复查纯音听阈测试（含骨导）、声导抗、耳声发射、听觉诱发电反应测听，进行确认。如复查结果仍为听力损失以高频为主

（双耳高频听阈≥40dB），较好耳语频（500Hz、1000Hz、2000Hz）和高频4000Hz听阈加权值＞25dB的，结合接触噪声工龄满3年者，应判定为疑似职业病，建议到有职业病诊断资质的医疗卫生机构申请职业病诊断。

⑤ 任一耳语言频率平均听力损失＞40dB者，怀疑听力损失因中耳疾患所致者，应在体检者脱离噪声环境48h后，复查纯音听阈测试（含骨导）、声导抗、耳声发射、听觉诱发电反应测听，进行确认。如语言频率平均听力损失＞40dB者，确认听力损失因中耳疾患所致者，应判定为职业禁忌证，建议调离噪声作业工作岗位。

⑥ 听力检查结果显示听力损失曲线为水平样或近似直线者，考虑虚假听力报告，应在体检者脱离噪声环境48h后复查纯音听阈测试。

此外，历年职业健康检查结果达到疑似职业病判定标准，用人单位未按照职业健康检查机构的建议进行处理的，应建议提请职业病诊断。

七、资料整理、统计、分析及报表

职业健康检查机构要依托现有的信息平台（重点职业病监测、有毒有害作业工人健康监护汇总填报等），加强职业健康检查的统计报告工作。

八、职业健康检查工作内容

（一）职业病危害因素识别及职业接触人群确定

职业病危害因素识别及职业接触人群确定可分为两种情况：一是通过用人单位现场职业卫生调查的情况；二是以用人单位提供并盖公章为准的情况。在职业病危害因素识别及职业接触人群确定时，最好以第一种情况签订职业健康检查服务合同；如果是第二种情况，最好签订用人单位委托的职业健康检查服务协议（合同），在协议（合同）中特别要强调本职业健康检查机构仅对用人单位提供的职业病危害因素及接触的各类因素的人数负法律责任。

1. 用人单位开展职业健康检查需要提供的资料

（1）用人单位的基本情况　　包括：单位全称、地址、属地、企业简史、经济类型、所属行业、组织机构代码、法人代表、主管部门、联系人、联系电话、电子邮箱、职工总数、女工人数、生产职工人数、生产面积、主要产品。

（2）工作场所职业病危害因素种类及其接触人员名册

① 用人单位可以根据职业病危害因素定期检测、职业病危害评价报告、职业病危害项目申报材料，填写工作场所职业病危害因素种类。

② 接触人员名册包括受检者姓名、性别、年龄、身份证号码、部门、工种，接触职业病危害因素、对应各接触职业病危害因素的接触工龄、个人防护、职业健康检查类型、受检者联系电话等。

③ 注意事项。所提供的职业病危害因素应该按照《职业病分类和目录》填写。所填报的危害因素应准确的写出化学名称或具体体物质名称，避免混合物、俗称、简写、外文或商品名，原则上不属于目录中的尽量不要填写。

（3）职业病危害因素定期检测、职业病危害评价报告资料　　参考职业病危害因素定期检测、职业病危害评价报告资料，可以使职业健康检查机构更好地辨识用人单位是否准确、完整地提供相关资料，确保接害人员名册与检测、职业病危害评价报告的一致性。

2. 职业健康检查前期工作中危害因素辨识内容

包括职业病危害因素的种类、来源、存在形式或性质、分布、浓度或强度、作用条件、危害程度。

3. 职业病危害因素识别时需用到的用人单位职业卫生档案

以下资料可以根据用人单位职业卫生档案获得，主要来源于职业病危害评价报告书、检测报告书、"职业病危害项目申报表"、厂企职业卫生基本情况调查、历年职业健康监护总结报告等。包括：

① 单位的基本情况及存在职业病危害因素种类、浓度或强度。

② 单位主要产品的名称和产量。

③ 主要原、辅料及中间品的名称和消耗量。

④ 总生产工艺流程图、接害工艺流程图。

⑤ 职业病危害防护设施、主要救援设施。

⑥ 厂区布局平面图。

⑦ 职业病防治的规章制度。

⑧ 劳动定员（岗位人员分布）。

⑨ 各车间班制（排班、轮休）。

⑩ 生产原料化学成分说明（MSDS、带主要成分的外包装等）。

⑪ 往年职业健康检查报告书、往年职业病危害检测报告书。

⑫ 厂企近年建设项目情况（新建、扩建、改建情况）。

⑬ 对比往年，设备、工艺、原料、产品等改变情况。

⑭ 急性中毒情况。

⑮ 职业病诊疗情况。

（二）委托协议（合同）

1. 目的和意义

签订委托协议（合同）书是为了从法律上把双方所承担的责任明确下来。作为一种能够明确彼此权利与义务、具有约束力的凭证性文书，委托协议（合同）书对当事人双方（或多方）都具有制约性。

2. 涵盖内容

签订委托协议（合同）书，内容应包括双方的责任，如由用人单位如实提供职业病危害因素种类、接触人数、本次需职业健康检查的人数、受检人员个人信息以及结果告知等，服务方应作出质量保证、体检结果给付时间的承诺，以及检查项目价格、检查时间、地点和违约责任、解决争议的方法等。

3. 操作步骤

① 根据委托方（客户）提供的有关资料，确定主要职业病危害因素和检查项目。

② 本单位已有的协议（合同）书模版，根据客户的要求，拟定协议（合同）书草案。

③ 就协议（合同）书初稿与客户交换意见。

④ 机构内部评审成员对协议（合同）书初稿评审，并签署意见。

⑤ 根据评审意见修改协议（合同）书，并与客户确定。

⑥ 将双方确定后的协议（合同）书交客户方法人代表（或授权人）和服务方法人代表（或授权人）共同签署协议（合同）书。

⑦ 协议（合同）书一般一式两份，双方各持一份，可根据单位的实际需求增加。

⑧ 将协议（合同）书及合同评审意见表及相关记录与职业健康检查总结报告书一同存档管理。

4. 注意事项

① 协议（合同）编写人应具备一定的职业卫生知识。

② 用人单位应如实提供能够开展职业健康检查的必需资料，确保资料信息真实、准确、完整，不得伪造、瞒报，否则承担出现的一切后果。

③ 体检项目应严格遵照《职业健康监护技术规范》（GBZ 188）制定，不得少检、漏检、错检，在这基础上可根据用人单位的要求增加一些其他项目。

④ 对不愿意签订委托协议（合同）或不愿意如实提供相关资料的用人单位，职业健康检查机构可拒绝提供职业健康检查服务

（三）职业健康检查工作方案

详见本章第五节职业健康监护实践"一、某制药有限公司年度职业健康检查案例"中的职业健康检查工作方案的制定。

（四）个体结论及建议

1. 上岗前职业健康检查个体结论

（1）目前未见异常　目前可从事××作业。

（2）疑似职业病　目前不宜从事××作业（上岗前如发现受检者可能为某类职业病危害的疑似职业病，结合受检者之前的既往职业史情况，可提醒其依照职业病防治相关法律法规及规章处理）。

（3）××作业职业禁忌证　不宜从事××作业。

（4）其他疾病或异常　目前可从事××作业，但应到专科医疗机构或综合医院进一步对其他疾病或异常指标情况复诊。

2. 在岗期间职业健康检查个体结论

（1）目前未见异常　可继续从事××作业。

（2）疑似××职业病　建议到职业病诊断机构进一步明确诊断。

（3）××作业职业禁忌证　目前应调离××作业，治愈后，可返回原岗位工作。

（4）其他疾病或异常　可继续从事××作业，但应到专科医疗机构或综合医院进一步对其他疾病或异常指标情况复诊。

3. 离岗时职业健康检查个体结论

（1）目前未见异常　未发现××作业疑似职业病。

（2）疑似××职业病　建议到职业病诊断机构进一步明确诊断。

（3）其他疾病或异常　建议到专科医疗机构或综合医院进一步对其他疾病或异常指标情况复诊。

4. 个体结论的操作要点

① 在职业健康检查中发现与目标疾病相关的项目结果异常，如能结合以往资料及其他信息做出判断者（疑似职业病或职业禁忌证），可以不予复查。如不能明确目标疾病的（疑似职业病或职业禁忌证），应要求复查。

② 复查后综合分析结果做出最终判断，分别归入目前未见异常、疑似职业病、职业禁忌证、其他疾病或异常。

③ 职业健康检查工作包括了复查，必须待复查完成后才能发出最终个体报告和总结报告或评价报告。

④ 复查原则上由原职业健康检查机构独立承担。如确因个别项目原职业健康检查机构条件不足或没有能力做出明确判断的，可联系到当地条件较好的职业健康检查机构（例如职防院）复查，承担复查的职业健康检查机构应及时将复查结果交回原职业健康检查机构；或因技术能力不足对疑难结果无法判断时，也可请经验丰富的职业健康检查相关专家进行技术指导或会诊。

⑤ 复查通知书建议一式三联，即用人单位、劳动者和职业健康检查机构各一份（其中职业健康检查机构留底联可为电子版，但必须为与原件相符的 PDF 版），复查通知必须注明复查时限、复查内容及注意事项。职业健康检查完成后应及时发出书面复查通知书。如用人单位不配合或劳动者放弃复查，即可根据最近一次职业健康检查结果做出疑似职业病或职业禁忌证的结论。

⑥ 做好复查相关记录及建立档案。

⑦ 复查结果的判断由具有相应类别职业病诊断资格的主检医师负责。复查后仍然异常者，必须做出疑似职业病或职业禁忌证的结论。在实际工作中判断是否为疑似职业病有一定难度，以日常工作最常见的粉尘、噪声和苯为例。

a. 粉尘　复查后疑似小阴影仍然存在可判断为疑似尘肺病，原则上只要接触粉尘史明确，排除其他疾病，尤其是流行病学支持，就应该判断为疑似尘肺病；关于分期的问题，应由职业病诊断机构的职业病诊断医师确定。

b. 噪声　脱离噪声环境一周后复查符合感音神经性耳聋，高频段 3000Hz、4000Hz、6000Hz 双耳平均听阈 ≥40dB，且较好耳语频（500Hz、1000Hz、2000Hz）和高频 4000Hz 听阈加权值 ≥26dB，结合连续 3 年接触噪声史，可判断为疑似职业性噪声聋。职业健康检查机构要不要考虑 85dB(A) 的问题，可根据实际情况决定。建议：如果其工作岗位历年均有规范检测，均达不到 85dB(A)，则可不考虑为疑似职业性噪声聋；如果其工作岗位历年检测不规范或未检测，则应考虑为疑似职业性噪声聋。

c. 苯　每周复查 1 次，连续 2 次，结合原职业健康检查结果，以下情况可判断为疑似职业性慢性苯中毒【按《职业健康监护技术规范》（GBZ 188—2014）和《职业性苯中毒的诊断（GBZ 68—2013）》标准】。

ⅰ. 白细胞 3 次结果中，有 2 次及以上低于 $4.0×10^9/L$。

ⅱ. 中性粒细胞 3 次结果中，有 2 次及以上低于 $2.0×10^9/L$。

ⅲ. 血小板 3 次结果中，有 2 次及以上低于 $80×10^9/L$。

ⅳ. 白细胞 3 次结果中，有 2 次及以上异常增高者（$19.0×10^9/$以上）。

ⅴ. 血细胞形态 3 次结果中，有 2 次及以上异常者。

关于苯、甲苯及二甲苯，职业健康检查时不能写成苯系物。在实际工作中，工作环境是否存在苯的问题比较复杂，比较难处理。依据实践工作所积累的经验，如果用人单位每年均有规范检测，虽然检出甲苯或二甲苯，但苯小于检出限，即使血常规异常，也不宜考虑为疑似职业性慢性苯中毒，应考虑为职业禁忌证；如果用人单位使用有机溶剂而从未进行检测、检测不规范或偶尔进行检测，即使苯小于检出限，也应考虑为疑似职业性慢性苯中毒。

⑧ 如果职业病危害接触史明确且流行病学支持（已诊断过同类职业病）、检查结果明显异常且符合职业病的改变，职业健康检查后可直接判断为疑似职业病。例如：胸片示双肺野明显可见结节或不规则小阴影或符合尘肺病特征的 PMF（接触粉尘史明确、流行病学支持），可不需要经过复查，直接判断为疑似尘肺病。

⑨ 每名劳动者的体检结果表应由主检医师审阅后填写体检结论并签名，考虑为"疑似职业病"或"职业禁忌证"者，可实行会诊制度，由 3 名以上有经验的主检医师（其中至少有 1 名具有相应类别职业病诊断资格主检医师）讨论后确定体检结论并签名。个体体检报告应一式两份，一份给劳动者或其指定的人员（保密性），另一份给用人单位。

⑩ 结果告知劳动者方式（复查、职业禁忌证和疑似职业病需要由职业健康检查机构书面告知劳动者，其他结果由用人单位书面告知劳动者）：

a. 通知劳动者本人直接到职业健康检查机构签名领取。

b. 通知劳动者本人指定的委托人到体检机构签名领取。

c. 通知劳动者用人单位负责体检的联络人到职业健康检查机构签名统一领取后转交劳动者，用人单位将劳动者签收一览表交回给职业健康检查机构。但在签订委托协议（合同）时必须有条款交代，职业健康检查机构可在体检信息表或体检表专栏交代，并确定是否应由劳动者签字同意。

d. 邮寄给劳动者本人，保留邮寄凭证。

e. 通过手机信息网络平台或电子邮件告知劳动者结果。

f. 其他。

⑪《职业健康监护技术规范》（GBZ 188）中部分职业禁忌证界定实践经验：

a. 慢性肾脏疾病　包括慢性肾小球肾炎、隐匿性肾小球肾炎、慢性间质性肾炎、隐匿起病的 IgA 肾病（其他急性起病的肾脏疾病也应综合分析考虑），有这些疾病的患者不宜从事接触对肾脏有损害的职业病危害因素的工作。

b. 未控制的甲状腺功能亢进症　通过体检发现或是原有甲状腺功能亢进经专科治疗后，血清 FT_3、FT_4、TT_3、TT_4、TSH 仍高于正常水平，或有甲亢高代谢症候群时需考虑禁忌证，暂时调离相应岗位，经专科治疗达临床控制后，可返回原岗位工作，并定期监控各项诊断指标变化情况。

c. 造血系统疾病　由营养不良、失血或是缺铁等原因所致的轻度贫血、单纯脾大而无血液系统指标异常等情况可不列入该职业禁忌证。

d. 各种原因引起的永久性感音神经性听力损失　初次进行纯音听阈测试（500Hz、1000Hz、2000Hz）异常，休息 1 周后复测仍异常者，考虑该禁忌证，建议暂调离相应接触噪声岗位，经听力专科医生进一步诊治，听力如恢复后可在接触噪声岗位工作。

e. 未控制的糖尿病　原有糖尿病正进行治疗或体检发现血糖高于正常水平，均考虑为该类禁忌证，在内分泌专科进一步诊治，使血糖恢复正常水平或接近正常水平，经专科医生开具疾病治疗已达到临床控制证明后，可在相应接触有害因素岗位工作。

f. 未控制的高血压　原有高血压正进行药物治疗或体检发现血压高于正常血压（140/

90mmHg）时，考虑为该类禁忌证，可建议其暂调离相应接触有害因素的岗位，经心血管专科医生进行诊治，专科医生出具治疗已达到临床控制的证明后，方可在相关接触有害因素的岗位工作。

g. 器质性心脏病或各种心律失常 各类先心病、风湿性心脏病、冠心病、心肌病、心瓣膜病均需考虑为该类禁忌证，心律失常如找不到其他临床症状与体征，考虑为生理性时可不考虑为本类禁忌证。

第三节 职业健康检查结果的报告与评价

随着我国法制建设的不断推进，用人单位和劳动者法律意识的增强，职业健康检查报告书常常被司法、行政机关在审理、仲裁乃至商业保险活动中采用。因而，应高度重视职业健康检查报告书的质量。职业健康检查报告和评价应严肃、严谨、客观公正。职业健康检查结果报告分为个体结果报告、总结报告和职业健康监护评价报告三种。职业健康检查机构根据《职业健康检查管理办法》和与用人单位签订的职业健康检查协议（合同）书等的规定，在规定期限内向用人单位提交职业健康检查个体结论报告与总结报告，必要时可根据用人单位的要求，提供职业健康监护评价报告。本节结合多年来的实际工作经验，对职业健康检查报告，特别是群体报告的撰写做初步探究，以供参考。

一、职业健康检查报告的分类

（一）个体结果报告

个体评价是根据每个受检者的职业健康检查结果，由主检医师审阅后对其健康状况进行的评价。根据《职业健康监护技术规范》（GBZ 188），劳动者个体的健康状况评价可分为目前未见异常、疑似职业病、职业禁忌证和其他疾病或异常。职业健康检查机构应出具个体结果报告，包括受检者姓名、性别、年龄、接触有害因素名称、工龄、检查异常所见、综合评价、结论等。应明确劳动者是否可以继续从事目前接触职业病危害作业的工作。个体结果报告应一式两份，一份给劳动者或受检者指定人员，另一份给用人单位。

（二）职业健康检查总结报告

在完成受检单位群体的在岗期间职业健康检查、应急健康检查后，一般要以个体评价为基础，对受检群体的各项结果进行现况分析，分析该次职业健康检查受检者的各项健康状况，特别需分析受检单位从事各类职业病危害因素作业劳动者的健康状况、各项必检项目的异常检出及目标疾病的检出情况等，为受检单位开展有针对性的职业病危害预防与控制工作提供参考。职业健康检查总结报告是职业健康检查机构向用人单位出具的书面报告，是对本次职业健康检查的总结和一般分析，内容应包括：受检单位、职业健康检查种类、应检人数、受检人数、受检率、检查时间和地点，体检工作的实施情况，发现的疑似职业病、职业禁忌证和其他疾病或异常的人数及检出率和汇总名单、处理建议等。个体职业健康检查结果可以以一览表的形式列出花名册。

（三）职业健康监护评价报告

职业健康监护评价报告是群体评价的另一类型，是对用人单位劳动者接触职业病危害因素后导致的健康损害进行的动态分析与评价。该报告根据职业健康检查结果和收集到的历年工作场所监测资料及职业健康监护过程中收集到的相关资料，通过分析劳动者健康损害和职业病危害因素的关系，以及导致发生职业危害的原因，预测健康损害的发展趋势，对用人单位劳动者的职业健康状况作出总体评价，并提出综合改进建议。在岗期间职业健康监护评价报告具有十分重要的意义，职业健康检查机构可根据受检单位职业健康监护资料的实际情况及用人单位的委托要求，共同协商决定是否出具职业健康监护评价报告。

二、个体结果报告内容

职业健康检查个体结果报告可分为上岗前职业健康检查报告、在岗期间职业健康检查报告、离岗时职业健康检查报告。除此之外，职业健康监护还包括离岗后健康检查报告以及应急健康检查报告。

1. 上岗前职业健康检查个体结果报告

上岗前职业健康个体结果报告是职业健康检查机构受用人单位委托，根据《职业健康监护技术规范》（GBZ 188）规定的项目对拟接触职业病危害因素的劳动者进行检查后，表述受检者是否具有该职业病危害所对应的职业禁忌证的规范性文书，也是建立职业健康监护档案的基础性文件。

2. 在岗期间职业健康检查个体结果报告

在岗期间职业健康检查个体结果报告是职业健康检查机构受用人单位委托，根据《职业健康监护技术规范》（GBZ 188）规定的周期与项目，对接触职业病危害因素的劳动者进行健康检查后表述受检者是否具有职业禁忌证或患有疑似职业病的规范性文书，报告应明确该受检者是否还能继续接触所检查的职业病危害因素。该报告也是职业健康监护档案中重要的基础性文件。

3. 离岗时职业健康检查个体结果报告

离岗时职业健康检查个体结果报告是职业健康检查机构受用人单位委托，根据《职业健康监护技术规范》（GBZ 188）规定的项目对准备脱离或调离所从事的职业病危害作业环境或岗位前，进行健康检查后，表述检查结果的规范性文书，也是职业健康监护档案中重要的基础性文件。其目的是确定其在停止接触职业病危害因素时的健康状况，其主要目的是明确受检者是否患有疑似职业病，其次也应对接触具有较长潜伏期的职业病危害因素的劳动者，提出离岗后职业健康检查的建议，并明确具体检查周期与期限。

4. 离岗后健康检查个体结果报告

离岗后健康检查个体结果报告是职业健康检查机构受用人单位委托，根据《职业健康监护技术规范》（GBZ 188）规定的项目对曾接触具有较长潜伏期的职业病危害因素的劳动者进行医学随访检查后，表述其是否患有疑似职业病的健康检查报告，也是职业健康监护档案的资料之一。推荐进行离岗后健康检查的职业病危害因素有锰及其无机化合物、铍及其无机化合物、镉及其无机化合物、砷、联苯胺、氯甲醚、粉尘。

5. 应急健康检查个体结果报告

应急健康检查个体结果报告是当发生急性职业病危害事故时，根据事故处理的要求，对遭受或者可能遭受急性职业病危害的劳动者组织健康检查后，出具的规范性文书。应急健康检查应在事故发生后立即开始，根据检查结果和现场劳动卫生学调查，找出危害因素，为急救和治疗提供依据，控制职业病危害的继续蔓延和发展。对从事可能引起职业性传染病工作的劳动者，在疫情流行期或近期密切接触传染源后，应及时开展应急健康检查，随时监测疫情动态。

三、职业健康检查总结报告内容

职业健康检查总结报告是职业健康检查机构对用人单位发出的具有法律性与技术性的文件，因此，规范其格式十分重要，如报告书的编号与题目、机构备案回执书及检查人员信息、用人单位一般情况、职业健康检查实施内容与检查结果、统计分析与评价、结论与建议、附件等部分。

（1）编号与题目　报告书的编号要做到相对唯一并且简单明了，其组成可以包括机构名称缩略语、年份以及报告书序号等。各职业健康检查机构可根据具体情况自行确定，但必须在质量管理体系中明确规定。此外，总结报告书的题目也需做到简洁而准确。

（2）机构备案回执书及检查人员信息　报告书中应附上机构获准省级卫生健康行政部门备案的相关凭证及相关证明材料，并将参加其职业健康检查的相应医疗技术人员的姓名、执业类别、执业证书编号、在健康检查中所承担的工作与从事职业健康检查相关工作的资格证书编号等信息附于总结报告书的起始页中。

（3）用人单位一般情况　主要载明用人单位提供的相关基础资料，如用人单位基本情况，产生职业病危害因素的生产工艺、技术及原辅材料等，重点突出职业病危害因素的浓度或强度资料和接触人员基本资料，突出用人单位存在的职业病危害因素及其分布情况及各职业病危害因素的应检人数。

（4）职业健康检查实施内容与检查结果　明确职业健康检查实施情况，如职业健康检查的种类、必检项目与实际检查项目、检查时间和地点、受检人数等。检查结果包括参检劳动者各检查项目的检查异常所见与个体结论，可分为目前未见异常、疑似职业病、职业禁忌证、其他疾病或异常；应分类汇总并载明处理建议。个体结论可以以一览表的形式列出花名册。

（5）统计分析与评价　可计算受检人群不同性别、不同职业病危害因素接触及不同部门工种的各健康状态的检出率、构成比等。此外，还可以依据《职业病防治法》、《职业健康检查管理办法》、《职业病危害因素分类目录》、《工作场所有害因素接触限值》、《工业企业设计卫生标准》（GBZ 1）、《职业健康监护技术规范》（GBZ 188）等法律、法规、标准及职业病诊断标准等，分析职业健康检查结果与职业病危害因素暴露之间的关联及这种关联的强度，并对其他阳性检查结果的可能原因进行分析。

在岗期间职业健康检查报告和应急健康检查报告应包括的群体评价内容有：

① 根据健康检查结果，判断劳动者的组织、器官、系统是否存在早期损伤及损伤的程度。

② 判定职业病危害因素确切或潜在的接触途径、强度、时间，以及其作用靶器官。

③ 综合分析职业病危害因素暴露与暴露人群健康损害程度之间的剂量-反应关系。

④ 评价职业病危害暴露人群对危害因素不良作用出现的概率，判断防治措施的效果。

（6）结论与建议　在职业健康检查中发现的"疑似职业病"和"职业禁忌证"人员，应告知按《职业病防治法》、《职业健康检查管理办法》、《职业病诊断与鉴定管理办法》及相关职业病诊断标准等法律法规标准及时处理；建议申请职业病诊断的要注明申请诊断的时限、诊断机构。检查结果为其他疾病或异常的人员，根据疾病的发生发展规律，建议按周期进行临床医学观察或专科诊治；也可以结合用人单位基本情况与连续几年统计分析结论，预测健康损害以及变化趋势，对用人单位某工作场所或某工种技术、流程等不合理和劳动者个人防护不当之处提出综合改进建议，为用人单位采取科学有效的防治措施提供依据。

（7）附件　附件内容为《疑似职业病人员一览表》、《职业禁忌证人员一览表》、《职业复查人员一览表》、《其他疾病及异常复查人员一览表》、《其他疾病或异常人员一览表》（按病重或异常类别列出）、《职业健康检查结果汇总表》、《职业健康检查复查通知书》等，载明受检者姓名、性别、身份证号、工种、接害因素、体检类别、检查项目、检查结果和辅助说明等内容，也可以附上《职业健康检查委托协议（合同）书》复印件以及所涉及的职业病危害因素的特性以及防护方面的知识等。

四、职业健康检查隐私保护

职业健康检查机构必须依法保护受检者的个人隐私，防止劳动者的职业健康检查结果被用于其他目的。因此，在发放个体评价报告时，必须将报告装入密封的信封，并发给受检者本人或其指定的人员。

第四节　职业健康监护信息管理

职业健康监护有别于一般健康检查，它不仅包括职业健康检查的内容，也需对劳动者健康相关信息进行系统收集整理。通过对长期连续记录劳动者健康检查结果与劳动环境监测资料的分析，来研究劳动者健康变化与所接触的职业病危害因素间的关系，并制订相应的干预措施，保护劳动者的健康。此外，职业健康监护的重点是特定职业病危害因素暴露的人群，借助对群体健康检查资料的收集整理，来进行职业群体健康的相关分析。这些工作开展得好与坏，有赖于职业健康监护信息管理与利用的程度，因而，职业健康监护工作中，对信息的管理甚为重要。职业健康监护工作须从职业健康检查的组织实施、职业健康监护评价、职业相关健康损害的筛检等方面严格按照程序化、规范化和信息化的要求进行，对所有资料均应进行科学的信息化管理。

一、职业健康监护档案主要构成

《职业病防治法》中规定，用人单位应当为劳动者建立职业健康监护档案，《职业健康监护技术规范》（GBZ 188）中进一步将职业健康监护档案分为劳动者职业健康监护档案、用人单位职业健康监护档案和职业健康检查机构职业健康监护档案。劳动者职业健康监护档案、用人单位职业健康监护档案、职业健康检查机构职业健康监护档案内容既相互关联，又各自具有自身特征，其主要构成详见表4-2。

表 4-2 职业健康监护档案主要构成

职业健康监护档案	主 要 内 容
劳动者职业健康监护档案	①劳动者职业史、既往史和职业病危害接触史; ②职业健康检查结果及处理情况; ③职业病诊疗等健康资料
用人单位职业健康监护管理档案	①用人单位职业卫生管理组织组成、职责; ②职业健康监护制度和年度职业健康监护计划; ③历次职业健康检查的文书,包括委托协议(合同)书、职业健康检查机构的健康检查总结报告和评价报告; ④工作场所职业病危害因素监测结果; ⑤职业病诊断证明书和职业病报告卡; ⑥用人单位对职业病患者、患有职业禁忌证者和已出现职业相关健康损害劳动者的处理和安置记录; ⑦用人单位在职业健康监护中提供的其他资料和职业健康检查机构记录整理的相关资料; ⑧其他有关资料
职业健康检查机构职业健康监护档案	①历次职业健康检查的文书,包括委托协议(合同)书、职业健康检查总结报告或职业健康监护评价报告; ②各类上报和告知材料; ③用人单位提供的所有相关资料; ④其他有关材料

二、职业健康检查结果的资料分析

对职业人群健康资料进行系统、定期连续收集后,应及时对其加以整理、分析、评价并将结果反馈给用人单位及相关管理部门,使之成为开展和搞好职业健康监护工作科学有效的依据。职业健康监护工作中对资料的分析评价方法分为个体评价分析和群体评价分析。个体评价分析主要反映个体接触情况及其对健康的影响;群体评价分析包括作业环境中有害因素的强度范围、接触水平对机体健康效应的影响。在进行分析评价工作中,涉及的常用于反映职业病危害情况的指标有发病率、患病率等(详见表 4-3)。发病率可以反映该作业的发病情况,还可以说明已采取预防措施后的效果,可以按工厂企业计算,也可以按车间、工种或工龄分组计算。当对职业健康监护资料进行了系统的整理分析后,可以提供随时间推移的个体和群体健康状况变化,结合作业场所职业病危害因素的监测情况和职业病防护情况,进一步对群体健康和工作场所的关系以及个体健康情况和职业病危害因素接触的关系加以分析,并利用职业流行病学的方法去深入找寻线索,为预防控制职业病的发生提供理论依据和实践指引。

表 4-3 职业健康状况分析主要指标及公式

主要指标及相关公式	注意事项
发病率(%) = $\dfrac{\text{某时期内新发病例数}}{\text{该时期内平均工人数}} \times 100\%$	发病率的计算,须明确具体病例的发病时间,若发病时间难以确定,需采用确诊时间计算
新发病例检出率(%) = $\dfrac{\text{检出新发病例数}}{\text{受检人数}} \times 100\%$	计算新发病例检出率时作业员工数不包括之前已确诊者,且受检员工数是指从事该工作 1 年以上者
受检率(%) = $\dfrac{\text{实际受检人数}}{\text{应检人数}} \times 100\%$	受检率达到 90% 以上时,计算发病率或患病率才有意义

主要指标及相关公式	注意事项
患病率（%）＝ $\dfrac{检出病例数}{该作业受检人数} \times 100\%$	应用患病率进行分析对比时，须考虑不同人群的性别、年龄及工龄等的构成差异
疾病构成比（以矽肺占尘肺病总例数之比示例）： 矽肺例数与尘肺病总例数之比＝ $\dfrac{矽肺例数}{尘肺病总例数} \times 100\%$	该指标可说明不同疾病或某种不同程度职业病的分布情况
某病的平均发病工龄＝ $\dfrac{确诊为某病的作业工龄总和}{某病的病例数}$	该指标可以在工作环境相同，年龄、性别、文化程度等干扰因素相同的情况下，反映职业病危害因素的危害程度
平均病程期限＝ $\dfrac{某时期内某病患者由确诊至死亡的时间总和}{该时期内死于该病的例数}$	该指标可反映某种职业病的进展速度或评价相应防治措施的效果
病死率（%）＝ $\dfrac{某时期死于某病的例数}{该时期内患某病的例数} \times 100\%$	该指标可以反映某种职业病的致死的程度
病伤缺勤率（%）＝ $\dfrac{某时期内因病伤缺勤日数}{该时期内应出勤工作日数} \times 100\%$	该指标可以反映职业病影响工作能力的时间长短

三、职业健康监护信息管理与信息系统建立

职业健康监护信息管理的主要内容，也就是对劳动者的职业健康监护档案及用人单位职业健康监护管理档案进行信息化的管理。劳动者及工作场所职业卫生监测等多方面的数据资料，是开展职业健康评价分析或深入进行流行病学研究的基础。因而，职业健康监护信息化管理是一项非常重要的工作，管理得好可以起到事半功倍的效果，并可以极大地提高职业健康监护工作的效率和质量，并可充分利用职业健康监护的信息开展有价值的职业卫生研究工作，为有效控制职业病提供科学的依据。

近年来，伴随着我国工业企业的快速发展，职业病防治机构开展职业健康监护工作任务更加繁重，再使用传统的手工作业模式对正逐步增加的大量职业健康监护信息进行处理，无论是处理的效率或是质量都远不能适应当前工作，职业健康监护工作急需能全面高效管理职业监护信息的工具与手段。信息技术是当代社会管理的一种需求和发展趋势，已成为现代化管理的一个重要标志，基于现代计算机技术和通信技术的职业健康监护信息管理系统便成为解决矛盾的最佳方案，借助计算机及网络技术强大、高效、准确的信息管理平台进行辅助管理，建立起一套专门服务于职业健康监护管理系统，用于整理、分析及保存职业健康监护信息，以便做到对职业健康监护相关信息系统化、规范化、标准化及连续化的管理。近几年，部分省、市的职业卫生监管部门或企业结合自身的管理工作需要，设计和开发了若干与职业卫生管理相关的信息系统，使信息技术在我国职业卫生领域得到了初步应用。但此类信息系统仍存在一些不足与局限性，目前职业卫生信息系统的应用范围还相对狭窄，区域局限，使用的信息采集方法与标准不尽统一，采取的基础数据结构定义缺乏系统性和规范性，从而导致不同信息系统之间的数据间的交换、共享成为一大难题，此外，信息结构的不均一性也给监管部门对来自不同领域的信息资源进行整合带来困难，形成了一个个信息孤岛，收集整理的健康监护资料无法有效利用，导致了资源的巨大浪费。因此，建立一个全面的、系统的、

数据结构统一的职业健康监护信息管理系统，将对职业健康监护信息的管理起到极大的帮助。

职业健康监护信息管理系统应是专为职业健康监护资料的管理工作而设计，面向各级职业卫生技术服务机构、职业健康检查机构及职业健康监管部门和用人单位的综合职业健康管理系统，综合了信息科技领域的数据通信、数据管理及软硬件开发等多重技术架构而成，是数据结构统一、信息接口全面且安全强健的综合系统平台，能最大化地满足各个使用单位的不同需求。该系统能对职业卫生技术服务机构和具有职业健康检查资格的医疗机构开展的职业健康检查工作进行管理，并通过统一的安全数据接口连接到工厂企业及相关职业健康监管部门，为企业的自身管理和政府部门的监管与决策提供依据和技术支撑，从而在工厂企业、职业卫生技术服务机构与职业健康监管部门间建立起统一的信息高速，有效提高职业健康监护工作的效率，其示意图见图4-2。该系统可采用基于多层架构，融合了数据仓库技术，具有平台开放性的应用体系，应包含如下几个基本功能模块：

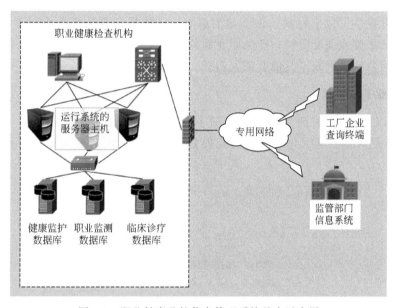

图 4-2 职业健康监护信息管理系统基本示意图

（1）医师工作站模块 为每个健康检查项目的医师提供相应的访问界面，能快速查阅体检者信息、录入检查结果，进行个体评价等。

（2）职业健康监护档案管理模块 健康监护档案包括用人单位职业健康监护档案和劳动者个人职业健康监护档案两方面的资料，用人单位职业健康监护档案主要包括了单位的一般情况、体检方案、体检人数、体检结果及群体评价报告等。个人职业健康监护档案除了包括个人基本情况、疾病史、职业史及历次体检结果等基础资料外，还应加入个体健康评价的相关资料。上述资料均需要保证其完整性与连续性。

（3）数据查询模块 实现对健康监护数据的快速读取与查阅功能，并能完成对查询结果的打印与输出。此外，该模块应能为不同的信息查询主体提供个性化的数据。

（4）数据统计分析模块 是对职业健康监护信息进行分析整理与深入研究非常有用的辅助模块，能有效提升职业健康监护的工作效率，并可起到一定的辅助决策作用。该模块可借助联机分析处理（OLAP）、数据挖掘等技术来实现。

（5）数据交换接口　为健康监护数据在部门内、多个单位部门的子系统间进行安全快捷的数据访问与共享，获取外部数据（如工作场所监测数据）提供通道，从而使系统内各单位部门能结合自身需要个性化地获取利用健康监护信息数据库信息。此外，基于云计算的职业健康大数据分析也将是未来职业健康监护信息利用的一个新方向，为职业健康损害趋势及风险预测提出一套可行的思路。

第五节　职业健康监护实践

一、某制药有限公司年度职业健康检查案例（案例1)

2018年11月，某制药有限公司根据国家相关法律法规的规定，制订了公司的年度职业健康监护计划后，向某职业健康检查机构，即该市的职业病防治院提出了2019年度职业健康检查申请，并提供了以下材料：该公司的概况；工作场所职业病危害因素种类和接触人数、环境监测的浓度或强度资料；产生职业病危害因素的生产技术、工艺和材料；职业病危害防护设施，应急救援设施；其他有关资料。

1. 工厂企业基本情况

某制药有限公司是中外合资的医药制造企业，占地面积约 $10\times10^4 m^2$，生产面积 $2\times10^4 m^2$，主要产品为烟酰胺（其生产工艺流程见图4-3），年生产值为 $2\times10^4 t/a$，公司共有员工总人数为362人（女员工58人），其中生产工人为196人（女工34人）。

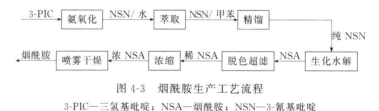

图4-3　烟酰胺生产工艺流程

3-PIC—三氢基吡啶；NSA—烟酰胺；NSN—3-氰基吡啶

主要职业病危害因素有：噪声，主要来自氨氧化、喷雾干燥工序和公共设施设备运行；甲苯，来自萃取和精馏工序。公司生产车间存在的职业病危害因素见表4-4。

表4-4　公司生产车间存在的职业病危害因素

车间	工种	危害因素	浓度（或强度）	接触人数/人		合计/人
				男	女	
氨氧化车间	投料操作	噪声	(81.3 ± 2.6)dB	4	2	6
萃取车间	取样、巡检	甲苯	$<0.2mg/m^3$	32	4	36
精馏车间	取样、巡检	甲苯	$<0.2mg/m^3$	26	5	31
生化水解车间	取样、巡检	噪声	(82.7 ± 2.5)dB	21	6	27
脱色超滤车间	取样、巡检	噪声	(85.1 ± 2.8)dB	19	3	22
浓缩车间	取样、巡检	噪声	(84.9 ± 2.7)dB	16	3	19
喷雾干燥车间	取样、巡检	噪声	(86.1 ± 2.3)dB	15	6	21
包装车间	包装	噪声	(81.4 ± 2.0)dB	29	5	34
合计（人）				162	34	196

公司职业卫生管理工作较完善，对作业场所进行了职业病危害预评价与控制效果评价，

职业病危害性质轻微，公司对作业场所噪声、甲苯等职业病危害因素进行了定期检测，并按要求对这些员工进行了上岗前、在岗期间等职业健康检查，并且定期对他们进行职业卫生培训。

2. 工作程序

职业健康检查工作流程见图 4-4。

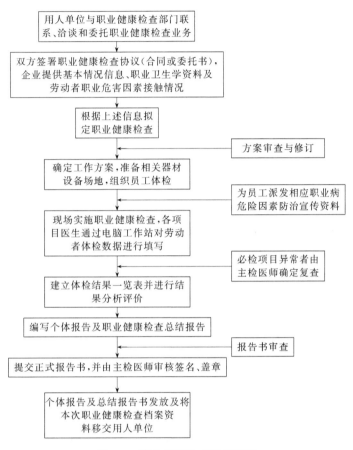

图 4-4 职业健康检查工作流程

3. 签订职业健康检查合同或协议

××公司与××职业健康检查机构签订了职业健康检查协议（合同），协议（合同）范本如下：

某制药有限公司职业健康检查协议（合同）

委托方（甲方）：××制药有限公司。

受委托方（乙方）：××职业病防治院。

（资质证书号：××××）

合同编号：××××-××。

签订日期：2019.03.07。

为了早期发现职业病、职业健康损害和职业禁忌证，评价职业健康损害与作业环境中职业病危害因素的关系及危害程度，评价预防和干预措施的效果以保护劳动者健康及相关权益，甲方委托乙方进行在岗期间职业健康检查服务1年（2015年度），按照当年财政预算及所需健康检查项目价格情况，甲方经与乙方协商，决定委托乙方对氨氧化车间、萃取车间、精馏车间、生化水解车间、脱色超滤车间、浓缩车间、喷雾干燥车间、包装车间196名员工进行在岗期间职业健康检查。双方共同遵守如下条款：

一、职业健康检查范围

甲方体检人员为：接触有害化学因素甲苯67人，接触有害物理因素噪声129人。具体人员情况见表4-5。

二、职业健康检查依据

1. 甲方提供的材料，包括用人单位的基本情况，工作场所职业病危害因素种类和接触人数、职业病危害因素监测的浓度或强度资料，产生职业病危害因素的生产技术、工艺和材料，职业病危害防护设施，应急救援设施及其他有关资料。

2. 各种法律、法规、规章、制度，如《中华人民共和国职业病防治法》、《职业健康检查管理办法》、《职业健康监护技术规范》（GBZ 188）等国家相关的职业卫生法律、法规、技术标准及其他规范性文件。

3. 本协议（合同）有关条款。

三、职业健康检查时间与地点

1. 职业健康检查时间

××××年××月××日。

2. 职业健康检查地点

××职业病防治院健康中心。

四、职业健康检查项目与价格

见表4-6、表4-7。

五、双方责任与义务

1. 甲方

① 如实提供给乙方用人单位的基本情况，工作场所职业病危害因素种类和接触人数、职业病危害因素检测的浓度或强度资料，产生职业病危害因素的生产技术、工艺和材料，职业病危害防护设施，应急救援设施及其他有关资料。

② 明确受检员工接触的职业病危害因素、接触工龄等相关信息。

③ 按照职业健康检查计划有效地组织员工参加健康检查；根据约定合理安排每天健康检查人数，以免造成每天健康检查人数波动过大，影响健康检查质量和进度。如有特殊情况，需对健康检查人数进行调整，应提前2天通知乙方，以便乙方能及时调整人力和物力。

④ 为乙方提供合适的健康检查场地及实施健康检查时必需的基本条件。

⑤ 按乙方的复查通知书，组织好需复查的有关人员在通知的时间内进行复查。

⑥ 负责将健康检查结果及时发放给受检者，并做好疑似职业病、职业禁忌证人员书面报告的转发告知工作，同时要确保受检者信息不被泄露，在乙方的指导下，做好健康检查结果的解释工作。其中疑似职业病、职业禁忌证者，由劳动者本人签收书面结果后，甲方需将签收表交给乙方。

⑦ 在乙方场地进行健康检查的受检员工，应遵守乙方的相关规定。

2. 乙方

① 乙方健康检查时实施主检医师负责制，执行健康检查的各科医师要对其健康检查的结果负责，并签名，避免出现不正确的判断，或误诊、错诊、漏诊等。

② 在甲方场地实施健康检查的医疗技术人员，应遵守甲方的相关规定。

③ 如职业健康检查在乙方场地实施，乙方应为甲方提供合适的健康检查场地及实施健康检查时必需的基本条件。

④ 乙方应向甲方提供员工个体健康检查结果报告和群体职业健康检查总结报告。

⑤ 乙方应每天对甲方健康检查人员的健康检查结果进行汇总，如发现健康检查结果有重大异常需立即就诊的应及时向甲方反馈信息。

⑥ 协助甲方做好健康检查结果的解释工作。

⑦ 协助甲方做好复查人员的复查工作。

⑧ 应按甲方要求，在双方商议的时间内完成健康检查工作。

六、报告交付日期

职业健康检查工作完成30个工作日内，乙方向甲方递交员工职业健康检查个体结果报告书（表）、职业健康检查总结报告或职业健康监护评价报告书。

七、职业健康检查费用及结算方式

1. 职业健康检查费用

暂定价人民币×××元，具体费用将根据最终实际检查人数确定。

2. 复查情况

如甲方要求乙方对部分需复查的人员进行复查，根据复查项目、人数对总费用做相应调整。

3. 结算方式

待健康检查工作全部结束后30个工作日内，甲方按有关收费要求，根据实际体检人数、体检项目办理结算手续，并一次性付清体检费用，交纳所有费用后，凭收据到乙方领取职业健康检查总结报告及其他体检资料。

乙方开户名称、银行、账号如下：

开户名称：×××××××…

开户账号：×××××××…

八、违约责任

甲、乙双方均应全面、及时履行自己的义务。若因甲方提供信息不准确，资料不真实，或是由于乙方人员无视甲方客观事实主观臆造，凡此种种导致职业健康检查结果不客观真实的，其后果由责任方负责。

九、不可抗力

由于不可预见、不可避免、不可克服等不可抗力的原因，一方不能履行协议（合同）义务的，应当在不可抗力发生之日起5天内以书面形式通知对方，证明不可抗力事件的存在。不可抗力事件发生后，甲方和乙方应当积极寻求以合理的方式履行本协议（合同）。如不可抗力无法消除，致使协议（合同）目的无法实现的，双方均有权解除协议（合同），且均不互相索赔。

十、争议解决方式

凡与本协议（合同）有关的一切争议，甲乙双方应通过协商解决；如经协商后仍不能达成协议（合同）时，双方同意向××市仲裁委员会申请仲裁。在仲裁期间，除有争议部分的事项外，合同其他部分仍应继续履行。

十一、协议（合同）终止

如果一方严重违反协议（合同），并在收到对方违约通知书后10天内仍未能改正违约的，另一方可立即终止本协议（合同）。违约方应负责由此给履约方造成的损失。

十二、其他

本协议（合同）所有附件均为合同的有效组成部分，协议（合同）与附件之间内容应认为是互为补充和解释，但如有模棱两可或互相矛盾之处，以时间在后的文件为准。双方可对本协议（合同）条款进行补充，以书面形式签订补充协议，补充协议与本协议（合同）具有同等法律效力。本协议（合同）一式四份，甲乙双方各执两份，并具同等法律效力。本合同自双方签字盖章之日起生效，至××××年××月××日终止。

十三、协议（合同）附件

1. 工厂企业职业健康检查具体人员情况一览表（表4-5）。
2. 不同职业病危害因素暴露人数及职业健康检查项目（表4-6）。
3. 职业健康检查收费标准及费用（表4-7）。

委托方（甲方）：（签章）　　受委托方（乙方）：（签章）

法定代表（或代表人）签字：（签名）　　法定代表（或代表人）签字：（签名）

日期：××××年××月××日　　　日期：××××年××月××日

表 4-5　工厂企业职业健康检查具体人员情况一览表

序号	姓名	性别	年龄/岁	部门	工种或岗位	危害因素	工龄	备注
001	张某	男	39	氨氧化车间	投料（开机）	噪声	13	
...								

表 4-6　不同职业病危害因素暴露人群人数及职业健康检查项目

部门	工种	危害因素	职业健康检查项目	选检项目	单价	人数/人	总价
氨氧化车间	投料（开机）	噪声	①症状询问。 ②体格检查：内科常规检查、耳科检查。 ③纯音听阈测试，心电图，血、尿常规，血清 ALT	无	略	3	略
...							

表 4-7　职业健康检查收费标准及费用

职业健康检查项目	价格/元	检查人数/人	总费用/元	备注
一般体格检查	略	196	略	
...				
合计	略	196	略	

注：按《××省医疗服务价格项目规范》标准收费。

4. 职业健康检查机构制定工作方案

××职业健康检查机构与××制药有限公司签订职业健康检查协议（合同）后，随即按照双方达成的协议（合同）开始实施职业健康检查工作。首先，根据公司所提供的接受年度职业健康检查的人员名单、各自所属的部门、工作种类及职业接触史的情况，公司各车间存在的主要职业性危害因素有噪声和甲苯，根据《职业健康监护技术规范》（GBZ 188）中这两类职业危害因素所要求的健康检查项目，制定本次职业健康检查方案。方案范本如下：

××××年度××制药有限公司职业健康检查工作方案

一、目的

为保质、保量、准时完成××制药有限公司××××年健康检查工作任务，制订本方案。

二、基本原则

热情表现在服务中；质量体现在结果中；效率贯穿于工作中。

三、组织机构

1. 领导小组

略。

2. 工作组及人员

① 主检医师组。人员略。

② 体格检查组。人员略。

③ 功能检查组。人员略。

④ 临床检查组。人员略。

⑤ 护理组。人员略。

⑥ 后勤保障组。人员略。

⑦ 信息组。人员略。

⑧ 总检组。人员略。

四、职责

1. 组长及主检医师

① 负责职业健康检查工作安排，指导实施和质量督导。

② 制订职业健康检查工作方案、实施计划和工作制度。

③ 负责工作人员安排、协调，场地的布置，保证职业健康检查工作顺利进行。

④ 负责联络沟通、意见转达，协商解决临时出现的问题。

⑤ 负责职业健康检查前期准备工作（如医务人员培训等）及善后工作的处理。

⑥ 组织职业健康检查的宣传，每日职业健康检查情况的通报。

⑦ 组织收集整理检查报告单。

⑧ 审核职业健康检查结论和建议内容，组织书写职业健康检查评价报告书。

⑨ 负责通知缴费与领取职业健康检查报告（包括个人报告与评价报告）。

⑩ 对职业健康检查质量进行评估。

2. 体格检查组

① 负责体格检查项目。

② 完成体格检查小结评价。

3. 功能检查及放射组

① 根据体检表单项目负责完成每天的肝脾B超、心电图、纯音听阈测试等项目检查，并记录体检单号及体检者姓名，方便以后上报体检结果。

② 做好当天重要异常体检结果的报告。

③ 在2个工作日内上报全部体检结果。

4. 临床检验组

① 负责完成每天检验项目的检查。

② 负责血液标本的交接。

③ 确保每天的检验结果按时高质量完成。

④ 做好每天检验结果的信息上传。

5．护理组

① 组织安排护理工作人员。

② 负责导检工作。

③ 负责护理检查（抽血、血压）操作；协助其他科室的检查。

④ 负责血液标本的交接。

⑤ 准备床单、一次性耗材。

6．后勤保障组

① 制定后勤保障工作方案。

② 负责停车安排。

③ 负责早餐的准备及发放。

④ 负责体检场地及相关场地清洁卫生（休息区、停车场、电梯、走道等）。

⑤ 协助标本的分送。

⑥ 负责体检的保卫工作。

7．信息组

① 保证体检过程电脑及网络设备正常运行。

② 负责体检项目登记和打印体检指引单。

③ 负责离线操作的其他体检结果的录入。

8．总检组

① 对体检表的完整性、体检内容的质量进行评估。

② 书写个体体检结论、评价及建议。

③ 负责职业健康检查评价报告书的编制。

④ 汇总异常结果，及时分析上报。

⑤ 组织专家进行健康知识讲座及体检结果咨询。

五、职业健康检查时间安排

1．职业健康检查时间

××××年××月××日。

2．职业健康检查地点

××职业病防治院体检中心。

六、职业健康检查场地安排及其他准备事项

① 专场安排 196 名员工，报到时间为上午 8:00～10:30。

② 职业健康检查服务期间，配备专职卫生员 1 名，每天对服务场所进行清洁消毒。

③ 每份价值 8 元的免费早餐，设定专用休息室，并配备饮水机，一次性水杯等。

④ 主检医师根据协议（合同）规定的时间，组织职业健康检查场地布置，并落实每日参加职业健康检查人员名单，督促各小组做好职业健康检查前的准备工作。

⑤ 领导小组成员 8:00 前做好巡检工作。

⑥ 遇到特殊情况时，如检出急性传染病、恶性肿瘤等患者将立即通知单位联系人，传染病患者还需按照传染病防治法的要求上报有关部门。对可疑病例要复查，复查名单及内容

书面通知个人及公司。

⑦ 如甲方要求，可根据实际情况开展健康知识的教育和宣传，发放相关健康宣传资料。

七、工作人员要求

① 参加职业健康检查的组织、协调、后勤保障人员每天上午 7：30 前必须到位。

② 参加职业健康检查的医务人员必须每天上午 7：50 前到位。

③ 不得无故缺席，工作时间内不得擅离岗位，做到服务热情、周到，有问必答，有始有终。

④ 职业健康检查按《职业健康技术规范》和院内《作业指导书》要求进行。

八、职业健康检查须知

① 职业健康检查前 3 天内保持正常饮食，不吃过于油腻、高蛋白食品，不要饮酒，晚上应早休息，避免疲劳。

② 职业健康检查前需禁食至少 8h，否则将影响肝功能及肝脾 B 超的检查结果，可少量饮白开水。原服用的药物可继续服用（但体检时需向内科医生讲明）。

③ 职业健康检查当日请穿宽松内衣。

④ 不宜超过 10：30 抽血，太晚抽血会影响检验结果。

⑤ 留取的尿液应是在膀胱内停留 4h 以上的尿液。所以，留尿前不要大量饮水，以免稀释尿液，影响细胞数量。

⑥ 女性受检者月经期避免尿检，最好在经期结束 3 天以后再回医院检查。

⑦ 为了保证职业健康检查后，能对体检者的健康状况作出准确评估，职业健康检查前，指引劳动者将职业史、既往病史、烟酒史等填写完整，女性还须认真填写月经史、生育史，字迹要清楚，项目要填全。

⑧ 职业健康检查完成后，请体检者仔细核对体检表项目，确认无漏项后将体检表交至"收表处"。对于放弃的项目，请体检者签字确认。

⑨ 职业健康检查过程中，如有疑问，请咨询导诊或主检医师。

九、职业健康检查流程

职业健康检查流程见图 4-5。

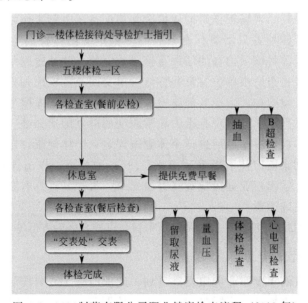

图 4-5　××制药有限公司职业健康检查流程（2019 年）

十、职业健康检查项目

职业健康检查项目见表 4-8。

表 4-8 职业健康检查项目

项目	每日人数	总人数
症状询问	196	196
体格检查	196	196
抽血：血常规（五分类），血清 ALT	196	196
尿液常规分析（10 项＋镜检）	196	196
肝脾 B 超	67	67
纯音听阈测试	129	129
心电图	196	196

十一、联系方式

① 联系电话（略）。

② 咨询电话（略）。

③ 投诉电话（略）。

5. 方案实施

方案制定后，××职业健康检查机构依照协议（合同）中所约定的日期，安排现场体检工作组对××公司员工进行了职业健康检查。工作组由内外科医师、五官科医师、医技师（放射、心电图、B 超、纯音听阈测试等）、检验师、护士组成，以上人员均为具有医疗执业资格的医生和技术人员，并经过省卫生健康行政部门组织的职业健康检查专业技术培训，持有培训合格证。此外，领导小组或工作组还有一名具备与该公司职业病危害相对应的职业病诊断资质的主检医师。

员工进行各项身体检查前，先由专职的信息员根据公司所提供的员工职业接触史等基本信息与员工本人进行——核对，然后为每位体检员工设立一个唯一的条码编号，体检者凭此条码再进行各项健康检查。现场工作组的体检医师均配备了电脑工作站，并安装有职业健康检查专用的软件系统，体检者只需将标有条码的体检单交给体检医生，即可调出体检者资料，检查结束后体检医师将该项检查的结果直接录入电脑，并通过网络传送至数据服务器中保存。体检者完成所有检查后由单位签章并将体检单交回至主检医师处。

体检完成后，通过设立在××职业健康检查机构的中心数据库服务器，对本次职业健康检查的各项检查结果进行汇总，发现有重大异常改变的应立即通知委托方或患者本人，使患者得到及时的诊治；体检资料整理后进行个体健康评定；个体健康评定应由经验丰富的主检医师负责，按《职业健康监护技术规范》（GBZ 188）的规定，作出评定。对需要进行职业健康检查复查的员工，发出职业健康检查复查通知书，告知其到具有职业健康检查资格的医疗机构进行复查，以明确诊断。

完成评定后，本项目报告应由主检医师进行审核，审核合格后方可签名和加盖机构公章。

6. 资料整理与统计分析

根据该公司所制订的年度职业健康检查计划，此次应有 196 名接触职业病危害因素的员工接受在岗期间职业健康检查，实际参检 196 人。依照事先制定的职业健康检查实施方案，有接触职业病危害因素的参检人员，均进行了相应选检项目与必检项目的检查。主检医师对196 份个体健康检查结果进行了健康评定，并将评定结果进行如下分析：

① 受检人群健康状况分析表（表 4-9）。

② 接触职业病危害因素人群职业健康状况分析表（表 4-10）。

③ 噪声暴露员工纯音听阈测试结果分析表（表 4-11）。

④ 其他疾病或异常检出情况分析表（表 4-12）。

表 4-9　受检人群健康状况分析表

性别	总人数	目前未见异常		疑似职业病		职业禁忌证		其他疾病或异常	
		人数	检出率/%	人数	检出率/%	人数	检出率/%	人数	检出率/%
男	162	109	67.28	1	0.62	1	1.49	51	29.63
女	34	22	64.71	0	0.00	0	0.00	12	32.35
合计	196	131	66.84	1	0.51	1	1.50	59	30.10

表 4-10　接触职业病危害因素人群职业健康状况分析表

车间	职业病危害因素	应检	实检		目前未见异常		疑似职业病		职业禁忌证		其他疾病或异常	
		人数	人数	检出率/%	人数	检出率/%	人数	检出率/%	人数	检出率/%	人数	检出率/%
氧化车间	噪声	6	6	100	4	66.67	0	0.00	0	0.00	2	16.67
萃取车间	甲苯	36	36	100	25	69.44	0	0.00	0	0.00	11	30.56
合计		196	196	100	131	66.84	1	0.51	1	0.51	63	30.10

表 4-11　噪声暴露员工纯音听阈测试结果分析表

年份	A		B		C		D		E		F		合计
	人次	检出率/%	人次	检出率/%	人次	检出率/%	人次	检出率/%	人次	检出率/%	人次	检出率/%	
2019 年	121	93.80	4	3.10	0	0.00	1	0.78	1	0.78	2	1.55	129
2018 年	123	94.62	3	2.31	1	0.77	0	0.00	1	0.77	2	1.54	130
2017 年	121	94.53	4	3.13	1	0.78	1	0.78	0	0.00	1	0.78	128
合计	365	94.32	11	2.84	2	0.52	2	0.52	2	0.52	5	1.29	387

注：A 为双耳听力正常；B 为 3000～6000Hz 平均听阈损失＞40dB；C 为感音神经性听力损失（500Hz、1000Hz、2000Hz 任一频率的纯音气导听阈＞25dB）；D 为双耳 3000～6000Hz 平均听阈损失＞40dB 且双耳语频（500Hz、1000Hz、2000Hz）与高频 4000Hz 听阈加权值＞25dB；E 为中度以上传导性聋；F 为其他听力异常。

表 4-12　其他疾病或异常检出情况分析表

异常项目	噪声作业人群			甲苯作业人群		
	受检人次	检出人次	检出率/%	受检人次	检出人次	检出率/%
咽炎	129	11	8.53	67	3	4.48
…	…	…	…	…	…	…
合计	129	56	43.41	67	24	35.82

7. 编制职业健康检查总结报告

（1）**个体评价**　根据职业健康检查结果，对劳动者个体健康状况评价的结论可分为 4 种：目前未见异常、疑似职业病、职业禁忌证、其他疾病或异常，见表 4-13。在主检医师安排复检后仍不能确定为目标疾病者，不能给予目标疾病结论，但可在建议中明确为重点监护对象，监护频次也可依照实际情况确定。

表 4-13　个体评价结果一览表

车间	工种	姓名	性别	危害因素	检查结果	结论	处理意见
喷雾干燥车间	巡检	刘某	男	噪声	所检项目未见异常	目前未见异常	可继续从事噪声作业工作
喷雾干燥车间	巡检	周某	男	噪声	双耳高频平均听阈损失 43dB	其他疾病或异常	可作为重点监护对象，加强噪声劳动防护；建议必要时可暂时调离噪声作业岗位
喷雾干燥车间	巡检	王某	男	噪声	经复查，双耳 3000～6000Hz 平均听阈损失 52dB，较好耳语频（500Hz、1000Hz、2000Hz）与高频 4000Hz 听阈加权值为 29dB	疑似职业病	告知应到职业病诊断机构进行职业病诊断
脱色超滤车间	巡检	陈某	男	噪声	传导性耳聋，平均语频听力损失 55dB	职业禁忌证	应调离噪声作业岗位
包装车间	包装	陈某	男	噪声	过敏性鼻炎	其他疾病或异常	可继续从事噪声作业工作

（2）群体评价　公司生产工艺流程中存在的主要职业病危害因素为噪声、甲苯，各车间员工均存在不同程度的职业健康损害，尤其是喷雾干燥车间，还检出了 1 例疑似职业病，需引起公司的高度重视。该车间为历年疑似职业病检出率最高的车间，可能与噪声相对较高有关；在萃取车间、精馏车间，员工其他疾病或异常检出率稍低，可能与车间的工艺流程合理、该部门员工自身的身体素质及对健康有害的甲苯使用量极低等多方面因素有关。

① 生产性噪声对劳动者的危害是综合的、多方面的，它能引起听觉、心血管、神经、消化、内分泌、代谢以及视觉系统或器官功能紊乱和疾病。其中首当其冲的是听力。这些损伤与噪声的强度、频谱、暴露的时间密切相关。对近 3 年来（表 4-11）该公司噪声作业员工听力检查结果进行分析可以看出，公司员工听力异常检出率变化无明显趋势。对此次职业健康检查中纯音听阈检查结果分析显示，16 名（或 12.4%）接触噪声者 3000～6000Hz 频段出现轻度 "V" 形下陷；4 名（或 3.10%）噪声接触者双耳 3000Hz、4000Hz、6000Hz 频段平均听力损失超过 40dB，高频听力下降明显。

② 长时间密切接触微量苯可能会出现头痛、头昏、失眠、记忆减退等类神经症，有时伴有自主神经功能紊乱，如心动过缓等，甚至还会对皮肤、生殖系统、免疫系统等产生危害。其中最重要的还是对造血系统的损害，如白细胞、粒细胞、红细胞、血小板等的异常，以及骨髓异常增生、白血病等。

该公司萃取和精馏工序均存在甲苯，67 名员工均按要求进行了职业健康检查，结果暂未发现劳动者出现以上改变。可能与工艺流程合理，甲苯的使用量少有关，同时，这与公司安全部门定期对员工进行相关健康教育，提高了员工的自我保护意识不无关系。

③ 一般复查检出情况分析：检查中发现噪声作业者高血压检出率为 8.52%，异常心电图检出率为 6.98%；接触苯系物作业者血压升高检出率为 2.99%，异常心电图检出率为 2.99%。上述异常，除了与劳动者的遗传、饮食习惯、社会心理等常见因素有关外，也可能

与接触两类职业病危害因素有关。

④ 其他疾病或异常检出情况分析：噪声作业人群其他疾病或异常的检出率由高向低分别为咽炎、高血压、鼻炎；接触甲苯的员工其他疾病或异常的检出率由高向低依次为咽炎、脂肪肝、胆管结石。提示上述两类职业人群应加强其相应高发疾病或异常的预防和健康促进工作。

（3）结论　此次职业健康检查结果从总体来看，因该公司噪声与甲苯职业病危害的控制工作开展较好，且经常对劳动者进行相关职业培训，劳动者个人防护意识较强，所以该公司的职业病危害因素对劳动者健康总体未造成严重影响，但喷雾干燥车间、脱色超滤车间工作场所噪声检测及健康结果均提示噪声控制不理想，仍需加强其对噪声危害的控制。

（4）建议

① 职业病危害控制建议　××公司存在的职业病危害因素有噪声、甲苯，此次的员工在岗期间职业健康检查，结果提示在喷雾干燥车间、脱色超滤车间等车间噪声作业岗位中，有 22 名员工被检查出可能与之有关的早期听力损伤，他们是公司噪声作业的重点监护人群，需对其加强劳动防护，对有些接近噪声作业禁忌证或疑似职业病限值的员工，应暂时调离噪声工作岗位，待进一步复查纯音听阈测试合格后再安排其到原接触噪声的岗位工作。另有 1 名员工为疑似职业病，公司应安排该名员工到具有职业病诊断资格的机构进一步明确诊断。此外，公司应该遵循职业病防治三级预防措施，对职业病危害因素加以控制，以保护公司员工的职业健康。

a. 公司应积极开展第一级预防（又称病因预防），从根本上杜绝危害因素对人的作用。因此，公司应对喷雾干燥车间、脱色超滤车间等噪声危害较大车间的生产工艺和生产设备进行适当改进，控制车间环境中的噪声危害。

b. 公司应加强对员工个人防护知识的培训，提高员工自身的防护意识，增强防护设施及个人防护用品的合理利用，以减少工人接触的机会和程度。

c. 定期进行工作场所中职业危害因素的监测和对接触者定期进行职业健康检查，以早期发现病损，及时预防、处理。

② 其他疾病或异常建议　此次职业健康检查中检出其他疾病或异常主要有血压偏高、血常规异常、心电图异常，血脂异常等，相应的建议措施如下：

本次职业健康检查中发现高血压患者 13 人，建议复查血压，如仍然偏高则需到心血管专科明确病因，尽早治疗。此外，高血压患者还须注意以下事项：

a. 低脂低盐饮食，肥胖者需要控制体重。

b. 坚持适量运动。

c. 选用有效方法消除紧张（如提高睡眠质量、增加交流）等。

心电图异常主要有 T 波改变、电轴左偏以及传导阻滞等。引起心电图异常的原因有很多种，常见原因有先天性心脏病、长期劳累、不良社会心理因等导致的心血管系统疾病。不可忽视的是，长期在较强的噪声环境中工作，对心血管系统也有明确的影响，从而导致心电图异常。

8. 报告交接

体检医师完成该厂的职业健康检查结果的整理与分析评价后，在 30 个工作日内完成对该公司员工的个体健康评价，并撰写完成此次职业健康检查的总结报告，并经主检医师审核，审核通过后应及时通知××制药有限公司领取总结报告。为了方便个体报告的发放，该公司分管职业卫生工作的管理人员应携带公司委托函及个人有效证件，在××职业病防治院职业健康检查部门办理交接手续后，可领取记录于保密信封内的员工个人健康检查结果评价报告、员工的职业健康监护手册及职业健康检查总结报告。

二、某机械制造有限公司年度职业健康检查案例（案例2）

××××年××月，某机械制造企业根据国家相关法律法规的规定，制订公司的年度职业健康监护计划后，向该市的职业病防治院（职业健康检查机构）提出了××××年度职业健康检查申请，并提供了相关材料，包括：该公司的概况；工作场所职业病危害因素种类和接触人数、环境监测的浓度或强度资料；产生职业病危害因素的生产技术、工艺和材料；职业病危害防护设施，应急救援设施；其他有关资料。

1. 工厂企业基本情况

该大型机械制造企业成立于××××年××月××日，地处在某市某路×××号。由某公司与外资某机械制造公司各出资50％组建，合作期限30年，注册资本60亿元。公司占地面积288万平方米，建筑面积达74万平方米，起步产能20万件/年。目前共有员工1万余人（女员工人数2000余人），其中大专及以上学历者达30％，平均年龄为35岁。公司于××××年破土动工；××××年××月所有设备安装完毕并投入试生产，××××年××月，首批某产品正式下线，并于××月顺利实现全负荷生产。

公司有2条生产线，共8个主要的生产部门，从原材料进厂至产品下线，整个生产工艺流程中自动化程度较高，主要以现代化的流水线作业方式为主，工作岗位机器人作业比例达30％，其他岗位也多数为半自动机械辅助作业。该企业的主要生产工艺流程见图4-6。

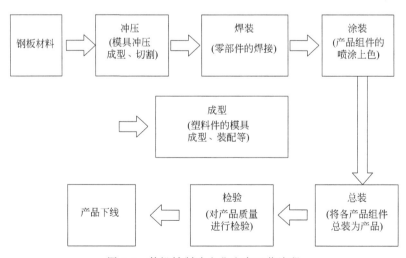

图 4-6　某机械制造企业生产工艺流程

公司提供了最近一年生产中所使用到的原辅料情况（表4-14），各合成类化学品的原材料成分也另附了化学品安全说明书（MSDS）。

表 4-14　各车间主要原辅材料及年消耗量

车间	原、辅料名称	单位	日用量	全年用量
冲压、总装车间	机油、润滑油	t	×××	×××
冲压车间	钢板	t	×××	×××
焊接、散件车间	电极头	个	×××	×××
焊装、散件车间	CO_2 焊丝	t	×××	×××
焊装、涂装车间	砂纸	千张	×××	×××
焊装车间	密封胶	支	×××	×××

该企业提交了职业健康检查机构要求的部门、工种、接触职业病危害因素等相关职业史资料，其生产流程中产生的主要职业病危害因素种类涉及粉尘、化学因素、物理因素等，也包括特殊作业工种，涂装车间的喷漆工序流程及涂胶等岗位工序中存在含苯油漆的接触；各车间的焊接工序中普遍存在电焊烟尘、氮氧化物和锰及其无机化合物，另外，在部分焊接工艺中使用了手工电弧焊作业，也存在紫外辐射危害。因地处南方地区，夏季也存在高温作业。另外，该企业也存在大量的场内物流搬运、天车驾驶、压力容器、电工作业等特殊作业工种。其主要职业病危害因素分布情况详见表 4-15。

表 4-15　主要职业病危害因素分布情况

车间	工段或岗位	主要危害因素	人数	工作时间/h	防护情况
焊装车间	焊接	电焊烟尘	400	8	防尘口罩
	打磨、检查	金属粉尘、噪声		8	防尘口罩、耳塞
冲压车间	模修	电焊烟尘、噪声	350	8	防尘口罩、耳塞
	装箱、检查	噪声		8	耳塞
涂装车间	保养、维修、电泳	苯、二甲苯、高温	270	8	防毒面具
	喷漆、涂胶、检查	苯、二甲苯		8	防毒面具
总装车间	螺栓拧紧	噪声	200	8	耳塞
合计（人数）			1320		

注：表中电焊烟尘、金属粉尘、苯、二甲苯浓度均为"时间（8h）加权平均浓度"。

提交资料中显示，该公司职业卫生管理工作较完善，对工作场所进行了职业病危害预评价与控制效果评价，职业病危害性质定性为轻微。公司对作业场所职业病危害因素进行定期检测，也为员工配备了完备的个人防护用品，包括防尘口罩、防毒面罩、耳塞、耳罩、护目眼镜、皮手套等用品，并制定相关制度来监督他们在工作过程中使用个人防护用品，尽可能减少职业有害因素对劳动者健康的损害。此外，也按要求对接触职业病危害及特殊作业工种的员工进行了上岗前、在岗期间、离岗时的职业健康检查，并且定期对他们进行职业卫生培训。工作场所职业病危害因素监测结果表明，除噪声因素外，生产工艺中对其他危害因素的控制较为理想，但也存在不同程度的超标情况。

2. 工作程序

参见第四章第五节"一、某制药有限公司年度职业健康检查案例"的工作程序。

3. 签订技术服务协议（合同）

参见第四章第五节"一、某制药有限公司年度职业健康检查案例"的签订职业健康检查合同协议。

4. 职业健康检查机构制定工作方案

××职业健康检查机构与××机械制造有限公司签订协议（合同）后，随即按照双方达成的协议（合同）开始实施职业健康检查工作。首先，根据公司所提供的接受年度职业健康检查的人员名单、各自所属的部门、工作种类及职业接触史的情况，公司各车间存在的主要职业性危害因素有噪声、电焊烟尘和苯，根据《职业健康监护技术规范》（GBZ 188）中这两类职业危害因素所要求的职业健康检查项目，制定本次职业健康检查方案。体检方案参见第四章第五节案例1。

5. 工作方案实施

工作方案制定后，××职业健康检查机构依照协议（合同）中所约定的日期，安排由现场体检工作组对××公司员工进行了职业健康检查。工作组由内外科医师、五官科医师、医技（放射、心电图、B超、肺功能等）师、检验师、护士组成，以上人员均为具有医疗执业资格、并经过职业健康检查技术培训合格。此外，工作组还有多名具备中级技术职称以上并取得符合本次职业健康检查项目的职业病诊断医师资格证的主检医师。

体检实施前，先由专职的信息员根据公司所提供的员工职业接触史等基本信息为每位员工生成职业健康检查信息表，每张信息表包括了个人基础信息、职业史信息、个人疾病史和生活史等相关信息、检查项目信息四个部分，信息表包含一个可扫描的唯一条码编号，体检者凭此条码可进行各项职业健康检查。现场工作组的体检医师均配备了电脑工作站，并安装有职业健康检查专用的软件系统，体检者只需将标有条码的信息表交给体检医生，即可调出体检者资料，检查结束后体检医师将该项检查的结果直接录入电脑，并通过网络传送至数据服务器中保存。体检者完成所有检查后本人签名确认并由单位盖章后，再将体检单交回至主检医师处。

体检完成后，通过设立在××职业健康检查机构的中心数据库服务器，对本次职业健康检查的各项检查结果进行汇总，发现有重大异常改变的应立即通知委托方或患者本人，使患者得到及时的诊治；体检资料整理后进行个体健康评定，个体健康评定应由经验丰富的主检医师负责，按《职业健康监护技术规范》（GBZ 188）的规定，作出评定。对需要进行职业性复查的员工，发出职业性复查通知书，告知其到具有职业健康检查资格的医疗机构进行复查，以明确诊断。

完成评定后，本项目报告应由主检医师进行审核，审核合格后方可签名和加盖机构公章。

6. 资料整理及统计分析

根据该公司所制订的年度职业健康监护计划，此次应有1258名接触职业病危害因素的员工接受在岗期间职业健康检查，实际参检1258人。主检医师对1258份个体健康检查结果进行了健康评定，并将评定结果进行如下分析：

① 受检人群健康状况分析表（表4-16）。

表4-16 受检人群健康状况分析表

性别	总人数	目前未见异常		疑似职业病		职业禁忌证		其他疾病或异常	
		人数	检出率/%	人数	检出率/%	人数	检出率/%	人数	检出率/%
男	1225	653	53.30	15	1.22	10	0.08	547	44.6
女	33	15	45.45	1	3.03	2	6.06	15	45.45
合计	1258	668	53.10	16	1.27	12	0.95	562	44.7

② 接触职业病危害因素人群职业健康状况分析表（表 4-17）。

③ 体检项目阳性检出分析表（表 4-18）。

④ 其他疾病或异常检出分析表（表 4-19）。

表 4-17　接触职业病危害因素人群职业健康状况分析表

车间	应检人数	实检		目前未见异常		疑似职业病		职业禁忌证		其他疾病或异常	
		人数	检出率/%	人数	检出率/%	人数	检出率/%	人数	检出率/%	人数	检出率/%
焊装车间	179	179	100	90	50.2	8	4.47	5	2.79	76	42.4

表 4-18　体检项目阳性检出分析表

职业病危害因素	应检人次	实检		目前未见异常		疑似职业病		职业禁忌证		其他疾病或异常	
		人次	检出率/%	人数	检出率/%	人数	检出率/%	人数	检出率/%	人数	检出率/%
电焊烟尘	1138	1138	100	592	52.02	2	0.18	1	0.09	543	47.71
噪声	325	325	100	171	52.61	14	4.31	2	0.61	138	42.46
合计	1463	1463	100	763	52.15	16	1.09	3	0.20	681	46.54

表 4-19　其他疾病或异常检出分析表

异常项目	受检人次	检出人次	检出率/%
血压偏高	1258	118	9.36
合计	1258	118	9.36

7. 编制职业健康检查个体报告及群体总结报告

（1）个体评价　根据职业健康检查结果，对劳动者个体健康状况评价的结论可分为 4 种：目前未见异常、疑似职业病、职业禁忌证、其他疾病或异常，见表 4-20。职业健康检查复查完成后仍不能确定为目标疾病者，建议作为重点监护人群，增加监护为每年半次。

表 4-20　个体评价结果一览表

车间	工种	姓名	性别	危害因素	检查结果	结论	处理意见
涂装	喷漆	张某	女	苯	所检项目未见异常	目前未见异常	可继续从事该工种工作
焊装	焊接	王某	男	噪声、电焊烟尘	双耳 3000Hz,4000Hz,6000Hz 平均听阈 54dB;右耳听阈加权值小于 26dB;右耳听阈加权值 28dB。胸片检查结果未见异常	其他疾病或异常	①可作为重点监护对象,加强噪声劳动防护; ②必要时可暂时调离噪声作业岗位
涂装	喷砂	吴某	男	噪声	经复查,双耳感音神经性听力损失,呈高频下降,双耳 3000Hz,4000Hz,6000Hz 平均听阈 61dB,较好耳听阈加权值 27.6dB	疑似职业病	告知应到职业病诊断机构进行职业病诊断
焊装	手焊	许某	男	噪声、电焊烟尘	纯音听阈测试检查结果正常,胸片提示右上肺活动性肺结核病	职业禁忌证	应调离粉尘作业岗位
内业	叉车	谢某	男	噪声	鼻中隔偏曲、左鼻息肉。ALT:67U/L	其他疾病或异常	可继续从事该岗位工种工作

（2）群体评价　综合分析该公司所提供的工艺流程与作业场所现场监测资料，在生产过程中存在的主要职业病危害因素为噪声、电焊烟尘和苯、二甲苯等，高温在公司各生产部门均存在，其中焊装车间、内业车间与涂装车间的喷砂岗位噪声超标较为普遍，但超标水平不高。

对该公司人群的受检率以及职业健康状况进行分析，各车间检出与职业病危害因素相关的损害较少，以焊装车间较为突出，检出了 8 例与噪声作业有关的疑似职业病，需引起公司的高度重视，可能与该车间噪声相对较高且员工防护设备使用不规范有关。

各危害因素接触人群中，噪声作业人群的职业健康状况较为突出，325 名相关工种员工有 14 名出现了较为严重的听力损害，需调离原工作岗位，并到职业病诊断机构进行职业病诊断。

① 生产性噪声对劳动者的危害是综合的、多方面的，它能引起听觉、心血管、神经、消化、内分泌、代谢以及视觉系统或器官功能紊乱和疾病，其中首当其冲的是听力。这些损伤与噪声的强度、频谱、暴露的时间密切相关。本次职业健康检查中共有 24 名员工发现有听力检查结果异常，其中，12 名噪声作业员工纯音听阈测试检查结果提示传导性听力损失，平均语频听力损失≥41dB；14 名为感音神经性听力损失。

② 粉尘主要累及肺部，因此高千伏胸片与肺功能检查结果对粉尘作业者的健康检查尤为重要，本次健康检查中有 2 位接触电焊烟尘的员工胸片结果异常，其主要影像学结果为肺部纹理增粗、紊乱及阴影。

③ 其他疾病或异常检出情况分析：此次职业健康检查结果中，血压升高检出率为 9.36%，主要包括心电图异常等；其中，血压偏高员工较多，除了遗传、饮食习惯、社会心理因素等常见因素外，也可能与公司存在的噪声、高温等职业因素有关。建议公司加强对该类疾病的健康教育与健康促进工作，提升员工的健康水平。

（3）结论　此次职业健康检查的结果提示，该公司噪声、电焊烟尘、苯及二甲苯等职业病危害因素的预防控制工作问题突出，多个部门均存在工作环境危害因素超标问题，在员工的职业健康检查中噪声作业员工的职业健康损害尤为突出，公司需加强对噪声危害的控制。

（4）建议

① 进一步加强职业病危害控制　该公司铅及其无机化合物、锰及其无机化合物、苯、二甲苯、汽油、氮氧化物、二异氰酸甲苯酯、酸雾或酸酐、电焊烟尘、噪声、高温、紫外辐射、电工作业、高处作业、压力容器作业、职业机动车驾驶作业等职业病危害因素接触人群中，职业健康检查结果提示在多个部门车间的噪声作业岗位中，有 16 名员工被检查出可能与之有关的疑似职业病，公司需安排这些员工到具有职业病诊断资格的机构进一步明确诊断。此外也检出噪声作业××名、高温作业××名、苯和二甲苯作业××名、电焊烟尘作业××名员工有相应职业病危害的职业禁忌证，应调离接触上述职业病危害的岗位，并敦促员工积极诊治，疾病治愈或控制后可视情况调回原岗位。有××名员工被检查出可能与噪声作业有关的早期听力损伤，是公司噪声作业的重点监护人群，需对其加强劳动防护，每半年进行一次噪声作业职业健康检查。公司应该遵循职业病防治三级预防措施，对职业病危害因素加以控制，以保护公司员工的职业健康，其中包括以下措施：

a. 开展第一级预防（又称病因预防），从根本上杜绝职业危害因素对劳动者的影响，公司应对各部门生产环境中的化学毒物、粉尘及噪声等危害因素加以控制，采取改革工艺、更换设备、提高自动化和密闭化程度等措施降低工作场所职业危害因素的浓度和强度。

b. 应加强对员工个人防护知识的培训，提高员工自身的防护意识，增强防护设施及个人防护用品的合理利用，以减少工人接触的机会和程度。

c. 定期进行环境中职业危害因素的监测和对接触者的定期健康检查，以早期发现病损，尽早预防、及时处理。本次体检中发现的疑似职业病者，应按程序安排到职业病诊断机构进行诊断及进行有效的临床治疗和康复。

② 噪声危害的控制措施　从近年来该公司噪声作业员工听力检查结果进行分析可以看出，公司员工听力异常检出率呈逐年下降趋势。这与公司采取了控制噪声源措施及员工正确使用了防护耳塞有关，但仍然需要继续加强相关职业病危害防护。

噪声是机械制造工业中的重要职业病危害之一。消除、控制噪声源是噪声危害控制的根本措施。噪声控制主要包括对铸造、锻造中的气锤、空压机，机械加工的打磨、抛光、冲压、剪板、切割等高强度噪声设备的治理。对高强度噪声源可集中布置，并设置隔声屏蔽。空气动力性噪声源应在进气口或排气口进行消声处理。对集控室和岗位操作室应采取隔声和吸声处理。进入噪声强度超过 80dB（A）的工作场所应配戴防噪声耳塞或耳罩。对生产现场的噪声控制不理想或特殊情况下高噪声作业，个人防护用品是保护听觉器官的有效措施，如防护耳塞、防护耳罩、头盔等，其隔声效果可高达 20～40dB。

对上岗前的职工进行健康检查，检出职业禁忌证，如听觉系统疾患、中枢神经系统疾患、心血管系统疾患等。对提出重点监护的群体，公司应依照建议每半年对其开展一次噪声作业职业健康检查。对其他在岗员工则进行定期的体检，以早期发现听力损伤。

③ 锰及其无机化合物控制措施　慢性锰中毒临床表现主要为精神和神经症状，发病初期表现为神经衰弱综合征和自主神经功能障碍，继续发展可出现明显锥体外系损害为主的神经体征。

焊接车间锰及其无机化合物接触人员中，暂未发现相关职业病危害因素的必检项目结果异常。锰及其无机化合物暴露员工的其他疾病及异常的检出率在最近 3 年内基本保持不变。接触控制接触锰作业应采取防尘措施。焊接作业尽量采用无锰焊条，用自动电焊代替手工电焊，手工电焊时使用局部机械抽风吸尘装置。个体防护工作场所禁止吸烟、进食，要戴防毒口罩。健康监护就业前体检。有神经系统器质性疾病、明显的神经衰弱综合征、各种精神病者，不宜从事锰作业工作。锰作业工人每年应定期体检一次，体检主要侧重神经系统检查。

④ 苯、二甲苯控制措施　长时间密切接触微量苯、二甲苯可能会出现头痛、头昏、失眠、记忆力减退等类神经症，有时伴有自主神经功能紊乱，如心动过缓等，甚至还会对皮肤、生殖系统、免疫系统等产生危害。其中接触含苯溶剂最重要的还是对造血系统的损害，如白细胞、粒细胞、红细胞、血小板等的异常，以及骨髓异常增生、白血病等。

该公司近年对原辅材料进行了改善，其作业场所空气苯监测一直小于相关接触限值，作业人群也未检出与苯相关的疑似职业病，建议公司进一步加强生产工艺改革和通风排毒，采用淋漆、高压无气或静电等新喷漆工艺。生产过程安装有充分效果的局部抽风排毒设备，定期维修，使空气中苯的浓度保持低于国家卫生标准，尽早以无毒或低毒的物质取代苯。

进入通风不良的储罐、车间、船舱内喷漆时，应预先安装好送风设施，并实行间歇作业制度。必要时，需戴好送风式防毒面具。在加料、开盖、分装时，尽量减少出口。不用苯洗刷机件。不用口直接虹吸胶皮管、用苯洗手。必要时，可在工作前使用聚乙烯醇皮肤防护膜（由干酪素、碳酸钠、酒精、甘油等组成，其干后即成薄膜）涂抹双手，作业后用清水冲去。不在工作场所休息、进食。

做好上岗前、在岗期间和离岗时职业健康检查，女工怀孕及哺乳期必须调离苯作业岗位，血象低于或接近正常值下限者，有各种造血系统疾病者，不能从事苯系物作业工作。肝、脾疾病患者，月经过多或功能性子宫出血者，需视病情暂调离岗位进行临床专科积极诊治。

⑤ 其他疾病或异常建议　参见第四章第五节案例1。

8. 报告交接

参见第四章第五节案例1。

第五章
工作场所职业病危害因素检测

劳动者在从事职业活动过程中，通常会接触到生产过程中化学性原辅材料、中间体、产品，同时还会接触到生产过程中产生的噪声等，会将劳动者置身于有损身体健康的化学有害因素或有害物理因素工作环境中。因此，有效识别工作场所各类职业病危害因素，定期实施规范化检测，并依据《工作场所有害因素职业接触限值 第 1 部分：化学有害因素》（GBZ 2.1）、《工作场所有害因素职业接触限值 第 2 部分：物理因素》（GBZ 2.2）对检测结果进行客观评价，将对工作场所环境的持续改进，防止各类职业中毒事件、职业病的发生，确保劳动者身体健康发挥重要的作用。

第一节 工作场所空气中化学有害因素的采集

一、工作场所空气中化学有害因素的特征、存在状态

1. 工作场所空气中化学有害因素的特征

（1）工作场所空气中化学有害因素品种多 职业活动中可能接触的危害物质品种繁多，包括化学毒物、粉尘和生物性物质等。各类危害物质存在状态各异、形式多元化、来源迥异，通常以气体或雾、烟、尘逸散到空气中。

（2）工作场所空气中化学有害因素浓度变化大 工作场所化学有害因素浓度受多种因素影响。就工作场所而言，所在地、企业自身环境、通风、毒物源及其量等条件决定了工作场所化学有害因素的浓度。不同场所，同一危害物质浓度可出现差异；即便是相同场所，因工作程序或持续时间不同，其化学有害因素浓度也随过程中时段点不同而出现巨大差异。

（3）影响空气中化学有害因素浓度的因素多 职业因素、气象因素、人为因素等均可影响工作场所空气中化学有害因素浓度。职业活动相同或不同，其工作场所空气中化学有害因素的种类和浓度均可出现差异。气象条件中的气温和气压等影响空气的体积：气温高时化学

物质易挥发形成气体分子，运动和扩散速度加快，体积增大；气压则与之相反。因此，在实际工作中应按我国规定：在采样点温度低于5℃和高于35℃、大气压低于98.8kPa和高于103.4kPa时，换算成温度为20℃、大气压为101.3kPa的标准采样体积，计算空气中化学有害因素浓度。另外，风向、风速、湿度等气象因素也影响采样，进而影响化学有害因素的浓度。因某种需要或目的，人为地改变工作、环境条件或操作规程等，以求改变工作场所空气中化学有害因素的浓度；个人习惯不同，也会影响工作场所空气中化学有害因素的浓度。

2. 工作场所空气中化学有害因素的存在状态

空气中化学有害因素以固体、液体、气体形式存在，有气体和蒸气、气溶胶以及混合（蒸气与气溶胶）状态，其中气溶胶可细分为雾（粒径$\geqslant 10\mu m$）、烟（粒径$<0.1\mu m$）、尘（粒径$1\sim10\mu m$），这些物质都可能散逸到工作场所空气中；同时，在工作场所某个工作位往往存在多种化学有害因素。

（1）气体和蒸气　常温下是气体的有害物质通常以气态存在于空气中。常温下是液体的有害物质以不同的挥发性呈蒸气态存在于空气中。常温下是固体的物质也有一定的挥发性，特别在温度高的工作场所，也可以蒸气状态存在。空气中的气态和蒸气态有害物质除汞以原子状态存在外，都是以分子状态存在。空气中的原子和分子能迅速扩散，其扩散情况与它们的密度和扩散系数有关。密度小者向上漂浮，密度大者就向下沉降。扩散系数大的，能迅速分散于空气中，基本上不受重力的影响，能随气流以相等速度流动；在采样时，能随空气进入收集器，不受采样流量大小的影响；在收集器内，能迅速扩散入收集剂中被采集（吸收或吸附）。

（2）气溶胶　以液体或固体为分散相，分散在气体介质中的溶胶物质称为气溶胶。根据气溶胶形成方式和方法的不同，可分成固态分散性气溶胶、固态凝集性气溶胶、液态分散性气溶胶和液态凝集性气溶胶四种类型。按气溶胶存在的形式可分成雾、烟和粉尘。

①　雾　分散在空气中的液体微滴，多由蒸气冷凝或液体喷散形成（液态分散性气溶胶或液态凝集性气溶胶）。雾的粒径通常较大，在$10\mu m$上下。

②　烟　分散在空气中的直径小于$0.1\mu m$的固体微粒。烟属于固态凝集性气溶胶，如铅烟、铜烟等。烟的粒径通常比雾小。

③　尘　能够较长时间悬浮于空气中的固体微粒。粉尘属于固态分散性气溶胶，如铅尘等。尘的粒径范围较大，从1微米到数十微米。

二、工作场所空气中化学有害因素的采集原则与基本要求

1. 工作场所空气中化学有害因素的采集原则

（1）工作场所空气中化学有害因素的采集应具有代表性　工作场所空气中化学有害因素的采集要符合国家职业卫生标准中化学有害因素职业接触限值、职业卫生评价对采样的要求，充分考虑工作场所环境条件下化学有害因素自身特点、出现的实际情况，选择正确的采样点与时段及适宜的采样方法，以满足实际采样与检测目的。

（2）工作场所空气中化学有害因素的采集应具有真实性　工作场所空气中化学有害因素样品的采集应符合工作场所的实际情况，代表现场劳动者正常工作期间真实接触状况，而非特殊的工作情形下化学有害因素的状况；采样时应实施适宜的质量控制操作。

工作场所空气中化学有害因素浓度检测虽然最终在实验室完成，但如果采样阶段的工作

不具有代表性和真实性，实验室检测水准再高，化学有害因素浓度检测结果也会偏离实际。

2. 工作场所空气中化学有害因素采集的基本要求

采样人员首先做好自身个体防护。采样时避免化学有害因素直接飞溅入空气收集器内；空气收集器的进气口应避免被衣物等阻隔。用无泵型采样器采样时应避免风扇等直吹；在易燃、易爆场所采用防爆型空气采样器采样；采样过程中应保持采样流量稳定，长时间采样时应记录采样前后的流量，用流量均值进行计算；采样过程做好采样等记录；防止样品在采集、运输和储存过程中被污染。

三、工作场所空气中化学有害因素的采集方法

空气样品采集是工作场所化学有害因素检测的第一步，正确的采集方法十分重要。

1. 工作场所空气中化学有害因素的采集类型及要求

（1）不同采样类型及天数的要求

① 控制效果评价检测　适用于建设项目职业病危害因素控制效果评价，目的是对工作场所的职业卫生状况及卫生防护设施的效果进行全面系统评价，因此属于系统检测。应选包含化学有害因素浓度最高工作日（班）连续采样3个工作日（班）。

② 现状评价检测　适用于职业病危害因素现状评价，目的是对工作场所的职业卫生状况及卫生防护设施的效果持续情况进行全面系统评价。应选包含化学有害因素浓度最高工作日（班）连续采样3个工作日（班）。

③ 预评价类比检测　适用于建设项目职业病危害因素预评价，目的是对工作场所的职业卫生状况及卫生防护技术措施的效果预先判断。应选包含化学有害因素浓度最高工作日（班）连续采样3个工作日（班）。

④ 定期检测　适用于对用人单位产生职业病危害的工作场所进行检测，其目的是定期了解工作场所职业卫生状况，确保劳动者职业安全。化学有害因素采样天数不少于1个工作日。

⑤ 监督监测　适用于职业卫生监督部门对用人单位进行监督时，对工作场所空气中化学有害因素浓度进行监测采样。其目的是监督检查工作场所职业卫生状况，属于抽查检测。化学有害因素根据监督的需要确定采样工作日。

⑥ 事故性监测　适用于对工作场所发生职业危害事故时进行紧急监测采样。其目的是确定事故发生后工作场所存在的毒物及其浓度，判断其危险程度，指导事故的及时正确处理。化学有害因素根据事故检测的需要确定采样工作日。

（2）对不同工作场所职业病危害因素接触限值采样的要求

① 职业接触限值为时间加权平均容许浓度（PC-TWA）的有害物质的采样　应优先采用个体长时间采样，并包括接触有害物质浓度最高和接触时间最长的劳动者；也可选定有代表性的采样点，在不同浓度时段进行1次或1次以上的采样，计算时间加权平均浓度。

② 职业接触限值为短时间接触容许浓度（PC-STEL）或最高容许浓度（MAC）的采样　应选择劳动者接触工作场所空气中有害物质浓度最高的作业地点或对象，在一个工作日内空气中有害物质浓度最高的时段进行采样。

③ 事故性监测　根据事故现场情况确定采样点，监测至空气中化学物质浓度低于短时

间接触容许浓度或最高容许浓度为止。

2. 采样前的准备

（1）现场调查　在采样前须对工作场所进行现场调查，必要时进行预采样，确保采样点、采样对象、采样方法和采样时机等的正确选择。调查内容主要包括：生产过程中使用的原料、辅助材料，生产产品、副产品和中间产物等的种类、数量、纯度、杂质及其理化性质等；原料投入方式、生产工艺、加热温度和时间、生产方式和设备完好程度等流程；劳动者数、在工作地点停留时间、工作方式、接触化学有害因素程度、频度及持续时间等；工作地点空气中化学有害因素产生和扩散规律、存在状态、估计浓度等；工作地卫生状况和环境条件、防护设施及使用状况，个人防护设施及使用状况等。

（2）采样方案　根据现场调查结果，制定合理的采样方案，编制采样计划，确定采样点/对象、检测项目、采样数量、采样方式、采样时段、采样流量，以及确定使用的空气收集器、采样仪器等。

（3）采样仪器的准备　检查空气收集器和采样器的性能和规格是否符合作业场所空气采样仪器的技术规范《作业场所空气采样仪器的技术规范》（GB/T 17061）要求，以及所用的空气收集器的空白、采样效率和解吸效率或洗脱效率；校正空气采样器的采样流量以及定时装置。

3. 采样方法

（1）定点采样　在进行定点采样时，首先要选择好采样点和采样时段。具体的采样点和采样时段的选择要求根据采样的目的和工作场所的状况来确定，比较复杂，这里仅提出基本原则。

① 采样点的选择原则　选择包括化学有害因素浓度最高、劳动者接触时间最长的代表性工作点作为采样点。在不影响劳动者工作的情况下，采样点尽量靠近劳动者，空气收集器尽量接近劳动者工作时的呼吸带。在评价工作场所防护设备或措施的防护效果时，根据设备情况选定采样点，在工作地点劳动者工作时的呼吸带采样。采样点设在工作地点的下风向，远离排气口和可能产生涡流的地点。

② 采样点数目的确定原则　按生产工艺流程，逸散或存在化学有害因素的工作地点，设至少 1 个采样点。工作场所内有多台同类设备时，按 1～3 台设 1 个点、4～10 台设 2 个点、＞10 台设至少 3 个点的原则设采样点。不同类设备＞2 台：逸散同一种化学物质时，采样点设在逸散物质浓度大的设备附近工作地点；逸散不同种物质时，将采样点设置在逸散待测物质设备的工作地点，采样点数同前原则。劳动者在多个工作地点工作时，每个工作地点设 1 个采样点；工作流动时，在劳动者流动范围内每 10m 设 1 个采样点；仪表控制室和休息室，至少设 1 个采样点。

③ 采样时段的选择　以上述设点为基础，在正常工作状态和环境下采样，避免人为因素的影响；要考虑工作场所化学有害因素浓度随季节变化的特点，重点选择浓度最高的季节；在工作周内，选浓度最高的工作日；在工作日内，将空气中有害化学物质浓度最高的时段选择为重点采样时段。

（2）个体采样　在进行时间加权平均容许浓度检测时，最好采用个体采样检测方法。在采样检测前，首先要选择好采样对象和确定采样对象的数量，将有代表性的接触者选为采样对象。

① 采样对象的选择原则 基于现场调查，根据检测目的选择采样对象。生产过程中，凡接触和可能接触化学有害因素的劳动者都列为采样对象范围，必须包括不同工作岗位、接触化学有害因素浓度最高和接触时间最长的劳动者，其余的采样对象随机选择。

② 采样对象数量的确定

a. 能确定接触化学有害因素浓度最高和接触时间最长的劳动者时，在个体采样对象确定原则范围内，按表 5-1 选每种工作岗位采样对象数，包括接触浓度最高和接触时间最长的劳动者。每种工作岗位劳动者数不足 3 名时，全部选为采样对象。

b. 不能确定接触化学有害因素浓度最高和接触时间最长的劳动者时，按表 5-1 选定每种工作岗位采样对象数。每种工作岗位劳动者数不足 6 名时，全部选为采样对象。

表 5-1 个体采样对象选择的原则

能确定接触浓度最高和时间最长劳动者时		不能确定接触浓度最高和时间最长劳动者时			
劳动者数	采样对象数	劳动者数	采样对象数	劳动者数	采样对象数
3～5	2	6	5	15～26	8
6～10	3	7～9	6	27～50	9
>10	4	10～14	7	>50	11

（3）职业接触限值为最高容许浓度（MAC）的样品采集 用定点或个体方式进行短时间采样，选择有代表性的、空气中化学有害因素浓度最高的工作地点或对象作为重点采样点或对象。将空气收集器进气口尽量装在劳动者工作时的呼吸带，在空气化学有害因素浓度最高时段采样，一般不超过 15min；实际接触不足 15min 时，按实际接触时间采样。空气中有害物质浓度计算为：

$$C_{MAC} = \frac{cV}{Ft}$$

式中，C_{MAC} 为空气中有害物质的浓度，mg/m^3；c 为测得样品溶液中有害物质的浓度，$\mu g/mL$；V 为样品溶液体积，mL；F 为采样流量，L/min；t 为采样时间，min。

（4）职业接触限值为短时间接触容许浓度（STEL）的样品采集 用定点或个体方式进行短时间采样，选择有代表性的、空气中化学有害因素浓度最高的工作地点或对象作为重点采样点或对象。将空气收集器进气口尽量安装在劳动者工作时的呼吸带，在空气中危害化学物质浓度最高时段采样，时间一般为 15min；采样时间 <15min 时，进行 >1 次的采样；按 15min 时间加权平均浓度计算。

① 采样时间为 15min 时：

$$C_{STEL} = cV/F \times 15$$

式中，C_{STEL} 为短时间接触浓度，mg/m^3；c 为测得样品溶液中危害物质的浓度，$\mu g/mL$；V 为样品溶液体积，mL；F 为采样流量，L/min；15 为采样时间，min。

② 采样时间不足 15min、1 次以上采样时：

$$C_{STEL} = (C_1T_1 + C_2T_2 + \cdots + C_nT_n)/15$$

式中，C_1、C_2、C_n 为测得空气中化学有害因素浓度，mg/m^3；T_1、T_2、T_n 为劳动者在相应的化学有害因素浓度下的工作时间，min。

③劳动者接触时间不足 15min 时：

$$C_{STEL} = cT/15$$

式中，T 为劳动者在相应的化学有害因素浓度下的工作时间，min；15 为短时间接触容许浓度规定的 15min；c 为测得样品溶液中危害物质的浓度，mg/m^3。

（5）职业接触限值为时间加权平均容许浓度（TWA）的样品的采集　根据工作场所空气中化学有害因素浓度的存在状况，或采样仪器的操作性能，选择个体或定点、长时间或短时间采样，以个体、长时间采样为主。

① 用个体采样方法，一般用长时间采样。

a. 全工作日连续一次性采样时：

$$C_{TWA} = [cV/(F \times 480)] \times 1000$$

式中，C_{TWA} 为空气中化学有害因素 8h 时间加权平均浓度，mg/m^3；c 为测得的样品溶液中化学有害因素的浓度，$\mu g/mL$；V 为样品溶液的总体积，mL；F 为采样流量，mL/min；480 为 PC-TWA 规定的采样时间（以 8h 计），min。

b. 采样仪不能满足全工作日连续一次性采样时，根据采样仪的操作时间，在全工作日内进行 ≥2 次采样。

$$C_{TWA} = (C_1 T_1 + C_2 T_2 + \cdots + C_n T_n)/8$$

式中，C_1、C_2、C_n 为测得空气中化学有害因素浓度，mg/m^3；T_1、T_2、T_n 为劳动者在相应的化学有害因素浓度下的工作时间，h；8 为 PC-TWA 规定的采样时间，h。

② 劳动者在一个工作地点工作时，可用长时间采样方法或短时间采样方法采样。

a. 长时间采样　满足全工作日连续一次性采样时，空气中化学有害因素 8h TWA 浓度按时间加权平均浓度个体采样方法计算；不能满足全工作日连续一次性采样时，可根据采样仪器的操作时间，在全工作日内进行 ≥2 次的采样，按前述 C_{TWA} 浓度个体采样方法计算。

b. 短时间采样　在空气中化学有害因素不同浓度的时段分别采样，并记录每个时段劳动者工作时间，每次采样时间一般为 15min，按前述 C_{TWA} 浓度个体采样方法计算。

③劳动者在一个以上工作地点工作或移动工作时，在劳动者的每个工作地点或移动范围内设采样点分别采样，并记录每个采样点劳动者的工作时间；在每个采样点，应在劳动者工作时，空气中危害化学物质浓度最高的时段采样；每次采样时间一般为 15min，按前述 C_{TWA} 浓度个体采样方法计算。

四、工作场所空气中化学有害因素采集的质量保证

1. 采集的空气样品必须满足职业接触限值以及质量控制要求

工作场所空气中化学有害因素的采集全过程要充分考虑满足三种容许浓度的要求；C_{MAC}、C_{STEL} 所采集样品应为工作场所空气中浓度最高的样品。从前期采样准备，到样品回到实验室的交接全程应有配套的质量记录，所有采样相关记录中的信息应包括上述要求的内容，以满足溯源条件，便于重现采样操作。

2. 采样误差

采样误差在很大程度上是分析结果误差的主要来源，可来自采样仪器及采样操作、采样方法不当等环节。

（1）采样仪器的误差　采样过程中使用了不合格的仪器、配件、辅助设备、消耗材料均会导致误差，对此，应按技术规范的要求对仪器规格与性能做相应检查，尤其要对仪器采样气路的密闭性进行检查；使用未经校正的仪器会增加采样误差；长时间采样，必须在采样前

后进行仪器的校正；采样器的电压出现波动，直流电源电压下降等可能造成流量的变化，对此，应加强现场检测过程的监控。

（2）采样操作误差

① 采样过程中采样装置松动或老化导致漏气。

② 采样流量使用错误，对此，应认真组装、仔细检查。

③ 采样时机选择错误；采样点选择不当，没有选浓度最高的工作点，采样点离作业人员操作位太远；采样高度选择不当；在个体采样时，采样对象选择不当；个体采样器挂佩不当，进气口挂在腰部，不在呼吸带，有衣物遮挡；采样持续时间不符合要求；采样用具带来的污染、操作的污染、采样前后收集器密闭不好、样品不恰当的运输和保存；采样过程中吸收液损失影响吸收效率，采样后未将吸收液补充至原来体积，影响测定结果；采样量超过收集器容量或承受量、收集器壁吸附。对上述此类误差，应严格按照技术规范的要求开展现场采样作业。

（3）采样方法不当误差

① 采样仪器选择不当　如用吸收管采集气溶胶，用滤料采集气体、蒸气，用玻璃纤维滤纸采集 3 环以下的多环芳烃。

② 采样方法选择不当　如用滤纸采集六价铬化合物等。对于此类误差，应根据待测物的理化性质及存在状态等因素选择合理的采样方法。

（4）共存物的干扰误差

① 空气中的共存物与被测物发生理化反应，影响被测物的采集或测定。如被测物的分子或微细颗粒被共存物的颗粒吸附，影响吸收液的吸收。

② 共存物降低固体吸附剂的吸附容量，导致固体吸附剂管和无泵型采样器的穿透或饱和。对于此类误差，应根据现场共存物的情况选择对应的采样措施。

（5）气象因素误差　温度影响采样体积、吸收液的吸收效率、固体吸附剂的吸附容量；湿度影响固体吸附剂的吸附容量、滤料的采样效率；气压影响采样体积。对于此类误差，事先应测试以确定特殊气象条件下的采样效率等。

3. 空白试验

设置样品采集的空白试验可提供直接客观的质量控制数据参数，便于了解采样全程误差，以实施质量改进措施。收集器空白试验：通常在使用前随机抽取 3 个收集器，进行空白值测定，以排除收集器（吸收液及吸收管、固体吸附剂、滤料等）的空白值过高或变异大的影响。样品空白试验：除不采集空气样品外，其余操作全部同样品，包括收集器准备、采样操作、样品运输、保存和测定，以了解采样、运输和保存过程中样品有无污染，以便扣除样品的空白。

第二节　工作场所空气中化学有害因素的检测

一、工作场所空气中职业病危害化学物质的检测分类

根据检测目的、方式不同，工作场所空气中化学有害因素检测有多种类型，对应现行标

准、检测方法，可概括为现场快速直接检测、现场采集样品后实验室检测两大类。

二、工作场所空气中职业病危害化学物质现场快速直接检测

1. 工作场所空气中化学有害因素现场快速直接检测适用范围及特点

工作场所空气中化学有害因素现场快速直接检测适用于需要对工作场所的职业卫生状况做出迅速判断与评价时，如发生事故后危害化学物质的检测、剧毒物质存在的工作场所空气中化学有害因素常规检测等。现场快速直接检测的特点有检测快速、易操作及马上可看到结果；常常是直读式仪器法，但大部分方法尚未成为我国的标准方法。

2. 现场快速直接检测常用方法

（1）检气管（气体检测管）法　将浸渍化学试剂的硅胶装在玻璃管内，当空气通过时，化学物质与化学试剂反应生成颜色，根据颜色的深浅或色调与标准色列比较定性和定量。检气管法所用材料体积小、质量轻、携带方便且费用低，能进行现场快速读数、操作简单、技术要求不高、灵敏度高，应用范围较广。但本法准确度和精密度较差，检气管的保存时间较短。在使用检气管法时应注意抽气装置的体积，选用系列配套装置；另外，温度易影响检气管显色；应在规定的时间内测量，避免用过期检气管。

（2）气体测定仪法　用携带方便的仪器在现场进行即时直读式检测的方法。包括红外线、半导体、电化学、气相色谱、激光等种类。本法的灵敏度、准确度和精密度较高，应用范围较广且体积小、质量轻、携带方便、操作简单快速。但本法所用设备价格高且仪器校正、使用和维护技术要求、费用均较高。使用气体测定仪法时，应注意仪器须经计量认证专业机构认证，在使用前应进行校正。现场快速直接检测法常较广泛应用于中毒事故、应急救援现场快速检测。

三、工作场所空气中职业病危害化学物质实验室检测

1. 工作场所空气中化学有害因素实验室检测概述

工作场所空气中化学有害因素实验室检测是在实验室内完成的样品浓度分析的全过程，实际工作中大部分工作场所空气中毒物检测在实验室完成。实验室检测适用范围更广，可测定各种毒物和各类样品，灵敏度高、精密度好、检测结果准确，我国已颁发的与职业卫生标准配套的标准方法均以实验室检测方法为主。但实验室检测所需时间较长、技术要求高、费用贵。

实验室检测前，首先需要对样品进行预处理，在职业卫生检测中，大多数空气样品需要采用空气采样泵，将化学有害因素采集到滤料、活性炭管等吸附介质中，带回实验室检测时需要经过样品处理后测定。

（1）固体吸附剂管样品的处理　用固体吸附剂管采集气体和蒸气态待测物后，需要在测定前将被吸附的待测物解吸下来，然后测定解吸样品中待测物的含量。常用的解吸方法有溶剂解吸法和热解析法。

① 溶剂解析法　将采样后的固体吸附剂放入溶剂解吸瓶内，加入一定量的解吸液，浸泡固体吸附剂，密封溶剂解吸瓶，解吸一定时间，大量的解吸液分子将吸附在固体上的待测物溶解置换出来，进入解吸液。为了加快解吸速度和提高解吸效率，可以振摇解吸瓶，或用

超声波帮助解吸。

a. 解吸液的选择　解吸的基本原理是利用竞争吸附，即用大量的解吸液将吸附在固体上的待测物竞争替代下来。解吸液应根据待测物及其使用的固体吸附剂的性质来选择。非极性待测物易被非极性固体吸附剂吸附，解吸时，通常用非极性解吸液。例如，大多数有机溶剂蒸气被活性炭采集后，用二硫化碳等有机溶剂作为解吸液。极性待测物易被极性吸附剂吸附，通常用极性解吸液解吸。例如，醇类、醛类等极性化合物通常用硅胶采集，用水或水溶液作解吸液。

解吸时可用单相解吸液或多相解吸液。单相解吸液是指用一种溶剂作解吸液，如二硫化碳解吸活性炭上吸附的待测物。多相解吸液是指用两种或两种以上的溶剂混合作为解吸液。其中两种溶剂可以配成溶液，即一种溶剂溶于另一种溶剂中，解吸后得到的是单一样品溶液，测定时得到一个浓度值；也可以配成两相互不相溶的混合液，解析后，待测物分别在两种溶剂中，测定时需分别测定两种溶剂中的待测物，得到两个浓度值，测定结果是两个浓度值之和。在实际工作中，通常尽量避免采用互不相溶的混合液作为多相解吸液。

b. 溶剂解析法的优缺点　优点：溶剂解析法用于溶剂解吸型固体吸附剂管采集的样品，适用范围广；采用合适的解吸剂通常可以得到满意的解吸效率；解吸操作简单，不需要特殊的仪器；所得解吸液可以多次测定。缺点：要适用解吸液，如选择不当，解吸液可能对测定结果产生影响。有的解吸液毒性较大，如二硫化碳是常用的解吸液，它的毒性较大，使用时应注意防护，要在通风橱内操作，尽量减少用量。溶剂解吸法因使用的解吸溶剂量较大，一般为 1mL，在气相色谱法测定时，进样的体积为 $1 \sim 2\mu L$，是解吸液样品量的 $1/1000 \sim 2/1000$，影响测定方法的灵敏度。

② 热解析法　将固体吸附剂管放在专用的热解吸器中加热至一定温度解吸，然后通入氮气等惰性气体作为载气进行解吸，然后将解吸出来的待测物或直接通入气相色谱仪进行测定，或先收集在容器中，然后取出一定体积的样品气进行测定。

影响解吸效率的主要因素是解吸温度和解吸时间。解吸温度及加热时间主要取决于待测物的性质，特别是它在固体吸附剂上的吸附性和对热的稳定性，吸附性强、热稳定性好的待测物可以使用较高的解吸温度，相反，应该使用较低的解吸温度。解吸温度和解吸时间选择是否合适，其衡量指标是能否得到理想的解吸效率和测定精密度。

热解吸与溶剂解吸相比，不使用溶剂，不会给测定带来影响，但需要专用的热解吸器用于解吸。直接进样测定法将解吸出来的样品气全部通入气相色谱仪，具有较高的灵敏度，但只能测定一次，不能重复测定。使用容器收集后进行测定，可以根据解吸样品气中待测物浓度大小，取不同体积进行测定，以得到满意的结果，但灵敏度低于直接进样测定法。

热解吸法使用的固体吸附剂管不同于溶剂解吸法，使用的热解吸型管只装有一段固体吸附剂。使用这种固体吸附剂管采样时必须注意防止发生穿透，因为在采样时和采样后都不能判定是否发生穿透。在进行热解吸操作时，应将固体吸附剂管的采样进气端安装在热解吸器的出气口，这样有利于解吸。

③ 解吸效率　衡量解吸程度的指标，指被解吸下来的待测物量占固体吸附剂上吸附的待测物总量的比例。

解吸效率＝被解吸的待测物量/固体吸附剂上吸附的待测物总量×100%

固体吸附管解吸效率最好不低于 90%，最低不得低于 75%。由于使用的吸附剂类型不同、生产批号不同，都能影响解吸效率和测定结果，因此，对每批固体吸附剂管必须测定其解吸效率，并用于校正测定结果，即将测定结果除以解吸效率，得到校正值。

（2）滤料样品的预处理

① 洗脱法　使用溶剂或溶液（称为洗脱液）将滤料上的待测物溶洗下来的方法。洗脱法可用于采集到滤料上的金属、类金属化合物的样品预处理，也用于采集到滤料上的无机非金属化合物和有机化合物的样品预处理。洗脱液一般为酸性溶液（测定金属、类金属化合物）、去离子水（测定无机非金属化合物）以及有机溶剂（测定有机化合物）等。洗脱过程可以是简单的溶解过程，也可以是经过化学反应生成可溶性化合物的过程，或是两者兼有。浸渍滤料采集某些气态和蒸气态化合物也常用洗脱法处理。

洗脱法的评价指标为洗脱效率，表示洗脱方法的洗脱能力，指能从滤料上洗脱下来的待测物量占滤料上的待测物总量的比例，一般要求洗脱效率应不小于90％。

$$洗脱效率＝被洗脱的待测物量/滤料上的待测物总量×100％$$

影响洗脱效率的因素有：

a. 洗脱液的性质，包括极性、对待测物的溶解度和化学活性等理化性质。例如：极性待测物要选择极性洗脱液；对待测物的溶解度越大，洗脱效率越高；能与待测物起化学反应，生成易溶于洗脱液的，洗脱效率就高。

b. 随着洗脱时间的增加，洗脱效率提高，一定的洗脱时间后，达到高而稳定的洗脱效率。

c. 加热、振摇或超声等方法可以加快洗脱和提高洗脱效率。

洗脱法不使用浓酸，操作简单、省时、安全、经济；在洗脱操作中，滤料基本上不发生变化，因此，洗脱液一般不必进行过滤或离心等操作，可以直接用于测定，或浓缩后测定。洗脱法的使用范围较消解法小，有些金属及其化合物难溶于水和稀酸，没有合适的洗脱液，难以得到满意的洗脱效率。

② 消解法　利用高温或氧化作用将滤料及样品基质破坏，制成便于测定的样品溶液。消解法分为干灰化法和湿式消解法两种。在工作场所空气检测中，主要使用湿式消解法中的酸消解法，用于采集到滤料上的无机金属、类金属化合物的样品预处理。酸消解法是指利用氧化性酸将样品进行消解的方法。常用的消解液（氧化剂）有氧化性酸如硝酸、高氯酸及过氧化氢等。为了提高消解效率和加快消解速度，经常使用混合消解液。加热是提高消解效率和加快消解的方法，加热温度一般在300℃以下，通常在200℃左右。特别是在对易挥发的待测物样品处理时，加热温度一般不超过200℃。

消解法的评价指标是消解效率，又叫消解回收率，指滤料经消解处理后能够测得的待测物量占滤料上的待测物总量的比例。因为滤料样品上待测物量通常是未知的，所以消解回收率的测定是用加标回收法，即滤料上加已知量的待测物，然后经过消解处理，再测定消解后的待测物量，计算出消解回收率。一般要求消解回收率应在90％以上。

$$消解回收率＝测得待测物量/滤料上的待测物总量×100％$$

影响消解的因素有：

a. 消解方法　常用的有电热消解法和微波消解法等，对不同的待测物要选择合适的消解方法。测定易挥发性金属化合物，最好采用微波消解法，可以防止待测物因挥发而损失。

b. 消解的温度和时间　通常加热可以促进消解，缩短消解时间。但要控制好消解的温度和时间，温度过高或时间过长，会造成易挥发性金属化合物的损失，降低消解回收率。

与洗脱法相比，消解法应用范围广，适用于各种待测物样品的处理；但需要使用浓酸和加热，操作时须注意安全，防止烫伤、腐蚀皮肤和衣服，特别是在使用高氯酸时，要防止爆炸。

（3）吸收液样品的预处理　大部分无机非金属化合物以及部分有机化合物可采用吸收管法采样，所得吸收液通常可以直接用于测定，不必做预处理。但如果吸收液中待测物的浓度高于或低于检出方法的测定范围，样品中含有干扰的物质等就需要进行预处理。常用的预处理方法有稀释、浓缩和溶剂萃取。

① 稀释或浓缩　吸收液样品中待测物浓度高于测定方法的测定范围时，可用吸收液稀释后测定。如果吸收液样品中待测物浓度高是由采样过程中吸收液的溶剂挥发损失而造成的，则应补充溶剂，恢复吸收液原本组成后，再补充吸收液进行稀释。吸收液样品中待测物的浓度低于测定方法的测定范围时，可将吸收液样品通过挥发或蒸馏等方法浓缩后测定。在进行稀释或浓缩后，要注意样品基体的变化对测定结果的影响。

② 溶剂萃取　吸收液样品中待测物的浓度低于测定方法的测定范围时，或样品中含有干扰物质时，为了达到分离干扰物和浓缩待测物的目的，可以采用萃取法。吸收液采集的有机化合物一般采用萃取法处理。

2. 实验室检测常用方法

（1）分光光度法　包括可见分光光度法、紫外分光光度法、红外分光光度法和荧光分光光度法，广泛用于无机和有机物测定。

（2）原子光谱法　适用于金属和类金属及其化合物的测定。原子吸收分光光度法能测定各种元素，其灵敏度和精密度都能满足工作场所空气金属和类金属及其化合物检测的要求，且仪器和测定费用较低，是原子光谱法中最常用的方法。原子荧光光谱法具有原子吸收和原子发射光谱两种分析的特点，也具备足够的灵敏度和精密度，且干扰较少，可同时测定多元素，仪器和测定费用较低；但测定的元素范围较窄，仅能测定砷、硒、碲、铅、锑、铋、锡、锗、汞、镉、锌等元素。电感耦合等离子体发射光谱法能测定大多数元素，可同时测定多元素，具备足够的灵敏度和精密度，干扰少，但仪器和测定的费用高。

（3）色谱法　离子色谱法适用于多种离子的测定；气相色谱法适用于各种有机化合物测定，具高分离性能，可同时测定多个化合物；高效液相色谱法适用于各种有机化合物测定。

（4）电化学法　通常有离子选择性电极法、催化极谱法、电位溶出法等。在测定氟及一些金属及其化合物时，具高灵敏度的特点，但其精密度取决于仪器性能和操作熟练程度。

四、空气中化学有害因素检测的质量控制

1. 空气中化学有害因素检测数据的质量控制

（1）平均数　代表一组观察值平均水平或集中趋势，含算术均数、几何均数和中位数等。

① 算术均数（均数）适用于计算分析方法的精密度、回收率、检出限，利用直线回归方程制作标准曲线，以及分析质量控制中整理数据、进行变异分析、绘制各种控制图、处理实验室间质量控制资料等。当观察值大小分布对称时，可计算均数。

a. 直接计算法　当观察值个数不多如处理空气检测及实验室内部质量控制资料时，可直接将各观察值相加后除以观察值个数，算出均数。

$$X = (c_1 + c_2 + c_3 + \cdots + c_n)/n = \frac{\sum c}{n}$$

式中，X 为均数；c 为观察值；n 为观察值的个数；$\sum c$ 为各观察值的总和。

b. 加权法　在评价劳动者一个工作班中接触的浓度 TWA 时，时间权衡了各浓度值因接触时间不同对均数的影响。

② 几何均数　当观察值相差较大或呈倍数关系时（如空气中毒物浓度因多种因素影响变化较大），用算术均数表示其平均水平易受少数特大或特小值的影响，应以几何均数表示其平均水平更合理，将几个观察值乘积开方，即：

$$G = (c_1 \times c_2 \times c_3 \times \cdots \times c_n)^{\frac{1}{n}}$$

式中，G 为几何均数；c 为观察值；n 为观察值的个数。

（2）标准差和相对标准差　标准差和相对标准差是反映数值分散程度（精密度）的指标。在工作场所空气检测中，最常用的是相对标准差（relative standard deviation，RSD），也称变异系数（coefficient of variation，CV）。

$$RSD = S/x \times 100\% ; S = \sqrt{\sum \frac{(x - C_1)^2}{n - 1}}$$

式中，S 为标准差；x 为平均值；C_1 为测定值；n 为测定值的个数。

（3）有效数字　有效数字位数包括所有准确值位数和末尾一位可疑值。读取、记录、计算和报告实验数据和测定结果时，必须根据每个数据来确定有效数字位数。可疑数后的数字应根据"<5 的数舍去；>5 的数进入；=5 的数：5 之前的数字为奇数时进入，5 之前的数字为偶数时则舍去"的原则。测定结果书写应根据误差、检测各个环节所得数据的有效数字、容许浓度要求而定。数据加减时，和或差的保留位数以小数点后位数最少的一个数值为准；几个数乘、除时，以有效数字位数最少的数值为准，计算前将其他数值中的过多位数弃去，然后进行乘、除。

（4）数据的取舍　在分析工作中，出现个别数据与其他数据相差较大、有充分理由说明此数据属于过失误差时，可以将其舍弃；否则，必须经过检验后才能决定取舍。Q 检验法是将一组分析数据由小到大依次排列，求出极端值与邻近值之间的偏差，再以全距去除所得的商（Q 值）的数据取舍判断方法。当 Q 值 $\geqslant Q_{0.95}$，则该极端值可有 95% 的置信度应予舍弃。表 5-2 为 2～10 次测定的置信因数。

表 5-2　测定次数与置信因数关系

项目	测定次数与置信因数								
测定次数	2	3	4	5	6	7	8	9	10
$Q_{0.95}$	0.96	0.94	0.76	0.64	0.56	0.51	0.47	0.44	0.41

例：某标准溶液 4 次标定值分别为 0.1014mol/L、0.1012mol/L、0.1025mol/L 和 0.1016mol/L，其中 0.1025mol/L 与其他数差距大，用 Q 检验法：$Q = (0.1025 - 0.1016)/(0.1025 - 0.1012) = 0.70$。查表得 4 次测定 $Q_{0.95} = 0.76$，Q 值 $< Q_{0.95}$，因此 0.1025mol/L 不能舍弃。

2. 空气中化学有害因素检测方法的准确度和精密度

（1）准确度　准确度表示测得值和样品真值的符合程度，主要由方法的系统误差所决定。方法的准确度应包括采样和检测全过程，但在工作场所空气检测中，空气采样的准确度难以确定，故检测方法的准确度一般仅指分析过程，常用评价方法为标准物质测定法和加标回收率测定法。

① 标准物质测定法　将标准物质当作样品测定，计算测定值与标准物给定值间的误差。如果误差是在标准物允许限内，或测定结果作 t 检验，无显著差异，则表明该检测方法准确、可靠。

② 加标回收率测定法　将已知量待测物标准加至样品中，同时测定样品和加标样品按下列公式计算回收率：

$$K = (m_j - m_o)/m \times 100\%$$

式中，K 为回收率；m_j 为加标样品测得的待测物量；m_o 为未加标样品待测物测量结果；m 为加入的待测物标准量（理论加入标准物质的量）。

加标回收率测定法所用的样品须均匀；加入待测物标准的量应有低、中、高浓度，且加入量与样品中待测物量的总量不能超过方法的测定范围。按规范要求，每个浓度应做 6 次，相对标准差应＜±10％，加标回收率应≥90％。

（2）精密度　精密度是一定条件下检测方法对均匀样品多次测定结果的重现性，它不考虑所获数据与真值误差，只表示数值的离散程度，决定于偶然误差。精密度可用绝对值表示，即均值±标准差；也可用相对值表示，即相对标准差（变异系数）。通过重复测量可获得较好精密度，但在了解离散度的同时观察其稳定性，则需做多次重复测量，即随时间或实验条件的变化复测。在实际工作中，常用重复性和再现性两种方式表示精密度。

重复性又称重现性，是由同一分析人员用相同条件得到一组平行测定数据的精密度；再现性是由不同分析人员或不同实验室在各自条件下，用相同方法从同一总体随机抽出的样品所得出结果间的精密度。建立标准方法或制定统一分析方法时，应考虑这两种精密度指标。具体操作时应在该方法测定线性范围内选择高、中、低浓度，在 6 天内进行 6 次重复测定，根据 6 次测定值计算每个浓度的算术均数、标准差和相对标准差。用高、中、低 3 个浓度的相对标准差或平均相对标准差表示方法的精密度。按工作场所空气检测有关规范，检测方法的相对标准差应＜10％。

3. 空气中化学有害因素检测方法的灵敏度、检出限和测定下限

（1）试剂空白值　试剂空白值大小和变异直接影响检测方法的检出限、测定下限及测定结果的准确度和精密度。试剂空白是由检测所用溶剂、试剂和仪器及操作产生的测定值，包括溶剂、试剂和仪器的微量或痕量待测物或干扰物和操作误差，应从测定值中扣除试剂空白值。

（2）灵敏度　灵敏度为检测方法标准曲线的斜率，是使待测物浓度通过光信号、电信号等响应值表现出来的能力，是待测物单位浓度（或量）所对应的响应值。因此，无论何种检测方法，测量其灵敏度，首先要绘制标准曲线，计算回归斜率。

① 比色法和分光光度法灵敏度以标准曲线回归斜率表示，斜率倒数表示计算因子。

② 原子吸收光谱法灵敏度表示方法为特征浓度，即以能产生 1％吸收（相当于 0.0044 吸光度单位）时溶液中待测物浓度（$\mu g/mL$）或含量（ng）表示。可从标准曲线上得到吸光度为 0.1000 时的待测物浓度值 c（$\mu g/mL$），再以特征浓度＝$(c \times 0.0044)/0.100$ 计算。

③ 离子选择电极法灵敏度为在能斯特线性范围内，待测物每变化 10 倍的浓度所引起电

位差的值。理论上：

$$灵敏度＝(2.303RT)/Z_iF$$

式中，R 为气体常数 8.314J/K；T 为热力学温度（273＋t），K；Z_i 为被测离子的电荷数，F 为法拉第常数，$9.6485×10^4$C/mol。

对于 1 价离子在 25℃时为 59.16mV。实测时，在半对数坐标纸上绘制标准曲线，待测物各浓度为对数格横坐标，测量电位值（mV）为纵坐标。标准曲线上每 10 倍浓度所对应的电位差（mV）为离子选择电极的灵敏度。

④ 色谱法和其他仪器方法灵敏度以单位响应值（mm 或 mm^2；μA 或 mV）所对应的待测物含量或浓度表示，以 $\mu g/m^3$ 或 mg/m^3 来表示。

（3）检出限和测定下限　检出限是在给定概率 $P＝95\%$ 时，能够定性区别于零的待测物最低浓度或含量；检测方法的测定下限是在给定 $P＝95\%$ 时，能够定量检测待测物的最低浓度或含量。

① 比色法和分光光度法　以最佳条件下≥6 次重复测试的试剂空白吸光度的 3 倍标准差，或吸光度 0.02 处所对应待测物浓度或含量作为检出限值，取两者中最大值。以试剂空白吸光度的 10 倍标准差，或吸光度 0.03 处所对应的待测物浓度或含量作为测定下限值，取两者中最大值。

② 原子吸收光谱法　以最佳测试条件下≥10 次重复测定约 5 倍预期测定下限浓度待测物标准液（含基体）吸光度的 3 倍标准差，所对应待测物浓度或含量作为检出限值；以 10 倍标准差所对应的待测物浓度或含量作为测定下限值。

$$检出限(\mu g/mL)＝(标准溶液浓度×3×标准差)/标准溶液测得的平均浓度$$
$$测定下限(\mu g/mL)＝(标准溶液浓度×10×标准差)/标准溶液测得的平均浓度$$

③ 色谱法（包括气相色谱法和高效液相色谱法等）和其他仪器方法　在最佳测试条件下，以记录仪 2 格或 2 倍噪声所对应待测物的浓度或含量作为检出限值；以记录仪 5 格或 5 倍噪声所对应待测物的浓度或含量作为测定下限值。若检测结果＜测定下限，而＞检出限时，可报告此值；若＜检出限时，则报告为"低于检出限"，在统计数据时，以 1/2 检出限值统计。

4. 实验室内部质量控制

（1）检测方法精密度、准确度和某些偏差来源的控制　依据实际情况选择以下方法：测定空白的批内标准差，计算并判断检测方法的检出限；比较每个浓度标准的批内和批间变异，以变异的显著性判断并评估检测方法的精密度；比较标准、样品和加标样品的标准差，以便发现样品中是否存在影响精密度的干扰物质，判断并评估消除干扰；以加标回收率判断并评估样品中是否存在不影响精密度，但能改变方法准确度的因素；比较各标准的总标准差与检出限浓度的标准差，判断并评估检测方法的适用性和操作人员技术能力状况。

（2）实验室自配标准的可靠性控制　通过检测上一级实验室统一分发的质控品或考核标准，判断并评估实验室自配的标准。

（3）质量控制图　根据对实验项目的整体评估，确定采用何类质量控制指标（精密度、准确度），制备或采购质控样品，随每批次样品进行质控样的实验检测，根据质量控制样的实验结果，在设置的质控图上及时做描点记录，并画连接曲线，依据设定的质控规则，对当次的质控结果作随即评判，可以连续地观察检测方法的精密度和准确度，以便随时改正。

5. 实验室外部质量控制

实验室外部质量控制是在实验室内部质量控制的基础上，由上级实验室对下级实验室提供质控样品或盲样，检测结果由分发质控样品或盲样的实验室进行统计评估，以考核参与实验室的检测质量。通过外部质量控制，可以发现自身实验室内部质量控制是否有效地开展，也可以发现配制标准溶液的误差、蒸馏水质量不符合以及其他溶剂、试剂的误差。

6. 行业规范和专业标准方法的应用

空气样品的采集和检测应采用我国发布的规范和标准，没有标准方法时，可选国内外公认的检测方法。

第三节　工作场所职业病危害物理因素的检测

伴随现代科技的日新月异，职业性物理有害因素接触概率逐渐增多，其导致的职业危害越来越严重。对工作场所职业病危害物理因素进行检测并依据检测数据进行评估，以改善劳动者的工作环境，对于预防和控制职业性物理有害因素危害具有重要的现实意义。

一、工作场所职业病危害物理因素的种类

根据我国目前发布的职业卫生标准，工作场所职业病危害物理因素主要包括：超高频辐射（又称超短波），频率为 $30\sim300MHz$ 或波长 $10m\sim1m$ 的电磁辐射，包括脉冲波和连续波；高频电磁场，频率为 $100kHz\sim30MHz$，相应波长 $3km\sim10m$ 的电磁场；电场和磁场，频率为 $1\sim100Hz$ 的电场和磁场；激光辐射，波长 $200nm\sim1mm$ 之间的相干光辐射；微波辐射，频率为 $300MHz\sim300GHz$、波长 $1m\sim1mm$ 范围内的电磁波辐射，包括脉冲微波和连续微波辐射；紫外辐射，波长 $100nm\sim400mm$ 的电磁辐射；高温，工作地点平均WGBT（湿球黑球温度）指数≥25℃；噪声，工作场所中产生的不需要的、令人厌烦的声音；手传振动，生产中使用手持振动工具或接触受振工件时，直接作用或传递到人的手臂的机械振动或冲击；体力劳动强度分级与体力劳动时的心律等。

二、工作场所职业病危害物理因素检测的种类

1. 工作场所超高频辐射检测

根据检测对象选取测量仪，校准后，按以下原则选择检测对象：
① 同型号、同防护的设备，选代表性设备及其接触者测量。
② 不同型号或相同型号不同防护的设备及其接触者分别测量。
③ 接触者的各操作位分别测量。测量操作者时，分别测头、胸、腹部，立姿测点高度分别取 $1.5\sim1.7m$、$1.1\sim1.3m$、$0.7\sim0.9m$，坐姿测点高度分别取 $1.1\sim1.3m$、$0.8\sim1.0m$、$0.5\sim0.7m$；测量设备时，将仪器探头置于距离设备5cm处。每个测点重复3次，结果取平均值。操作时，注意个人防护，做现场写实记录。

2. 工作场所高频电磁场检测

仪器准备及测量对象选择同超高频辐射检测，选头部和胸部，若有其他部位照射，则加

测该部位；测设备时，由远及近、测量探头距设备≥5cm，若发现场强接近或大于量程或仪器报警，则停止前进。每测点重复3次，每次时间≥15s，读取稳定状态时的最大值，结果取平均值。操作时，注意个人防护，做现场写实记录。

3. 工作场所电场和磁场检测

仪器响应的频率应覆盖被测设备的频率，如测量工频时测量仪器应能够响应50Hz。仪器量程根据被测频率的接触限值，应至少达到限值0.01～10倍的要求。按以下原则选择测量点：

① 相同或类似的测点可按电磁场源进行抽样。

② 相同型号、相同防护、相同电流电压的低频电磁场设备，数量为1～3台时至少测量1台，4～10台时至少测量2台，10台以上至少测量3台。

③ 不同型号、防护或不同电流电压设备应分别测量。电磁场的检测以作业人员操作位置或巡检位置为依据，测量头、胸或腹部离电磁场源最近的部位，如无法判断时，应对头、胸、腹三个部位分别进行测量。测量环境电磁场较稳定，每个测点连续测量3次，每次测量时间不少于15s，并读取稳定状态的均方根值，取平均值；反之，应在预期电场或磁场强度最高的时间段测量，读取电磁场峰值及最高时间段的均方根值，每次测量时间一般不超过5min，劳动者接触时间不足5min按实际接触时间进行测量，每个测点连续测量3次，取最大值。操作时，注意个人防护，做现场写实记录。

4. 工作场所激光辐射检测

根据待测辐射输出波长及功率选择测量仪，将激光器调至最高输出水平，在工作区测量眼（波长200～400nm与1400～1×10^6nm用1mm孔径；波长400～1400nm用7mm孔径）及皮肤（1mm孔径）最大容许照量，仪器接收头置于光束中，测光束截面中最强的辐射水平。操作时，注意个人防护，做现场写实记录。

5. 工作场所微波辐射检测

选择测量对象时，在各操作位分别测量头、胸部；若有其他部位照射，则加测该部位；需查找辐射源时，紧靠设备测量。在设备正常工作时，将仪器探头对准辐射方向，旋转探头至最大值，每个测点重复3次，结果取平均值；取头、胸、腹等处最高值作为全身辐射值，取肢体某点的最高值为肢体局部辐射值；既有全身又有局部的辐射者，取除肢体外的最高值。操作时，注意个人防护，做现场写实记录。

6. 工作场所紫外辐射检测

选操作人员面、眼、肢体及其他暴露部位；使用防护时选面罩内的眼、面部，从最大量程开始测量。操作时，注意个人防护，做现场写实记录。

7. 工作场所高温检测

首先进行工作场所现场调查，内容包括环境温度变化幅度及规律、环境布局及防护设施设备、生产工艺流程方式、劳动定员、工作性质特点。布点原则：

（1）点数　无生产性热源时，选3个测点，取均值；有生产性热源时，选3～5个测点，取均值；热环境或通风环境被隔离时，每区域设2个点，取均值。

（2）位置　包括最高温度和通风最差点；流动工作时，在相对固定点分别测量，取加权湿球黑球温度（WGBT）指数；测量高度为立姿者为 1.5m、坐姿者为 1.1m。受热不均者分别测其头、腹和踝部，立姿分别为 1.7m、1.1m、0.1m，坐姿分别为 1.1m、0.6m、0.1m，WGBT 指数按 WGBT＝（WGBT 头＋2×WGBT 腹＋WGBT 踝）/4 计算。

（3）测量时间　常年高温作业者，取夏季最热月份进行；不定期高温作业者，取工作期内最热月份进行；室外作业者，取最热月份晴天太阳辐射时进行；作业环境热稳定时，每天测 3 次，其中开工后及结束前 0.5h 分别测 1 次、工作中测 1 次，取均值；热源不稳定、生产工艺周期变化大时，分别测定并进行时间加权平均 WGBT 指数处理。

（4）测定条件　在正常工作条件下进行，固定仪器、避免人为气流影响；环境温度超过 60℃时，用遥控方式将主机与温度传感器分离。操作时，注意个人防护，做现场写实记录。

8. 工作场所噪声检测

首先进行工作场所现场调查，内容包括环境布局及防护设施设备、生产工艺流程方式、噪声特征与变化规律、劳动定员、工作性质特点。布点原则：

（1）点数　声场分布均匀时，选 3 个测点，取均值；声场分布不均匀时，划分声级区〔同一声级区内声级差＜3dB(A)〕，每区选 2 个测点，取均值；流动工作时，在相对固定点分别测量，取等效声级。个体噪声采样，按每 3～5 名劳动者取 2 名、6～10 名劳动者取 3 名、＞10 名劳动者取 4 名对象的原则；另外，工作过程中凡接触者均列为对象范围，具体抽取对象中应包括不同岗、接触危害最高、时间最长者。

（2）测量高度　为劳动者工作时的耳部，站姿者为 1.5m、坐姿者为 1.1m。

（3）测定条件　在正常工作条件下将传声器指向声源，固定仪器测量；无法固定时，手持仪器保持测试者与传声器间距＞0.5m。稳态噪声：每个测点测 3 次，取均值。非稳态噪声：根据声级变化（波动）确定时间段，测各时间段的等效声级，记录各段持续时间。脉冲噪声：用积分声级计测脉冲噪声峰值和工作日内脉冲次数。操作时，注意个人防护，做现场写实记录。

（4）声级计算　等效声级（$L_{Aeq,T}$）$= 10\lg(\dfrac{1}{T}\sum\limits_{i=1}^{n} T_i 10^{0.1(L_{Aeq,T_i})})$，式中，$L_{Aeq,T}$ 为全天等效声级，dB(A)；L_{Aeq,T_i} 为时间段内等效声级，dB(A)；T 为时间段的总时间，h；T_i 为 i 时间段的时间，h；n 为总时间段的个数。8h 等效声级（$L_{EX,8h}$）$=(L_{Aeq,T_e})+10\lg\left(\dfrac{T_e}{T_0}\right)$，式中，（$L_{EX,8h}$）为一天实际工作时间内接触噪声的 8h 加权等效声级，dB(A)；（L_{Aeq,T_e}）为实际工作日的等效声级，dB(A)；T_e 为实际工作日的工作时间，h；T_0 为标准工作日的时间，8h。每周 40h 等效声级（$L_{EX,40h}$）$= 10\lg(\dfrac{1}{5}\sum\limits_{i=1}^{n}10^{0.1(L_{EX,8h})_i})$，式中（$L_{EX,40h}$）为每周平均接触噪声值，dB(A)；（$L_{EX,8h}$）为一天实际工作时间内接触噪声的 8h 加权等效声级，dB(A)；n 为每周实际工作天数。

9. 工作场所手传振动检测

建立生物学坐标系：以第三掌骨头为坐标原点，Z 轴由该骨纵轴向确定；当手掌朝前，X 轴垂直于掌面，以离开掌心向为正向；Y 轴通过原点并垂直于 X 轴。手坐标系中各方向的振动均以 "h" 为下标（Z 轴向的加速度记 a_{Z_h}，X、Y 轴向依此类推）。依此生物学坐标系，用具计权网格的手传振动测量仪分别测三个轴向振动的频率计权加速度，取最大值作为被测工具或工件的手传振动值。操作时，注意个人防护，做现场写实记录。

10. 工作场所体力劳动强度分级与体力劳动时的心律监测

依据国家职业卫生标准《工作场所物理因素测量　第 10 部分：体力劳动强度分级》（GBZ/T 189.10—2007）的能量代谢测定表进行平均能量代谢率计算、劳动时间率计算、体力劳动强度之数计算以及肺通气量的测量。用心律遥测仪的传感器固定于检测部位，待被测者作业 10min 以上时进行测定，一次持续时间不足 5min 的作业，在作业停止 1min 前测定心律值。

第四节　工作场所职业病危害因素接触者生物样品的检测

工作场所职业病危害因素接触者生物样品的检测是反映职业病危害因素在体内暴露的重要直接依据，其中包括血液、尿液、大便、唾液、毛发及乳汁等生物材料中职业病危害因素的原物质及其代谢产物，而这些生物样品的采集与保存是生物检测的重要环节，选择正确的生物样品的采集与保存方法直接决定了生物检测结果与实际接触的符合度，也决定了工作场所化学有害因素接触程度的评判。

一、生物样品采集与检测和工作场所空气中样品采集与检测的关系

生物样品采集与检测和空气中样品采集与检测是评价职业病危害接触程度的两个不同方面：工作场所空气中样品采集检测是最常用职业病危害因素外暴露剂量的评价方法，具有相应的检测方法、接触-剂量关系和接触限值国家标准，适用于急性接触危险的化学物、确定发生源、评价工程控制方法的效果和评价职业卫生状况等；工作场所空气中样品采集检测无伤害，应用范围广，更适合对已在接触部位起作用的、机体吸收很少的化学有害因素，区别职业接触和非职业接触。生物样品采集与检测侧重考虑空气浓度的变化、接触者在工作场所的移动、化合物多种吸收途径、职业与非职业、各种理化和毒代动力学因素，如化学有害因素溶解度和颗粒大小、工作负荷、代谢。将生物样品检测和空气中样品检测相互结合运用，能更好地做好工作场所职业病危害因素的浓度情况和接触危害的评价。生物样品检测和空气中样品检测是职业病危害暴露评价中不可缺少的两个重要组成部分。

二、生物样品的采集

1. 生物样品采集对象的选择

生物样品采集对象的选择应遵循优先选在工作场所一个工作班内、接触职业病危害化学物浓度最高、时间最长的劳动者原则。生物样品采集对象选择必须包括接触化学有害因素浓度最高、接触时间最长的劳动者；多种职业病危害因素接触时，应包括接触最多的危害因素的接触者，据此再选不同工作点、不同接触浓度的劳动者。

2. 生物材料的选择

生物材料的选择应根据危害化学物质代谢动力学、选择特异性和良好剂量-反应关系的

检测指标选择生物材料，且测定结果重复性好、个体差异在允许范围之内；生物材料的选择应注意选择的生物材料稳定、便于运输和保存，采集方法可行，对人体无损害或危害。在职业卫生工作中，常用的较理想的生物材料有尿液、血液、呼出气、唾液、大便、毛发和乳汁，但血液的采集是属于对人体有损伤的。已制定生物限值的项目应按规定采集样品；无生物限值的项目，可参照相关文献进行。

（1）血液　血液是最为常用的生物监测材料，各种化学有害因素无论以何种方式进入人体，都经血液输送到相应靶位，所以血液中危害物质或其代谢物的浓度通常反映体内接触水平。血液作为生物监测材料具有能直接反映体内接触水平的优点，但其采集会造成一些损伤。

（2）尿液　化学有害因素及其代谢物多通过尿液排泄，所以尿液中危害物质及其代谢物浓度与体内接触剂量有相关关系。尿液采集简单方便、无伤害且容易接受，但尿液受多种因素影响，须进行校正。

① 比重校正法是将尿样中待测物浓度校正到标准密度的方法（我国规定标准密度为1.020g/mL）。校正公式：

$$C = c \times [(1.020 - 1.000)/(d - 1.000)]$$

式中，C 为校正后尿中待测物浓度，mg/L 或 μg/L；c 为校正前尿中待测物浓度，mg/L 或 μg/L；d 为尿样实测密度，g/mL。

② 肌酐校正法是将尿待测物浓度用尿肌酐浓度进行校正的方法（机体每日肌酐排泄量稳定，不受饮食、出汗等因素影响）。校正公式：

$$C = c/c_r$$

式中，C 为校正后尿中待测物浓度，mg/g；c 为校正前尿中待测物浓度，mg/L；c_r 为尿样的肌酐浓度，g/L。

（3）呼出气　进入人体的挥发性化学有害因素或产生的挥发性代谢物在肺泡气与肺部血液之间存在血-气两相平衡，可通过呼出气排泄。呼出气特别是肺泡气中危害物质的量与体内接触量相关，故常用于挥发性危害物质的检测材料，以确定生物接触内剂量。

3. 生物材料采样时间的选择

对生物限值样品的采集均已有明确规定，应严格执行。目前无生物限值的生物样品，其生物材料采集时间应以毒物代谢动力学为依据：

（1）半减期短的化合物　其在各种组织的水平变化快，应严格限制采样时间。

（2）半减期长的毒物或代谢物　其在各种组织的浓度反映了长时间接触程度，采样时间可放宽。生物限值或检测方法中规定的采样时间的界定：班前是指工作班前1h；班中是指开始正常工作后2h到下班前1h；班末是指下班前1h；班后是下班后1h；下一班班前是指第二个工作班前1h；工作周末的班末是指一个工作周（通常为5个工作班）最后一个工作班下班前1h。

4. 生物材料采样容器的选择和清洗

根据待测物的化学性质、样品的性状和样品需要保存的条件来选择容器。无机金属和类金属化合物待测物，可选高压聚乙烯塑料、聚丙烯塑料、石英、硬质玻璃等容器；有机化合物待测物，应选用玻璃或聚乙烯等塑料制品采样容器。生物材料的采样容器的选择和清洗应注意避免使用橡胶和添加染料的制品；如果样品需冷冻保存，则不宜用玻璃容器，以防冻裂；应做采样容器本底值抽检，空白值低于方法检出限时方可使用；对采样容器做标识，包括采样日期、样品编号、防腐剂等信息。

5. 样品采集的要求

（1）采样环境　检测对象应离开工作场所，脱去工作服，洗净手、脸及取样部位，尽量在洗浴后实施采样；做好采样地点清洁，避免污染；选避风和上风向的场所实施采样，同时注意避免通风造成的污染；检测原形态化合物时，特别注意对环境的污染。

（2）采样记录　用专用记录表格做采样记录，包括：样品编号、检测对象姓名、性别、年龄、工种、职业史、应检项目、采样时间、采样地点、采样环境（简单描述）、采样过程（简述）、个人生活习惯（饮食、饮酒、吸烟等）、采样人及记录者等信息项。

（3）样品储存　在样品储存及运输时，避免被测物变质和引入干扰物、挥发和在容器上滞留，样品的保存方法要与分析方法相配合；样品储存及运输方法因生物材料和被测物项目不同而异，在实际操作中要严格执行标准检测方法对样品的储存和运输的说明与规定。

三、生物样品的采集和保存方法

1. 尿样的采集和保存

普通尿样采集严格按照规定的时间，尽量收集当次全部 50mL 以上尿液。

（1）尿样的采集　选定一个时间段，先排空尿液，再将此后 24h 内的尿液收集到容器中。选尿密度校正法时，在采样后、未加防腐剂或保护剂以前，尽可能在采集样品现场尽快测量：将收集的尿样移入 25mL 量筒，放入比重计测定，对密度＜1.010g/mL 和＞1.030 g/mL 的样品应舍弃，重新采样，弃去用于密度测量的尿液，返回实验室后尽快进行肌酐校正检测，肌酐浓度＞3g/L 和＜0.5g/L 的尿样应舍弃。

（2）尿样采集和保存注意事项　采样对象离开工作场所，更换工作服，洗净手和脸，尽量洗澡；在清洁的环境下，将尿液收集到容器；在采集班中尿或班后尿时，防止外来物的污染；收集过程尽量避免尿样被多次转移；加入防腐剂如盐酸或硝酸、氯仿等，防止尿样变质；在测定金属化合物的尿中按 100mL 尿样加 1mL 酸防腐剂并摇匀，避免金属离子被容器壁吸附；不能及时测定时，尿样应置冰箱；需要长期（＞5 天）储存的样品，最好保持在冰冻状态；测定尿汞和挥发性危害物质的尿样，应尽快分析，避免因容器壁的吸附或挥发使测定结果偏低。

2. 血液的采集和保存

（1）静脉血和末梢血采集　前者用注射器通过静脉血管取得，后者是指血或耳血。

（2）血液的采集和保存注意事项　当取血量＞0.5mL、环境因外源化学物质有污染可能、被测化学物质易挥发时，应采集静脉血且应迅速密闭容器、低温保存；化学物质及代谢物在血中分布不同，须根据检测需要，采集不同的血液部分；金属分析样，须考虑 EDTA 抗凝剂对金属离子的络合影响，宜采用肝素抗凝；选在清洁无污染的场所进行，避免采血过程中污染，对采血部位的皮肤除常规消毒外，必要时还必须先清洗干净；采血清或血浆或血细胞时避免溶血；取末梢血时尽量自然流出，避免挤压稀释并弃去第一滴血；血样在运输过程中避免强烈振动和温度波动幅度过大；可将血液的各部分（血浆和血细胞）分别冷冻储存，避免血液冷冻后溶血；如果临时存放过夜，可置4℃保存，否则必须冷冻保存；酶活性测定的血样，须尽快分析，避免放置时间长使酶活性降低。

3. 呼出气的采集和保存

呼出气采集的对象应是肺功能正常者。

（1）呼出气的采集　采集混合呼出气时，先深呼吸2～3次，然后按正常呼吸将呼出气全部呼入采样管和采样袋中，立即密封处理；收集终末呼出气时，先深呼吸2～3次，然后收集最后的约100mL呼出气。不能及时测定或样品待测物浓度低需浓缩时，可将样品转移到固体吸附剂管中，利于样品的运输和保存。

（2）呼出气的采集注意事项　选择塑料袋或铝塑采样袋和两端有三通活塞的玻璃管等采样器，体积≥25mL；选择对待测物吸附性小的采样器。若有吸附，在测定前将采样器适当加温；采样器密封好、无阻力，以保证在呼出气为正常呼吸状态下采集；采集班前呼出气时，须在空气清洁场所进行，班前呼出气中待测物浓度约比班中浓度低1/100；当停止接触和接触变化时，呼出气中浓度变化大；在接触期间或接触后短期内采样，要注意采样时机。

四、工作场所职业病危害因素接触者生物样品的实验室检测

依据国家标准检测方法或行业卫生检测方法，对收集的接触者生物样品进行直接检测或将样品预处理后进行实验检测。

第五节　职业病危害因素检测实践

一、某外科植入物生产企业职业病危害因素定期检测（案例1）

1. 基本情况介绍

某外科植入物生产企业是外资企业，主要从事人工关节、植入物的生产业务。企业生产工艺流程中作业人员接触粉尘、噪声、紫外辐射、臭氧、硫酸、磷酸、氢氧化钾、氟化氢等。该企业为了了解工作场所职业卫生的状况，委托某职业卫生技术服务机构进行职业病危害因素定期检测。

2. 现场采样工作流程

① 某外科植入物生产企业委托某职业卫生技术服务机构对其工作场所职业病危害因素进行检测，并提供与职业卫生相关的资料，包括生产工艺流程、产品、原辅料和规模等初步资料。

② 某职业卫生技术服务机构根据某外科植入物生产企业委托资料，与客户拟订合同/协议，内容包括：项目编号、检测类型、检测项目、检测依据、完成期限、委托方相关信息、承检方相关信息、委托方代表签名、承检方代表签名等。

③ 某职业卫生技术服务机构拟订项目负责人，由其组织现场采样人员，对企业进

行现场职业卫生调查，了解该企业概况：过往未出现职业病事故，职业卫生有专人负责；工作制度采用白班制，每班工作 8h，全年工作日 300 天；劳动定员见表 5-3。了解该企业生产工艺流程图（图 5-1）、设备清单及设备布置情况（表 5-4）；了解该企业各工序所用的原辅料（表 5-5）；了解该企业职业病危害防护设施，整个生产车间有全面通风装置，在抛光、焊接、清洗岗位均安装有局部通风装置，排风罩形式适宜、位置正确、风量适中。

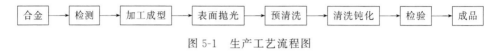

图 5-1　生产工艺流程图

表 5-3　劳动定员表

车间	岗位	劳动定员/人	车间	岗位	劳动定员/人
表面抛光	打磨	2	预清洗	预清洗	3
	抛光	2	清洗钝化	清洗	2
	喷砂	2	净化	净化	2
焊接	焊接	1	QC 检验	检验	1

表 5-4　设备清单

车间	生产线	设备名称	数量/台
表面抛光	打磨	砂带机	4
	抛光	抛光机	4
	喷砂	喷砂机	4
焊接	焊接	焊接机	1
预清洗	预清洗	电抛光机	1
清洗钝化	清洗	超声波清洗机	1
净化	净化	紫外灯	1
QC 检验	检验	超声清洗机	1

表 5-5　主要原辅料及其用量

原辅料名称	年使用量	使用工序/用途	主要化学组成成分
钛合金	5t	打磨、抛光、喷砂	钛
钴铬合金	3t	打磨、抛光、喷砂	钴、铬
硫酸	80kg	预清洗	硫酸
磷酸	50kg	预清洗	磷酸
氢氧化钾	80kg	预清洗	氢氧化钾
氟化氢	50kg	清洗钝化	氟化氢

④ 根据《工作场所空气中有害物质监测的采样规范》（GBZ 159—2004）和《工作场所物理因素测量》等规范制订针对某外科植入物生产企业职业病危害因素定期检测采样和测量方案计划表（表 5-6），绘制采样测量的布置示意图（图 5-2）。与某外科植入物生产企业联系确定采样测量日期、准备仪器设备和安排采样人员等。

表 5-6 现场采样测量计划表

| 受检单位 | 某外科植入物生产企业 | | | | | | 检测项目编号 | | | |
岗位（工种）	车间点位/对象	检测项目	样本数量（点数×样品数×天数）	采样方式	采样时机/时段	采样流量/(L/min)	空气收集器	采样设备	样品保存期限和保存条件 ×××××××	备注
表面抛光	喷砂操作位 03025 劳	其他粉尘	(1×3×1)/(1×3×1)	定点采样/个体	喷砂操作时	20/2	过氯乙烯滤膜或其他测尘滤膜	粉尘个体采样器；粉尘采样器	7天	
		噪声	1×3×1	现场检测	喷砂操作时	—	—	噪声频谱分析仪	—	
	打磨操作位 03013 劳	其他粉尘	(1×3×1)/(1×3×1)	定点采样/个体	打磨操作时	20/2	过氯乙烯滤膜或其他测尘滤膜	粉尘个体采样器；粉尘采样器	7天	
		噪声	1×3×1	现场检测	打磨操作时	—	—	噪声频谱分析仪	—	
	抛光操作位	其他粉尘	(1×3×1)/(1×3×1)	定点采样/个体	抛光操作时	20/2	过氯乙烯滤膜或其他测尘滤膜	粉尘个体采样器；粉尘采样器	7天	
		噪声	1×3×1	现场检测	抛光操作时	—	—	噪声频谱分析仪	—	
焊接	焊接操作位	电焊烟尘	1×3×1	定点采样	焊接操作时	20	过氯乙烯滤膜或其他测尘滤膜	粉尘采样器	7天	
		臭氧	1×3×1	定点采样	焊接操作时	2	大型气泡吸收管	空气采样器	当天检测	
		氟化物	1×3×1	定点采样	焊接操作时	5	浸渍玻璃纤维滤纸	空气采样器	7天	
		噪声	1×3×1	现场检测	焊接操作时	—	—	噪声频谱分析仪	—	
		电焊弧光	1×9×1	现场检测		—	—	紫外辐照计	—	
预清洗	预清洗操作位	氢氧化钾	1×3×1	定点采样	清洗时	5	微孔滤膜	空气采样器	室温长期	
		硫酸	1×3×1	定点采样	清洗时	5	微孔滤膜	空气采样器	室温 3天	
		磷酸	1×3×1	定点采样	清洗时	5	微孔滤膜	空气采样器	室温 3天	
		噪声	1×3×1	现场检测	清洗时	—	—	噪声频谱分析仪	—	
清洗钝化	清洗钝化操作位	噪声	1×3×1	现场检测	正常生产时	—	—	噪声频谱分析仪	—	
净化	净化操作位	噪声	1×3×1	现场检测	正常生产时	—	—	噪声频谱分析仪	—	
余略										

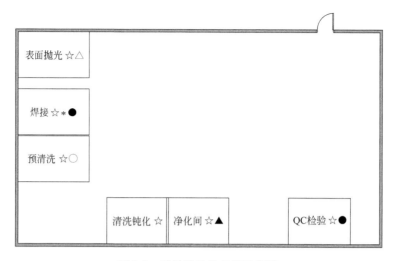

图 5-2 采样测量的布置示意图

☆ 噪声测量点；△ 粉尘采样点；＊臭氧、电焊烟尘采样点；

● 紫外辐射测量点；▲ 氟化氢采样点；○ 硫酸、磷酸、氢氧化钾采样点

⑤ 办公室根据采样计划，下达检测任务单，见表 5-7。

表 5-7 检测任务单

受检单位		某外科植入物生产企业	检测项目编号	××××××
序号	负责人	任务	完成日期	签字
1	甲	负责噪声、紫外线、粉尘、臭氧、氟化物、硫酸、氢氧化钾、磷酸现场测量和采样准备，现场测量和采样	略	
2	乙	负责粉尘、臭氧、氟化物、硫酸、磷酸实验室检测及复核	略	
3	丙	负责氢氧化钾实验室检测及复核	略	
4	丁	负责现场调研和检测结果评价报告编制	略	

⑥ 接到采样测量任务的人员按照《工作场所空气中有害物质监测的采样规范》（GBZ 159—2004）、《工作场所空气中粉尘测定 第 1 部分：总粉尘浓度》（GBZ/T 192.1—2007）等要求进行现场测量和采样，填写测量/采样记录，如果在采样过程中发现现场实际情况与上次职业卫生调查结果不同，立即咨询项目单位相关负责人，修正调查内容，并对采样测量计划作适当修改。采样记录具体见表 5-8。

表 5-8 工作场所空气中化学有害因素采样记录

检测项目编号：××××××　　　气压：100.1 kPa

用人单位：某外科植入物生产企业			检测类别：定期检测							
仪器名称、型号：大气采样仪 QC-2			校准仪器名称、编号：流量校准系统、115							
检测项目：硫酸			采集方法：□活性碳管□硅胶管□吸收液　√滤膜□其他							
采样依据：GBZ 159—2004、GBZ/T 160.33—2004										

膜/管号	样品编号	仪器编号	采样点	生产状况、职业病防护设施运行情况及个人防护情况	采样流量/(L/min)		采样时间		温度/℃	备注
					采样前	采样后	开始	结束		
M1	××××××H1	291	预清洗车间预清洗操作位	生产正常,工人硫酸清洗操作 4h/班,工人有防毒口罩、防护面罩、耳塞、橡胶手套	0.2	0.2	9:03	9:18	27.2	
余略							⋮	⋮		

注：磷酸、氢氧化钾、氟化氢、粉尘、臭氧等职业病危害的采样记录表与上表相同,本文略。

工作场所噪声现场检测记录见表 5-9。

表 5-9　工作场所噪声现场检测记录表

受检单位:某外科植入物生产企业										
检测项目编号:××××××					测量依据:GBZ/T 189.8—2007					
声校准器型号/编号:HS6020/269				校准值:93.8 dB(A)	仪器名称/型号/编号:声级计/AWA6228/222					
气温:27℃　相对湿度:46.2%										

测量编号	测量时间	测量位置	生产状况、个人防护用品使用情况	接触时间/(h/d)	测量结果/dB(A) 1次	测量结果/dB(A) 2次	测量结果/dB(A) 3次	L_{Aeq,T_e}/dB(A)	$L_{EX,8h}$/dB(A)
15393W1-3	9:30	预清洗车间预清洗操作位	生产正常,工人有防毒口罩、防护面罩、耳塞、橡胶手套	4	82.3	82.1	82.4	82.3	81.0
余略									

3. 实验室检测

① 现场采样人员将样品和《工作场所空气中化学有害因素采样记录》送实验室,并填写样品交接记录(表 5-10)。

表 5-10　样品交接记录

受检单位:某外科植入物生产企业　项目编号:××××××

样品编号	样品数量/件 吸收液	滤膜	碳管	硅胶管	气袋	粉尘滤膜	其他	记录页数 空气采样记录表(毒物)	空气采样记录表(粉尘)	送样人 送样日期	检测内容	收样人 收样日期	样品状态
××××××H1~××××××H5		5						1		甲　年　月　日	硫酸	乙　年　月　日	
余略													

② 实验室人员依据检测任务单,按《工作场所空气有毒物质测定》(GBZ/T 160)等检测标准(现此标准已修订)开展样品检测,样品检测完毕后编写检测结果数据报告,质量监督员做实验检测工作质量控制记录,检测结果数据报告移交办公室打印结果后,移交项目负责人编制检测结果分析报告。

4. 检测结果分析报告编制

本项目的项目负责人为检测结果分析报告编写人,根据现场调查记录、现场测量/采样记录和实验室检测结果数据报告,编制职业危害因素检测结果分析报告,内容包括:检测结果分析报告书封面、扉页、检测结果分析报告正文,实验室的检测结果数据报告作为附件。检测结果分析报告正文含以下内容:

(1) **检测评价依据**　列出本次检测工作中现场采样、现场测量、实验室分析和结果判定所依据的法规、标准名称。

(2) **用人单位情况介绍**　用人单位的基本情况介绍,包括单位地址、单位性质、行业类型、主要生产产品及产量等。

(3) **检测类别及范围**

① 说明任务来源、检测类别、检测范围。

② 对检测范围内的主要生产工艺及设备、使用原辅材料、产品及副产品、岗位(工种)

设置及作业人员数量、职业病防护设施及运行情况、个人防护用品及使用情况等内容简要描述，汇总岗位（工种）作业人员接触职业病危害因素等情况。

（4）现场采样和测量情况　对检测范围内各检测项目现场采样或测量的情况进行简要描述，包括采样方式、采样时间、采样频次、生产状况、环境条件等信息。

（5）检测结果　按照职业接触限值要求汇总检测结果，给出是否符合职业接触限值要求的判定结果。

（6）结论　对检测结果进行概括性的总结，列出结果超标的岗位（工种）或检测地点，分析超标的主要原因。

（7）建议　根据结论，提出整改措施建议。

5. 本次用人单位检测结果分析报告

（1）检测评价依据　《工作场所空气中有害物质监测的采样规范》（GBZ 159—2004）、《工作场所空气有毒物质测定》（GBZ/T 160）、《工作场所空气有毒物质测定》（GBZ/T 300）《工作场所空气中粉尘测定 第1部分：总粉尘浓度》（GBZ/T 192.1）、《工作场所有害因素职业接触限值 第1部分：化学有害因素》（GBZ 2.1）、《工作场所有害因素职业接触限值 第2部分：物理因素》（GBZ 2.2）等。

（2）用人单位情况介绍　该企业是一家外科植入物生产企业，主要生产人工关节等产品，年产量200个。企业生产车间为单层砖混结构厂房，厂房内有表面抛光车间、焊接车间、预清洗车间、清洗钝化车间、净化间、QC检验车间等生产车间，工作制度采用白班制。

（3）检测类别及范围　受企业委托，对生产车间存在的职业病危害因素进行定期检测。检测范围为企业厂区内存在的职业病危害因素。

企业生产工艺过程为：原料经检测合格后，在表面车间处理，包括喷砂、打磨、抛光等，部分需要加工处理的进入焊接车间焊接，再进入表面抛光车间处理合格后进入预清洗车间，用硫酸、磷酸、氢氧化钾进行清洗，再进入清洗钝化车间，用氟化氢进行清洗钝化处理，进入检验车间用超声波、干净气流处理，经检测合格后为成品。

企业厂区内职业病危害因素分布情况见表5-11。

表 5-11　职业病危害因素分布情况表

车间	岗位	劳动定员人/人	工作班制/(h/d)	接触时间/(h/d)	工作方式	职业病危害因素	职业病防护设施	个人职业病防护用品
表面抛光	打磨	2	白班制8h/d，5d/周	6	定岗	其他粉尘、噪声	局部通风	防尘口罩、防护耳塞、防护眼镜
	抛光	2		6		其他粉尘、噪声		
	喷砂	2		6		其他粉尘、噪声		
焊接	焊接	1		0.5		臭氧、电焊烟尘、紫外辐射（电焊弧光）	局部通风	防护面罩、防护手套、防尘口罩
预清洗	预清洗	3		4		噪声、硫酸、磷酸、氢氧化钾	局部通风	防毒口罩、防护面罩、防护耳塞、橡胶手套
清洗钝化	清洗	2		4		噪声		
净化	净化	2		4		噪声、氟化氢	机械通风	防护眼镜、防护手套、防护服
QC检验	检验	1		4		噪声、紫外辐射		防护面罩、医用口罩、橡胶手套、防护耳罩

（4）现场采样和测量情况　测量采样当天企业生产正常，防护设施正常开启，测量当天生产车间微小气候情况见表 5-12。

表 5-12　测量当天微小气候情况

车间	温度/℃	湿度/%	风速/(m/s)	大气压/kPa
生产车间	27.2	46.2	0.0	100.1

企业作业人员按照要求穿戴个人防护用品。现场使用的采样仪器、空气收集器及现场测量仪器符合国家相关标准的要求，仪器设备经过计量检定或校准，测量采样人员持证上岗。根据《工作场所空气中有害物质监测的采样规范》（GBZ 159—2004）、《工作场所空气有毒物质测定》（GBZ/T 160）、《工作场所空气中粉尘测定 第 1 部分：总粉尘浓度》（GBZ/T 192.1—2007）和职业接触限值的要求，其他粉尘采用长时间个体方式、短时间定点方式分时段进行空气样品采集，臭氧、硫酸、磷酸、氢氧化钾、氟化氢采用短时间定点方式分时段进行空气样品采集；根据现场调查，产生噪声主要为非稳态性噪声，但工人操作位置固定、工作有规律，故在该作业岗位工人操作位选择 A 声级"慢挡"采用 1 个工作周期等效声级测定噪声强度。

（5）检测结果　见表 5-13～表 5-16。

表 5-13　工作场所噪声检测结果表

车间	岗位	测量地点	接触时间/(h/d)	噪声强度/dB(A)	$L_{EX.8h}$/dB(A)	职业接触限值/dB(A)	结果判定
表面抛光	喷砂	操作位 03025 旁	6	82.3	81.1	85	合格
	打磨	操作位 03013 旁	6	86.6	85.4	85	不合格
余略							

表 5-14　其他粉尘检测结果表

车间	岗位	采样地点	职业病危害因素	检测结果 C_{TWA}/(mg/m³)	检测结果 C_{PE}	职业接触限值 PC-TWA/(mg/m³)	职业接触限值 PE	结果判定
表面抛光	喷砂	操作位 03025 旁	其他粉尘	6.1	8.8	8	24	合格
余略								

注：C_{TWA} 为时间加权平均浓度；PC-TWA 为时间加权平均容许浓度；PE 为劳动者接触仅制定有 PC-TWA 但尚未制定 PC-STLE 的化学有害因素时，实际测得的当日 C_{TWA} 不得超过其对应的 PC-TWA 值，同时，劳动者接触水平瞬时超出 PC-TWA 值 3 倍的接触每次不得超过 15min，一个工作日期间不得超过 4 次，相继间隔不短于 1h，且在任何情况下都不能超过 PC-TWA 值的 5 倍。

表 5-15　臭氧、氟化氢检测结果　　　　　　　单位：mg/m³

车间	岗位	采样地点	职业病危害因素	检测结果 C_{ME}	职业接触限值 MAC	结果判定
焊接	焊接	操作位旁	臭氧	0.18	0.3	合格
		操作位旁	氟化氢	0.01	2.0	合格
余略						

注：C_{ME} 为最高接触浓度；MAC 为最高容许浓度。

表 5-16　硫酸、磷酸检测结果　　　　　　　单位：mg/m³

车间	岗位	测量地点	职业病危害因素	检测结果 C_{STE}	检测结果 C_{TWA}	职业接触限值 PC-STEL	职业接触限值 PC-TWA	结果判定
预清洗	预清洗	操作位旁	硫酸	<0.38	<0.38	2	1	合格
			磷酸	<0.11	<0.11	3	1	合格
余略								

注：C_{STE} 为最大短时间浓度；C_{TWA} 为时间加权平均浓度。

（6）结论　打磨操作工接触噪声强度检测结果不符合职业接触限值要求。其他工种接触的其他粉尘、臭氧、氟化氢、硫酸、磷酸、氢氧化钾、紫外线检测结果均符合职业接触限值的要求。

（7）建议　打磨操作工作业时应佩戴 SNR 值大于 9dB 的耳塞或耳罩。

6. 报告审核发放

检测结果分析报告编写完毕后，交授权的审核人员审核，修改后经授权签发人签发。检测结果分析报告一式两份，一份与所有原始记录合并装订，随后交给档案室存档，另一份交给客户；办公室通知客户缴费和领取检测报告，同时做好发放登记和签名。

7. 案例小结

① 实际工作中经常遇到委托检测，即客户仅委托做某几项危害因素的检测，对此检测机构如在现场预采样、布点以及实际采样或检测过程中发现了委托项目外的其他危害因素，检测机构应在相关工作流程的记录中或现场工作写实记录中加以注明，特别是在最后出具的检测结果分析报告内容中说明识别了多种危害因素，但仅是根据委托做出了部分客户要求的检测工作，以澄清委托与受理各方的职责、义务。

② 本案例中生产线噪声为非稳态性噪声，理论上以选择个体噪声计长时间测量为佳，但该生产线工人操作位置固定、工作有规律，故选择 A 声级"慢挡"1 个工作周期等效声级测定；同时，在噪声源设备处设定点噪声测量，以便于提供工作场所设备设施的防噪优化改进依据。表面抛光车间接触粉尘（总尘）危害因素打磨、抛光、喷砂操作工各 2 名，故按个体采样选择原则，3 个岗位共 6 名操作工均进行长时间个体采样；现场空气中粉尘浓度有波动，故采用定点采样方法，分时段短时间采样；分别检测出作业人员接触粉尘的 C_{TWA} 和超限倍数，并与职业接触限值比较分析。本案例中其他化学危害物质的现场情况与粉尘类似，也可采用长时间个体和短时间定点相结合的采样方式。

③ 建设项目职业病危害评价检测程序同定期检测，区别只是同一职业卫生技术服务机构内部的评价部门委托检测部门开展类比检测或控制效果检测，因此与其他类型检测有所不同，其现场调研与危害因素识别、采样布点、采样计划的完成一般以评价部门为主。虽然检测类型不同，但其现场采样技术操作差异不大，只是采样天数（样品数量）不同，定期检测一般检测 1 天，建设项目职业病危害评价检测为 3 天，检测流程大同小异，被委托的检测部门在实施现场检测/采集样品时，如发现职业卫生状况出现变化，应及时反馈，并对职业卫生调查表进行补充和修改。

二、某塑料窗帘制造公司发生急性化学中毒事件的事故监督检测（案例 2)

1. 基本情况介绍

某县一家塑料窗帘制造公司工厂自 5 月中旬以来，陆续有工人出现乏力、手脚麻木、软瘫，病情不断加重，其中 1 例昏迷，送县人民医院抢救无效于当日晚上死亡，尚有 17 人在该院留院治疗，疑似中毒事故，病因尚不明。该县疾病预防控制中心请求上一级职业卫生监督部门委派事故检测专门人员进行事故监测，确定引起中毒毒物。

2. 事件调查

某市职业卫生评价检测中心接市卫生监督部门委托后，迅速组织现场调查、样品采样与检测人员奔赴事故所在地，深入现场进行了现场劳动卫生学调查，了解到：事发于某县某镇台资企业；该企业为塑料厂，占地约 50 亩，工人 730 多人，产品为塑料百叶窗帘，已投产 3 年多；本次事故发病工人主要集中在押机车间。同时，了解发病工人生活习惯、饮水和饭菜供应等情况。对发病集中的在押机车间进行深入调查发现，该车间有制粒和叶片两个工种，其生产场所分隔，叶片工种面积约 1500m²，高度 5m 多，有 72 台押机；制粒工种集中在一面积约 120m²、高度 4m 多的毗邻平房内。车间内只有吊扇，没有任何通风排毒设施。两个工种的生产流程均为：进料→混合→加温（85～150℃）→倒模→冷却→成型；加温和倒模部分基本密闭。该车间的生产原料包括 PVC 胶粒、碳酸钙、钛白粉、色粉、润滑剂、稳定剂。原料变化情况：过去一直使用含铅稳定剂，半年多前开始逐步使用无铅稳定剂（成分不明），一周前全部使用无铅稳定剂。针对以上信息，重点采集发生变化的工业原料、患者血液和尿液标本。因车间已停产，所以未做生产环境采样。

3. 样品初步分析结果

无铅混合原料含锡量为 925mg/kg；无铅稳定剂含锡量为 631.6mg/kg。男性患者尿锡在 24～156μg/L（正常对照为 16μg/L）；尿钡、尿铅均在正常范围。

4. 报告书编写

内容信息基本同案例 1 信息。

5. 案例小结

① 现场调查在事故监测中十分重要。本案例在开展现场调查时发现生产原料发生变化，发生本次事故的车间持续数年并未见事故，这是一个重要的信息，所以对该变化前后的原料进行采样和成分分析。同时，也同步进行事故患者的生物样品采集分析，其项目选择依据成分分析结果以及结合临床患者症状，选定相应项目；如存在类似症状表现的多种毒物，可采取排除法，本案例即依据类似临床症状的毒物，排除了钡、铅中毒的可能。

② 在原料成分分析与临床症状吻合后，为了进一步获得客观证据，可以模拟采集工作现场的空气进行毒物分析验证。本案例在基本确定毒物成分后，依据相关文献报道，用去离子水作为吸收液，采集模拟事故工作场所空气，在实验室进行样品中毒物的衍生、萃取、浓缩前处理工序，用气相色谱-质谱法进行定量分析，成功检测到空气中的三甲基锡。

③ 工作场所职业病危害检测类型不同，其现场采样技术操作存在一定差异。事故监测的现场职业卫生调查可由卫生行政部门或政府其他主管部门完成，也可直接委托职业卫生技术部门进行。若是前者完成的，应在现场职业卫生调查完成后，及时委托检测部门进行现场检测/采样和样品检测工作。监督监测与事故检测在某种程度上有些类似，可以理解为卫生行政部门或政府其他主管部门委托的检测工作。检测部门在实施现场检测/采集样品时，如发现职业卫生状况出现变化，应及时反馈，并对职业卫生调查表进行补充和修改。

第六章

职业病危害防护

预防职业病危害要从源头做起，对作业过程的防护工作实施控制和管理，主动地防患于未然是最有效率的方法。

在职业病危害未发生前采取职业病前期预防的措施，用立法的方式规范工厂企业职业病危害风险评估和防护管理是国际通行的做法。《职业病防治法》第 15 条规定产生职业病危害的用人单位，其工作场所中职业病危害因素的强度或者浓度符合国家职业卫生标准，同时应有与职业病危害防护相适应的设施，生产布局合理，符合有害无害作业分开的原则，有配套的更衣间、洗浴间、孕妇休息间等卫生设施，设备、工具、用具等设施符合保护劳动者生理、心理健康的要求，以及符合法律、行政法规和国务院卫生行政部门关于保护劳动者健康的其他要求等六项条件。同时，《职业病防治法》明确规定承担责任主体是用人单位，设定了建设项目职业病危害评价、职业病危害防护设施设计及职业病危害申报等规章制度。

在作业过程中的职业病危害防护措施涉及职业卫生管理措施、工作场所防护设施、个人防护用品等内容，使预防职业病危害从前期预防延伸到作业过程中，《职业病防治法》规定用人单位要采取切实有效的职业病危害防护措施，并保持正常运行的状态，对工作场所应当按规定定期进行职业病危害因素检测与评价，并要求达到国家职业卫生标准的要求，依法保护劳动者的健康。

第一节　职业病危害防护的基本原则

一、影响职业病危害防护措施的因素

为了使工作场所的职业病危害因素浓度或强度降到容许的限值以下，通常要考虑综合的防护控制方法，且要兼顾到诸多因素。

1. 防护效果

在比较防护方案时最基本的要素是防护水平必须满足防护的要求，过度的防护控制措施将增加企业成本，并造成资源浪费，而太少的防护又使工人处于不符合卫生要求的条件下。

2. 便于操作、穿戴舒适，不影响工作效率

任何有效的防护措施，都必须保证工人能够方便使用且不影响正常工作，一旦影响正常工作导致工人不愿使用，反而会增加接触危害的概率。

3. 成本效益

成本效益最大化是每一个企业永恒的目标，当确认有危害接触并且需要实施防护措施时，成本就成为一个需要考虑的重要因素。但考虑成本的同时，也要符合国家或地方规定的技术（产品）标准，选用优质的原材料制作，保证质量。

4. 报警特性

必须要考虑有毒有害物质所具有的报警特性，如气味与刺激性等，一些物质（如砷化氢气体）因无任何报警特性而导致工人无法通过视觉及嗅觉觉察，因而更加具有危险性，所以在高毒环境且报警特性欠佳的情况下，应考虑采取更为积极的防护措施。特别需要注意的是，在使用各类现场检测仪器时，应注意其相应的报警限值的设置，防止限值设置过高而达不到报警的效果。

5. 容许浓度

对容许浓度较低的有毒有害物质采取源隔离是一种有效措施，而对于容许浓度较高的有毒有害物质应采取有效的通风排毒措施以达到防护目的。

6. 接触频率与途径

当工人接触有毒有害物质时，首先采用隔离的方法，其次采用减少接触频率，如巡检岗位，则采用个体防护即可。工人接触频率必须作为选择防护方法需要考虑的主要因素之一。另外，还要考虑物质的理化特性以及接触途径，接触途径将会显著影响防护控制方法的选择。

7. 管理控制

任何的防护措施必须包括操作和管理规程这套特殊的防护方法，管理控制是防护控制必须考虑的因素之一。

二、选择职业病危害防护措施的原则

1. 应符合职业病危害防护的基本要求

① 预防生产过程中产生的职业病危害因素。
② 尽可能消除工作场所中的职业病危害因素。
③ 控制工作场所中的职业病危害因素，并使之符合国家规定的职业接触限值。

2. 应按职业病危害防护措施等级顺序选择

选择职业病危害防护措施时，如职业病危害防护措施与经济效益发生矛盾，应优先考虑

职业病危害防护措施的要求。

（1）直接职业病危害防护技术措施　生产设备本身应当具有职业病危害防护性能，保证不发生职业病危害和职业病危害事故。

（2）间接职业病危害防护技术措施　若不能或者不完全能实现直接职业病危害防护技术措施时，必须为生产设备设计出一种或者多种职业病危害防护设施，最大限度地预防、控制和消除职业病危害事故和职业病危害的发生。

（3）警示性职业病危害防护技术措施　间接职业病危害防护技术措施无法实现时须采用检测报警装置、警示标识等措施，提示、警告作业人员注意，以便采取相应的对策或紧急撤离危险场所。

（4）其他　若间接、警示性职业病危害防护技术措施仍然不能避免事故、危害发生，则应采取安全卫生操作规程、安全卫生教育培训和有效的个人防护措施等来预防、控制职业病危害事故发生。

3. 需考虑针对性、可行性和经济技术合理性

① 针对性是指针对不同行业的特点，以及建设项目可能产生的职业病危害因素及其产生职业病危害的后果和条件，提出防护措施。由于职业病危害因素及其产生职业病危害的条件具有隐蔽性、随机性、交叉影响性，防护措施不只是针对某项职业病危害因素采取的孤立措施，而应以系统全面地达到国家职业卫生标准为目的，采取优化组合的综合措施。

② 可行性是指针对建设项目职业病危害评价提出的职业病危害防护措施，设计单位完善设计、建设单位进行职业卫生管理和职业病防治时能做到的可能性。因此，职业病危害防护措施应在经济、技术、时间上是可行的，是能够落实和实施的。此外，要尽可能具体指明职业病危害防护措施所依据的法律、法规、标准、技术规范，说明应采取的具体防护对策，以便于实际应用操作。

③ 经济技术合理性是指不应超过建设项目的经济承受能力。因此，不宜用过高的职业卫生指标提出职业病危害防护对策。在采用先进技术的基础上，应考虑到进一步发展的需要，以职业卫生法律、法规、标准和技术规范为依据，结合建设项目的经济、技术情况，使职业卫生技术装备水平与工艺装备水平相适应，以求经济、技术、职业卫生的合理统一。

④ 提出的职业病危害防护措施应该符合国家、地方、行业有关职业卫生法律、法规、标准、技术规范的要求。

第二节　职业病危害防护对策

职业病危害防护工作的目标是防止和控制来源于工作场所的职业病危害因素对人体健康的影响，保护和促进劳动者健康。因此，职业病危害防护的任务应该涵盖：对职业病危害预先采取防范措施进行源头控制；对工作场所和职业活动过程中产生或可能产生的职业病危害因素进行识别、评价并实施干预措施；保证工作场所符合职业卫生要求，保护与促进劳动者健康等内容。

理想的职业病危害防护对策是预测与预防控制相结合，应该包括：任何作业场所在设计与建设之前，要进行职业病危害预评价和环境影响评价；选择最安全、污染最轻、危害最小

的工艺；合理布局、优化控制工艺，包括安全、防护操作和废水废物处理的设计和工艺；正确作业的培训方针和管理规程，尤其是安全防护操作、保养维修和应急处理措施。

职业病危害防护实践传统工作步骤为：

1. 危害识别

识别工作环境和劳动过程中潜在的职业病危害。

2. 危害评价

评价职业病危害因素的接触水平和判断对劳动者健康的危险程度。

3. 危害防制

实施预防和控制干预措施，即消除危害或将危害降低到可接受的水平的实施过程。

在识别、评价职业病危害后，实施防护措施最常用的方法分为三类：

（1）工程控制　工程控制是通过改进生产过程和/或设备以降低或消除职业病危害因素的接触。如通风（全面和局部通风换气）、隔离（在工人与污染源之间设置隔离装置）、替代（低毒、无毒替代有毒）、改变工艺流程（消除有害过程）。

（2）管理控制　管理控制涉及工人在完成职业活动工作过程的变化，是提高干预措施效果的系统工程。如改变接触职业病危害场所的工作时间、工作方式、工作制度等。

（3）个体防护控制　个体防护控制是指工人在接触职业病危害因素时需要穿戴使用合格的防护用具，如口罩、防护面具、手套等。

随着现代科技发展，危险性评价和危险性管理正逐步应用在职业病危害防护实践中。

危险性评价是一门方法学，是一种科学的评估过程，用于确定由于接触有害物质影响健康的各种危害因素特性，确定在不同接触水平下健康效应的概率，确定特定危险性特征。其步骤包括危害性鉴定、建立剂量接触-效应关系、接触评价和危险性特征的判定。

危险性管理则重于实践，包括预防可能对工人健康、社区和环境构成危害的因素，将其减低到可接受水平的各项决策和措施，以及对经济和公共卫生之间制约关系的诠释。危险性管理应用于不同的层级范围，最适宜的管理单元是车间工作场所，国家级的政策和规范标准为车间工作场所危险性管理提供了依据，其基本管理决策应包括：

① 制定职业病危害控制目标。

② 选择合理的控制步骤和技术。

③ 根据危害状况和社会制约条件（经济与公共卫生）决定控制治理的优先次序。

决策以后的工作内容包括：

① 确定和寻求人力和资金资源。

② 设计保护和促进工作场所与劳动者健康的控制系统（管理体系）。

③ 实施包括工作场所防护和个人防护、合理操作、维护和应急处理程序准备的控制措施。

④ 设置防止危害的预防措施和控制方案，包括适宜的管理和日常监测。

职业病危害防护的工作重点是工作场所，国家制定了相应的职业卫生标准，如《工业企业设计卫生标准》（GBZ 1）中规定了工厂企业工作场所前期预防和/或作业过程的职业病危害防护必须符合包括选址、总体布局与厂房设计、工作场所基本卫生要求、辅助用室基本卫生要求、应急救援等方面的卫生要求。

第三节 职业病危害防护设施和防护用品

职业病危害防护广泛使用的方法是优先采用工程控制法（如采用隔离、密闭、通风、替代或改变生产工艺等）和管理控制方法（如通过制度缩短在有害环境中的工作时间等）来减少职业病危害。在控制职业病危害的系列方法中，个人防护不是首选的方法，但不论是短期的或长期的控制，个人防护对降低职业病和职业损伤的风险都是必要的，是降低职业病危害风险最后的方法。无论选择哪一种职业病危害防护措施和方法，设计与使用职业病危害防护设施和防护用品都是重要的环节。

一、职业病危害防护设施

职业病危害防护设施是指以控制或者消除生产过程中产生的职业病危害因素为目的，采用通风净化系统或者采用吸、除、阻隔等设施以阻止职业病危害因素对劳动者健康影响的装置和设备。

1. 通风净化系统

工作场所通风净化系统主要作用包括通风、除尘、排毒、防暑降温等，可用于防止粉尘以及一些有毒、刺激性气体等职业病危害因素对工作场所室内空气以及对室外大气的污染。其任务是用专门的技术设施，合理地组织气流，控制或消除作业过程中产生的粉尘、有害气体（连同运载粉尘的气体）、高温和高湿，为劳动者创造适宜的劳动环境和条件，保护劳动者身心健康；同时需要净化含粉尘、有害气体，使其符合排放标准后再排入大气，防止污染室外（厂区及居住区）的大气。

（1）按通风净化系统的工作动力分类 可分为自然通风和机械通风。

① 自然通风 依靠室外风力造成的风压与室内外空气的温差造成的热压作用，使空气流动的一种通风方式。

② 机械通风 利用通风机产生的压力，使气流克服沿程的流体阻力沿风道的主、支网管流动，从而使新鲜空气进入工作场所、污浊空气从工作场所排出的一种通风方式。

（2）按通风净化系统在工作场所实施的换气原则分类 可分为全面通风、局部通风和混合通风。

① 全面通风 对一个工作场所内全面地进行通风换气，用新鲜空气来稀释或全部替换工作场所内污浊空气，从而使工作场所内空气环境符合卫生标准。

② 局部通风 在作业环境某些局部区域建立良好的空气环境，或在职业病危害因素扩散前将其从发生源抽出，以防其沿整个工作场所扩散的通风方式。

③ 混合通风 在工作场所中同时使用全面通风和局部通风。

2. 工业除尘

除尘是将含尘气体引入具有一种或几种动力作用的除尘器，使颗粒相对于其运载气流产生一定的位移，并从气流中分离出来，最终沉积到捕集体表面。根据除尘机制的不同，除尘技术常分为重力除尘、惯性除尘、离心力除尘、湿式除尘、静电除尘、过滤除尘等。

3. 空气调节与净化

空气调节与净化是指利用人工手段对工作场所内的气温、气湿、气流速度、洁净度进行控制，并为室内提供足够的室外新鲜空气，人为地创造和维持人们工作所需的环境，来创造合适的室内气候环境。空气调节设备一般包括进风和滤尘装置、风机、管道、消毒设备、出风装置以及处理空气的温度和湿度设备（如洗涤室等）。空气净化是以创造洁净空气为主要目的的空气调节措施，根据生产工艺要求不同，分为工业洁净和生物洁净两大类。空气净化的方式从净化原理则分为物理吸附和化学分解。

4. 工业噪声与振动控制

（1）工业噪声控制　工业噪声污染是一种物理性污染，其特点是局部性和无后效应。在任何噪声环境中，噪声源、传播途径和接收者三个环节是噪声控制的主要关注点，相应的控制措施包括声源控制、传播途径控制和保护接收者三个方面。

（2）振动控制　主要包括控制振动源振动、隔振、吸振和阻振。其中控制振动源振动，即消振，消除或减弱振源，这是最彻底和最有效的办法；隔振是使振动传输不出去，通常是在振源与受控对象之间串加一个子系统来实现隔振；吸振又称动力吸振，是在受控对象上附加一个子系统使得某一频率的振动得到控制，也是利用其产生吸振力以减少受控对象对振源激励的响应；阻振又称阻尼减振，是在受控对象上附加阻尼器或阻尼元件，通过能量消耗使响应最小。

5. 工作场所采光与照明

（1）采光　工业采光是指以天然光线为光源，解决工业建筑的室内光照问题，也称自然照明。

（2）照明　照明是指在无天然光（如夜班、矿井隧道、地下室）或天然光不足以及需要高照度的作业时，为从事正常生产活动和保证作业安全而采用人工光源的一种形式。

6. 管理要素

接触职业病危害因素的劳动者依法享有使用防护设施和防护用品的权利，用人单位应当建立健全职业病危害防护设施和防护用品制度，如果因为没有对职业病危害因素采取有效的防护措施而导致劳动者产生职业病，用人单位应承担相应责任。

（1）使用职业病危害防护设施的要求　存在职业病危害因素的用人单位，应当对存在职业病危害因素的作业场所采取有效的防护设施，确保职业病危害因素浓度或强度符合国家职业卫生标准的要求。

（2）购置职业病危害防护设施的要求　用人单位在购置定型的防护设施产品时，应关注下列内容：

① 产品名称、型号。

② 生产企业地址名称。

③ 合格证、使用说明书（性能、适用、方法、事项）。

④ 出厂性能检测报告等。

（3）对职业病危害防护设施效果检测的要求　用人单位自行或委托有关单位对存在职业病危害因素的工作场所设计和安装非定型的防护设施项目，投入使用前应经具备相应资质的职业卫生技术服务机构检测、评价和鉴定；未经检测或检测不符合国家卫生标准和卫生要求的防护设施，不得使用。检测报告除具备基本内容外，还应当有检测依据、检测结果和检测结论。

（4）建立职业病危害防护设施责任制的要求　用人单位应当建立职业病危害防护设施责任制并采取管理措施，包括：

① 设置职业病危害防护设施管理机构/组织，配备专/兼职管理人员。

② 制定并实施职业病危害防护设施管理规章制度。

③ 制定定期对职业病危害防护设施运行和防护效果检查制度。

（5）建立职业病危害防护设施技术台账和档案的要求　用人单位建立的台账和档案包括：

① 职业病危害防护设施技术文件（设计方案、技术图纸、各种技术参数等）。

② 职业病危害防护设施检测、评价和鉴定资料。

③ 职业病危害防护设施操作规程和管理制度。

④ 职业病危害防护设施使用、检查和日常维修保养记录。

⑤ 职业卫生技术服务机构防护效果评价报告。

（6）对职业病危害防护设施日常维护的要求

① 用人单位应当对职业病危害防护设施进行定期检查、维修与保养，保证防护设施正常运转。

② 每年应进行综合性检测，评定职业病危害防护设施对职业病危害因素的控制效果。

（7）知识培训和指导的要求

① 用人单位应对劳动者进行职业病危害防护设施操作规程、性能、使用要求等相关知识的培训。

② 指导劳动者正确使用职业病危害防护设施。

（8）拆除或停用职业病危害防护设施的要求　用人单位不得擅自拆除或停用防护设施。如因检修需要拆除的，应当采取临时防护措施，并向劳动者配发防护用品，检修后及时恢复原状。经工艺改革已消除了职业病危害因素而需拆除防护设施的，应当经所在地同级职业健康监督管理部门确认，并在职业病防治档案中做好记录。

7. 职业病危害防护设施设计要求

（1）除尘设施　常见除尘器主要包括：重力沉降室、惯性除尘器、旋风除尘器、喷淋塔、旋风水膜除尘器、静电除尘器、袋式除尘器等。

按照国家相关标准规范的要求，全面或局部机械通风除尘装置的设计应当符合以下规定：

① 根据生产工艺和粉尘特性，采取防尘通风措施控制其扩散，使工作场所生产性粉尘的浓度达到《工作场所有害因素职业接触限值 第 1 部分：化学有害因素》（GBZ 2.1）的要求。

② 露天作业的工艺设备，应采取有效的职业卫生防护措施，使工作地点生产性粉尘的浓度符合《工作场所有害因素职业接触限值 第 1 部分：化学有害因素》（GBZ 2.1）的要求。

③ 局部通风除尘装置排出的含尘气体必须通过除尘设备处理后，才能排入大气，保证进入大气的粉尘浓度不超过国家排放标准规定的限值。

④ 局部吸尘罩必须遵循形式适宜、位置正确、风量适中、强度足够、检修方便的设计原则，罩口风速或控制点风速应足以将发生源产生的尘吸入罩内，确保达到高捕集效率。

⑤ 通风除尘设计必须遵循《工业建筑供暖通风与空气调节设计规范》(GB 50019) 及相应的防尘技术规范的要求。

⑥ 通风除尘系统的组成及其布置应合理，管道材质应合格；容易凝结蒸气和聚积粉尘的通风管道，几种物质混合能引起爆炸、燃烧或形成危害更大物质的通风管道，应设单独通风系统，不得相互连通。

⑦ 依据车间扬尘作业点的位置、数量，设计相应的通风除尘设施，对移动的扬尘作业，应与主体工程同时设计移动式轻便防尘设备。

⑧ 输送含尘气体的管道设计应与地面成适度夹角，如必须设置水平管道时，应在适当位置设置清扫孔，以利清除积尘，防止管道堵塞。

⑨ 按照粉尘类别不同，通风除尘管道内应保证达到最低经济流速，为便于除尘系统的测试，设计中应在除尘器的进出口处设测试孔，测试孔的位置应选在气流稳定的直管段。在有爆炸性粉尘净化系统中，应同时设置连续自动检测装置。

(2) 排毒净化设施　按工作场所实施的换气原则可以分为全面通风、局部通风和混合通风。全面通风和局部通风设计原则如下：

① 全面通风　第一，全面通风可用于散发热、湿或有害物质的车间或其他厂房，当不能采用局部通风，或采用局部通风达不到卫生要求时，应辅以全面通风或采用全面通风；第二，全面通风有自然通风和机械通风或两者结合通风等方式，设计时应尽量采用自然通风方式，以节约能源和投资，当自然通风达不到卫生条件或生产要求时，则应采用机械通风或自然通风和机械通风结合通风的方式；第三，设置集中供暖且有排风的生产车间及辅助建筑物，应考虑自然补风的可能性，若自然补风达不到卫生条件、生产要求或在技术经济上不合理时，宜设置机械送风系统，每班运行不足 2h 的局部排风系统如条件许可时，可不用机械通风补偿所排出的风量；第四，对于冬季全面换气进行空气平衡与热平衡计算时，应分析具体情况并考虑在允许范围内适当提高集中送风的送风温度、利用建筑物内部的非污染空气作为补风等因素；第五，确定热负荷时，要密切结合工艺，了解生产过程、收集资料，根据实际情况计算散热量。

② 局部通风　第一，局部排风罩应尽可能包围或靠近毒源点，使有害气体限于较小的局部空间，应尽可能减少吸气范围，便于捕集和控制；第二，排风罩的吸气气流方向应尽可能与污染气流运动方向一致；第三，已被污染的吸气气流不允许通过人的呼吸区，设计时要充分考虑操作人员的位置和活动范围；第四，排风罩应力求结构简单、造价低、便于安装和维护；第五，局部排风罩的配置应与生产工艺协调一致，力求不影响工艺操作；第六，要尽可能地避免和减弱干扰气流、穿堂风和送风气流等对吸气气流的影响。

二、职业病危害防护用品

1. 定义

职业病危害防护用品是指为保障劳动者在职业活动中免受或减轻职业病危害因素对其健康的影响，对人体暴露在有职业病危害因素作业环境的部位提供相应保护的防护用品。

2. 管理要素

（1）使用防护用品的要求　用人单位存在职业病危害因素的，应为接触职业病危害因素的劳动者提供符合国家标准和卫生要求的防护用品。

（2）购置防护用品的要求　国家职业卫生标准和相关标准规定防护用品购置时应符合以下条件：

① 有产品名称、型号。

② 有厂名地址。

③ 有合格证和使用说明书。

④ 有具备资质单位出具的防护效果检测报告书。

（3）建立防护用品制度的要求

① 设置防护用品管理组织，配备专/兼职防护用品管理人员。

② 制定并实施防护用品管理规章制度。

③ 定期对防护用品的使用进行督查。

④ 应向劳动者配发足量防护用品。

⑤ 应与劳动者签订防护用品使用责任书。

（4）培训与指导的要求　用人单位应当对劳动者进行防护用品使用方法、性能和使用要求等相关知识的培训，指导劳动者正确使用职业病危害防护用品。

3. 职业病危害防护用品分类

各部门和使用单位对劳动防护用品要求不同，其分类方法也不一样。按照职业卫生学的需要将职业病危害防护用品分为五大类。

（1）呼吸器官防护用品类　呼吸器官防护用品是为防止有害气体、蒸气、粉尘、烟、雾经呼吸道吸入或直接向佩戴者供氧或洁净空气，保证在尘、毒污染或缺氧环境中作业人员正常呼吸的防护用具。呼吸器官防护用品按功能主要分为防尘口罩和防毒口罩（面具），按形式又可分为过滤式和隔离式两类。

（2）眼、面部防护用品类　眼、面部防护用品是预防烟雾、尘粒、金属火花和飞屑、热、电磁辐射、激光、化学飞溅等危害因素伤害眼睛或面部的个人防护用品。根据防护功能，大致可分为防尘、防水、防冲击、防高温、防电磁辐射、防射线、防化学飞溅、防风沙、防强光，共九类。目前我国生产和使用比较普遍的有三种类型：

① 焊接护目镜和面罩　预防非电离辐射、金属火花和烟尘等的危害。焊接护目镜分为普通眼镜、前挂镜、防侧光镜三种；焊接面罩分为手持面罩、头戴式面罩、安全帽面罩、安全帽前挂眼镜面罩等种类。

② 炉窑护目镜和面罩　预防炉或窑口辐射出的红外线和少量可见光、紫外线对人眼的危害。炉窑护目镜和面罩分为护目镜、眼罩和防护面罩三种。

③ 防冲击眼护具　预防铁屑、灰砂、碎石等外来物对眼睛的冲击伤害。防冲击眼护具分为防护眼镜、眼罩和面罩三种。防护眼镜又分为普通眼镜和带侧面护罩的眼镜。眼罩和面罩又分为敞开式和密闭式两种。

（3）听觉器官防护用品类　听觉器官防护用品能够防止过量的声能侵入外耳道，使人耳避免噪声的过度刺激，减少听力损伤，预防噪声对人身造成的不良影响。听觉器官防护用品主要有耳塞、耳罩和防噪声头盔三大类。

（4）皮肤防护用品类　皮肤防护用品用于防止皮肤（主要是面、手等外露部分）免受化学、物理等因素的危害。按照防护功能，皮肤防护用品分为防毒、防尘、防射线及其他类。

（5）其他防护用品类

① 头部防护用品　头部防护用品是指为了防御头部不受外来物体打击和其他因素危害而配备的个人防护装备。根据防护功能要求，主要有一般防护帽、防尘帽、防水帽、防寒帽、安全帽、防静电帽、防高温帽、防电磁辐射帽、防昆虫帽共九类。

② 手部防护用品　具有保护手和手臂的功能，供作业者劳动时戴用的手套称为手部防护用品，通常人们称之为劳动防护手套。《劳动防护用品分类与代码》（LD/T 75—1995）标准按照防护功能将手部防护用品分为十二类：普通防护手套、防水手套、防寒手套、防毒手套、防静电手套、防高温手套、防 X 射线手套、防酸碱手套、防油手套、防震手套、防切割手套、绝缘手套。

③ 足部防护用品　足部防护用品是防止生产过程中有害物质和能量损伤劳动者足部的护具，通常人们称之为劳动防护鞋。国家标准按防护功能将足部防护用品分为防尘鞋、防水鞋、防寒鞋、防冲击鞋、防静电鞋、防高温鞋、防酸碱鞋、防油鞋、防烫脚鞋、防滑鞋、防穿刺鞋、电绝缘鞋、防震鞋共十三类。

④ 躯干防护用品　躯干防护用品就是我们通常讲的防护服。根据防护功能将防护服分为普通防护服、防水服、防寒服、防砸背服、防毒服、阻燃服、防静电服、防高温服、防电磁辐射服、耐酸碱服、防油服、水上救生衣、防昆虫服、防风沙服共十四类。

三、正确使用职业病危害防护用品的原则

正确选择使用职业病危害防护用品应制订个人防护计划并包括以下原则：

1. 对危害性进行评价的原则

为了使危害和保护措施相互对应，就需要知道危害的组成（包括化学、物理或生物因素）和量值（浓度），以评估防护用品完成一定保护作用的时间，以及在使用防护用品过程中所需进行体力活动的性质。危害性评价是一个基本阶段，在选择合适的防护措施之前必须完成这一评价。

2. 在认为可以接受的条件下选择防护用品原则

危害性评价资料要与拟采用的防护方法的实施资料以及适当的地点采用个人防护方法之后仍存在的暴露水平相对应。除了这些基本因素外，还要考虑防护用品选择的标准、指南。根据危害的性质和量度、防护用品提供的保护程度、存在的有害成分的种类或浓度，以及在使用防护用品后的残留量，在认为是可以接受的条件下选择防护用品，更要认识到个体防护用品的使用并不能把危害降到零点。

3. 适合性原则

除了防护效果之外，适合性同样是人们接受和实际使用防护用品重要的考虑因素。防护用品使用效果差和不舒适都是不受欢迎的，如果采用了不适合的防护用品，如不适合的服装或手套，在人操纵机器时就可能造成伤害。防护用品制造商应依据工人所希望达到的特定的防护目的，生产出不同规格的防护用品，以提供相应的防护。

4. 适当的防护用品保养和维修费用原则

工厂企业应根据成本效益的原则选择适当保养和维修费用的防护用品，在达到最大保护效果的前提下，减少成本的支出。

5. 培训与教育原则

防护用品的作用是使劳动者与工作环境中的有害因素隔离，而不是隔离环境中的危害源，使用防护用品过程中需对使用者进行全面教育和培训，以保证使用者能正确使用。经比较，控制危害源的防护设施（如局部排气通风设施）可以没有工人的直接参与就能有效地运行，而个人防护用品则必须需要使用防护用品的劳动者和提供防护用品的管理人员全部参与和投入，才能达到最好的效果。

第四节　化学中毒事故应急救援的个体防护

随着工业化进程的加快，危险化学品重大危险源和事故隐患急剧增加，化学事故尤其是化学中毒事故呈上升趋势，因此有效快速的化学事故应急救援工作已成为全社会的责任。化学事故应急救援与其他事故救援不同，处于危险源中心区的应急救援人员有可能由于个体防护不当引起中毒而危及生命，这类二次伤亡事故近年来国内并不鲜见，因此，应急救援人员的个体防护必须引起高度重视。

由于缺乏个体防护或个体防护不当致使应急救援人员受到伤害主要有以下几种情况：①进入封闭/半封闭性空间，如深井、储罐、船舱作业，吸入窒息性或有毒气体导致单纯性缺氧窒息或中毒。②进入火灾爆炸事故中心，突遇喷溅、二次或连锁爆炸，被火焰、爆炸物、冲击波或有毒气体伤害。③进入火灾现场，由于建（构）筑物坍塌而被砸中、掩埋。④进入疫区或救治病员，被病毒感染。⑤进入重大环境污染现场，遭受强辐射、放射物沾染或危险化学品侵蚀等。

应急救援人员在救援时应注重个体防护，只有保护好自己，才能更好地救援别人。因此，做好应急救援的个体防护，对开展好应急救援工作具有特别重要的意义。

一、个体防护分级

在化学事故应急救援作业中，进入各控制区人员的个体防护需要分级，救援人员须按照分级要求正确佩戴个体防护用品。

1. A级个体防护

A级个体防护适用于热区侦检、堵源、排险等工作，以及进入化学中毒事故中心地带，事故产生窒息性或刺激性气体毒物并达到立即威胁生命和健康的浓度（immediately dangerous to life or health concentrations，IDLH）区域的事故救援人员。在毒源不明的事故现场进行救援时，同样须进行A级个体防护。适应防护对象包括：在应急救援时可能会遇到高蒸气压、可经皮肤吸收的气体和液体、可致癌或高毒化学物、未知化学物（纯品或混合物），浓度达到IDLH；极有可能发生高浓度液体泼溅、接触、浸润和蒸气暴露的情况；缺氧等情况。上述情况下的救援工作，必须佩戴A级个体防护装备。

A 级个体防护装备包括：

（1）正压式全面罩空气呼吸器 应根据容量、使用者的肺活量、活动情况等确定气瓶使用时间。

（2）防护服 全封闭气密化学防护服，为气密系统，防各类化学液体、气体渗透。

（3）防护手套 抗化学腐蚀防护手套。

（4）防护靴 抗化学腐蚀防护靴。

（5）安全帽 保护头部安全。

A 级个体防护装备具体见图 6-1。

2. B 级个体防护

B 级个体防护可适用于热/暖区侦检、堵源、排险等工作，以及进入事故产生不挥发的有毒固体或液体区域，该事故区域对生命及健康的危害小于 A 级的事故救援人员。适应防护对象为已确知的气态毒性化学物质，能经呼吸道危害，浓度可达到 IDLH，以及缺氧等情况。在有毒气体对皮肤危害不严重时仅提供呼吸保护。

B 级个体防护装备包括：

（1）正压式全面罩空气呼吸器 根据容量、使用者的肺活量、活动情况等确定防护时间。

（2）防护服 头罩式化学防护服，非气密性，防化学液体渗透。

（3）防护手套 抗化学腐蚀防护手套。

（4）防护靴 抗化学腐蚀防护靴。

（5）安全帽 保护头部安全。

B 级个体防护装备具体见图 6-2。

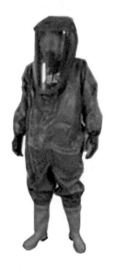

图 6-1 A 级个体防护装备

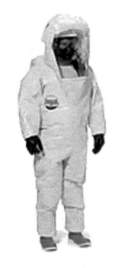

图 6-2 B 级个体防护装备

3. C 级个体防护

C 级个体防护适用于低浓度污染环境或现场支持作业区域（冷区），以及进入该区域治疗已脱离化学中毒事故中心现场的伤患者的救援人员，伤患者所污染的毒物不足以对他人造成威胁。适应防护对象包括：非皮肤吸收毒物、毒物种类和浓度已知、浓度低于 IDLH、不缺氧的情况。

C 级个体防护装备包括：

（1）空气过滤式呼吸防护用品　正压或负压系统，选择性空气过滤，适合特定的防护对象和危害等级，防护水平与毒物浓度应相适应。

（2）防护服　隔离颗粒物、少量液体喷溅。

（3）防护手套　抗化学物，防化学液体渗透。

（4）防护靴　抗化学物，防化学液体渗透。

C 级个体防护装备具体见图 6-3。

4. D 级个体防护

适应的防护对象为现场冷区或洗消线外的救援作业人员。D 级个体防护装备包括衣裤相连的工作服或其他普通工作服、靴子及手套。D 级个体防护装备具体见图 6-4。

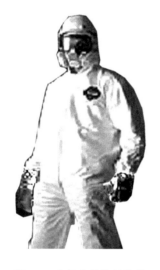

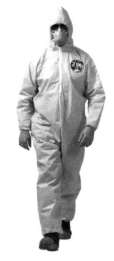

图 6-3　C 级个体防护装备　　　　　　　　图 6-4　D 级个体防护装备

二、个体防护用品

个体防护用品是救援人员保护自身安全的基本装备，是减轻或保证人体免受伤害的物质手段。

1. 防护服、防护眼面罩、防护手套、防护鞋靴等防护用品

（1）防护服　防护服由上衣、裤子、帽子等组成，设计成适宜的尺寸和形状，设计尺寸和形状以及组合方式以有效阻断有害物侵入为准，可以是连身式结构，也可是分体式结构。防护服的结构应合理，便于穿脱，结合部位应严密。

化学物泄漏和中毒现场处置中，防护服的作用是为现场工作人员避免接触到现场有害化学物和空气中存在的有害气体、尘埃、烟、雾等提供阻隔防护作用。根据毒源类型和环境状况，化学事故现场会分成热区、温区和冷区，每个区域所需要的防护服是不同的，一个区域内使用的防护服不能够在其他区域使用。

防护服的选用要依据泄漏物的种类、存在的方式、环境条件及浓度等综合考虑。对具有腐蚀性气态物质（蒸气、粉尘、烟雾等）存在的现场，防护服要具有耐腐蚀性、高隔离效率、一定的防水性和衣裤连体，袖口、裤脚有较好的密合性等；对于非蒸发性的固态或液态化学物，仅需要具有一定隔离效率的防护服即可。防护服的选用可参照生产厂家产品说明书中的各技术参数和应用范围。

（2）防护眼面罩　眼面防护用具都具有防高速粒子冲击和撞击的功能，并根据其他不同需要，分别具有防液体喷溅、防有害光（强的可见光、红外线、紫外线、激光等）、防尘等功效。针对具有刺激性和腐蚀性气体、蒸气的环境，建议选择全面罩，因为眼罩并不能做到气密，如果事故现场需要使用气割等能够产生有害光的设备，应配备相应功能的防护眼镜或面罩。

全面型呼吸防护器对眼睛具有一定保护作用。眼罩对放射性尘埃及空气传播病原体也有一定的隔绝作用。

（3）防护手套　防护手套的种类繁多，除可抗化学物外，还有防切割、电绝缘、防水、防寒、防热辐射、耐火阻燃等功能。需要说明的是，一般的防酸碱手套与抗化学物的防护手套并非等同，因为化学物针对不同手套材质具有不同的渗透能力，所以需要时应根据实际的化学毒物选择具有防该类化学物渗透作用的防护手套。

依据防护手套的特性，参考可能的接触机会，考虑化学品的存在状态（气态、液体）和浓度来选择适当的手套，以确定该手套能抵御该浓度。如由天然橡胶制造的手套可应付一般低浓度的无机酸，但不能抵御浓硝酸和浓硫酸，另外，橡胶手套还对病原微生物、放射性尘埃有良好的阻断作用。

（4）防护鞋靴　和防护手套类似，防护鞋靴的防护功能也多种多样，包括防砸、防穿刺、防水、抗化学物、绝缘、抗静电、抗高温、防寒、防滑等。

防护鞋靴要对酸碱和腐蚀性物质有一定的抵御性，表面不应有能够积存尘埃的皱褶，以免积存尘埃。

2. 呼吸防护用品

（1）呼吸防护用品的分类　呼吸防护用品分为过滤式（空气净化式）和隔绝式（供气式）两种类型。

① 过滤式呼吸器　过滤式呼吸防护用品把吸入的环境空气，通过净化部件的吸附、吸收、催化或过滤等作用，除去其中有害物质后作为气源，供使用者呼吸用，分为自吸过滤式呼吸器（图 6-5）和送风过滤式呼吸器（图 6-6）两类。

自吸过滤式呼吸器靠佩戴者呼吸克服部件阻力，主要由头带、过滤元件和面罩三部分构成。

a. 按面罩分类

ⅰ. 半面罩　能罩住口、鼻，或口、鼻和下颌的密合型面罩。

ⅱ. 全面罩　能罩住眼、鼻和口，与头面部紧密密合的密合型面罩。

b. 按过滤元件是否可更换分类

ⅰ. 随弃式　如果过滤元件与面罩之间不可拆卸，过滤元件及其他部件失效后需整体废弃，称为随弃式，只适用于半面罩。

ⅱ. 可更换式　使用可更换的过滤元件，此外，呼吸气阀、头带等其他部件也允许更换。

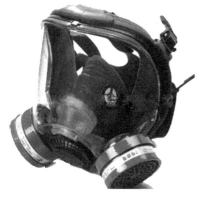
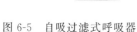

图 6-5　自吸过滤式呼吸器

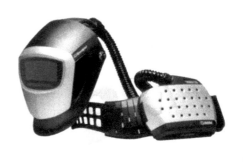

图 6-6　送风过滤式呼吸器

c. 按防护对象分类　防颗粒物（或称防尘）、防有毒气体或蒸气、颗粒物与毒气或蒸气综合防护。

d. 按照动力源分类　机械动力送风和电动送风。

e. 按照头面部送气导入装置的种类分类

ⅰ. 密合型面罩　包括半面罩和全面罩。

ⅱ. 开放型面罩　只罩住使用者的眼、鼻和口，与脸形成部分密合，也称配合面罩或头罩。

ⅲ. 送风头罩　能完全罩住头、眼、鼻和口直至颈部，也可罩住部分肩部或与防护服联用。

f. 按面罩内压力模式分　正压式和负压式。

② 隔绝式呼吸器　将使用者呼吸器官与有害空气环境隔绝，靠本身携带的气源（携气式或称自给式隔绝式呼吸器，具体见图 6-7）或导气管（长管供气式隔绝式呼吸器，具体见图 6-8），引入作业环境以外的洁净空气供呼吸。以下是这类呼吸器的主要分类方法：

a. 按照面罩内压力模式分类　正压式和负压式。

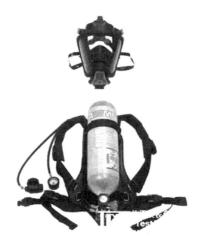

图 6-7　自给式隔绝式呼吸器

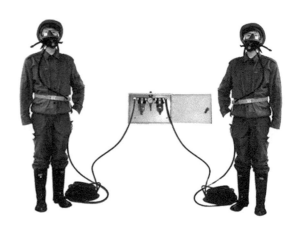

图 6-8　长管供气式隔绝式呼吸器

b. 按照供气气流分类　连续供气式（只适用于长管供气式系统）、压力需求式。

应急救援作业中 A 级和 B 级呼吸防护都选择正压式全面罩空气呼吸器，一般不会选择长管供气式隔绝式呼吸器。

逃生型呼吸防护用品是只用于在紧急情况下从有害环境逃生的呼吸防护用品，可分为过滤式和供气式。

（2）呼吸防护用品的适用性　呼吸防护用品的使用环境分两类：第一类是 IDLH 环境，IDLH 环境会导致人立即死亡，或丧失逃生能力，或导致永久健康伤害；第二类是非 IDLH 环境。IDLH 环境包括以下几种情况：

① 空气污染物种类和浓度未知的环境。

② 缺氧或缺氧危险环境。

③ 有害物浓度达到 IDLH 浓度的环境。

有害物的 IDLH 浓度并非职业接触限值，而是《呼吸防护用品的选择、使用与维护》（GB/T 18664）标准附录 B 中提供的 317 物质的 IDLH 浓度，使用时必须参考此标准或参考美国国家职业安全卫生委员会（NIOSH）的化学品 IDLH 清单。对应于所有应急响应的现场 A 级、B 级个人防护分级，《呼吸防护用品的选择、使用与维护》规定，IDLH 环境应使用正压式全面罩空气呼吸器。

C 级个人防护所对应的危害类别为非 IDLH 环境，允许使用过滤式呼吸器。选择过滤式呼吸器时必须确知有害物种类和浓度，有害物浓度不得达到 IDLH 浓度，而且不能缺氧。各类过滤式呼吸器的防护等级也各不相同，《呼吸防护用品的选择、使用与维护》对各类呼吸器规定了指定防护因数（assigned protection factor，APF）。

APF 的概念是在呼吸器功能正常、面罩与使用者脸部密合的情况下，预计能够将面罩外有害物浓度降低的倍数，如自吸过滤式呼吸器全面罩一般适用于有害物浓度不超过 100 倍职业接触限值的环境。安全选择的原则是，选择 APF 大于危害因数的呼吸器。危害因数用于评价现场有害物浓度水平，危害因数＝现场有害物浓度/该有害物安全接触限值浓度。危害因数＞1 说明存在呼吸危害，APF＞危害因数说明使用者实际接触的有害物浓度低于安全接触限值，属于安全水平。

几种主要呼吸器 APF 如下：

① 半面罩　APF＝10。

② 全面罩　APF＝100。

③ 负压式电动送风呼吸防护器（powered air purifying respirator，PAPR）半面罩 APF＝10。

④ 负压式 PAPR 全面罩　APF＝100。

⑤ 正压式 PAPR 全面罩　APF＝1000。

⑥ 正压式 PAPR 半面罩　APF＝50。

对过滤式呼吸器，要根据现场有害物的种类、特性、浓度选择面罩种类及适当的过滤元件。当有害物质不明或不具有警示性或警示性很差，以及没有适合的过滤元件时，就不能选择过滤式呼吸器。

呼吸防护用品的有效性主要体现在两个方面：提供洁净呼吸空气的能力，隔绝面罩内洁净空气和面罩外部污染空气的能力，后者依靠防护面罩与使用者面部的密合性。判断密合性的有效方法是适合性检验，《呼吸防护用品的选择、使用与维护》附录 E 中介绍了多种适合性检验的方法。每种适合性检验都有适用性和局限性，一般定性的适合性检验只能适合半面罩，或防护有害物浓度不超过 10 倍接触限值的环境，定量适合性检验适合各类面罩。由于不需要密合，开放型面罩或送风头罩的使用不需要做适合性检验。

适合性检验不是检验呼吸防护面具的性能，而是检验面罩与每个具体使用者面部的密合性。一般在呼吸防护面罩的检验认证过程中，依据标准对面罩进行有关密合性的检验。在选择面罩时，首先可以根据每款面罩提供的型号，根据脸形大小进行粗略选择，然后再借助适合性检验确认密合性。

（3）呼吸防护用品的使用范围

① 过滤式　按过滤元件的作用方式分为过滤式防尘呼吸器和过滤式防毒呼吸器。过滤式防尘呼吸器主要用于隔断各种直径的粒子，通常称为防尘口罩和防尘面具；过滤式防毒呼吸器主要用以防止有毒气体、蒸气、烟雾等经呼吸道吸入产生危害，通常称为防毒口罩和防毒面具。

化学过滤元件一般分滤毒罐和滤盒两类，分单纯过滤某些有机蒸气类、防酸性气体类（如二氧化硫、氯气、氯化氢、硫化氢、二氧化氮、氟化氢等）、防碱性气体类（如氨气）、防特殊化学气体或蒸气类（如甲醛、汞），或各类型气体的综合防护。有些滤毒元件同时配备了颗粒物过滤元件，有些允许另外安装颗粒物过滤元件。所有颗粒物过滤元件都必须位于防毒元件的进气方向。分为自吸式和送风式两类，目前大多数使用的是自吸式防毒呼吸器。

过滤式呼吸器只能在不缺氧的环境（即环境空气中氧的含量不低于 18%）和低浓度毒物污染环境使用，一般不用于罐、槽等密闭狭小容器中作业人员的防护。

② 供气式　供气式呼吸器能使佩戴者的呼吸器官与污染环境隔离，由呼吸器自身供气（空气或氧气），或从清洁环境中引入空气维持人体的正常呼吸。可在缺氧、尘毒严重污染、情况不明、有生命危险的作业场所使用，一般不受环境条件限制。按供气形式分为供气式和携气式两类。携气式呼吸器自备气源，属携带型，根据气源的不同又分为氧气呼吸器、空气呼吸器和化学氧呼吸器；供气式只适用于定岗作业和流动范围小的作业。

（4）呼吸防护用品使用的注意事项与维护　任何呼吸防护用品的功能都有其局限性。

① 使用前应仔细阅读产品说明，并严格按要求使用。对于比较复杂的呼吸防护装备，使用前应先培训，如使用逃生型呼吸器，应接受正确佩戴方法和注意事项指导；使用携气式呼吸器，应进行专门的培训。

② 不允许单独使用逃生型呼吸器进入有害环境，只允许从中离开。当使用中感到有异味，以及有咳嗽、刺激、恶心等不适症状时，应立即离开有害环境，并检查呼吸防护装备，确定并排除故障后方可重新进入有害环境；若无故障存在，应更换失效的过滤元件。不要将不同品牌的呼吸防护用品的部件拼装或组合使用。若条件允许，可匹配合适的通信用具，或事先约定通俗的联络手语，以防止出现意外情况。

③ 在缺氧危险作业中使用呼吸防护用品应符合《缺氧危险作业安全规程》（GB 8958）的规定。

④ 在低温环境下的呼吸防护用品：全面罩镜片应具有防雾或防霜的能力。供气式呼吸器或携气式呼吸器使用的压缩空气或氧气应干燥。使用携气式呼吸器应了解低温环境下的操作注意事项。

⑤ 过滤式呼吸防护器的使用注意事项：

a. 防尘过滤元件的更换　防尘过滤元件的使用寿命受颗粒物浓度、使用者呼吸频率、过滤元件规格及环境条件的影响。颗粒物在过滤元件上的积聚会增加呼吸的阻力，以致不能使用。当发生下述情况时，应更换过滤元件：感觉呼吸阻力显著增加时或有严重的憋气感；使用电动送风过滤式防尘呼吸器，当电池电量不足、送风量低于规定的最低限值时；使用手动送风过滤式防尘呼吸器的人感觉送风阻力明显增加时。

b. 防毒过滤元件的更换　防毒过滤元件的使用寿命受空气污染物种类及其浓度、使用者呼吸频率、环境温度和湿度条件等因素的影响。一般按照下述方法确定防毒过滤元件的更换时间：当使用者感觉到空气污染物味道或刺激性时，应立即更换；对于常规作业，建议根据经验、实验数据或其他客观方法，确定过滤元件更换时间表，定期更换；普通有机气体过滤元件对低沸点有机化合物的使用寿命通常会缩短，每次使用后应及时更换；对于其他有机化合物的防护，若两次使用时间相隔数日或数周，重新使用时也应考虑更换。

⑥ 供气式呼吸防护器的使用注意事项：使用前应检查供气源的质量、气源不应缺氧，空气污染物浓度不应超过国家有关的职业卫生标准或有关的供气空气质量标准。供气管接头不允许与作业场所其他气体导管接头通用。应避免供气管与作业现场其他移动物体相互干扰，不允许碾压供气管。

⑦ 呼吸防护用品的维护：

a. 按照呼吸防护用品使用说明书中有关内容和要求，由受过培训的人员实施检查和维护。

b. 定期检查和维护呼吸防护用品。

c. 对携气式呼吸器，使用后应立即更换完的或部分使用的气瓶或呼吸气体发生器，并更换其他过滤部件。更换气瓶时不允许将空气瓶与氧气瓶互换。

d. 按国家有关规定，由具有相应压力容器检测资格的机构定期检测空气瓶或氧气瓶。

e. 使用专用润滑剂润滑高压空气或氧气设备。

f. 使用者不得自行重新装填过滤式呼吸防护用品的滤毒罐或滤毒盒内的吸附过滤材料，也不得采取任何方法自行延长已经失效的过滤元件的使用寿命。

⑧ 呼吸防护用品的清洗与消毒：呼吸防护用品应定期清洗和消毒。对可更换过滤元件的过滤式呼吸防护用品，清洗前应将过滤元件取下。清洗面罩时，应按使用说明书要求拆卸有关部件，使用软毛刷在温水中清洗，或在温水中加适量中性洗涤剂清洗。若需使用广谱清洗剂消毒，应选择可以预防特殊病菌传播的消毒剂。

⑨ 呼吸防护用品的储存：呼吸防护用品应储存在清洁、干燥、无油污、无阳光直射和无腐蚀性气体的地方。若呼吸防护用品不经常使用，应将呼吸防护用品放入密封袋内储存。储存时应避免面罩变形，防毒过滤元件不应敞口储存。所有紧急情况和救援使用的呼吸防护用品应保持待用状态，并置于管理、取用方便的地点，不得随意变更。

三、个体防护用品的配备

发生化学事故时，应急响应由多个部门协调实施。首先进入现场的抢险人员一般是消防队员或专业救援人员。在火灾的情况下，消防队员常规使用的"切断火源"或"隔绝火源"的装备是为了防火及增加热阻抗。在其他有害气体、液体泄漏中或化学性火灾中，还需要采取措施控制泄漏量、堵塞泄漏口等，所以消防机构除应装备一定量的呼吸性防护用品外，还应为专门处置化学事故的特勤队伍配备全身性的防护装备（A级、B级个体防护），以便能在现场以最快的速度进入事故中心区域完成救援伤者和控制危险源的任务。

公安、环保、卫生等相关部门一般在温区外或冷区执行救援任务，要配备一定量的个体防护装备（以 C 级个体防护为主），配备部分 A 级、B 级个体防护以备需要现场调查采样时使用。防护效果维持的时间与个人的适应情况、活动水平、毒物的浓度及暴露途径有关。

在现场实施院前急救人员需要配备 C 级个体防护装备。对于救治已经脱离污染受害人的急救人员，在其受害人所携带的毒物量不足以对其造成威胁的情况下，也需达到 C 级防护标准。

各级医院急诊科或门诊不仅接收在现场已经除去污染的患者，也接收没有经过去污染处理自行就诊的患者，所以，医院急诊科要有专门的空间对可疑污染的患者进行洗消，同时，也要配备少量 B 级防护用品。

需要注意的是，C 级防护所用面具的过滤元件是需要定期更新的，超过时限则不能起到有效的保护作用。过滤元件的防护时间与毒物的种类、浓度、使用者的活动情况等有关。对应用于突发事件应急响应作业中的呼吸防护用品，为保证发挥最大防护性能，过滤元件一般为一次性使用的。

化学中毒事故应急救援预案中，配备个人防护用品只是其中一个部分，防护用品的管理、使用防护用品人员的培训同样是预案中重要组成部分。个人防护用品只有在正确使用和维护的基础上，才能充分发挥防护作用。配备防护用品后，组织所有使用者接受产品使用、维护保养、选择方法、防护功能和使用限制等内容的培训，做到正确和熟练使用。另外，配备个人防护用品的机构，应建立起选择、购买、人员筛选、人员配备、使用培训、维护、洗消、废弃的管理制度，必要时，建立专门应急装备储存库和台账，专人管理，常备不懈，保证应急救援响应时安全有效使用。

第五节　职业病危害防护实践

一、防尘

1. 案例名称

某科技有限公司粉体车间粉尘危害防护设施改造项目。

2. 案例概况

某科技有限公司粉体车间位于某市高新区，共有 4 条生产线，主要生产水泥用外加剂，产能为 $1 \times 10^4 t/a$。车间现有职工 14 人，各岗位均为常日班，每天 8h 工作制。生产工艺主要是将多种粉体原料投入搅拌机，搅拌机内有直排式振动筛，将经过搅拌的原料振动到搅拌机底部储料罐，检验合格后出料、包装。

职业病危害因素情况：粉体车间内的职业病危害因素较多，主要存在于投料操作、搅拌过程、出料操作、封袋操作和叉车行驶等过程。投料操作时，加料工人使用刀具划开原料袋，将原料从加料口倒入，在投倒原料的过程中会飞散出原料粉尘，形成沉降尘。搅拌完成后，投料工需要打开阀门将混合好的物料打入储料罐中，由于没有防控管路，物料下落到储料罐时，空气受挤压会带动粉尘通过设备缝隙飞散出来。在出料操作时，操作工将包装袋固定在出料口接收搅拌混合物的物料，物料在下落过程中会扬起粉尘。

3. 原有防护设施存在的问题

由于粉体车间除尘设施老化，车间粉尘情况严重，通风管道集尘严重，除尘口风量不足，加料口密封性较差，投料时粉尘较大，从搅拌机往储料罐放料时，储料罐内空气受挤压形成正压，造成下料速度慢，粉尘随空气在设备缝隙中逸出，各岗位的粉尘存在不同程度的超标。

4. 粉尘防护设施改造

针对粉体车间现有的职业病危害防护设施存在的问题，从提高除尘效率和减少粉尘源两方面入手。

（1）提高除尘效率的途径

① 要在有限的范围内增大过滤器吸附的粉尘。

② 要能及时清除过滤器吸附的粉尘。

③ 要确保管道畅通，确保除尘口的风量和风压。

（2）减少粉尘源的主要途径

① 要提高加料口和出料口的密封性。

② 从搅拌机往储料罐放料时要避免形成正压逸尘。

改造方案如下：

① 改变除尘方式，按除尘过滤设备尺寸将原有过滤器安装位置改造，将1.7m长布袋式过滤器改造为1m长筒式过滤器，长筒式过滤器材质为聚氨酯纤维，过滤面积大、体积小。在原有设备尺寸内同时安装96根滤筒，滤筒结构力量强，适用于压缩空气反吹。

② 将反吹控制系统改造为PLC可编程控制器控制，每支滤筒上部装有反吹电磁阀门，在通风主机运行时，反吹系统每分钟可对一根滤筒进行反吹。所有滤筒的反吹依次进行，实现了脉冲反吹精准控制。

③ 对加料口进行改造，四面安装金属除尘罩，操作面采用PVC帘加可开启滑道门，除尘罩与通风管道软连接，加料时打开滑道门掀开PVC帘，在除尘罩内破袋倒料，加料结束后关闭滑道门，保证加料时的密封性，防止产生二次粉尘源。

5. 个人防护用品

为接触粉尘劳动者配备了防护服、防尘口罩、手套、帽子、工作鞋（靴）等防护用品，见表6-1。

表6-1 防尘个人防护用品一览表

个人防护用品	样式图	说明
防护服		隔离外界的污染物质,具有一定的排汗、透气、散热功能
防尘口罩		滤除空气中的粉尘等颗粒状物

个人防护用品	样式图	说明
手套		预防锋利的工具、转动的部件、接触具有腐蚀性的化学品、高温/低温的物体，以及带电作业防护
帽子		预防物体打击造成头部的伤害
工作鞋（靴）		预防酸碱或重物对足部的伤害

6. 管理措施

设置了岗位职业安全健康操作规范、粉尘职业危害告知牌、警示标识和中文警示说明，建立健全了职业健康管理相关制度，对接触粉尘劳动者开展血常规、尿常规、心电图、胸片和肺功能检测，加强从业人员的卫生管理。

二、防毒

1. 案例名称

某回收铅冶炼厂职业危害防护设施改造项目。

2. 案例概况

某回收铅冶炼厂生产规模为 2×10^4 t/a 再生铅生产线，职工总人数为 34 人，从业人员27 人，生产管理人员 2 人，后勤管理服务人员 5 人，职业病危害严重。生产线所用原料为废氧化铅渣、铅泥、脱硫铅膏、废旧电瓶极板等。辅料为焦炭、铁屑、锑、锡、硒等，燃料为煤炭，产品为 2×10^4 t/a 合金铅锭。

生产工艺流程：将分选后的废铅（废氧化铅渣、铅泥、脱硫铅膏和废旧电瓶极板）置入粗炼炉内，加入一定比例的铁屑和焦炭，其中焦炭作为还原剂，铁屑熔化成为铁水作为隔离层，将熔铅（下层）和炉渣（上层）有效分离，同时又可覆盖熔铅，减少铅烟、铅尘的产生量。熔炼完成后从接铅口将铅水倒入模锭内，自然冷却后即制成粗铅。将粗铅加入精炼密闭炉，经精炼除去杂质，再加入锑、锡、硒等制成合金铅，将铅水倒入模锭内，自然冷却后即制成精铅。粗炼炉和精炼炉均设置密闭排风罩，经引风机抽风送入除尘室，经布袋除尘、脱硫后排放。

3. 原有防护设施存在的问题

厂房为通用厂房，废铅渣和废旧电瓶极板均堆放于厂房北侧角落，靠近粗炼炉约 3m，无任何隔离措施。粗炼炉顶排风罩上的抽风管道直径约 30m，由于场地限制管道连接处夹角约为 45°，且已受腐蚀出现破洞。引风机排风量为 800m³/h。除尘房内安装 250 个滤袋，未定期对滤袋进行清理，接铅口和接渣口未设置任何密闭抽风装置。

4. 铅尘、铅烟防护设施改造

对废铅渣、铅泥和铅膏进行砌墙隔离密闭处理，废旧电瓶极板置于另一个单独操作间进行打孔回收酸处理。粗炼炉顶排风罩上更换新的直径约 50m 的抽风管道，管道连接处夹角约为 80°，引风机排风量为 2500m³/h。除尘房内安装 250 个滤袋，定期对滤袋进行清理。由于增加了引风机的排风量，扩大了管道的直径，接铅口和接渣口补充设置了密闭抽风装置，作业场所铅浓度明显降低。

5. 个人防护用品

为企业员工发放了防毒口罩、防尘口罩、酸碱手套、工作鞋（靴）、护目镜等，见表 6-2。

表 6-2　防毒个人防护用品一览表

个人防护用品	样式图	说明
防毒口罩		滤除有毒有害蒸气和气体
防尘口罩		滤除空气中的粉尘等颗粒状物
酸碱手套		防护锋利的工具、转动的部件、接触具有腐蚀性的化学品、高温/低温的物体、微生物侵害，以及带电作业防护等
工作鞋（靴）		预防酸碱或重物对足部的伤害
护目镜		防御有刺激或腐蚀性的溶液对眼睛的化学损伤

6. 职业卫生管理制度

在每一个岗位设置了岗位职业安全健康操作规程，设置了铅尘（烟）、粉尘、噪声、硫酸的职业病危害告知牌、警示标识和中文警示说明，铅作业场所红色区域警示线等。建立健全了职业健康管理相关制度，对接触铅的劳动者开展血常规、尿常规、血清 ALT 检测，并加强对制度的落实和管理，加强从业人员的个人卫生管理。

三、防暑降温

1. 案例名称

某金属有限公司铝熔炼车间防暑降温措施。

2. 案例概况

该公司产铝锭 4000t/a，熔炼车间有 45t 铝冶炼炉系统 6 套、15t 铝冶炼炉系统 2 套。每套铝冶炼炉系统包括熔炼炉和调质炉各 1 座。熔炼炉熔炼温度 620～630℃，熔炼时间约 9h；调质炉调质温度保持炉膛温度在 660～710℃，持续月 5～6h。

3. 防暑降温措施

（1）总体布局　平面布置上，熔炼车间与其他车间以及辅助用房等分开布置，并至少相隔 10m 以上的距离，车间纵轴与当地夏季主导风向垂直设计。车间内熔炼炉和调质炉均靠近车间中间布置，每套铝冶炼炉系统至少隔开 10m 以上的距离。

（2）建筑设计　厂房为单层厂房，每套铝冶炼系统上方设置天窗。天窗总排气口面积大于所有进风门、窗的面积之和。厂房侧窗下缘距离地面 1.1m，厂房侧窗上方设置雨篷，见图 6-9。

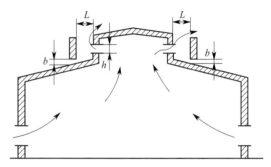

图 6-9　挡风天窗示意图

L—天窗侧板距天窗上屋面板的距离；h—洞口高度；
b—天窗侧板距天窗下屋面板的距离

（3）工艺选择　熔炼过程选用自动控制系统，远离冶炼炉系统的车间上风向布置冶炼炉控制室，工人在有空调的控制室内操作，夏季工人巡检时，在高温危害点布置轴流风机。炉壁、炉门选用隔热材料进行隔热。

（4）个人防护用品　防热服、隔热面罩、手套、帽子、耐高温鞋（靴）等，见表 6-3。

表 6-3　防暑降温个人防护用品一览表

个人防护用品	样式图	说明
防热服		能阻燃、防热辐射等
隔热面罩		能阻燃、防热辐射等
手套		能阻燃、防热辐射等

续表

个人防护用品	样式图	说明
帽子		能阻燃、防热辐射等
耐高温鞋（靴）		能阻燃、防热辐射等

（5）管理措施 对高温作业工人供给合理饮料及补充营养；保证高温作业工人有充分的睡眠与休息；对高温作业工人进行就业前和入暑前的职业健康检查，对患有职业禁忌证的人员应予调离或不予录用。

四、防噪声

1. 案例名称

某大型煤气化（IGCC）发电厂空分系统噪声控制工程。

2. 案例概况

煤气化发电厂是将煤气化技术和高效的联合循环相结合的先进动力系统，融合了化工和电力两大行业技术特点。电厂系统主要包括空分、煤气化、合成气净化、燃气-蒸汽联合循环发电等主要系统。空分系统是煤气化系统的重要组成部分，系统运行时设备和管道产生强烈的噪声，严重影响工作人员的职业健康并造成环境噪声。此处主要介绍该电厂的空分系统噪声控制工程。空分系统由空压机、氮气压缩机、增压机冷却器及管道系统等组成，空气在空分系统中通过压缩、膨胀降温、蒸馏等过程被分离成合格的氧气和氮气，再被输送到煤气化炉。在空分厂房内 8m 平台安装 2 台空气压缩机，厂房地面 1 层有 1 台氮气压缩机，并有大量配套设备和相连接的管道。压缩机运行时，内部产生的高压力以及设备在运行时产生的冲击与振动，都会产生强烈的噪声。空分厂房的噪声实测数据见表 6-4。

表 6-4 空气系统噪声实测数据

设备/测点位置	A 计权声压级/dB(A)	NR 值
原料空气管道	107.3	105
三级疏水器	112.2	110
M1601 氮气压缩机	111.0	113
余略		

压缩机噪声频谱以中高频为主，噪声主要集中在 1000～4000Hz，峰值频率为 4000Hz。压缩机电机噪声也以中高频为主，噪声频率集中在 250～4000Hz，峰值频率为 1000Hz。管道噪声峰值频率也为 1000Hz。

空分系统还包含进气过滤系统、排气放空系统，其中的排气放空系统运行时，噪声声压级可达到 120dB(A)，并存在强烈的低频噪声。

3. 噪声控制设计与措施

空分系统噪声控制包括进气过滤、排气放空、管道隔声包扎、机房降噪、工人个体防护及其他管理措施等。

（1）进气过滤　压缩机进气空气过滤器位于机房外，进气管道与机房内的压缩机相连，压缩机强烈的噪声从管道向外传播。空压机的进气量标准状态下为 $25.3 \times 10^4 \, \text{m}^3/\text{h}$，进气压力 97kPa、进气温度为 26.5℃、转速为 4560r/min、功率为 20570kW。空气过滤器安装在空分厂房的北侧，与空分厂房相距约 3.8m，与东厂界相距 90m。空气过滤器类似于一个钢结构的构筑物，底层架空，二层和三层的下半部分是敞开的，上半部分是封闭的，内部填有过滤材料。室外的空气从下往上经过空气过滤器后通过管道进入空压机。空气过滤器地面处的噪声级在 $105 \sim 107 \text{dB(A)}$，楼梯三层处的噪声级高达 112dB(A)。空气过滤器是露天安装的，因此其噪声基本无遮挡地往外传播。由于空气过滤器上部的噪声较高，其传播影响的范围也更大。噪声控制设计在进气过滤器外设置大隔声间，将过滤器及相连管道整体罩在隔声间内，在隔声间上设置进风消声器，同时隔声间内部进行吸声处理，可同时满足降噪与低阻力通风的要求。

（2）排气放空　排气放空管排气量标准状态下为 $26 \times 10^4 \, \text{m}^3/\text{h}$，排气管道直径为 1.0m，排气时噪声强度可达到 120dB(A)，对邻近的办公楼及全厂区的影响严重。排气放空消声器采用"多级节流＋小孔喷注＋阻性"复合式，有效外形尺寸为 4000mm×4500mm，设计综合消声量达到 35dB(A) 以上，同时将噪声峰值移频至 1600Hz 以上，使得噪声更易衰减。

（3）管道与阀门降噪　空压机房内存在大量管道和阀门，管道内部通过的高压高速气流，会产生强烈刺耳的气流噪声，其噪声声压级可达 $102 \sim 107 \text{dB(A)}$。由于管道和阀门数量众多，室内噪声强度非常大。管道噪声控制采用阻尼隔声包扎的做法，即在原管道外采用阻燃阻尼隔声毡＋玻璃棉＋铝板的复合构造，可降低管道高频噪声 $15 \sim 20 \text{dB(A)}$，使空分车间内的噪声得到显著改善。

（4）厂房隔声与通风消声　空分厂房的墙体为 300mm 厚的普通混凝土小型空心砌块，其隔声量大于 45dB(A)，屋顶采用的是多层复合结构，因此厂房内的噪声主要是通过门、窗和屋顶通风器向外传播的，实测窗外的噪声级约达 96dB(A)。噪声控制设计要求空压机房所有的门窗都采用隔声窗，计权隔声量 Rw≥35dB(A)，降低噪声对外的传播。由于室内设备的散热量非常大，在厂房上设置多台轴流风机和风机排风消声器，通过机械通风确保室内散热，消声器的消声量≥30dB(A)。

（5）个人防护用品　为巡检工人配置防噪声耳塞或耳罩，详见表 6-5。

表 6-5　防噪声个人防护用品

个人防护用品	样式图	说明
耳塞		根据现场环境噪声强度选用合适降噪比的耳塞或耳罩或者二者的结合
耳罩		

（6）综合管理措施　开展上岗前工人职业健康检查，建立职工健康监护档案。车间内开展噪声日常监测和定期检测，发现问题及时整改等。

五、个体防护用品的选择

1. 案例名称

某玻璃制造有限公司个体防护用品选择。

2. 案例概况

某玻璃制造有限公司产液晶显示器玻璃基板原板 $10000000m^2/a$，工艺选用浮法生产液晶玻璃，主要工序包括配料、熔炉、澄清/均化、成型、退火、切割/包装等工序。其他公用工程和辅助工艺包括尾气脱硫脱硝、废水处理、电气室作业等。主要危害因素识别见表6-6。

表 6-6　该项目主要职业病危害项目识别

单元	工种/岗位	作业内容	职业病危害因素
配料	操作巡检工	称量	粉尘、噪声
		投料	粉尘、噪声
		混料	粉尘、噪声
熔炉	操作巡检工	熔解	高温、噪声、SO_2、NO_x、HCl、氟化物
		冷却	高温、噪声、SO_2、NO_x、HCl、氟化物
		澄清	高温、噪声、SO_2、NO_x、HCl、氟化物
		成型	高温、噪声、锡及其化合物
		退火	高温、噪声、SO_2
公用/辅助生产	废气处理(巡检)	脱硫	CO、CO_2、SO_2、SO_3、高温、噪声
		脱硝	CO、CO_2、NO_x、NH_3、N_2、高温、噪声
	巡检工	除酸	HCl、NaOH、噪声
	水处理	电气室作业	工频电场
	仓管	水处理	噪声
	仓管	碎玻璃仓库作业	玻璃粉尘、噪声
	仓管	原料仓库作业	白云石粉尘、氧化铝粉尘、噪声
	仓管	氨气仓库作业	NH_3
		制品、半成品仓库作业	噪声

3. 个体防护用品选择

根据不同岗位接触的危害因素种类，选择针对性的个体防护用品，具体见表6-7。

表 6-7　个体防护用品选择一览表

车间	工种/岗位	作业内容	职业病危害因素	个体防护用品配置	样式图
配料	操作巡检工	称量、投料、混料	粉尘、噪声	防尘口罩	
				防噪声耳塞或耳罩	

车间	工种/岗位	作业内容	职业病危害因素	个体防护用品配置	样式图
熔炉	操作巡检工	熔解、冷却、澄清、成型、退火	高温、噪声、SO_2、NO_x、HCl、氟化物、锡及其化合物	隔热防护服	
				防毒口罩	
				防噪声耳塞或耳罩	
公用/辅助生产	废气处理（巡检）	脱硫、脱硝、除酸	CO、CO_2、SO_2、SO_3、NH_3、HCl、NaOH、高温、噪声	防毒口罩	
				护目镜	
				防噪声耳塞或耳罩	
	巡检工	电气室作业	工频电场	绝缘鞋	
				绝缘手套	
	水处理	巡检	噪声	防噪声耳塞或耳罩	
		加药	粉尘	防尘口罩	

车间	工种/岗位	作业内容	职业病危害因素	个体防护用品配置	样式图	
公用/辅助生产	仓管	成品仓库作业	噪声	防噪声耳塞或耳罩		
		原料仓库作业	白云石粉尘、氧化铝粉尘、噪声	防尘口罩		
				防噪声耳塞或耳罩		
		化学品仓库作业	NH_3	防毒口罩		
		半成品仓库作业	噪声	防噪声耳塞或耳罩		

第七章
化学中毒事故医疗卫生应急救援

    化学中毒事故应急救援是指各类有害化学品由于各种原因造成或可能造成众多人员伤亡及其他较大社会危害时，为及时控制危险源、抢救受害人员、指导群众防护和组织撤离、消除危害后果而组织的救援活动。从医学应急角度而言，在救援活动中"救援"系现场急救，使受伤人员迅速安全地脱离事发地，及时将其送到医院救治，同时对现场污染源和空气进行快速检测，迅速查明原因，指导医疗救治和处置被污染的现场，尽可能地控制危害范围，以减轻危害伤亡程度。

第一节　化学中毒事故应急救援

一、化学中毒事故应急救援体系

    国外发达国家化学事故应急救援经历了三个阶段：第一阶段称作酝酿阶段，在 1976 年以前；第二阶段称作起步阶段，在 1976～1986 年，各国政府开始关注化学品的管理，颁布了一系列法令来加强对化学品的管理；第三阶段称作完善期，从 20 世纪 80 年代至今，这一期间由于国际上化学事故频发，尤其是 1984 年印度的博帕尔甲基异氰酸酯泄漏事故，引起各国的广泛重视。在各国政府、危险化学品生产商、运输商和经营商以及各类提供产品和信息服务的中介组织积极参与下，化学事故应急救援体系逐步完善。特别是 1988 年联合国环境规划署（UNEP）下的工业与环境办公室（IEO/1975，巴黎）和工业与环境规划活动中心（IE/PAC）制定了"地区应急事故的认识与防备计划"（awareness and preparedness for emergencies at local level，APELL），国内称之为"阿佩尔计划"。我国积极响应，由当时的化学工业部等部门在全国的重点城市和重点区域推行"阿佩尔计划"，建立以六大区域化学中毒救援中心为核心的化学事故应急救援体系。由于当时化学事故应急救援中心地区分布不平衡，数目也不够，其社会救援能力未能得到有效发挥。

    据原国家安全生产监督管理总局政务外网报道，2016 年全国危险化学品生产企业数量为 18208 家。不同的经济运行机制给化学品安全管理造成了复杂的局面，90 年代推行实施的"阿佩尔计划"由于体制改变及重经济轻安全等原因进展趋缓，且停滞不前。近年来，危险化学品安全生产状况虽持续好转，但形势依然严峻，重大事故时有发生。据统计，2006～2011 年全国共发生安全生产各类事故 2636639 起，死亡 540658 人；其中危险化学品事故 556 起，死亡 1007 人，分别占 0.021% 和 0.186%，尽管比例不是太大，但是造成的社会影响很大，且全国重特大化学事故发生频率呈逐年上升趋势。

为了遏制工作中安全生产事故的发生，我国相继于 2011 年修订了《突发公共卫生事件应急条例（国务院令第 376 号）》、2013 年修订了《危险化学品安全管理条例（国务院令第 645 号）》、2014 年修订了《安全生产法（主席令第 13 号）》、2018 年修订了《职业病防治法（主席令第 24 号）》等法律法规。2006 年 6 月 15 日国务院发布《国务院关于全面加强应急管理工作的意见》，提出"'十一五'期间，建成覆盖各地区、各行业、各单位的应急预案体系；健全分类管理、分级负责、条块结合、属地为主的应急管理体制，加强应急管理机构和应急救援队伍建设；构建统一指挥、反应灵敏、协调有序、运转高效的应急管理机制；完善应急管理法律法规，建设突发公共事件预警预报信息系统和专业化、社会化相结合的应急管理保障体系，形成政府主导、部门协调、军地结合、全社会共同参与的应急管理工作格局"的总体要求，并提出具体实施意见：

① 编制并实施突发公共事件应急体系建设规划。

② 健全应急管理法律法规。

③ 加强应急预案体系建设和管理。

④ 加强应急管理体制和机制建设。

⑤ 开展对各类突发公共事件风险隐患的普查和监控。

⑥ 促进各行业和领域安全防范措施的落实。

⑦ 加强突发公共事件的信息报告和预警工作。

⑧ 积极开展应急管理培训。

⑨ 推进国家应急平台体系建设。

⑩ 提高基层应急管理能力。

⑪ 加强应急救援队伍建设。

⑫ 加强各类应急资源的管理。

⑬ 全力做好应急处置和善后工作。

⑭ 加强评估和统计分析工作。

⑮ 加大对应急管理的资金投入力度。

⑯ 大力发展公共安全技术和产品。

⑰ 建立公共安全科技支撑体系。

⑱ 进一步加强对应急管理工作的领导。

⑲ 构建全社会共同参与的应急管理工作格局。

⑳ 大力宣传普及公共安全和应急防护知识。

㉑ 做好信息发布和舆论引导工作。

㉒ 开展国际交流与合作。

同年国务院颁发《国家突发公共事件应急预案》，规定由国家和地方制定突发公共事件总体应急预案和专项预案，企业依法制定单位应急预案组成全国应急预案体系，指导全国突发公共事件应对工作，目的是依法提高政府保障公共安全和处置突发公共事件的能力。原国家安全生产监督管理总局统筹化学事故应急救援管理职能，实行国家-区域-企业单位化学事故应急救援预案应急管理制度，从立法层面确立了我国在新时期下化学事故应急救援体系，成为政府和有关部门重视的社会性系统工程。2018 年 3 月，国家应急管理部挂牌成立，相关职能由原国家安全监管总局转隶至国家应急管理部。国家卫生健康委员会在中国疾病预防控制中心职业卫生与中毒控制所及相关省职业病防治院（所）建立起区域性的化学中毒医疗应急救援中心或化学中毒临床救治基地，初步形成覆盖全国、层次分明、有效响应的化学事故医学应急救援网络体系。但总体来说，目前我国化学品事故应急救援与处置效率尚有待进一步提高，有关化学品应急救援法律法规等规定比较笼统，相关处置预案针对性有待加强、操作性不够，化学品应急救援与处置应急体系运作存在一定缺陷，化学品应急救援与处置跨部门协作机制有待加强，相关应急救援资源配置不是很合理，应急救援资金补偿问题有待进一步研究。

二、化学中毒事故应急救援的基本任务与基本形式

化学中毒事故应急救援包括事故单位自救和对事故单位以及周围危害区域的社会救援。其中工程救援和医学救援是应急救援中最主要的两项基本救援任务。

1. 化学中毒事故应急救援的基本原则

化学中毒事故应急救援工作应在预防为主的前提下，贯彻"统一指挥，分级负责，区域为主，单位自救与社会救援相结合"原则。由于其涉及面广、专业性强，必须把各方面的力量组织起来，形成统一的救援指挥部，统一指挥救灾，其中包括应急、公安、消防、化工、自然环保、卫生、人社及民政等部门，密切配合，协同作战，迅速、有效地组织和实施应急救援。

2. 化学中毒事故应急救援的基本任务

（1）控制危险源　及时控制造成事故的危险源是应急救援工作的首要任务，只有尽快组织工程抢险队与事故单位技术人员一起及时控制危险源，防止事故的继续扩展，才能及时、有效地进行救援。

（2）抢救受害人员　此工作是应急救援的最重要任务之一，及时、有序、有效地实施现场急救与安全转送伤员是降低伤亡率、减少事故伤亡人员的关键。

（3）保护群众　组织群众撤离时，应组织群众采取各种措施进行自身防护和自救、互救，并向上风方向迅速撤离出危险区或可能受到危害的区域。

（4）做好现场洗消工作　现场洗消是消除危害后果的重要措施之一，主要是对事故外逸的有毒有害物质和可能对人和环境继续造成危害的物质进行清洗。

（5）查清事故发生的原因和性质　估算出事故的危害波及范围和危险程度以及人员伤亡情况。

3. 化学中毒事故应急救援的基本形式

化学中毒事故应急救援工作按事故波及范围及其危害程度，可采取三种不同的救援形式。

（1）事故单位自救　是化学事故应急救援最基本、最重要的救援形式，因为事故单位最

了解事故的现场情况，须全力组织自救，特别是尽快控制危险源。

（2）对事故单位的社会救援　主要是针对重大或灾害性化学事故。事故危害虽然发生于事故单位内，但危害程度较大或危害范围已经影响周围邻近地区，依靠本单位以及消防部门的力量不能控制事故或不能及时消除事故后果而组织的社会救援。

（3）对事故单位以外危害区域的社会救援　主要是对灾害性化学中毒事故而言，指事故危害超出本事故单位区域，其危害程度较大或事故危害跨区、县或需要各救援力量协同作战而组织的社会救援。

三、化学中毒事故应急救援的组织准备

应急救援的组织准备，主要是制定切实可行的区域防备应急预案制度，建立有效的运行机制，抓好组织机构、人员、装备三落实，规范管理，常备不懈。

1. 应急救援的组织机构

为做好化学中毒事故应急救援工作，国家建立以社会救援为主的化学中毒事故应急救援预案制度，由各级政府牵头成立化学事故应急救援指挥中心，并按区域组建起化学中毒事故应急救援队和救治中心，承担化学中毒事故应急救援工作。其设置与主要职责如下：

（1）应急救援指挥机构　平时应组织编制化学中毒事故应急救援预案；做好应急救援专家队伍和救援专业队伍的组织、训练与演练；开展对群众进行自救和互救知识的宣传和教育；会同有关部门做好应急救援的装备、器材物品、经费的管理和使用；在化学中毒事故应急救援行动中，组织和指挥化学中毒事故应急救援工作并对化学中毒事故进行调查，核发事故通报。

（2）应急救援专家委员会（组）　平时应做好调查与研究，当好领导参谋。在化学中毒事故应急救援行动中，对化学中毒事故危害进行评估预测，为救援的决策提供依据和方案。

（3）应急医疗救护队　平时应加强技术培训和急救准备，在事故发生后，尽快赶赴事故地点，设立现场医疗急救站，对伤员进行现场分类检伤和急救处理，并及时向后方医院转送。对救援人员进行医学监护，以及为现场救援指挥部提供医学咨询。

（4）应急救援专业队　在应急救援行动中，各救援队伍应在做好自身防护的基础上，快速实施救援。侦检队应尽快地测定出事故的危害区域，检测化学危险物品的性质及危害程度。工程救援队应尽快堵源，做好毒物的清消工作，并将伤员救出危险区域和组织群众撤离、疏散。

凡涉及化学危险物品的企业均应建立本单位的救援组织机构，明确救援执行部门和专用电话，制定救援协作网，疏通纵横关系，以提高应急救援行动中协同作战的效能，便于做好事故自救。

2. 应急救援工作网络

化学中毒事故应急救援工作涉及众多部门和多种救援队伍的协调配合，应建立行之有效的应急救援工作网络，包括事故救援的指挥网络平台、各级通信联系网络、毒物资料库或信息网，以及专家联络网。

3. 应急救援社会宣传与教育

做好化学事故应急救援的宣传与教育工作，让群众懂得发生事故时，如何做好自救与互

救工作，提高群众的防护意识和自救能力。在事故发生后向个体和社会大众提供心理辅导和心理健康教育，有着重要的现实意义。

四、化学中毒事故应急救援的组织实施

化学中毒事故应急救援通常按预案的要求组织实施。

1. 事故报警

事故报警的及时与准确是能够及时有效实施应急救援的关键。发生化学中毒事故的单位，除了积极组织自救外，必须及时将事故向有关部门报告。对于重大或灾害性的化学中毒事故，以及尚不能及时控制的化学中毒事故，应尽早争取社会救援，以便尽快控制事态的发展。

报警内容应包括：事故单位，事故发生的时间、地点，化学危险物名称和泄漏量，事故原因，事故性质（外逸、爆炸、燃烧）、危害程度，当时气象条件，对周边地区居民的分布情况，对救援的要求，以及报警人与联系电话等。

2. 实施救援基本程序

（1）接报　指接到执行救援的指示或要求救援的报告。接报是实施救援工作的第一步，对成功实施救援起到重要的作用。接报人一般应由承担救援任务的医疗机构总值班人员担任。接报人应做好以下几项工作：

① 问清报告人姓名、单位、部门和联系电话。

② 问明事故发生的时间、地点，以及事故单位、事故原因、主要毒物、事故性质（毒物外逸、爆炸、燃烧）、危害波及范围和程度、对救援的要求，同时做好电话记录。

③ 按救援程序，派出救援队伍。

④ 向上级有关部门报告。

⑤ 保持与急救队伍的联系，并视事故发展状况，必要时派出后续梯队予以增援。

（2）设点　指各医疗救援队伍进入事故现场，选择有利地形（地点）设置现场救援指挥部，设置急救医疗点。各救援点的位置选择关系到能否有序地开展救援和保护自身的安全。

医疗救援指挥部、医疗急救点的设置应考虑以下几项因素：

① 地点　应选在上风向的非污染区域，需注意不要远离事故现场，便于指挥和救援工作的实施。

② 位置　各救援队伍应尽可能在靠近现场救援指挥部的地方设点并随时保持与指挥部的联系。

③ 路段　应选择交通路口，利于救援人员或转送伤员的车辆通行。

④ 条件　指挥部、急救医疗点可设在室内或室外，但应便于救援人员行动或伤员的抢救，同时要尽可能利用原有通信、水和电等资源，有利于救援工作的实施。

⑤ 标志　指挥部、医疗急救点均应设置醒目的标志，方便救援人员和伤员识别。悬挂的旗帜应用轻质面料制作，以便救援人员随时掌握现场风向，医疗应急救援点一般以白底红十字旗为标志。

（3）报到　指挥各救援队伍进入救援现场后，向现场指挥部报到。其目的是接受任务，了解现场情况，便于统一实施救援工作。

（4）救援　进入现场的救援队伍要尽快按照各自的职责和任务开展工作。

① 现场救援指挥部　应尽快地开通通信网络；迅速查明事故原因和危害程度；制定救援方案；组织指挥救援行动。

② 侦检队　应快速检测化学危险物品的性质及危害程度，测定出事故的危害区域，提供有关数据。

③ 工程救援队　应尽快堵源；将伤员救离危险区域；协助做好群众的撤离和疏散工作；做好毒物的清消工作。

④ 现场急救医疗队　应尽快将伤员就地检伤分类，并及时按类急救和做好安全转送。同时应对救援人员进行医学监护，并为现场救援指挥部提供医学咨询。

（5）撤点　指应急救援工作结束后，离开现场或救援后的临时性转移。在救援行动中应随时注意气象和事故发展的变化，一旦发现所处的区域受到污染或将被污染时，应立即向安全区转移。在转移过程中应注意安全，保持与救援指挥部和各救援队的联系。救援工作结束后，各救援队撤离现场以前须取得现场救援指挥部的同意。撤离前要做好现场的清理工作，并注意安全。

（6）总结　每一次执行救援任务后都应做好救援小结，总结经验与教训，积累资料，为今后快速有效救援提供信息。

五、化学中毒事故应急救援的基本装备

化学中毒事故应急救援装备是开展应急救援工作必不可少的条件。为保证救援工作的有效实施，各救援部门都应制定救援装备的配备标准，原则是救援装备的配备应根据各自承担的救援任务和救援要求选配。选择装备要从实用性、功能性、耐用性和安全性，以及客观条件上配置。平时做好装备的保管工作，保证装备处于良好的使用状态，一旦发生化学事故就能立即投入应用。

化学中毒事故应急救援的基本救援装备可分为两大类：基本装备和专用救援装备。

（1）基本装备　一般指救援工作所需的通信装备、交通工具、照明装备和个人防护装备。

① 通信装备　通信装备是应急救援工作的重要工具之一。通信装备一般分为有线和无线两类。在救援工作中，常将无线和有线两套装置配合使用。

② 交通工具　交通工具是实施快速救援的可靠保证，在应急救援行动中常用飞机、汽车及火车等作为主要的运输工具。

③ 照明装置　化学中毒事故现场情况较为复杂，在实施救援时需有良好的照明装置，因此，需对救援队伍配备必要的照明工具，有利于救援工作的顺利进行。

④ 个人防护装备　在应急救援时，首先应有效地保护自己，才能取得救援工作的成效。个人防护装备可分为防毒面罩和防护服，常用正压式空气呼吸器，防护服应能防酸碱。

（2）专用救援装备　主要指各专业救援队伍所用的专用工具（物品）。

① 工程救援装备　除本着实用、耐用和安全的原则外，还应及时总结经验，自己动手研制一些简易可行的救援工具。一些简易可行的救援工具，往往会产生意想不到的较好效果。

② 侦检装备　应具有快速、准确的特点，多采用检测管和专用气体检测仪，优点是

快速、安全、操作容易、携带方便，缺点是具有一定的局限性。采用专用监测车，车上除配有取样器、监测仪器外，还装备了计算机处理系统，能及时对水源、空气、土壤等样品就地实行分析处理，及时检测出毒物和毒物的浓度，并计算出扩散范围等救援所需的各种数据。

③ 医疗急救器械和急救药品　其选配应根据需要有针对性地加以配置。世界卫生组织为对付灾害之后的卫生需要，编制了紧急卫生材料包标准，由两种药物清单（A 清单和 B 清单）以及一种临床设备清单（C 清单）组成，在紧急情况下使用。其中：A 清单包含 25 种简单药物，供辅助医务人员和受过极少训练的卫生人员对症治疗用；B 清单提供 31 种药物，供医生或高级卫生人员使用；C 清单是设备部分。紧急卫生材料包中还有一本使用说明书，现已被各国政府救援组织、捐助组织和民间救援组织所采纳。

六、化学中毒事故应急救援预案的编制

化学中毒事故应急救援预案是针对化学危险源而制定的一项应急反应计划。由于化学中毒事故应急救援工作不仅受到化学危险物品的性质、事故危害程度和危害范围等因素的影响，还与现场的气象、环境等多种因素密切相关，因此，救援工作必须要预有准备。特别是在平时要认真研制对策，预先制定在各种状态下的应急救援行动方案，一旦发生事故就能快速、有序、有效地实施救援。

1. 制定应急救援预案的目的

制定应急救援预案的目的是为了在发生化学事故时，能以最快的速度发挥最大的效能，有序地实施救援，达到尽快控制事态发展、降低事故造成的损失的目的。

2. 应急救援预案的基本要求

（1）科学性　化学中毒事故应急救援工作是一项科学性很强的工作，制定预案也必须以科学的态度，在全面调查研究的基础上，实行领导和专家相结合的方式，开展科学分析和论证，制定出严密、统一、完整的应急救援预案，使预案真正具有科学性。

（2）实用性　应急救援预案应符合当地的客观情况，具有适用性、实用性，便于操作，起到预有准备的效果。

（3）权威性　应急救援工作是一项紧急状态下的应急性工作，所制定的应急救援预案应明确救援工作的管理体系，救援行动的组织指挥权限和各级救援组织的职责、任务等一系列的行政性管理规定，保证救援工作的统一指挥。制定后的应急救援预案还应经上级部门批准后才能实施，保证预案具有一定的权威性和法律保障。

3. 制定应急救援预案的基本步骤

（1）调查研究　调查研究是制定应急救援预案的第一步。在制定预案之前，需对预案所涉及的区域进行全面调查。调查内容主要包括：化学危险物品的种类、数量、分布状况；当地的气象、地理、环境和人口分布特点；社会公用设施及救援能力与资源现状等。

（2）危险源评估　在制定预案之前，应组织有关领导和专业人员对化学危险源进行科学评估，以确定危险源目标，探讨救援对策，为制定预案提供科学依据。

（3）分析总结　对调查得来的各种资料，组织专人进行分类汇总，做好调查分析和总结，为制定预案做好资料准备。

（4）预案编制　视救援目标的种类和危险度，结合本地区的救援能力，编制相应的应急救援预案。

（5）预案评估　科学评估编制的预案需组织专家评审，并经修改完善后，报上级领导审定。

（6）颁布实施　预案经主管部门领导审核批准后，正式颁布实施。

4. 化学中毒事故应急救援预案的基本内容

化学中毒事故应急救援预案可分为国家或区域性的救援预案，以及单位（企业）预案。其基本内容主要包括：

① 基本情况。

② 危险目标。

③ 应急救援指挥部的组成、职责和分工。

④ 救援队伍的组成和分工。

⑤ 报警信号。

⑥ 化学中毒事故应急救援社会管理职能应急处置方案。

⑦ 有关规定和要求等。

应急救援预案的书写应简明扼要，附有预案的各项平面图和救援程序。

七、化学中毒事故应急救援训练与演习

应急救援预案是应急救援的行动纲领和指南，但必须通过投入资源、加强训练和演习，才能提高救援人员的技术水平与救援队伍的整体能力，以便在事故的救援行动中，达到快速、有序、有效的效果。经常性地开展应急救援训练或演习应成为救援队伍的一项重要的日常性工作。应急救援训练是指通过一定的方式获得或提高应急救援技能；演习是指按一定程式所开展的救援模拟演练。

1. 应急救援训练

（1）训练的指导思想　应急救援训练的指导思想应以加强基础、突出重点、逐步提高为原则。针对化学事故与应急救援工作的特点，从化学危险物品的特征及现有装备的实际出发，严格训练，严格要求，不断提高队伍的救援能力和综合素质。

（2）训练的基本任务　包括锻炼和提高队伍在突发事故情况下的快速抢险堵源、及时营救伤员、正确指导和帮助群众防护或撤离、有效消除危害后果、开展现场急救和伤员转送等应急救援技能和应急反应综合素质，有效降低事故危害和损失。

（3）训练的基本内容　主要包括基础训练、专业训练、战术训练和自选课目训练四类。

① 基础训练　基础训练是确保完成各种救援任务的前提基础，主要指队列训练、体能训练、防护装备和通信设备的使用训练等内容。训练的目的是救援人员具备良好的战斗意志和作风，熟练掌握个人防护装备的穿戴、通信设备的使用等。

② 专业训练　专业技术关系到救援队伍的实战水平，是顺利执行救援任务的关键，主要包括专业常识、堵源技术、抢运和清消，以及现场急救等技术内容。通过训练使救援队伍具备一定的救援专业技术，有效地发挥救援作用。医疗应急救援队伍的专业技术训练应以医

疗救援技术为主。

③ 战术训练 战术训练是救援队伍综合训练的重要内容和各项专业技术的综合运用，提高救援队伍实践能力的必要措施。战术训练可分为班（组）战术训练和分队战术训练。通过训练，使各级指挥员和救援人员具备良好的组织指挥能力和实际应变能力。

④ 自选课目训练 自选课目训练可根据各自的实际情况，选择开展如防化气象、侦检技术、综合演练等项目的训练，进一步提高救援队伍的救援水平。在开展训练课目时，专职救援队伍应以社会性救援需要为目标确定训练课目；单位的兼职救援队应以本单位救援需要，兼顾社会救援的需要确定训练课目。

（4）训练的方法和时间 救援队伍的训练可采取自训与互训相结合、岗位训练与脱产训练相结合、分散训练与集中训练相结合的方法。在时间安排上应有明确的要求和规定。为保证训练有术，在训练前应制订训练计划，训练中应组织考核、验收和评比。

2. 应急救援演习

应急救援演习是为了提高救援队伍间的协同救援水平和实战能力，检验救援体系的应急救援综合能力和救援工作运作状况，以便发现问题，及时改正，提高救援的实战水平。演习分为室内演习和现场演习两类。

（1）室内演习 又称组织指挥演习。主要检验指挥部门与各救援部门之间的指挥通信联络体系，保证组织指挥的畅通。

（2）现场演习 即假设性的实战模拟演习，其中又可根据任务、要求和规模分为单项演习、多项演习和综合演习。在一般情况下，只有做好单项演练，才能顺利进行下一步的多项或综合演习。

① 单项演习 单项演习是针对完成应急救援任务中的某一单科项目而设置的演练，如应急反应能力的演练、救援通信联络的演练、工程抢险项目的演练、现场救护演练、侦检演练等。单项演习属于局部性的演习，也是综合演习的基础。

② 多项演习 多项演习是指两个或两个以上的单项组合演练，其目的是将各单项救援课目有机结合，增加项目间的协调性和配合性。通常多项演习要在单项演习完成后进行。

③ 综合演习 综合演习是最高一级的演习。其目的是训练和检验各救援组织间的协调行动和综合救援能力。

（3）演习的准备与基本要求

为了达到演习的预期效果，在演习前应认真做好演习的准备工作。特别是综合演习，由于涉及多项科目和各救援队伍的协同演练，更应做好周密计划和准备。演习的准备工作主要有以下几项：

① 制订演习计划。

② 编制演习方案。

③ 做好演习前的动员。

④ 开展分项演练。

⑤ 实施综合预演。

在每一次的单项演练和综合预演后，均应根据演练的实况开展讲评，做好总结工作，并根据演练中出现的问题，及时调整演习方案，以保证演习的成功。

第二节　化学中毒事故医学应急救援

随着化学工业的发展，化学品的使用种类和数量急剧增加，美国化学文摘网站登记的化学品已达到 1 亿 5500 万种物质（截至 2019 年 7 月），中国已生产和上市销售的现有化学物质（列入《中国现有化学物质名录》）是 45716 种（截至 2019 年 1 月）。

然而，人类在利用化学品的不同性质发展生产的同时，危险化学品固有的易燃、易爆、有毒、腐蚀等特性也会给人类的生命和生存及发展环境带来影响，如果疏于管理或处理不当，将会发生严重的化学品事故，给人类造成严重的危害。早在 1917 年 12 月 7 日，法国一艘货船满载战场上急需的 TNT、苦味酸、火胶棉和苯驶入加拿大哈利法克斯港时与一艘比利时货船相撞，发生强烈爆炸，市中心方圆 4km 被夷为平地，市内一所学校 550 名儿童中仅有 7 人幸存，约有 25000 人无家可归，死亡人数在 2000 名以上；1984 年 12 月 3 日美国联炭公司在印度博帕尔镇联合碳化厂生产农药西维因发生异氰酸甲酯泄漏事故，使该镇 20 万人受害，2500 人死亡，留有后遗症人数达 4.5 万人，有 60 万人要求赔偿。

1993 年 8 月 5 日 13 时 26 分，深圳市安贸危险物品储运公司（以下简称安贸公司）清水河化学危险品仓库发生特大爆炸事故。爆炸引起大火，1 小时后着火区又发生第二次强烈爆炸，造成更大范围的破坏和火灾。次日凌晨 5 时，大火被扑灭。这起事故造成 15 人死亡，200 多人受伤，其中重伤 25 人，直接经济损失超过 2.5 亿元。

2003 年 12 月 23 日，重庆市开县高桥镇川东北气矿，在工人起钻过程中发生了意外，天然气井发生井喷事故，事发地方圆 5km 内的 4 万多名群众被疏散，最后导致 243 人死亡。2004 年 4 月 16 日凌晨，重庆天原化工总厂 2 号氯冷凝器发生爆炸，黄绿色的氯气如同从瓶中释放的魔鬼弥漫开来。事发地的重庆江北区，以及嘉陵江对岸的渝中区累计有 15 万人被紧急疏散，最后导致 9 人死亡。2005 年 29 日晚，京沪高速淮安段，一辆由山东开往上海方向的槽罐车与一辆迎面驶来的解放牌大货车相撞后翻倒在地，槽罐车上满载的约 32 吨液态氯气快速泄漏，一夜之间绿色的麦田变成金黄，最后导致 1 万多人被疏散，300 多人住院治疗，28 人中毒死亡。

2014 年 8 月 2 日 7 时 34 分，位于江苏省苏州市昆山市昆山经济技术开发区的昆山中荣金属制品有限公司抛光二车间发生特别重大铝粉尘爆炸事故，当天造成 75 人死亡、185 人受伤。依照《生产安全事故报告和调查处理条例（国务院令第 493 号）》规定的事故发生后 30 日报告期，共有 97 人死亡、163 人受伤（事故报告期后，经全力抢救医治无效陆续死亡 49 人，尚有 95 名伤员在医院治疗，病情基本稳定），直接经济损失 3.51 亿元。2015 年 8 月 12 日 23：30 左右，位于天津市滨海新区天津港的瑞海公司危险品仓库发生火灾爆炸事故，造成 165 人遇难，798 人受伤，截至 2015 年 12 月 10 日，已核定的直接经济损失 68.66 亿元。2019 年 3 月 21 日 14 时 48 分许，江苏省盐城市响水县陈家港镇化工园区内江苏天嘉宜化工有限公司化学储罐发生爆炸事故，截至 2019 年 3 月 25 日，事故已造成 78 人死亡；截至 2019 年 3 月 25 日 12 时，共有伤员 566 人，其中危重伤员 13 人，重症 66 人。

一、化学中毒事故的特点

化学中毒事故往往是由于一些人为或非人为的因素，在很短的时间内导致化学物质严重污染工作和生活环境，使人们的财产、健康甚至生命受到严重的危害，最后造成严重损失的突发公共事件，这类事故具有下述特点：

1. 突发性

化学中毒事故往往以突发急性中毒常见。发生在工业农业生产过程中的化学中毒事故通常是由于违章操作、设备缺陷、防护不当、管理制度不当等原因造成；生活上，化学中毒事故通常是由于误服或误吸、接触了污染的毒物引起。近年来我国发生的一些特大化学中毒事故，如重庆井喷事件、天原氯气泄漏事件、京沪高速公路交通事故造成的氯气泄漏事件、无锡氯气泄漏事件等都是由于违章操作而引起的特大突发化学中毒事故。

2. 群体性

由于突发性化学中毒事故的突然性和不可预见性，发生事故时往往有很多人在场，或前来抢救的人没有任何准备或不具备应有的条件，逸散在环境中的化学毒物将影响到所有暴露人群。因此，突发性的化学中毒事故，往往都会造成大量的人员伤亡。在突发性化学中毒事故现场处理时，要特别注意的一是进入现场的人员要根据毒物暴露情况穿戴必要的防护用具，二是要尽快疏散可能被影响的人群。

3. 特异性

不同的化学物质对机体都有相对比较特异的靶器官。如刺激性气体氯气会对皮肤、眼、呼吸道黏膜造成损伤；吸入硫化氢、一氧化碳等窒息性气体可发生细胞内窒息，其中硫化氢气体可快速抑制呼吸酶而导致昏迷、脑水肿等，一氧化碳影响血红蛋白与氧的结合；溶血性毒物可使体内溶血，出现黄疸、进行性贫血，重者可有急性肾功能衰竭等。每一起化学中毒事故的发生都有1~2种主要的有害物质，最后导致群体性健康损害的是这些主要的有害化学物质，如重庆井喷中天然气实际是多种可燃性气体的总称，主要成分包括甲烷、乙烷、二氧化碳等，此次事件引起死亡的主要是硫化氢气体。在突发性化学中毒事故现场处理时，首先要尽快弄清楚可能存在的化学物质、主要的有害物质、有害物质的浓度高低等。

4. 复杂性

突发性化学中毒事故的复杂性表现在三方面：化学中毒事故现场毒物种类的复杂性、中毒现场环境状况和人员情况的复杂性、化学毒物引起健康损害的复杂性。

在中毒事故中往往存在多种化学物质，可能有气体、蒸气、液体、粉尘及其他固体，这些物质进入环境后还会发生化学反应，并产生新的化学物质，导致次生灾害。在中毒现场，特别是发生爆炸的现场往往一片狼藉，完全和正常情况截然不同。急性化学中毒事故中健康损害也常呈现复杂的临床表现，有吸入、中毒、外伤、烧伤，合并多脏器、皮肤、眼、耳、鼻、咽喉等病变。例如：吸入刺激性气体可致呼吸道损伤，可发生化学性气管炎、支气管周围炎、肺炎，严重者可出现急性呼吸窘迫综合征（ARDS）；皮肤接触刺激性、腐蚀性化学物可发生化学性皮肤灼伤；吸入窒息性气体可发生细胞内窒息、呼吸酶抑制而出现昏迷、脑水肿等。因此，在处理突发性化学中毒事故时一定要考虑到它的复杂性。

二、化学中毒事故的主要表现形式

1. 生活中毒

频繁发生的食物中毒事件使人们关注到了食品安全，农药、饲料添加剂等化学物的滥用造成了严重的健康和社会问题。根据近年监测资料，市售蔬菜中有20%以上农药残留超过国家标准，在部分城市其超标率达到70%；在我国的部分地区，猪肉中瘦肉精检出率居高不下。环境铅污染使得我国儿童铅中毒发病率约为30%。除食物和环境污染造成的中毒外，药物中毒也占到中毒总人数的近1/4，主要为镇静催眠药物中毒和抗精神类药物中毒。

2. 鼠药中毒

剧毒急性鼠药的使用不仅破坏了正常的灭鼠工作，不能有效地控制鼠密度，相反却造成了多起人畜伤亡的重大事故，严重威胁着人民群众的生命安全，影响社会安定，同时也污染、破坏了生态环境。该类鼠药主要为国家禁止使用的毒鼠强、氟乙酰胺、氟乙酸钠、甘氟、毒鼠硅等抽搐性灭鼠剂。此类灭鼠剂毒性高、发病快、病死率高。2003年1~9月份，全国剧毒鼠药中毒事件共60起，中毒人数1122人，死亡83人，其死亡人数占同时期全部中毒死亡人数的33.1%。

2003年7月国务院开展了禁用灭鼠剂专项整治工作，9月，最高人民法院和最高人民检察院对非法生产、储存、运输、销售以毒鼠强为代表的剧毒灭鼠剂者可最高处以死刑，这不仅对有效遏制灭鼠剂中毒事件的发生起到关键作用，也为我国规范化学品管理探索了通过法律解决的新途径。2015年全国剧毒鼠药中毒共3起，中毒人数105人，死亡3人，其死亡人数占同时期全部食物中毒死亡人数的2.48%。

3. 职业中毒

近些年严重危害作业工人身体健康的严重职业中毒虽然在一定程度上得到了控制，但在不少小微型、"三无"企业及家庭作坊式企业作业中，职业中毒事件仍频繁发生，表现为传统职业中毒形势依然严峻，新的职业中毒也在不断出现，如正己烷、三氯乙烯、1,2-二氯乙烷、二甲基甲酰胺、苯等溶剂类职业中毒等。

4. 化学恐怖袭击

化学恐怖袭击是指以有毒有害化学品为袭击手段的恐怖活动。化学恐怖袭击的主要特点：原材料来源广泛，具有大规模杀伤潜力；手段先进，形式多样，具有智能化趋向；具有突发性、群体性，扩散迅速，受害范围广；在组织和行动上朝军事集团化方向发展；社会涉及面广，政治影响大。1995年3月20日发生在东京地铁的沙林中毒事件夺去了12人的生命，5500人在这次事件中中毒；1995年4月19日在美国俄克拉何马州首府俄克拉何马城发生了一起利用汽车炸弹对一座联邦办公大楼发动的恐怖袭击事件，事件共造成168人死亡，超过800人受伤。此后，一些国际大都市相继出现了类似的化学恐怖事件。这不仅对人的健康、生命造成了损害，而且严重影响到社会的安定和发展。

5. 化学武器

1915 年德国首先在比利时投放 150t 氯气，毒杀了对方 800 人；1917 年 7 月德军首次使用芥子气造成 2 万人伤亡。自此，西方各国开始了化学武器开发的竞赛，1930 年德国合成了神经毒剂塔崩，后又合成了沙林等。第二次世界大战中，除侵华日军在中国使用了芥子气、路易斯气等化学武器，致使我国 200 万军民伤亡外，在随后世界上发生的局部战争中，化学武器也被频繁使用。如发生在 1963～1967 年的也门战争中，埃及应用芥子弹于战场；美国在越南和老挝战场上（1962～1970 年）使用落叶剂（5×10^4 t）和防暴剂。拥有的化学武器的种类有：芥子气、光气、路易斯气、氰化氢、沙林、塔崩、索曼、VX、三氯硝基甲烷、氯化二苯胺胂、铊、铬、对氧磷等。另外，随着生物毒素剧烈的毒性作用逐渐被认识，此类物质需要防范，如蓖麻毒素、肉毒毒素等。

更具有现实意义的是，当年侵华日军在我国 19 个省市投放了毒气弹，据统计，半个世纪以来，遭受日军遗弃化学武器直接伤害的中国公民已达 2000 余人。而且这些遗留的化学武器将对公众带来威胁，如 2003 年 8 月 4 日齐齐哈尔一个建筑工地挖出的芥子气弹造成 43 人中毒，1 人死亡，2004 年 5 月 24 日，东北地区又有化学武器发现。

三、化学中毒事故危害源的识别与评价

1. 毒物危害源识别与评价的重要性

化学事故的起因有自然灾害、人为过失、认识不足和管理不当等，它们都先引起化学危害源的失控，进而殃及周围人员、物品和环境，导致化学中毒事故，因此其危害源是引起化学中毒事故的基本物质因素。

毒物危害源的识别是对引起化学中毒事故的化学物定性认识的过程，即确定何种化学物及其危险类别和发生源等，以便对其可能产生的危害做出大致的判断。

危害源的评价是对引起化学中毒事故的化学物的定量认识过程，即确定化学危险物的泄漏量、空气中的浓度和人员可能接触剂量，并观测化学毒物浓度在地域和时间上的梯度变化，估测其不同的危险性，指导有关人员合理地开展应急救援工作。在化学中毒事故应急救援中危害源的正确识别和评价是非常重要的，识别是评价的基础，评价是对识别的延伸。

危害源识别和评价的基础：

（1）建立化学品储存使用信息系统　平时做好化学品特别是危险化学品的登记，包括辖区内生产、运输、储存、使用过程可能涉及的全部危险化学品，并应用计算机管理，建立起化学品储存使用信息系统。

（2）熟悉危险化学品的分类　工业化学品分为一般工业化学品和危险化学品，其中后者参照《危险化学品目录（2015 版）》，该目录化学品危险性纳入原则为：依据《化学品分类和标签规范》（GB 30000），从化学品 28 项 95 个危险类别中，选取了其中危险性较大的 81 个类别作为危险化学品的确定原则。

（3）警惕危险化学品的多重危险和二次危害源　值得注意的是同一化学品可能同时具有 2～3 类危险特性（如苯既是易燃易爆物又是毒物），在事故状态下往往一种化学品可转化为另一种化学品，变为二次危害源（如黄磷），特别要关注化学品毒作用的识别和评价。

2. 影响危害源毒害作用程度的因素

（1）毒物危害源的毒性与分级　毒性是由化学物分子的活性基团和功能结构所决定的一种生物活性，它决定毒物危害性的大小；毒性分级（主要是吸入毒性、经皮毒性）在一定程度上反映事故时化学品的急性危害程度，具体分级可以参照《职业性接触毒物危害程度分级》（GBZ 230）和《化学品分类和标签规范 第18部分：急性毒性》（GB 30000.18）。

（2）中毒途径与毒作用的差异　同一毒物不同的中毒途径，可能存在毒性差异，如刺激性气体以肺为靶器官，因此吸入毒性大，而在消化道相对危害较轻。

（3）危害源的理化特性　如危害源的沸点与蒸气压。沸点低、蒸气压大的化学品易汽化形成高浓度，如果其吸入毒性大，吸入中毒的危险性必定大，但即使吸入毒性较低，如大量挥发易达到致死浓度时，同样有较大中毒的危险性。因此，蒸气压和半数致死浓度是决定化学物吸入中毒危险性的两个重要因素。

（4）易反应性　当易反应的化学物在无控制的情况下同另一化学物发生反应时，会造成反应器破裂导致泄漏事故，或产生高毒性物质（如四氯化碳可与热空气反应产生毒性大的光气）。

（5）毒物的贮量、泄漏量与泄漏速度　毒物的泄漏量在一定程度上决定着事故危害性的大小。泄漏速度快，则单位时间内泄漏量大，事故环境中所产生的毒物浓度高。而毒物贮量决定了最大可能的泄漏量，因此尽可能减少危险化学品贮量是预防特大化学中毒事故发生的有效办法之一。

（6）事故环境的气象条件和地貌　气温高时液态毒物易汽化，温湿度高时毒物易经皮肤吸收，如 SO_2 遇雨可形成酸雨；风向是毒源扩散的方向，风速小毒物不易扩散，风速大易使毒物扩散稀释，但也易在短时间内波及较大的范围。

（7）事故环境人群分布情况　在中毒事故发生地居住人群的多少，直接影响到事故危害程度的大小。居住的人数多，可能引起健康损害的人数就多；人烟稀少，尽管毒物泄漏量大，但受影响的人少，不会造成特大事故。

3. 危害源识别与评价的方法

（1）监测评价法　危害源识别和评价基本手段是化学物质的监测分析方法。监测分析评价方法主要根据监测分析的地点和监测分析的时间分为：现场检测分析和实验室检测分析；短时间监测分析与长时间监测分析等。监测分析的样本可能包括各种环境样本，如空气、水、土壤、生物材料样本等。如主要针对属于气态的危险化学品或在事故环境中次生的有毒气体，一般进行空气毒物监测分析，必要时进行水体和土壤监测。监测应以危害源为中心，按不同半径设采样点，一般按当时上、下风向和两侧方向设采样点。监测结果应结合化学品相关基础资料，充分考虑各种因素进行评价，并指导救援工作。

目前用于监测分析设备包括两大类：一类是用于快速检测分析的快速检测仪，如德格尔快速检测仪、便携式多种气体快速检测仪等。这类仪器的最大优点是在现场可马上对一些气体进行定性和定量分析；但最大的缺点是可分析的毒物种类和浓度范围受限；另一类是固定于实验室的气相、液相等大型精密分析设备，这类仪器的优点是可对大部分毒物进行定性定量分析，特别是可进行微量分析；但最大的缺点是受工作条件的限制，必须到现场采样后再进行检测分析，分析结果时效性滞后。

（2）公式估算法　在缺少监测手段和监测数据情况下可用公式估算范围。往往是利用一些化学品的参数和气象条件参数，如理化特性、毒性指标、储存量、气温、气湿、气压等，估算此次化学事故现场每种化学物质的浓度、可能波及的范围等。

（3）指数评价法　目前尚未有公认的方法，可供参考的有泄漏危险指数及吸入中毒危险指数等。

（4）经验判断法　在缺少检测手段，又必须立即作出一些救援决定时，可根据现场的一些人员、动植物、财产伤亡情况，以及现场工作人员提供的化学物情况判断化学物的种类、可能对人体产生的损伤等。

对危害源的准确识别和评价有助于迅速控制危害源、防止继续泄漏、对泄漏物进行彻底洗消；有助于事故危害分区的准确划定和现场人员采取正确的个体防护措施及指导群众撤离；有助于接触人群暴露量监测、伤员的初筛与分类；有助于做好现场的救治工作等。

四、化学中毒事故医学救援应急体系

医学救援应急体系是快速有效开展医学应急救援工作的基础，一个完整的应急体系应由组织体制、运作机制、法制基础和卫生应急保障系统四部分构成。

1. 组织体制

医学救援应急体系建设中的组织体制由管理组织机构、功能部门、应急指挥部（中心）和应急救援队伍四个部分组成：

① 管理组织机构是维持应急日常管理的负责部门，负责管理、组织、协调、联络等方面工作。目前在各级卫生健康管理部门大多会设立应急办公室。

② 功能部门是指在卫生应急行动中承担不同的应急救援任务的机构，是应急响应的主要实施力量和支持。如120急救中心及有急诊科的综合医院、职业病防治院（所）、化学中毒医学救援中心（基地）、疾病预防控制中心、卫生监督所、健康教育所等医疗卫生机构，也包括应急管理、环保等部门。

③ 应急指挥部（中心）是应急救援活动中的指挥控制系统。应急指挥包括应急预案启动后，负责应急救援活动的场外与场内指挥系统，是促进有关规定的制定、协调和对于应急力量的总体指挥。该组织的最高管理者有权指挥所有的应急响应行动和恢复行动，确定形势和应急行动的优先顺序。根据情况的变化，启动、改变或调整应急行动和资源使用，以满足应急活动需求。

④ 应急救援队伍是指专业救援队伍和志愿救援队伍两部分。医疗卫生专业救援队伍由功能部门组建，如各省市组建的化学中毒救援中心、化学中毒救治基地、化学中毒事故医疗卫生救援队等。志愿救援队伍和人员；在企业里一般是指那些受过一定培训和教育的安全人员、义务消防员和红十字会救护员等应急人员，因其常可能就是当事人和第一目击者，故在应急响应中起到重要作用。

2. 运作机制

国家根据突发公共事件导致人员伤亡和健康危害情况将突发公共卫生事件分为特别重大（Ⅰ级）、重大（Ⅱ级）、较大（Ⅲ级）、一般（Ⅵ级）四级。

卫生应急救援活动一般划分为应急准备、初级反应、扩大应急和应急恢复四个阶段，应急运作机制与这些应急活动都密切相关。应急运作机制主要有统一指挥、分级响应、属地管理和公众动员四个基本原则。

（1）统一指挥　统一指挥是应急活动的最基本原则。突发事件应对处置工作，必须成立应急指挥机构统一指挥。有关各方都要在应急指挥机构的领导下，依照法律、行政法规和有关规范性文件的规定，展开各项应对处置工作。突发事件应急管理体制，从纵向看包括组织自上而下的组织管理体制，实行垂直领导，下级服从上级的关系；从横向看同级组织有关部门，形成互相配合、协调应对、共同服务于指挥中枢的关系。在应急活动中必须是统一指挥，以保证应急活动正常有效地进行。应急指挥一般可分为集中指挥与现场指挥，或场外指挥与场内指挥几种形式，但无论采用哪一种指挥系统都必须实行统一指挥的模式；虽然应急救援活动涉及单位的行政级别高低和隶属关系不同，但是都必须在应急指挥部的统一组织协调下行动，有令则行，有禁则止，统一号令，步调一致。

（2）分级响应　对于突发事件的处置，不同级别的突发事件需要动用的人力和物力是不同的。分级负责明确了各级政府在应对突发事件中的责任，主要是指在初级响应到扩大应急的过程中实行分级响应的机制。扩大或提高应急级别的主要依据是事故灾难的危害程度、影响范围和控制事态能力情况的变化；响应升级主要是提高指挥级别、扩大应急范围、增强响应的能力。

（3）属地管理　强调属地管理为主，是由于突发事件的发生地政府的迅速反应和正确、有效应对，是有效遏止突发事件发生、发展的关键。大量的事故灾难类突发事件统计表明，80％死亡人员发生在事发最初2h内，是否在第一时间实施有效救援，决定着突发事件应对的关键。当然，属地管理为主并不排斥上级政府及其有关部门对其应对工作的指导，也不能免除发生地其他部门和单位的协同义务。属地为主是强调"第一反应"的思想和以现场应急、现场指挥为主的原则。社会现实中有些单位、部门因为没有属地的概念，所以导致在一些重大事故中不能及时沟通信息而没有得到很好的救助和配合，进而导致重大人身伤亡。

（4）公众动员　公众动员是应急机制的基础，也是整个应急体系的基础，2003年的"严重急性呼吸综合征（SARS）事件"及目前还在抗疫的新冠肺炎是最好的公众教育形式。在这两次传染病的抗疫中，大家不但了解了SARS及新型冠状病毒的传播方式、注意事项、防护方法，自我防护意识的增强变成了自觉的行动，使得SARS及新冠肺炎得到有效控制。

3. 法制基础

法制建设是应急体系的基础和保障，也是开展各项应急活动的依据。与应急有关的法规可分为四个层次：一是由立法机关通过的法律，如安全生产法、职业病防治法等；二是由政府、行业和企业颁布的应急救援管理的相关规章或条例，如国务院颁布的《国家突发公共事件应急预案》《国家突发公共卫生事件应急条例》等；三是包括预案在内的，以企事业单位发布令形式颁布的一些规定等；四是与应急救援活动直接有关的一些标准或管理办法，尤其是化学中毒事故在侦检、诊断、救治等方面的国家卫生标准和诊断标准等。

4. 卫生应急保障系统

各级卫生健康委员会相关行政部门应遵循"平战结合、常备不懈"的原则，加强组织和队伍建设，组建医疗卫生救援应急队伍，制定各种医疗卫生救援应急技术方案，保障突发公共事件医疗卫生救援工作的顺利开展。

（1）信息系统　在充分利用现有资源的基础上，建设医疗救治信息网络，实现医疗机构与其他相关卫生机构之间，以及各级卫生健康委员会与相关委办局间的信息共享。

（2）急救机构　各直辖市、省会城市可根据服务人口和医疗救治的需求，建立相应规模的医疗急救中心（站），每个地级市、县（县级市）可依托综合力量较强的医疗机构建立急救机构，并完善急救网络。

（3）化学中毒医疗救治机构　按照"平战结合"的原则，依托专业防治机构或综合医院建立化学中毒医疗救治专业机构，依托实力较强的综合医院建立化学中毒医疗急救专业科室。

（4）医疗卫生救援应急队伍　各级卫生健康委员会应组建综合性医疗卫生救援应急队伍，并根据需要建立特殊专业医疗卫生救援应急队伍。各级卫生健康委员会要保证医疗卫生应急救援队伍的稳定，严格管理，定期开展培训和演练，提高应急救治能力。医疗卫生救援演练需要社会公众参与，以真正做到快速、有效和有序。

（5）物资储备　卫生健康委员会应提出医疗卫生救援应急药品、医疗器械、设备、快速检测器材和试剂、卫生防护用品等物资的储备计划建议。发展改革部门负责组织应急物资的生产、储备和调运，保证供应，维护市场秩序，保持物价稳定。应急储备物资使用后要及时补充。特别是要注意，对一些不常用的解毒剂，要做好储备工作。

（6）医疗卫生救援经费　财政部门负责安排应由政府承担的突发公共事件医疗卫生救援所必需的经费，并做好经费使用情况监督工作。各类保险机构要按照有关规定对参加人身、医疗、健康等保险的伤亡人员，做好理赔工作。

（7）医疗卫生救援的交通运输保障　各级医疗卫生救援应急队伍要根据实际工作需要配备救护车辆、交通工具和通信设备。铁路、交通、民航、公安（交通管理）等有关部门，要保证医疗卫生救援人员和物资运输的优先安排、优先调度、优先放行，确保运输安全畅通。情况特别紧急时，对现场及相关通道实行交通管制，开设应急救援"绿色通道"，保证医疗卫生救援工作的顺利开展。

（8）其他保障

① 公安机关负责维护突发公共事件现场治安秩序，保证现场医疗卫生救援工作的顺利进行。

② 各级卫生健康委员会负责组织相关科研机构负责制定突发公共事件医疗卫生救援应急技术研究方案，组织科研力量开展医疗卫生救援应急技术科研攻关，统一协调、解决检测技术及药物研发和应用中的科技问题。

③ 各级国家海关负责突发公共事件医疗卫生救援急需进口特殊药品、试剂、器材的优先通关验放工作。

④ 国家市场监督管理局负责突发公共事件医疗卫生救援药品、医疗器械和设备的监督管理，参与组织特殊药品的研发和生产，并组织对特殊药品进口的审批。

⑤ 红十字会按照《中国红十字会总会自然灾害与突发公共事件应急预案》，负责组织群众开展现场自救和互救，做好相关工作。并根据突发公共事件的具体情况，向国内外发出呼吁，依法接受国内外组织和个人的捐赠，提供急需的人道主义援助。

⑥ 总后卫生部负责组织军队有关医疗卫生技术人员和力量，支持和配合突发公共事件医疗卫生救援工作。

五、化学中毒事故医学应急救援的组织实施

由于化学中毒事故的突发性、群发性、特异性、复杂性，化学中毒事故应急救援的现场医疗救援工作不同于一般的医疗急救工作，加上事故救援工作涉及多种救援队伍及部门的协调配合，现场救援工作的组织实施是否及时、有序和有效，直接影响到现场医疗救援工作的成效。

1. 化学中毒事故医学应急救援的原则

化学中毒事故现场医学应急救援应遵循"先救命后治伤、先救重后救轻""挽救生命、稳定病情、减少伤残、减轻痛苦""救援人员在自身安全有保证的情况下才能行动"的三个原则开展工作。

2. 化学中毒事故医学应急救援的基本措施

① 卫生应急救援队的队员应佩戴相应级别个人防护装备，进入事故现场进行毒物侦检，尽快查明毒源和危害程度，为临床救治和洗消处置提供科学依据，划定和设置分区标志，协助进行毒源污染处置和洗消，进行卫生学调查并按规定撰写调查快报，及时上报属地卫生健康委员会。

② 医疗应急救援队实施现场医疗救援。

a. 首先采取的措施是迅速将伤员移离中毒现场至空气新鲜处，松开其衣领，使其保持呼吸通畅，并注意保暖。必要时迅速给患者戴防毒面具，防止毒气的继续吸入。中毒者呼吸停止，抢救时尽量采取人工呼吸器，避免采用口对口人工呼吸的方式。

b. 尽快彻底清除污染衣服和清洗眼、皮肤、毛发等。口服毒物时应及时催吐、洗胃，但应注意其适应证和禁忌证。

c. 区别伤员的损害程度，检伤分类出轻、中、重人员，以便医疗救援人员的急、缓救治。同时应尽快弄清楚是何种毒物，根据毒物的毒性和造成人体损害的主要靶器官，有的放矢地进行分类检查、治疗、后送。对轻症的患者进行一般对症处理，对重症患者必须及时积极抢救治疗。

d. 熟悉各种毒物的病情演变过程。抓住病变要点，加强针对性的急救。做好急性中毒的鉴别诊断，使患者得到及时合理治疗，从而提高治愈率，减少伤亡率。

e. 专家组和后方专业救治机构应根据卫生应急救援队提供的现场毒物侦检数据，按技术预案要点迅速编制中毒临床救治方案，指导现场和有救治任务的医疗机构开展有效救治工作。

3. 化学中毒事故医学应急救援的具体步骤

（1）接报、集结 指接到执行急救的指示或要求急救报告时，接报人员应及时准确收集信息，并立即向本机构领导和上级有关部门报告；有关领导应按应急程序集结应急救援队伍；必要时，及时报告120急救中心，由120集结网络中心其他医院应急救援队伍，并在最短的时间集结。

在接报时，接报人起关键作用，要问清下述内容：

① 报告人的姓名、单位、联系电话。

② 事故的发生时间、地点、区域、原因、毒物、性质、波及范围、程度、对救援的要

求，并做好记录。

（2）报到　指医疗、卫生救援队伍到达后向现场指挥报到，并接受任务、了解情况、提出急救建议。

（3）设点　指在事故现场选择合适地点建立现场医疗救护点。选点的基本原则包括：

① 地点选当时现场上风向非污染区。

② 位置尽可能靠近现场指挥部。

③ 路段要近路口以利救援车辆出入。

④ 要有水、电来源，面积要大，有利于现场开展工作。

⑤ 设有明显的应急救护标志，标志设白色红十字旗。

（4）初检与分类　指由初检医务人员对伤员进行初步医学检查，并分出轻、中、重型病员，并用醒目的标记在适当的位置作出标志。如可在胸前或手臂上挂牌，用红、黄、绿、黑色代表重、中、轻、死亡状况。

（5）救治　负责病员救治的医生、护士，按照"先救命、后治病，先重后轻、先急后缓"的原则，立即对重病员采取必要的现场治疗措施。

（6）转送　负责伤病员转送的工作人员对初次检出来的伤病员，按轻、重、缓、急集中向指定的后方医院转送。

（7）撤离　现场应急救护工作结束后，按照现场指挥部指令或经总指挥同意后，现场应急救护站撤离返回。撤离时应做好现场的清理、器材装备的清点和统计等工作。撤离后及时将现场应急救护工作情况和现场伤亡情况向有关部门报告。

（8）现场医疗应急救援的注意事项　化学中毒事故现场应急救援是艰苦、复杂并有一定危险性的工作，参与者既要有一定的医疗救护技术又要懂得一些化学物质理化特性及气象地理知识。在救护行动时既要听从指挥、统一行动、灵活机动、随机应变，同时又要注意：

① 做好自身防护，统一行动。

② 实行流水作业，程序化处理。

③ 保护伤员眼睛。

④ 处理污染物。

⑤ 完善交接手续。

⑥ 做好详细记录。

⑦ 合理调用车辆。

⑧ 合理选送医院。

（9）临床救治　当中毒患者被送到医院实施院内临床救治时，应彻底清除病员所受污染物，根据相应的临床救治方案组织救治，并由其救治医院编制伤员病情情况一览表，并上报属地卫生健康委员会，且要每日报，需要时可随时上报。

（10）信息报告　为规范国家救灾防病的报告及信息管理工作，确保各级卫生健康委员会及时、准确地掌握救灾防病工作相关信息，保障救灾防病工作科学、有序、高效地进行，国家卫生健康委员会结合中国疾病预防控制中心开发的《国家救灾防病信息报告管理信息系统》的主要功能平台，制定并实施《国家救灾防病信息报告管理规范（试行）》。

① 报告原则、方式和程序　目前我国实行突发公共卫生事件相关信息管理的原则是依法报告、统一规范、属地管理、准确及时、分级分类。责任报告单位应在2h内向属地卫生健康委员会指定的专业机构报告。具备网络直报条件的经审核后同时进行网络直报，不具备

网络直报条件的以最快方式将《突发公共卫生事件相关信息报告卡》报送属地卫生健康委员会指定的专业机构。接到《突发公共卫生事件相关信息报告卡》的专业机构应进行审核，2h 内进行网络直报，并报告同级卫生健康委员会。

② 报告内容

a. 网络报告

ⅰ. 初次报告　事件名称，初步判定的类别和性质、发生地点、时间、伤病人数、死亡人数、主要临床症状、可能原因、已采取措施、报告单位、报告人员及通信方式。

ⅱ. 进程报告　主要报告灾情和次生、衍生突发公共卫生事件进展和控制情况，并对初次报告的内容进行补充、修正。

ⅲ. 结案报告　事件结束后应进行结案信息报告。

b. 专题报告　专题报告的标题应尽可能简洁地概括出完整的卫生事件，一般采用一句话标题。基本要求为"准、快、精、全"，有格式和范本。

正文一般包括：

ⅰ. 事件基本情况　先将事件特征写在第一段（即事件导语包括时间、地点、事件、人物、原因、结果六个要素）；然后按事件关联的重要性由重到轻分别描述如何时接到报告及事件详细经过。

ⅱ. 初步结论或诊断　根据事件起因形成初步结论或诊断。

ⅲ. 已采取的措施　主要说明事件发生后，政府卫生等部门如何重视及采取的相应措施。

ⅳ. 下一步的工作措施和建议　如及时报告进展情况，总结经验教训等。

ⅴ. 附件　主要为报告所依据的技术资料，如检测报告、病情报告等。

第三节　化学中毒事故应急救援预案编制范例

一、区域性突发性化学中毒事故应急医学救援预案编制范例

良好的突发性化学中毒事故应急医学救援预案是快速、有序、有效组织好化学中毒事故应急医学救援工作的先决条件，现把某省的突发性化学中毒事故应急医学救援预案介绍给读者参考。

1. 总则

（1）编制目的　在某省范围内发生突发化学中毒事故后，能够迅速、高效、有序地进行各项医疗卫生救援工作，提高某省医疗卫生部门应对化学中毒事故救援的处置水平，最大程度减少人员伤亡和健康损害，保障人民群众身体健康和生命安全，维护全省社会稳定。

（2）编制依据　依据《中华人民共和国职业病防治法》《使用有毒物品作业场所劳动保护条例》《职业病危害事故调查处理办法》《突发公共卫生事件应急条例》《医疗机构管理条例》《国家突发公共卫生事件应急预案》《某省突发公共事件总体应急预案》《生产安全事故应急条例》《生产安全事故应急预案管理办法》《生产经营单位生产安全事故应急预案编制导则》等，制定本预案。

（3）适用范围　本预案适用于本省行政区域内发生的突发化学中毒事故（含化学恐怖袭击）所导致的人员伤亡、健康危害时的医疗卫生救援工作。

（4）工作原则　统一领导、分级负责；属地管理、明确职责；依靠科学、依法依规；反应及时、措施得力；整合信息、资源共享；平战结合、常备不懈。

2. 事件分级

根据突发化学中毒事故的性质、严重程度、可控性及造成人员伤亡和危害程度，由重到轻分为突发特别重大化学中毒事故（Ⅰ级）、突发重大化学中毒事故（Ⅱ级）、突发较大化学中毒事故（Ⅲ级）和突发一般化学中毒事故（Ⅳ级）四个等级。

（1）突发特别重大化学中毒事故（Ⅰ级）　是指突发化学品泄漏事故导致 100 人以上中毒，或者 10 人以上死亡，省级人民政府或有关部门请求国家在医疗卫生救援工作上给予支持的突发化学中毒事件。

（2）突发重大化学中毒事故（Ⅱ级）　发生急性化学中毒 50 人以上 99 人以下，或者死亡 5 人以上 9 人以下。

（3）突发较大化学中毒事故（Ⅲ级）　发生急性化学中毒 10 人以上 49 人以下，或者死亡 1 人以上 4 人以下。

（4）突发一般化学中毒事故（Ⅳ级）　发生急性化学中毒 9 人以下，无死亡病例。

3. 应急组织体系及职责

各级卫生健康委员会在同级人民政府或突发公共事件应急指挥机构的统一领导、指挥下，与有关部门密切配合、协调一致，共同应对某省突发化学中毒事故的发生。各级卫生健康委员会在加强各级化学中毒事故医疗卫生救援基地建设的同时，必须把各级医院、职业病防治机构、卫生监督机构、采供血机构、健康教育机构以及精神卫生救援机构等进行统一管理，明确职责，提高救治能力和工作效率。

（1）应急指挥部及其办公室

① 省级化学中毒应急指挥部　省卫生健康委员会负责指挥全省突发化学中毒事故医疗卫生救援工作，由主要领导任总指挥，分管领导为副总指挥，有关处室负责人为成员。指挥部办公室设在卫生厅应急办，负责日常工作。

② 市级化学中毒应急指挥部　地级以上市卫生健康委员会负责指挥全市突发化学中毒事故医疗卫生救援工作，由部门主要领导任总指挥，分管领导为副总指挥，相关科（处）室负责人为成员。指挥部办公室设在卫生局应急办，负责日常工作。

（2）应急专业技术机构

① 省级化学中毒医疗救援基地　某省职业病防治院为国家指定的某省化学中毒事故医疗救援基地，担负某省化学中毒事故伤病人员的集中救治及危重伤员的医疗救治工作。根据平战结合原则，在医院内建立化学中毒医疗救治 ICU、化学中毒信息和专家库、化学毒物检测中心和化学中毒康复中心，开展相关医学研究和技术培训，制定各种化学中毒事故应急救援方案，加强化学中毒救治的物资储备，负责指导市级化学中毒事故医疗救援基地的工作。

② 市级化学中毒医疗救援基地　各市至少指定一间市级医疗卫生机构作为市级突发化学中毒事故医疗救援基地，负责全市化学中毒事故伤病人员的集中救治工作，制定常见的化学中毒事故应急救援方案。积极配合省级化学中毒事故医疗救援基地的工作，确保化学中毒

事故危重伤员能够得到及时有效的治疗。

③ 县（区）级化学中毒事故医疗救援站　各县（区）至少指定一间县（区）级医疗卫生机构作为县（区）级化学中毒事故医疗救援站，负责全县（区）化学中毒事故伤病人员的初步救治工作，分类救治，及时转运危重伤员，积极配合市级化学中毒事故医疗救援基地的工作。

④ 化学中毒事故现场医疗救援队　省、市两级必须建立化学中毒事故现场医疗救援专业队伍，原则上由各级化学中毒医疗救援基地负责组建，并负责化学中毒事故现场的医疗救治工作。

⑤ 各级医院　制定并落实化学中毒事故应急预案，提高应对化学中毒事故的医疗救援能力。当化学中毒事故造成的伤病人员较多时，各医院应按照有关指令，负责派出紧急医疗救援队伍赴现场参加医疗救护工作，及时调配医疗力量，收治现场分流的伤员。

⑥ 各级职业病防治机构及疾病预防控制机构　负责做好事故现场卫生学评估，进行化学品监测，提出划分监测区、控制区、安全区域边界以及中毒防护的建议。

⑦ 各级卫生监督机构　负责加强化学中毒事故现场公共场所卫生监督检查工作。

⑧ 各级采供血机构　负责储备和提供化学中毒事故中伤员救治所需临床急救用血。

⑨ 各级健康教育机构　负责做好群众应对化学中毒事故自我防护知识的宣传教育工作。

⑩ 各级精神卫生救援机构　负责组织开展精神卫生紧急救援，加强对高危人群的心理危机干预。

4. 应急响应

（1）分级响应机制　按化学中毒事故的可控性、严重程度、影响范围和人员伤亡情况，应急响应分为特别重大（Ⅰ级）、重大（Ⅱ级）、较大（Ⅲ级）、一般（Ⅳ级）四级响应。突发特别重大化学中毒事故（Ⅰ级）和突发重大化学中毒事故（Ⅱ级）的医疗卫生救援应急响应根据有关的规定由省级卫生健康委员会首先负责先期响应并组织实施。市级卫生健康委员会负责突发较大化学中毒事故（Ⅲ级）的医疗卫生救援应急响应。各县（区）级卫生健康委员会负责突发一般化学中毒事故（Ⅳ级）的医疗级救援应急响应。

（2）应急响应措施

① 当Ⅰ、Ⅱ级突发化学中毒事故发生时，省级卫生健康委员会作出以下响应：

a. 立即启动省级突发化学中毒事故医疗卫生救援应急指挥部，及时向省人民政府或指挥部报告事件基本情况和医疗卫生救援情况。

b. 立即启动省级化学中毒事故医疗救援基地工作，派出医疗卫生救援队伍，赶赴现场，协助抢救伤病人员。

c. 尽快会同有关部门检测、评估，以确定中毒化学品种类、浓度、污染范围和污染程度。采取措施，防止化学品继续对人员造成健康危害。

d. 召开专家组会议，对事故进行分析评估，并向指挥部提出进一步的处置建议。

e. 在超出本级处置能力时，及时请求国家卫生健康委员会支援。

② 当Ⅲ级突发化学中毒事故发生时，市级卫生健康委员会作出以下响应：

a. 立即启动市级突发化学中毒事故医疗卫生救援应急指挥部，及时向市人民政府和省级卫生健康委员会报告事件基本情况和医疗卫生救援情况。

b. 立即启动市级化学中毒事故医疗救援基地，派出医疗卫生救援队伍，赶赴现场，抢救伤病人员。

c. 尽快会同有关部门检测、评估，以确定中毒化学品种类、浓度、污染范围和污染程度。采取措施，防止化学品继续对人员造成健康危害。

d. 召开专家组会议，对事故进行分析评估，并向市级指挥部提出进一步的处置建议。

e. 在超出本级处置能力时，及时请求上级卫生健康委员会支援。

③ 当Ⅳ级突发化学中毒事故发生时，县（区）级卫生健康委员会可以参照Ⅲ级响应程序，结合本地实际情况，自行确定应急响应行动，并按要求及时向本级人民政府和上级卫生健康委员会报告救援情况。在超出本级处置能力时，及时请求上级卫生健康委员会支援。

5. 信息报告

① 各级各类医疗卫生机构发现或接到突发化学中毒事故的报告后，应立即将有关情况向所在地的卫生健康委员会报告，同时报告中毒医疗救援基地，以便先期处置。

② 各县（区）级卫生健康委员会接到医疗卫生机构或其他有关部门突发化学中毒事故报告或通报后，应在2h内将有关情况向上一级卫生健康委员会和当地人民政府报告。

③ 市级卫生健康委员会接到有关突发化学中毒事故报告或通报后，应在2h内将有关情况向省级卫生健康委员会和当地人民政府报告。

④ 省级卫生健康委员会接到Ⅰ、Ⅱ级突发化学中毒事故报告或通报后，应在2h内将有关情况向国家卫生健康委员会和省人民政府报告。

6. 应急响应的终止

化学中毒源头得到有效控制，伤病员在医疗机构得到救治，中毒事故发生48h后未再出现新发中毒患者；并且，Ⅰ、Ⅱ级突发事故经省级应急指挥部批准，Ⅲ级经市级应急指挥部批准，Ⅳ级经县（区）级应急指挥部批准，方可中止应急响应。

7. 应急保障

（1）技术保障　各地要按照"平战结合"原则，利用现有资源，指定建设省、市、县（区）三级突发化学中毒事故医疗救援机构。组建化学中毒医疗卫生救援应急队伍，省级总人数不少于100人，市级总人数不少于60人，县（区）级总人数不少于30人（以上人数为参考人数，各地根据实际情况可作适当调整）。

（2）后勤保障　根据化学中毒医疗卫生救援的实际工作需要，被指定的各级突发化学中毒事故医疗救援机构要在当地政府的统筹下，进行救护车辆、交通工具和通信设备的配备，并进行定期检查，保证处于完好状态。

（3）药品储备　根据化学中毒医疗卫生救援的实际工作需要，被指定的各级突发化学中毒事故医疗救援机构要在当地政府的统筹下，进行化学中毒急救药品的常量储备。急救车中要常备一定数量和种类的急救药品，各医院药房要有一定库存量，并掌握急需时的供药渠道。

（4）经费保障　突发化学中毒事故医疗卫生救援所必需的经费，由各级政府财政部门负责统筹安排和补偿。

8. 附则

（1）预案管理　省级卫生健康委员会根据突发化学中毒事故医疗卫生救援实施过程中发

现的问题及时对本预案进行修订、补充和更新。

（2）预案生效时间　本预案自印发之日起实施。

9. 附录

（1）突发化学中毒事故现场处置方案

① 现场处置人员的个体防护　现场救援、调查和采样人员在开展工作时首先要确保个人安全，切忌在毫无防护措施的情况下进入现场，以免发生中毒。进入现场前应该先进行有效的通风换气。

医疗救护人员在现场救护和转运急性化学中毒患者时，可穿 C 级或 D 级防护服、佩戴正压式或携氧式呼吸器、防护手套（一次性橡胶手套）。医疗救护人员数宜两人以上。

调查和采样人员进入有毒化学品生产、储存泄漏现场调查或采样时，必须穿戴 A 级防护服，佩戴防毒面具、防护手套（一次性橡胶手套）、眼罩，穿鞋靴。调查和采样人员数宜两人以上。

② 现场调查内容

a. 对生产、储存、运输等过程中泄漏事故的调查　调查人员进入事故现场前应首先找到事故发生单位的负责人和应急管理、卫生健康部门负责人，说明来意，以获得支持和配合。

ⅰ. 中毒概况调查　调查人员到达中毒现场后，应先了解中毒事件的概况，就事件现场控制措施、中毒患者人数统计、检伤及急救处理、救援人员的个体防护、现场隔离带设置、人员疏散等向现场指挥人员提出建议。

ⅱ. 现场勘察　勘察内容包括现场环境状况、自然通风排毒措施的情况、生产工艺流程及相关资料等。尽早对现场空气中毒物浓度进行检测，并采集样品送实验室分析。如现场浓度已被稀释，仍可测定用于评估，也可在事后利用模拟现场进行检测。

ⅲ. 中毒事件相关人员的调查　调查现场中毒者及相关人员，了解中毒事件发生的经过，是否使用新技术新工艺、有无设备故障、有无违章操作，中毒人员接触毒物的时间、地点、方式，中毒人员姓名、性别、工种、主要临床表现、实验室检查及抢救经过。同时向临床救治单位进一步了解相关资料（如事件发生过程、抢救过程、临床资料、实验室检查结果等）。必要时可采集患者血或尿样进行相关检测。

ⅳ. 对现场调查的资料作好记录，请受调查的人员签字，并进行现场拍照、录音等。

b. 经口中毒事件的调查　在接到中毒报告后，应尽快携带应急处理所需物品前往现场调查。调查的内容包括：

ⅰ. 询问中毒患者及同餐进食而未中毒者进食的食谱，通过分析两组人员进食食物的差别，来确定可疑的中毒食品。

ⅱ. 向中毒事故有关人员询问就餐的人数、食物的来源。

ⅲ. 对可疑中毒食品的加工过程及其加工场所进行调查，详细了解可疑中毒食品的加工和制作流程，分析其存在或产生某种危害的可能性；检查食品的原（配）料、加工方法和储存情况；调查现场周围环境和生活习惯；采集可疑中毒食品样品送实验室分析。

ⅳ. 对现场调查的资料作好记录，请受调查的人员签字，并进行现场拍照、录音等。

③ 中毒事故现场建议　在确认急性化学中毒事件后，应立即向化学中毒应急指挥部提出如下建议：

a. 职业性中毒的现场控制措施　切断火源、气源，停止导致危害事故的作业；控制事故现场，撤离现场无关人员，设置隔离区；强力通风；禁止缺乏有效防护的人员进入现场；封存导致危害事故的生产原材料、设备和工具等。

b. 非职业性中毒的现场控制措施　控制事故现场，撤离现场无关人员，必要时可设置隔离区；开放通风；进入现场人员须注意个人防护；封存导致中毒事故的可疑物品（包括食品），并加强监控。

④ 中毒样本的采集和检测　根据化学中毒事件的流行病学特点和卫生学调查结果，确定应采集样品。中毒事故现场空气和中毒患者血液、尿液是首选采集的样品。如系经口中毒事件，还应加采患者所服食品、呕吐物和洗胃液等。

所有生物样品采集后宜在 4℃ 左右冷藏保存和运输，如无条件冷藏保存运输，样品应在采集后 24h 内进行实验室检测。同时在冷冻条件下保存备份的样品 3 个月，以准备实验室复核。目前常用的现场快速检测方法主要有检气管法和直读快速检测仪分析法。

（2）突发化学中毒伤员医疗救援方案

① 医疗救援的原则　现场救援应遵循"先救命后治伤、先救重后救轻"的原则开展工作。救援人员在自身安全有保证的情况下才能行动。

② 医疗救援的基本措施　现场医疗救援关键在于及时，首先采取的措施是迅速将患者移离中毒现场至空气新鲜处，松开其衣领，使其保持呼吸通畅，并注意保暖。必要时迅速给患者戴防毒面具，防止毒气的继续吸入。中毒者呼吸停止，抢救时尽量采取人工呼吸器，避免采用口对口人工呼吸的方式。

当出现大批中毒患者，且医疗救援资源相对不足时，应对患者开展现场检伤分类，优先处理红标患者。

③ 现场检伤分类　医疗救援队在现场安全位置设立分类站，对伤员按轻症、重症、危重、死亡等进行分类，分别标出绿标、黄标、红标和黑标，并在检伤分类卡上记录相关情况。

a. 绿标　为轻症患者，具有下列指标：头晕、头痛、多汗、胸闷、心悸、恶心、呕吐、腹痛、腰痛、视力模糊、全身乏力、精神萎靡等症状；眼及上呼吸道刺激症状表现。

b. 黄标　为重症患者，具有下列指标：步态蹒跚，嗜睡或意识模糊，甚至昏睡和谵妄，癫痫样抽搐，精神症状明显；轻度发绀、气急、哮喘、明显咳嗽咳痰；心率大于 120 次/分，微循环恢复试验大于 1s，大动脉搏动微弱；畏寒发热、皮肤黄染。

c. 红标　为危重症患者，具有下列指标：昏迷，呈癫痫持续状态；重度发绀，三凹征明显，鼻翼扇动，呼吸大于 30 次/分，剧烈咳嗽并咳大量白色或粉红色泡沫痰，呈哮喘持续状态；寒战高热，心率小于 50 次/分或大于 150 次/分，微循环恢复试验大于 2s。

d. 黑标　为濒死或死亡患者，同时具备下列指标：瞳孔散大；无自主呼吸；大动脉搏动消失。

④ 现场医疗救治措施

a. 首次洗消　立即将患者移离中毒现场，脱去污染衣物，用肥皂和温清水彻底清洗污染的皮肤（包括皱褶部位）、毛发、指（趾）甲；眼部受污染时，应迅速用流动清水或生理盐水冲洗 10min 以上。清洗皮肤时，水温不宜太高，以免因皮肤血管扩张而加快化学毒物吸收。

b. 催吐　口服患者，如果意识清楚、生命体征稳定、配合治疗，可以用催吐法使患者呕吐，将胃内物排出。一般对意识清楚、不能很好配合治疗且强烈挣扎的患者注射阿扑吗啡催吐。催吐时一定要避免呕吐物反流，误被吸入气管。

c. 洗胃　绝大多数口服患者应该立即洗胃。昏迷和短期内可能陷入昏迷的患者洗胃前应先插入带气囊的气管插管保证气道通畅。洗胃必须反复进行，直至洗出液变清为止。对服入量大的重症患者，洗胃结束后可将胃管暂留置胃内，以观察是否需要再次洗胃，也可观察有无胃出血。

d. 给予解毒剂　如化学中毒品种明确，且有特效解毒剂，应立即给予足量特效解毒剂。

e. 对症和支持治疗　及时清除患者口鼻分泌物，保持呼吸道通畅；患者出现发绀、呼吸困难或停止时，立即给予氧和机械通气；发现心率紊乱时，做好心电监护；发现心搏停止时，按心肺脑复苏急救处理。

⑤ 伤员的转运　化学中毒事故的伤员原则上相对集中在各市化学中毒医疗救治基地进行救治观察。但危重伤病员在条件允许时可直接送省化学中毒医疗救治基地进行救治。

a. 红标患者首先应在中毒现场急救点进行急救处理，症状得到初步控制后立即转运至化学中毒医疗救援基地或有救治条件的综合医院治疗。

b. 黄标患者在给予现场急救措施后，立即转运至化学中毒医疗救援基地或有救治条件的综合医院治疗。

c. 绿标患者在给予现场急救措施后，首先应在中毒现场急救点留置进行医学观察，在黄标和红标患者转运完毕后，再转运至化学中毒医疗救援基地或有救治条件的综合医院治疗。

d. 认真填写转运卡并提交接纳的医疗机构，同时报现场医疗卫生救援指挥部汇总。

e. 在转运中，医护人员必须密切观察伤病员病情变化，并确保治疗持续进行。

f. 对在现场已死亡的伤病员，由负责伤病员分类登记和转送的工作人员做好登记后，向化学中毒应急指挥部报告，由指挥部协调有关部门调派殡葬车转送殡仪馆。

⑥ 医疗救护信息记录与报告

a. 参加现场医疗救护的单位和医疗救援专业队伍中，由专人负责对伤病员按病情做好分类登记和转送的工作，填写现场伤亡情况统计表，并及时将伤病员的分类数量和转送去向，向省、市级化学中毒应急指挥部报告。

b. 参加现场医疗救援的医务人员要详细将伤病员的伤情及急救处置等逐一填写于伤病员情况单上，随伤病员交给接收伤病员后续治疗的医疗机构。

c. 省、市级化学中毒应急指挥部应有专人负责收集现场抢救过程中的情况和伤病员伤亡情况，并及时汇总后向省、市级人民政府报告。

d. 承担伤病员收治的医疗机构要每日向化学中毒应急指挥部报告伤病员情况、医疗救治进展等，重要情况随时报告。

二、企业版化学中毒事故及安全生产应急预案编制范例

化学中毒事故往往发生在储存和使用大量危险化学品的工厂企业，最后酿成重大或特大生产安全事故，因此，有危险化学品使用的企业应把制定适合于本企业的化学中毒事故应急救援预案作为重要工作来抓，并加强培训和演练，做到平战结合、常抓不懈。现把某精细化工公司生产安全事故应急预案介绍给读者，仅供参考。

1. 编制目的

为防止重大生产安全事故发生、完善应急管理机制、迅速有效地控制和处置可能发生的事故、保护员工人身和公司财产安全、本着预防与应急并重的原则，制定本预案。

2. 危险性分析

（1）企业概况　某精细化工公司位于某市，公司占地面积 2008 m^2，其中库房面积 458m^2，现有职工 13 人。主要生产经营电泳漆、浓缩液、稳定剂、溶剂、光盘保护漆、有机添加剂等。

（2）危险性分析　本公司生产经营的危险化学品与人体皮肤和眼睛直接接触可能造成灼伤，发生泄漏容易造成人员中毒，其蒸气与空气能够形成爆炸性混合物；生产和库存的原料、产品与高热源、强氧化剂等接触，易发生火灾爆炸。

3. 应急组织机构与职责

公司成立危险化学品事故应急救援指挥部和相应的应急救援工作组。

（1）指挥部组成人员和职责

总指挥：总经理。

副总指挥：安全主管。

成员：其他相关管理人员。

总经理不在的情况下由安全主管进行现场指挥。

指挥部主要职责：

① 组织制定本单位安全生产规章制度。

② 保证本单位安全生产投入的有效实施。

③ 组织安全检查，及时消除安全事故隐患。

④ 组织制定并实施安全事故应急预案。

⑤ 负责现场急救的指挥工作。

⑥ 及时、准确报告生产安全事故。

（2）工作组成员和职责

灭火组：负责消防、抢险。成员为灭火组应急队员。

救护组：负责现场医疗、救护。成员为救护组应急队员。

警戒组：负责治安、交通管理。成员为警戒组应急队员。

通信联络组：负责通讯、供应、后勤。成员为通信联络组应急队员。

运输组：负责运送伤员。成员为运输组应急队员。

4. 预防与预警

（1）事故预防措施

① 建立健全各种规章制度，落实安全生产责任。

② 定期进行安全检查，强化安全生产教育。

③ 车间、库房加强通风，完善避雷设施。

④ 采用便捷有效的消防、治安报警措施。

⑤ 保证消防设备、设施、器材的有效使用。

（2）报警与通信　公司将用于个体防护、医疗救援、通信装备及器材配备齐全，并确保器材始终处于完好状况。应急电话：火警——119、匪警——110、医疗急救——120、区环保局——×××××××××。

5. 应急响应

（1）灭火处置方案

① 发现火情，现场工作人员立即采取措施处理，防止火势蔓延并迅速报告。

② 灭火组按照应急处置程序采用适当的消防器材进行扑救。

③ 总指挥根据事故报告立即到现场进行指挥（总指挥不在现场由副总指挥负责指挥）。

④ 警戒组依据可能发生的危险化学品事故类别、危害程度级别，划定危险区，对事故现场周边区域进行隔离和交通疏导。

⑤ 救护组进行现场救护，如有需要立即将伤员送至医院。

⑥ 通信组视火情拨打"119"报警求救，并到明显位置引导消防车。

⑦ 扑救人员要注意人身安全。

（2）泄漏处理方案　泄漏处理包括泄漏源控制及泄漏物处理两大部分：

① 泄漏源控制

a. 生产过程中可通过关闭有关阀门、停止作业或采取改变工艺流程、物料走副线等方法，并采用合适的材料和技术手段堵住漏处。

b. 包装桶发生泄漏，应迅速将包装桶移至安全区域，并更换。

② 泄漏物处理　少量泄漏用不可燃的吸收物质包容和收集泄漏物（如沙子、泥土），并放在容器中等待处理；大量泄漏可采用围堤堵截、覆盖、收容等方法，并采取以下措施：

a. 立即报警。通信组及时向环保、公安、卫生等部门报告和报警。

b. 现场处置。在做好自身防护的基础上，快速实施救援，控制事故发展，并将伤员救出危险区，组织群众撤离，消除事故隐患。

c. 紧急疏散。警戒组建立警戒区，将与事故无关的人员疏散到安全地点。

d. 现场急救。救护组选择有利地形设置急救点，做好自身及伤员的个体防护，防止发生继发性损害。

e. 配合有关部门的相关工作。

③ 泄漏处理时注意事项

a. 进入现场人员必须配备必要的个人防护器具。

b. 严禁携带火种进入现场。

c. 应急处理时不要单独行动。

（3）化学品灼伤处置方案

① 化学性皮肤烧伤

a. 立即移离现场，迅速脱去被化学物污染的衣裤、鞋袜等。

b. 立即用大量清水或自来水冲洗创面 $10\sim15min$。

c. 新鲜创面上不要任意涂抹油膏或红药水。

d. 视烧伤情况送医院治疗，如有合并骨折、出血等外伤要在现场及时处理。

② 化学性眼烧伤

a. 迅速在现场用流动清水冲洗。

b. 冲洗时眼皮一定要掰开。

c. 如无冲洗设备，可把头埋入清洁盆水中，掰开眼皮，转动眼球洗涤。

（4）中毒处置方案

① 发生急性中毒应立即将中毒者送医院急救，并向院方提供中毒的原因、毒物名称等。

② 若不能立即到达医院，可采取现场急救处理：吸入中毒者，迅速脱离中毒现场，向上风向转移至新鲜空气处，松开患者衣领和裤带；口服中毒者，应立即用催吐的方法使毒物吐出。

6. 附则

（1）定期组织安全生产培训，熟悉各种应急处置技术。

（2）定期组织应急处置技术演练，应急预案综合演练每半年不少于 1 次。

7. 附件

附件可根据实际情况补充相关内容。

第四节　化学中毒事故应急医疗救援案例

一、某市某化学品有限公司应急医疗救援案例

1. 案情

××××年 5 月 10 日 17 时 30 分左右某市某化学品有限公司仓库 50t 保险粉进库卸货。卸货过程中发现冒烟，随即向市消防局 119 报警。某市卫生部门接到报警报告后，迅速启动该市化学中毒事故医疗应急救援预案，组织开展伤员救治等应急医疗卫生救援工作，全部伤员得到及时有效诊治。

2. 组织与指挥

5 月 10 日 18 时 20 分，市急救医疗指挥中心（120）接到 119 关于事故的通报后，立即调度离事故现场较近的某区红会医院、武警医院、市六医院和开发区医院派出救护车赶赴现场。红会医院的救护车于 18 时 30 分首先到达事故现场，其他医院的救护车也迅速到达，立即开展伤员救治工作。

市急救医疗指挥中心两名领导接到报告后，迅速赶到现场会同区卫生局领导成立现场医疗指挥部，组织急救工作。随着现场伤员的数量增加，市急救医疗指挥中心及时增调其他医院的救护车到现场开展急救工作。

区卫生局局长同时启动预案Ⅳ级应急响应，并带领卫生局有关人员和疾控中心有关技术人员到现场组织开展医疗卫生救援工作，按当时卫生部有关要求进行了突发公共卫生事件相关信息的网络直报。

市卫生局于当天 19 时 30 分和 19 时 40 分，分别接到市急救医疗指挥中心和区卫生局的报告后，主管局长立即指派市化学中毒救援中心业务副院长带领化学中毒救援中心技术人员赶赴现场开展监测和指导伤员救治，并要求市急救医疗指挥中心做好救护车指挥调度，保证现场有救护车不间断待命，及时将伤员送到后方医院治疗。随后，市卫生局主管领导亲自到

事故现场和当晚收治伤员最多的区红会医院，协调组织伤员救治工作，同时指示区疾控中心及时网络直报。市卫生局应急办工作人员在事故发生后立即回到局机关，做好组织协调工作，保持与市政府总值班室、市急救医疗指挥中心、区卫生局、有关医疗卫生单位和局领导的联系，上传下达，掌握伤员救治情况，并及时通报进展情况给市政府总值班室和省卫生厅值班室，随时准备启动预案Ⅲ级应急响应。

Ⅳ级预案应急响应行动中，共 9 个医疗机构投入了现场急救工作，共出动救护车 14 车次，到现场参与伤员急救的医务人员 40 多人。市卫生局和区卫生局、市急救医疗指挥中心、市十二医院化学中毒救援中心，市卫生监督所、区疾病预防控制中心等卫生单位的 20 多名有关技术人员参与了现场医疗卫生救援工作。

市急救医疗指挥中心、区卫生局应急办在现场设置的现场医疗卫生救援指挥部有效协调指挥化学中毒应急救援专业机构和医疗机构救治伤员，以及被疏散群众医学指导，在接到现场总指挥部撤离指令后，于 22 时 30 分应急医疗卫生救援队伍撤离。

此次事件，区卫生局具体组织伤员和受影响疏散群众共 109 人到有关医疗机构诊治和医学观察，最后 2 名伤员被确诊为二氧化氮、二氧化硫等混合性刺激性气体轻度中毒，其他 107 名伤员均诊断为混合性刺激性气体刺激反应。

3. 现场卫生学调查

事故发生后，市化学中毒救援中心技术人员携带应急侦检检测设备和 A 级个人防护装备，迅速到现场进入事故中心区开展毒物检测。检测结果为，肇事仓库下风位（西北方）150m、60m 处气体氮氧化物浓度分别为 $1.7mg/m^3$、$1.8mg/m^3$，其他氯气、硫化氢、一氧化碳、可燃性气体均未检出。根据自中心区向外周围的检测数据，技术人员向现场指挥部报告，并提出分区距离和疏散方向建议。

区疾病预防控制中心对其中 109 名疑似伤员和受影响的疏散群众进行了流行病学调查，确定首例伤员伤患时间为 5 月 10 日 18 时，伤员均在事故现场周围因吸入混合性刺激性气体后引起不适，主要症状是咳嗽、头晕、咽痛、气喘、胸闷、恶心、呕吐、全身乏力等，经医院吸氧、抗炎、对症治疗处理后，症状明显缓解，符合混合性刺激性气体刺激反应的表现。

据统计，109 名疑似伤员的年龄分布除 1 人为 8 岁外，其他均为 18～48 岁；男 37 人，女 72 人；其中某职业技术学院学生 39 人，某高速公路公司员工 56 人，某大学学生 9 人，其他人员 5 人。

4. 伤员救治

5 月 10 日晚上，现场共有 50 名疑似伤员到事故现场附近医院就诊，其中有 2 人病情较重（1 人被送武警医院抢救，1 人被转送市十二医院抢救），经抢救后很快脱离生命危险；其他伤员病情较轻，分别在 6 个医院诊治。当晚各有关医院均紧急动员和组织医务人员做好就诊人员的诊治工作，开辟了绿色通道，使全部就诊人员得到及时诊治。5 月 11 日至 13 日上午，陆续又有 59 人到医院就诊，均病情较轻，以心理反应为主，并没有明显的客观指征。最后受此次事故影响，共有 109 人到医院就诊，其中 13 人需住院治疗，18 人需留观治疗，78 人在门诊治疗。

5 月 11 日上午，市卫生局在市十二医院（化学中毒救援中心）召开各收治医院和有关专家参加的伤员救治工作会议，对伤员病情进行了分析，组织医疗救治专家组对所有需住院治疗和留观治疗的伤员进行会诊，指导临床诊治工作。为确保伤员得到更有效的救治，5 月

12 日，除 1 名伤员继续在武警医院住院治疗外，将其他需要住院治疗的伤员全部转至市十二医院治疗。

受该事件影响的 109 名伤员经医院诊治医学观察后，陆续得到康复。至 5 月 17 日，其中 108 名伤员经医学观察后已陆续离院；剩余 1 名在武警医院住院治疗的伤员，也基本治愈出院。

市十二医院组织化学中毒诊治专家，参照《职业性急性化学物中毒性呼吸系统疾病诊断标准》，对伤员的病情进行会诊，其中有 2 名伤员被确诊为二氧化氮、二氧化硫等混合性刺激性气体轻度中毒，其他 107 名伤员均诊断为混合性刺激性气体刺激反应。

5. 评价

（1）事故分析　从事故发生地点储存化学物品的性质结合现场监测结果和现场卫生学调查分析，连二亚硫酸钠（保险粉）在高温、高湿的情况下发生自燃，产生混合性刺激气体（氮氧化合物、二氧化硫等），随风向扩散至仓库邻近区域的学校、企业，导致周围群众吸入后不适，是发生中毒的主要原因。在这起事故应急救援行动中现场侦检数据对判断危害源和指导伤员临床救治有重要作用。

（2）事故救援预案的应急响应　这起事故按有关规定由属地卫生局启动突发公共卫生事件应急预案Ⅳ级响应是恰当的，但市卫生局自始至终处于Ⅲ级响应的准备状态，并直接协调全市的化学中毒救援专业机构和医疗机构对事故所在区进行救援，使整个应急医疗卫生救援行动领导有方、协调得当、效果显著。

（3）信息收集准确网络直报及时　按照预案Ⅳ级应急响应的要求，由所在区疾控中心对伤员进行卫生学调查，并要求收治医院每日对收治的伤员的病情追踪随访和报告，通过国家疾病预防控制报告管理信息系统，于 5 月 11 日、5 月 14 日及 5 月 16 日及时进行网络直报。卫生部及国务院相关职能部门及时得到网络直报信息，在事发翌日即派出专家组到某市指导事故处理工作，凸显网络直报的有效性和重要性。

（4）专业救援机构及专家的作用　事故单位向 119 报警后，现场以消防救援为主，随着化学品燃烧有毒气体扩散，事故性质演变为化学中毒事故，事故现场各路社会救援人员陆续到场，场面相当混乱，急待知道有毒气体为何物以指导救援行动，这个时候某市化学中毒救援中心卫生应急救援人员的事故中心区毒源侦检和环保部门的周围环境空气检测起到重要作用；当受影响的群众分散收治到多家医疗机构，加上各种各样的传言，伤员及家属情绪波动不利于事故处理及诊治，市卫生行政部门及时协调组织化学中毒救援中心的专家组制定医学观察和治疗方案，对重症伤员会诊，指导救治及心理疏导，充分发挥了化学中毒救援中心专家的作用。

二、某化工厂盐酸泄漏案例

1. 案情

某日上午 10 时，地处某新居民区内的某化工厂生产盐酸的一套装置阀门损坏，大量黄色的氯气外泄，事故单位马上启动企业应急救援预案进行现场处置，并向辖区政府报警。

2. 组织指挥

辖区区政府接警后，一边上报市政府，一边启动并组织实施突发事故应急救援预案；

20min 后包括消防、安监、卫生、环保等社会救援队伍赶到，但事发现场尚未得到控制，大量的氯气逐渐扩散情势严重，预计短时间内不能完全封堵泄漏源，而发生事故的某化工厂有30年历史，所在地原为郊区，近年陆续被新建楼盘包围，形成一个约20万人的新居住区，必须马上疏散周围群众。到场指挥的主管市长指示：消防特勤协助工厂封堵泄漏源；安监、卫生、环保部门马上提出数据，制定群众疏散方案，并由公安和街道政府组织疏散。

3. 现场调查情况

事发当时上午10时，大部分人已上班上学，天晴，有2~3级东南风（气象部门预测风势较稳定），气温25℃；厂区北面面临主干道马路，马路对面为商住楼群，东南西三个方向为居民楼和商场，厂区界与民居最短距离为200m，出事装置在厂区偏东方，泄漏点为余气管道阀，厂方提供前工序停车关机后尚有约1t的液氯可能漏出。

4. 群众疏散方案建议和行动

安监、卫生、环保部门组成技术专家小组，根据现场调查的情况，泄漏的危害源是液态氯，泄漏扩散为氯气，最大泄漏量为1t。采用由加拿大运输部门、美国运输部门和墨西哥交通运输部门编写的《应急救援指南手册2008》所列泄漏时首次隔离距离与防护距离速查表评估，此事故为白天，属大泄漏，首次隔离距离为275m（方圆），下风向（当天为东南风，下风向应为西北方向）撤离范围2.7km。为此专家小组建议：

① 以事故源中心275m设为首次隔离距离（中心区），非配备A级防护装备的救援人员不得进入；在中心区上风向（东南）根据现场检测数据确定救援队伍集结地（配备C级防护服）。

② 马上组织中心区下风向（西北方向）2.7km范围，其他方向1.35km（1/2防护区）的全体居民向上风方向疏散。

③ 由于泄漏物为刺激性气体，应指导疏散居民佩戴防酸防护口罩、戴眼镜，如无可用湿毛巾掩鼻呼吸，每人发水一支，遇浓氯气刺激眼时及时冲洗。

现场指挥部接受专家组建议，由公安、交运、街道等部门马上调集在撤离区外围马路上的公共汽车，连同预案启动时已集结的客车共百余台，在1h内将撤离区内约5万人疏散至东面方向3km外。最后事故源堵漏成功，估算泄漏液态氯约0.7t，全部汽化为氯气向西北方向扩散，环保部门在疏散区内设点监测。事故后1h，区内空气中氯气浓度超过接触限值；事故后1.5h，约为接触限值1/2；事故后2h，已下降至环保容许浓度以内。下午2时警报解除，疏散群众回家。此事故中，除靠近中心区的部分居民有刺激性症状、咳嗽和眼部不适外，未见重大伤亡报告。

5. 评价

发生化学事故时，防护距离设置主要是针对那些有可能在环境中，短时间内会形成有毒气体、蒸气、雾等，并对周围人群产生严重健康损害的情况。防护距离是指建议用于保护人们避免吸入危险化学物所致有害气体、蒸气、雾、气溶胶的危害的距离。根据事故发生时泄漏的化学物质不同，防护距离是不同的。具体地说，防护距离往往是指有毒化学物质泄漏后开始30min就可能产生影响，并随时间的增加而增加的区域。

在化学事故发生时，往往把防护距离分为隔离区和防护区。隔离区是指发生化学事故时，人们接触毒物（上风向）和生命受到（在下风向）危险化学品威胁的区域。防护区是指事故下风向的人们变得没有能力且不能采取保护行动，并可能引起严重或不可逆的健康损害的区域。

发生化学事故时，设置防护距离的主要目的是确定在事故发生时，受到危险化学物质威胁的人群进行及时有效的保护行动。保护行动包括设置隔离控制区、人员撤离和/或就地躲避等。不直接参与紧急救援操作的救援人员应远离隔离控制区；无有效防护装备的紧急救援人员也应禁止进入该区域内。由加拿大运输部门、美国运输部门和墨西哥交通运输部门编写的《应急救援指南手册2008》一书为快速确定事故中危险品的特殊危害和一般危害、事故初发阶段自我保护和公众保护应急措施提供基本指导。根据手册，氯气泄漏时首次隔离距离与防护距离见表7-1。

表 7-1　氯气泄漏时首次隔离距离与防护距离

化学物	小泄漏			大泄漏		
	首次隔离距离/m	下风向撤离范围/km		首次隔离距离/m	下风向撤离范围/km	
		白天	夜晚		白天	夜晚
氯、氯气	30	0.2	1.2	240	2.4	7.4

注：1. 小泄漏是指液体泄漏量≤200L、固体泄漏量≤300kg 的泄漏；大泄漏是指液体泄漏量＞200L、固体泄漏量＞300kg 的泄漏。但某些化学品例外，小量泄漏以 2 kg 为界，大量泄漏以 25 kg 为界。这些化学品包括毕滋（BZ）、光气肟（CX）、塔崩（GA）、沙林（GB）、索曼（GD）、环沙林（GF）、芥子气（HD）、氮芥子气（HN1，HN2，HN3）、路易斯气（L）和 S-(2-二异丙基氨乙基)-甲基硫代磷酸乙酯气体（VX）等。

2. 因为夜间蒸气流扩散与大气混合的效果较差，所以需要分别分析白天和夜间的扩散。白天是指日出至日落的时段，夜间是指日落至日出的时段。

这种采用查表估算的形式，特别适用于毒性大、扩散快的危险化学品事故处置。中国石化出版社出版的《常用危险化学品应急速查手册》，具有很好的参考价值。

第八章

职业卫生监督

第一节　职业卫生监督概述

一、职业卫生监督的概念、特征及作用

1. 职业卫生监督的概念与目的

职业卫生监督是指县级以上人民政府职业卫生监管部门依照相关的职业病防治法律、法规及国家卫生标准和要求，依照职责划分，对用人单位、职业卫生技术服务机构、职业健康检查机构、职业病诊断鉴定机构及其他管理相对人职业病防治工作所实施的监督、检查、督导与执法。其目的在于控制与消除职业病危害因素，落实防护措施，预防职业病发生，保障和维护广大劳动者职业健康权益。

《职业病防治法》于 2002 年 5 月 1 日起正式施行。《职业病防治法》的颁布实施，标志着我国职业卫生监督工作已从法律层面上升为国家管理的高度，职业卫生监督是国家意志的体现，并依靠国家政权机关的权力来保证法律实施。根据职业病防治形势的发展和职业健康监管工作的需要，《职业病防治法》先后于 2011 年 12 月 31 日、2016 年 7 月 2 日、2017 年 11 月 4 日、2018 年 12 月 29 日作了 4 次修正。

2. 职业卫生监督的特征

（1）法定性　任何一种职业卫生监督活动都有法律上的依据，监督权力的分配、运行、操作，应该在法律的统一规范下。卫生监督的权威性来源于监督的合法性，包括监督方式及程序合法、监督的主体合法。

（2）要素特征　由特定的监督主体、监督的对象、监督的内容及监督方式、方法、程序等四要素组成。《职业病防治法》法定的监督主体主要包括卫生行政部门、人社部门；监督的对象是用人单位及其它管理相对人；监督的内容是用人单位及其他管理相对人履行《职业病防治法》各项义务的作为与不作为；监督方式、方法、程序是指预防性卫生监督、经常性

卫生监督、违法案件的调查处理都应在法律法规规定的程序范围内，做到程序合法。

（3）预防性　职业卫生监督是保障职业卫生法规正常运行的积极行为，对用人单位的监督应以预防为先，以督导的方式，防止用人单位的违法。对于用人单位的违法行为，通过行使监督权力，有效控制损害劳动者健康权益事件的发生。

（4）内部约束性　职业卫生监督的权力，受到严密而系统的监督约束。《职业病防治法》规定了监管部门的监督权，同时规范了监管者滥用职权、玩忽职守、徇私舞弊的执法责任追究。

3. 职业卫生监督的作用

职业卫生监督是职业卫生法规运行的重要组成部分，同时又是职业卫生法规运行的自我保障机制。职业卫生监督的作用体现在两个方面，一是作为职业卫生法规运行的一部分，职业卫生监督与职业卫生的立法、守法、执法等活动相伴，同步运行。职业卫生监督是以用人单位、职业卫生技术服务机构及其他被监督对象的外部力量而存在，它的意义是预防和消除被监督相对人出现不合法、不履行法定义务的行为发生。二是对造成职业病危害、损害劳动者健康的行为予以惩戒，同时保障劳动者合法权益，如职业病人的诊断、鉴定、治疗、康复、工伤赔偿等基本权益。

二、职业卫生监督的行政权分类

《职业病防治法》等法律、法规设定了职业卫生监管部门的职业卫生监督检查、行政督查、行政控制、行政处罚等监督方式和权力，以保证《职业病防治法》等法律法规的正常运行。

1. 职业卫生监督检查权

《职业病防治法》授予县级以上职业卫生监管部门依照职责划分，对职业病防治工作及职业病危害检测、评价，职业健康检查进行监督检查。行使以下权力：

① 进入被检查单位和职业病危害现场，了解情况、调查取证。

② 查阅或者复制与违反《职业病防治法》及相关法规的行为有关的资料。

③ 责令违反职业病防治法规的单位和个人停止违法行为。

2. 行政控制权

发生职业病危害事故或有证据证明危害状态可能导致危害事故发生时，卫生行政部门可采取临时行政控制措施：

① 责令暂停导致职业病危害事故的作业。

② 封存造成职业病危害事故或能导致职业病危害事故发生的材料和设备。

③ 组织控制职业病危害事故现场。

3. 行政督查权

我国宪法规定，上级行政机关对隶属的下级行政机关及工作人员有监督、监察权。上级卫生行政部门对下级的职业病防治法律法规的执行情况、具体的行政行为及履行职责、行使职权、遵纪守法的情况进行检查、监察和督导，防止和纠正违法和不正当行使行政权力或失职行为，以保护国家利益和人民的合法权益。

4. 行政处罚权

职业卫生行政处罚是指法律授权行政机关依法对违反职业病防治法律、法规的组织、个人给予警告、限期改进、罚款、提请政府关闭的行政执法行为。行政处罚是一种重要的国家权力。行政处罚的设定法定的原则，处罚权不能超越法定的处罚范围。

此外，对于医疗卫生机构可能产生放射性职业病危害的建设项目，卫生行政部门可以行使职业卫生审查权，以保证医疗机构放射性职业病防护设施与建设项目主体工程同时设计、同时施工、同时投入生产与使用。

三、职业卫生监管机构与卫生监督员

2018年机构改革前，县级以上安全监管部门、卫生行政部门、人社部门为职业卫生监管部门，职业卫生监管部门行使职业卫生监督权，同时为执法主体。根据中央编办《关于职业卫生监管部门职责分工的通知》（中央编办发〔2010〕104号）和各级政府"三定方案"，我国绝大部分地区职业卫生监管部门职责分工如下：

1. 原安全监管部门

① 起草职业卫生监管有关法规，制定用人单位职业卫生监管相关规章。组织拟订国家职业卫生标准中的用人单位职业危害因素工程控制、职业防护设施、个体职业防护等相关标准。

② 负责用人单位职业卫生监督检查工作，依法监督用人单位贯彻执行国家有关职业病防治法律法规和标准情况。组织查处职业危害事故和违法违规行为。

③ 负责新建、改建、扩建工程项目和技术改造、技术引进项目的职业卫生"三同时"监督检查。

④ 负责监督管理用人单位职业危害项目申报工作。

⑤ 负责依法管理职业卫生安全许可证的颁发工作（该项工作在我国绝大多数地区未真正实施）。

⑥ 负责职业卫生检测、评价技术服务机构的资质认定和监督管理工作。

⑦ 组织指导并监督检查有关职业卫生培训工作。

⑧ 负责监督检查和督促用人单位依法建立职业危害因素检测、评价，劳动者职业健康监护，相关职业卫生检查等管理制度；监督检查和督促用人单位提供劳动者健康损害与职业史、职业危害接触关系等相关证明材料。

⑨ 负责汇总、分析职业危害因素检测、评价，劳动者职业健康监护等信息，向相关部门和机构提供职业卫生监督检查情况。

2. 原卫生部门

① 负责会同安全监管总局、人力资源社会保障部等有关部门拟订职业病防治法律法规、职业病防治规划，组织制定发布国家职业卫生标准。

② 负责监督管理职业病诊断与鉴定工作。

③ 组织开展重点职业病监测和专项调查，开展职业健康风险评估，研究提出职业病防治对策。

④ 负责化学品毒性鉴定、个人剂量监测、放射防护器材和含放射性产品检测等技术服

务机构资质认定和监督管理；审批承担职业健康检查、职业病诊断的医疗卫生机构并进行监督管理，规范职业病的检查和救治；会同相关部门加强职业病防治机构建设。

⑤ 负责医疗机构放射性危害控制的监督管理。

⑥ 负责职业病报告的管理和发布，组织开展职业病防治科学研究。组织开展职业病防治法律法规和防治知识的宣传教育，开展职业人群健康促进工作。

3. 各级人力资源社会保障部门

① 负责劳动合同实施情况监管工作，督促用人单位依法签定劳动合同。

② 依据职业病诊断结果，做好职业病人的社会保障工作。

4. 各级工会

依法参与职业危害事故调查处理，反映劳动者职业健康方面的诉求，提出意见和建议，维护劳动者合法权益。

为推动实施健康中国战略，树立大卫生、大健康理念，把以治病为中心转变到以人民健康为中心，预防控制重大疾病，为人民群众提供全方位全周期健康服务，2018年党和国家制定机构改革方案，将国家卫生和计划生育委员会、国务院深化医药卫生体制改革领导小组办公室、全国老龄工作委员会办公室的职责，工业和信息化部牵头的《烟草控制框架公约》履约工作职责，国家安全生产监督管理总局的职业安全健康监督管理职责整合，组建国家卫生健康委员会，作为国务院组成部门。职业卫生监督职责随之产生重要调整。机构改革后，原安全生产监督管理部门改组为应急管理部门，其承担的职业卫生监督工作主要调整至新组建的卫生健康部门。目前卫生健康部门承担的职业卫生职责主要包括：拟订职业卫生、放射卫生相关政策、标准并组织实施；开展重点职业病监测、专项调查、职业健康风险评估和职业人群健康管理工作；负责职责范围内的职业卫生的监督管理，协调开展职业病防治工作。

职业卫生监督员是代表国家的职业卫生执法者，职业卫生监督员应当依法经过资格认定。监管部门应当加强队伍建设，提高职业卫生监督员政治、业务素质；依照职业病防治法律、法规的规定，建立、健全内部监督制度，对其工作人员执行法律、法规和遵守纪律的情况，进行监督检查。

根据《职业病防治法》相关规定，以下为职业卫生监管相对人。

① 用人单位及负责人。

② 职业卫生技术服务机构。根据《国家卫生健康委办公厅关于印发职业健康和公共卫生监督领域"证照分离"改革措施的通知》，职业卫生技术服务机构不再分级。

③ 原辅材料供应商。

④ 外包作业发包机构与承接机构责任。

⑤ 政府及相关部门直接责任人。

⑥ 职业健康体检机构：违法案件由各级卫生行政部门负责调查处理。

⑦ 可能产生放射性职业病危害的医疗卫生机构。

四、职业卫生监督应遵循的原则

1. 依法行政的原则

（1）职权法定的原则　执法机关及执法人员的所有行政权力都必须由法律予与和规定。

《职业病防治法》授予了监管行政部门负责职业病防治的监督管理工作，政府各部门在各自的职责范围内负责相关的职业病防治的相关监督管理工作。凡未经法律授权的，行政机关不得行使；法律禁止的行政机关不得违之。

（2）法律保留的原则　凡涉及到制定职业卫生部门的行政法规、规章、规范性文件，所列出的规定只能在法律规定的范围之内。

（3）法律优先的原则　下位法必须服从上位法。

（4）依据法律的原则　职业卫生监督不仅要有法律依据，而且必须依照法律的规定执行，一切行政行为严格遵守法律规定。

（5）权责统一原则　职业卫生监督机构及人员，具有法律授权的职权，同时又有相应的职责，权力同时又是义务，不仅要行使，而且要必须行使，否则就意味着失职，不依法履行义务就要承担法律责任。

2. 遵守法定程序规则

《职业病防治法》是实体法，同时，在执法过程中要遵守程序法的规定，如《行政处罚法》对实体法的行政处罚进行了规范，同时从程序上对行政处罚作了规范，以权利的影响程度为标准将行政处罚程序分为三类。

（1）简易程序　对公民处以 50 元以下，单位或组织 1000 元以下或《职业病防治法》中所设定的警告处罚，可以当场做出行政处罚的程序。

（2）一般程序　对案情比较复杂，处罚较重，职业卫生监督机构要经过全面、认真地调查取证才能搞清案件事实的处罚案件。

（3）听证程序　听证程序是当事人充分行使申辩权的一种方式，是一种司法化程序，职业卫生监管部门在做出一项行政决定之前，应当给予当事人参加并发表意见的机会，或者监管机关的决定对当事人有不利影响时，必须听取当事人的意见，允许当事人申辩、质证。这种程序适用于职业卫生监督执法采取的责令停业或关闭、罚款五万元以上的处罚。

在处理违法案件时应遵守程序规则的公开、公正，行政相对人参与，严格按照时限要求。如受理案件后立案（7 日内）；管辖移交（10 日内）；立案后到处罚决定（三个月内）；送达（7 日内）；无法送达公告（60 日内）；对处罚决定不服提出申请复议（60 日内）；对复议决定不服提起诉讼（15 日内）；对处罚决定不服直接提起行政诉讼（三个月内）；作业场所采取行政控制（15 日内）等。

3. 以事实为依据的原则

"以事实为依据，以法律为准绳"是职业卫生监管部门做出行政处罚必须遵循的基本原则。《行政处罚法》第 30 条规定"公民、法人或者其组织违反行政管理秩序的行为，依法应当给予行政处罚的，行政机关必须查明事实，违法事实不清的，不得给予行政处罚"。行政处罚必须以违法事实存在为条件，违法事实的存在须以证据来证明。行政处罚证据是对行政执法活动进行监督的依据，无论是进入复议程序、还是进入司法程序，只有依法全面客观地核实证据，才能查明事实，分清是非，正确行使职业卫生监督权。

4. 独立审理职业卫生违法案件的原则

职业卫生监督部门在审理违法案件时，具有独立的调查、取证的权力，不受外界的干扰，这有利于维护国家法律统一，有利于保障人民群众的健康权益，有利于维护国家利益。

第二节　职业卫生监督的法律体系

一、我国职业卫生的法制建设概况

我国为适应国家建设及保障劳动者健康的需要，历来高度重视职业卫生的法制建设，在不同的历史阶段制定了一系列的职业卫生法规和规范性文件，总结起来分三个阶段。

第一阶段是建国初期到改革开放的 1978 年前期。1956 年 5 月 25 日国务院发布了《工厂安全卫生规程防止厂、矿企业中矽尘危害的决定》；1956 年 4 月 25 日和 10 月 16 日卫生部、国家建设委员会联合颁布了《工业企业设计暂行卫生标准和饮用水水质标准》。1962 年以后，在中央"调整、巩固、充实、提高"的方针指引下，卫生法制建设有了进一步加强，1964 年 8 月 15 日卫生部颁布了《卫生防疫站工作试行条例》。十年的动乱使我国法制建设受到严重破坏，职业卫生立法工作基本处于停滞状态。

第二阶段是党的十一届三中全会后，进入改革开放时期，国家强调了法制建设的重要性，确立了依法治国的大政方针，职业卫生立法进入了一个新的发展时期。1979 年 9 月 3 日第五届全国人民代表大会常务委员会第一次会议原则通过了《环境保护法（试行）》，1983 年卫生部颁发了《职业病报告办法》，1984 年卫生部颁布了《职业病诊断管理办法》，1987 年 11 月 5 日卫生部、劳动部、财政部、中华全国总工会共同发布了《职业病范围和职业病患者处理办法规定》，同年卫生部同农牧渔业部共同颁布了《乡镇企业劳动卫生管理办法》，1987 年 12 月 3 日国务院颁布实施了《中华人民共和国尘肺病防治条例》及以一大批的劳动卫生规范、卫生标准颁布实施。

第三阶段是 2001 年月 10 月 27 日第九届全国人民代表大会第二十四次会议通过《职业病防治法》，并于 2002 年 5 月 1 日起正式施行。此后，《职业病防治法》先后于 2011 年 12 月 31 日、2016 年 7 月 2 日、2017 年 11 月 4 日、2018 年 12 月 29 日作了 4 次修正。经过十多年的发展，职业卫生法规、规章、标准有了全面配套，并且颁布修订了一批职业卫生规范、标准，基本实现了与国际接轨，我国的职业卫生法律体系得到了较全面完善和健全。

二、我国职业卫生法律构成体系

我国的职业卫生法律体系经历了六十多年的发展，形成了以《职业病防治法》、《安全生产法》、《劳动合同法》、《工会法》及相配套的法律系统；国务院及相关行政部门及地方政府制定的职业卫生规章系统和职业卫生技术标准与规范系统，构成了我国比较完善的职业卫生法律体系，为职业卫生监督执法提供了法律依据和技术支撑。

1. 法律

法律是我国法的主要形式之一，由全国人大常委会制定，其法律地位仅次于《宪法》。《职业病防治法》是我国职业卫生监督工作的根本大法，其目的是预防控制、消除职业病危害因素，预防职业病的发生，保障劳动者健康权益，促进经济可持续发展。《职业病防治法》着重解决了建设项目管理；生产设备、原料管理；作业场所及劳动过程管理；职业健康监护管理；防护设施及防护用品管理；职业病诊断、鉴定管理；职业健康权益保障等七个方面的监督管理问题。《职业病防治法》从防治职业病出发，明确了职业病防治由各级政府主导，责任在企业；2018 年第四次修正的《职业病防治法》，将职业健康"防"、"治"分别由安全监管部门、卫生行政部门分段管理修改为以卫生行政部门监管为主，形成了卫生行政部门主要负责"防治"，人社、民政等部门主要负责"保障"的新局面，职业健康监管机制更加清晰明确。《职业病防治法》的特点是一部维权法，保护劳动者健康相关权益；坚持预防为主、防治结合方针；遵循分类管理、综合治理的原则；明确用人单位的责任，职业病防治主体责任在企业，加大处罚力度；减少事前审批，强化事后监管；技术服务引入竞争机制，实行技术准入；职业病鉴定转为行政行为及强化行政责任追究，为职业病防治建立了强大的法律保障依据。

2. 行政法规

行政法规是国家最高行政机关国务院制定的有关国家行政管理的规范性文件。1987 年 12 月 3 日国务院颁布实施了《尘肺病防治条例》、2002 年 5 月 12 日国务院令第 352 号发布的《使用有毒物品作业场所劳动保护条例》和 2005 年 8 月 31 日国务院第 104 次常务会议通过，自 2005 年 12 月 1 日起施行的《放射性同位素与射线装置安全和防护条例》是三部重要的职业卫生行政法规。为尘肺病防治、有毒化学品的监管、放射性同位素与射线装置的监管制定了更加明确的规范性条款，是《职业病防治法》的重要补充。

3. 部门规章及地方法规

为保证法律实施，国务院所组成的行政部门可以办法、规定、命令等名称颁布部门规章。为加强职业健康检查工作，规范职业健康检查机构管理，2019 年 2 月 28 日国家卫生健康委员会第 2 号令修订了《职业健康检查管理办法》。为规范职业病诊断与鉴定工作，加强职业病诊断与鉴定管理，国家卫生部还制定实施《职业病诊断与鉴定管理办法》。此外，机构改革前，国家安全监管局制订颁布了"四办法一规定"：《工作场所职业卫生监督管理规定》（国家总局第 47 号令）、《职业病危害项目申报管理办法》（国家总局第 48 号令）、《用人单位职业健康监护管理办法》（国家总第 49 号令）、《职业卫生技术服务机构管理暂行办法》（国家总局第 50 号令）、《建设项目职业卫生"三同时"监督管理办法》（国家总局第 90 号令），这些均属于《职业病防治法》的配套规章。

由各省、自治区、直辖市人民政府及经国务院批准的较大市人民政府根据相关法规，结合本地实际制定的地方性法规、规章和规范性文件，如《广州市职业卫生监督管理规定》，属地方规章。《广东省卫生健康委员会职业健康检查机构备案实施办法》《广州市用人单位职业病危害风险分类分级监督管理办法》则属规范性文件，均具有相应的法律效力。此外，值得注意的是还有一类行政指导性文件，如《广州市职业健康行政执法检查清单指导书》，不具有行政强制力，一般不可直接用作执法处罚依据。

4. 职业卫生标准及技术规范

（1）职业卫生标准及规范的基本概念　是从事职业卫生监督、监测和用人单位行业管理，以及职业卫生技术服务部门开展职业技术服务、职业健康监护、职业病诊断与治疗的准则，经制定形成的标准或规范，并经法律授权的行政部门颁布，具有法律效力。

（2）职业卫生标准的分类　职业卫生标准根据制定与颁布的层级不同，可分为国家标准、地方标准。前者是由国家卫生行政部组织制定并报国家技术监管部门颁布实施的标准，也可称国家标准；后者是由地方或者行业主管部门颁布，在行业或地方内部实施的标准或规范。按卫生标准性质可分为强制性职业卫生标准、推荐性职业卫生标准。前者是行政法规规定强制执行的，具有法律属性，在一定范围内通过法律、行政法规等强制手段加以实施的标准，如《工业企业设计卫生标准》（GBZ 1）、《工作场所有害因素职业接触限值 第 1 部分：化学有害因素》（GBZ 2.1）、《工作场所有害因素职业接触限值 第 2 部分物理有害因素》（GBZ 2.2）、《职业健康监护技术规范》（GBZ 188）。除了强制性标准以外，还有推荐性标准，如《高毒物品作业岗位职业病危害告知规范》（GBZ/T 203）、《密闭空间作业职业危害防护规范》（GBZ/T 205）等都属于推荐性标准。推荐性标准是非强制执行的标准，国家鼓励企业自愿采用推荐性标准，又称自愿性标准。一经接受采用，具有法律上的约束力，必须严格遵照执行。

（3）职业卫生标准及规范在监督中的作用　生产环境及劳动过程的管理需要一个尺度来评价，同时来约束其行为，标准就是具体的尺度，法规与规范是保障；职业卫生标准是技术要求，规范是行为准则。职业卫生标准及技术规范的作用是：

① 保障劳动者健康和人身安全防护的要求。

② 产品及产品生产、储运和使用中的职业卫生技术要求。

③ 工程建设职业卫生需要控制的要求。

④ 工作场所有害因素职业接触限值和环境质量要求。

⑤ 职业病诊断、鉴定及处理的技术要求。

⑥ 职业卫生服务中检测、评价，健康监护的技术要求。职业卫生标准及规范是用人单位、技术服务机构确定的行为准则、应履行的法律义务及规范要求。是职业卫生监督工作的执法评判依据和技术支撑。

第三节　经常性职业卫生监督

一、经常性职业卫生监督的含义

经常性职业卫生监督，是职业卫生监督部门依据职业卫生法规，对辖区内用人单位、职业卫生技术服务机构及其它管理相对人遵守职业卫生法律法规的情况进行的监督检查，目的是推动职业卫生工作的开展，保障国家职业卫生法律法规的实施、预防职业病。

按照职业卫生监督的目的不同，可分为日常监督检查、专项检查与抽检、职业病危害事故及违法案件调查等监督形式。日常检查是对管理相对人的法律法规的执行情况进行的经常性卫生监督检查，对风险评估风险度高的用人单位，应加大检查频次，风险度低的可以减少检查频次；专项检查是针对高风险的某个行业进行的突击检查，目的是遏制或控制重大职业病危害事件的发生；违法案件及职业病危害事件的调查，是对已发生职业危害事故及违法案件进行的调查，及时采取控制措施，控制事态的发展，防止再次发生类似事件。

经常性职业卫生监督与预防性职业卫生监督相对应，预防性职业卫生监督是对新建、扩建、改建的建设项目实施职业病防护设施的行政审查，包括职业病危害预评价报告的审核、职业病危害严重项目的设计审核、职业病危害控制效果评价报告的审核及工程竣工验收，以保证建设项目的职业病防护设施与主体工程同时设计、同时施工、同时投入生产与使用，有效预防职业病的发生。《职业病防治法》2016年第二次修正之前，预防性职业卫生监督主要依靠原安全监管部门的审查审核和备案。修正之后，已取消由政府监督管理部门组织的"外审"，只保留用人单位自行组织的"内审"，一般用人单位职业卫生"三同时"纳入卫生行政部门经常性监督范畴。但是，对于医疗卫生机构可能产生放射性职业病危害的建设项目，卫生行政部门仍可以行使职业卫生审查权，包括职业病危害预评价报告的审核、职业病危害防护设计的审查、职业病危害控制效果评价报告的审核及工程竣工验收。

二、用人单位的职业卫生监督

1. 职业卫生监督的作用及要求

（1）职业卫生监督的作用　通过对用人单位的职业卫生管理、生产过程、防护设施、职业卫生"三同时"落实情况等进行监督检查，可以及时了解相对人遵守卫生法律法规的情况，及时发现存在的问题，提出监督意见，督促用人单位整改，纠正用人单位的违法行为，促使遵守法律规定，保证卫生法律法规的有效实施，从而达到预防职业病的发生和实现卫生行政管理目标。

（2）职业卫生监督人员的要求　职业卫生监督应符合法定权限，必须有法律法规的明确规定，即在法定职权内进行，不能越权也不能失职；行为必须正当合理，如必须有正当的动机、符合职业卫生监督的目的、行为要客观公正、合情合理。

（3）必须要遵守的法定程序　首先要表明身份，可口头告知、出示证件，着装整齐；说明来意和理由、依照的法律依据、监督检查目的和原因以及采取的检查方法；实施检查提取证据，应该客观、全面检查并做好记录；向相对人通报检查结果，注意现场检查和询问笔录、采样的样品或索取的资料等必须要签名确认，如相对人有异议，则容许其申辩并做好记录。

2. 监督检查分类

按照职业卫生监督检查的目的不同，可分为日常重点企业监督检查、专项检查与抽检、职业病危害事故及违法案件监督等监督检查形式。

① 日常重点企业监督检查是根据每年的监督任务制定的监督工作计划开展的监督检查。

② 专项检查是针对高风险的某个行业进行系统全面的检查，目的是遏制或控制重大职业病危害事件的发生。

③ 违法案件及职业病危害事件的监督，是对已发生职业病危害事故及违法案件进行的调查，及时采取控制措施，督促用人单位落实整改，控制事态的发展，防止职业损害事件的发生。

④ 联合检查。卫生行政部门、人力资源社会保障部门、市场监督管理部门、工会等组织的多部门参与的联合检查。

⑤ 上级转来案件、群众投诉案件、检测严重超标、职业病、职业中毒及职业病损害信息开展的职业卫生稽查。

3. 监督检查程序、方法及内容

（1）制定检查计划　检查计划是根据检查目的、检查对象、检查内容、检查时间、检查方式、检查地点以及检查人员制定。检查人员应当采取相应措施，保证检查信息不被泄露。

在开始检查之前，检查人员应该确认所要检查的场所正在进行正常的商业活动，确认其没有得到提前通知。如果查明用人单位通过某种途径获知检查消息，应终止本次检查。

（2）检查前的准备　工作场所职业卫生检查是以识别可能危及相关人员的职业危害因素为目的，确定其职业卫生状况的一系列活动。其任务来源主要包括例行工作安排和投诉两方面，一般根据检查起因设置频率。在检查活动实施前需要进行的准备包括：信息准备、文件准备、人员准备、装备准备。

① 信息准备　主要包括熟悉用人单位情况、查阅相关法律法规和相关标准等工作。用人单位情况信息主要包括：产业类型、生产规模、生产工艺、原辅料使用、职业危害素、防治设施、备案信息、以往检查信息、整改情况、行政处罚书履行情况等。

② 文件准备　文件准备主要包括确定重点检查内容、文书准备和证件准备。这些文件主要包括：企业须知、现场检查记录、询问笔录、勘验笔录、抽样取证凭证、整改指令书、强制措施决定书、先行登记保存证据通知书、检查清单、用人单位以往的检查记录等；证件准备是根据法律法规的要求集齐检查需要携带并出示的相关证明类文件的活动，这些证明一般包括检查批准文件、执法证件等。

③ 人员准备　人员准备是形成能够胜任本次检查行动的检查组的活动。主要包括成立检查组，并配备相关专家的相关准备活动。成立检查组：检查组是由两人以上构成的检查队伍。有下列情形之一的，检查人员应当回避：检查人员是用人单位负责人的近亲属的；检查人员或其近亲属与用人单位有利害关系的；可能影响本次检查公正性的其他情形。专家准备：在涉及专门作业场所或复杂的危害，如果检查人员确定专家协助下进行检查是必要的，可以请其他部门的技术专家协助进行检查，专家人数超过 3 名的要明确指定组长。并要使内部和外部专家协调他们的行动，协助检查人员进行检查。检查人员的着装应满足用人单位的安全要求，如生产场所禁止穿高跟鞋。

④ 装备准备　装备准备是集齐本次检查需要的技术和工作手段的活动。主要包括检测工具、个人防护用品和记录工具等装备的准备，如安全帽，安全眼镜或护目镜，空气呼吸器，防尘或防毒口罩，耳塞，安全手套，安全鞋，阻燃、阻辐射等功能的连衣工作服等。

在检查开始之前，检查人员要确保已经携带记录检查情况的相关工具，并确保其状态良好。这些工具主要包括监督检查文书，图像记录设备，声音记录设备，其他记录设备，现场检测仪器（粉尘监测仪、噪声监测仪、有害毒物检测仪、放射因素检测仪）。

（3）检查的组织实施　现场检查过程包括成员组成、检查要点、形成记录三个主要环节。进入用人单位后应出示执法证，说明来意，取得企业的配合，应有企业负责人和管理人员在场，通过询问情况、查阅资料、现场检查、监督总结四个职业卫生现场监督基本过程。通过询问、查阅和现场检查可以了解企业的行为是否违背了职业病防治法的规定（识别违法），可以衡量其违法的程度、可能造成的后果等（评价违法），最后以职业卫生监督意见书等形式要求企业进行整改（控制）。

① 询问情况　通过询问对企业的职业卫生状况有个基本了解。了解基本情况、使用的原料和产品种类数量、工艺流程、职业卫生管理制度、预防职业病的措施、职业病危害因素监测及职业健康检查情况等（设计好基本情况调查表让企业填写，用于建立职业卫生档案）。

② 查阅资料　结合询问过程中了解到的情况有针对性地查阅资料，核实询问的结果。职业卫生档案包括建设项目评审资料，职业健康检查资料（上岗前、定期、离岗时健康检查资料，体检机构资质证书、体检项目，职业健康检查总结报告等），职业危害因素监测资料

以及历年职业病发生情况，职业病人的处理和报告情况，企业职业卫生管理制度及实施情况（如个体防护用品发放管理，职业卫生知识培训和职业病危害告知等制度）。

③ 现场检查　重点是核实询问和查阅资料所得到的信息。须查看从原料到半成品到产品出厂整个生产工艺过程，了解生产过程中存在的职业危害因素情况、车间布局、通风排毒防尘设施和措施、个体防护用品使用情况，随机抽查生产工人体检情况，核实体检资料、警示标识张贴和职业危害因素检测结果公示等。其中特别提出必须查看企业的原料仓库以了解使用原料种类、数量的真实状况，特别要留心在生产现场未发现的有毒原材料，掌握职业危害的隐患。

④ 监督总结　通过询问、查阅资料和现场监督检查后对企业的职业卫生工作现状有了一个全面的了解，学习和肯定其好的做法，同时也发现了存在的主要问题，运用专业和法律知识作好宣传。主要的目的是要通过监督检查让企业知道存在的问题、可能产生的后果、需要承担的责任，同时要让企业知道如何整改，更要让企业配合整改。做好《现场检查笔录》《询问笔录》，针对监督检查过程中发现的问题提出整改意见，并以《卫生监督意见书》的形式把整改意见固定下来。

⑤ 注意事项　要运用职业卫生专业知识对职业危害因素进行全面准确的识别，发现企业所采取的职业病防治措施是否符合要求，针对关键控制点，结合实际提出整改方案。整改方案要满足卫生工程学的需要，同时不影响生产工艺，监督意见才能被用人单位有效采纳。

（4）用人单位职业卫生监督的内容及要点　《职业病防治法》、《工作场所职业卫生管理规定》、《职业健康检查管理办法》等法律、法规、规章规范了用人单位应履行的法定义务和劳动者应该享受的法定权利，重点监督用人单位履行义务的情况。

① 职业病危害项目申报　工作场所中存在职业病危害的项目，应当及时、如实向县级以上卫生行政部门进行工作场所职业病危害因素在线申报并取得申报回执，接受监督。

② 采取职业病防治管理措施　职业卫生管理组织，配备专职或兼职职业卫生专业人员，制定职业病防治计划和操作规程，建立职业卫生档案和劳动者健康档案，建立定期的职业危害因素监测和评价制度。

③ 职业病危害告知　应通过上岗前职业卫生知识培训、签订劳动合同或设置公告栏等形式，把本单位存在的职业病危害因素、危害后果和预防措施等告知劳动者，并定期公布职业危害因素的检测结果。

④ 职业病防治知识培训　用人单位负责人、管理人员必须接受培训，对生产劳动者进行上岗前和经常性的职业卫生知识的培训，让劳动者了解企业存在的职业病危害和防护措施、操作使用规程，使劳动者重视并提高自我保护意识，自觉遵守职业病防治的规章制度。

⑤ 工作场所职业危害警示标识　存在职业病危害因素的岗位（特别是严重危害）设置警示说明，告知职业病危害因素的种类、危害后果、预防和应急救治措施等内容。

⑥ 提供和保证个体防护用具的使用　为劳动者配备符合国家职业卫生标准的个体防护用品，根据实际需要配备包括工作服装、鞋帽、防尘防毒口罩、防护眼镜等，同时要采取措施保证劳动者使用防护用具，以减少和消除职业危害因素对劳动者健康的影响。

⑦ 建立职业健康检查制度　对从事接触职业病危害作业的劳动者，用人单位必须组织上岗前、在岗期间和离岗时的职业性健康检查，以了解职工的健康状况，及时采取措施防止职业病的发生，并为职工建立健康监护档案，对职业病患者保障其权益。

⑧ 为劳动者提供安全卫生的工作环境　对存在职业病危害因素的作业场所，必须设置通风排毒、降尘、防暑降温、防噪音、防辐射等防护设施，并保持设施的正常运行，以保证作业场所的职业病危害因素符合国家职业卫生标准。

⑨ 工作场所职业病危害因素检测和评价　为了解职业病危害因素的情况，用人单位应当请具有资质的职业卫生技术服务机构定期对工作场所进行职业病危害因素检测和评价。

在生产过中存在危险化学品、使用高毒原料、可能发生急性损害的企业应建立突发事件应急预案。

新建、改建、扩建项目的卫生防护设施必须与主体工程同时设计、同时施工、同时投入使用，并按要求形成职业卫生"三同时"档案存档。

（5）对监督检查结果的处理　预防职业病的关键在用人单位，职业卫生监管部门负有监督管理的职能，对监督检查发现的问题实行分类处理。对企业存在一般的职业卫生问题，可以给以警告并限期改进，下达整改监督指令；对作业场所有毒有害物质严重超过限值标准，存在可能导致急慢性职业中毒或者职业病发生的，对其作业场所可采取行政控制措施；对限期不予整改、造成职业病危害或构成违法的用人单位应立案调查，给予行政处罚，情节严重、构成犯罪的应移交司法机关追究刑事责任。

三、职业健康服务机构的监督管理

1. 监督范围及方法

（1）监督管理范围　依据《职业病防治法》《职业健康检查管理办法》《职业病诊断与鉴定管理办法》《职业卫生技术服务机构管理办法》等法律法规，为保障职业卫生服务的质量与安全，国家实行职业卫生服务的技术准入和日常监督管理制度。凡是开展职业卫生检测与评价、职业病危害因素预评价和控制效果评价、职业病诊断、职业健康检查的医疗卫生机构，均需取得卫生行政部门的资质认证或备案等。上述机构开展职业卫生服务还要接受卫生行政部门有效的后续监管，以保证职业卫生服务机构提供公正、公开、科学、准确、规范的检测数据与评价报告和体检、诊断结果。

（2）监督管理的方法　对职业卫生技术服务机构的监督管理，可采取日常的不良记录与年度考核相结合，现场考核检查与查阅资料、对人员组织业务考核、实验室质量控制考核等方式进行。职业卫生监督部门在对用人单位的检查中发现职业卫生服务机构的违法问题，可以作进一步调查取证，按归口管理权限给予行政处罚，情节严重的可报告发证机构吊销资质证书或取消备案。

2. 职业卫生技术服务机构的监督检查内容及要点

① 机构管理组织及制度建设。查看科室设置和负责人任命文件，机构应设有评价、质量管理和检验部门，岗位职责明确，运行有效。

② 了解机构批准部门、资质等级及有效期，在批准的服务范围开展服务。检查是否存在伪造、涂改、出卖、转让，或者出借资质的行为，出具虚假报告或证明文件，简化检测程序和内容等违法行为。

③ 人员配置及培训情况。应有与申请资质审定项目相适应的管理和技术人员。有关人员均应熟悉相关法律、法规和文件，以及本单位质量控制文件。机构应有人员培训计划，不

断提高有关人员专业知识水平与技能；工作人员的专业应与从事的工作项目相符合，配备的职数应与工作量相适应；乙级机构的技术负责人、评价负责人、质量负责人必须由具有副高级以上技术职称人员担任，授权签字人须经考核合格并具有中级以上技术职称，审核（复核）人由熟悉专业工作并具有 3 年以上工作经验的人员担任，内审员、质量监督员须由受过专门培训的资深检验人员担任。

④ 仪器设备配置及使用情况。仪器设备须满足所申请实验能力认定项目开展工作的要求。仪器符合计量认证要求，仪器使用的环境及气、电、水供给及安全措施完好；仪器设备的种类、数量、性能、量程、精度能满足工作的需要，并能良好运行，使用记录完整；现场布点、采样规范，记录完整，样品的采样抽取、传递、保存及处置应满足或符合工作要求；制定完善的样品保存制度，在保存期内样品要做到不损坏、不丢失、不混淆、不变质、不粘污、不渗漏。

⑤ 内部质量管理体系、评价工作质量控制体系运行情况良好。有质量管理手册、程序性文件、操作规程、作业指导书，有记录表格、报告；文件受控程度好，有受控文件保管措施，有质控措施，设置质量监督的任命文件及职责，校核记录清楚，质控监督记录清楚。所有技术服务过程的资料可索源，其档案管理完善。

⑥ 年度技术服务工作开展情况。职业卫生监管部门下达的专项工作任务完成良好。

⑦ 技术服务项目开展情况。职业卫生技术服务机构开展技术服务时，应当依法与用人单位签订职业卫生技术服务合同，明确技术服务内容、范围、价格以及双方的权利、义务和责任。不得转包职业卫生技术服务项目；不得擅自更改、简化职业卫生技术服务程序和相关内容。建立职业卫生技术服务档案，并妥善保管。

⑧ 预评价报告书、控制效果评价报告书、现状评价报告书、定期检测报告内容，执行的标准、质量、审核签字符合评价导则、检测规范的要求。评价方法的制定与内部审核符合要求，现场调查与实施详尽；评价资料的收集与分析可靠；法律、法规、标准的引用正确；建设项目（工程）与工艺介绍简洁、明了；危害因素识别真实、客观；评价单元划分与评价方法正确、适当；评价结论客观、确切；健康影响评价（健康监护、生物材料）全面；职业病危害因素危害程度及风险分析定性正确；职业病防护设施效果评价客观；建议合理；评价报告格式规范；评价报告经过审核，有专家审查意见和修改说明。

⑨ 其他违法情况。超出认证范围评价、检测，使用不具备资格人员从事评价、检测情况；对举报、投诉处理不及时或不处理；未能按照《职业病防治法》规定履行职责。

3. 职业健康检查机构监督检查要点及内容

① 机构岗位设置与其所承担的职业健康检查工作任务相适应，有责任制与运作程序。

② 机构备案部门在备案有效期检查是否存在伪造、涂改、出卖、转让或者出借资质的行为；是否出具虚假报告或证明文件；是否超过指定区域开展业务。

③ 人员管理。职业健康检查技术人员的数量和构成符合要求，具有与备案开展的职业健康检查类别和项目相适应的执业医师、护士等医疗卫生技术人员。至少具有 1 名取得职业病诊断资格的执业医师。

④ 内部管理体系建设。制度完善，建立有职业健康检查质量管理制度，质量管理体系执行良好，出具的职业健康检查表符合相应要求、内容填写齐全；职业病防治法律、法规、规章、规范性文件等资料收集齐全。

⑤ 职业健康检查场所符合要求，面积要满足职业健康检查需要；流程合理，通风良好，体检场所照明、温度和噪声符合要求，电测听检查室噪声达到控制标准。

⑥ 仪器设备运行正常，使用、维护、保养记录完整。基本仪器设备配备齐全，仪器设备性能、量程、精度符合要求。仪器设备管理制度健全；建立仪器设备档案，有操作规程和使用维护记录；仪器设备的检定、校准和维护符合计量认定、校准周期；检验报告发放和复核程序、格式符合规定。

⑦ 检查项目和周期符合《职业健康监护技术规范》（GBZ 188）要求。

⑧ 体检结束 30 个工作日内，体检结果应以报告书的形式告知用人单位，不得出具虚假证明文件；发现健康损害或需要复查的，应及时通知用人单位和劳动者；发现疑似职业病病人，按规定报告，按年度统计汇总上报职业健康检查结果和患有职业禁忌证的劳动者名单，通知用人单位和报告卫生行政部门。

⑨ 具有与职业健康检查信息报告相应的条件。

4. 职业病诊断机构监督检查内容及要点

① 职业病诊断医师应通过相应的培训和考核，取得省级卫生行政部门颁发的职业病诊断资格证书。

② 内部管理体系、制度完善，质量管理体系执行良好，出具的《职业病诊断证明书》符合规范要求。

③ 仪器设备运转正常，使用、维护、保养记录完整。

④ 有完整的职业病诊断档案，包括职业病体检的资料、诊断过程中的记录、申请诊断时提供的所有资料及《职业病诊断证明书》等，且永久保存。

⑤ 不得拒绝劳动者所提出的达到申请条件的申请，且属于本诊断职责范围的职业病诊断申请；职业病诊断符合法定的程序；确诊为职业病的应按规定报告；不得出具虚假证明文件。

5. 对职业病诊断鉴定的监督要点

① 职业病诊断鉴定委员会成员必须是专家库成员，随机抽取，遵守回避规定；诊断鉴定委员会组成人数为 5 人以上单数，鉴定委员会设主任委员 1 名，由鉴定委员会推举产生。

② 职业病诊断鉴定活动应当遵循科学、合法、公开、公正、客观、真实、及时、便民的原则；鉴定委员会应当认真审阅有关资料，依照有关规定和职业病诊断标准，依据科学原理和专业知识，独立进行鉴定。在事实清楚的基础上，进行综合分析，做出鉴定结论，并制作鉴定书。

③ 职业病诊断鉴定机构对资料的审查、受理、组织鉴定、鉴定报告等程序必须符合规范要求。

④ 职业病诊断鉴定组涉及医学检查、对被鉴定人的工作场所进行现场调查取证等工作由职业病诊断鉴定办事机构安排、组织。

⑤ 职业病诊断鉴定组成人员不得收受职业病诊断争议当事人的好处费和他人财物。

6. 职业健康服务机构监督结果处理

对存在的一般性问题可采取责令整改，通报批评；对存在违法行为的给予警告并限期整改，限期不改的依法立案给予行政处罚，对直接责任者可给予行政处分，造成犯罪的移交司法机关处理。

第四节　违法案件的调查处理

一、违法案件调查处理的法律适用原则

《职业病防治法》在执法过程中，应坚持"以事实为依据、以法规为准绳、程序合法"为基本准则。以事实为依据就是违法的事实要清楚，证据确凿，如果认定的事实不准确，就根本无法正确适用法律；在查明事实的同时，分清是否违法，以及违法的性质和程度，分析违法的客观及主观原因。《职业病防治法》违法案件主观因素有以下情节：

① 主观上对职业病危害因素缺乏认识，主观认为无职业危害性。

② 主观对可能发生的后果的判断过于自信，虽然对职业病危害有所认识，但对其后果认识不足。

③ 主观上的故意，明知可能发生后果，但利益的驱使，存在侥幸过关的心理。全面分析违法事实，才能对案情的性质做出正确的判断，正确做出行政裁量。

以法律为准绳，一是执法的主体合法，不能越权、错位，《职业病防治法》第八条规定各部门的职责，省、市、区各级政府应明确各部门在职业病防治中的职责。《职业病防治法》的执法同时应根据其法律特点，坚持以维护劳动者健康权益为根本出发点。坚持严格执法与预防教育相结合；坚持卫生监督与服务指导相结合，正确履行职责，促进法律法规的全面贯彻实施。

二、职业卫生违法案件的来源、分类及管理

1. 案件信息来源

违反《职业病防治法》案件的信息主要从几个方面获取：

① 群众上访，如群众的来访、来电、来信、民生热线，投诉人因缺乏专业知识，信息一般较为零散，不易被重视，容易错过有利时机，处理不当也容易形成职业危害事件的暴发点。

② 网上投诉、有奖投诉。

③ 职业病防治部门的信息，如职业病、疑似职业病的报告，现场监测资料，职业健康监护资料。

④ 各级卫生行政部门经常性监督检查发现的违法事实。

⑤ 上级部门转来、移交的案件。

⑥ 同类事件中连带的案件等来源途径。

2. 违反《职业病防治法》常见案件的分类

根据违反《职业病防治法》案件的事实不同可将违法案件分以下几类：

① 违反前期预防的有关规定案。

② 企业未履行职业卫生管理义务案。

③ 工作场所不符合国家卫生标准、规范要求案。

④ 违反职业健康监护等条款案。

⑤ 未履行对职业病人的诊断、鉴定、治疗、报告，侵害其权益案。

⑥ 职业病危害事故案。

⑦ 职业卫生技术服务机构违法案。

⑧ 其他案件。明确违法案例的分类，可以针对性开展调查取证和适用法律处罚。

3. 职业卫生法律责任

（1）行政责任　分为行政处罚和行政处分。行政处分是对国家公职人员，包括职业卫生行政执法人员、国家事业单位工作人员，在履行职责时有失职过错，造成人民利益受到损害给予的行政惩戒，《职业病防治法》施用了行政警告、降职、撤职、开除等条款；行政处罚是对管理相对人违反行政法律法规给予的行政惩戒，《职业病防治法》施用了警告并限期改进、罚款、没收违法所得、责令停止作业或关闭。

（2）民事责任　用人单位导致职业病的，纳入工伤赔偿范围，由劳动社会保障部门依据国家规定给予赔偿，职业病人同时享受民事赔偿责任。

（3）刑事责任　构成犯罪的，追究刑事责任，案件移交司法机关处理。新修定的《职业病防治法》第七十九条（是针对用人单位）、第八十一条（针对职业卫生技术服务机构）、第八十六条（针对职业卫生监督机构）的违法行为应追究刑事责任。

4. 案件的分级管理

① 职业卫生行政处罚按属地管理原则，县（区）级职业卫生监管部门负责查处辖区内的违反《职业病防治法》的案件。

② 市级以上职业卫生监管部门可将自己管辖的案件移交下级职业卫生监管部门处理；也可根据下级职业卫生监管机构的请求处理下级职业监管部门管辖的案件。

③ 两个以上县（区）职业卫生监管部门，在管辖权发生争议时，报请市职业卫生监管部门指定管辖。

④ 职业卫生监管部门发现查处的案件不属于自己管辖，应当及时书面移送给有管辖权的职业卫生监管部门。受移送的职业卫生监管部门，应当将案件查处结果函告移送的职业卫生监管部门。受移送地的职业卫生监管部门如果认为移送不当，应当报请其上级职业卫生监督部门指定管辖，不得再自行移送。

⑤ 上级职业卫生监管部门接到有关解决管辖争议或报送管辖的请示后，应当在十日内做出具体管辖决定。

三、法的适用过程

1. 确认违法事实

对案件接案后，明确案由，分析性质，甄别管辖，决定是否立案。职业卫生监管部门受理的案件符合下列条件的，应当在七日内立案：有明确的违法行为人或者危害后果；有来源可靠的事实依据；属于职业卫生行政处罚的范围；属于本机构管辖。职业卫生监管部门对决定立案的应当制作立案报告，经批准，确定立案日期和两名以上卫生执法人员为承办人。承办人有下列情形之一的，应当自行回避：

①　是本案当事人的近亲属。

②　与本案有利害关系。

③　其他可能影响案件公正处理的。

当事人有权申请承办人回避，回避申请由受理的卫生行政机关负责人决定。

2. 调查取证阶段

（1）调查取证要求与原则

①　职业卫生行政处罚证据的概念：职业卫生行政处罚的证据是在行政处罚过程中用来确定案情的依据。根据我国法律规定，能够证明行政违法行为案件真实情况的一切事实，都是行政处罚的证据。行政证据具有三个最基本特征：客观性、关联性和合法性。

②　监督员在调查取证过程中，应注意收集与案件有关的正、反两方面的证据；掌握直接和间接证据；重视原始的第一手证据，同时不能忽视间接的传来证据。

（2）几种常用证据的适用

①　职业病诊断书、鉴定书。证据属鉴定材料，诊断书应符合诊断管理的有关规定，具备合法性、真实性特征。有关异地诊断问题，《职业病诊断鉴定管理办法》采用以用人单位（或用工单位所在地）为主方法，但也可以在居住所在地申请诊断；民法通则若干问题的意见：居住一年以上为经常居住地。如果未按程序诊断的诊断证明材料不予采用。当事人提出职业病鉴定时，卫生行政部门不能以职业病诊断证明为处罚依据，应以鉴定结论为依据。

②　检测与评价报告，是技术性报告，书证的重要形式。职业卫生行政执法多数具有技术性的特点，职业卫生监督员应当审查报告的法律效力（合法性）、报告的规范性、报告中样品采样记录、检验方法、适用的标准、评价的正确与否。

③　现场笔录，是卫生案件最常用的证据之一，也是行政案件特有的形式，当场进行调查取得，反映了现场的事实。但现场笔录由于它的即时性和不可再现性有一定的局限，不可滥用，严格按照规定程序，必须在现场制作，行政管理当事人签章，有必要由在现场的证人签章。

④　询问笔录与陈述，是违法行为人及与该违法行为有直接利害关系的人就案件事实所用的陈述。它包括当事人就有关案件事实的说明和承认，在做笔录时尽量直接明了、与案件相关、并由当事人签章。

⑤　视听证据。视听证据是科学发展的产物，包括相片、录音、录像及计算机等高科技设备进行播放或演示；其特点是物质载体的特殊性，信息内容的直观性和动态性，双重性（证明或诉讼都可取得保全作用）；连续观察，如实反映实际。对证据的要求也很严格，一是要提供有关资料的原始载体；二是注明制作的方法、制作时间、制作人与证明对象等；三是声音资料应有该资料的文字记录，并对其保全。

⑥　间接证据，是违法案件当事人的身份证明、营业执照、税务登记证、法人代码证、工资花名册、销售发票等复印件，复印件要当事人签章。

（3）调查取证的一般方法　事先做好取证工具、文书的准备；通知当事人，得到当事人的配合；进入现场应两人以上，了解当事人的一般情况，核对、收集相关材料，在当事人的陪同下对现场进行检查并作好现场笔录，当事人对笔录应签名确认；对现场采样，当事人确认并签名；对相关人员进行询问笔录；对案件有利的现场及实物进行现场拍照、录像；对相关的证明材料进行确认保全。

（4）调查终结　调查终结后，承办人员应当制作案件调查终结报告。其内容应当包括案由、案情、违法事实、争议要点、违反法律法规或规章的具体款项等。

3. 确定法律的适用范围

（1）认定事实　案件承办人员应当向参加合议人员详细介绍案件的事实情况及调查情况，参加合议人员在了解案件事实的情况下逐项审查证据与所述案件事实是否相符，确认证据是否充分确凿。对已经有证据证明属实的案件事实予以认定。

（2）确定案由　在事实认定的前提下，对案件的性质进行分析判断。对确属违法应予处罚的，应当确定其案由，以作为违法性质的判定。

（3）衡量情节　对已确定违法案由的案件，应当按照法定的情节规定认定情节的轻重。无法定情节规定的，可以根据当事人违法行为的动机目的、手段、后果、影响及一贯表现和悔改程序等情况进行综合分析认定。

（4）适用条文　根据认定的事实、确定的案由、衡量的情节，对照法律规范的条文，引用能够直接适用该案件违法行为并与其性质、危害程度相一致的条款。适用的法律规范条文主要有两种：

一是该违法行为直接违反的条款，以作为认定其违法性质、程度的依据；二是处罚所依据的条款，以作为对其具体做出处罚的依据。

（5）合议的要求　合议必须由三名以上单数的监督员进行；对重大、疑难、复杂的案件，应当由集体讨论决定；当合议人员对案件有不同意见时，应当采取少数服从多数的原则，并将不同意见记录在案。

（6）合议结论　合议应当根据认定的违法事实，依照有关卫生法律、法规和规章的规定分别提出下列处理意见：应当受行政处罚的违法行为，依法提出卫生行政处罚意见；违法行为轻微，依法提出不予卫生行政处罚的意见；违法事实不能成立的，依法提出不予卫生行政处罚的意见；违法事实不清的、证据不充分的、程序违法的，提出补充调查或者撤销案件的意见；违法行为不属于本机关管辖的，应当移送有管辖权的机关处理；违法行为构成犯罪需要追究刑事责任的，在移送司法机关的同时，依法提出卫生行政处罚的意见；报送上一级职业卫生监管部门或同级人民政府批准的，应当按规定报批。

4. 做出处罚决定

是法律适用的决定性阶段。适用法律的决定，具有国家强制性，是当事人必须遵守的，它是适用法律的结果，形成法律的文件。

（1）行政处罚事先告知

① 职业卫生监督机构在合议后，认为要给予行政处罚的，应当制作《行政处罚事先告知书》，告知当事人行政处罚认定的事实、理由、处罚种类及其依据，以及当事人依法享有的权利。

② 事先告知可以书面形式告知，也可以口头形式告知。若以口头形式告知的，应当留有文字记录，并由当事人在文字记录上签名或盖章。

③ 职业卫生监督机构拟做出责令停产停业、吊销许可证或者较大数额的罚款（对公民

处以 1000 元以上的罚款，对法人或其它组织处以 50000 元以上罚款，视不同地区数额下限可能有所不同）的，应当制作《行政处罚听证告知书》。

（2）陈述申辩 陈述申辩是被处罚人对卫生行政机关将要做出的行政处罚提出其不同观点或意见的一种途径。

① 当事人委托陈述申辩人的，受委托的陈述申辩人应当出具当事人的委托书。

② 陈述申辩时，监督机构必须充分听取当事人的陈述和申辩，并制作《陈述申辩记录》。

③ 当事人提出新的理由或事实、证据的，应当进行复核。

④ 经复核后，当事人提出的事实、理由或者证据成立的，应当采纳，并经重新合议后书面告知当事人，职业卫生监管部门不得因当事人申辩而加重处罚。

（3）处罚决定 证据确凿、情节严重的违法行为，承办人依据卫生法律、法规、规章的规定起草行政处罚决定书文稿，报卫生行政负责人审批。卫生行政部门批准后，职业卫生监管部门应当制作《卫生行政处罚决定书》。因违反不同法律法规或者违反同一法律法规的不同条款须分别给予罚款的行政处罚时，应分别裁量、合并处罚。同一《卫生行政处罚决定书》中可能涉及的不同法律法规，如不同法律法规的诉讼期限不同时，应分别告知。职业卫生监管部门应当自立案之日起三个月内做出行政处罚决定。因特殊原因，需要延长时间的，应当报请上一级职业卫生监管部门批准。

5. 执行决定

是法律适用的最后阶段，及时将适用法律决定通知当事人，并由法定的有权机关负责执行。

（1）责令改正 查实违法行为时，应当立即责令当事人改正或限期改正违法行为。但对情节轻微的违法行为，可当场责令当事人改正违法行为，并在现场检查笔录、询问笔录中注明改正要求。

（2）送达 《卫生行政处罚决定书》应当由承办人在宣告后当场交付当事人签收，受送达人应当在送达回执上记明收到日期并签名或盖章。当事人不在场的，职业卫生监管部门应当在七日内依照《民事诉讼法》的有关的规定，将《卫生行政处罚决定书》送达当事人。受送达人拒绝签收的，承办人应当邀请有关基层组织或者所在单位人员到场说明情况，注明拒绝签收的理由和日期，由承办人和见证人签名（盖章），将《卫生行政处罚决定书》留在被处罚单位或者个人处，即视为送达。受送达人下落不明，或者依据其他方法无法送达的，以公告方式送达。自发出公告之日起，经过六十日，即视为送达。

（3）执行 职业卫生行政处罚决定做出后，当事人应当在处罚决定书规定的期限内予以履行。当事人申请行政复议或者提起行政诉讼的，行政处罚不停止执行，但行政复议或行政诉讼期间裁定停止执行的除外。对于罚款的行政处罚，应当按照罚缴分离的原则，除按规定当场收缴的罚款外，做出行政处罚的职业卫生监管部门及监管人员不得自行收缴罚款。当事人在法定期限内不申请行政复议或者不提起行政诉讼又不履行的，职业卫生监管部门应当申请人民法院强制执行。

（4）结案 行政处罚决定履行或执行后，承办人应当制作《结案报告》，并将有关案件材料进行整理装订，归档保存。卫生行政机关应当将适用听证程序的行政处罚案件在结案后一个月内报上一级卫生行政机关法制机构备案。

第五节　职业卫生监督执法案例

一、职业卫生技术服务机构检测工作不合规案例

1. 案件基本情况

2017年1月16日，某市安监局职业卫生监督员在执法检查中发现，××市职卫检测评价科技有限公司为××机械有限公司出具工作场所职业病危害复测报告时，复测工作未按《职业卫生技术服务机构检测工作规范》第七条和第八条要求进行现场调查及编制现场采样和检测计划；进一步调查发现，其初测报告 NVX《工作场所职业病危害因素检测报告》部分工种采用定点短时间方式采样时，在同一采样点采集的样品不足3个，不符合《职业卫生技术服务机构检测工作规范》第十条同一采样点至少采集3个不同时间段样品的要求。该公司初测采集的样品数量和复测工作程序不符合《职业卫生技术服务机构检测工作规范》的行为涉嫌违反了《职业卫生技术服务机构监督管理暂行办法》（国家安监总局令第50号）第三十五条第（六）项内容，以上违法情况得到查实后，某市安监局根据《职业卫生技术服务机构监督管理暂行办法》有关规定，对该企业给予警告、罚款人民币5000元的行政处罚。

2. 案件经过

① ××××年1月16日上午，根据××市职业卫生技术服务机构监督检查方案，××局执法人员在××省安全生产技术中心两位专家的陪同下，对××市职卫检测评价科技有限公司在××机械有限公司的检测行为进行执法检查。执法检查发现，××市职卫检测评价科技有限公司为××机械有限公司作出的复检报告《工作场所职业病危害因素检测报告（×职卫检第2016271号）》时，复测工作未按《职业卫生技术服务机构检测工作规范》第七条和第八条要求进行现场调查及编制现场采样和检测计划；初测报告《工作场所职业病危害因素检测报告（×职卫检第2016217号）》部分工种采用定点段时间方式采样时，在同一采样点采集的样品不足3个，不符合《职业卫生技术服务机构检测工作规范》第十条同一采样点至少采集3个不同时间段样品的要求。执法人员现场发出《责令限期整改指令书》，要求企业在2月10日前进行整改。

② ××××年1月16日下午和××××年1月20日上午，××局执法人员对××市职卫检测评价科技有限公司授权委托人 C 先生、项目采样员 H 先生和 Z 先生进行了询问，确认了该公司为××机械有限公司作初测报告和复测报告时，初测采集样品数量和复测工作程序不符合《职业卫生技术服务机构检测工作规范》的违法事实。

③ ××××年1月17日上午，××局执法人员对××机械有限公司环境安全科负责人、课务助理进行了询问，确认了××市职卫检测评价科技有限公司为××有限公司作初测报告和复测报告时，初测采集样品数量和复测工作程序不符合《职业卫生技术服务机构检测工作规范》的违法事实。

④ ××××年1月，××检测公司提供的《工作场所空气采样记录表》（样品受理标号：CYZW2016221及CPM2016296）显示，该公司在对部分工种采用定点短时间方式采样时，在同一采样点采集的样品不足3个，不符合《职业卫生技术服务机构检测工作规范》第

十条："采用定点短时间方式采样的，应当在有害物质浓度不同时段分别进行采样，且同一采样点至少采集 3 个不同时间段样品"的要求。同时，该公司未能提供其作复测报告时所作的现场调查（包括工作日写实）以及在现场调查基础上制定的现场采样和检测计划等台账资料。以上原始资料印证了××市职卫检测评价科技有限公司的初测采集样品数量和复测工作程序不符合《职业卫生技术服务机构检测工作规范》的违法事实。

⑤ ××××年 1 月 21 日，××局决定对××市职卫检测评价科技有限公司涉嫌违法行为进行立案查处。

⑥ ××××年 2 月 6 日，由于整改期间适逢春节假期，××市职卫检测评价科技有限公司向××局递交"整改延期申请书"，申请将整改期限由××××年 2 月 10 日延长至××××年 2 月 20 日。

3. 违法行为认定

××市职卫检测评价科技有限公司初测采集的样品数量和复测工作程序不符合《职业卫生技术服务机构检测工作规范》的行为涉嫌违反了《职业卫生技术服务机构监督管理暂行办法》（国家安监总局令第 50 号）第三十五条第（六）项："职业卫生技术服务机构及其专职技术人员在从事职业卫生技术服务活动中，不得有下列行为：……（六）擅自更改、简化职业卫生技术服务程序和相关内容……"的规定。

4. 处罚适用法律依据及案件自由裁量相关说明

根据《职业卫生技术服务机构监督管理暂行办法》（国家安监总局令第 50 号）第四十五条第（七）项："职业卫生技术服务机构有下列情形之一的，给予警告，并处 1 万元以下的罚款；情节严重的，处 1 万元以上 3 万元以下的罚款，……（七）擅自更改、简化职业卫生技术服务程序和相关内容的……"的规定，鉴于该案件并无从重或从轻情节，决定对该企业给予警告、罚款人民币 5000 元的行政处罚。

5. 案例评析

2012 年《职业卫生技术服务机构监督管理暂行办法》颁布实施以来，我国一批民营技术机构取得了职业卫生技术服务资质，迅猛发展，实现了"从无到有，从弱到强"的飞跃，已成为职业卫生技术服务市场的重要力量。本案中接受行政处罚的企业××市职卫检测评价科技有限公司即是该类新兴企业之一，其经营范围为建设项目职业病危害预评价、职业病危害控制效果预评价、用人单位提供职业病危害因素检测、职业病危害现状评价、职业病防护设备设施与防护用品的效果评价。与传统的隶属于政府部门的职业病防治院（所）、疾病预防控制中心不同，该类机构经营灵活、服务意愿和服务意识较强。但是部分民营职业卫生技术服务机构法制意识淡薄，服务质量不高，一味追求经济效益，所出具的技术报告与实际情况不符或具有重大错漏，给企业安全生产带来了严重安全风险。2016 年国家安全监管总局组织 13 个检查组对 46 家职业卫生技术服务机构进行专项检查，发现问题 344 项。某市对当地技术服务市场 13 家职业卫生类机构进行了全面检查，发现突出问题 49 项。这类机构当前的突出问题主要是：

① 法制意识淡薄。部分职业卫生技术服务机构出具了与实际情况不符或具有重大错漏的报告，甚至出具虚假报告。

② 恶意逃避应有责任。部分机构在签订合同、出具报告等过程中，采取文字游戏、模

糊结论等低劣手段恶意规避应负责任。

③ 技术服务能力低下。部分机构机械地理解和执行国家法律法规标准，所提技术建议全是"放之四海而皆准"的套话，毫无针对性和可操作性。

④ 技术服务缺斤少两，技术报告粗制滥造，所出具的技术报告张冠李戴，形式和内容明显不符合规定。

⑤ 内部管理混乱。质量过程管控不力，质量监督形同虚设，原始记录资料就是一堆烂账。随着《职业卫生技术服务机构监督管理暂行办法》即将完成修订和监管的深入，职业卫生技术服务机构将成为今后职业卫生监督的重点对象，对其违法违规行为实施经济处罚将成为新常态。

二、 ××公司违反《职业病防治法》致工人职业健康损害案例

××××年5月16日，×××市安全监管局执法人员对××卫浴有限公司（以下简称"××卫浴公司"）职业病防治工作进行执法检查时，发现该公司共有16例职业病病人（尘肺病），××××年作业场所职业病危害因素检验有9个采样点未达标，涉嫌存在职业病防治违法违规行为。经局领导批准，执法监察支队对该公司进行立案调查〔案号为：（×）安监管立〔2013〕0516号〕。

1. 案件基本情况

××××年5月16日上午，××安全监管局与××区安全监管局执法人员对××卫浴公司进行执法检查中发现：

（1）档案资料检查情况

① 该公司职业病病人共有16例〔Ⅱ期尘肺6例（已解除劳动合同2人），Ⅰ期尘肺10例〕，其中初诊为Ⅱ期尘肺2例，初诊为Ⅰ期尘肺14例，Ⅱ期尘肺病人均被某市劳动能力鉴定委员会鉴定为伤残四级；该公司2009～2012年作业场所职业病危害因素检验报告显示：2009年有4个采样点的噪声超标；2010年有2个采样点的矽尘（总粉尘）、2个采样点的矽尘（呼吸性粉尘）、4个采样点的噪声超标；2011年有6个采样点的粉尘、3个采样点的噪声超标；2012年有4个采样点的矽尘（总粉尘）、2个采样点的矽尘（呼吸性粉尘）、3个采样点的噪声采样点超标。

② 与从事存在职业病危害因素工作的劳动者订立的合同中，没有写明工作中可能产生的职业病危害及结果、职业病防护措施等内容。

（2）作业场所检查情况

① 该公司无个人防护用品使用管理、防护设备维修和防止二次扬尘等卫生管理制度。

② 未按规定做好职业病防治的规章制度、操作规程、工作场所职业病危害因素检测结果等内容的公示告知。

③ 作业场所的职业病防护设备未进行经常性的检查维护。

④ 未采取有效措施治理2011年以来检测报告中发现的粉尘、噪声超标点。

随后，××市安全监管局执法人员现场对该公司职业卫生主管及相关人员进行询问调查，均对检查存在的职业病防治违法违规行为供认不讳。

2. 违法事实及处罚结果

综合现场检查及询问笔录调查情况，可以认定××卫浴公司存在以下违法事实：

① 该公司部分作业场所没有与职业病危害因素防护相适应的设施，造成职业病危害因素的强度或浓度超标，2009～2012 年作业场所职业病危害因素《检验报告》结果显示，每年都有作业点职业病危害因素的强度或浓度超出国家卫生限值要求。这一行为违反了《中华人民共和国职业病防治法》第十五条第（一）、（二）项的规定："产生职业病危害的用人单位的设立除应当符合法律、行政法规规定的设立条件外，其工作场所还应当符合下列职业卫生要求：职业病危害因素的强度或者浓度符合国家职业卫生标准；有与职业病危害防护相适应的设施。"

② 该公司为部分员工配发的口罩是一般的纱布口罩，不是防尘口罩，不符合国家职业卫生标准和卫生要求。这一行为违反了《中华人民共和国职业病防治法》第二十三条的规定："用人单位必须采用有效的职业病防护设施，并为劳动者提供个人使用的职业病防护用品。用人单位为劳动者个人提供的职业病防护用品必须符合防治职业病的要求；不符合要求的，不得使用。"

③ 该公司设有职业病防护公告栏，但没有公告职业病防治的规章制度、操作规程、工作场所职业病危害因素检测结果等内容。这一行为违反了《中华人民共和国职业病防治法》第二十五条的规定："产生职业病危害的用人单位，应当在醒目位置设置公告栏，公布有关职业病防治的规章制度、操作规程、职业病危害事故应急救援措施和工作场所职业病危害因素检测结果。对产生严重职业病危害的作业岗位，应当在其醒目位置，设置警示标识和中文警示说明。警示说明应当载明产生职业病危害的种类、后果、预防以及应急救治措施等内容。"

④ 该公司与员工签订的劳动合同中，没有写明工作过程中可能产生的职业病危害及结果、职业病防护措施等内容。这一行为违反了《中华人民共和国职业病防治法》第三十四条的规定："用人单位与劳动者订立劳动合同（含聘用合同，下同）时，应当将工作过程中可能产生的职业病危害及其后果、职业病防护措施和待遇等如实告知劳动者，并在劳动合同中写明，不得隐瞒或者欺骗。"

鉴于该公司从 2009 年开始，共有职业病病人 16 位，已经对劳动者生命健康造成严重损害。建议按照《中华人民共和国职业病防治法》第七十八条之规定："用人单位违反本法规定，已经对劳动者生命健康造成严重损害的，由安全生产监督管理部门责令停止产生职业病危害的作业，或者提请有关人民政府按照国务院规定的权限责令关闭，并处十万元以上五十万元以下的罚款。"

经××市安全监管局案审委员会审查通过，决定给予罚款 40 万元，停止超标作业点的作业，责令限期整改的处罚决定。经告知，用人单位放弃听证，接受处罚。送达处罚决定书后对用人单位执行了处罚，超标作业点由市安全监管局对其停电封存，案件结案。

3. 案例评析

2010 年中央编办 104 号文颁布实施以来，职业卫生监督工作的重心逐渐由卫生行政部门转移至安全监管部门。综合全国情况来看，两个部门的监管工作差异极大，可以概括为：卫生部门重技术、轻执法，安全监管部门重执法、轻监管。2010 年前，卫生行政部门的行政处罚大部分为职业病危害事故发生后经过调查处理对用人单位进行处罚；2010 年后，安全监管部门则主要是在职业卫生日常监督工作中，对用人单位违法违规情况进行处罚。以南方某市为例，该市 2016 年职业卫生共立案 100 余宗，行政处罚合计 517 万元，这充分说明职业卫生行政执法关口已经从事故发生后的执法处罚前移到事故发生前用人单位职业病防治主体责任的落实上，在本节实践案例中的第三至第六案例即为此类典型案例。

三、××公司未建立落实职业健康监护制度违法处罚案例

××××年 7 月 16 日，×××区安全监管局执法人员对××有限公司（以下简称"××公司"）职业病防治工作进行执法检查时，发现该公司拼玻车间使用天拿水，无全面通风和局部通风，车间员工无佩戴防毒口罩和耳塞，13 名员工血检结果异常，涉嫌存在职业病防治违法违规行为。经局领导批准，执法监察大队对该公司进行立案调查［案号为：（×）安监管案〔2013〕23 号］。

1. 案件基本情况

××××年 7 月 12 日，×××安全监管局执法人员对位于佛山市禅城区加工、销售五金制品、塑料制品的××公司进行安全生产大检查，发现该公司拼玻车间使用天拿水，无全面通风和局部通风，车间员工无佩戴防毒口罩和耳塞，13 名员工血检结果异常需复查，未建立职业健康监护制度。

执法人员后续对该公司相关人员进行询问笔录，均承认违法事实。

2. 违法事实及处罚结果

经××区安全监管局执法监察大队充分调查，综合现场检查及询问笔录调查情况，可以认定××公司存在以下违法事实：

拼玻车间使用天拿水，无全面通风和局部通风，车间员工无佩戴防毒口罩和耳塞，13 名员工血检结果异常需复查，未建立职业健康监护制度。这一行为违反了《用人单位职业健康监护监督管理办法》第四条的规定："用人单位应当建立、健全劳动者职业健康监护制度，依法落实职业健康监护工作。"

鉴于该公司未建立和落实职业健康监护制度的违规事实，依据《用人单位职业健康监护监督管理办法》第二十六条第一款第一项："用人单位有下列行为之一的，给予警告，责令限期改正，可以并处 3 万元以下的罚款：（一）未建立或者落实职业健康监护制度的"之规定，建议给予佛山市××实业有限公司警告，责令改正违法行为，并处人民币伍仟元罚款的行政处罚。

四、××公司未申报产生职业病危害项目违法处罚案

××区安全监管局根据市局转来职业健康检查报告，于××××年 7 月 26 日对位于××区的生产、销售棉纺织及服装的××有限公司（以下简称××公司）进行检查。经现场检查发现：××公司染整车间等工作场所存在粉尘、噪声职业病危害；未依法向当地安全生产监督管理部门申报产生职业病危害的项目。经局领导批准，职业卫生监督管理科对该公司进行立案调查［案号为：（X）安监管立〔2013〕82 号］。

1. 案件基本情况

××××年 7 月 26 日××区安全监管局执法监察大队对位于南海区的××公司进行检查。经现场检查发现：××公司染整车间等工作场所存在粉尘、噪声职业病危害。××区职

业卫生监督管理科执法人员对××公司工会主席××、该公司染整车间工人××进行询问，证实该公司未向当地安全生产监督管理部门申报职业病危害项目。

2. 违法事实及处罚结果

××公司明知本公司工作场所存在粉尘、噪声职业病危害而未向当地安全生产监督管理部门申报，已违反了《中华人民共和国职业病防治法》第十六条第二款："用人单位工作场所存在职业病目录所列职业病的危害因素的，应当及时、如实向所在地安全生产监督管理部门申报危害项目，接受监督"的规定；根据《中华人民共和国职业病防治法》七十二条第（一）项："未按规定及时、如实向安全生产监督管理部门申报产生职业病危害的项目的，由安全生产监督管理部门责令限期改正，给予警告，可以并处五万元以上十万元以下的罚款"的规定。

经××区安全监管局案审委员会审查通过，决定给予罚款 8 万元的处罚决定。经告知，用人单位提出听证，经听证后接受了处罚。送达处罚决定书后，用人单位执行了处罚，案件结案。

五、××公司未进行工作场所职业病危害因素现状评价违法处罚案例

××××年 6 月 28 日，省、市、区安监部门就××洁具有限公司（下称××洁具公司）发生一例矽肺（Ⅰ期）事件到该公司进行检查，发现存在矽尘职业病危害，责令该公司限期完成工作场所职业病危害因素现状评价。9 月 16 日××区安全生产监督管理局执法人员到××洁具公司复查时，发现该公司逾期未完成成型车间等工作场所的职业病危害现状评价。经局领导批准，职业卫生监督管理科对该公司进行立案调查〔案号为：（×）安监管立〔2013〕87 号〕。

1. 案件基本情况

××××年 6 月 28 日，省、市、区安监部门就××洁具公司发生一例矽肺（Ⅰ期）事件到该公司进行检查，发现存在矽尘职业病危害，责令该公司××××年 9 月 15 日前整改完成工作场所职业病危害因素现状评价。9 月 16 日××区安全生产监督管理局执法人员到××洁具公司复查时，发现该公司逾期未完成成型车间等工作场所的职业病危害现状评价。

2. 违法事实及处罚结果

××洁具公司发生职业病危害事故而未进行工作场所职业病危害因素现状评价，已违反了《工作场所职业卫生监督管理规定》第二十一条第二项："发生职业病危害事故的应当及时委托具有相应资质的职业卫生技术服务机构进行职业病危害现状评价"的规定，根据《工作场所职业卫生监督管理规定》五十一条第（四）项："未按照规定对工作场所职业病危害因素进行检测、现状评价的，给予警告，责令限期改正；逾期未改正的，处 5 万元以上 20 万元以下的罚款"的规定。经××区安全监管局案审委员会审查通过，决定给予罚款 10 万元的处罚决定。经告知，用人单位提出听证，经听证后接受了处罚。送达处罚决定书后，用人单位执行了处罚，案件结案。

六、××××公司未告知劳动者职业病危害情况违法处罚案

××××年 6 月 28 日，××区安全监管局执法人员对××塑胶有限公司（以下简称

"××塑胶公司"）职业病防治工作进行复查时，发现该公司仍未在劳动合同中告知劳动者职业病危害真实情况，涉嫌存在职业病防治违法违规行为。经局领导批准，综合执法分局对该公司进行立案调查［案号为：（×）安监管立〔2013〕618 号］。

1. 案件基本情况

××××年 6 月 18 日下午，××区安全监管局对位于××市××区工业区××号的××塑胶公司进行了执法检查。

（1）该公司职业病防治档案资料情况

① 未在劳动合同中告知劳动者职业病危害真实情况。

② 未按照规定组织职业健康检查及建立职业健康监护档案。

（2）作业现场情况

① 未向选料车间、破碎车间、分卷车间的操作工人提供个人使用的职业病防护用品（手套、耳塞）。

② 提供给上浆车间、压延车间、打胶车间的操作工人的个人使用职业病防护用品（棉纱口罩）不符合国家职业卫生标准和卫生要求。

执法人员根据现场情况，对该公司责令 6 月 28 日前整改完毕。

6 月 28 日上午，××区安全监管局来到××塑胶公司进行复查，发现该公司已对部分违法行为进行整改，但仍存在如下问题：未在劳动合同中告知劳动者职业病危害真实情况。执法人员根据现场情况，对该公司下达了整改复查意见书，记录复查不合格并对相关当事人进行了询问调查。

2. 违法事实及处罚结果

综合现场检查、复查及询问笔录调查情况，可以认定××塑胶公司存在以下违法事实：

该公司未在劳动合同中告知劳动者职业病危害真实情况。这一行为违反了《中华人民共和国职业病防治法》第三十四条第一款的规定："用人单位与劳动者订立劳动合同（含聘用合同，下同）时，应当将工作过程中可能产生的职业病危害及其后果、职业病防护措施和待遇等如实告知劳动者，并在劳动合同中写明，不得隐瞒或者欺骗。"

鉴于该公司在整改期限内仍未对上述违法违规行为进行整改，建议按照《中华人民共和国职业病防治法》第七十二条第一款第（三）项之规定："用人单位违反本法规定，有下列行为之一的，由安全生产监督管理部门责令限期改正，给予警告，可以并处五万元以上十万元以下的罚款：……（三）订立或者变更劳动合同时，未告知劳动者职业病危害真实情况的；……"。

经××区安全监管局案件审理委员会审查通过，决定给予未在劳动合同中告知劳动者职业病危害真实情况的违法违规行为处以罚款 5 万元，并责令限期改正的处罚决定。经告知，××塑胶公司放弃听证，接受处罚。送达处罚决定书后该公司执行了处罚，案件结案。

七、劳动者 J 先生关于职业病诊断争议的信访投诉案

1. 案件背景

××有限公司系外资独资企业，注册资本 6550 万美元，公司成立于××××年 4 月 9

日，主要从事生产、加工烟酰胺及其它相关产品，生产、加工活性医药物成分（简称 API）等。J 先生，男，湖南某地人，于×××× 年 7 月入职××公司工作。×××× 年 4 月 1 日，J 先生被××市职业病防治院诊断为职业性慢性轻度苯中毒（白细胞减少症）。J 先生根据相关的职业病诊断材料和××市职业病防治院出具的《工作场所职业病危害检测报告》，于×××× 年 5 月向××市职业病诊断鉴定委员会办公室申请职业病鉴定。×××× 年 3 月 24 日，××市职业病诊断鉴定委员会办公室鉴定为"不能诊断为职业性慢性苯中毒"。J 先生不服，遂向××省职业病诊断鉴定委员会办公室申请第二次鉴定。×××× 年 8 月 20 日，××省职业病诊断鉴定委员会办公室鉴定结论为"不能诊断为职业性慢性苯中毒"。J 先生在两次申请职业病鉴定的情况下，没有最终诊断为职业病，心理落差较大，产生了信访的想法，甚至直接向李克强总理写信信访。

2. 案件调查情况

据调查，J 先生并不是在企业进行员工职业健康检查中发现其本人职业性慢性轻度苯中毒（白细胞减少症），J 先生因一段时间身体不适，个人前往市职业病防治院检查，被确诊为职业性慢性轻度苯中毒。因此 J 先生有权威医疗机构出具的诊断证明书，通过两次申请职业病认定未果的情况下，J 先生不服××省职业病诊断鉴定委员会鉴定结果，主观认为诊断结论不科学，诊断鉴定机构与公司勾结，修改诊断依据，于×××× 年 9 月 16 日，向李克强总理、国家信访局信访，要求："对此事进行全面调查，还信访人公道"。×××× 年 10 月 11 日，××区安全监管局收到了国家信访局转来的 J 先生职业病纠纷信访投诉案转办件。×××× 年 10 月 12 日，××区安全监管局经研究，受理该信访案件，并向 J 先生签发受理告知书。考虑到此信访案的较复杂性，×××× 年 10 月 20 日，××区安全监管局向 J 先生送达了信访案件延期告知书。×××× 年 10 月 28 日，××区安全监管局将 J 先生信访问题通过电话方式向××市安全监管局进行了报告。为妥善处置龙沙公司员工 J 先生职业病诊断的信访事宜，×××× 年 10 月 30 日、11 月 6 日，由市安全监管局职业安全健康监管处主要负责人带相关执法人员，先后两次前往龙沙公司进行实地调查，完成了实地察看、询问笔录、调查取证等工作。据查 J 先生系××公司操作工人，主要工作职责是运行焚烧锅炉、重油锅炉，废水废液转运，清理过滤管道堵塞，处理锅炉故障，岗位为接触职业病的工作岗位，××市安全监管局根据案件的具体情况，要求××区安全监管局协调省安技中心相关专家对信访人工作的场所和岗位进行进一步检测，并给信访人 J 先生一个客观公正的答复。

×××× 年 11 月开始，××市安全监管局组织××省安全生产技术中心技术人员及专家、职安科负责人、区工会负责人、××公司安环部负责人、企业相关负责人及 J 先生本人亲自参与全面调查取证。主要对工艺生产流程、防护用品发放、危害因素分析、档案资料查看，对 J 先生同岗位员工刘某、邓某进行了问话调查，对信访人 J 先生提出的诉求进行了全面论证和调查。通过调查信访人及同岗位工人体检报告，J 先生本人 2004 年入职后历年职业健康体检，白细胞数值围绕正常范围下限波动，但同岗位工人 2 名工人职业健康体检档案显示均无异常。省安技中心的现场检测均在信访人 J 先生及××公司代表监督下进行，其次是对信访人 J 先生到××公司工作前的职业病史进行分析取证。××区安全监管局经全面调查分析，结合××省安全生产技术中心于×××× 年 12 月 4 日出具《检测与评价报告》，其中苯的检测点 3 个，检测结果均为低于检出下限值。×××× 年 1 月 26 日，××区安全监管局通过书面回复了 J 先生本人。J 先生收到信访答复函后，未再提出异议。

3. 案例评析

本案 J 先生信访案争论的焦点在于《工作场所职业病危害检测报告》真假问题。据调查，××市职业病防治院作为检测机构于××××年 11 月 26 日为××公司出具了《工作场所职业病危害检测报告》，报告书中样品编号 U1174701 废液中，苯含量为 8.22％。××××年 11 月 29 日，××市职业病防治院又重新针对以上报告，出具了一份订正报告，其中苯含量为 0。按照××市职业病防治院的说法，报告中关键元素出错，是因工作人员在实际工作中不严谨。经查阅××公司资料台账，××公司在 2013 年度的定期检测报告中未检测到苯及其化合物。另据××区安全监管局反映，技术服务机构确实存在操作人员出具的报告中有误，重新出具了苯含量为 0 的报告书。很明显，信访人 J 先生是在得到第一份错误报告后，开始申请职业病诊断，正是苯含量为 8.22％的报告书既误导了诊断机构，也误导了信访人本人，直接导致信访人对省、市一级鉴定机构的鉴定结果不服，是引发信访人开始上访的关键点。

随着全社会对职业健康的愈加关注和劳动者维权意识的日益增高，职业卫生信访投诉案件迅速增多，目前已可以占到安全监管部门信访投诉工作总量的一半以上，处理不慎极有可能出现群体上访、到京访、闹访、缠访等事件，给职业卫生监督工作带来极大挑战。本案能得到相对圆满的解决，主要在于：

① 客观公正的调查工作是解决信访问题的关键点。监管部门通过全面收集证据，秉承对企业负责对劳动者负责的态度，组织技术服务机构，邀请工会、企业管理人员、信访人全程参与调查和检测抽样工作，做到公平公正公开，不偏不倚。通过调查××公司历年工作场所职业病危害检测报告显示该公司职业病危害因素有甲苯、四氢呋喃、二氯甲烷、乙酸甲酯、乙酸乙酯及其他有机物。该公司有按《照职业病防治法》规定开展建设项目职业病危害防治。在劳动合同中写明劳动者在生产活动中可能接触到的职业病危害因素，并按照规定定期对工作场所职业病危害因素进行检测，组织劳动者进行个人职业健康体检。公司组织开展的这些工作都成为保护该公司的关键因素。

② 及时沟通协调化解才能保证工作平稳进展。J 先生本人在信访过程中想法复杂、多变，安全监管部门人员在调查中能做到随时跟进，主动沟通，通过给信访人做思想工作，稳住其情绪，加强与用人单位的协调，在此期间给信访人进行调岗，为其治疗提供方便，从生活上多关心，打消其思想上的困惑，引导信访人通过正常途径解决。

③ 职业卫生信访处理工作应坚持严、细、实。针对前期技术服务机构提供的报告中出现错误的问题，在此次检测中，监管人员做到全程跟踪，加强对检测报告的审核工作，做到不出现低级的错误，拿出让劳动者能信得过的依据，注重工作效率，严格按照法律要求给信访人以书面答复。

第九章
职业卫生管理

第一节 职业卫生管理概述

一、我国职业卫生管理现状

劳动者在职业活动中，因长期接触粉尘、放射性物质和其他有毒、有害物质等因素，容易引起健康损害，最终发展成职业病。据不完全统计，我国接触职业危害人数、职业病患者累计数量、死亡数量和发病人数，均达世界首位，职业病发病呈现出了总量大、涉及行业广、增长快的态势。近年来，职业伤害和职业卫生突发事件更是频发，造成大量人力物力财力损耗，制约我国国民经济的发展。

职业卫生管理是保护社会生产力和劳动者权益、保障企业安全生产和维护员工职业健康的重要工作，是企业顺利发展的前提和保证，是生产经营工作的必要需求。

目前我国职业卫生管理主要面临以下几个问题：

1. 职业卫生意识淡薄

首先，用人单位忽视职业病防治的主体责任，这是导致职业病频发的首要原因。用人单位没有切实履行《职业病防治法》规定的相关职责，没有采取有效的职业卫生防护措施，劳动用工制度不健全，社会保障制度没有全面落实，劳动者的健康权益得不到保障。由于职业病防治违法成本低，用人单位追求利润的最大化，职业病防治积极性不高，尤其是中小微型企业，技术落后，防护措施简陋，个人防护用品缺失。其次，劳动者法律意识淡薄，在作业过程中缺乏职业病防治意识，对发生职业病现象的事故案例接触少，长期在存在职业性危害因素的工作场所作业造成思想麻痹，意识不到职业病危害的严重后果。

2. 职业卫生监管力量有待加强

2018年3月职业卫生监管职能有了新调整，《国务院机构改革方案》将国家安监总局的职业安全健康监督管理职责整合到国家卫生健康委。2018年12月29日《职业病防治法》

第四次修订后规定，国务院卫生健康行政部门、劳动保障行政部门依照职业病防治法和国务院确定的职责，负责全国职业病防治的监督管理工作。这也意味着卫生行政部门再次负责对职业卫生进行全范围的监督管理。但目前卫生部门的职业卫生监督管理队伍还没完全建立起来，相关装备设备尚未配备齐全，相关的规章制度仍未完善，这些问题使得我国职业卫生监管工作目前困难重重。职业卫生工作多、任务重，想要有效推行各项职业病防治工作仍需重视职业卫生监督管理队伍的建设，加强监督执法力度。

3. 中小微型企业职业病危害严重

国内中小微企业（尤其是民营企业、中小微企业和乡镇企业）对职业卫生和职业病防治法缺乏了解，职业病预防方面的意识不强，职业卫生管理薄弱，作业环境恶劣，职业病危害因素超标严重，缺乏有效的职业病防护设施和个人防护用品，使劳动者身体健康得不到有效的保护，成了职业病的高发场所。据有关资料，我国各类企业中，中小微型企业占 90% 以上，中小型企业的从业人员占全部企业从业人员的 81.88%，且接触职业病危害因素的劳动者中有 65% 是中小型企业的务工人员。由于中小型企业的法制意识相对较差，重经济效益，轻职业病防治，对职业卫生防护投入较低，加上中小型企业一线工人的文化程度较低、法律意识缺乏、自我防护意识较差等原因，导致我国职业病危害突出反映在中小微型企业。我国职业卫生服务覆盖面只有 20% 左右，且常常限于少数的大型工业企业，中小微型企业很难得到基本的职业卫生服务。

4. 卫生系统技术支撑体系弱化

近年来，受事业单位改革的影响，特别是受部门职能调整、安监部门对职业卫生技术服务机构资质要求变化的影响，卫生系统下属的职业病防治机构渐趋萎缩。以广东省为例，2011 年职业卫生监管职能调整至安监部门前，全省各级卫生行政部门下属的职业病防治机构有 109 家取得职业卫生技术服务资质；至 2017 年年底，仅剩 49 家。职业卫生监管是以技术为依托的监督管理，技术支撑体系的弱化必将影响部门职责贯彻落实。

5. 职业危害转嫁严重

在全球经济一体化过程中，发达国家或地区将在本国或地区禁止的原料、生产过程或产品转移到发展中国家或地区进行生产的情况，称为"危害转嫁"。一些境内外地区投资方单纯追求经济利益，忽视职业安全卫生。

6. 职业病危害因素不断增加

我国职业病危害因素种类多、分布广，不仅有发展中国家落后生产方式普遍存在的职业病危害因素，还有发达国家存在的高科技、高技术生产带来的新的职业病危害因素，如纳米材料的职业卫生问题。从近几年职业病的发病情况看，尘肺病、化学中毒、噪声聋等职业病发病情况仍然严峻，一些过去认为毒性不大的有机溶剂如正己烷、三氯乙烯、1,2-二氯乙烷、二甲基甲酰胺等引起的职业病频频发生。这些新情况的出现与企业转型、产业结构调整、职业卫生管理不到位等有很大的关系。

因此，应加强职业卫生的监督执法力度，明确企业主体责任，不断提高职业卫生服务覆盖面，同时加强职业健康促进活动，提高职工的职业健康意识，确保劳动者的职业健康，力争早日实现劳动者"人人享有职业卫生服务"的战略目标。

二、职业卫生管理的意义

1. 我国职业卫生的复杂现状要求高水平的职业卫生管理

随着全球经济一体化进程的发展，社会经济结构发生了巨大的变化。新材料和新工艺的引进和推广、国内和国际劳务的输出和转移，使得越来越多的劳动者在职业活动中面临更多、更复杂的职业危害。职业病危害是在生产过程和劳动过程中产生，其预防、控制和治理有赖于通过企业改革工艺过程、优化生产设备、加强职业卫生管理等措施解决。我国因职业病造成的经济损失每年高达近百亿元，更为重要的是处理不当会造成社会的不稳定，如2009年发生的"张海超开胸验肺事件"、"深圳尘肺门事件"等。因此，预防和控制职业病不仅能减少直接经济损失和间接经济损失，更能为社会的稳定保驾护航。为维护劳动者的健康权益，保障企业生产和经济建设高效、科学、可持续的发展，必须建立一支高度负责的职业卫生管理队伍，规范企业的职业卫生行为。

2. 法律要求用人单位做好职业卫生管理

《职业病防治法》明确规定用人单位要做好职业卫生管理。《职业病防治法》第三条到第五条规定职业病防治工作坚持预防为主、防治结合的方针，建立用人单位负责、行政机关监管、行业自律、职工参与和社会监督的机制，实行分类管理、综合治理；劳动者依法享有职业卫生保护的权利，用人单位应当为劳动者创造符合国家职业卫生标准和卫生要求的工作环境和条件，并采取措施保障劳动者获得职业卫生保护；用人单位应当建立、健全职业病防治责任制，加强对职业病防治的管理，提高职业病防治水平，对本单位产生的职业病危害承担责任。

3. 经济体制转变的必然要求

随着计划经济转为市场经济，全球经济一体化和现代企业制度的转变，用工制度也由终身制变为合同工制，临时工、合同工大量出现，导致工作时间不定，工种、工作单位频繁变动，劳动者所接触的职业病危害因素也随之变得复杂，其职业卫生的应有保障难以落实，给职业病防治工作提出很多新问题和解决问题的迫切要求。建立和完善企业的职业卫生管理体系成为了经济体制转变后的必然要求。

三、用人单位职业卫生管理内容

用人单位开展职业卫生管理工作应遵循原则包括：依法防治，预防为主，防治结合，分类管理，综合治理；单位自律，全员参与，持续改进；维护劳动者健康及相关权益，关注职业病高危人群，尤其是流动劳动者。

用人单位职业卫生管理的主要内容包括：

1. 组织机构和规章制度建设

① 根据职业病防治的法规、政策、标准，制定本单位职业卫生方针。

② 设置职业病防治领导机构，法定代表人全面负责用人单位的职业病防治工作。

③ 设置职业卫生管理机构，负责本单位职业卫生管理体系的建立和运行。

④ 明确工会、人事及劳动工资、企业管理、财务、生产调度、工程技术、职业卫生管

理等相关部门在职业卫生管理方面的职责和要求。

⑤ 配备专（兼）职的职业卫生专业人员，对本单位职业卫生工作提供技术指导和管理。

⑥ 在制定生产经营整体规划时，应将职业病防治工作纳入法定代表人的目标管理责任制中，并通过层层分解的目标使下属机构都有相应的职责、任务、目标、进度和考核指标。

⑦ 制定职业病防治计划和实施方案，职业病防治计划应包括目的、目标、措施、考核指标、保障条件等内容，实施方案应包括时间、进度、实施步骤、技术要求、考核内容、验收方法等内容。

⑧ 建立、健全职业卫生管理制度，涵盖职业病危害项目申报、建设项目职业病危害评价、作业场所管理、作业场所职业病有害因素监测、职业病防护设施管理等内容。

⑨ 设置岗位操作规程，与岗位职责相对应，包括职业卫生防护的内容，可张贴告示或以其他方式告知，方便劳动者了解，提示劳动者遵守。

⑩ 建立、健全职业卫生档案，职业卫生档案是职业病防治过程的真实记录和反映，也是卫生行政执法的重要参考依据。

⑪ 建立、健全劳动者职业健康监护档案，职业健康监护档案应包括以下内容：劳动者姓名、性别、年龄、籍贯、婚姻、文化程度、嗜好等一般概况；劳动者职业史、既往史和职业病危害接触史；相应工作场所职业病危害因素监测结果；职业健康检查结果及处理情况；职业病诊疗等劳动者健康资料。

⑫ 建立、健全工作场所职业病危害因素监测及评价制度，内容包括应检测的车间（分厂）、岗位、职业性有害因素、经职业卫生现场调查确定的检测岗位点分布图及应测点、应测样品数、检测周期、委托的检测机构（有相应资质）和经费保障等内容。

⑬ 确保职业病防治管理必要的经费投入。职业病防治、管理经费包括：人员配备，机构设置，职业病危害预防和治理，建设项目职业病危害预评价和控制效果评价，职业病防护设施配置与维护，个人职业病防护用品配置与维护，职业病危害因素检测与评价，职业健康监护，职业卫生培训，职业病病人诊断、治疗、赔偿与康复、工伤保险等方面。

⑭ 依法参加工伤保险，用人单位应为存在劳动关系的劳动者（含临时工）缴纳工伤保险费。

2. 前期预防工作

① 申报职业病危害项目，根据《职业病防治法》等法律法规规定的要求，及时、如实向所在地卫生健康行政部门申报职业病危害项目，接受监督。

② 建设项目职业病危害预评价，新建、扩建、改建建设项目和技术改造、技术引进项目可能产生职业病危害的，建设单位在可行性论证阶段应当进行职业病危害预评价。

③ 建设项目在完成职业病危害预评价后，在初步设计阶段应完成职业病防护设施设计专篇编制工作。

④ 建设项目的职业病防护设施所需费用应当纳入建设项目工程预算，并与主体工程同时设计、同时施工、同时投入生产和使用。

⑤ 建设项目在竣工验收前，建设单位应当进行职业病危害控制效果评价，验收合格后，方可投入生产和使用。

3. 生产材料和设备管理

① 应优先采用有利于职业病防治和保护劳动者健康的新技术、新工艺和新材料，不生

产、经营、进口和使用国家明令禁止使用的可能产生职业病危害的设备和材料，使用的主导原材料供应商应符合《职业病防治法》要求。

② 对所采用的技术、工艺和材料不隐瞒其危害，在可能产生职业病危害的设备的醒目位置设置警示标识和中文警示说明。对可能产生职业病危害的设备，使用、生产、经营可能产生职业病危害的化学品，使用放射性同位素和含有放射性物质材料等情况，应有中文说明书。有毒物品的包装应有明显的警示标识和中文警示说明。

③ 不应将存在或可能产生职业病危害的作业转嫁给不具备职业病防护条件的单位和个人，个人不得接受不具备防护条件的职业病危害的作业。

4. 工作场所管理

① 职业病危害因素的强度或者浓度应符合国家职业卫生标准。

② 生产布局合理。尽量考虑机械化、自动化、密闭化和远端操作，避免直接操作，并应结合生产工艺采取相应的防护措施。

③ 有害和无害作业分开。逸散不同有毒物质的生产过程布置在同一建筑物内时，毒性大的作业与毒性小的作业应隔开，无毒的作业和有毒的作业应隔开；粉尘、毒物的发生源，应布置在工作地点的自然通风的下风侧；如布置在多层建筑物内时，逸散有害气体的生产过程应布置在建筑物的上层；如必须布置在下层时，应采取有效措施防止污染上层的空气。

④ 可能发生急性职业损伤的有毒、有害工作场所应配置报警装置、现场急救用品、冲洗设备、应急撤离通道及必要的泄险区。

⑤ 放射工作场所和放射源储存场所应设置警示标识。核设施、辐照装置、放射治疗、工业探伤等使用强辐射源的工作场所设置安全连锁和超剂量报警装置。

⑥ 生产、储藏和使用一般有毒物品的工作场所应用黄色区域警示线将其与其他区域分隔开。高毒工作场所和事故现场都设定红色警示线。

⑦ 高毒作业场所应设置车间淋浴间、更衣室及有毒物品存放专用间。

5. 工作场所职业病危害因素检测与监测

① 用人单位应配备专职人员负责职业病危害因素日常监测，并确保监测系统处于正常运转状态。

② 定期对工作场所职业病危害因素进行识别、检测、评价并提出整改措施。

③ 检测、评价结果存入用人单位职业卫生档案，包括职业病危害因素检测与评价委托书、职业病危害因素检测记录与评价报告，均应按年度存档，妥善保存。

④ 检测、评价结果定期向所在地职业卫生行政管理部门报告。

6. 履行职业病危害告知义务

① 在醒目位置公布有关职业病防治的规章制度、岗位操作规程及急性职业病危害事故应急救援措施等。

② 签订的劳动合同中应载明可能产生的职业危害及其后果、职业病防护措施和待遇。

③ 用人单位应通过公告栏、合同、书面通知或其他有效方式告知劳动者工作场所职业病危害因素监测及评价结果。

④ 对从事接触职业病危害作业的劳动者，用人单位应按照国务院卫生行政部门的规定组织上岗前、在岗期间和离岗时的职业健康检查，并将检查结果如实告知劳动者。对职业健

康检查中发现的疑似职业病或职业禁忌证应以适当方式及时告知劳动者本人。

⑤ 用人单位还应通过公告栏、合同、书面通知或其他有效方式告知劳动者工伤范畴、工伤申报程序及工伤保险待遇等相关内容。

7. 防护设施和个人职业病防护用品

① 职业病防护设施配备齐全。应根据工艺特点、生产条件和工作场所存在的职业病危害因素性质选择相应的职业病防护设施，保证确实有效，定期检查，及时维修，记录日常运转情况。

② 建立职业病防护设施台账，台账包括：生产厂家名称，设备名称、型号、主要技术参数、安装部位、安装日期、使用目的、防护效果评价、使用和维修记录、使用人、保管责任人等内容。职业病防护设施台账应有人负责保管，定期更新，并应制定借阅登记制度。

③ 用人单位应建立个人职业病防护用品管理制度，并制定个人职业病防护用品配备计划，明确经费来源、防护用品的技术指标、更换周期等；根据工种台账，按工种存在的职业病危害因素及水平配备相应的个人职业病防护用品；个人职业病防护用品应保证安全有效，符合职业病危害个人职业病防护用品的标准，并应建立相应的制度，责任到位，有人负责，定期检查、维修，及时更换超过有效期的用品，确保劳动者持有并会使用及维护，做好个人职业病防护用品发放登记。

④ 及时维护并定期检测职业病防护设施、应急救援设施、职业病个人职业病防护用品。

8. 职业健康监护

① 按规定组织劳动者进行上岗前、在岗期间、离岗时的职业健康检查，禁止安排有职业禁忌证的劳动者从事其所禁忌的作业，调离并妥善安置有相关职业健康损害的劳动者，未进行离岗前职业健康检查，不得解除或者终止劳动合同。

② 建立符合要求的职业健康监护档案并妥善保管，如实、无偿为劳动者提供职业健康监护档案复印件。

③ 对遭受或可能遭受急性职业病危害的劳动者进行健康检查和医学观察。

④ 禁止安排未成年工从事接触职业病危害的作业，不安排孕期、哺乳期的女职工从事对其本人和胎儿、婴儿有危害的作业，禁止使用童工。

⑤ 对从事接触职业病危害作业的劳动者，应参照国家现有岗位津贴标准发放岗位津贴。

⑥ 接触有慢性毒性化学品的劳动者开展医学随访，离退休人员定期健康监护。

9. 职业病危害事故的应急救援

① 用人单位应建立、健全职业病危害事故应急救援预案并形成书面文件予以公布。职业病危害事故应急救援预案应明确责任人、组织机构、事故发生后的疏通线路、紧急集合点、技术方案、救援设施的维护和启动、医疗救护方案等内容。

② 应急救援设施完好，存放处应有醒目的警示标识，确保劳动者知晓，应使劳动者掌握急救用品的使用方法。

③ 定期演练职业病危害事故应急救援预案，对演练的周期、内容、项目、时间、地点、目标、效果评价、组织实施以及负责人等予以明确。

10. 职业卫生培训

① 用人单位的法定代表人、管理者代表、管理人员及职业卫生管理员及劳动者均应接

受职业卫生培训。

② 用人单位应对上岗前或变更工作岗位或工作内容的劳动者进行职业卫生培训做出明确规定。未经上岗前职业卫生知识培训的劳动者一律不得安排上岗。

③ 培训的内容应包括职业卫生法律、法规、规章、操作规程、所在岗位的职业病危害及其防护设施、个人职业病防护用品的使用和维护、劳动者所享有的职业卫生权利等内容。应做好记录及存档工作，存档内容包括培训通知、教材、试卷、考核成绩等，档案资料应有专人负责保管。

④ 定期对在岗期间的劳动者进行职业卫生培训，培训内容同上。

11. 职业病诊断与病人保障

① 及时向卫生行政部门、劳动保障部门报告职业病病人、疑似职业病病人。

② 积极安排劳动者进行职业病诊断和鉴定。

③ 安排职业病病人的治疗、定期检查和康复，调离和妥善安置职业病病人。

④ 当劳动者需要进行职业病诊断时，用人单位应如实提供与职业病诊断、鉴定有关的职业卫生和职业健康监护方面的资料。职业卫生资料包括工作场所职业病危害因素定期检测资料及职业卫生防护设备及个人职业病防护用品配置情况。职业健康监护资料包括职业接触史、上岗前健康检查结果，以及在岗期间定期健康检查结果的资料，退休、离岗人员以及换岗（调离原单位）人员还需提供离岗后医学追踪观察资料。因工作场所突发意外急性职业病危害事故或职业安全事故导致大范围环境污染的，其接触者还应提供应急健康检查结果的资料。

四、职业卫生管理模式

国际劳工组织所属的几乎所有机构，其职业卫生管理都采取政府、雇主和工人三方联席会议的原则与方法。我国的职业卫生管理也需要劳动者、企业和政府三方协调。从美国、德国、英国等发达国家的职业卫生管理模式中不难看出，成功的职业卫生管理体系往往是将管理和监督的目标放在了社会效益之上，强调了企业最高管理者的承诺和责任，重视了对劳动者的保护。企业在创造经济效益的同时，更应该遵纪守法，维护劳动者合法权益。企业，尤其是中小微企业应当增强法制观念，加强对劳动者健康的重视，增加投入，建立有效的预防和控制职业病危害的制度和措施；开展企业健康促进，提高劳动者的自我防护意识和健康素质，并组织劳动者参加医保。

职业卫生行政管理实施职业卫生监督制度。各级卫生行政部门、劳动保障行政部门依照《职业病防治法》，负责辖区内的企业职业卫生监督管理工作。监管内容包括企业职业卫生管理机构与人员的设置、规章制度建设、作业环境管理、职业健康监护档案管理等。

我国职业卫生服务的提供者主要是各级职业病防治机构、疾病预防控制中心、其他职业卫生技术服务机构及职业健康检查机构等，服务内容包括职业卫生技术服务、职业健康检查、职业病的诊断治疗、健康教育等。

用人单位拥有完善的职业卫生管理体系和专职或兼职的管理人员是做好职业卫生工作的有力保障。鉴于我国大多数企业的规模、经济及管理现状，建立全面完善的职业卫生管理体系并非易事，但可以通过吸取国外先进的管理模式和经验，政府加强监督，企业自我约束，劳动者提高防护意识，建立预防为主、不断完善的管理模式，控制职业病的发生。

第二节　职业卫生风险管理

职业卫生风险管理是应用风险学理论和风险控制技术，对职业病危害进行识别、分析、评估，提出风险控制的对策，通过消除、降低风险等措施，实现减少职业病危害风险、预防职业病的一种科学管理方法。职业卫生风险管理已被广泛应用于企业职业卫生安全管理，对我国实行的职业病危害分类分级管理、重点整治的管理策略具有重大的实用意义。

一、职业卫生风险的概念

风险是指一定时期内从事某种活动引起的有害作用（如机体损伤、疾病或死亡）的概率，也称为危险或危险度。风险是危害接触与其危害之间的函数关系，通常用事件后果和事件发生可能性的结合表示，即风险＝事件影响后果×事件发生可能性，因此可以进行定量和定性评定。

职业卫生风险是指劳动者在职业活动过程中，因接触职业病危害因素导致发生不良健康影响的可能性及其后果，它是一种不确定事件发生的概率。职业病危害因素是指在职业活动中产生和（或）存在的，可能对职业人群健康、安全和作业能力造成不良影响的一切要素或条件，包括化学、物理和生物等因素。

二、职业卫生风险评估

职业卫生风险评估是职业卫生风险管理过程的重要环节，依据毒理学研究、作业场所环境监测、劳动者健康监护和职业流行病学调查等资料，识别工作场所可能产生或存在的影响劳动者健康的有害因素或条件以及可能接触风险的劳动者，综合分析职业病危害引起劳动者健康损害的严重程度、波及范围和发生危害的可能性，判断所采取的控制措施是否适宜、是否达到保护工人的水平，在对各种风险进行综合评估的基础上划分出风险等级，确定职业病防治对策的优先顺序，最大限度地降低职业病危害的不良作用。

职业卫生风险评估包括对固有风险因素与风险抵消因素的分析以及综合评估。固有风险因素是生产工艺与劳动过程本身所具有的危害，如原料所具有的危害特征、劳动者暴露于危害因素的时间等；风险抵消因素是通过防护设施、管理手段等减轻危害的因素，如通风除尘设备、个人防护用品、操作规程等。

职业卫生风险评估的基本内容包括了职业病危害识别、剂量-反应关系评价、接触评估和危险度特征分析四个阶段。

1. 职业病危害识别

职业病危害识别（occupational hazard identification）是对工作场所是否存在职业病危害因素、存在何种危害因素、危害因素可能引起的不良健康效应及其可能性，以及可能处于风险之中的人群和范围进行定性评价的过程，是对职业病危害因素的性质和强度进行的识别与鉴定，以便用于风险评估。

职业病危害识别工作内容包括识别工作场所存在的所有职业病危害因素、鉴别职业病危害因素可能导致的健康危害、识别劳动者接触情况。

职业病危害识别的基本方法包括资料收集、职业卫生调查、采样检测以及职业健康监护数据分析等方法。在进行危害识别时，必须对用人单位内所有可能对劳动者造成影响的物质列出清单并汇总，根据清单搜集其理化特性与毒性资料，并进一步探讨其来源与生成机制。

2. 剂量-反应关系评价

剂量-反应关系是指在某种危害因素一定的暴露剂量与暴露条件下，不良健康效应产生的可能性与严重程度，是风险评估的核心，属于定量评价，通过对职业流行病学资料和动物定量研究资料进行分析，得到一系列剂量的函数表示的有害健康效应（反应）发生的可能性和严重程度与接触因素的剂量和条件的关系，即接触职业病危害因素的强度、频率或持续时间与生物反应强度、频率、持续时间的关系阐明不同接触水平所致效应的强度和频率，确定剂量-反应关系，为评估危害风险提供转换暴露信息的数学基础。

在进行危害评价时，常缺乏人群的剂量-反应关系数据，且可用数据往往只包括剂量-反应关系的暴露剂量的部分可能范围。因此，需要使用一些外推法将剂量外推到比现有科学研究剂量更低的水平。动物实验研究也可用于补充剂量-反应关系数据的不足。使用实验动物进行的研究可以在研究设计阶段对实验动物的数量、组成结构（年龄、性别、种类）、暴露剂量以及效应的度量等进行控制。因为对实验条件有着较好的控制，动物实验的统计结果往往相对于那些未能很好地控制混杂因素的观察性研究更有意义。但是，动物实验研究的剂量总是比人类实际暴露高很多，所以必须外推到较低的剂量；并且为了预测人类的剂量-反应关系，动物实验研究必须进行物种外推。

根据危害作用类型不同，剂量-反应关系评价可分为非线性剂量-反应关系评价和线性剂量-反应关系评价，前者通常使用各种阈值进行评价，后者适用于毒性没有阈值的危害因素，如致癌物质及致突变物质。对于职业人群，因为经呼吸吸入是最主要的接触途径，因此一般使用参考接触浓度（RfC）进行估算。

（1）非线性剂量-反应关系评价 非线性剂量-反应关系评价通常用于职业病危害产生的不良健康效应具有阈值的情况下。暴露剂量范围在 0 到某一限制（阈值）之内时，靶器官会对有阈值危害因素耐受，从而观察不到不良反应；暴露剂量超过阈值后，不良反应（或前驱反应）开始出现。人群中存在敏感者，其发生不良反应的阈值是最低的，因此，敏感人群更应该受到关注。如果"作用方式"信息提示毒物具有阈值，即低于某一暴露剂量不会发生不良反应，则评估的类型属于非线性剂量-反应关系评价。

所谓的阈值指某种危害因素开始产生有害效应的剂量（浓度或强度），低于阈值时效应不发生，超过阈值时效应将发生，即引起严重效应或是前驱效应的最低剂量。阈值常用未观察到有害作用的最高剂量（no-observed-adverse-effect-level，NOAEL）和观察到有害作用的最低剂量（lowest-observed-adverse-effect-level，LOAEL）进行推算。NOAEL 指在规定的暴露条件下，通过实验和观察，某种危害因素不引起机体可检测到的有害作用的最高剂量或浓度；LOAEL 指在规定的暴露条件下，通过实验和观察，某种危害因素引起机体损害的最低剂量或浓度。阈值主要应用于非线性剂量-反应关系评价，评估非致癌化学物质的健康危害风险。

（2）线性剂量-反应关系评估 若职业病危害因素的"作用方式"信息提示其毒性没有阈值，则以线性剂量-反应进行评价。在线性剂量-反应关系评价中，理论上在没有暴露的情况下，不会产生不良反应。但是只要有职业病危害因素的暴露，不论剂量多少都会有不良反应产生。癌症风险的评价一般属于此类范畴。在没有足够的"作用方式"信息时，如果是致癌物，则使用线性外推法作为剂量-反应关系评价的折衷方法。线性剂量-反应关系评价过程中不使用 UFs 进行外推。线性剂量-反应关系评价的图形可以表示为，从观测值描点到原点（剂量与反应均为 0 的点）做直线。在使用模型模拟了剂量-反应数据后，得出基于终生暴露的该因素的 SF（slopefactor）。SF 是定量表征剂量-反应关系的毒理学参数，即斜率，SF 的含义为在某种预测的速率下，随着暴露于危害因素强度的增加，肿瘤发病风险增加的可能性。

3. 接触评估

当机体与某种因素发生连续的接触时，即为接触事件。确定人体通过不同的途径接触职业病危害因素的量及接触条件，是危险评估中很重要的部分。没有确切的接触资料，就无法对人群的可能危险性做出评价，所以接触评估也是危险评估中最为不确定的部分。接触评估的资料最好是直接来自足够数量的测定，但常限于人力、物力而难以办到。一般多通过接触估测实现，常常是从被评定的总体人群中随机抽取一定数量的有代表性的样本，作有限数量的分析，估算出总体人群或某些亚群的接触水平及有关的状况。

接触评估首先要确定化学物在各种环境介质中的浓度及人群的可能接触途径，然后估算出每种途径的接触量，再得出总的接触量。对于接触量的估算既要有一般人群，也要有特殊人群（高危人群），对于不同接触情况的人群经常需要分别进行评估。在缺少足够的监测资料时，需要通过有效的数学模型进行估计。人体生物监测的资料（接触生物标志物），可用于人群过去及现在接触情况的评价。

4. 危险度特征分析

危险度特征分析是风险评估的最后阶段，是对前面进行的危害识别、剂量-反应关系评价、接触评估的结果进行整合、分析和判断，获得由于接触某种职业病危害可能导致某种职业健康后果的危险度，并提出危险度的变异性与不确定性。通过综合剂量-反应关系评价和接触评估结果，推算不同接触条件下接触人群可能产生健康危害的程度或某种健康效应发生的概率，即确定风险等级的过程。此外，进行危险度特征分析时需说明评估过程中所使用的各种假设、使用的数据资料与数学模式来源。分析时应注意各阶段结果是否一致，如实验动物资料与职业流行病学调查资料是否有联系、各临界指标间是否有矛盾之处；指出并讨论各阶段的不确定因素，区分其主次，说明它们对最终评价结果的定量影响。资料的充足与否关系到危险度特征分析结果的可靠性，如只有实验动物的资料而没有人的资料，或职业流行病学调查资料在某些方面不充足，都会影响到危险度特征分析的可信度。一项完整的高质量的危险度特征分析，所要求的资料必须包括来自职业流行病学调查和动物实验两方面的结果。

三、职业卫生风险管理与风险交流

职业卫生风险管理与风险交流是依据职业卫生风险评估的结果，按不同风险水平确定相应的控制和管理措施优先顺序，以最小成本将风险降低至可接受水平的过程，并将职业卫生风险评估所得到的资料向劳动者、管理者公开，正式、正确地宣传与说明。

风险的大小决定风险的偶然性、强度和严重程度。优先控制的风险是指那些分布最广泛

（所有或大多数劳动者接触到）、强度最大（浓度最高）、最可能发生、后果最严重的风险。优先级别最低的风险是指那些既不会引起严重后果、分布也不广泛、轻微的、罕见的风险。职业卫生风险预防和管理应坚持有效预防的规则，即应最优先解决最为严重的危害。

目前职业卫生风险管理大致分为 4 个步骤：

① 对已有职业病危害风险管理措施的效能、可行性、耗资等方面进行分析。

② 最佳的降低职业病危害风险措施的选择。

③ 降低职业病危害风险措施的执行。

④ 对降低职业病危害风险措施执行结果的评价。

第三节　用人单位建立职业卫生管理制度实践

不同类型的工业企业，存在不同的职业病危害因素，需要采取的职业病危害防护措施也不一样。在职业病危害防护措施中，有效的职业卫生管理制度在控制职业病危害因素所引起的职业病危害时可以起到重要作用。

用人单位应建立职业病危害防治责任制度、职业病危害警示与告知制度、职业病危害项目申报制度、职业病防治宣传教育培训制度、职业病防护设施维护检修制度、职业病防护用品管理制度、职业病危害监测及评价管理制度、建设项目职业病防护设施"三同时"管理制度、劳动者职业健康监护及其档案管理制度、职业病危害事故处置与报告制度、职业病危害应急救援与管理制度、岗位职业卫生操作规程等职业病防治制度。以下列出相应的范例，企业可根据相关法律、法规结合自身实际情况制定和完善职业卫生管理制度。

一、职业病危害防治责任制度

1. 目的

为预防、控制和消除职业病危害，防治职业病，保护本企业职工的健康及其相关权益，改善生产作业环境，做好职业卫生工作，经我司职业卫生管理领导小组研究制定本制度。

2. 职责

公司主要负责人组成职业卫生管理领导小组，任命职业卫生负责人，组织职业卫生管理人员，成立职业卫生管理机构。下属各部门的主要负责人在职业卫生管理领导小组的领导与安排下，各负其责，配合职业卫生管理机构，做好本部门的职业病防治工作，建立健全职业卫生档案。

3. 工作要求

① 及时、如实向所在地卫生监督管理部门申报危害项目，并接受卫生监督管理部门的监督管理。

② 依法履行向劳动者职业病危害告知义务。与劳动者签订劳动合同时，将工作过程中可能产生的职业病危害因素及其后果、职业病防护措施和待遇如实告知劳动者，并在劳动合同中写明。具体以职业卫生培训、公告栏及职业危害因素警示标识和中文警示说明等形式告知并提高职工对职业病危害的防范意识。

③ 负责对产生职业病危害的工作场所提出技术改造，配备必要的防护设施、防护用品等，并重点抓好落实工作，积极改善劳动条件。负责向劳动者发放符合《个体防护装备选用规范》（GB 11651）的个人防护用品，并造册登记，建立档案。

④ 定期、不定期组织对各部门职业病防治措施落实情况的检查，对查出的问题及时提出整改意见，报领导小组整改，落实部门解决情况，做到有安排、有落实、有检查、有结果并留有记录。

⑤ 劳动者上岗前、在岗期间、离岗时的职业健康检查，必须经有资质的职业健康检查机构进行体检，并将体检结果告知劳动者。发现有与从事的职业有关的健康损害的劳动者，及时调离原岗位，并妥善安置。依法组织本单位疑似职业病患者的诊断与鉴定。对于检查出有职业病的人员，及时送医院进行诊治。

⑥ 组织企业工作人员进行职业卫生教育与培训。企业职业卫生主要负责人与管理人员应接受职业卫生管理培训，劳动者应在上岗前和在岗期间分别接受职业卫生培训，并做好培训记录。

⑦ 按照《职业病防治法》等法律法规的要求组织开展对本企业各工作场所的职业病危害因素的日常监测工作，建立好职业病危害监测档案，并妥善保存。

⑧ 负责委托具有相应资质的职业卫生技术服务机构，每年至少进行一次职业病危害因素定期检测，高毒作业场所每月进行一次定期监测，每三年至少进行一次职业病危害现状评价。落实检测、评价报告中提出的建议和措施，并将检测、评价报告及整改情况存入用人单位的职业卫生档案，并向劳动者公布。

⑨ 负责建立职业病危害应急救援预案，成立应急救援小队，落实人员、职责、资金、物品、药品以备急需，严格执行职业病危害事故报告制度。

二、职业病危害警示与告知制度

1. 目的

为了规范工作场所职业病危害告知与警示工作，让劳动者知道工作场所相关职业病危害，预防职业病发生，保护员工生命安全与健康权益，特制定本制度。

2. 职责

职业卫生管理部门负责本制度的制定、修订及执行。

3. 工作要求

（1）职业病危害警示　存在或者产生职业病危害的作业岗位、设备、设施，应当按照《工作场所职业病危害警示标识》（GBZ 158）等的要求，在醒目位置设置图形、警示线、警示语句等警示标识和中文警示说明。

① 作业岗位　对产生严重职业病危害的作业岗位，应当在其醒目位置，设置警示标识和中文警示说明。警示说明应当载明产生职业病危害的种类、后果、预防和应急处置措施等内容。

② 设备　可能产生职业病危害的设备，在醒目位置应当设置相应的警示标识和中文警示说明，警示说明应当载明设备性能、可能产生的职业病危害、安全操作和维护注意事项、职业病防护措施等内容。

③ 材料　对可能产生职业病危害的化学品，中文说明书应当载明产品特性、主要成分、存在的有害因素、可能产生的危害后果、安全使用注意事项、职业病防护和应急救治措施等内容。产品包装应当有醒目的警示标识和中文警示说明。贮存上述材料的场所应当在规定的部位设置危险物品标识。

作业岗位、设备及化学品的警示标识的种类、规格、设置等具体要求参照《工作场所职业病危害警示标识》（GBZ 158）。

（2）职业病危害合同告知　公司与劳动者订立劳动合同（含聘用合同）时，人事行政部将工作过程中可能产生的职业病危害及其后果、职业病防护措施和待遇等如实告知劳动者，并在劳动合同中写明，不得隐瞒或者欺骗。

劳动者在履行劳动合同期间因工作岗位或者工作内容变更，从事与所订立劳动合同中未告知的存在职业病危害的作业时，公司要向劳动者履行如实告知的义务，并协商变更原劳动合同相关条款。

（3）职业病危害培训告知　在上岗前的职业卫生培训和在岗期间的定期职业卫生培训中，公司对劳动者普及职业卫生知识，并告知劳动者有关职业病防治的规章制度、操作规程、职业病危害事故应急救援措施以及工作过程中可能产生的职业病危害及其后果、职业病防护措施等。

（4）职业病危害公告告知　各部门在办公区域、工作场所等醒目位置设置公告栏，公布有关职业病防治的规章制度、操作规程、职业病危害事故应急救援措施和工作场所职业病危害因素监测结果和定期检测、评价结果。公告内容应准确、完整，并及时更新。

（5）职业病危害个人告知　公司将劳动者上岗前、在岗期间和离岗时的职业健康检查结果，分别书面如实告知劳动者，保存书面记录并由劳动者签名确认。非经劳动者本人同意，不得披露劳动者的隐私。

（6）职业病危害作业岗位告知　各部门存在或产生高毒物品的作业岗位，按照《高毒物品作业岗位职业病危害告知规范》（GBZ/T 203）的规定，在醒目位置设置高毒物品告知卡。

三、职业病危害项目申报制度

1. 目的

为保障员工的职业健康，防治职业病危害，根据《职业病防治法》《职业病危害项目申报办法》的有关规定，制定本制度。

2. 职责

职业卫生管理员负责职业病危害项目申报，人事行政部协助。

3. 工作要求

① 登录职业病危害项目申报系统（http://www.zybwhsb.com），按照指引进行注册和申报。网上职业病危害项目申报的登录名和密码必须妥善保管，随人员变动做好交接和变更。

② 初次申报内容主要包括：基本信息、主要产品、职业病危害因素种类、职业病危害因素检测情况、职业健康监护开展情况。

③ 下列事项发生重大变化的，应在规定时间内进行变更申报：

a. 进行新建、改建、扩建、技术改造或者技术引进建设项目的。

b. 因技术、工艺、设备或者材料等发生变化导致原申报的职业病危害因素及其相关内容发生重大变化的。

  c. 用人单位工作场所、名称、法定代表人或者主要负责人发生变化的。

  d. 经过职业病危害因素检测、评价，发现原申报内容发生变化的。

  ④ 做好职业病危害申报的年度更新。

  ⑤ 职业病危害申报审核通过后，打印回执单，并存档。

四、职业病防治宣传教育培训制度

1. 目的

为加强和提高从业员工对作业场所职业危害的防范意识和防范技能，规范公司职业卫生培训工作，保护劳动者的健康，根据《职业病防治法》等法律、法规的规定，制定本制度。

2. 职责

职业卫生管理机构负责明确职业卫生培训需求、制定职业卫生培训计划、审批职业卫生培训计划和所需经费、监督职业卫生培训实施和效果评估。

3. 工作要求

① 公司主要负责人和职业卫生管理人员应当具备与本单位所从事的生产经营活动相适应的职业卫生知识和管理能力，并接受职业卫生培训。培训的主要内容包括职业卫生相关法律、法规和国家职业卫生标准；职业病危害预防和控制的基本知识，职业卫生管理相关知识等。

② 公司应对上岗前或变更工艺、技术、设备或材料，或者岗位调整导致劳动者接触的职业病危害因素发生变化的劳动者进行上岗前职业卫生培训。培训内容包括职业卫生法律、法规、规章、操作规程，所在岗位的职业病危害及其防护设施，个人职业病防护用品的使用和维护，应急救援知识，劳动者所享有的职业卫生权利等内容。

③ 公司应定期对在岗期间的劳动者进行职业卫生培训做出明确规定。培训的内容应包括职业卫生法律、法规、规章、操作规程，所在岗位的职业病危害及其防护设施，个人职业病防护用品的使用和维护，应急救援知识，劳动者所享有的职业卫生权利等内容。

④ 培训讲师可以是专业技术人员、资深的员工或外聘的专职教师和资深专家，需要有相应的职业卫生工作经验。

⑤ 培训方式可采用课堂培训，并对员工培训效果进行考试。职业卫生管理人员应做好记录及存档工作，存档内容包括：培训计划、培训签到表、培训教材、教师签到表、考核试卷、考核成绩等相关资料，应有专人负责保管。

五、职业病防护设施维护检修制度

1. 目的

为加强职业危害防护设施、设备正常运行，避免和减少职业卫生事故的发生，从而控制或者消除生产过程中产生的职业危害因素，特制定本制度。

2. 职责

职业卫生管理人员负责企业防护设施维护管理工作，各部门负责本部门职业病防护设施的维护检修，并做好相应台账。

3. 工作要求

① 公司应对存在职业病危害因素的作业场所设置、安装有效的防护设施，保障劳动者工作环境中存在的职业病危害因素含量符合国家的职业卫生标准和卫生要求。

② 采购部门必须购置使用具有防护设施生产资质单位生产的防护设施。在购置防护设施产品时，应当注意索取合格证、使用说明书及防护性能、适应对象、注意事项等资料，不得购置使用没有生产企业、没有产品名称、没有检测报告的防护设施产品。

③ 各部门应建立职业病防护设施台账，包括：生产厂家名称，设备名称、型号、主要技术参数、安装部位、安装日期、防护效果、使用人等内容。职业病防护设施台账要有专人负责保管，定期更新。建立防护设施档案，收集防护设施的技术文件（设计方案、技术图纸）。

④ 职业卫生管理部门每周对防护设施运行进行检查，当班员工每天对防护设施运行情况进行检查，并记录。

⑤ 防护设施检修需要确保安全，并进行检修告知，填写维护检修记录。

⑥ 职业卫生管理部门负责培训劳动者如何使用防护设施，指导劳动者正确使用职业危害防护设施。

六、职业病防护用品管理制度

1. 目的

为了规范个人防护用品的配备、管理和使用要求，使得劳动者能够得到质量符合要求并正确使用合适有效的个人防护用品，制定本管理制度。

2. 职责

职业卫生管理部门负责提出个人防护用品需求（含防护用品类型、数量、参数）并进行防护用品培训，采购部门负责防护用品的购买，使用部门负责防护用品的领用、发放和维护保养，劳动者保管各自领用的防护用品。

3. 工作要求

① 在确认个人防护用品之前，应优先考虑实施工程和管理控制。

② 将个人防护用品的要求写入岗位作业指导书中。

③ 公司应根据工作场所的职业病危害因素的种类、危害程度、对人体的影响途径以及现场生产条件、职业病危害因素的接触水平以及个人的生理和健康状况等特点，为员工配备适宜的个人职业病防护用品。具体执行按照《个体防护装备选用规范》（GB 11651）。

④ 为员工提供符合国家规定的劳动防护用品，并不以货币形式或其他物品替代。所使用的个人职业病防护用品应是由有生产个人职业病防护用品资质的厂家生产的符合国家或行业标准的产品。

⑤ 员工在公司内部调动工作岗位时，其享有的劳动保护用品可随身转带。工种变化的劳动防护用品（除特殊工种外），职业卫生管理人员有权做出相应调整。

⑥ 劳动防护用品由专人采购符合标准要求的产品，按规定入库，发放给使用人员，填写《劳动防护用品发放登记台账》。

⑦ 凡在作业过程中佩戴和使用的保护人体安全的器具，如安全帽、安全带、防护面罩、过滤式面具、空气呼吸器、防护眼镜、耳塞、防毒口罩、特种手套、防护服、绝缘手套、绝缘胶靴、绝缘垫等均属防护器具，必须妥善保管，正确使用。

⑧ 个人防护用品培训内容包括：个人防护用品的目的；个人防护用品的选择，如何正确使用个人防护用品（含气密性检验）、个人防护用品的限制，个人防护用品保养等。

⑨ 个人防护用品佩戴要求：员工进入工作场所，必须按照规定穿戴防护用品，否则按照违章处罚；各采区对常用的防护用品应存放在公众易于取用场所，做到防潮、防高温、防锐器损坏、防污染；对使用方法比较复杂的防护用品，如：防毒面具、呼吸器等必须认真研读使用说明，正确掌握其使用方法；对因工作原因造成损坏的特种型防护用品，由职业卫生管理人员审批并更换。

七、职业病危害监测及评价管理制度

1. 目的

为做好职业病危害监测及评价工作，使作业场所职业病危害因素的强度或浓度符合国家职业卫生标准，有效预防职业病危害，切实保障员工健康，根据《职业病防治法》等有关法律法规的规定，制定本制度。

2. 职责

职业卫生管理部门负责单位职业病危害因素监测、检测及评价管理制度的实施与监督，并做好制定、修订和落实工作；建立本公司的职业病危害因素监测档案，并妥善保存。

3. 工作要求

① 安排专人负责职业病危害因素日常监测，并确保监测系统处于正常运转状态。

② 职业卫生管理部负责联系职业卫生技术服务机构，定期对作业现场的危害因素进行检测及评价，存在严重职业病危害因素的用人单位应委托具备有职业卫生技术服务资质的技术服务机构每年至少进行一次职业病危害因素定期检测；高毒作业的场所应每月进行一次检测；存在一般职业病危害因素的用人单位应委托具备有职业卫生技术服务资质的服务机构每三年至少进行一次职业病危害因素定期检测。用人单位应将定期检测报告存入职业卫生档案；检测与评价结果应及时向员工公布。

③ 检测结果发现作业场所职业病危害因素浓度或强度超过职业接触限值时，应及时采取有效的治理措施，治理措施难度较大的应制订规划，限期整改到位。

④ 有新、改、扩建的工程建设项目和技术改造项目，可能产生职业病危害的，应当按照有关规定，进行职业病危害预评价、职业病防护设施设计、职业病危害控制效果评价。职业病危害严重的用人单位应当委托具备职业技术服务资质的技术机构每三年进行一次职业病危害现状评价，并定期将检测报告存入职业卫生档案。

⑤ 落实职业病危害检测、现状评价报告中提出的建议和措施，并将检测、评价报告及整改情况存入用人单位的职业卫生档案，并向劳动者公布。

八、建设项目职业病防护设施"三同时"管理制度

1. 目的

为预防、控制和消除建设项目可能产生的职业病危害，加强和规范建设项目职业病防护

设施建设的监督管理，根据《职业病防治法》等法律法规的要求，结合本公司实际情况制定本制度。

2. 职责

职业卫生管理部门负责本单位职业病防护设施三同时制度的实施与监督，并做好制定、修订和落实工作；建立本公司的职业病防护设施三同时档案，并妥善保存。

3. 工作要求

① 建设项目的职业病防护设施所需费用应当纳入建设项目工程预算，并与主体工程同时设计、同时施工、同时投入生产和使用。

② 新建、扩建、改建建设项目和技术改造、技术引进项目（以下统称建设项目）可能产生职业病危害的，建设单位在可行性论证阶段应当进行职业病危害预评价；职业病危害预评价报告应当对建设项目可能产生的职业病危害因素及其对工作场所和劳动者健康的影响做出评价，确定危害类别和职业病防护措施。

③ 建设单位应当在施工前进行职业病防护设施设计。职业病防护设施设计完成后，属于职业病危害一般的建设项目，应当组织职业卫生专业技术人员对职业病防护设施设计进行评审；属于职业病危害严重的建设项目，应当组织外单位职业卫生专业技术人员参加评审工作。

④ 建设项目在竣工验收前，建设单位应当在项目试运行期间进行职业病危害控制效果评价，职业病防护设施应当由建设单位负责依法组织验收，验收合格后，方可正式投入生产和使用。

九、劳动者职业健康监护及其档案管理制度

1. 目的

为履行对接触职业病危害的劳动者进行职业健康监护的法定职责，规范职业健康监护工作，加强职业健康监护管理，保护员工健康，根据《职业病防治法》等有关规定，结合本单位实际情况，制定本制度。

2. 职责

人事部门根据作业场所存在的职业病危害因素的类别、接触水平等情况，严格按照《职业健康监护技术规范》（GBZ 188）等标准的规定，制定、落实职业健康检查年度计划，并保证所需要职业健康检查的专项经费。职业卫生管理部门负责本制度的制定、修订及执行。

3. 工作要求

（1）职业健康检查

① 人事部门负责安排拟从事接触职业病危害因素作业的新录用人员（包括转岗到该作业岗位的人员）进行上岗前职业健康检查。不得安排未经上岗前职业健康检查的员工从事接触职业病危害的作业，不得安排有职业禁忌的员工从事其所禁忌的作业，不得安排未成年工从事接触职业病危害的作业，不得安排孕期、哺乳期的员工从事对本人、胎儿、婴儿有危害的作业。

② 人事部门每年组织接触职业病危害因素作业的员工进行在岗期间的职业健康检查和异常人员的复查治疗。由职业卫生管理部门和人事部门负责核实人员名单，制定体检计划并

组织实施。按照相关规定妥善处置需要复查的劳动者和疑似职业病病人。

③ 对准备脱离所从事的职业病危害作业或者岗位的员工，人事部门在员工离岗前 30 日内组织员工进行离岗时的职业健康检查。员工离岗前 90 日内的在岗期间的职业健康检查可以视为离岗时的职业健康检查。未进行离岗时职业健康检查的员工，不得解除或者终止与其订立的劳动合同。

④ 出现下列情况之一的，人事部门立即组织有关员工进行应急职业健康检查：发生急性职业病危害事故时；从事可能产生职业性传染病作业的劳动者，在疫情流行期或近期密切接触传染源者；接触职业病危害因素的员工在作业过程中出现与所接触职业病危害因素相关的不适症状的。

⑤ 职业健康检查结果处理。人事部门将职业健康检查结果以书面形式如实告知员工；对体检中发现有职业禁忌证员工应调离原作业岗位，并妥善安置；发现健康损害或需要复查的，应如实告知员工本人，并按照体检机构要求的时间，进行复查或医学观察、治疗；对疑似职业病病人应当按规定向所在地卫生监督管理部门报告，并按照体检机构的要求安排其进行职业病诊断或者医学观察。

（2）职业健康监护档案管理

① 人事部门应当建立劳动者职业健康监护档案，指定档案管理人员负责档案管理，并按规定妥善保存。

② 劳动者职业卫生监护档案应包括以下内容：劳动者姓名、性别、年龄、籍贯等个人信息；劳动者职业史、既往病史和职业病危害接触史；历次职业健康检查结果及处理情况；职业病诊疗资料；需要存入职业健康监护档案的其他有关资料。

③ 企业职业健康监护档案应包括：职业健康监护制度；年度职业健康监护计划；历年职业健康检查的文书，包括委托协议书、职业健康检查机构的职业健康检查总结报告和评价报告；工作场所职业病危害监测结果；职业病诊断证明书和职业病报告卡；企业对于职业病患者、职业禁忌证者和已出现相关职业健康损害劳动者的处置记录等。

④ 劳动者或劳动者委托代理人有权查阅劳动者个人的职业健康监护档案，劳动者离职时，有权索取本人档案复印件，由人事部门提供，并在所提供的复印件上签章。人事部门档案管理人员要及时做好查阅、复印的相关记录。

⑤ 工厂发生分立、合并、解散、破产等情形时，要对员工进行职业健康检查，并依照国家有关规定妥善安置职业病病人；其档案按照国家有关规定实施移交保管。档案管理人员调离时，必须办好交接手续，交接双方必须签字。

十、职业病危害事故处置与报告制度

1. 目的

为了准确做好职业病危害事故的调查处理，及时有效地控制、处置和报告各类职业病危害事故，并规范事故数据存档、事故沟通等过程。根据《职业病防治法》等法律法规的要求，结合本公司实际情况，制定本制度。

2. 职责

职业卫生管理部门负责事故现场指挥救援及事故信息的上报工作，组织公司员工进行职业病的诊断和职业病的定期报告工作；用人单位主要负责人为职业中毒事故处理总负责人，负责指挥协调事故（事件）的调查、制定整改措施、调查报告和落实整改措施；职业卫生管理部门负责事故沟通、经验教训分享、档案管理和定期回顾。

3. 工作要求

（1）事故现场处置

① 由职业卫生管理部门按照本公司《职业病应急管理制度》及《应急救援预案》组织事故现场指挥救援工作。

② 及时组织抢救急性职业病病人，对遭受或者可能遭受急性职业病危害的员工，及时组织救治、进行卫生检查和医学观察。

③ 停止导致职业病危害事故的作业，控制事故现场，防止事态扩大，把事故危害降到最低限度；保护事故现场，保留导致职业病危害事故的材料、设备和工具等。

④ 配合应急管理及卫生健康行政等相关部门进行调查，如实提供事故发生情况、有关材料和样品。

⑤ 落实应急管理及卫生健康行政等相关部门要求，采取防控措施。

⑥ 事故原因分析。

（2）职业危害事故报告

① 发生职业危害事故，职业卫生管理部门负责及时向所在地应急管理及卫生健康行政部门报告。报告内容包括事故发生的地点、时间、发病情况、死亡人数、可能发生原因、已采取措施和发展趋势等，任何部门和个人不得以任何借口对职业病危害事故瞒报、虚报、漏报和迟报。

② 组成职业病危害事故调查组，配合上级行政部门进行事故调查，调查内容包括：事件发生的时间、经过、危害程度及作业人员的响应。

③ 应急防护设施、保护系统的运行情况；辨识根源，从人的因素（在生产活动中，来自人员自身或人为性质的危险和有害因素）、物的因素（机械、设备、设施、材料等方面存在的危险和有害因素）、环境因素（生产作业环境中的危险和有害因素）、管理因素（管理和管理责任缺失所导致的危险和有害因素）等方面来找到事故根源；制定处置措施和预防纠正措施。

④ 发现职业病病人或者疑似职业病病人时，及时向所在地卫生健康行政部门等报告。

⑤ 当发生职业病危害事故时，应按照规定的时限和程序，立即电话报告所在卫生健康行政部门和应急管理部门，及时发出书面报告卡。职业病危害事故报告的内容应当包括事故发生的地点、时间、发病情况、死亡人数、可能发生原因、已采取措施和发展趋势等。

十一、职业病危害应急救援与管理制度

1. 目的

为防止突发性重大职业病危害事故发生，增强职业病危害事故应变能力，降低事故危害程度，根据《职业病防治法》等法律法规的要求，结合本单位实际，制定本制度。

2. 职责

① 用人单位主要部门负责人和职业卫生管理部门成员组成应急指挥中心。

② 总指挥由总经理担任，负责掌握事故状况，推动应急救援各职能部门工作正常运转，

决定与宣布解除紧急状态，决定与解除疏散，负责整个行动。

③ 应急指挥中心作为事故处置的执行部门，全面负责现场职业病危害应急救援管理工作，负责监督职业病应急物资管理、维护保养工作。

④ 各部门负责配合应急指挥中心对员工进行职业病应急救援培训、应急物资使用等工作。

⑤ 采购部负责对职业病防治、预防以及应急救援所需物资进行采购。公司财务部对职业病危害应急救援与管理所需费用进行支付。

3. 工作要求

（1）应急管理　对主要职业危害场所编制相应应急预案，明确事故发生后的疏通线路、紧急集合点、技术方案、救援设施的维护和启动、医疗救护方案等内容。并定期组织演练，确保发生职业危害时作业人员可正确处置职业病应急事故。

（2）应急救援　发生职业病危害事故时，由指挥部发布和解除职业病应急救援命令、信号；组织指挥职业病危害事故应急救援队伍，各救援人员在保证自身职业健康安全情况下，去参与救援，严禁无防护措施参与救援，先救人再救物；及时向上级部门汇报职业病危害事故处理情况，并向友邻单位通报危害事故情况。必要时向有关单位发出救援请求。

职业病应急事故处置和报告措施参考《职业病危害事故处置与报告制度》。

（3）应急演练　每年由职业卫生管理部门组织进行职业病危害事故应急救援预案演练，演练覆盖所有职业危害的作业场所，演练后应及时进行总结，评价演练效果，如实记录实际演练的全程并存档。

（4）应急设备管理档案　包括应急设备台账、应急设备中文说明书、职业病危害防护应急设施台账、职业病危害防护应急设施日常运转记录、职业病危害防护应急设施定期检查记录、职业病危害防护应急设施维修记录等。

十二、岗位职业卫生操作规程

用人单位结合工作岗位的生产设备、材料，存在的职业病危害因素，以及职业病防护设施、个人防护用品和管理要求制定具体的岗位操作规程。

第四节　用人单位建立职业卫生管理档案实践

企业建立和完善职业卫生档案，有利于系统地掌握国家对于职业病预防和控制的要求；有利于客观记录和反映不同历史时期职业病危害的时空变化和在人群中的分布，为职业卫生管理和科学研究等提供基础数据；有利于及时掌握职业病危害因素的变化及控制效果；有利于动态掌握职工的健康状况并及早发现和治疗职业病病人；有利于解决企业与劳动者可能发生的法律纠纷；有利于不断积累经验，提高职业病预防和控制水平。同时，还有利于职业病的诊断和鉴定；有利于职业卫生的监督和管理。

一、职业卫生档案的概述

1. 职业卫生档案的定义

用人单位职业卫生档案，是指用人单位在职业病危害防治和职业卫生管理活动中形成的，能够准确、完整反映本单位职业卫生工作全过程的文字、图纸、照片、报表、音像资料、电子文档等文件材料。

2. 职业卫生档案的内容

① 建设项目职业卫生"三同时"档案。

② 职业卫生管理档案。

③ 职业卫生宣传培训档案。

④ 职业病危害因素监测与检测评价档案。

⑤ 用人单位职业健康监护管理档案。

⑥ 劳动者个人职业健康监护档案。

⑦ 法律、行政法规、规章要求的其他资料文件。

二、职业卫生档案的分类与管理

1. 建设项目职业卫生"三同时"档案

用来反映可能产生职业病危害的建设项目（新建、扩建、改建和技术改造、技术引进项目）的危害识别、评价以及监管部门审核情况的资料和信息。主要包括：

① 建设项目职业卫生"三同时"审查登记表。

② 建设项目批准文件。

③ 职业病危害预评价委托书与预评价报告。

④ 建设项目职业病防护设施设计专篇。

⑤ 职业病危害控制效果评价委托书与控制效果评价报告。

⑥ 建设单位对职业病危害预评价报告、职业病防护设施设计专篇、职业病防护设施控制效果评价报告的评审意见。

⑦ 全套竣工图纸、验收报告、竣工总结。

⑧ 工程改建、扩建及维修、使用中变更的图纸及有关材料。

2. 职业卫生管理档案

用来反映职业病预防和控制活动情况的资料和信息。主要包括：

① 职业病防治法律、行政法规、规章、标准、文件。

② 职业病防治领导机构及职业卫生管理机构成立文件。

③ 职业病防治年度计划及实施方案。

④ 职业卫生管理制度及重点岗位职业卫生操作规程。

⑤ 职业病危害项目申报表及回执。

⑥ 职业病防治经费。

⑦ 职业病防护设施一览表。

⑧ 职业病防护设施维护和检修记录。

⑨ 个人防护用品的购买、发放使用记录。

⑩ 警示标识与职业病危害告知。

⑪ 职业病危害事故应急救援预案。

⑫ 用人单位职业卫生检查和处理记录。

⑬ 职业卫生监管意见和落实情况资料。

3. 职业卫生宣传培训档案

用来反映用人单位职业卫生宣传和组织人员进行学习的内容。主要包括：

① 用人单位职业卫生培训计划。

② 用人单位负责人、职业卫生管理人员职业卫生培训证明。

③ 劳动者职业卫生宣传培训（年度职业卫生宣传培训一览表、培训通知、培训教材、培训记录、考试试卷、宣传图片等纸质和摄录像资料）。

④ 年度职业卫生培训工作总结。

4. 职业病危害因素监测与检测评价档案

用来反映劳动者接触职业病危害因素情况的资料和信息。主要包括：

① 生产工艺流程。

② 职业病危害因素检测点分布示意图。

③ 可能产生职业病危害设备、材料和化学品一览表（化学品安全中文说明书、标签、标识及产品检验报告等）。

④ 接触职业病危害因素汇总表。

⑤ 职业病危害因素日常监测季报汇总表。

⑥ 职业卫生技术服务机构资质证书。

⑦ 职业病危害因素检测评价合同书。

⑧ 职业病危害检测与评价报告书。

⑨ 职业病危害因素检测与评价结果报告。

5. 用人单位职业健康监护管理档案

用来反映用人单位开展职业健康监护的情况和信息。主要包括：

① 职业健康检查机构《医疗机构执业许可证》副本复印件。

② 职业健康检查结果汇总表。

③ 职业健康检查异常结果登记表（附：职业健康监护结果评价报告）。

④ 职业病患者、疑似职业病患者一览表（附：职业病诊断证明书、职业病诊断鉴定书等）。

⑤ 职业病和疑似职业病人的报告。

⑥ 职业病危害事故报告和处理记录。

⑦ 职业健康监护档案汇总表。

6. 劳动者个人职业健康监护档案

健康监护资料是用来反映劳动者健康状况的动态资料和信息。主要包括：

① 劳动者个人信息卡。

② 工作场所职业病危害因素检测结果。

③ 历次职业健康检查结果及处理情况。

④ 历次职业健康体检报告、职业病诊疗等资料。

⑤ 其他职业健康监护资料。

三、职业卫生档案管理要求

1. 日常管理

① 用人单位应设立档案室或指定专门的区域存放职业卫生档案，并指定专门机构和专（兼）职人员负责管理。

② 用人单位要严格职业卫生档案的日常管理，防止出现遗失。

③ 职业卫生档案库房要坚固、安全，做好防盗、防火、防虫、防鼠、防高温、防潮、通风等项工作，并有应急措施。职业卫生档案库要定期检查清点，如发现档案破损、变质时要及时修补复制。

④ 用人单位可根据工作实际对职业卫生档案的样表作适当调整，但主要内容不能删减。涉及项目及人员较多的，可参照样表予以补充。

⑤ 各地区可以根据工作实际，对《职业卫生档案管理规范》的要求进行适当调整。

2. 归档和保存

① 用人单位应做好职业卫生档案的归档工作，按年度或建设项目进行案卷归档，及时编号登记，入库保管。

案卷信息应包括：

a. 简明扼要地拟写案卷标题，包括文件制发机关、内容、文种三个部分，标题要反映案卷的内容。

b. 根据档案保管期限的规定，注明每一案卷的保管期限，职业卫生档案一般为永久保存。

c. 填写卷内目录、备考表及案卷皮、编号，装订成卷。

d. 归档的案卷要填写移交目录，双方签字。

② 档案室对各部门移交来的职业卫生档案，要认真进行质量检查，及时按年按月编号登记，入库保管。

③ 本规范印发前用人单位已建立职业卫生档案的，应当按《职业卫生档案管理规范》要求进行完善，分类归档。

④ 职业卫生档案中某项档案材料较多或者与其他档案交叉的，可在档案中注明其保存地点。

⑤ 利用职业卫生档案的人员应当爱护档案，职业卫生档案室严禁吸烟，严禁对职业卫生档案拆卷、涂改、污损、转借和擅自翻印。

⑥ 职业健康监护资料应该遵循保密性和安全性的原则，注意维护资料的完整和准确并及时更新。

⑦ 用人单位发生分立、合并、解散、破产等情形的，职业卫生档案应按照国家档案管理的有关规定移交保管。

3. 档案的利用

① 职业卫生监管部门查阅或者复制职业卫生档案材料时，用人单位必须如实提供。

② 劳动者离开用人单位时，有权索取本人职业健康监护档案复印件，用人单位应如实、

无偿提供，并在所提供的复印件上签章。

③ 劳动者在申请职业病诊断、鉴定时，用人单位应如实提供职业病诊断、鉴定所需的劳动者职业病危害接触史、工作场所职业病危害因素检测结果等资料。

④ 对保管的职业卫生档案要积极提供利用，严格执行借阅制度。

⑤ 档案管理人员对档案的收进、移出、销毁、管理、借阅利用等情况要进行登记，档案管理人员调离时，必须办好交接手续。

⑥ 体检和职业病例档案借阅和保密还应当按《病案管理规定》的有关要求执行。涉及用人单位技术秘密的，职业卫生技术服务机构和监督管理部门应当保守秘密。

4. 职业卫生档案管理的其他规定

按照国家现行的法律、行政法规、规章的要求执行。

第十章
职业健康促进

前面章详细地阐述了我国目前严峻的职业病危害形势和相关的防治措施。随着医学模式的多元化和职业病防治水平的提高，人们逐渐认识到系统的职业健康促进在促使劳动者以及企业正确认识职业病危害因素和自觉进行防护方面起着重要的作用，是保障和促进劳动者的健康、提高职业生命质量、促进经济社会和谐发展的有效措施。职业健康教育和健康促进是现代职业病防治重要的组成部分，近年来，在我国得到较大的发展，国家层面以及广东省、江苏省等省市均进行了大量的试点和推广工作。国家相关规划也对开展职业健康促进作出了明确要求。《"健康中国2030"规划纲要》中明确要求"开展用人单位职业健康促进工作"。《国家职业病防治规划（2016—2020年）》进一步明确"创新方式方法，开展健康促进试点，推动'健康企业'建设，营造有益于职业健康的环境"。《健康中国行动（2019—2030年）》中提出了15个专项健康行动，其中第9个行动（职业健康保护行动）中明确提出：将"健康企业"建设作为健康城市建设的重要内容，逐步拓宽丰富职业健康范围，积极研究将工作压力、肌肉骨骼疾病等新职业病危害纳入保护范围。推进企业依法履行职业病防治等相关法定责任和义务，营造企业健康文化，履行企业社会责任，有效保障劳动者的健康和福祉。巩固健康教育成果，更新健康促进手段，及时应对产业转型、技术进步可能产生的职业健康新问题。本章将结合实例阐述职业健康促进的发展过程，职业健康促进的现状、模式以及主要的内容和方法。

第一节　职业健康促进概述

一、职业健康教育和职业健康促进概念

1995年WHO提出了"人人享有职业卫生保健"的新战略，同时将人类的生命分成了三个阶段：生命准备阶段（0～18岁）；生命保护阶段（18～60岁）；晚年生命阶段（60岁以上）；其中生命保护阶段是人类参与生产劳动和社会活动时间最长、精力最充沛、对社会

贡献最大的阶段。职业人群便是处于该阶段的人群。据 WHO 的资料，职业人群约占世界人口的 50%～60%，世界上每年约有 1 亿工人在职业事故中受伤，20 万人死亡，6800 万～1.57 亿新的职业病病例归因于职业性有害因素的接触和工作负担，如此大量的健康损害是对世界居民整体健康水平最严重的影响之一。保护和促进职业人群的健康，提高职业生命质量不但可直接影响人类社会进步和国民经济的发展，还是实现人人享有卫生保健的重要组成部分。而职业健康教育和职业健康促进就是保护劳动者健康最有效的手段之一，同时也是职业卫生重要的内涵、延伸和拓展。目前发达国家只有 20%～50% 的职业人群可享受到充足的健康相关服务，而发展中国家这一比例仅为 5%～10%。

职业健康教育是指根据不同工作场所人群的职业特点，针对所接触的职业危害因素，通过提供卫生防护知识、技能、服务，以促使职业人群自觉采纳有益于健康的行为和生活方式，自觉主动地采取防护措施，防止各种职业危害因素对健康造成的损害，促进职工健康。职业健康教育主要的工作手段包括健康传播和健康干预，健康干预包括行为干预和心理干预，最终目的为行为改变。

与职业健康教育相比，职业健康促进强调主观参与和客观支持。其概念是指从企业管理策略、支持性环境、职工参与、健康教育、卫生服务等方面，采取综合干预措施，以期改善作业条件、改变职工不健康的生活方式、控制健康危险因素、降低伤病及缺勤率，从而达到促进职工健康、提高职工生命质量和推动经济可持续发展的目的。职业健康促进的工作手段包括健康教育和政策、法规、组织、经济手段，最终目的为行为改变和环境改变。职业健康促进是 WHO 和 ILO 对职业卫生与安全工作提出的五项原则之一，国内外专家都深刻认识到职业人群健康的关键，不在于治疗有病的人，而在于治理不良的作业场所，因此职业健康促进也叫作业场所健康促进。

根据《渥太华宪章》，健康促进包括以下五个方面内容：

① 制定健康的公共政策　健康不仅仅局限于医疗卫生部门，同时是社会、经济、文化和生态政策的重要组成部分，它需要社会各阶层、各部门通力协作，制定支持健康的公共政策。

② 创造支持性环境　支持性环境包括自然环境和社会人文环境。

③ 强化社区行动　健康促进工作是通过具体和有效的社区行动，包括确定优先项目、做出决策、设计策略及其执行，以达到更健康的目标。在这一过程中，核心问题是赋予社区以当家作主、积极参与和主宰自己命运的权利。这就是 WHO 倡导的给社区和个人的健康赋权，发扬社区与个人自主、自立的精神。健康促进也就是赋权的过程。

④ 发展个人技能　让人群在态度、知识和行为能力上有能力参与解决个人和集体的健康问题，支持并遵循有利于健康的生活方式和公共政策。

⑤ 调整卫生服务方向　坚持"预防为主"的方针，保证医疗卫生服务的公平性和可及性，重视卫生研究及专业教育培训并立足于把一个完整人的总需求作为服务对象。

以上内容对职业人群同样适用，但职业人群与一般社会人群相比，具有一定的特殊性，其作为社会群体面临与一般人群相同的公共卫生问题的挑战；而作为某一特定职业群体，又受到化学性、物理性、生物性职业有害因素和职业心理紧张等因素的威胁。因此在对该人群进行健康教育和促进时必须同时关注职业卫生和一般卫生问题，施行综合健康促进模式。

二、职业健康促进发展历程

健康促进的概念最早在 20 世纪 20 年代便有学者提出，但直到近二十年来才引起人们的广泛关注。1986 年在加拿大渥太华召开的第一届健康促进国际大会发布的《渥太华宪章》指出："健康促进是指人们提高和改善自身健康的过程"。WHO 关于人人享有卫生保健的全球战略以及国际劳工组织（international labor organization，ILO）的《职业安全与卫生公约》《职业卫生服务公约》中都规定每个工人享有最高而又能够获得的健康标准的基本权利。

1987 年第 40 届世界卫生大会所作的 40、28 号决议，要求充分重视工人的健康规划，并尽快形成作业场所健康促进的指导性文件。同年 6 月，WHO 的作业场所健康促进专家委员会召开国际专家讨论会，讨论职业人群健康教育和健康促进问题，确定了职业健康促进活动是职业卫生服务的一项重要内容。1994 年 10 月在北京举行的 WHO 职业卫生合作中心第二次会议通过了《关于人人享有职业卫生保健的宣言》（北京），号召各国政府部门："制定特殊的国家职业政策和规划"，"保证建立有效实施职业卫生规划的必要基础设施"，"保证世界上所有工人，不分年龄、性别、民族、职业、就业形式或劳动场所的规模或位置，都能享有职业卫生服务"，"确保每个劳动者都能有卫生和安全的劳动场所并享有必要的服务"。在 WHO 颁布的全球工人健康规划中，明确提出职业卫生，特别是小工业职业卫生必须与初级卫生保健相结合的方针。1997 年第四届健康促进国际大会（雅加达宣言）关于健康工作场所研讨会的代表强调工作场所对于促进工人及其家庭、朋友、社区以及社会的健康至关重要，健康的劳动力对于地区、国家乃至全球的社会和经济的持续发展的重要性，开展综合性的职业健康促进的重要性，另外，这也意味着与已经建立的现有健康促进场所及其方法如健康城市、健康促进医院和健康促进学校有很密切的联系。本次会议提出 4 个原则：健康促进、职业卫生与安全、人力资源管理、社会与环境可持续发展。

国际劳工组织于 1999 年在第 87 届大会上提出了"体面劳动"的概念，具体的阐释是在生产性的劳动过程中，劳动者的权利应得到保护、有足够的收入、充分的社会保护和足够的工作岗位。也就是说，为员工提供安全、健康、有尊严的福利保障和工作环境保障，是企业、政府义不容辞的职业责任和行政职能。ILO 已将促进世界各国的劳动者拥有体面劳动作为该组织首要战略目标，并将此视为检验全球化的"试金石"。

雅加达宣言之后，职业健康促进得到长足发展，经过几十年的实践和探索，职业健康促进方面积累了丰富的经验，集中表现在安全和健康、戒烟、控制体重、减轻工作压力、改善工作环境和职工技能等 5 个方面。开展健康促进的 5 大原则是：

① 实施对象是企业全体员工。

② 实施时要考虑不同参与者的需求、爱好和态度。

③ 意识到生活方式、个人行为的影响及不同行为之间的互相影响。

④ 不同的项目，其环境也不同。

⑤ 应得到领导、员工的大力支持。

面对现存的职业人群的健康状况和未来的挑战，世界卫生组织已制定新的行动方案，健康促进是行动方案中的重要内容，是 WHO 全球性健康工作方法（WHO's global healthy work approach，HWA）四个互补原则之一。目前国际上开展职业健康促进比较全面和先进的国家和地区主要有澳大利亚、新加坡、美国以及西欧等。

三、我国职业健康教育和健康促进发展情况

与欧美国家相比，我国的职业健康教育和职业健康促进起步较晚，各行业、各地区之间发展不平衡。解放后，特别是改革开放后，在党和政府的关心和支持下，职业健康教育和健康促进循序渐进，不断发展，发展历程大致可分为卫生宣传、健康教育和健康促进三个阶段。

1. 卫生宣传——健康教育的初级阶段

20 世纪 50～70 年代，在当时的历史条件和公共卫生国情下，各种传染病、寄生虫病、地方病、职业病严重地威胁着我国人民的生命与健康。1954 年当时的政务院召开了"第一届全国卫生工作会议"，并在卫生部设立了卫生宣传处，各级卫生防疫站也都设有卫生宣教科，或设专职或兼职人员，主要开展传染病防治知识的宣传教育，号召人民群众开展爱国卫生运动，传播卫生知识，也包括职业卫生知识。许多国有大中型企业的卫生防疫机构或有关卫生专业机构，也设有卫生宣教科或配备专职、兼职人员，开展卫生宣教工作。企业卫生组织的卫生宣教内容除传染病防治等一般卫生知识外，更注重结合本企业职业卫生的特点，进行职业卫生知识的宣传和教育。该阶段职业卫生宣传教育所取得的最显著的成就是高温中暑的预防及防尘工作的"革、水、密、风、护、管、教、查"八字方针的经验。

2. 健康教育的引进与实施

80 年代开始，随着国家工业化、城市化水平的提高，尤其随着人口老龄化、人口的迁移、人们生活水平的提高和社会竞争的加剧，以及医学模式的变化，我国的疾病谱和死因构成发生了重大改变，慢性非传染病已成为重要的公共卫生问题，而要解决这些问题只有通过健康教育的措施才能取得较好的效果。这一时期，卫生部提出了在工矿企业中开展健康教育，并组织了各级健康教育机构 170 多个，有针对性地开展职业健康教育。该阶段健康教育模式的引进与实施，不单单注重卫生知识的传播与传授，同时更注重对人们健康信念的树立和健康行为的形成和评价。该阶段为后续的健康促进工作打下了坚实的基础。

3. 健康促进概念的引进与实施

自 80 年代末 90 年代初，健康促进的概念已引进我国，并逐步被业内人士所理解、接受。90 年代初，卫生部就先后多次组织召开了工矿企业健康促进会议，1993 年卫生部卫生监督司在浙江省杭州市主持召开了"第一次全国工矿企业健康促进研讨会"，与会的成员包括 20 多个部委领导和全国的职业卫生专家。1996 年在北京、上海等 8 个城市开展的"疾病预防健康教育促进"世界银行贷款项目中，将工矿企业健康促进工作作为项目内容之一，有效地推动了我国职业健康促进工作的开展。在卫生部领导下，1996 年成立了"中国健康教育协会工矿企业健康教育委员会"，并在四川省都江堰市召开了"中国健康教育协会工矿企业健康教育委员会暨第二次全国工矿企业健康促进研讨会"。制订了《工矿企业健康促进工程规则草案》，并于 1999 年 4 月在北京召开了《工程》试点启动工作会议，会上确定了 12 个企业和 3 个地、市作为试点单位和地区，至 2000 年 9 月由卫生部和职业健康促进委员会共同组织上述试点地区和单位在山西大同召开了试点工作经验交流会，会上就健康促进工程的目的、意义、内容、方法及其评估分析等问题进行了广泛的交流。

与此同时，卫生部、中华全国总工会于 2000 年 8 月，共同颁发了《关于开展工矿企业

健康促进工作的通知》，通知要求各省、市、自治区卫生行政部门和工会组织广泛宣传职业健康促进活动的意义，认真选择和组织有条件的工矿进行试点，结合企业现代化制度改革，将工矿企业的职业健康促进活动深入持久地开展下去，以达到和实现"人人享有职业健康"的战略目标，保护和发展企业的健康劳动力资源。

2001年8月卫生部卫生法制与监督司又印发了《工矿企业健康促进工作试点实施方案》。该《实施方案》对职业健康促进工作的目的、目标和指标，组织措施、技术保障和政策支持，工作步骤和方法，以及评价内容和方法等都作出了具体规定，为试点项目的规范化管理提供了科学依据。2005年1月卫生部颁布了《全国健康教育与健康促进工作规划纲要（2005—2010年）》，积极推进以"安全-健康-环境"为中心的"工矿企业健康促进工程"，倡导有益健康的生产、生活方式，减少和控制职业伤害、职业病及职业相关疾病的发生案。

2002年颁布的《中华人民共和国职业病防治法》，也提出了作业场所健康促进的相关内容——第十条：县级以上人民政府卫生行政部门和其他有关部门应当加强对职业病防治的宣传教育，普及职业病防治的知识，增强用人单位的职业病防治观念，提高劳动者的自我健康保护意识；第三十七条：工会组织应当督促并协助用人单位开展职业卫生宣传教育和培训，对用人单位的职业病防治工作提出意见和建议，与用人单位就劳动者反映的有关职业病防治的问题进行协调并督促解决。

2005年卫生部发布的《全国健康教育与健康促进工作规划纲要（2005—2010年）》中明确提出到2010年，新职工、女工、接毒接尘工人的岗前、岗位安全与健康培训率达到100%；大型企业管理人员和职工的职业安全与健康知识知晓率达到90%以上，相关健康行为形成率达到80%以上，目前这一工作规划仍在实施过程中。

2009年5月国务院办公厅颁发了《国家职业病防治规划（2009—2015年）》（以下简称《规划》）。在《规划》的基本原则第3点明确规定："宣传动员，社会参与。广泛开展职业病防治宣传教育，增强用人单位的法律意识和社会责任感，提高劳动者的自我保护意识，充分发挥社会监督作用。"在主要任务中指出："要加强培训和宣传教育。制定职业病防治宣传教育规划和计划，健全职业病防治宣传教育体系和网络。加强对基层领导干部的职业病防治知识培训。强化对存在职业病危害的用人单位主要负责人、管理人员和劳动者的培训，积极推进作业场所健康教育。把职业病防治相关法律法规纳入全民普法教育范围，列为健康教育和职业教育的重要内容。充分发挥新闻媒体作用，深入开展多种形式的职业病防治宣传教育活动，在全社会形成关心劳动者健康、重视职业病防治的良好氛围。发挥舆论监督和公众监督作用，鼓励群众举报职业病防治违法行为。"

2016年，中共中央、国务院印发了《"健康中国2030"规划纲要》，并发出通知，要求各地区、各部门结合实际认真贯彻落实。规划纲要第二章要求："推进全民健康生活方式行动，强化家庭和高危个体健康生活方式指导及干预，开展健康体重、健康口腔、健康骨骼等专项行动，到2030年基本实现以县（市、区）为单位全覆盖。开发推广促进健康生活的适宜技术和用品。建立健康知识和技能核心信息发布制度，健全覆盖全国的健康素养和生活方式监测体系。建立健全健康促进与教育体系，提高健康教育服务能力。"规划中明确提出要建设"健康单位"。在建设健康环境一篇中指出："把健康城市和健康村镇建设作为推进健康中国建设的重要抓手，保障与健康相关的公共设施用地需求，完善相关公共设施体系、布局和标准，把健康融入城乡规划、建设、治理的全过程，促进城市与人民健康协调发展。针对当地居民主要健康问题，编制实施健康城市、健康村镇发展规划。广泛开展健康社区、健康村镇、健康单位、健康家庭等建设，提高社会参与度。"

2017 年，《国家职业病防治规划 2016—2020 年》主要任务中提到开展宣传教育和健康促进。动员全社会参与，充分发挥主流媒体的权威性和新媒体的便捷性，广泛宣传职业病防治法律法规和相关标准，普及职业病危害防治知识。积极利用"职业病防治法宣传周"开展各种形式的宣传活动，提高宣传教育的针对性和实效性。督促用人单位重视工作场所的职业健康宣传教育工作。创新方式方法，开展健康促进试点，推动"健康企业"建设，营造有益于职业健康的环境。巩固健康教育成果，更新健康促进手段，及时应对产业转型、技术进步可能产生的职业健康新问题。

2019 年，《健康中国行动（2019—2030 年）》中，明确要求将"健康企业"建设作为健康城市建设的重要内容，逐步拓宽丰富职业健康范围，积极研究将工作压力、肌肉骨骼疾病等新职业病危害纳入保护范围。推进企业依法履行职业病防治等相关法定责任和义务，营造企业健康文化，履行企业社会责任，有效保障劳动者的健康和福祉。该行动第一次明确提出了"每个人都是自己健康的第一责任人"，并从劳动者个人、用人单位、政府三个方面分别提出了健康促进倡议内容。同年底，全国爱卫办联合国家卫生健康委等六个部门共同发布《关于推进健康企业建设的通知》，并制定下发了《健康企业建设规范（试行）》，标志着以"健康企业"为全新载体和抓手的职业健康促进工作进入全新的发展阶段。

国家出台和制订的一系列政策和规定，使我国职业健康教育和健康促进工作进入了一个新的时代。

4. 我国职业健康促进取得的经验

（1）制定能促进健康的政策　两个层面：一是政府（卫生部门和非卫生部门）为促进职业人群健康而制定的法律法规和政策；二是企业领导者在企业内部为促进职工健康而制定的规章制度。

（2）创造健康的工作环境　这是通过健康政策实现的：

① 针对环境，也就是发现各种有毒有害因素（生理、心理）的岗位，做好有毒有害岗位的日常监测，积极地治理有害的生产环境并创造有利于健康的工作环境。

② 针对职工与环境之间的联系，也就是减少职工与不良工作环境的接触的时间、频度和强度，比如提高防护设施及个人防护用品的可及性和有效性、实现无人化操作等。

③ 针对环境对职工的危害，也就是进行上岗前、在岗中和离岗时的职业健康检查，并建立职业健康监护档案，施行劳动能力评估，及时对受危害职工采取调离、治疗及康复等措施。

（3）加强职工的自我行动　劳动者才是提高自己健康质量的真正力量，因此，劳动者应不断提高个人的健康技能。

（4）调整卫生服务的方向　这一方面是要在医疗部门工作者中提倡"预防为主"的观念，使他们和公共卫生工作者一道，深入工作现场，深入职工，通过健康教育将健康知识"大医治未病"的潜在能力发掘出来。

5. 我国职业健康促进存在的问题

目前，我国仍然是以公共卫生机构为主开展健康促进工作，存在的主要问题有：

（1）未能有效的实行分类促进　我国地域广阔，经济发展水平、职工的文化水平以及职业病危害的严重程度不同，应采取分类促进的原则，对于乡镇企业可以从普及卫生知识、改善车间环境、加强劳动保护等抓起；对于大型企业应该加大投入、提高企业防治职业病危害的整体水平，提高员工的身心健康水平和社会工作适应能力。

（2）用人单位和劳动者意识亟待提高 在工作场所开展健康促进时，首先应提高企业管理者的健康意识，让其认识到提高职工的健康水平是降低企业成本、提高生产效率、树立企业良好形象、增强企业竞争力的有效措施；其次应提高劳动者的参与率，具体的措施包括积极宣传健康知识、营造健康氛围、加强健康管理和监督，促进个人积极参与健康促进活动。

（3）经费得不到有效保证 职业健康教育和职业健康促进是一项系统工程，需要一定的经费投入，经费不足直接影响工作的普及和深入，建议采取由政府加大投入、企业设立专项资金的措施，保证职业健康促进的经费需求。

（4）促进效果的评价指标和措施不够科学 职业健康促进内容繁杂、涉及面广泛、时间跨度长、实施难度大，确定有效的、客观的评价措施和指标非常重要，在具体的实施过程中，可从过程评价、近期效果评价、近期与中期效果评价、远期与结局评价等方面设定科学可行的评价指标。

受制于目前的职业健康监管模式，职业病防治机构开展的职业健康促进工作在企业配合和劳动者配合程度上存在一定的不足，尤其是在中长期的评估上企业和劳动者的依从度不够。

第二节 职业健康教育和健康促进内容和方法

职业场所健康促进涵盖了企业管理政策、支持性环境、职工参与、健康教育、卫生服务等方面，不仅强调针对个体员工的行为改变和生活方式的改变，更注重增进和改善作业场所的物理和社会环境，注重对影响职业人群健康的企业管理者和在公共事务中起决定作用管理人员开展的行动，因为他们对工作场所安全和职业人群健康起到至关重要的作用。从目前的发展趋势来看，职业健康促进的内涵应体现在以下几方面：

① 职业健康促进涉及职业人群的健康和生活的各个层面，而非仅限于疾病预防。

② 职业健康促进直接作用于影响健康的各种因素，包括职业性有害因素（生产工艺中、生产环境中和劳动过程中产生的职业性有害因素，常态和事故状态下的职业性有害因素，职业应激等）、社会行为、生活习惯和卫生服务水平等。

③ 职业健康促进是运用多学科、多部门、多手段来增进职业人群的健康，包括传播、教育、立法、财政、组织改变、工友互助以及职业人群自发的维护自己健康的活动。

④ 职业健康促进的工作主体不仅仅是卫生部门，而是社会的各个领域部门以及企业。

⑤ 职业健康促进强调个体、企业、社区和各种群体有组织的积极参与；为了增进健康，我们必须促进社会公平与平等，而这需要组织机构的改变和社会的变革。

⑥ 职业健康促进是建立在大众健康生态基础上，强调健康-环境-发展三者的整合。

在职业人群中开展有效的职业健康促进工作，必须遵循健康教育和健康促进的原理，并与职业危害控制工作的实际结合，同时考虑作业场所的特点、职业人群的特征和现有的人力、物力和社会资源等。

一、职业健康促进的对象

职业健康促进的对象主要包括劳动者、企业管理人员和技术人员以及政策的制定者。劳动者直接暴露于有毒有害的环境中，但由于自身素质、信息来源和培训教育缺乏等原因，其并不能清楚地了解作业环境中职业病危害因素的种类、职业危害后果、防护措施以及应急救援方法，参与改变环境的意愿不强。因此，必须对劳动者进行科学、形式多样、容易接受的职业健康教育和促进措施，提高知行性水平，自觉地维护身心健康。对于企业管理人员和技术人员，他们是采取职业病防护措施和改善作业环境的主体，是传递、贯彻和执行法律法规的关键环节，是作业人员作业行为的管理者和约束者，对该部分人群的职业健康教育和促进是整个计划的关键。对政策制定者的职业健康教育主要是让其了解工作职业病危害因素的种类和防护措施，以便制定合理的职业病防治政策和规划，为整个防治工作提供良好的社会环境。

二、职业健康促进的内容和形式

职业健康教育和促进的内容应根据作业场所的特点、职业危害因素的种类和性质、防护措施、目标人群的素质水平等综合决定，可分为职业健康促进和作为一般人群的健康促进。职业健康促进主要是针对控制职业危害因素和提高防护水平，具体的内容为对目标人群进行职业病危害因素和防护措施的宣传和教育，从企业政策等角度提供支持性环境，采取多种措施提高职工的参与率、执行率和执行正确率，改善作业环境和作业方式，提高防护水平，从而达到保障劳动者健康的目的。一般人群的健康促进包括戒烟、合理营养、卫生饮食、节制饮酒、体育锻炼等，改变职工不健康的生活方式，控制健康危险因素，提高劳动者的健康水和对职业病危害因素的代谢能力。在作业场所采取何种形式开展有效的职业健康教育和健康促进，应考虑现有的条件、经费支持、作业人员的素质、可利用的社会资源等，因地制宜，采取制定有针对性的政策、改善作业环境、提高防护设施和防护用品的配备水平、宣传手册、电影录像等丰富的形式，加强职业健康促进工作。

三、职业健康促进的方法

健康促进主要由疾病预防、健康教育和健康保护三部分组成，疾病预防在健康促进中起着重要的作用，分为第一级预防、第二级预防和第三级预防；每一级预防对健康促进具有不同的含义，每一级要求不同的目标和干预策略。健康教育是健康促进中的核心组成部分，是一个动态的过程，而非结果，是一系列根据目的而设计出的连续行为。健康保护包括司法和财政控制、其他法规、政策和自愿练习等，目的在于增进健康和疾病预防，三者在健康促进中相互联系和相互促进。

职业健康促进活动原则上应坚持多样性、趣味性、持续性和重复性。面对不同层次的目标人群应采用不同的职业健康促进方法，WHO 颁布的全球工人健康规划中，明确提出了职业卫生，特别是小工业企业职业卫生必须与初级卫生保健相结合，为小企业的健康促进工作探明了有效的方法和途径。结合具体的目标人群，职业健康促进的方法有：

1. 疾病预防的方法

（1）一级预防　减少劳动者暴露于职业病危害因素的浓度或强度，具体包括：

① 替代，利用无毒代有毒，低毒代高毒。

② 工程控制，采用最新工艺，提高自动化、机械化和密闭化程度，提高职业病防护措施防护效果和水平。

③ 组织措施，合理安排工作时间和工作形式，减少暴露于职业病危害因素的时间和机会。

④ 个人防护用品，提供有效的个体防护用品，并能正确佩戴。

⑤ 危害控制，做好职业病危害因素的源头控制，开展建设项目职业病危害预评价和控制效果评价，并做好职业病防护设施"三同时"竣工验收工作，已验收正式投产使用的，也应做好工作场所职业病危害因素定期监测及职业病危害的现状评价工作。

（2）二级预防　劳动者职业健康监护和一般性体检，以及对职业病、一般疾病进行早发现、早诊断、早治疗。

（3）三级预防　职业病和一般疾病的诊断、治疗、预后康复以及后遗症的预防等。

2. 健康教育方法

（1）对政策制定者的健康教育　综合利用媒体宣传、专业讲座等形式，提高政策制定者的职业病防治意识和理念，以制定相应的支持性政策，并给予促进项目财力、物力和人力的支持。

（2）对企业领导和技术人员的健康教育　根据内容和时间不同，可设专题讲座、专题会议和系列性讲座等，讲授和讨论的内容可结合本行业常见的危害大的职业病危害因素、职业危害结局、有效的防护措施以及国家的有关法律法规、政策标准规范等。

（3）对工人的健康教育　首先让工人认识到健康促进的最大、最直接的受益者是他们自己，通过健康教育使工人提高健康意识、参与意愿以及自觉采取健康行为的技术能力。具体的方法可有三级教育、特种教育和经常性教育。三级教育即新参加工作的工人在进厂、进车间、进岗位分别进行健康教育；特种教育指对接触职业危害较大的特种作业人员进行职业安全和健康教育，特种作业人员必须通过脱产、半脱产培训，并经过严格的考试；经常性教育一般的方法是班前布置、班中检查和班后总结。对工人的健康教育应本着通俗易懂、形式多样和生动有趣的原则，切忌不要安排深奥难懂的专业知识，具体的形式可包括板报、壁画、录像以及专题报告等，在实际的操作过程中，还应考虑各种教育形式的结合和灵活的奖惩措施，以便提高工人的积极性和兴趣。有条件的情况下，可请有经验的老职工进行传、帮、引、带，现身说教，利用正反两方面的典型事例，讲解安全和卫生的重要性，加深认识，对改善工人的不良行为效果会更好。

除了积极进行职业健康教育外，一般健康教育同样重要，内容主要包括吸烟与健康、控制饮酒、合理营养和心理健康问题等。

3. 健康保护方法

健康保护包括司法和财政控制、其他法规和政策，目的在于增进健康和疾病预防。职业健康保护的目的是减少工人受到作业场所职业危害、不安全或不健康行为的可能性，健康保护让健康选择更容易。《职业病防治法》规定企业应为工人配合适的防护用品，并进行职业病危害预评价和控制效果评价；美国立法规定雇主必须对工人的身体健康负责等都是立法的例子。卫生部第 49 号令《建设项目职业病危害分类管理办法》以及禁止在工作场所吸烟等也属于政策和法规方面健康保护的例子。

通过各种形式的传播媒介、卫生服务和干预措施，使职工达到：

① 了解自己及其所处的环境，包括人的基本生物学特征、生活和作业环境、可能接触到的职业有害因素，以及个人的癖好、行为和生活方式等。

② 了解上述个体及环境因素对健康的可能影响。

③ 参与环境和生产方式的改变，控制影响健康的危险因素，自觉地实行自我保健。

四、职业健康促进的模式

目前国际上最主要的健康促进模式主要有三种，分别为联合国儿童基金会（UNICF）模式、格林（Green. L）模式、美国疾病预防控制中心 PATCH 模式。其中最著名的为格林模式，又名 PRECEDE-PRECEED 模式，及从结果入手的思考程序，分两个部分、九个步骤，上半部分-PRECEDE（诊断期和需求评估期），下半部分-PROCEED（实施和评价期），职业健康促进同样可采用此模式。

五、职业健康促进规划、实施与评价

职业人群的健康决定因素复杂多样，职业人群的健康促进难度大，周期长，见效慢。制定职业健康促进规划应注意以下三点：第一，符合健康促进定义；第二，涵盖健康促进领域；第三，规范健康促进步骤。健康促进的基本步骤包括：

① 社区需求的评估（格林模式第 1、2 阶段）。

② 确定优先项目（格林模式第 3 阶段）。

③ 确定总体目标和具体目标（格林模式第 4 阶段）。

④ 制定干预策略（格林模式第 4、5 阶段）。

⑤ 实施（过程评价）（格林模式第 6 阶段）。

⑥ 效果评价（近、中、远效果）（格林模式 7、8、9 阶段）。国际上流行的作业场所健康促进的规划、实施、评价模式见表 10-1。

进行职业健康促进工作，首先应成立领导和工作协调机构，制定详细可行的实施方案和评价指标，并有充足的人力、物力、财力保证，具体的实施可参考下列程序。

1. 成立领导小组、工作小组和质量控制小组

领导小组应由有关部门包括卫生行政部门、安全生产监督管理部门、职业健康促进实施单位（如职业病防治机构）、健康教育机构、企业领导、工会负责人等组成。主要的任务包括协调解决出现的问题，指导和监督促进工作的开展，确保促进工作的顺利实施。工作小组的组成人员包括：职业健康促进实施单位、健康教育机构、企业等相关技术人员以及职工代表等，具体任务包括从技术层面制定职业健康促进实施方案和计划，在领导小组的指导下具体负责职业健康促进实施并定期向领导小组汇报。整个实施过程由质量控制小组负责监督和质量把关，质量控制小组的人员可由相关领域的专家和财务人员担任。

2. 制定职业健康促进方案和计划

工作小组首先对目标人群进行初步的调查，了解目标人群知识水平和行为能力情况，评估所存在的主要健康问题和需求。结合职业健康的短期目标和长期目标以及实际情况制定科学可行的促进方案和计划，方案和计划应提请领导小组和质量控制小组审核，并在目标人群

中进行预试验，根据预试验的结果进一步调整实施方案计划，检验各调查量表的信度、效度和检测仪器的精密度和准确性，提高工作人员的调查经验等。促进方案和计划不是一成不变的，在实施过程中应根据实际情况作进一步的调整，从而达到科学可行的目的。

3. 基线调查和需求评估

成立相关的协调机构，建立促进方案和计划后，对目标人群和促进场所进行详细的基线调查和需求评估，主要内容包括目标人群的健康状况、生活行为方式、相关知识的知晓率、现场职业病危害因素、企业的组织管理方式、劳动者的作业方式、职业卫生技术服务的水平和覆盖率等。尤其注意的是，在基线调查过程中应主要充分科学地利用统计抽样和调查方法，以期获得详实可靠的基础数据和真实的需求，提高后续干预和促进措施的针对性。

4. 干预和健康促进的实施

职业健康是多方面、多部门联合协作的项目，需要各有关部门支持、参与、齐心合力、各负其责，才能顺利完成，通过对政策制定者、企业管理人员和技术人员以及劳动者的健康教育、作业场所环境改善和防护水平提高等三级预防方法、政策制定等健康保护方法对职业人群进行干预措施。由于整个项目是系统动态工程，即使到了实施阶段，方案设计也未必趋于完善，因此仍需及时反馈信息以及对方案和计划进行必要的校正。

5. 监测与评价

健康促进项目实施的时间和方式各异，在整个实施的过程中应根据不同的阶段实施严格的监测和评价，评价的意义主要包括：

① 评价是健康教育/健康促进计划取得成功的必要保障。

② 评价可以科学地说明健康教育/健康促进计划的价值。

③ 评价是一种改善计划，为决策者提供决策依据的管理工具。

④ 评价结果可以科学地向公众、社区阐述项目效果，扩大项目影响，争取更广泛的支持。

⑤ 评价可以提高健康教育专业人员的理论与实践水平。监测评价可大致分为过程评价、近期效果评价和中期效果评价，以及远期或结局评价。

a. 过程评价　过程评价指项目采取行动和措施的实施情况，具体侧重评价工作的效率和质量控制情况，根据 1992 年 WHO 与卫生部在上海市开展的职业人群健康促进项目，过程评价可采取：

ⅰ. 专家小组指导制　成立专家小组，对项目设计和全过程的各环节进行评估，并提出建设性意见。

ⅱ. 项目工作小组监察制　由项目工作小组具体负责监测项目的执行情况，制定统一的监测表和执行表，发放至执行单位，并定期收回进行分析。

ⅲ. 现场考察例会制　每季度一次，汇总交流、落实下一阶段计划，并有专家及工作小组评议，提出改进意见。

ⅳ. 单位对口协作制　由各试点单位与专家单位结成一对一的对口协作关系，向试点单位提供技术指导，开展有针对性的现场专科指导。

b. 近期与中期效果评价　近期效果着重评价影响行为的倾向因素、促成因素和强化因素的改变情况。倾向因素包括知识、态度、价值观等的改变；促成因素包括政策、法规、服务可及性、技能等方面的改变；强化因素包括同伴观点、公众舆论、自身感受等的变化等。中期效果主要评价行为的改变、常见病多发病的控制效果，以及作业环境改善情况等，具体的指标可参考下列内容。

ⅰ. 企业领导和工人对所接触的职业危害认识程度，包括职业卫生知识，尤其是如何防护的知识水平的提高。

ⅱ. 企业领导和工人预防职业危害的行为改变，包括企业改善环境的经费投入、技术改造项目的多少、以及工人参与改善环境的程度、防护用具的使用率和正确使用率等。

ⅲ. 企业大环境卫生状况的改善情况。

ⅳ. 作业点有害因素的浓度（或强度）的变化，符合国家卫生标准的比例等，这需要定时定点按国家职业卫生标准进行监测。

ⅴ. 有害作业点环境监测覆盖率。

ⅵ. 有害作业工人职业健康检查覆盖率。

ⅶ. 职工患病（包括职业病和工伤）后的诊治率。

ⅷ. 职工一般疾病发病率的下降比例。

ⅸ. 职工因病伤缺勤工时下降比例。

ⅹ. 职业病发病率下降比例等。

c. 远期或结局评价　实施职业健康促进的最终目的是行为、环境、服务和管理的全面改善，以促进劳动者的身心健康，提高职业生命质量，推动经济社会的和谐发展。远期效果着眼于评价健康教育项目导致的职业人群健康状况乃至生活质量的变化，评价指标主要包括：发病率、伤残率、死因结构的变化、存活率的变化等，医疗卫生服务方向和内容的改进，以及企业的经济和社会效益的提高等。鉴于从认识转变、危险因素控制、行为矫正到某种疾病发病率的降低、健康状况的改善和医疗费用支出的减少，需要一个相当长的过程，因此远期或结局评价需要通过长期观察、随访和评价，这其中又涉及到长期坚持和经费持续供给的问题。

6. 质量控制

职业健康促进实施应进行严格的质量控制，具体的内容包括选用客观科学的评价指标；对调查员进行培训和考核，提高调查技巧和技术，并设置质量监督员，实时记录和监控项目的开展情况；职业病危害因素的检测以及目标人群的职业健康检查均按国家相关标准进行。对调查问卷、检测资料和医学诊断及时整理，并进行逻辑性检验。发病情况（如门诊、住院）、死亡情况等均需正式的医疗文件复本作为凭证（门诊记录、出院小结、死亡证等）。资料的整理过程应注重正确统计方法的应用等。具体见表 10-1。

表 10-1　国际上流行的作业场所健康促进的规划、实施、评价模式

阶段分类	要点	主要工作内容	阶段目标和特点
第一阶段	启动	开发	改变领导和管理层的观念
		承诺	获得有效的支持
		组织机构建设	建立"松散型"工作小组设立管理者与联络员
		发现并激励	发现并激励基层积极分子
		关键人员	建立志愿者队伍

阶段分类	要点	主要工作内容	阶段目标和特点
第二阶段	需求评估	评估职工的实际需求	从要求中评估出真正需求
		评估管理层的实际需求	决定管理者的期望
		评估工作机构的文化	决定优先项目
		评估环境因素	对上述因素进行分析
		评估场所管理因素	需求与社会规范结合
第三阶段	制定行动计划	组织建设	建立多部门合作机制
		对决策层提供建议	审查并完善健全政策制度系统
		培训与教育	发现并鼓励机构和人员潜在能力
		改善环境	作业环境的治理、文化环境的改善
		提供支持性服务	体现平等原则
第四阶段	实施	提供信息及增强意识	知信行评分 KABP 的提高
		提供综合的健康教育	全方位控制危险因素
		提供环境支持	营造健康的作业环境
		权利授予	职工的高参与率
第五阶段	评估监测	过程评价	各种危险因素检测
		近中期效果评价	

职业健康促进是一个繁杂的系统工程，不但涉及到多部门多单位的协作配合，还需要长时间的随访和跟踪调查，在实施的过程中应做到规划科学、设计严谨、措施规范和评价客观，并进行全程的质量控制，从而充分地发挥职业健康促进在现代职业病防治中的重要作用。

第三节　健康企业建设与实践

一、背景与概念

职业病防治策略中，健康促进是成本收益最高的干预措施之一。近年来，职业健康促进在职业病防治和职业健康领域中愈发突显出重要性。世界卫生组织 2010 年出版了《健康工作场所行动模式：供用人单位、劳动者、政策制定者和实践者使用》，为工作场所健康保护和促进提出了一个全球性的框架。加拿大制定了《健康企业标准 BNQ9700-800》，包括一系列工作场所健康促进行动方案，通过认证的方式鼓励企业建设健康企业，帮助工人养成健康生活方式，打造健康环境，保护工人健康。美国在 2010 年提出了"工人全面健康行动"，通过完善职业健康安全相关政策、设置专项活动和员工共同参与等方面共同努力达到职业健康安全一体化，以提升员工的幸福感。欧洲的健康工作场所建设关注的是更广泛的工作场所健康决定因素。"欧洲工作场所健康促进网络"发布了《工作场所健康促进质量标准》及配套工具，发表了《工作场所健康促进卢森堡宣言》等涉及心理健康、慢性病防治的一系列文件，并发起了一系列工作场所健康促进主题活动，为促进职业人群大健康提供了政策倡导、技术指南和良好实践。日本发布了《工作场所工人全面健康促进指针》，广泛推行工作场所全面健康促进，包括健康测定、运动指导、心理保健、营养指导、保健指导等。要求企业结合实际情况执行，以保障和促进员工健康。

国内亦积极开展试点并推进以健康企业为抓手的职业健康促进。2014 年 12 月，《国务院关于进一步加强新时期爱国卫生工作的意见》中提出：鼓励和支持开展健康城市建设，努力打造卫生城镇升级版，促进城市建设与人的健康协调发展。2016 年 7 月，全国爱国卫生运动委员会印发《关于开展健康城市健康村镇建设的指导意见》，决定在全国全面开展健康城市和健康村镇建设，并指出：健康城市是卫生城市的升级版，是新时期爱国卫生运动的重要载体，也是建设健康中国的重要抓手；健康城市建设的重点任务之一就是以学校、企业、机关和事业单位等为重点，开展健康"细胞"工程建设。2016 年 7 月，中共中央、国务院印发的《"健康中国 2030"规划纲要》中，要求将健康城市和健康村镇建设作为推进健康中国建设的重要抓手，广泛开展健康社区、健康村镇、健康单位、健康家庭等建设。我国的健康企业建设是国际工作场所健康促进理论和世界卫生组织健康城市理念在中国的良好实践与融合，对于保障和促进劳动者的身心健康、推动健康中国建设具有重要意义。

2019 年，《健康中国行动（2019—2030 年）》中，明确要求将"健康企业"建设作为健康城市建设的重要内容，逐步拓宽丰富职业健康范围，积极研究将工作压力、肌肉骨骼疾病等新职业病危害纳入保护范围。推进企业依法履行职业病防治等相关法定责任和义务，营造企业健康文化，履行企业社会责任，有效保障劳动者的健康和福祉。该行动第一次明确提出了"每个人都是自己健康的第一责任人"，并从劳动者个人、用人单位、政府三个方面分别提出了健康促进倡议内容。同年底，全国爱卫办联合国家卫生健康委等六个部门共同发布《关于推进健康企业建设的通知》，并制定下发了《健康企业建设规范（试行）》，标志着以"健康企业"为全新载体和抓手的职业健康促进工作进入全新的发展阶段。

健康企业是健康"细胞"的重要组成之一，通过不断完善企业管理制度，有效改善企业环境，提升健康管理和服务水平，打造企业健康文化，满足企业员工健康需求，实现企业建设与人的健康协调发展。

应正确认识健康企业建设与职业病防治的关系。职业病防治是为了预防、控制和消除职业病危害，防治职业病，保护劳动者健康及其相关权益开展的工作。健康企业建设从场所的角度出发，以建立健全管理制度、建设健康环境、提供健康管理与服务、营造健康文化等方面为主要内容，多角度、多维度开展，保障劳动者身心健康。健康企业建设不仅关注职业病防治，更关注影响职业人群健康的因素，包括但不限于职业病防治，包括但不限于传统职业病防治所关注的工业企业，还面向农业企业、商业企业、交通运输企业和服务企业等。

二、健康企业建设内容与试点

健康企业建设坚持党委政府领导、部门统筹协调、企业负责、专业机构指导、全员共建共享的指导方针，按照属地化管理、自愿参与的原则，面向全国各级各类企业开展。

《健康企业建设规范（试行）》中指出，健康企业要重点落实四方面工作任务：一是建立健全管理制度。制定健康企业工作计划，结合企业性质、作业内容、劳动者健康需求和健康影响因素等，建立完善与劳动者健康相关的各项规章制度，规范企业劳动用工管理。二是建设健康环境。完善企业基础设施，为劳动者提供布局合理、设施完善、整洁卫生、绿色环保、舒适优美和人性化的工作生产环境。积极开展控烟工作，打造无烟环境。落实建设项目职业病防护设施"三同时"制度，做好职业病危害预评价、职业病防护设施设计及竣工验收、职业病危害控制效果评价。三是提供健康管理与服务。鼓励依据有关标准设立医务室、紧急救援站等，配备急救箱等设备。建立劳动者健康管理服务体系，实施人群分类健康管理和指导。制定应急预案，防止传染病等传播流行。制定并实施员工心理援助计划，提供心理咨询等服务。组织开展适合不同工作场所或工作方式特点的健身活动。落实《女职工劳动保护特别规定》。依法依规开展职业病防治工作。四是营造健康文化。广泛开展职业健康、慢性病防治、传染病防控和心理健康等健康知识宣传教育活动，提高员工健康素养。关爱员工身心健康，构建和谐、平等、信任、宽容的人文环境。切实履行社会责任。

目前《健康企业建设规范（试行）》已发布，并也发布了《健康企业建设评估指南》及评估细则。广东、江苏等省近年来在各地进行了试点工作，取得了一定成效。与职业病危害因素检测和职业健康监护等比较，职业健康促进的过程除了传统职业病防治专业技术外，还涉及决策层的承诺争取、企业内部的支持性政策环境、员工的广泛参与和外部社会资源的整合等方面。构建一个宽严相济、能够适合当前经济发展和不断促进员工健康的体系框架，对于健康企业试点的推广具有重要意义。广东省的试点从地区代表性、政策性环境、部门协作机制、技术支撑能力、企业氛围环境等方面进行综合考虑，选取了珠三角某县区作为试点。一方面是基于该地近年来借鉴发达国家经验根据企业经济属性和职业安全健康风险程度对企业进行分级分类的差异化监督管理，有效促进了企业职业健康管理的自律性；另一方面是试点工作得到了当地主管部门的高度重视；此外，在专业技术支撑方面有着较为全面和完善的职业健康技术支撑体系，也为企业创建健康的工作环境提供了技术保障。

试点项目结合广东省的职业病防治工作实际，构建了三位一体的健康企业创建模式。由省、市两级有关机构共同构建适合试点地区的健康企业创建方案和评估细则标准，在健康企业试点实施过程中给予技术指导；由区级技术服务机构给予创建企业适当的技术资源倾斜，并在创建过程中进行帮扶；由企业自主开展健康企业创建的动员、宣传和申报。上述三位一体的创建模式，为健康企业试点的顺利实施提供了技术保障。创建和评审过程采用企业自主创建和县区级评审相结合的方式，企业经过组织动员开展创建活动，结合自身和行业特点完善创建，根据评估细则自评估符合要求后向主管部门申报。县区级评审部门组织专家对申报企业进行现场核实和资料审核，对达到评估标准的企业，经过结果公示后给予授牌。其中，对企业创建工作进行准确和客观评估是项目关键。试点项目评分系统由三级指标构成。其中，一级指标包括了组织管理、健康环境、健康活动、创建特色和创建效果等5项内容。

经过启动、动员宣传、企业自主创建、过程评估后，共有4家试点企业有比较明显的优势，分别来自食品行业、通讯技术行业、电力行业和金属压延加工行业；同时该4家企业分别代表了外商独资、民营、国有、合资等不同的投资背景。试点企业在创建启动阶段均得到了企业最高领导层的书面承诺，有效保障了后续的健康企业创建的开展。主要开展的职业病防治工作包括：针对工作场所存在的职业病危害因素，综合采取了源头控制、工艺改进、工程控制、管理措施和个体防护等综合干预，并对个别职业病危害因素水平或强度超过国家职业卫生限值的场所或高风险岗位进行持续改进，取得良好的防治控制效果；定期将规范开展的职业病危害因素检测和评估情况等通过邮件或公告栏等向全员公示。除了做好上述工作外，企业着力打造健康的工作环境，在厂区内执行全面禁烟管理，增加了禁烟标识；邀请员工代表定期对厂区内卫生环境进行调查评估，让员工能够拥有美化、绿化、亮化的工作环境；由于企业员工均在本企业食堂就餐，安全营养的饮食是对员工健康的重要保障，创建企业除了做好食堂环境卫生、提供多样化营养膳食外，为便于食品安全溯源，专门设立了食品留样登记制度并抓好落实；有关企业邀请专业机构开展了职业病防治知识、应急救援、营养膳食、传染病预防、合理用药等培训讲座，提升了员工健康素养水平；为了让员工广泛参与到健康相关活动中，企业通过工会积极策划组织了球类、游泳、瑜伽、登山等丰富多彩的健康活动，并鼓励员工参与无偿献血、社区志愿者、亲子活动等所在社区活动，既改善了员工健康，又增加了团队凝聚力。尽管行业间的差异明显，4 家试点企业均能够结合自身管理特点创建具有特色的健康管理，这是本次试点工作的一大亮点。其中，外资背景的试点企业将国外先进的健康管理理念引入后结合国内实际进行了调整，使得该企业在创建之初就保持在一个较高的水平；来自通讯行业的民营试点企业则是更多地发挥了员工创造性和自治组织的优势，为工作场所制作精美的健康宣传栏，营造了浓厚的健康宣传氛围，并且成立了员工调解委员会，在调解和改善员工关系方面起了重要作用；来自电力行业的试点企业在集团和行业成熟的管理体系基础上，进一步将职业健康的管理更加精细化；金属压延试点企业则通过启动期评估后将重点健康促进干预放在工作场所的危害防控上，明显改善了对该行业职业健康治理难的传统印象。

三、对健康企业建设的思考

透过试点工作成效分析可以发现一些共性和规律。从企业内部而言，最高决策层的领导重视和支持，是健康企业建设能够顺利推行的关键，它决定了在创建过程中执行机构能够协调资源的广度和工作推进的深度。有了最高决策层的支持，具体负责的执行部门能够更加积极地发挥能动性，在建设健康企业的过程中不断创新，找到符合行业特点和本企业的管理模式，从而真正为企业健康管理和促进员工健康服务，这也是在创建过程中能够让各企业成绩亮点纷呈的原因。据此分析，如何能够获得决策层面真正支持健康企业的建设是值得沉思的问题。企业的核心追求聚焦于产品和经济收益，而健康相关投资容易被认为是生产成本而不愿意积极投入。从既往的实践来看，单纯从行政层面要求企业开展该项工作似乎只能够得到表面的配合意愿，而无法获取基于企业核心价值观的决策层支持。而健康企业创建的成功，正是由于将健康企业的建设成效纳入了当地的职业安全健康分类分级监督管理体系，有效促进了其在职业健康促进中的自律性。利用经济杠杆推动示范企业的积极性，在近期一些相关的尝试也取得了不错的成效，例如，四川省于 2017 年发布的《四川省政府安委会办公室关于开展职业健康示范园区和示范企业建设工作的通知》，转变了既往管理思路，以正向促进为导向，以鼓励性策略，引导企业落实主体责任，发挥自主能动性，主动创新保护员工健康，形成政府与企业互动的良性循环。

员工的积极参与，是健康企业建设中另一个重要环节。健康企业试点企业在建设过程中营造了积极向上的健康氛围，通过丰富多样的健康活动，提升员工参与积极性；除了工会起主导作用外，部分试点企业还组建了员工关系调解委员会等组织，为改善和促进员工之间和劳资双方关系起到积极引导作用。在此基础上，企业的建设工作内容与日常管理相互有机结合起来，不是为了创建而创建，既帮助企业促进了员工健康，减轻了企业负担，又在实践中能够真正落到实处。此外，建设体系和评估指标的选取及其难易程度，将影响到今后推广过程能否顺利落地。宽严相济，适合当前经济和职业健康管理要求的体系，在实施过程中才能够切实落地推行而不至于被架空和束之高阁。

总体而言，推动健康企业建设应当着力构建多方共赢的机制。行政管理部门的引导，响应了健康中国战略，规范了区域内职业病防治和职业健康管理；专业技术机构借助对创建企业的帮扶，深化和延展了职业卫生技术服务内容，扩大了在企业中的影响，促进了技术发展；创建企业在创建过程中能够享受技术服务部门的大幅优惠照顾和倾斜性资源，还能够得到切实的经济实惠；员工则通过广泛参与，提高了健康素养水平，改善和促进了健康状况，增强了健康氛围和对企业的认同感和凝聚力。在健康中国战略背景下，以多部门发布的《关于推进健康企业建设的通知》和《健康企业建设规范（试行）》为契机，随着各地健康企业建设的积极推进，将会进一步丰富职业健康促进的内涵和外延，一切为了劳动者的健康，开创职业健康新局面。

第四节　职业健康教育和健康促进实践

——某市部分中小企业农民工职业健康促进试点及部分效应评估案例

背景：农民工是指拥有农业户口但离开土地从事非农经济活动的雇用劳动者，他们以临时性身份进入工业经营单位从事体力劳动，依靠自己的劳动付出换取报酬。农民工是我国工业化、城镇化和现代化进程中产生的特殊社会群体和新型产业大军，是推动经济社会发展的重要力量，广泛分布在国民经济各个行业。根据 2003 年农业部统计，全国的农民工约为 1 亿人次并以年均 500 万的速度递增。据调查，由于自身条件限制，加之工作劳动强度大、劳动时间长、劳动安全卫生条件差、基本卫生防护设施和个人防护用品严重不足等原因，农民工所遭受的职业病危害尤为突出，职业卫生权益得不到应有的保障；他们在为我国现代化建设做出重大贡献的同时，其中一部分人员的健康乃至生命已经或正在经受着职业病的危害。据卫生部公布，2005 年全国接触职业病危害因素人数超过 2 亿，其中农民工占了 90% 之多。

为认真贯彻《国务院关于解决农民工问题的若干意见》（国发〔2006〕5 号）、某省卫生厅《转发卫生部关于贯彻落实〔国务院关于解决农民工问题的若干意见〕的通知》卫疾控发〔2006〕168 号文件精神，结合某市的实际情况，拟定对该市部分中小企业农民工进行职业健康促进试点，并评估其效果，为提高农民工职业健康水平，制定可行的、有针对性的职业健康促进措施提供科学依据。具体实施规划和方案如下：

一、规划和方案

1. 成立领导小组、工作小组和质量控制小组

（1）领导小组　成立以某市卫生局牵头、市职防院参与的试点领导小组。在工作实施过程中，领导小组需要定期召开会议，通报工作开展情况，协调解决出现的问题，指导和监督健康促进工作试点的开展，确保试点的顺利实施。

（2）工作小组　针对本次农民工健康促进试点的实际情况，成立以市职防院、各区（县级市）疾控和卫监职业卫生相关人员组成的工作小组。要求工作小组成员有责任心、具有较强的业务能力。工作小组的职责包括：

① 在技术层面制订本次农民工职业健康促进试点调查和干预的计划方案。

② 负责本次健康促进的具体实施、资料的收集总结、效果评价以及报告书的撰写。

（3）质量控制小组　由某市卫生局和市职防院组成质量控制小组，具体成员包括相关专家以及财务人员等，对整个项目的资料收集、结果整理以及财务的使用情况等进行质量控

制，并定期向领导小组汇报试点开展情况。

2. 调查人员组成和分工

由市职防院牵头组织人员，成员包括市职防院以及各区（县级市）疾控和卫监职业卫生相关工作人员；有力量的区（县级市）疾控可独立组织完成。市职防院：总体协调、技术支持、具体实施；各区（县级市）疾控：协助实施；各区（县级市）卫监：配合宣教；厂企有关责任人：配合调查，促进措施实施，提供宣教场所。

3. 职业健康促进

包括基线调查、需求评估、促进措施和效果评价等，具体内容包括：

（1）基线调查　内容包括试点企业职业卫生管理现状、试点企业工作场所职业性有害因素的暴露情况、试点企业农民工健康状况、农民工的基本情况和职业卫生情况、农民工对职业卫生知识和健康知识的认知情况、一般的健康状况和生活方式、相关服务和健康知识需求以及职业紧张等。

（2）需求评估　在基线调查的基础上，选择目标人群最紧迫的需求作为促进的主要内容和方式。需求的内容包括知识需求、防护措施需求以及获得方式的选择等。

（3）促进措施　在需求评估的基础上根据不同的需求开展有针对性的促进措施，主要的措施包括对农民工以及企业职业卫生管理人员进行职业卫生和一般健康教育、建立和规范职业卫生管理制度、有针对性的职业卫生防护整改、有效个人防护用品的配备佩戴和监督等；其中健康教育的主要内容包括职业性有害因素及其对人体的不良作用、职业病防治法律法规、工作场所的正确防护方法、健康生活方式、慢性病防治知识和自我保健知识等；健康教育的主要方式包括宣传册、网络和录像带、宣传海报、专家咨询和讲座等。

（4）效果评价　评价包括过程评价、近期和中期效果评价、远期和结局效果评价等。过程评价综合运用了专家小组指导制、项目执行督察制、现场考察例会制以及单位对口协作制等方法进行评价；近期和中期效果评价指标包括企业领导和农民工对所接触的职业危害认识程度、企业领导和农民工预防职业危害的行为改变程度、企业大环境卫生状况的改善情况、作业点有害因素的浓度（或强度）的变化等。远期效果评价指标主要是农民工发病率、工伤率、医疗卫生服务的有效性和可及性，以及社会经济效益等。

二、具体实施过程

1. 确定调查对象（2007年2月～3月）

由各合作区（县级市）疾控中心和卫生监督根据本项目工厂企业的选择原则、调查范围及样本分布进行初步调查，选择符合要求的工厂企业。在某市所辖10个区（县级市）中共抽取86家接受职业卫生监督管理的以农民工为主要作业工人的中小型工业企业为主要调查对象，进行包括企业基本情况、职业卫生管理、职业病危害防治措施、职业健康监护制度、作业场所职业病危害因素监测等5个方面的调查。再在某市所辖10个区（县级市）按配额整群抽样方法，抽得5个区（县级市）的某玩具厂、某鞋厂、某蓄电池厂、某管道厂、某高尔夫球杆厂，对此5家工厂及其1278名农民工作进一步的调查和干预。

2. 进行人员培训（2007年3月下旬）

由市职防院组织对调查干预项目工作人员进行知识和技能培训。知识培训内容包括：本次项目目的、策略、方法和具体方案；职业病防治法律法规、职业卫生相关知识，职业卫生管理相关知识；正确使用劳动防护用具的方法，职业卫生现场流行病学现场调查和干预的方式方法以及数据录入软件的使用方法，本次调查使用量表内容的熟悉等。技能培训主要是实战能力，训练内容包括：如何和农民工交流，现场调查的技巧，干预行为的技巧，演示正确使用劳保用品的技能，以及如何做好现场记录和现场报告。

3. 预调查（2007 年 4 月～5 月）

由市职防院会同所在区（县级市）的疾病预控部门对选定的工厂企业抽出一家进行调查。预试验的目的：检验预定计划是否完善可行；宣教材料是否合适、检测设备是否完好、调查对象是否合作等；锻炼和考核调查队伍的能力，统一方法和标准是否恰当等，并进一步完善调查方案。主要措施包括：

① 填写"某市职业卫生状况调查表"。

② 建立调查对象花名册（获得工厂农民工名单）。

③ 进行职业病危害因素辨识。

④ 调查工厂职业卫生防护设施及使用情况、工人个人防护用品配备及使用情况。

⑤ 观察调查对象的依从性；如果调查对象依从性太差，建议更换调查对象。

4. 前期工作总结评估（2007 年 5 月下旬）

召集各合作单位相关人员及调查对象工厂相关责任人，召开总结会，并对前期阶段工作进行评估，改进前期工作中暴露出的问题，安排、布置下一阶段工作。

5. 2007 年 6 月～10 月，基线调查和需求评估

根据工厂存在的职业病危害因素及农民工暴露情况，对工厂进行职业病危害因素检测，对暴露工人进行针对性的职业健康检查，对工人个人卫生习惯及职业卫生认知行为进行调查。

6. 促进措施（2007 年 11 月～2008 年 6 月）

采用发放宣传资料、讲座培训等形式对农民工以及职业卫生责任人员进行宣教，内容包括发放《工人健康读本》、职业病防治法律法规和职业卫生知识的宣传教育等。

7. 促进后调查（2008 年 6 月～8 月）

调查内容包括工厂企业职业卫生管理状况、工厂企业工作场所职业病危害因素存在状况、农民工个人卫生习惯及职业卫生、职业病防治的认知和行为的状况。

8. 数据上报、统计、总结和短期效果评价（2008 年 10 月～2009 年 7 月）

各区（县级）市调查完毕后，要对调查资料进行认真细致的审核，并负责调查数据录入工作。各单位在 2009 年 4 月底前将调查数据库报市职防院汇总分析，并将调查工作简要情况及在调查中了解到有关农民工问题的典型材料一并报送，于 2009 年 7 月底前完成短期效果评价。

三、基线调查和需求评估

试点工作组于 2007 年 6 月～10 月对纳入健康促进试点范围内的 5 家工厂企业的职业卫生管理情况进行基线调查，调查结果表明企业职业卫生管理措施落实情况并不理想。5 家工厂企业职业危害告知制度形同虚设，100％的卫生辅助设施、64.72％的全面通风设施、

41.65％局部通风设施不符合要求。对 5 家已落实职工健康监护制度的工厂的职业卫生档案进行检查，当中 3 家的职工健康监护档案完全不合要求；2 家缺少上岗前职业健康检查资料；5 家均缺少离岗时职业健康检查资料。

1. 农民工基本情况

本次研究共调查 5 家企业在一线生产的农民工共 1278 人。农民工的男女比例约为 1：0.68，年龄介于 18～40 岁的超过总人数的 80％，以初中文化为主，工龄在 1～10 年约占 70％，具体情况见表 10-2。农民工的文化水平，年龄结构等决定了职业健康促进措施应采取通俗易懂、易与接受的形式进行。劳动者基本情况见表 10-2。

表 10-2　劳动者基本情况

基本情况		人数	构成比/％
性别	男	761	59.4
	女	517	40.6
年龄/岁	＜18	114	8.9
	18～	549	42.9
	30～	364	28.5
	40～	174	13.6
	50～	77	6.0
工龄/年	＜1	251	19.6
	1～	584	45.7
	5～	322	25.2
	10～	121	9.5
文化程度	文盲	16	1.3
	小学	216	16.9
	初中	746	58.4
	高中	173	13.5
	中专以上	127	9.9

2. 农民工职业健康检查

根据农民工实际接触的主要职业危害因素，按照在岗期间工人职业健康监护标准，对 955 名被调查者进行了重点的职业健康检查项目的检查。职业健康检查情况如表 10-3 所示，接触铅烟、铅尘的农民工血铅实验室检查异常率达 79.8％；接触有机溶剂类的农民白细胞异常率也达到 79.8％；接触噪声的农民工纯音听力测试异常率达 41.1％；共查出异常人次为 455 人次，异常率为 47.6％。说明农民工身体情况已受到不同程度的影响，采取力度更大、更系统的职业病防护措施，包括职业健康促进措施具有非常重要的意义和紧迫性。

表 10-3　农民工职业健康检查情况

接触的职业危害因素	检查项目	检查人数	异常人数（占比/％）
铅烟、铅尘	血铅	297	237（79.8）
苯、甲苯、二甲苯、正己烷	WBC	74	59（79.8）
	RBC		2（2.1）
	PLT		3（4.0）
电焊烟尘	胸片	234	10（4.3）
噪声	电测听	350	144（41.1）
合计（人次数）		955	455（47.6）

3. 农民工个人防护用品基线调查

某市农民工个人防护用品使用率相对以往报道已经提高到较高的水平，但是其正确使用率较低，其中防尘口罩、毒口罩和防噪耳塞正确使用率最低。现场发现主要不符要求的现象有：口罩性能未能达到防护要求；部分车间不能根据车间职业病危害因素正确选用口罩，接触生产性毒物较多的裁断、成型等车间却集体佩戴棉纱口罩；因为影响舒适和交流，相当多一部分工人戴口罩时都没有完全遮掩住口鼻，与面部的贴合度不够，不能起到防护作用；车间口罩配发不及时，职工佩戴同一个口罩时间太久；耳塞没有带好或只带单耳。

调查显示工作服和防护鞋现场正确使用率分别是 99.0% 和 100.0%，但在调查过程中发现，农民工在工作结束后对工作服的处理方式欠妥，直接穿工作服回家或到其他场所或工作服与便服没有分开放的现象较常见。因此，在实际应用中，表10-4"工作服实际使用人数"应当和农民工在工作结束后对工作服的处理方式配合使用。

表 10-4 农民工个人防护用品基线调查情况

个人防护用品种类	现场应使用人数	实际使用人数（占比/%）	正确使用人数（占比/%）
防尘口罩	387	319(82.4)	78(24.5)
防毒口罩	492	337(68.5)	146(43.3)
防护手套	552	436(79.0)	436(100.0)
工作服	1153	1096(95.1)	1085(99.0)
护发帽/安全帽	426	327(76.8)	256(78.3)
护耳器	497	317(63.8)	183(57.7)
护目镜	441	372(84.4)	372(100.0)
防护鞋	166	128(77.1)	128(100.0)

4. 农民工职业卫生认知情况基线调查

利用职业病防治 KABP 调查问卷对上述 5 间工厂 1278 名一线作业农民工进行调查，现场发放问卷 1278 份，回收 1278 份，回收率 100%。被调查的农民工中，82.4% 为生产工人，6.3% 为一般技术人员，7.6% 为生产管理工人，3.7% 为其他工作。农民工对职业病防治知识的知晓情况见表10-5。

表 10-5 被调查农民工对象职业病防治知识知晓率调查情况 （$n=1278$）

认知项目	知晓人数（占比/%）	认知项目	知晓人数（占比/%）
知道有《职业病防治法》	633(49.5)	知道哪些是职业病危害因素	528(41.3)
了解《职业病防治法》内容	34(2.6)	知道什么是粉尘危害	635(49.6)
了解自己职业卫生权力	485(37.9)	知道什么是噪声危害	747(58.4)
知道职业病防治责在企业	256(20.0)	知道什么是苯危害	614(48.0)
知道什么是职业病	549(42.9)	知道化学泄漏正确反应方法	349(27.3)

5. 农民工职业病防治态度基线调查

如表10-6所示，除"无良好的职业病防护，是否愿意继续工作"外，其余职业病防治愿意态度比例均较高。

表 10-6　被调查农民工对象职业病防治态度调查情况（$n = 1278$）

态度项目	愿意人数（占比/%）	无所谓人数（占比/%）	不愿意人数（占比/%）
愿意了解《职业病防治法》内容	1169(91.5)	76(5.9)	33(2.6)
愿意了解自己工作中的危害因素	1150(90.0)	108(8.5)	20(1.6)
愿意学习职业病有关知识	1158(90.6)	101(7.9)	19(1.5)
无良好的职业病防护,是否愿意继续工作	867(67.8)	254(19.9)	157(12.3)
愿意遵守工厂有关职业病防治规章制度	1035(81.0)	213(16.7)	30(2.3)

6. 农民工知识需求及希望获得知识的途径

调查对象知识需求前 3 位均为职业卫生职业病防治的知识；调查者希望获得知识的途径主要为宣传册、专家咨询和讲座等（见表 10-7 和表 10-8）。根据各家企业具体情况以及干预实施内容决定其实施方式。

表 10-7　目前希望了解的知识（$n = 1278$）

项目	人数（占比/%）	项目	人数（占比/%）
职业病危害因素对人体的不良作用	1169(91.5)	健康生活方式	867(67.8)
职业病防治法律、法规	1150(90.0)	慢性病防治知识	1035(81.0)
职业场所的正确防护方法	1158(90.6)	自我保健知识	1035(81.0)

表 10-8　希望获得知识的途径（$n = 1278$）

获得途径	人数（占比/%）	获得途径	人数（占比/%）
宣传册	1150(90.0)	专家咨询	867(67.8)
网络	798(62.4)	讲座	1008(78.9)
宣传墙报	1180(92.3)	其他	863(67.5)

四、职业健康促进短期效果评价

职业健康促进短期效果评价指标主要包括促进对象职业防治的知信行情况，具体的指标包括个人防护用品的佩戴率和正确佩戴率、职业病防治的认知情况、职业病防治的态度情况等。本项目经过职业健康教育和促进干预措施 6 个月的干预后，采用与基线调查的相同方法对当时 5 家工厂企业被调查的 1278 名工人中的 1264 名工人进行干预后的调查，结果如下：

1. 个人防护用品的使用情况评价

经过针对性的健康促进措施后，与促进前相比，防毒口罩、防护手套、工作服、护发帽/安全帽、防噪耳塞、护目镜、防护鞋的使用率都有明显提高，差异有统计学意义，其中防毒口罩和防噪耳塞使用率分别提高 20% 左右；与干预前相比，防尘口罩、防毒口罩、护发帽/安全帽、防噪耳塞的正确使用率也都有提高，差异有统计学意义；且对比使用率，正确使用率上升幅度较大，4 种防护品正确使用率有明显提高（见表 10-9）。

表 10-9　农民工职业卫生个人防护用品使用情况

个人防护用品种类	现场应使用人数	实际使用人数（占比/%）	正确使用人数（占比/%）
防尘口罩	358	309(86.3)	206(66.7)*
防毒口罩	519	487(93.8)*	442(90.8)*
防护手套	498	419(84.1)*	419(100.0)
工作服	1097	1083(98.7)*	1071(98.9)
护发帽/安全帽	415	359(86.5)*	331(92.2)*

个人防护用品种类	现场应使用人数	实际使用人数(占比/%)	正确使用人数(占比/%)
护耳器	483	394(81.5)*	317(80.5)*
护目镜	319	291(91.2)*	289(99.3)
防护鞋	171	149(87.1)*	149(100.0)

注：* 表示与促进干预比，$p < 0.05$。

2. 农民工职业病防治知识认知情况

职业健康促进后不同文化背景的农民工对职业病防治知识的了解见表 10-10。与促进前相比，各个项目知晓率均显著上升，差异有统计学意义。可见，经过针对性地干预措施，农民工对职业病防治法、自己的职业卫生权利、职业病危害因素的危害以及化学泄漏正确反应方法等内容的知晓率均有不同程度的增加。

表 10-10 职业健康促进后农民工职业卫生知识知晓率 ($n = 1246$)

认知项目	知晓人数(占比/%)	认知项目	知晓人数(占比/%)
知道有《职业病防治法》	1094(87.8)*	知道哪些是职业病危害因素	912(73.2)*
了解《职业病防治法》内容	381(30.6)*	知道什么是粉尘危害	989(79.4)*
了解自己职业卫生权力	385(30.9)*	知道什么是噪声危害	962(77.2)*
知道职业病防治责在企业	641(51.4)*	知道什么是苯危害	998(80.1)*
知道什么是职业病	912(73.2)*	知道化学泄漏正确反应方法	758(60.8)*

注：* 表示与促进干预前比，$p < 0.05$。

3. 农民工职业病防治态度转变情况

职业健康促进后，农民工对职业病防治态度调查结果见表 10-11，其中农民工对"如果无良好的职业病防护条件，是否愿意继续这份工作"这一问题的态度改变最大；与促进前相比，变化有统计学意义；可见，经过现场干预，农民工自我保护意识有较大提高。在无良好的职业病防护条件，农民工愿意继续安心做下去的人数大幅度减少。

表 10-11 职业健康促进后农民工对职业病防治态度 ($n = 1246$)

态度项目	愿意(占比/%)	无所谓(占比/%)	不愿(占比/%)
愿意了解《职业病防治法》内容	1189(95.4)	39(3.1)	18(1.4)
愿意了解自己工作中的危害因素	1148(92.1)	78(6.3)	20(1.6)
愿意学习职业病有关知识	1165(93.5)	67(5.4)	14(1.1)
无良好的职业病防护,是否愿意继续工作*	429(34.4)	119(9.6)	698(56.0)
愿意遵守工厂有关职业病防治规章制度	1149(92.2)	86(6.9)	11(0.8)

注：表示 * 与干预促进前比，$p < 0.05$。

五、总结

当前，农民工进入的行业越来越广，其中加工制造业、建筑业、采掘业及第三产业中农民工占半数以上，我国遭受职业病危害的主要群体已从过去的国有企业工人转变为农民工。从 2005 年卫生部公布全国接触职业病危害因素的人数来看，其中 90% 左右都是农民工。农民工职业病危害问题非常严重。但同时农民工又是以青壮年为主，具有文化程度低和专业技能低的人群特征，因此，在农民工群体中开展职业健康促进项目，提高该人群职业健康的基本素养和职业病防治的基本技能无疑具有十分重要的作用。职业健康教育和健康促进是现代职业病防治领域重要的组成部分，具有显著的"投入少、效益高"的特点。试点项目表明了职业健康促进短期内有助于提高农民工对职业病防治知识的知晓率，可提高农民工的认知水平和职业病防治工作态度，提高农民工使用个人防护用品和正确使用个人防护用品能力。考虑农民工自身知识水平低，通过多途径，广泛开展多种形式职业健康教育和行为干预方法，提高农民工法律知识、自我保护意识，改善作业环境，对于促进农民工这一职业病危害日益严重的群体身心健康是一条比较可行的途径。

限于时间，项目组仅进行了短期效果评价，进一步的环境和行为干预措施以及中长期效果评价和结局评价仍在进行中。

第十一章
基本职业卫生服务

基本职业卫生服务（basic occupational health service，BOHS）的概念是 2002 年在法国南锡由世界卫生组织（world health organization，WHO）/职业卫生合作中心（欧洲，EURO）提出的。这个概念与 WHO 初级卫生保健的概念相结合，即尽可能地将卫生保健带到人们生活和工作的每一处，也就是将职业卫生、放射安全作为公共卫生服务平等地提供给所有劳动者。BOHS 的基本含意是基本要求，广泛覆盖，通过改善工作和工作环境以及提供医学服务，达到保护劳动者健康的目的。

中国政府积极响应 WHO 的战略目标，国家卫生部于 2006 年下发专门文件，2007 年正式在全国选择 10 个省内的 19 个县/区先期开展 BOHS 试点工作，选择这 19 个县/区的原则是能具有代表经济发达和欠发达、劳务工吸纳和劳务工输出、沿海和内陆地区的特点，用 3 年的时间作试点工作，用 5 年时间总结推广试点经验。2010 年在 3 年试点工作的基础上，又选择 19 个省 46 个县区作为 BOHS 扩大试点地区。深圳市宝安区成为首批 19 个县/区试点地区之一，代表沿海经济发达和劳务工吸纳的地区，经过 3 年全面试点和持续不断地开展 BOHS 的工作，BOHS 在宝安深得企业、员工和政府的欢迎和肯定，使宝安由职业病危害的重灾区一跃成为全国职业病防治先进区，这些工作也得到 WHO 职业卫生专家的充分肯定，先后有越南和泰国政府组织来参观和交流，其成果先后获得 2017 年中国职业安全健康协会科学技术一等奖和 2018 年度深圳市政府社会公益类科学技术一等奖。

第一节　基本职业卫生服务概述

一、基本职业卫生服务含意

基本职业卫生服务这八个字包含三个方面的内容，即职业卫生、职业卫生服务和基本职业卫生服务。它的核心是职业卫生，服务是要达到职业卫生的目标进行的过程和采取的措施，这些措施与过程要分阶段进行，这就提出基本服务的概念。

1. 职业卫生

职业卫生的宗旨是保护劳动者健康，其目标有三个方面：一是促进和保持从事所有职业活动的劳动者在身体上、精神上以及社会活动中享有高度的愉快；二是预防和控制由于工作条件和有害因素对健康的伤害；三是安排和维护劳动者在其生理和心理上都能够适应的环境中工作。也就是说职业卫生的要求是一个很高的境界，它不仅要保护健康，而且要促进健康；不但要求生理上的健康，更要求心理方面的健康，以达到人格的保证和职业健康安全的目标。

2. 职业卫生服务

职业卫生服务是为达到职业卫生目标而采取的措施和过程，就是通过改善工作和工作环境以及提供医学服务，保护劳动者健康。其主要内容是通过各种有效的预防和干预措施，来控制工作场所可能产生对健康和安全造成危害因素的过程，为用人单位提供服务。其对象是要覆盖所有劳动者，不论劳动者在哪一类用人单位工作。

3. 基本职业卫生服务

BOHS 的含意是职业卫生服务的基本要求，广泛覆盖。所谓基本要求就是服务成本是低廉的、企业能承担得起的、职工能方便获得的职业卫生服务，即可及性；广泛覆盖就是为所有工作场所和劳动者提供有效的服务，使最需要职业卫生服务的劳动者群体（如中小微企业、民营企业、家庭式生产以及众多流动摊贩等）得到社会认可的、可持续发展的职业卫生服务，即公平性。其重点是针对家装工人、建筑工人、农业工人等劳动者，其策略在城市与社区医疗卫生服务相结合；在农村与初期卫生保健相结合，从而达到方便、低廉、面广的职业卫生服务。

二、基本职业卫生服务由来

BOHS 是随着初级卫生保健提出而发展起来的，时间从 1978 年开始到 2003 年正式推出其时间跨度 25 年左右，经过五个国际重要会议最终被确定下来。WHO 和国际劳工组织（international labour organization，ILO）积极倡导各国应共同执行和落实 BOHS。

1. 阿拉木图会议

1978 年 9 月 WHO/UNICEF（联合国儿童基金会）在哈萨克斯坦首都阿拉木图召开世界卫生大会，郑重提出《阿拉木图宣言（Declaration of Alma Ata）》，认为健康是一项最基本人权。宣言第 5 条写道："政府对其人民的健康负有责任，而这只能在具备充分的卫生及社会性措施的条件时才能实现。在 2000 年使所有人民享有能使他们过着社会及经济富裕生活的健康水平，应是今后数十年内各政府、国际组织及整个国际大家庭的一项主要的社会性目标。初级卫生保健是在社会公正精神下实现作为社会发展一部分的这一社会性目标的主要渠道。"即到 2000 年要实现"人人享有初级卫生保健（PHC）"目标。其主要内容包括安全用水、职业卫生、食品安全合格率、婴儿孕产妇死亡率等。

2. 北京会议

1994 年 10 月在北京召开 WHO 职业卫生合作会议。会后通过了"人人享有职业卫生保健（occupational health for all）"的宣言，鼓励各国政府部门制定特殊的职业卫生政策和计划，包括制定适宜的法规，建立相应的组织机构等，保证世界上所有工人，不分年龄、性别、民族、职业、就业形式或劳动场所的规模或位置，都应享有职业卫生服务。即在初期卫生保健基础上单独提出"人人享有职业卫生保健"。

3.49 届世界卫生大会

1996 年 4 月召开第 49 届世界卫生大会。会上通过"人人享有职业卫生保健"全球战略。这个战略强调：职业卫生服务应在所有国家全面发展并最终覆盖所有劳动者，而不管经济部门、企业规模、行业、雇佣模式或原始的自我经营等。

4. 法国南锡会议

2002 年在法国南锡，召开 WHO/EURO 职业卫生合作中心大会，提出"BOHS"的概念和提供普遍服务（universal service provision，USP）原则，这个概念与 WHO 初级卫生保健的概念相结合，即应尽可能地将卫生保健带到人们生活和工作的每一处，即将职业卫生、放射安全作为公共卫生服务平等地提供给所有劳动者。

5. ILO/WHO 第 13 届联合会议

2003 年 12 月召开 ILO/WHO 第 13 届联合会议。正式提出 BOHS，并将此工作由 WHO、ILO 及职业卫生国际委员会（international commission on occupational health，ICOH）合力推动实施。在芬兰职业卫生所的支持下，ICOH 联合制定了 BOHS 导则，这个导则是为贯彻执行 ILO/WHO 职业卫生联合委员会关于发展 BOHS 的决定的一系列新工具中的第一个关于职业卫生服务的文件。

BOHS 是阿拉木图原则在职业卫生中的应用，它是为目前世界上仍未获得服务的大多数劳动者提供职业卫生服务而进行的努力。

三、基本职业卫生服务发展阶段

目前，公认的职业卫生服务发展有四种不同阶段。

1. 起步职业卫生服务（第一阶段）

本阶段是针对从未受过任何职业卫生服务的劳动者和工作场所制定的职业卫生服务，如我国的建筑、装修行业。提供服务的主要力量是当地的职业卫生服务人员（如我国的社区卫生服务中心/站的医务人员），他们应受过短期的职业卫生服务培训。这种职业卫生服务模式重点内容是针对最主要的和最严重的健康危害因素进行预防与控制。

2. 基本职业卫生服务（第二阶段）

这种服务阶段是尽可能贴近工作场所和劳动者，服务具体内容以工作场所的需求而定（如中小微企业、民营企业等）。提供服务人员的是接受职业卫生服务培训的内科医生和护士，如工厂医室、预防保健所/区疾控中心等。根据具体场所需求和工作量，服务人员可相应设为全职或兼职。

3. 标准职业卫生服务（第三阶段）

这种服务模式是 ILO 第 161 次会议提出的各国最低职业卫生服务模式（如我国《职业病防治法》规定的服务）。其构架有几种可选模式，服务内容为一级预防，也可以包括一些可能的治疗性服务。服务机构由一名接受过特殊培训的专家（通常是一名职业卫生专科医生）负责，而工作团队是综合性的，如疾控中心/职防院（所）等。

4. 全面职业卫生服务（第四阶段）

这种服务模式通常多见于发达国家的大公司，或者由大型职业卫生服务中心提供。服务机构是一个多方面的团队包括几名专家，如职业卫生医师/护士、环境工程师、心理咨询师和安全工程师等，服务内容涵盖职业卫生涉及的所有方面，即把职业安全与卫生结合在一起（如我国原安监部门倡导的将"安评"和"职评"合在一起评价的职业卫生服务）。

第一、二阶段服务模式主要针对小微型工作场所、个体劳动者、非正式作坊等，因为这些工作类型无法立刻从第三阶段的国际标准性服务模式开始。

四、基本职业卫生服务内容及遵循原则

BOHS 应符合工作场所和劳动者职业卫生安全的需要。根据涉及的经济部门（如高风险部门和低风险部门）及卫生服务能力的不同，BOHS 活动的范围也可能不同，但其基本功能和主要活动基本是一致的，也是由用人单位承担和完成的，也可以由用人单位委托具有职业卫生服务资质的技术机构完成。其服务内容和遵循原则如下：

1. 内容

职业卫生服务核心包含三个要素：保护、预防和促进。BOHS 具体来说主要有 7 项内容：企业职业卫生基本情况摸底调查、工作场所空气监测、劳动者职业健康监护、职业安全健康风险评估、职业病危害预防措施、职业病危害告知与教育、职业安全健康持续改进等。

（1）企业职业卫生基本情况摸底调查　信息资料的收集主要包括收集工作场所中典型职业病危害信息资料、工作场所中职业卫生监测数据、所采取的防护措施及个人防护用品、接触职业病危害劳动者体检情况和该工作场所中的发生的伤害和疾病记录。

（2）工作场所空气监测　根据以上资料的收集，初步识别工作场所中可能存在的职业病危害因素，用检测来确定危害因素（如空气中挥发的有机溶剂、粉尘、重金属以及其他的物理因素噪音、高温、震动等）的性质和浓度，为制定相应预防控制措施提供依据。

（3）劳动者职业健康监护　尽管监测到工作场所空气中存在有害因素，但由于技术和经济的限制，工作场所的有害因素不可能完全被消除，从而引发职业病和职业相关疾病。对劳动者实行健康监护这是 BOHS 的重要任务之一，健康监护要选择重点，职业健康检查包括上岗前、在岗期间和离岗时的体检。

（4）职业安全健康风险评估　根据工作环境监测结果和接触限值、健康监护的体检情况及流行病学特征，把上述定性和定量资料结合起来评价接触的风险程度，得出评估结果来提出相应的改进措施和建议。按照《职业病防治法》的规定，"建设项目职业病危害评价"就是职业安全健康风险评估的一项内容。

（5）职业病危害预防措施　BOHS 最应优先考虑的是防止接触和改善可能引起健康损害的作业环境，这是职业卫生服务的基本任务。在进行了一系列职业卫生服务活动（如开展工作环境监测、劳动者健康监护、风险评估等）后，应提出适宜、有效的预防控制措施的建议并和用人单位共同探讨这些建议的可行性和有效性。

（6）职业病危害告知和培训教育　告知和培训教育是 BOHS 的首要任务。告知的前提

是用人单位应执行职业病危害申报制度，只有申报后，才能进行工作场所空气的监测和劳动者的健康检查并提出预防措施，把这些信息告知用人单位，再培训和教育广大劳动者，最终转化成企业和劳动者的自觉行动。培训和告知是开展 BOHS 最价廉物美的也是事半功倍的工作。

（7）职业安全健康持续改进 在 BOHS 实施过程中，获得的一切数据和资料都应该进行分类存档，妥善保存。根据保存的 BOHS 资料，对 BOHS 进行绩效评估，持续改进，以进一步提高职业卫生服务水平。

BOHS 除以上主要的或基础的内容外，还包括开展职业病危害事故的急救和应急处置、职业病的诊断与处理、全科医学服务、治疗和康复性服务等内容。

2. 原则

在实施 BOHS 过程中，应遵循如下原则：

（1）适应性原则 BOHS 是为所有劳动者提供的基本服务，要强调它的覆盖面，既要按照职业卫生服务的要求去做，也要与当地条件相适应。

（2）和谐关系原则 这种服务应该是服务提供者与服务对象都能够承担的、能持续改进的，即劳动者和用人单位都能接受和持续改进的服务。

（3）责任便利原则 BOHS 由用人单位组织，为劳动者服务，劳动者可方便获得职业卫生服务。

（4）社会服务原则 对于个体劳动者和非正式工作环境的劳动者，BOHS 由社会公共部门提供服务，中介机构提供支持服务。

总之，BOHS 的原则就是适应性、和谐关系、责任便利和社会服务等原则。

第二节 基本职业卫生服务试点工作

为进一步贯彻落实《职业病防治法》，中国政府积极响应 WHO 的战略目标，卫生部于 2006 年 7 月 14 日下发了《关于开展 BOHS 试点工作的通知〔2006〕272 号》文件，决定在全国 10 个省、自治区、直辖市的 19 个县/区首先开展 BOHS 试点工作。即北京市海淀区、大兴区，河北高碑店市，上海普陀区、青浦区，安徽广德县、当涂县，福建惠安县、马尾区，湖南浏阳市、石门县，广东宝安区、新会区，广西壮族自治区马山县、容县，重庆南岸区、璧山县，贵州桐梓县、松桃县。计划用 3 年的时间作试点工作，用 5 年时间总结推广试点经验，以便通过这些试点工作，探索提出适合我国不同经济发展区域开展职业卫生服务的模式、职业卫生监督管理措施和经费等保障机制，以此建立我国 BOHS 体系。2010 年在完成 3 年试点工作基础上，又下发了《关于扩大 BOHS 试点工作的通知〔2010〕16 号》文件，选择天津、山西等 19 个省 46 个县为 BOHS 扩大试点地区，即天津东丽区、西青区、宝坻区，山西寿阳县、孝义市，内蒙古霍林郭勒市、伊金霍洛旗，辽宁沈阳市苏家屯、建平县，葫芦岛市连山区，吉林长春市绿园区、磐石市，黑龙江哈尔滨市香坊区、甘南县，江苏江阴市、昆山市，浙江杭州市拱墅区、宁波市鄞州区、江山市、丽水经济开发区，江西南昌县、乐平市、萍乡市湘东区，山东章丘市、淄博市临淄区，河南栾川县、辉县市，湖北郧县、谷城县、远安县、潜江市，四川成都市武侯区、双流县，云南澄江县、腾冲县、个旧市，陕西榆林市榆阳区、甘肃嘉峪关市、白银市白银区，青海大通回族土族自治县、湟中县、宁夏石嘴山市惠农区、平罗县、中宁县、新疆库尔勒市、富蕴县。进一步探索将BOHS与深化医药卫生体制改革中基本公共卫生服务均等化相结合的经验和做法，提高BOHS覆盖率和职业病防治水平，使广大劳动者特别是农民工群体享受到BOHS，逐步达到WHO提出的"人人享有职业卫生服务"的战略目标。

一、基本思路

根据BOHS的原则，在我国开展BOHS工作的重点是扩大职业卫生服务的覆盖面，使最需要得到职业卫生服务的中小微企业、民营企业和流动劳务工人群得到基本的职业卫生服务。主要途径是通过把职业卫生作为初级卫生保健的重要内容纳入初级卫生保健体系，推动职业卫生服务和初级卫生保健与社区卫生服务相结合，建立完善我国国家、省、县/区、乡镇（社区）四级政府主办的职业卫生服务体系和监督体系。重点是在县区级疾病预防控制机构建立职业卫生科，加强人员和基本条件建设，满足开展职业健康监护和工作场所常见有害因素检测的要求。县区级卫生监督机构严格按照《职业病防治法》等相关法律、法规、规章和标准的要求，加强职业卫生监督检查工作。在乡镇卫生院和城市社区卫生服务中心设立职业卫生工作职能，进行必要的人员培训，满足职业卫生管理、咨询、培训、教育的要求。同时探讨提供BOHS的其他形式。

二、工作任务和工作目标

1. 工作任务

① 探讨职业卫生服务与初级卫生保健相结合的基本模式。

② 探讨职业卫生监督管理模式和运行机制。

③ 探讨不同经济发展水平区域县区级疾病预防控制机构职业卫生科（组）的建设条件、规模和职能。

④ 探讨不同经济发展水平区域乡镇卫生院、社区卫生服务中心职业卫生人员和职能设置。

⑤ 探讨县、乡镇职业卫生工作运行保障机制，包括人员编制、经费渠道等。

⑥ 探讨除政府主办的医疗卫生机构提供BOHS以外的其他形式。

2. 工作目标

通过试点工作提出适合我国不同经济发展区域开展BOHS的模式、监督管理模式和保障机制，建立我国BOHS体系和监督管理体系，使我国职业卫生服务水平能够基本达到WHO的目标——人人享有职业卫生。

三、选择原则与条件

根据试点工作的目的，试点县区选择的基本原则：根据不同经济发展水平及流动劳动力人群输出和吸纳的特点，分别选择以劳务输出为主和以劳务吸纳为主的省（自治区、直辖市），每个省（自治区、直辖市）选两个有代表性的县或区。试点县/区应该满足下列基本条件：

① 本县有较发达的工业生产企业，或本县有大量的流动劳动力外出务工，职业卫生和

职业病问题受到社会关注。

② 政府重视职业卫生工作，自愿作为国家 BOHS 试点地区，并依据《职业病防治法》承担相应政府职能。

③ 辖区内已建立了比较健全的乡镇卫生院或社区卫生服务中心。

④ 在工业较为发达和以劳务吸纳为主的试点县区、乡镇卫生院或社区卫生服务中心有开展职业卫生服务的基础。

四、工作内容

1. 试点县职业卫生服务基本情况调查

确定试点后，为了有针对性地指导开展试点工作，首先对基层职业卫生服务体系的基本状况进行全面摸底调查，内容包括：

① 试点县所辖乡镇数。

② 试点县级疾病预防控制机构和卫生监督机构中职业卫生机构的设置、人员数及人员构成，已开展的职业卫生服务项目和可能提供的职业卫生服务能力。

③ 乡镇卫生院/社区卫生服务中心建立情况和相应职能、人员基本情况。

2. 县级疾病预防控制中心职业卫生科（组）的建设

目前我国县级均没有独立的职业卫生服务与职业病预防控制机构，多数是在县级疾病预防控制中心内有职业卫生/劳动卫生科（组），但西部地区和边远地区县级疾病预防控制中心大多没有职业卫生/劳动卫生科（组）。而随着我国经济建设的发展，县及县级以下工业企业已经成为重要的经济成分和劳动力市场。因此，县级疾病预防控制机构职业卫生科（组）建设是试点的重要内容，也是试点的先决条件。

（1）职业卫生科（组）建设规模

① 县级疾病预防控制中心一般应有 5 名专业人员从事职业卫生工作。

② 应具有开展相应职业卫生服务工作的条件。

③ 应具有开展相应职业卫生服务工作的仪器设备。

④ 经济较发达和以劳务吸纳为主的县级职业卫生科（组）根据需要在规模上应当扩大，以满足工作需要为标准。

（2）职能建设 县级疾病预防控制中心职业卫生科（组）和职业卫生监督机构应具有开展下列职业卫生工作的职能和能力：

① 开展职业健康监护。

② 开展常见职业病危害因素的作业场所检测。

③ 开展常见职业病的诊断（职业健康监护结果筛检）。

④ 职业卫生资料的收集和档案管理。

⑤ 对劳动者和用人单位管理人员开展职业卫生知识教育和宣传。

⑥ 指导并监督用人单位执行职业病防治法律法规。

⑦ 指导乡镇卫生院开展职业卫生服务。

依据有关法规规定，职业健康体检和工作场所有害因素检测需要通过资质认定。

3. 乡镇卫生院/社区卫生服务中心职业卫生服务建设

乡镇卫生院和城市社区卫生服务中心是我国初级卫生保健的基层单位，正在制定的我国初级卫生保健法草稿已将职业病防治作为初级卫生保健的重要内容之一，但这些机构过去一直没有法定设置的职业卫生服务和职业病预防控制的职能，也没有这方面的技术人员。因此，这些机构成为 BOHS 体系建设的重点。

（1）建设规模

① 在劳务输出地的乡镇卫生院应设置 1～2 名专业卫生人员负责管理职业卫生工作，可以是专职，一般为兼职，可设置在防保科。

② 在工业较为发达和劳务吸纳地的乡镇卫生院/社区卫生服务中心至少要设置 2 名专职卫生人员负责管理职业卫生工作，工业企业工人（包括本地和外来流动务工的农民工）在 2 万人以上的乡镇卫生院要设置职业卫生组，至少要有 3 名以上专职职业卫生人员，配备相应的办公条件。

（2）职能建设　乡镇卫生院/社区卫生服务中心应具有开展下列职业卫生工作的能力和职能：

① 对本乡镇职业卫生工作实施管理。

② 对工人和用人单位管理人员开展职业卫生法律知识宣传教育。

③ 指导用人单位执行职业病防治法律法规。

④ 为企业和劳动者提供职业危害和防护知识咨询、教育、培训。

4. 能力建设和人员培训

能力建设是试点的重要内容，其主要任务是人员专业能力的培训，这是职能到位的重要保障。鉴于目前基层没有专职的职业卫生专业人员或有人员但没有经过职业卫生专业的教育培训，项目将对试点的基层职业卫生人员进行系统的培训。

（1）培训教材　项目将编写专门适用于县、乡镇职业卫生专业人员的培训教材。教材编写由项目执行组负责，出版费用由项目费用支付，免费发放给试点县的每个职业卫生专业人员。

（2）培训内容

① 国家有关职业病防治的法律法规知识。

② 职业卫生管理工作（职业病报告、职业卫生档案管理、职业卫生监督检查等）。

③ 劳动卫生和流行病学调查基本理论和实践。

④ 常见职业病的临床知识、诊断标准和处理。

⑤ 职业健康监护基本理论和技术规范。

⑥ 常见职业病危害因素的监测。

⑦ 常用工程防护设施基本原理和应用。

⑧ 劳动保护和个体防护用品的选择和实用。

（3）培训目标及考核　经过短期的系统培训，使参加培训的人员具有开展 BOHS 工作的能力，能够开展日常的职业卫生服务工作。培训将进行结业理论考试和实习考核。

5. 试点职业卫生基本情况调查

在县级和乡镇/社区职业卫生服务体系建立后和职业卫生专业人员培训后，在试点地区全面开展辖区内职业卫生基本情况调查，调查的目的是要掌握辖区内工业企业的门类、分布和主要职业危害，分析职业卫生服务需求，建立辖区内工业企业基本情况档案和从事有毒有害作业劳动者及流动劳动者的基本情况档案，为指导辖区职业卫生工作、制定职业卫生服务计划提供科学依据。具体调查内容包括：

（1）辖区工业企业基本状况调查　包括企业名称、经济类型、行业分类、主要产品及主要原辅材料的理化特性、产量、年消耗量、主要生产工艺过程、企业职工人数、生产工人数、生产工人组成（正式工、合同工、农民工、季节工等）、职业病危害因素种类、接触人数、职业病发病情况、职业卫生管理组织、既往开展职业卫生工作情况（包括职业病危害因素申报、职业健康监护、作业场所职业病危害因素检测、职业病危害评价等）、职业卫生防护设施和个体防护用品配置使用情况等。

（2）流动劳务工情况调查表　在劳务输出地调查外出打工人员基本情况，并建立外出流动劳务工人员档案。

6. 制订职业卫生工作计划

试点在基本职业卫生情况调查的基础上，要求县级疾病预防控制机构、卫生监督机构和乡镇卫生院/社区卫生服务中心根据职能制定年度职业卫生工作计划，主要内容包括开展职业卫生服务的项目、服务对象（企业）、服务量、时间安排、组织实施及职业卫生监督检查等。

7. 开展职业卫生服务工作

各试点单位根据制定的职业卫生服务工作计划，全面开展职业卫生服务工作，落实工作计划，并做好工作总结和技术总结。

8. 试点工作评估

试点工作将分阶段进行初期、中期和后期工作评估。项目组将分别制定不同阶段的评估标准。初期评估主要是对试点工作内容中第（一）、（二）、（三）项工作进行评估；中期评估是对工作内容中第（四）、（五）项工作进行评估；后期评估是对工作内容中第（六）、（七）项工作进行评估。

9. 试点工作总结

根据试点工作的任务和目的，对试点工作进行全面总结。总结内容主要包括：

① BOHS 网络体系建设指南包括不同经济发展水平和地区县（区）级疾病预防控制中心职业卫生科（组）和乡镇卫生院/社区卫生服务中心职业卫生服务机构、人员设置和仪器设备配置标准。

② 不同经济发展水平和地区县级卫生监督机构和乡镇卫生院/社区卫生服务中心职业卫生服务监督职能设置。

③ BOHS 体系运行保障机制模式。

④ 政府主办医疗卫生机构以外其他提供 BOHS 的模式。

⑤ 试点职业危害基本现状分析。

五、组织领导及保障措施

1. 组织领导

试点工作在原卫生部领导下以专题工作项目的形式开展，设立项目领导组和项目办公室。项目领导组由卫生部和试点省、区、市原卫生厅局及原卫生部卫生监督中心、中国疾病预防控制中心的相关领导组成，负责项目的决策、经费的筹措和使用、项目的重大活动的组织实施等事项。领导组下设项目办公室，挂靠在中国疾病预防控制中心职业卫生与中毒控制所，具体负责各项工作的组织实施、项目的现场指导。各试点县应成立由政府有关领导参加的试点工作领导小组。

2. 保障措施

卫生部负责试点工作的组织、指导和协调，为试点工作提供政策支持；对试点工作实施质量控制；加强对试点工作的信息沟通，定期召开会议交流试点经验；原卫生部对试点工作按项目管理提供部分经费补助。原省级卫生行政部门提供配套资金支持，县级政府提供政策保障和必要的支持。

六、实施步骤

选择确定试点单位：县、乡镇、社区职业卫生服务机构、职能建设；初期评估：人员培训、试点职业卫生基本情况调查；中期评估：制订试点职业卫生工作计划、开展职业卫生服务；后期评估：试点工作总结。

第三节　基本职业卫生服务探索与实践

作为全国首批19个试点地区之一的广东省宝安区，是开展BOHS劳务吸纳型试点成功的地区，先后接待WHO和ILO专员的考察和指导，泰国、越南等国职业卫生官员和专家的参观和学习，多次受到原卫生部官员的支持和肯定，2008年全国BOHS的现场会议在宝安召开，其宝安开展BOHS的经验和做法得到全国同行的赞赏和推广，该项目分别获得2017年度中国职业安全健康协会科学技术一等奖和2018年度深圳市人民政府社会公益类科学技术一等奖。本节重点介绍宝安在开展BOHS方面的探索与实践。主要分成三个阶段，即初始阶段（1993～2006年）、BOHS试点工作阶段（2007～2009年）和持续推进阶段（2010年至今）。

一、宝安概况

1. 地理位置和行政区域

宝安位于深圳市的西北部，处在粤港澳大湾区的地理中心，广州、深圳港南北向发展轴和深圳、中山东西向发展轴在宝安交汇，形成了天然的交通要核。区内有国际机场、集装箱港口、客货运码头等重大交通基础设施，已开通地铁1、5、11号线和广深高速、沿江高速、机荷高速、南光高速、龙大高速等5条高速公路，机场东空铁枢纽、穗莞深城际线、轨道6、12、13号线、深中通道等正在加快规划建设，海陆空铁立体交通网络初步形成。宝安区由1993年的宝安县撤县建区而来，2003年宝安辖区各镇改成街道，取消农村户口，从而实现了城市化；2007年在宝安区内成立光明新区，2011年又划出龙华新区，这两个新区不在从属宝安区管辖范围内。2018年12月，宝安区开展基层管理体制改革街道行政区划调整，将其中4个街道一分为二，现辖新安、西乡、航城、福永、福海、沙井、新桥、松岗、燕罗、石岩10个街道，124个社区。全区土地面积397km²，常住人口270万，其中户籍人口

31.19 万，实有管理人口 573 万，人口密度为 14612 人/km²。

2. 职业卫生状况

（1）基本情况　宝安区是深圳九大行政区之一，是深圳的经济大区、工业大区和出口大区，产业基础较为雄厚，外向型特征明显，截至目前，登记商事主体 72.1 万家，拥有制造业企业 4.7 万家；规模以上企业 5320 家，其中规模上工业企业 3272 家，居深圳市第一；国家高新技术企业 3941 家，连续两年全国区县第二、全省区县第一。经济综合实力居全国百强区第八，工业居全国工业百强区第六，荣获"中国创新百强区"第二。据统计，全区有工厂企业 6147 家，其中存在职业病危害的工厂有 3389 家，占工厂总数的 55.1%；全区工厂职工总数为 119.4 万，直接从事有毒有害作业的人数为 11.6 万，占职工总数的 9.7%。绝大多数职工为外来劳务工，具有年纪轻、文化程度低、女性多、流动性大的特点。

（2）职业病危害因素　以有机溶剂（如三苯、正己烷、三氯乙烯、三氯甲烷和二氯乙烷）、粉尘、噪声、铅等最为常见。

（3）行业分布　电子、五金、印刷、树胶等行业。

二、初始阶段（1993～2006 年）

宝安曾经是全国闻名的职业病危害重灾区。据统计 1993～2006 年全区发生职业病事故 169 宗，其中一般事故 149 宗，重大事故 20 宗，确诊职业病 327 例，死亡 19 例。群体性的、社会影响很大的当属正己烷职业中毒，而死亡的多数则是三氯乙烯职业中毒，两者分别占职业病总发病数的 51.7% 和 30.6%。针对以上职业卫生状况，宝安区委区政府十分重视，始终将职业病防治工作放在全区社会经济发展的大局中去谋划，区卫生部门适时提交了《宝安区职业病危害现状报告》，论述区内职业病危害现状及原因并提出了应对策略。

三、基本职业卫生服务试点工作阶段（2007～2009 年）

宝安区职业卫生工作紧紧抓住了 BOHS 试点工作难得的机遇。在 2007～2009 年这三年时间内，宝安区 BOHS 试点工作在上级政府和卫生行政部门的大力支持和指导下，坚持科学发展，不断探索，全区逐步建立起政府统一领导、部门协调配合、用人单位负责、社会共同参与的职业病防治工作体制。

主要做法体现在四个方面：一是政府主导，建立和谐劳动关系网；二是确立民心工程，推进职业卫生工作；三是完善三级职业病防治体系；四是一年一主题，三年见成效。

1. 政府主导，建立和谐劳动关系网

首先成立 BOHS 试点工作领导小组，区长任领导小组组长，成员包括卫生、发改、财政、人力资源、安监、社保、妇联和总工会等相关职能部门主要负责人。

下设领导小组办公室在原区卫生局，具体负责实施试点工作。2007～2009 年三年试点共核拨 2100 万元职业病防治专项经费，人均 3 元。全区统筹开展劳务工工作，区委出台了《关于加强和改善劳务工工作建立和谐劳动关系的若干意见》，包括卫生部门在内的 22 个相关部门也分别出台贯彻《意见》的具体措施，形成了劳务工工作"1+22"文件，为劳务工编织了一张覆盖医疗卫生、治安、教育、文化、社保、劳动就业等一系列领域的和谐劳动关系网。如：原区卫生局牵头负责职业危害监管，为劳务工提供职业卫生服务；区职业能力开发局牵头负责劳务工岗前培训，举办包括职业卫生、安全生产等方面的知识培训；区社保分局牵头负责工伤保险全覆盖，将劳务工全部纳入工伤保险范围等。

2. 确立民心工程，推进职业卫生工作

2007 年，区政府投入 500 万职业病专项防治经费，将"扩大劳务工职业卫生保健"列入"十项民心工程"之一，向广大市民庄严承诺：至 2007 年年底，有毒有害工作场所监测率达到 80% 以上；直接接触有毒有害作业因素劳动者职业健康检查率达到 80% 以上；直接接触有毒有害作业因素劳动者职业病防治知识普及率达到 90% 以上。在全区职业卫生工作人员共同努力下，宝安区 BOHS 稳步推进，2007 年底，超额完成"民心工程"当年所要求的各项指标：有毒有害工作场所监测率达到 87.1%；劳动者职业健康检查率达到 85.3%；劳动者职业病防治知识普及率达到 96.5%。

3. 完善三级职业病防治体系

（1）职业病防治体系 宝安职业病防治机构有三级组成，区级由区疾病预防控制中心、区卫生监督所组成；街道由 5 间街道卫生监督所（预防保健所）组成；社区和工厂由 123 间社区健康服务中心、53 间工厂医务室组成。

在人员编制上，区编办批准在区疾病预防控制中心增设职业卫生科，增编 6 人，总编制达 14 人，加挂"宝安区职业病防治所"。区卫生监督所和各街道卫生监督所（预防保健所）设有独立的职业卫生科。在仪器设备上，疾病预防控制中心和各街道预防保健所均配备了能满足辖区内主要职业病危害因素监测与职业健康检查所需要的仪器设备。在服务资质上，所有单位都具有省级职业健康检查机构和职业技术服务机构资质。在网底建设上，123 间社区健康服务中心覆盖全区，每个社康中心设有职业病咨询室，其服务范围 $3.3km^2$，服务人口 2.2 万。

（2）职业病防治工作运作状况 试点工作期间，全区形成了以区卫生局为核心，以区疾病预防控制中心和区卫生监督所为主导，以街道卫生监督所（预防保健所）为骨干，以社区健康服务中心为网底的结构合理、功能完善的横向到边、纵向到底基层职业病防治体系，构建了职业卫生两级监督和三级服务的工作机制。宝安区职业病防治网络比较健全，职业病报告系统较为完善，能够及时发现和报告疑似职业病，使职业病事故能得到及时处置，患者得到及时救治。宝安区已连续多年未发生职业病死亡等重大职业病事故。全区形成了结构合理、功能完善的基层职业病防治三级网络体系。

4. 一年一主题，三年见成效

依据原卫生部与广东省《BOHS 试点工作方案》，结合全区实际情况，于 2007 年制定了《深圳市宝安区 BOHS 试点工作方案》。在此方案的指引下，从 2007～2009 年，每年一个主题，有条不紊地进行 BOHS 试点工作，取得了可喜的成绩。

（1）2007 年摸底调查，以三个率指标开创 BOHS 新局面：

① 政府重视，加大投入，完善职业病防治体系 宝安区政府于 2007 年把 BOHS 列为当年十大民心工程之一，计划 3 年核拨试点专项经费 2100 万元，劳动者人均 3 元/年，到 2009 年已全部到位并已全部使用到 BOHS 试点工作中。区人事局批准在区疾控中心设立职业卫生科，配备编制 14 人，并加挂"宝安区职业病防治所"，成为全深圳市区级疾控中心唯一拥有职防所的单位。各街道级防保所均设有职业卫生科。社康中心还配备了"职业病咨询

室"和相应人员。

② 摸底调查，为工作开展提供有力依据 对全区工业企业进行了职业病危害因素摸底调查，全区共有 10840 家，劳动者 226 万人。通过职业病危害因素识别，确认全区共有 4093 家企业存在职业病危害，13.6 万名劳动者在工作时直接接触有毒有害因素。

③ 制订三个指标，开创 BOHS 新局面 在试点初期如何达到低成本、广覆盖的 BOHS 目的，我们经过反复研究，结合宝安实际，充分调研，在众多复杂的指标中选择了三个指标作为开展 BOHS 的突破口，从而开创了 BOHS 工作新局面。三个指标，即全区有毒有害工作场所监测率、职业健康体检率和劳动者职业病防治知识普及率必须达到 80%、80% 和 90% 以上。到 2007 年底，全区共监测有毒有害工作场所 3563 间，职业健康体检 11.6 万人次，接触有毒有害因素的劳动者职业病防治知识培训 13.1 万人次。全区有毒有害工作场所监测率、职业健康体检率和劳动者职业病防治知识普及率分别达到 87.1%、85.3% 和 96.5%，全面超额完成了年初的指标。

④ 加强区疾控中心、区卫生监督所能力建设 规定区疾控中心职能（主要 6 大项）：开展职业健康监护，开展常见职业病危害因素的作业场所检测，开展常见职业病的诊断（健康监护结果筛检），职业卫生资料的收集和档案管理，对劳动者和用人单位管理人员开展职业卫生知识教育和宣传，指导街道级防保所开展职业卫生服务。规定区卫生监督所职能（主要 9 大项）：对直接管辖单位职业健康监护情况，作业场所职业卫生进行监督检查，负责职业病危害申报，依法监督生产经营单位贯彻执行国家有关职业卫生法律、法规、规章和标准情况，负责对直接管辖单位建设项目进行职业病危害备案、预评价审核、职业病防护设施设计卫生审查和竣工验收，负责查处直接管辖单位职业病危害事故和有关违法、违规行为并进行行政处罚，组织各卫生监督所对全区可能产生职业病危害的企业实行分类管理，组织指导、监督直接管辖单位职业卫生培训工作，指导和监督各街道开展职业卫生监督管理工作。

⑤ 加强街道预防保健所（卫生监督所）建设（主要职责 11 项） 对劳动者和用人单位管理人员开展职业卫生法律知识培训，为企业和劳动者提供职业病危害和防护知识咨询、教育、培训，组织指导、监督检查辖区生产经营单位职业卫生培训和实施管理工作，开展劳动者上岗前、在岗期间和离岗时的职业健康体检工作，对辖区管辖单位职业健康监护情况、作业场所职业卫生进行监督检查，负责职业危害申报，依法监督生产经营单位贯彻执行国家有关职业卫生法律、法规、规定和标准情况，负责对辖区职业病危害事故和有关违法、违规行为调查处理，并对辖区建设项目进行职业病危害备案、预评价审核、职业病防护设施设计卫生审查和竣工验收，对社康中心进行业务指导。

⑥ 加强医院、社康中心、门诊部以及工厂医务室建设 这些医疗机构是与企业工人健康联系最紧密的，加强这些单位的职业病诊断知识的培训，提高临床医生对职业病的认识，做到不误诊、漏诊疑似职业病患者。社康中心还加强以下职业卫生服务工作（共 4 项）：负责职业病危害的健康教育和健康促进，建立所在社区劳动者健康档案，进行职业病防治知识宣传和发放宣传资料，举办用人单位和劳动者的培训班等。

⑦ 广泛宣传，营造浓厚的职业病防治工作氛围 共发放职业卫生宣传资料 21.2 万份，展板展览 172 幅，出动了宣传车 99 辆次，电视媒体播放宣传标语 113 条，报纸刊登稿件 19 篇，新闻播出 40 次，编发简报 19 期，设置宣传栏 158 个，拉挂大型宣传横幅 244 条，参加咨询的专家、工作人员 805 人次。

⑧ 分类培训，全面普及 BOHS 知识 共培训职业卫生工作人员 3150 人次，企业管理人

员 4450 人次，工厂医务人员 1120 人次，公立医院门诊部、内科、皮肤科等一线临床医生 820 人次。

⑨ 大胆探索，制定针对性、科学的、适宜的职业卫生细则　结合全区实际情况，制定"常见有毒有害企业职业病危害因素监测项目表"和"职业健康检查常见项目表"，规范全区职业卫生监测和健康检查工作，改革工作模式，提高工作效率，扩大职业卫生服务覆盖面。

⑩ 部门联动，多措并举，合力保障劳动者职业健康　区卫生部门先后与区安监局、区总工会、区劳动局一起，联合开展了重点行业职业病危害专项整治和劳动保护用品专项监督检查工作。通过联合执法，强化了企业的守法意识，提升了企业的职业卫生管理水平，提高了劳动者安全卫生防护意识。

（2）2008 年积极探索劳务吸纳型 BOHS 模式，实施有效干预措施：

① 提高职业卫生服务质量，加强职业卫生专业人员培训　邀请国家疾控中心职业卫生与中毒控制所知名专家举办"工作场所有害物质检测与评价培训班"、"BOHS 基础知识及应用培训班"及"职业卫生监督骨干培训班"，全区职业卫生骨干人员参加了培训，提高了职业卫生服务与监督水平；各医疗机构医务人员也进行了职业卫生培训，提高了全区职业卫生整体水平。

② 积极探索，构建并完善职业卫生三级网络服务防治体系及二级监督管理体制　宝安区职业卫生服务已建立起以区疾控中心为主导、街道级防保所为骨干、社康中心为前哨的基层三级网络化服务体系。三级网络分工明确，即区疾控中心负责：全区职业病防治计划的制订、技术指导、业务培训，重大职业病事故的调查处理，全区职业危害严重企业监测和巡回监测，建设项目职业病危害的评价；街道级防保所负责：企业职业病危害的预防性和日常性卫生检验与评价，上岗前、在岗期间和离岗时职业健康检查，建立企业职业病危害档案，举办劳动者和企业职业卫生培训，对社康中心进行业务指导；社康中心负责：社区职业病危害的健康教育和健康促进，设立职业病咨询室，协助举办职业卫生培训，为劳动者提供一般性健康服务等。同时在全区有医务室的工厂也开展职业病咨询活动。宝安区职业卫生三级网络服务防治体系见图 11-1。

通过基层三级网络搭建职业病危害监测信息平台，形成了网络化管理，达到资源共享、上下互动的防治体系，使职业病防治从源头抓起，将职业病危害遏制在萌芽阶段。在实际工作中，重点加强了职业病防治三级网络的网底建设，提高了全社会对职业病危害的认知水平，把职业病防治的工作下移，加大投入，建设好社区职业病防治的基础，以健康教育和健康促进的方式来进一步提高职业病危害的认知水平，充分发挥社康中心网点多、劳动者接触机会广的优势，让防治职业病危害的知识人人皆知，提高职业病危害防治的知晓率，降低职业病危害事故的发生率，把预防职业病危害落到实处。使职业卫生技术服务基层三级网络成为呵护劳动者健康的屏障，让数百万劳动者尽享职业卫生保健，促进了宝安的社会和谐和经济发展。

宝安区基本形成了区及街道两级职业卫生监督管理体制。区、街道卫生监督所监督执法权均由区卫生局委托，按照分级管理原则，在各自的职责范围内行使监督职权。区、街道卫生监督所实施了卫生监督网格化管理。按照"谁主管、谁负责"的原则，以街道为单位，划分责任区，建立起监督工作横向到边、纵向到底、不留死角的网格化管理，较好地落实了职业卫生监督职责。

③ 探索职业卫生管理新模式　根据辖区内各街道的职业卫生工作特色，2008 年分别在

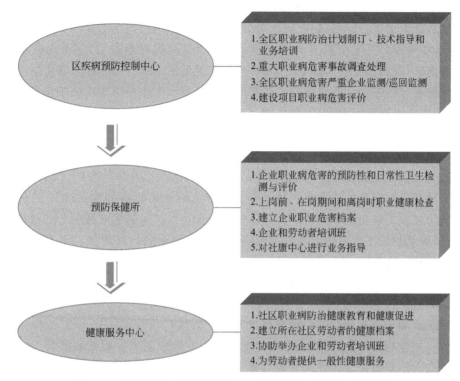

图 11-1　深圳市宝安区职业卫生三级网络服务防治体系示意图

7 个街道创新探索一项 BOHS 模式。初期由区疾控中心向各街道级防保所派出一名具有较高学历且工作经验丰富的职业卫生蹲点人员，指导各防保所制定 BOHS 模式方案，并邀请省、市专家对方案可行性进行评审、修订。在执行方案过程中，区疾控中心蹲点人员定期进行跟进和督导。中期邀请省、市专家对执行方案的干预效果进行评估。后期进行经验总结，初步建立起富有特色的职业卫生服务模式，它们分别是：职业病危害分类管理（1-2-0）模式、中小企业外聘职业卫生专家指导作业模式、职业卫生管理体系和职业卫生管理信息公示制度、职业病防治健康教育与健康促进模式、互动式职业卫生档案管理模式、立体式职业病危害告知模式等七个模式。

（3）2009 年总结经验积极推广　按照《宝安区 BOHS 试点工作方案》，2009 年 BOHS 进入总结评估阶段。结合之前全区 BOHS 开展情况，认真进行了总结，提出切实可行的推广方式，主要开展了以下三个方面的工作：

① 在总结各街道特色 BOHS 模式的基础下，积极进行 BOHS 服务模式的推广工作：首先在宝安区以举办 BOHS 首届职业卫生论坛形式让各街道进行各自模式介绍和相互进行交流，由国家、省、市职业卫生专家组成评审团评选出一、二、三等奖，并在国家、省、市职业卫生专家的指导意见下完善各自服务模式。在疾控中心组织下，由各街道职业卫生科科长参与的督导小组一个一个街道进行检查，解读各街道模式的特色和对存在的问题进行点评，重点是对防保所、社康中心和含有医务室的企业进行一对一的指导，从而使各街道防保所开展的 BOHS 模式得到推广与应用，完善了整个区的 BOHS 服务模式。

② 文字出版物，归纳总结提升宝安 BOHS 理论，为 BOHS 模式推广提供相应教材。近三年来，宝安区各级疾病预防控制机构在积极探索开展 BOHS 的同时，以书籍的形式归纳

总结了许多宝贵的经验，这三年来形成的书籍类出版物有：《职业卫生管理体系》《工业企业工作场所警示标识宣传手册》《职业病危害警示标示应用手册》《互动式职业卫生档案管理指引》《劳务工职业安全卫生知识读本》《职业危害1-2-0分类管理指引》《工业企业职业卫生管理制度指南》《深圳市宝安区2006～2009年职业卫生论文集》等8种文献作品，除这8种文献作品是作为区内培训宣传使用外，还有针对性编写《工作场所正己烷职业安全卫生防护手册》（中国工人出版社出版-2012年）和《基本职业卫生服务探索与实践》，特别是《基本职业卫生服务探索与实践》一书由原卫生部分管领导提序，人民卫生出版社出版，于2010年9月在全国发行。

③ 多媒体出版物，2009年上半年制作的BOHS《常见职业病的预防与控制》视频，该短片分六个章节介绍了基本的职业病防治知识，即"职业病防治基本知识"、"铅中毒的预防"、"清洗与黏胶工职业中毒的预防"、"苯中毒的预防"、"尘肺病的预防"、"噪声耳聋的预防"。以真实场景再现了常见职业病危害因素、常见的职业病危害现场、相关职业病危害后果等基本职业病防治知识。该《常见职业病的预防与控制》DVD以及随后制作的《职业性危害因素现场采样与测量》《正己烷职业危害与防护》均被中华医学电子音像出版社于2009年11月、2014年12月和2019年3月出版，在全国公开发行。

在上级政府和上级业务部门的领导帮助下，宝安区以国家BOHS试点工作为契机，认真贯彻落实《职业病防治法》，不断加大对工厂、企业的职业卫生服务和监管力度，有效地预防和控制重大职业病事件的发生，较好地保护了劳动者的身体健康。2007年试点工作开展以来，全区未发生职业病死亡病例。BOHS工作受到了原卫生部分管领导和世界卫生组织驻华代表的高度赞扬，并先后有越南、泰国等国家职业卫生工作官员和专家前来参观考察，获得好评。2007年6月，《人民日报》以"农民工：要工作，也要健康"为题正面报道宝安职业病防治工作；2008年4月，全国BOHS试点经验交流会在宝安召开；2008年12月在北京，宝安农民工代表队代表广东省参加"2008年全国亿万农民健康知识竞赛"获第二名；2008年世界卫生组织（WHO）驻华代表处代表、国际职业卫生协会主席、2010年世界卫生组织驻华代表先后考察宝安区BOHS试点工作，认为该区的职业卫生经验可在全国乃至全世界推广。

三年的BOHS试点工作已落下帷幕，BOHS取得可喜的成绩。职业卫生服务机构健壮成长，服务能力明显加强。通过职业卫生网格化分级分类管理，为企业提供职业病防治知识宣传、基本项目的体检以及重点项目的监测等三大低成本的服务，成功达到85%以上的广覆盖的预期目标，政府、企业以及员工三满意。

四、持续推进阶段（2010年至今）

1. 不断加大投入和持续推广

2009年圆满完成BOHS试点工作后，宝安区委、区政府始终将职业卫生列为每年的重点工作之一，并将职业病防治工作纳入"十二五发展规划"，2010～2012年三年共核拨职业病防治专项经费2100万元，确保全区职业病防治工作持续推进。从2009年开始，连续8年与中华劳动卫生与职业病杂志举办全国性培训班，推广BOHS工作。在宝安成功开展BOHS的基础上，深圳市卫计委专门发文，要求在深圳市各区开展并推广宝安BOHS经验，不开展在年终检查一票否决。

2. 明确职业卫生监督管理工作执法主体

2011年12月31日新修订并实施的《职业病防治法》将职业卫生执法主体定为安全生产监督管理部门，到2016年底，深圳的职业卫生工作场所监管工作已全部由安监部门来负责。为顺应机构改革与政府职能转变，2018年12月29日第四次修订并实施的《职业病防治法》将职业病防治职能由安监转变为卫生监管，2019年深圳的职业卫生工作场所监管已全部由卫生部门执法。

3. 职业病防治工作联席会议

在原BOHS试点工作领导小组的基础上，建立了常态化职业病防治工作联席会议制度，由常务副区长为召集人，定期召开包括卫生、安监、人力资源、社保、总工会等部门及各街道在内相关人员会议，进一步明确了各部门、各单位职责，强化协作配合，加大职业病防治力度。

4. 参加全国多项职业卫生服务工作

通过持续不断地参加全国的各种职业病防治专项工作和职业卫生标准的制订，深入持久地推动BOHS向前发展，如参加全国职业健康状况调查工作（2011年）；全国重点职业病监测工作（2010年、2011年、2012年、2014年）等专项任务；主持制订三氯乙烯（项目编号：20100318）与正己烷（项目编号：20110219）职业危害防护导则等卫生标准课题均已通过审批且成为报批稿；中德灾害风险管理合作项目——地方政府自然灾害应急预案的编制工作；卫生部应急示范区创建工作（2012年）；《工作场所正己烷职业安全卫生防护手册》（2012年11月，中国工人出版社），全国公开发行。主持制订的《正己烷职业危害防护导则》（GBZ/T 284）已作为国家职业卫生标准于2017年5月1日正式实施。

5. 开展卫生监督协管工作

深圳市宝安区卫生监督协管服务作为国家基本公共卫生服务项目，是实施基本公共卫生服务逐步均等化的重要举措。2012年，宝安区作为广东省卫生监督协管服务试点区，充分利用各街道卫生监督所前哨作用，逐步建立健全协管机制，协助卫生监督机构开展职业卫生等方面的巡查、信息收集、信息报告并协助调查，解决基层卫生监督相对薄弱的问题，及时发现违反职业病防治方面法律法规的行为，保障广大群众生命安全和身体健康。

6. 与"义工联"合作职防宣传进厂区、进社区

为进一步加强宝安区基本职业卫生服务工作，宝安区疾控中心联手宝安区义工联（宝安区义工联于1995年正式成立，是服务专业的非盈利公益性组织），双方策划了以社区为单位的职业卫生系列宣传活动，在宝安区各大型工厂聚集社区逐步推进以宣传资料发放、专家咨询义诊等为主要内容的"职业卫生宣传进社区"活动，将职业病防治知识送到劳务工身边，从而改善该区劳务工的职业健康状况。

五、宝安BOHS实践经验

1. 职业病防治知识普及行之有效

（1）多种形式与途径的职业病防治知识宣传　如人际交流式的面对面培训方式；请进来

送上门的讲座形式；互联网、电影、DVD、电视广告等多媒体形式；树立职业健康宣传大使典型；发动社会力量，与义工联合作深入社区，开展大扫荡式的社区职业病防治宣传；结合职业病防治法宣传周，以大篷车巡展的方式宣传职业病防治知识；设置职业病防治热线电话与自动语音信箱，24小时全天候为劳动者提供职业病防治咨询等等。

（2）立体式的职业病危害告知　针对该区实际情况，补充设计并完善现有职业病危害告知卡及产品包装警示标识。对警示标识的位置、数量都做了一个具体的规定。

（3）职业卫生管理信息公示制度　为高毒高风险企业设置职业卫生信息公示栏，告知企业应当履行的主要法定义务，告知劳动者职业病风险，公布职业卫生管理措施落实情况，见图11-2。

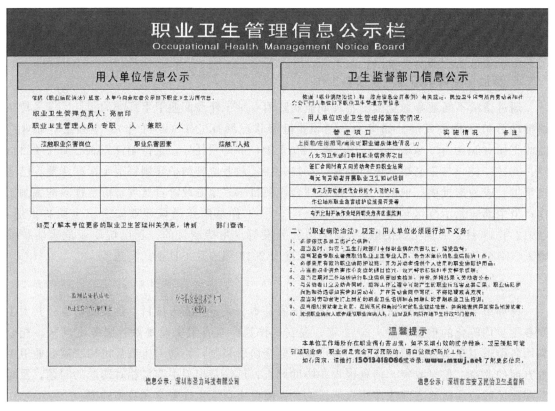

图11-2　职业卫生管理信息公示栏

2. 完善的职业健康检查制度

根据职业病危害情况，为劳动者提高两种形式的职业健康检查，一是基本职业健康检查，二是全面项目的职业健康检查。

（1）基本职业健康检查　结合本区最常见的职业病危害因素、《高毒物品目录》，确定10项重点职业病危害因素：苯、甲苯、二甲苯、正己烷、三氯乙烯、铅及其化合物、粉尘、噪声、三氯甲烷、二氯乙烷。职业健康检查对象主要为接触这些重点职业病危害因素的劳动者。只选择靶器官的体检项目，检查费用大幅降低，既为企业节约大量成本，也提高了职业健康检查率。

（2）全面的职业健康检查　除此之外，我们尚对如下五类人员提供全面职业健康检查：

① 基本职业健康检查中检出的职业禁忌证、疑似职业病病人。

② 有投诉企业。

③ 发生职业病事故采取的应急体检。

④ 企业或劳动者要求进行全面职业健康检查的。

⑤ 职业病危害因素超标岗位的。严格按照《职业健康监护技术规范》(GBZ 188)执行。

通过上述做法,2006 年职业健康检查率为 62.7%,2007 年职业健康检查率为 85.3%,2008 年职业健康检查率为 92.5%,呈逐年上升的趋势。

3. 开展重点职业病危害因素监测

针对企业数量巨大、专业人员紧缺、职业卫生服务面临的窘境,我们为对职业病危害因素监测提供两类服务。

(1) 全面监测 评价监测、监督监测和事故性监测,严格按照国家标准执行。

(2) 基本项目监测 只进行短时间接触浓度检测,如果该企业受检项目超出国家标准,则要求整改,整改后采用全面监测方法进行监测。

这样大大节省了人力和物力,有效地提高了监测覆盖率。职业病的发病情况并没有因为监测模式的更改而发生波动。

4. 广覆盖之职业卫生网格化管理

(1) 多部门联动,各司其职 宝安区各级各部门全方位、多角度、多途径地保障劳动者的劳动安全和健康。例如区卫生区牵头负责加强社康中心建设、改善劳动者就医条件,宣贯《职业病防治法》;区职业能力开发局牵头负责劳动者岗前培训,举办包括安全生产、职业卫生等方面知识培训;区社保分局牵头负责工伤保险全覆盖,将劳动者全部纳入工伤保险范围;区总工会在合适的用人单位建立工会,建立劳动者之家;妇女联合会牵头负责建立健全企业工会女职工组织,保障女工权益;区劳动局负责劳动用工与工资等方面。

(2) 两级职业卫生监督 在 2011 年版《职业病防治法》颁布后,职业病防治的监督权由安监部门负责,但深圳市安监的改革,其职业病防治的监督权仍有卫生部门执行。宝安区实行的是区及街道职业卫生监督两级管理体制,两级机构均设有职业卫生监督科,监督执法权由区卫生局委托。属地管理,明确管理内容和责任人,建立起监督工作横向到边、纵向到底、不留死角的网格化管理。

(3) 三级职业卫生服务 建立以区疾控中心为主导、街道级防保所为骨干、社康中心为前哨的基层三级网络化服务体系。三级网络分工明确:区疾控中心负责全区职业病防治计划的制订、技术指导、业务培训、工作督导、重大职业病危害事故的调查处理、建设项目职业病危害的评价;街道级防保所负责企业职业病危害的预防性和日常性卫生监测及评价、职业健康检查,对社康中心进行业务指导和培训;社康中心设立职业病咨询室,发放宣传资料,在社康中心循环播放职业病防治知识电视宣传片,举办用人单位和劳动者培训班等。同时在全区设立医务室的企业也开展职业病咨询活动。

(4) 网格化管理,责任到人 在每个网格内配备职业卫生专业人员,各自负责网格内企业的职业卫生工作。

5. 广覆盖之职业病危害分级分类管理——动态化 1-2-0 管理

根据用人单位存在的固有风险与管理因素计算风险指数,用 1-2-0 阿拉伯数字代表。1

代表危害严重的企业；2 代表危害较重的企业；0 代表危害一般或无毒害的企业。对 1 类企业实行重点管理，跟踪整改，原则上 2 次/年；对 2 类企业实行常规管理，原则上 1 次/年；对 0 类企业实行简化管理，原则上 1 次/2 年。实施 1-2-0 分类管理模式效果非常显著，尤其是对专业人员有限、企业接触人数超多沿海地区，能起到有效控制职业病的作用。

6. 互动式职业卫生档案管理

街道预防保健所-用人单位-社区健康服务中心三家单位之间建立电子档案互联网共享，及时交流各种职业卫生信息。

7. 企业外聘职业卫生专家指导

发挥社会力量，指导中小型企业合理聘任职业卫生专家，缓解目前职业卫生专业人员紧缺的困难。

8. 辅助企业建立完善的职业卫生管理制度

制定一套比较完善的职业卫生管理制度，指导企业规范化遵守国家职业病防治法律法规。

六、社会效益与经济效益

正己烷中毒造成大部分病人四肢瘫痪，无法正常生活与工作，给家庭和社会造成严重影响。根据正己烷中毒病人的治疗情况统计，轻、中、重中毒患者的住院天数分别为 204 天、227 天、418 天，平均 285 天。正己烷中毒病例的直接费用支出：直接费用支出包括患者门诊住院治疗费、工资支出、伙食费、赔偿金、职业病诊断鉴定费、陪护费、交通费等。正己烷中毒患者中轻度、中度、重度中毒病人直接费用支出分别为 13.1 万元、14.3 万元、25.8 万元，人均直接费用约 20 万元，间接费用 20 万～30 万元甚至更大。职业性慢性正己烷中毒的直接和间接的经济负担巨大，社会影响无法估量，对企业影响很大，特别是对企业声誉、员工心理、企业生产等带来的影响，造成更加高额的无形经济负担。宝安开展基本职业卫生服务工作后，正己烷中毒发病人数大大减少，初步估计每年减少正己烷中毒病人 20 人，10 年总共减少病人 200 人，每人按照医疗费和其它赔偿费用 30 万元计算，合计为国家和企业节省经费 6000 万元。

三氯乙烯是深圳市严重危害广大劳动者健康和生命的职业病之一，开展 BOHS 项目前，深圳每年发生三氯乙烯中毒（三氯乙烯药疹样皮炎）30 人以上，病死率高达 30%～50%。现在深圳每年发生三氯乙烯药疹样皮炎比原来大大减少，病死率下降 85% 以上。初步估计每年减少三氯乙烯药疹样皮炎病人 25 人，10 年共减少三氯乙烯药疹样皮炎病人 250 人，按照每个三氯乙烯病人的医疗费 20 万元计算，10 年共为国家节省医疗费 5000 万元。如果发生 1 个病人死亡，那么企业赔偿费和社保支付的各项费用估计达到 50 万元。每年由于对三氯乙烯采取了积极的职业病预防措施和临床治疗措施，保守估计每年避免 5 个三氯乙烯病人死亡，10 年共减少三氯乙烯死亡病例 50 人，节省经费 2500 万元。上述两项合计在 10 年内共节省经费约 7500 万元。

本成果推广应用后，深圳市的正己烷中毒和三氯乙烯职业病显著下降，上述两项合计节省医疗费用和其它费用共约 1.35 亿元。

本成果除了显著经济效益外，本成果的社会效益是保护了广大劳动者身体健康，维护了社会稳定，提高了劳动生产力，对于建立和谐社会发挥了积极作用。

第四节　基本职业卫生服务展望

一、基本职业卫生服务发展需进一步解决的问题

1. BOHS 低成本、广覆盖与现行法规高标准、严要求有矛盾

试点工作的目的是扩大职业卫生服务覆盖面，为最需要职业卫生服务的中小型企业、私人企业和作坊式生产的劳动力人群提供 BOHS，强调的是低成本和广覆盖。而现行的职业病防治法律法规要求严、标准高，成为制约 BOHS 开展的关键因素。例如，《职业病防治法》强调职业卫生服务机构必须取得资质才能从事工作场所的检测和职业健康监护，毋庸置疑这是对的，但资质的取得成本较高，一是人员培训，每人培训需要几百元，几十人员才能满足需要，而这样的培训也不是经常能得到；二是仪器设备的检定少则几万多则十几万元，对基层单位压力较大，尤其是一线服务机构；三是新技术掌握也需要培训，这类的培训也都是需要费用的；四是资质获得后的监督评审和复评审也需要不菲的费用，而这些对于省市级单位可能负担不是很重，但对于基层单位就显得困难重重，不利于向企业和劳动者提供低成本和广覆盖，约束了 BOHS 的发展。

2. 用人单位开展 BOHS 的责任不强，职业病防治工作主体性难落实

按照卫生部试点工作方案，开展 BOHS 的主体是用人单位要承担起为广大劳动者提供基本的职业卫生服务，在职业卫生服务技术方面若不足，可以委托社会职业卫生服务机构代为执行。而在实际工作中，政府十分重视，卫生部门积极主动承担开展职业卫生服务活动，不仅在宣传培训教育上投入大量人力物力，而且在为企业服务上更是煞费苦心，有些甚至大包大揽，而企业没有将 BOHS 当作是企业应尽的责任和义务，是解决企业可持续发展的一个契机，尤其表现在小微企业、建筑行业及装修行业等，这些企业流动性大，与员工签订劳动合同覆盖率低，职业危害严重，一旦出事往往找政府解决，形成社会不稳定因素，深圳近期尘肺事件和正己烷中毒就是这种现象的具体表现。这不是卫生部门一家可以解决的，需要政府协调相关部门才能协调处理，对企业尤其是现阶段小微企业必须将监督放在首位，服务紧紧跟上，若企业主体职责不能体现，则 BOHS 较难持续稳定下去。

3. 化学品使用控制工作困难重重

《职业病防治法》第十四条规定，用人单位存在职业病危害应当如实向职业卫生监管部门申报，但有些企业对使用的有机溶剂未曾有进行定性区别，而是看所谓的环保试剂就大量使用，有些 MSDS 明明写着有毒试剂也照用不顾，化学品的使用存在的危害不能及时申报，职业危害的源头控制不住，对 BOHS 的可持续发展也就难以为继。

4. 保持职业卫生服务广覆盖难度较大

宝安区企业密集，职业病危害因素种类多、分布广，尤其是小微企业流动性大，而且经常跨行业、跨地区转换，监管部门不易跟踪，如宝安区某个街道，年初有产业工人 40 万，年末统计仍有 40 万，但经过调查，有其中 10 万人已不是年初的那 10 万人，所以这种流动

性造成保持职业卫生服务广覆盖难度较大，从而留下职业病危害隐患。

5. 职业卫生服务内容有待增加

随着产业结构的调整，高新技术的应用和生产原料的更新，出现了大量新的化学物质和潜在的职业危害；同时随着疾病谱和医学模式的转变，劳动者对于健康的期望已不仅是身体有无疾病，而更注重于心理的感觉和良好的社会适应。因此对职业卫生工作提出了更高的要求。

二、基本职业卫生服务可持续发展的策略探索

围绕世界卫生组织提出的"人人享有职业卫生"目标，为了保障劳动者健康，构建和谐社会，如何进一步落实"低要求，广覆盖"BOHS 的模式，任重道远。

1. 加强职业卫生监督执法

我国职业病防治工作虽然已取得巨大成就，但是限于社会经济发展阶段，强制性监督监察依然是当前推动职业病防治工作发展的主要动力，也是促进企业尤其是用工制度多样化的中小微企业有效落实主体责任的主要手段。职业病防治法规定："用人单位应当为劳动者创造符合国家职业卫生标准和卫生要求的工作环境和条件，并采取有效措施保障劳动者获得职业卫生保护。"这既是对用人单位落实职业病防治主体责任的具体要求，也是我国有效推进BOHS 工作的重要法律基础。BOHS 的推进离不开用人单位职业病防治主体责任的落实，尤其是当前我国多数企业在职业病防治方面远没有达到"自觉"的情况下，强制性监督具有重要的现实意义。只有通过强化执法监督，促进企业自觉落实主体责任，BOHS 才能逐步覆盖数量庞大的中小微企业。因此，有效推进 BOHS 工作，更应以推进 BOHS 为契机，进一步加大监督执法力度，通过专项整治等方式强化监督检查工作，逐步推动企业在职业病防治方面变不自觉为自觉，变被动为主动，以进一步推进 BOHS 的发展与劳动者合法职业健康权益的保护。

2. 提高职业卫生服务覆盖率

在现有工作的基础上，再接再厉，继续扩大职业卫生覆盖率。在职业卫生服务结构上，要进一步完善现有的职业卫生服务的技术力量，充实提高，同时要向社会机构敞开大门，符合条件的就给予鼓励和支持，形成以政府主办的职业卫生服务机构为主，以社会服务机构为辅的职业卫生服务局面，充分满足企业和员工对职业卫生安全的需要。

3. 丰富职业卫生服务内涵

加强用人单位的公共卫生全行业管理，全面推进医疗、疾病控制、卫生监督、健教、妇幼、精神心理健康进工厂行动。树立"大卫生"观念，整合公共卫生资源，形成整体合力，促进劳务工在生理、心理和精神各方面健康。

4. 建立健全职业病防治长效机制

强化政府对职业卫生工作的领导，增进各职能部门之间的协作。加大对职业病防治体系的投入，在人员编制、防治经费上给予支持。增强各职能部门在职业病防治工作方面的协作，如加强建设、工商、安监和卫生等部门合作，落实建设项目职业病危害评价审核制度，从源头上严把职业危害关。

第十二章
职业卫生法律法规标准现状与目录

第一节　我国职业病防治体系的历史、现状及发展

我国最早的与劳动者健康安全相关的法规可追溯到 1922 年 5 月 1 日广州召开的第一次劳动大会提出的《劳动法大纲》，其要求工厂合理规定工时、工资及劳动保护等。新中国成立以后，我国的职业病防治立法工作得到重视，取得进展。职业病防治方面的劳动、卫生和安全生产监管等部门以及相关岗位的专家、学者和工作人员都为职业病防治走上法制化轨道做出不懈努力；纵观我国职业病防治法律体系的发展历程，大致可以分以下几个阶段：

一、初创时期（1949—1966 年）

20 世纪 50～70 年代，属于"工业卫生与职业病学"阶段，本阶段主要是照搬苏联的模式和做法，以学术讨论和积累经验为主。1949 年 9 月 29 日，中国人民政治协商会议第一届全体会议选举了中央人民政府委员会，宣告了中华人民共和国的成立，并且通过了起临时宪法作用的《中国人民政治协商会议共同纲领》，纲领规定"试行工矿检查制度，以改进工矿的安全和卫生设备"，由劳动部进行监督检查、综合管理。1949 年 11 月 2 日成立了中华人民共和国劳动部，在劳动部下设劳动保护司，负责全国的劳动保护工作。1950 年《工厂卫生暂行条例草案（试行）》规定"工作时散放有害健康的蒸汽、气体和灰尘之机器，应经常检查和修理，以保持密闭状态"。1951 年《中华人民共和国劳动保险条例》颁布；1956 年先后颁布《工业企业设计暂行卫生标准》（1962 年修订）、《工厂安全卫生规程》、《关于防止厂矿企业中矽尘危害的决定》、《矿山防止矽尘危害技术措施暂行办法》和《职业中毒与职业病报告试行办法》。1957 年《职业病范围和职业病患者处理办法的规定》将 14 种病因明确、危害较大的职业性疾患列为法定职业病。1963 年，由中华人民共和国卫生部主编，国家计划委员会批准颁布了《工业企业设计卫生标准》（GBZ 1—2010）（GBJ）1-62（附表规定了 92 项车间空气中有害物质 MAC 值，其中包括"气体及蒸气"MAC 60 项，"粉尘及其他气溶胶"32 项），成为我国第一部有关劳动卫生的国家标准。同年，我国制定了第一个职业病诊断标准：《矽肺、石棉肺的 X 线诊断》。

1963 年 9 月 18 日出台《国营企业职工个人防护用品发放标准》。1965 年制定了铅中毒、汞中毒、苯中毒、急性一氧化碳中毒和有机磷农药中毒的诊断和治疗方法。我国职业病防治法律体系在初创时期的特点为：第一，规范用人单位职业病防治行为的规定多以政策和标准为主；第二，职业病防治的有关规定具备相当高的社会需求和专业水平。初创时期的规定对新中国在矽肺等尘肺病和铅、苯、汞等职业中毒的防治以及防暑降温等工作起到了巨大的作用。

二、坚守时期（1966—1980 年）

20 世纪 60 年代，国家经济发展受到影响，职业病防治的法制化进程也受阻；但职业病防治工作并未停滞，广大职业病防治工作者、研究人员仍坚守岗位，围绕修订矽肺诊断标准、毒物动力学、潜水作业和噪声危害等方面开展防控和研究工作。本时期也可称为"劳动卫生与职业病学"阶段，由于工业卫生难以解释农业生产过程中接触职业有害因素引起的病伤，因而改工业卫生为劳动卫生。1967 年研制了《磷化氢急性中毒和溴甲烷中毒诊断治疗草案》。坚守时期一项重要工作是制订有害物质的卫生标准，1973 年在卫生部领导下，完成了对国标建（GBJ）1-62 的修订工作，于 1979 年修订颁布《工业企业设计卫生标准（TJ 36—79）》。1974 年，对铅中毒、汞中毒、苯中毒和有机磷农药中毒的诊断和治疗方法进行了修订，并颁布了苯的氨基、硝基化合物中毒和慢性三硝基苯中毒的诊断标准及处理原则。我国职业病防治法律体系在坚守时期的特点为：第一，职业病防治法律法规的立法工作几近停滞；第二，职业病防治现场控制和科研工作的开展仍在继续，为日后职业病防治立法工作的恢复奠定了基础。

三、发展时期（1980—2002 年）

本时期可称为"职业卫生与职业病学"阶段，随着工业现代化的加速和自然科学的发展，为了囊括所有因职业活动引起的伤害，改劳动卫生为职业卫生。1983 年《职业中毒与职业病报告试行办法》修订为《职业病报告办法》。1984 年《关于加强防尘防毒工作的决定》要求："对那些工艺落后、尘毒危害严重、经济效益低，在近期又无力进行技术改造的企业，应当下决心关、停、并、转"，进一步强调了生产性建设项目"三同时"的规定，并对企业事业单位治理尘毒危害问题，以及关于加强防尘防毒的监督检查和领导等问题，都做了明确规定。鉴于全国乡镇企业职业卫生的严峻形势，1987 年 7 月 9 日颁布《乡镇企业劳动卫生管理办法》；同年 11 月 5 日颁布修订的《职业病范围和职业病患者处理办法的规定》，规范了职业病的管理，法定职业病名单扩大到九大类 99 种；1987 年 12 月 3 日颁布实施《尘肺病防治条例》。1989 年 10 月 24 日颁布施行《放射性同位素与射线装置放射防护条例》。1992 年 4 月 3 日中华人民共和国主席令第五十八号公布《妇女权益保障法》，自 1992 年 10 月 1 日起施行；1993 年 1 月 26 日卫生部、劳动部、人事部、全国总工会、全国妇联发布实施《女职工保健工作规定》。20 世纪 80～90 年代，全国（华南、华东、西南等）的职业病防治工作的有力开展助推了地方性规定的出台；河南、湖南、广东、黑龙江、贵州、吉林、四川、辽宁、海南、江西等省相继颁布了职业病防治管理规定，譬如广东 1997 年 7 月 7 日颁布实施《广东省劳动防护用品管理办法》，1998 年 9 月 18 日广东省第九届人民代表大会常务委员会第五次会议通过了《广东省工伤保险条例》。我国职业病防治法律体系在发展时期的特点为：第一，相关规定和标准在前期卓越工作的基础上不断得到修订，领域不断拓展，立法层级不断提高；第二，地方政府在职业病防治中的相关责任不断得到体现，并有力地推动《职业病防治法》的制订。

四、加强时期（2002 年至今）

经过十余年的调查研究，《职业病防治法》经 2001 年 10 月 27 日九届全国人大常委会第 24 次会议通过，终于在 2002 年 5 月 1 日起实施。同年 4 月 30 日，国务院第 57 次常务会议通过《使用有毒物品作业场所劳动保护条例》，自 2002 年 5 月 12 日起施行；2002 年 4 月 18 日，卫生部与劳动保障部下发《关于印发＜职业病目录＞的通知》，法定职业病扩大到十大类 115 种。《职业病防治法》颁布实施后的十年间，设计申报、建设项目职业卫生审核、急性职业病危害事故处理、职业健康监护和职业病诊断鉴定等方面 17 个相关配套规定实施，修订职业卫生标准 660 多项。2011 年修订的《职业病防治法》规定职业病的预防、治疗和保障的工作分别主要由原安全生产监督管理部门、原卫生部门以及原劳动和人力资源社会保障部门负责。2012 年以后，原卫生部门修订了《职业病诊断与鉴定管理办法》，原安全生产监督管理部门制订颁布了《工作场所职业卫生监督管理规定》、《职业病危害项目申报办法》、《用人单位职业健康监护监督管理办法》、《职业卫生技术服务机构监督管理暂行办法》和《建设项目职业卫生"三同时"监督管理暂行办法》。2013 年，《职业病目录》修订为《职业病分类和目录》，法定职业病扩大到十大类 132 种；2015 年，修订了《职业病危害因素分类目录》，职业病危害因素的种类扩大到六大类 459 种。2016 年，修订了《职业性急性丙烯腈中毒的诊断》，《职业性急性 1，2-二氯乙烷中毒的诊断》等诊断标准。同年 7 月 2 日中华人民共和国第十二届全国人民代表大会常务委员会第二十一次会议通过修改《职业病防治法》决议，自 2016 年 9 月 1 日起施行。2017 年，原安全生产监督管理总局废止了《用人单位职业病危害防治八条规定》，修订了《建设项目职业病防护设施"三同时"监督管理办法》。2017 年 11 月 4 日第十二届全国人民代表大会常务委员会第三十次会议《关于修改〈中华人民共和国会计法〉等十一部法律的决定》对《职业病防治法》进行了第三次修正，定自 2017 年 11 月 5 日起施行。2018 年 12 月 29 日第十三届全国人民代表大会常务委员会第七次会议《关于修改等七部法律的决定》，对《职业病防治法》进行了第四次修正，自公布之日起施行。

2019 年起，职业健康监管职能由原国家安全生产监督管理局移交到卫生健康行政部门，职业病防治监管职责出现了新的调整。2020 年底，国家卫生健康委员会密集修订并出台了多项部门规章，其中《职业卫生技术服务机构管理办法》经 2020 年 12 月 4 日第 2 次委务会议审议通过并予公布，自 2021 年 2 月 1 日起施行。《职业病诊断与鉴定管理办法》经 2020 年 12 月 4 日第 2 次委务会议审议通过，自公布日起施行。《工作场所职业卫生管理规定》经 2020 年 12 月 4 日第 2 次委务会议审议通过并予公布，自 2021 年 2 月 1 日起施行，原国家安全生产监督管理总局 2012 年 4 月 27 日公布的《工作场所职业卫生监督管理规定》同时废止。国家卫生健康委组织修订了《建设项目职业病危害风险分类管理目录》，自 2021 年 3 月 12 日公布并施行，原国家安全生产监督管理总局 2012 年 5 月 31 日公布的《建设项目职业病危害风险分类管理目录（2012 年版）》（安监总安健〔2012〕73 号）同时废止。

我国职业病防治法律体系在加强时期的特点为：第一，职业病防治法律体系框架基本形成；第二，职业病防治监管职责不断调整，依据"管安全生产必须管职业卫生"相关文件精神，职业病防治法制化进程进入职业安全卫生管理一体化的阶段，逐步尝试将安全生产与职业卫生实行一体化监管。

如上所述，我国的职业病防治法律体系框架已确立，是包含多种法律形式和法律层次的综合性系统；即以宪法为纲领，以《职业病防治法》为主题，以相关法规、规章和标准为辅助，与其他各部门法密切相关。职业病防治法律体系大致可分为以下 4 个层次：

① 宪法。

② 职业卫生相关法律。

③ 职业卫生相关法规与规章。

④ 职业卫生相关标准。

第二节　职业卫生相关法律目录

1.《中华人民共和国职业病防治法》中华人民共和国主席令第四十八号公布（2018 年 12 月 29 日第四次修正）

2.《中华人民共和国安全生产法》中华人民共和国主席令第十三号公布（2021 年 6 月 10 日修正，2021 年 9 月 1 日起施行）

3.《中华人民共和国劳动法》中华人民共和国主席令第二十八号公布（2018 年 12 月 29 日第十三届全国人民代表大会常务委员会第七次会议《关于修改〈中华人民共和国劳动法〉等七部法律的决定》第二次修正）

4.《中华人民共和国劳动合同法》中华人民共和国主席令第七十三号公布（2012 年 12 月 28 日修正，2013-7-1 起施行）

5.《中华人民共和国环境保护法》中华人民共和国主席令第九号公布（2014 年 4 月 24 日修正，2015-1-1 起施行）

6.《中华人民共和国大气污染防治法》中华人民共和国主席令第三十一号公布（2015 年 8 月 29 日修正，2016-1-1 起施行，2018 年 10 月 26 日第二次修正）

第三节　职业卫生相关法规与规章

一、法规

序号	法规颁布来源	标准名称	发布部门	发布时间	实施时间
1	国务院令第 619 号	女职工劳动保护特别规定	国务院	2012-4-28	2012-4-28
2	国务院令第 376 号	突发公共卫生事件应急条例	国务院	2011-1-8	2011-1-8
3	国务院令第 586 号	工伤保险条例	国务院	2010-12-8	2011-1-1
4	国务院令第 352 号	使用有毒物品作业场所劳动保护条例	国务院	2002-5-12	2002-5-12
5	国务院令第 105 号	中华人民共和国尘肺病防治条例	国务院	1987-12-3	1987-12-3

二、规章

序号	规章颁布来源	标准名称	发布部门	发布时间	实施时间
1	中华人民共和国国家卫生健康委员会令第 2 号	职业健康检查管理办法	国家卫生和计划生育委员会	2019-2-28	2019-2-28

续表

序号	规章颁布来源	标准名称	发布部门	发布时间	实施时间
2	国家安全生产监督管理总局令第 90 号	建设项目职业卫生"三同时"监督管理办法	国家安全生产监督管理总局	2017-3-9	2017-5-1
3	安监总厅安健〔2018〕3 号	用人单位劳动防护用品管理规范	国家安全生产监督管理总局	2018-1-15	2018-1-15
4	安监总厅安健〔2015〕121 号	国家安全监管总局办公厅关于加强用人单位职业卫生培训工作的通知	国家安全生产监督管理总局	2015-12-21	2015-12-21
5	国卫疾控发〔2015〕92 号	职业病危害因素分类目录	国家卫生和计划生育委员会、人力资源社会保障部、安全监管总局、全国总工会四部门	2015-11-17	2015-11-17
6	安监总厅安健〔2015〕93 号	职业卫生技术服务机构实验室布局与管理规范	国家安全生产监督管理总局	2015-9-14	2015-9-14
7	安监总厅安健〔2015〕93 号	职业卫生技术服务档案管理规范	国家安全生产监督管理总局	2015-9-14	2015-9-14
8	国家安全监管总局令第 80 号	工贸企业有限空间作业安全管理与监督暂行规定	国家安全生产监督管理总局	2015-5-29	2015-5-29
9	安监总厅安健〔2015〕16 号	用人单位职业病危害因素定期检测管理规范	国家安全生产监督管理总局	2015-2-28	2015-2-28
10	总监总厅安健〔2014〕111 号	用人单位职业病危害告知与警示标识管理规范	国家安全生产监督管理总局	2014-11-13	2014-11-13
11	安监总厅安健〔2015〕39 号	职业卫生技术服务机构工作规范	国家安全生产监督管理总局	2014-4-14	2014-4-14
12	安监总厅安健〔2016〕9 号	职业卫生技术服务机构检测工作规范	国家安全生产监督管理总局	2016-2-6	2016-2-6
13	总监总厅安健〔2013〕171 号	职业卫生档案管理规范	国家安全生产监督管理总局	2013-12-31	2013-12-31
14	国卫疾控发〔2013〕48 号	职业病分类和目录	国家卫生和计划生育委员会、人力资源社会保障部、安全监管总局、全国总工会四部门	2013-12-23	2013-12-23
15	国家卫健委第 6 号	职业病诊断与鉴定管理办法	国家卫健委	2021-1-4	2021-1-4
16	国家安全生产监督管理总局令第 53 号	危险化学品登记管理办法	国家安全生产监督管理总局	2012-7-1	2012-8-1
17	安监总安健〔2012〕89 号	防暑降温措施管理办法	国家安全生产监督管理总局、卫生部、人力资源和社会保障部、中华全国总工会四部门	2012-6-29	2012-6-29
18	国卫办职健发〔2021〕5 号	建设项目职业病危害风险分类管理目录	国家卫生健康委员会	2021-3-12	2021-3-12
19	国家卫生健康委令第 5 号	工作场所职业卫生管理规定	国家卫生健康委员会	2020-12-31	2021-2-1
20	国家安全生产监督管理总局令第 48 号	职业病危害项目申报办法	国家安全生产监督管理总局	2012-4-27	2012-6-1
21	国家安全生产监督管理总局令第 49 号	用人单位职业健康监护监督管理办法	国家安全生产监督管理总局	2012-4-27	2012-6-1
22	国家卫生健康委令第 4 号	职业卫生技术服务机构管理办法	国家卫生健康委员会	2020-12-31	2021-2-1
23	卫法监〔2003〕142 号	高毒物品目录	卫生部	2003-6-10	2003-6-10
24	卫生部令第 20 号	国家职业卫生标准管理办法	卫生部	2002-5-1	2002-5-1
25	卫法监发〔1999〕620 号	工业企业职工听力保护规范	卫生部	1999-12-24	1999-12-24

第四节　职业卫生相关标准

一、职业卫生通用标准

序号	标准号	标准名称	发布部门	发布时间	实施时间
1	GBZ 2.1—2019	工作场所有害因素职业接触限值　第1部分：化学有害因素	国家卫生健康委员会	2019-8-27	2020-4-1
2	GBZ/T 192.6—2018	工作场所空气中粉尘测定　第6部分：超细颗粒和细颗粒总数量浓度	国家卫生健康委员会	2018-7-16	2019-7-1
3	GBZ/T 285—2016	珠宝玉石加工行业职业病危害预防控制指南	国家卫生和计划生育委员会	2016-11-29	2017-5-1
4	GBZ/T 286—2016	血中1,2-二氯乙烷的气相色谱-质谱测定方法	国家卫生和计划生育委员会	2016-11-29	2017-5-1
5	GBZ/T 284—2016	正己烷职业危害防护导则	国家卫生和计划生育委员会	2016-11-29	2017-5-1
6	GBZ/T 200.3—2014	辐射防护用参考人　第3部分：主要生理学参数	国家卫生和计划生育委员会	2014-10-13	2015-3-1
7	GBZ/T 200.5—2014	辐射防护用参考人　第5部分：人体的元素组成和主要组织器官的元素含量	国家卫生和计划生育委员会	2014-10-13	2015-3-1
8	GBZ/T 253—2014	造纸业职业病危害预防控制指南	国家卫生和计划生育委员会	2014-10-13	2015-3-1
9	GBZ/T 255—2014	核和辐射事故伤员分类方法和标识	国家卫生和计划生育委员会	2014-10-13	2015-3-1
10	GBZ/T 256—2014	非铀矿山开采中氡的放射防护要求	国家卫生和计划生育委员会	2014-10-13	2015-3-1
11	GBZ/T 257—2014	移动式电子加速器术中放射治疗的放射防护要求	国家卫生和计划生育委员会	2014-10-13	2015-3-1
12	GBZ/T 259—2014	硫化氢职业危害防护导则	国家卫生和计划生育委员会	2014-10-13	2015-3-1
13	GBZ/T 260—2014	职业禁忌证界定导则	国家卫生和计划生育委员会	2014-10-13	2015-3-1
14	GBZ/T 262—2014	核和辐射突发事件心理救助导则	国家卫生和计划生育委员会	2014-10-13	2015-3-1
15	GBZ/T 201.3—2014	放射治疗机房的辐射屏蔽规范　第3部分：γ射线源放射治疗机房	国家卫生和计划生育委员会	2014-10-13	2015-3-1
16	GBZ/T 252—2014	中小箱包加工企业职业危害预防控制指南	国家卫生和计划生育委员会	2014-10-13	2015-3-1
17	GB/T 16180—2014	劳动能力鉴定职工工伤与职业病致残等级	国家质量监督检验检疫总局中国国家标准化管理委员会	2014-9-3	2015-1-1
18	GBZ/T 251—2014	汽车铸造作业职业危害预防控制指南	国家卫生和计划生育委员会	2014-6-20	2014-12-15
19	GBZ 188—2014	职业健康监护技术规范	国家卫生和计划生育委员会	2014-5-14	2014-10-1

序号	标准号	标准名称	发布部门	发布时间	实施时间
20	GBZ/T 229.4—2012	工作场所职业病危害作业分级第 4 部分:噪声	卫生部	2012-6-5	2012-12-1
21	GBZ/T 240.10—2011	化学品毒理学评价程序和试验方法第 10 部分:体外哺乳动物细胞基因突变试验	卫生部	2011-8-19	2012-3-1
22	GBZ/T 240.11—2011	化学品毒理学评价程序和试验方法 第 11 部分:体内哺乳动物骨髓嗜多染红细胞微核试验	卫生部	2011-8-19	2012-3-1
23	GBZ/T 240.12—2011	化学品毒理学评价程序和实验方法第 12 部分:体内哺乳动物骨髓细胞染色体畸变试验	卫生部	2011-8-19	2012-3-1
24	GBZ/T 240.13—2011	化学品毒理学评价程序和试验方法 第 13 部分:哺乳动物精原细胞/初级精母细胞染色体畸变试验	卫生部	2011-8-19	2012-3-1
25	GBZ/T 240.14—2011	化学品毒理学评价程序和试验方法第 14 部分:啮齿类动物显性致死试验	卫生部	2011-8-19	2012-3-1
26	GBZ/T 240.15—2011	化学品毒理学评价程序和试验方法 第 15 部分:亚急性经口毒性试验	卫生部	2011-8-19	2012-3-1
27	GBZ/T 240.16—2011	化学品毒理学评价程序和试验方法 第 16 部分:亚急性经皮毒性试验	卫生部	2011-8-19	2012-3-1
28	GBZ/T 240.17—2011	化学品毒理学评价程序和试验方法 第 17 部分:亚急性吸入毒性试验	卫生部	2011-8-19	2012-3-1
29	GBZ/T 240.18—2011	化学品毒理学评价程序和实验方法第 18 部分:亚慢性经口毒性试验	卫生部	2011-8-19	2012-3-1
30	GBZ/T 240.19—2011	化学品毒理学评价程序和试验方法第 19 部分:亚慢性经皮毒性试验	卫生部	2011-8-19	2012-3-1
31	GBZ/T 240.20—2011	化学品毒理学评价程序和试验方法第 20 部分:亚慢性吸入毒性试验	卫生部	2011-8-19	2012-3-1
32	GBZ/T 240.21—2011	化学品毒理学评价程序和试验方法第 21 部分:致畸试验	卫生部	2011-8-19	2012-3-1
33	GBZ/T 240.22—2011	化学品毒理学评价程序和试验方法 第 22 部分:两代繁殖毒性试验	卫生部	2011-8-19	2012-3-1
34	GBZ/T 240.23—2011	化学品毒理学评价程序和试验方法第 23 部分:迟发性神经毒性试验	卫生部	2011-8-19	2012-3-1
35	GBZ/T 240.24—2011	化学品毒理学评价程序和试验方法第 24 部分:慢性经口毒性试验	卫生部	2011-8-19	2012-3-1
36	GBZ/T 240.25—2011	化学品毒理学评价程序和试验方法第 25 部分:慢性经皮毒性试验	卫生部	2011-8-19	2012-3-1

序号	标准号	标准名称	发布部门	发布时间	实施时间
37	GBZ/T 240.26—2011	化学品毒理学评价程序和试验方法第 26 部分：慢性吸入毒性试验	卫生部	2011-8-19	2012-3-1
38	GBZ/T 240.27—2011	化学品毒理学评价程序和试验方法第 27 部分：致癌试验	卫生部	2011-8-19	2012-3-1
39	GBZ/T 240.28—2011	化学品毒理学评价程序和试验方法第 28 部分：慢性毒性/致癌性联合试验	卫生部	2011-8-19	2012-3-1
40	GBZ/T 240.29—2011	化学品毒理学评价程序和试验方法第 29 部分：毒物代谢动力学试验	卫生部	2011-8-19	2012-3-1
41	GBZ/T 240.3—2011	化学品毒理学评价程序和试验方法第 3 部分：急性经皮毒性试验	卫生部	2011-8-19	2012-3-1
42	GBZ/T 240.4—2011	化学品毒理学评价程序和试验方法第 4 部分：急性吸入毒性试验	卫生部	2011-8-19	2012-3-1
43	GBZ/T 240.5—2011	化学品毒理学评价程序和试验方法第 5 部分：急性眼刺激性/腐蚀性试验	卫生部	2011-8-19	2012-3-1
44	GBZ/T 240.6—2011	化学品毒理学评价程序和试验方法第 6 部分：急性皮肤刺激性/腐蚀性试验	卫生部	2011-8-19	2012-3-1
45	GBZ/T 240.7—2011	化学品毒理学评价程序和试验方法第 7 部分：皮肤致敏试验	卫生部	2011-8-19	2012-3-1
46	GBZ/T 240.8—2011	化学品毒理学评价程序和试验方法 第 8 部分：鼠伤寒沙门氏菌回复突变试验	卫生部	2011-8-19	2012-3-1
47	GBZ/T 240.9—2011	化学品毒理学评价程序和试验方法第 9 部分：体外哺乳动物细胞染色体畸变试验	卫生部	2011-8-19	2012-3-1
48	GBZ/T 240.2—2011	化学品毒理学评价程序和试验方法第 2 部分：急性经口毒性试验	卫生部	2011-8-19	2012-3-1
49	GBZ 230—2010	职业性接触毒物危害程度分级	卫生部	2010-4-12	2010-11-1
50	GBZ/T 229.2—2010	工作场所职业病危害作业分级第 2 部分：化学物	卫生部	2010-4-12	2010-11-1
51	GBZ/T 231—2010	黑色金属冶炼及压延加工业职业卫生防护技术规范	卫生部	2010-4-12	2010-11-1
52	GBZ/T 229.1—2010	工作场所职业病危害作业分级第 1 部分：生产性粉尘	卫生部	2010-3-10	2010-10-1
53	GBZ/T 229.3—2010	工作场所职业病危害作业分级第 3 部分：高温	卫生部	2010-3-10	2010-10-1
54	GBZ 1—2010	工业企业设计卫生标准	卫生部	2010-1-22	2010-8-1
55	GBZ/T 224—2010	职业卫生名词术语	卫生部	2010-1-22	2010-8-1
56	GBZ/T 225—2010	用人单位职业病防治指南	卫生部	2010-1-22	2010-8-1
57	GBZ/T 222—2009	密闭空间直读式气体检测仪选用指南	卫生部	2009-11-18	2010-6-1
58	GBZ/T 223—2009	工作场所有毒气体检测报警装置设置规范	卫生部	2009-11-18	2010-6-1
59	GBZ/T 220.2—2009	建设项目职业病危害放射防护评价规范 第 2 部分：放射治疗装置	卫生部	2009-10-26	2010-2-1

序号	标准号	标准名称	发布部门	发布时间	实施时间
60	GBZ 221—2009	消防员职业健康标准	卫生部	2009-10-26	2010-4-15
61	GBZ/T 218—2009	职业病诊断标准编写指南（代替GB/T 16854.1—1997）	卫生部	2009-3-16	2009-11-1
62	GBZ/T 157—2009	职业病诊断名词术语（代替GBZ/T 157—2002）	卫生部	2009-3-16	2009-11-1
63	GBZ/T 213—2008	血源性病原体职业接触防护导则	卫生部	2009-3-2	2009-9-1
64	GBZ/T 211—2008	建筑行业职业病危害预防控制规范	卫生部	2008-11—20	2009-5-15
65	GBZ/T 212—2008	纺织印染业职业病危害预防控制指南	卫生部	2008-11—20	2009-5-15
66	GBZ/T 210.1—2008	职业卫生标准制定指南 第1部分：工作场所化学物质职业接触限值	卫生部	2008-7-8	2008-12-30
67	GBZ/T 210.2—2008	职业卫生标准制定指南 第2部分：工作场所粉尘职业接触限值	卫生部	2008-7-8	2008-12-30
68	GBZ/T 203—2007	高毒物品作业岗位职业病危害告知规范	卫生部	2007-9-25	2008-3-1
69	GBZ/T 204—2007	高毒物品作业岗位职业病危害信息指南	卫生部	2007-9-25	2008-3-1
70	GBZ/T 205—2007	密闭空间作业职业危害防护规范	卫生部	2007-9-25	2008-3-1
71	GBZ/T 206—2007	密闭空间直读式仪器气体检测规范	卫生部	2007-9-25	2008-3-1
72	GBZ/T 193—2007	石棉作业职业卫生管理规范	卫生部	2007-8-13	2008-2-1
73	GBZ/T 194—2007	工作场所防止职业中毒卫生工程防护措施规范	卫生部	2007-8-13	2008-2-1
74	GBZ/T 195—2007	有机溶剂作业场所个人职业病防护用品使用规范	卫生部	2007-8-13	2008-2-1
75	GBZ/T 198—2007	使用人造矿物纤维绝热棉职业病危害防护规程	卫生部	2007-8-13	2008-2-1
76	GBZ/T 199—2007	服装干洗业职业卫生管理规范	卫生部	2007-8-13	2008-2-1
77	GBZ/T 189.10—2007	工作场所物理因素测量第10部分：体力劳动强度分级	卫生部	2007-4-12	2007-11-1
78	GBZ/T 189.8—2007	工作场所物理因素测量 第8部分：噪声	卫生部	2007-4-12	2007-11-1
79	GBZ/T 189.9—2007	工作场所物理因素测量 第9部分：手传振动	卫生部	2007-4-12	2007-11-1
80	GBZ/T 189.2—2007	工作场所物理因素测量 第2部分：高频电磁场	卫生部	2007-4-12	2007-11-1
81	GBZ/T 189.6—2007	工作场所物理因素测量 第6部分：紫外辐射	卫生部	2007-4-12	2007-11-1
82	GBZ/T 189.7—2007	工作场所物理因素测量 第7部分：高温	卫生部	2007-4-12	2007-11-1
83	GBZ/T 189.11—2007	工作场所物理因素测量 第11部分：体力劳动时的心率	卫生部	2007-4-12	2007-11-1
84	WS/T 264—2006	职业接触五氯酚的生物限值	卫生部	2007-1-4	2007-7-1
85	WS/T 265—2006	职业接触汞的生物限值	卫生部	2007-1-4	2007-7-1
86	WS/T 266—2006	职业接触可熔性铬盐的生物限值	卫生部	2007-1-4	2007-7-1

序号	标准号	标准名称	发布部门	发布时间	实施时间
87	WS/T 267—2006	职业接触酚的生物限值	卫生部	2007-1-4	2007-7-1
88	WS/T 239—2004	职业接触二硫化碳的生物限值	卫生部	2004-4-7	2004-10-1
89	WS/T 240—2004	职业接触氟及其无机化合物的生物限值	卫生部	2004-4-7	2004-10-1
90	WS/T 241—2004	职业接触苯乙烯的生物限值	卫生部	2004-4-7	2004-10-1
91	WS/T 242—2004	职业接触三硝基甲苯的生物限值	卫生部	2004-4-7	2004-10-1
92	WS/T 243—2004	职业接触正己烷的生物限值	卫生部	2004-4-7	2004-10-1
93	GBZ 158—2003	工作场所职业病危害警示标识	卫生部	2003-6-3	2003-12-1
94	WS/T 110—1999	职业接触甲苯的生物限值	卫生部	1999-1-21	1999-7-1
95	WS/T 111—1999	职业接触三氯乙烯的生物限值	卫生部	1999-1-21	1999-7-1
96	WS/T 112—1999	职业接触铅及其化合物的生物限值	卫生部	1999-1-21	1999-7-1
97	WS/T 113—1999	职业接触镉及其化合物的生物限值	卫生部	1999-1-21	1999-7-1
98	WS/T 114—1999	职业接触一氧化碳的生物限值	卫生部	1999-1-21	1999-7-1
99	WS/T 115—1999	职业接触有机磷酸酯类农药的生物限值	卫生部	1999-1-21	1999-7-1

二、职业卫生检测标准

序号	标准号	标准名	发布部门	发布时间	实施时间
1	WS/T 635—2018	尿中砷形态测定 液相色谱-原子荧光法	国家卫生健康委员会	2018-9-17	2019-3-1
2	GBZ/T 302—2018	尿中锑的测定 原子荧光光谱法	国家卫生健康委员会	2018-8-16	2019-1-1
3	GBZ/T 303—2018	尿中铅的测定 石墨炉原子吸收光谱法	国家卫生健康委员会	2018-8-16	2019-1-1
4	GBZ/T 304—2018	尿中铝的测定 石墨炉原子吸收光谱法	国家卫生健康委员会	2018-8-16	2019-1-1
5	GBZ/T 305—2018	尿中锰的测定 石墨炉原子吸收光谱法	国家卫生健康委员会	2018-8-16	2019-1-1
6	GBZ/T 306—2018	尿中铬的测定 石墨炉原子吸收光谱法	国家卫生健康委员会	2018-8-16	2019-1-1
7	GBZ/T 307.1—2018	尿中镉的测定 第1部分:石墨炉原子吸收光谱法	国家卫生健康委员会	2018-8-16	2019-1-1
8	GBZ/T 307.2—2018	尿中镉的测定 第2部分:电感耦合等离子体质谱法	国家卫生健康委员会	2018-8-16	2019-1-1
9	GBZ/T 308—2018	尿中多种金属同时测定 电感耦合等离子体质谱法	国家卫生健康委员会	2018-8-16	2019-1-1
10	GBZ/T 309—2018	尿中丙酮的测定 顶空-气相色谱法	国家卫生健康委员会	2018-8-16	2019-1-1
11	GBZ/T 310—2018	尿中1-溴丙烷的测定 顶空-气相色谱法	国家卫生健康委员会	2018-8-16	2019-1-1
12	GBZ/T 311—2018	尿中甲苯二胺的测定 气相色谱法	国家卫生健康委员会	2018-8-16	2019-1-1

序号	标准号	标准名	发布部门	发布时间	实施时间
13	GBZ/T 312—2018	尿中 N-甲基乙酰胺测定 气相色谱法	国家卫生健康委员会	2018-8-16	2019-1-1
14	GBZ/T 313.1—2018	尿中三甲基氯化锡的测定 第1部分:气相色谱法	国家卫生健康委员会	2018-8-16	2019-1-1
15	GBZ/T 313.2—2018	尿中三甲基氯化锡的测定 第2部分:气相色谱-质谱法	国家卫生健康委员会	2018-8-16	2019-1-1
16	GBZ/T 314—2018	血中镍的测定 石墨炉原子吸收光谱法	国家卫生健康委员会	2018-8-16	2019-1-1
17	GBZ/T 315—2018	血中铬的测定 石墨炉原子吸收光谱法	国家卫生健康委员会	2018-8-16	2019-1-1
18	GBZ/T 316.1—2018	血中铅的测定 第1部分:石墨炉原子吸收光谱法	国家卫生健康委员会	2018-8-16	2019-1-1
19	GBZ/T 316.2—2018	血中铅的测定 第2部分:电感耦合等离子体质谱法	国家卫生健康委员会	2018-8-16	2019-1-1
20	GBZ/T 316.3—2018	血中铅的测定 第3部分:原子荧光光谱法	国家卫生健康委员会	2018-8-16	2019-1-1
21	GBZ/T 317.1—2018	血中镉的测定 第1部分:石墨炉原子吸收光谱法	国家卫生健康委员会	2018-8-16	2019-1-1
22	GBZ/T 317.2—2018	血中镉的测定 第2部分:电感耦合等离子体质谱法	国家卫生健康委员会	2018-8-16	2019-1-1
23	GBZ/T 318.1—2018	血中三甲基氯化锡的测定 第1部分:气相色谱法	国家卫生健康委员会	2018-8-16	2019-1-1
24	GBZ/T 318.2—2018	血中三甲基氯化锡的测定 第2部分:气相色谱-质谱法	国家卫生健康委员会	2018-8-16	2019-1-1
25	GBZ/T 300.96—2018	工作场所空气有毒物质测定 第96部分:七氟烷、异氟烷和恩氟烷	国家卫生健康委员会	2018-7-16	2019-7-1
26	GBZ/T 300.100—2018	工作场所空气有毒物质测定 第100部分:糠醛和二甲氧基甲烷(部分代替 GBZ/T 160.54—2007)	国家卫生健康委员会	2018-7-16	2019-7-1
27	GBZ/T 300.106—2018	工作场所空气有毒物质测定 第106部分:氯丙酮	国家卫生健康委员会	2018-7-16	2019-7-1
28	GBZ/T 300.116—2018	工作场所空气有毒物质测定 第116部分:对甲苯磺酸	国家卫生健康委员会	2018-7-16	2019-7-1
29	GBZ/T 300.128—2018	工作场所空气有毒物质测定 第128部分:甲基丙烯酸酯类(部分代替 GBZ/T 160.64—2004)	国家卫生健康委员会	2018-7-16	2019-7-1
30	GBZ/T 300.161—2018	工作场所空气有毒物质测定 第161部分:三溴甲烷	国家卫生健康委员会	2018-7-16	2019-7-1
31	GBZ/T 300.162—2018	工作场所空气有毒物质测定 第162部分:苯醌	国家卫生健康委员会	2018-7-16	2019-7-1
32	GBZ/T 300.163—2018	工作场所空气有毒物质测定 第163部分:甲苯二异氰酸酯	国家卫生健康委员会	2018-7-16	2019-7-1
33	GBZ/T 300.164—2018	工作场所空气有毒物质测定 第164部分:二苯基甲烷二异氰酸酯	国家卫生健康委员会	2018-7-16	2019-7-1
34	GBZ/T 300.15—2017	工作场所空气有毒物质测定 第15部分:铅及其化合物	国家卫生和计划生育委员会	2017-11-9	2018-5-1

序号	标准号	标准名	发布部门	发布时间	实施时间
35	GBZ/T 300.2—2017	工作场所空气有毒物质测定 第2部分:锑及其化合物	国家卫生和计划生育委员会	2017-11-9	2018-5-1
36	GBZ/T 300.16—2017	工作场所空气有毒物质测定 第16部分:镁及其化合物	国家卫生和计划生育委员会	2017-11-9	2018-5-1
37	GBZ/T 300.17—2017	工作场所空气有毒物质测定 第17部分:锰及其化合物	国家卫生和计划生育委员会	2017-11-9	2018-5-1
38	GBZ/T 300.18—2017	工作场所空气有毒物质测定 第18部分:汞及其化合物	国家卫生和计划生育委员会	2017-11-9	2018-5-1
39	GBZ/T 300.19—2017	工作场所空气有毒物质测定 第19部分:钼及其化合物	国家卫生和计划生育委员会	2017-11-9	2018-5-1
40	GBZ/T 300.21—2017	工作场所空气有毒物质测定 第21部分:钾及其化合物	国家卫生和计划生育委员会	2017-11-9	2018-5-1
41	GBZ/T 300.22—2017	工作场所空气有毒物质测定 第22部分:钠及其化合物	国家卫生和计划生育委员会	2017-11-9	2018-5-1
42	GBZ/T 300.23—2017	工作场所空气有毒物质测定 第23部分:锶及其化合物	国家卫生和计划生育委员会	2017-11-9	2018-5-1
43	GBZ/T 300.24—2017	工作场所空气有毒物质测定 第24部分:钽及其化合物	国家卫生和计划生育委员会	2017-11-9	2018-5-1
44	GBZ/T 300.25—2017	工作场所空气有毒物质测定 第25部分:铊及其化合物	国家卫生和计划生育委员会	2017-11-9	2018-5-1
45	GBZ/T 300.26—2017	工作场所空气有毒物质测定 第26部分:锡及其无机化合物	国家卫生和计划生育委员会	2017-11-9	2018-5-1
46	GBZ/T 300.27—2017	工作场所空气有毒物质测定 第27部分:二月桂酸二丁基锡、三甲基氯化锡和三乙基氯化锡	国家卫生和计划生育委员会	2017-11-9	2018-5-1
47	GBZ/T 300.28—2017	工作场所空气有毒物质测定 第28部分:钨及其化合物	国家卫生和计划生育委员会	2017-11-9	2018-5-1
48	GBZ/T 300.29—2017	工作场所空气有毒物质测定 第29部分:钒及其化合物	国家卫生和计划生育委员会	2017-11-9	2018-5-1
49	GBZ/T 300.31—2017	工作场所空气有毒物质测定 第31部分:锌及其化合物	国家卫生和计划生育委员会	2017-11-9	2018-5-1
50	GBZ/T 300.32—2017	工作场所空气有毒物质测定 第32部分:锆及其化合物	国家卫生和计划生育委员会	2017-11-9	2018-5-1

序号	标准号	标准名	发布部门	发布时间	实施时间
51	GBZ/T 300.35—2017	工作场所空气有毒物质测定 第35部分:三氟化硼	国家卫生和计划生育委员会	2017-11-9	2018-5-1
52	GBZ/T 300.37—2017	工作场所空气有毒物质测定 第37部分:一氧化碳和二氧化碳	国家卫生和计划生育委员会	2017-11-9	2018-5-1
53	GBZ/T 300.43—2017	工作场所空气有毒物质测定 第43部分:叠氮酸和叠氮化钠	国家卫生和计划生育委员会	2017-11-9	2018-5-1
54	GBZ/T 300.45—2017	工作场所空气有毒物质测定 第45部分:五氧化二磷和五硫化二磷	国家卫生和计划生育委员会	2017-11-9	2018-5-1
55	GBZ/T 300.46—2017	工作场所空气有毒物质测定 第46部分:三氯化磷和三氯硫磷	国家卫生和计划生育委员会	2017-11-9	2018-5-1
56	GBZ/T 300.47—2017	工作场所空气有毒物质测定 第47部分:砷及其化合物	国家卫生和计划生育委员会	2017-11-9	2018-5-1
57	GBZ/T 300.4—2017	工作场所空气有毒物质测定 第4部分:铍及其化合物	国家卫生和计划生育委员会	2017-11-9	2018-5-1
58	GBZ/T 300.48—2017	工作场所空气有毒物质测定 第48部分:臭氧和过氧化氢	国家卫生和计划生育委员会	2017-11-9	2018-5-1
59	GBZ/T 300.38—2017	工作场所空气有毒物质测定 第38部分:二硫化碳	国家卫生和计划生育委员会	2017-11-9	2018-5-1
60	GBZ/T 300.51—2017	工作场所空气有毒物质测定 第51部分:六氟化硫	国家卫生和计划生育委员会	2017-11-9	2018-5-1
61	GBZ/T 300.52—2017	工作场所空气有毒物质测定 第52部分:氯化亚砜	国家卫生和计划生育委员会	2017-11-9	2018-5-1
62	GBZ/T 300.53—2017	工作场所空气有毒物质测定 第53部分:硒及其化合物	国家卫生和计划生育委员会	2017-11-9	2018-5-1
63	GBZ/T 300.54—2017	工作场所空气有毒物质测定 第54部分:碲及其化合物	国家卫生和计划生育委员会	2017-11-9	2018-5-1
64	GBZ/T 300.60—2017	工作场所空气有毒物质测定 第60部分:戊烷、己烷、庚烷、辛烷和壬烷	国家卫生和计划生育委员会	2017-11-9	2018-5-1
65	GBZ/T 300.61—2017	工作场所空气有毒物质测定 第61部分:丁烯、1,3-丁二烯和二聚环戊二烯	国家卫生和计划生育委员会	2017-11-9	2018-5-1

序号	标准号	标准名	发布部门	发布时间	实施时间
66	GBZ/T 300.62—2017	工作场所空气有毒物质测定 第62部分:溶剂汽油、液化石油气、抽余油和松节油	国家卫生和计划生育委员会	2017-11-9	2018-5-1
67	GBZ/T 300.64—2017	工作场所空气有毒物质测定 第64部分:石蜡烟	国家卫生和计划生育委员会	2017-11-9	2018-5-1
68	GBZ/T 300.65—2017	工作场所空气有毒物质测定 第65部分:环己烷和甲基环己烷	国家卫生和计划生育委员会	2017-11-9	2018-5-1
69	GBZ/T 300.5—2017	工作场所空气有毒物质测定 第5部分:铋及其化合物	国家卫生和计划生育委员会	2017-11-9	2018-5-1
70	GBZ/T 300.66—2017	工作场所空气有毒物质测定 第66部分:苯、甲苯、二甲苯和乙苯	国家卫生和计划生育委员会	2017-11-9	2018-5-1
71	GBZ/T 300.68—2017	工作场所空气有毒物质测定 第68部分:苯乙烯、甲基苯乙烯和二乙烯基苯	国家卫生和计划生育委员会	2017-11-9	2018-5-1
72	GBZ/T 300.69—2017	工作场所空气有毒物质测定 第69部分:联苯和氢化三联苯	国家卫生和计划生育委员会	2017-11-9	2018-5-1
73	GBZ/T 300.73—2017	工作场所空气有毒物质测定 第73部分:氯甲烷、二氯甲烷、三氯甲烷和四氯化碳	国家卫生和计划生育委员会	2017-11-9	2018-5-1
74	GBZ/T 300.77—2017	工作场所空气有毒物质测定 第77部分:四氟乙烯和六氟丙烯	国家卫生和计划生育委员会	2017-11-9	2018-5-1
75	GBZ/T 300.78—2017	工作场所空气有毒物质测定 第78部分:氯乙烯、二氯乙烯、三氯乙烯和四氯乙烯	国家卫生和计划生育委员会	2017-11-9	2018-5-1
76	GBZ/T 300.80—2017	工作场所空气有毒物质测定 第80部分:氯丙烯和二氯丙烯	国家卫生和计划生育委员会	2017-11-9	2018-5-1
77	GBZ/T 300.81—2017	工作场所空气有毒物质测定 第81部分:氯苯、二氯苯和三氯苯	国家卫生和计划生育委员会	2017-11-9	2018-5-1
78	GBZ/T 300.82—2017	工作场所空气有毒物质测定 第82部分:苄基氯和对氯甲苯	国家卫生和计划生育委员会	2017-11-9	2018-5-1
79	GBZ/T 300.83—2017	工作场所空气有毒物质测定 第83部分:溴苯	国家卫生和计划生育委员会	2017-11-9	2018-5-1
80	GBZ/T 300.93—2017	工作场所空气有毒物质测定 第93部分:五氯酚和五氯酚钠	国家卫生和计划生育委员会	2017-11-9	2018-5-1

序号	标准号	标准名	发布部门	发布时间	实施时间
81	GBZ/T 300.6—2017	工作场所空气有毒物质测定 第6部分:镉及其化合物	国家卫生和计划生育委员会	2017-11-9	2018-5-1
82	GBZ/T 300.99—2017	工作场所空气有毒物质测定 第99部分:甲醛、乙醛和丁醛	国家卫生和计划生育委员会	2017-11-9	2018-5-1
83	GBZ/T 300.101—2017	工作场所空气有毒物质测定 第101部分:三氯乙醛	国家卫生和计划生育委员会	2017-11-9	2018-5-1
84	GBZ/T 300.103—2017	工作场所空气有毒物质测定 第103部分:丙酮、丁酮和甲基异丁基甲酮	国家卫生和计划生育委员会	2017-11-9	2018-5-1
85	GBZ/T 300.104—2017	工作场所空气有毒物质测定 第104部分:二乙基甲酮、2-己酮和二异丁基甲酮	国家卫生和计划生育委员会	2017-11-9	2018-5-1
86	GBZ/T 300.110—2017	工作场所空气有毒物质测定 第110部分:氢醌和间苯二酚	国家卫生和计划生育委员会	2017-11-9	2018-5-1
87	GBZ/T 300.112—2017	工作场所空气有毒物质测定 第112部分:甲酸和乙酸	国家卫生和计划生育委员会	2017-11-9	2018-5-1
88	GBZ/T 300.114—2017	工作场所空气有毒物质测定 第114部分:草酸和对苯二甲酸	国家卫生和计划生育委员会	2017-11-9	2018-5-1
89	GBZ/T 300.115—2017	工作场所空气有毒物质测定 第115部分:氯乙酸	国家卫生和计划生育委员会	2017-11-9	2018-5-1
90	GBZ/T 300.118—2017	工作场所空气有毒物质测定 第118部分:乙酸酐、马来酸酐和邻苯二甲酸酐	国家卫生和计划生育委员会	2017-11-9	2018-5-1
91	GBZ/T 300.7—2017	工作场所空气有毒物质测定 第7部分:钙及其化合物	国家卫生和计划生育委员会	2017-11-9	2018-5-1
92	GBZ/T 300.122—2017	工作场所空气有毒物质测定 第122部分:甲酸甲酯和甲酸乙酯	国家卫生和计划生育委员会	2017-11-9	2018-5-1
93	GBZ/T 300.126—2017	工作场所空气有毒物质测定 第126部分:硫酸二甲酯和三甲苯磷酸酯	国家卫生和计划生育委员会	2017-11-9	2018-5-1
94	GBZ/T 300.127—2017	工作场所空气有毒物质测定 第127部分:丙烯酸酯类	国家卫生和计划生育委员会	2017-11-9	2018-5-1

序号	标准号	标准名	发布部门	发布时间	实施时间
95	GBZ/T 300.130—2017	工作场所空气有毒物质测定 第130部分：邻苯二甲酸二丁酯和邻苯二甲酸二辛酯	国家卫生和计划生育委员会	2017-11-9	2018-5-1
96	GBZ/T 300.132—2017	工作场所空气有毒物质测定 第132部分：甲苯二异氰酸酯、二苯基甲烷二异氰酸酯和异佛尔酮二异氰酸酯	国家卫生和计划生育委员会	2017-11-9	2018-5-1
97	GBZ/T 300.133—2017	工作场所空气有毒物质测定 第133部分：乙腈、丙烯腈和甲基丙烯腈	国家卫生和计划生育委员会	2017-11-9	2018-5-1
98	GBZ/T 300.134—2017	工作场所空气有毒物质测定 第134部分：丙酮氰醇和苄基氰	国家卫生和计划生育委员会	2017-11-9	2018-5-1
99	GBZ/T 300.136—2017	工作场所空气有毒物质测定 第136部分：三甲胺、二乙胺和三乙胺	国家卫生和计划生育委员会	2017-11-9	2018-5-1
100	GBZ/T 300.137—2017	工作场所空气有毒物质测定 第137部分：乙胺、乙二胺和环己胺	国家卫生和计划生育委员会	2017-11-9	2018-5-1
101	GBZ/T 300.139—2017	工作场所空气有毒物质测定 第139部分：乙醇胺	国家卫生和计划生育委员会	2017-11-9	2018-5-1
102	GBZ/T 300.140—2017	工作场所空气有毒物质测定 第140部分：肼、甲基肼和偏二甲基肼	国家卫生和计划生育委员会	2017-11-9	2018-5-1
103	GBZ/T 300.9—2017	工作场所空气有毒物质测定 第9部分：铬及其化合物	国家卫生和计划生育委员会	2017-11-9	2018-5-1
104	GBZ/T 300.142—2017	工作场所空气有毒物质测定 第142部分：三氯苯胺	国家卫生和计划生育委员会	2017-11-9	2018-5-1
105	GBZ/T 300.143—2017	工作场所空气有毒物质测定 第143部分：对硝基苯胺	国家卫生和计划生育委员会	2017-11-9	2018-5-1
106	GBZ/T 300.146—2017	工作场所空气有毒物质测定 第146部分：硝基苯、硝基甲苯和硝基氯苯	国家卫生和计划生育委员会	2017-11-9	2018-5-1
107	GBZ/T 300.149—2017	工作场所空气有毒物质测定 第149部分：杀螟松、倍硫磷、亚胺硫磷和甲基对硫磷	国家卫生和计划生育委员会	2017-11-9	2018-5-1
108	GBZ/T 300.150—2017	工作场所空气有毒物质测定 第150部分：敌敌畏、甲拌磷、和对硫磷	国家卫生和计划生育委员会	2017-11-9	2018-5-1

序号	标准号	标准名	发布部门	发布时间	实施时间
109	GBZ/T 300.151—2017	工作场所空气有毒物质测定 第151部分：久效磷、氧乐果和异稻瘟净	国家卫生和计划生育委员会	2017-11-9	2018-5-1
110	GBZ/T 300.153—2017	工作场所空气有毒物质测定 第153部分：磷胺、内吸磷、甲基内吸磷和马拉硫磷	国家卫生和计划生育委员会	2017-11-9	2018-5-1
111	GBZ/T 300.159—2017	工作场所空气有毒物质测定 第159部分：硝化甘油、硝基胍、奥克托今和黑索金	国家卫生和计划生育委员会	2017-11-9	2018-5-1
112	GBZ/T 300.160—2017	工作场所空气有毒物质测定 第160部分：洗衣粉酶	国家卫生和计划生育委员会	2017-11-9	2018-5-1
113	GBZ/T 300.10—2017	工作场所空气有毒物质测定 第10部分：钴及其化合物	国家卫生和计划生育委员会	2017-11-9	2018-5-1
114	GBZ/T 300.11—2017	工作场所空气有毒物质测定 第11部分：铜及其化合物	国家卫生和计划生育委员会	2017-11-9	2018-5-1
115	GBZ/T 300.3—2017	工作场所空气有毒物质测定 第3部分：钡及其化合物	国家卫生和计划生育委员会	2017-11-9	2018-5-1
116	GBZ/T 300.84—2017	工作场所空气有毒物质测定 第84部分：甲醇、丙醇和辛醇	国家卫生和计划生育委员会	2017-11-9	2018-5-1
117	GBZ/T 300.85—2017	工作场所空气有毒物质测定 第85部分：丁醇、戊醇和丙烯醇	国家卫生和计划生育委员会	2017-11-9	2018-5-1
118	GBZ/T 300.86—2017	工作场所空气有毒物质测定 第86部分：乙二醇	国家卫生和计划生育委员会	2017-11-9	2018-5-1
119	GBZ/T 300.88—2017	工作场所空气有毒物质测定 第88部分：氯乙醇和1,3-二氯丙醇	国家卫生和计划生育委员会	2017-11-9	2018-5-1
120	GBZ/T 300.97—2017	工作场所空气有毒物质测定 第97部分：二丙二醇甲醚和1-甲氧基-2-丙醇	国家卫生和计划生育委员会	2017-11-9	2018-5-1
121	GBZ/T 300.13—2017	工作场所空气有毒物质测定 第13部分：铟及其化合物	国家卫生和计划生育委员会	2017-11-9	2018-5-1
122	GBZ/T 300.30—2017	工作场所空气有毒物质测定 第30部分：钇及其化合物	国家卫生和计划生育委员会	2017-11-9	2018-5-1
123	GBZ/T 300.58—2017	工作场所空气有毒物质测定 第58部分：碲及其化合物	国家卫生和计划生育委员会	2017-11-9	2018-5-1

序号	标准号	标准名	发布部门	发布时间	实施时间
124	GBZ/T 300.59—2017	工作场所空气有毒物质测定 第59 部分:挥发性有机化合物	国家卫生和计划生育委员会	2017-11-9	2018-5-1
125	GBZ/T 300.129—2017	工作场所空气有毒物质测定 第129 部分:氯乙酸甲酯和氯乙酸乙酯	国家卫生和计划生育委员会	2017-11-9	2018-5-1
126	GBZ/T 300.1—2017	工作场所空气有毒物质测定 第1 部分:总则	国家卫生和计划生育委员会	2017-11-9	2018-5-1
127	GBZ/T 300.8—2017	工作场所空气有毒物质测定 第8 部分:铯及其化合物	国家卫生和计划生育委员会	2017-11-9	2018-5-1
128	GBZ/T 300.33—2017	工作场所空气有毒物质测定 第33 部分:金属及其化合物	国家卫生和计划生育委员会	2017-11-9	2018-5-1
129	GBZ/T 300.34—2017	工作场所空气有毒物质测定 第34 部分:稀土金属及其化合物	国家卫生和计划生育委员会	2017-11-9	2018-5-1
130	GBZ/T210.3—2008	职业卫生标准制定指南 第 3 部分:工作场所物理因素职业接触限值	卫生部	2008-7-8	2008-12-30
131	GBZ/T210.4—2008	职业卫生标准制定指南 第 4 部分:工作场所空气中化学物质测定方法	卫生部	2008-7-8	2008-12-30
132	GBZ/T210.5—2008	职业卫生标准制定指南 第 5 部分:生物材料中化学物质的测定方法	卫生部	2008-7-8	2008-12-30
133	GBZ/T 192.1—2007	工作场所空气中粉尘测定 第 1 部分:总粉尘浓度	卫生部	2007-6-18	2007-12-30
134	GBZ/T 192.2—2007	工作场所空气中粉尘测定 第 2 部分:呼吸性粉尘浓度	卫生部	2007-6-18	2007-12-30
135	GBZ/T 192.3—2007	工作场所空气中粉尘测定 第 3 部分:粉尘分散度	卫生部	2007-6-18	2007-12-30
136	GBZ/T 192.4—2007	工作场所空气中粉尘测定 第 4 部分:游离二氧化硅含量	卫生部	2007-6-18	2007-12-30
137	GBZ/T 192.5—2007	工作场所空气中粉尘测定 第 5 部分:石棉纤维浓度	卫生部	2007-6-18	2007-12-30
138	GBZ/T 160.52—2007	工作场所空气有毒物质测定 脂肪族醚类化合物	卫生部	2007-6-13	2007-11-30
139	GBZ/T 160.78—2007	工作场所空气有毒物质测定 拟除虫菊酯类农药	卫生部	2007-6-13	2007-11-30
140	GBZ 2.2—2007	工作场所有害因素职业接触限值 第 2 部分:物理因素	卫生部	2007-4-12	2007-11-1
141	GBZ/T 189.1—2007	工作场所物理因素测量 第 1 部分:超高频辐射	卫生部	2007-4-12	2007-11-1
142	GBZ/T 189.2—2007	工业场所物理因素测量 第 2 部分:高频电磁场	卫生部	2007-4-12	2007-11-1
143	GBZ/T 189.3—2018	工作场所物理因素测量 第 3 部分:1Hz～100kHz 电场和磁场	国家卫生健康委员会	2018-7-16	2019-7-1
144	GBZ/T 189.4—2007	工作场所物理因素测量 第 4 部分:激光辐射	卫生部	2007-4-12	2007-11-1
145	GBZ/T 189.5—2007	工作场所物理因素测量 第 5 部分:微波辐射	卫生部	2007-4-12	2007-11-1
146	GBZ/T 160.11—2004	工作场所空气有毒物质测定 锂及其化合物	卫生部	2004-5-21	2004-12-1

序号	标准号	标准名	发布部门	发布时间	实施时间
147	GBZ/T 160.16—2004	工作场所空气有毒物质测定 镍及其化合物	卫生部	2004-5-21	2004-12-1
148	GBZ/T 160.36—2004	工作场所空气有毒物质测定 氟化物	卫生部	2004-5-21	2004-12-1
149	GBZ/T 160.37—2004	工作场所空气有毒物质测定 氯化物	卫生部	2004-5-21	2004-12-1
150	GBZ/T 160.44—2004	工作场所空气中多环芳香烃类化合物的测定方法	卫生部	2004-5-21	2004-12-1
151	GBZ/T 160.49—2004	工作场所空气中硫醇类化合物的测定方法	卫生部	2004-5-21	2004-12-1
152	GBZ/T 160.50—2004	工作场所空气中烷氧基乙醇类化合物的测定方法	卫生部	2004-5-21	2004-12-1
153	GBZ/T 160.53—2004	工作场所空气中苯基醚类化合物的测定方法	卫生部	2004-5-21	2004-12-1
154	GBZ/T 160.56—2004	工作场所空气中脂环酮和芳香族酮类化合物的测定方法	卫生部	2004-5-21	2004-12-1
155	GBZ/T 160.58—2004	工作场所空气中环氧化合物的测定方法	卫生部	2004-5-21	2004-12-1
156	GBZ/T 160.61—2004	工作场所空气中酰基卤类化合物的测定方法	卫生部	2004-5-21	2004-12-1
157	GBZ/T 160.62—2004	工作场所空气中酰胺类化合物的测定方法	卫生部	2004-5-21	2004-12-1
158	GBZ/T 160.73—2004	工作场所空气中硝基烷烃类化合物的测定方法	卫生部	2004-5-21	2004-12-1
159	GBZ/T 160.75—2004	工作场所空气中杂环化合物的测定方法	卫生部	2004-5-21	2004-12-1
160	GBZ/T 160.77—2004	工作场所空气有毒物质测定 有机氯农药	卫生部	2004-5-21	2004-12-1
161	GBZ/T 160.79—2004	工作场所空气有毒物质测定 药物类化合物	卫生部	2004-5-21	2004-12-1
162	WS/T 175—1999	呼出气中丙酮的气相色谱测定方法	卫生部	1999-12-29	2000-5-1
163	WS/T 109—1999	血清中硒的氢化物发生-原子吸收光谱测定方法	卫生部	1999-1-21	1999-7-1
164	WS/T 92—1996	血中锌原卟啉的血液荧光计测定方法	卫生部	1997-1-11	1997-9-1
165	WS/T 93—1996	血清中铜的火焰原子吸收光谱测定方法	卫生部	1997-1-11	1997-9-1
166	WS/T 94—1996	尿中铜的石墨炉原子吸收光谱测定方法	卫生部	1997-1-11	1997-9-1
167	WS/T 95—1996	尿中锌的火焰原子吸收光谱测定方法	卫生部	1997-1-11	1997-9-1
168	WS/T 96—1996	尿中三氯乙酸顶空气相色谱测定方法	卫生部	1997-1-11	1997-9-1
169	WS/T 97—1996	尿中肌酐分光光度测定方法	卫生部	1997-1-11	1997-9-1
170	WS/T 98—1996	尿中肌酐的反相高效液相色谱测定方法	卫生部	1997-1-11	1997-9-1
171	WS/T 22—1996	血中游离原卟啉的荧光光度测定方法	卫生部	1996-10-14	1997-5-1

序号	标准号	标准名	发布部门	发布时间	实施时间
172	WS/T 23—1996	尿中δ-氨基乙酰丙酸的分光光度测定方法	卫生部	1996-10-14	1997-5-1
173	WS/T 25—1996	尿中汞的冷原子吸收光谱测定方法(一)碱性氯化亚锡还原法	卫生部	1996-10-14	1997-5-1
174	WS/T 27—1996	尿中有机(甲基)汞、无机汞和总汞的分别测定方法选择性还原-冷原子吸收光谱法	卫生部	1996-10-14	1997-5-1
175	WS/T 29—1996	尿中砷的氢化物发生-火焰原子吸收光谱法	卫生部	1996-10-14	1997-5-1
176	WS/T 30—1996	尿中氟的离子选择电极测定方法	卫生部	1996-10-14	1997-5-1
177	GBZ/T 307.1—2018	尿中镉的测定 第1部分:石墨炉原子吸收光谱法	国家卫生健康委员会	2018-8-16	2019-1-1
178	GBZ/T 306—2018	尿中铬的测定 石墨炉原子吸收光谱法	国家卫生健康委员会	2018-8-16	2019-1-1
179	WS/T 39—1996	尿中硫氰酸盐的吡啶-巴比妥酸分光光度测定方法	卫生部	1996-10-14	1997-5-1
180	WS/T 40—1996	尿中2-硫代噻唑烷-4-羧酸的高效液相色谱测定方法	卫生部	1996-10-14	1997-5-1
181	WS/T 41—1996	呼出气中二硫化碳的气象色谱测定方法	卫生部	1996-10-14	1997-5-1
182	WS/T 42—1996	血中碳氧血红蛋白的分光光度测定方法	卫生部	1996-10-14	1997-5-1
183	WS/T 44—1996	尿中镍的石墨炉原子吸收光谱测定方法	卫生部	1996-10-14	1997-5-1
184	WS/T 46—1996	尿中铍的石墨炉原子吸收光谱测定方法	卫生部	1996-10-14	1997-5-1
185	WS/T 47—1996	尿中硒的氢化物发生-原子吸收光谱测定法	卫生部	1996-10-14	1997-5-1
186	WS/T 49—1996	尿中苯酚的气相色谱测定法(一)液晶柱法	卫生部	1996-10-14	1997-5-1
187	WS/T 50—1996	尿中苯酚的气象色谱测定方法(二)FFAP柱法	卫生部	1996-10-14	1997-5-1
188	WS/T 53—1996	尿中马尿酸、甲基马尿酸的高效液相色谱测定方法	卫生部	1996-10-14	1997-5-1
189	WS/T 54—1996	尿中苯乙醛酸和苯乙醇酸的高效液相色谱测定方法	卫生部	1996-10-14	1997-5-1
190	WS/T 56—1996	尿中对氨基酚的高效液相色谱测定方法	卫生部	1996-10-14	1997-5-1
191	WS/T 59—1996	尿中4-氨基-2,6-二硝基甲苯的气相色谱测定方法	卫生部	1996-10-14	1997-5-1
192	WS/T 61—1996	尿中五氯酚的高效液相色谱测定方法	卫生部	1996-10-14	1997-5-1
193	WS/T 62—1996	尿中甲醇的顶空气相色谱测定方法	卫生部	1996-10-14	1997-5-1
194	WS/T 63—1996	尿中亚硫基二乙酸的气相色谱测定方法	卫生部	1996-10-14	1997-5-1
195	WS/T 66—1996	全血胆碱酯酶活性的分光光度测定方法 羟胺三氯化铁法	卫生部	1996-10-14	1997-5-1

续表

序号	标准号	标准名	发布部门	发布时间	实施时间
196	WS/T 67—1996	全血胆碱酯酶活性的分光光度测定方法硫代乙酰胆碱-联硫代双硝基苯甲酸法	卫生部	1996-10-14	1997-5-1
197	WS/T 58—1996	尿中对硝基酚的高效液相色谱测定方法	卫生部	1996-10-14	1997-5-1

三、职业病诊断标准

序号	标准号	标准名	发布部门	发布时间	实施时间
1	GBZ 57—2019	职业性哮喘的诊断	国家卫生健康委员会	2019-1-30	2019-7-1
2	GBZ 20—2019	职业性接触性皮炎的诊断	国家卫生健康委员会	2019-1-30	2019-7-1
3	GBZ 41—2019	职业性中暑的诊断	国家卫生健康委员会	2019-1-30	2019-7-1
4	GBZ 77—2019	职业性急性化学物中毒性多器官功能障碍综合征的诊断	国家卫生健康委员会	2019-1-30	2019-7-1
5	GBZ 324—2019	职业性莱姆病的诊断	国家卫生健康委员会	2019-1-30	2019-7-1
6	GBZ 54—2017	职业性化学性眼灼伤的诊断	国家卫生和计划生育委员会	2017-9-30	2018-4-1
7	GBZ 84—2017	职业性慢性正己烷中毒的诊断	国家卫生和计划生育委员会	2017-5-18	2017-11-1
8	GBZ 53—2017	职业性急性甲醇中毒的诊断	国家卫生和计划生育委员会	2017-5-18	2017-11-1
9	GBZ 63—2017	职业性急性钡及其化合物中毒的诊断	国家卫生和计划生育委员会	2017-5-18	2017-11-1
10	GBZ 278—2016	职业性冻伤的诊断	国家卫生和计划生育委员会	2016-8-23	2017-2-1
11	GBZ 39—2016	职业性急性1,2-二氯乙烷中毒的诊断	国家卫生和计划生育委员会	2016-8-23	2017-2-1
12	GBZ 44—2016	职业性急性砷化氢中毒的诊断	国家卫生和计划生育委员会	2016-8-23	2017-2-1
13	GBZ 47—2016	职业性急性钒中毒的诊断	国家卫生和计划生育委员会	2016-8-23	2017-2-1
14	GBZ 56—2016	职业性棉尘病的诊断	国家卫生和计划生育委员会	2016-8-23	2017-2-1
15	GBZ 13—2016	职业性急性丙烯腈中毒诊断标准	国家卫生和计划生育委员会	2016-8-23	2017-2-1
16	GBZ 5—2016	职业性氟及其无机化合物中毒的诊断	国家卫生和计划生育委员会	2016-1-18	2016-7-1
17	GBZ 70—2015	职业性尘肺病的诊断	国家卫生和计划生育委员会	2015-12-15	2016-5-1
18	GBZ17—2015	职业性镉中毒的诊断	国家卫生和计划生育委员会	2015-12-15	2016-5-1

序号	标准号	标准名	发布部门	发布时间	实施时间
19	GBZ37—2015	职业性慢性铅中毒的诊断	国家卫生和计划生育委员会	2015-12-15	2016-5-1
20	GBZ 30—2015	职业性急性苯的氨基、硝基化合物中毒的诊断	国家卫生和计划生育委员会	2015-9-9	2016-3-1
21	GBZ 36—2015	职业性急性四乙基铅中毒的诊断	国家卫生和计划生育委员会	2015-9-9	2016-3-1
22	GBZ 61—2015	职业性牙酸蚀病的诊断	国家卫生和计划生育委员会	2015-9-9	2016-3-1
23	GBZ 67—2015	职业性铍病的诊断	国家卫生和计划生育委员会	2015-9-9	2015-3-1
24	GBZ 14—2015	职业性急性氨中毒的诊断	国家卫生和计划生育委员会	2015-4-21	2015-11-1
25	GBZ 32—2015	职业性氯丁二烯中毒的诊断	国家卫生和计划生育委员会	2015-4-21	2015-11-1
26	GBZ 50—2015	职业性丙烯酰胺中毒的诊断	国家卫生和计划生育委员会	2015-4-21	2015-11-1
27	GBZ/T265—2014	职业病诊断通则	国家卫生和计划生育委员会	2014-10-31	2014-10-31
28	GBZ 11—2014	职业性急性磷化氢中毒的诊断	国家卫生和计划生育委员会	2014-10-13	2015-3-1
29	GBZ 12—2014	职业性铬鼻病的诊断	国家卫生和计划生育委员会	2014-10-13	2015-3-1
30	GBZ 16—2014	职业性急性甲苯中毒的诊断	国家卫生和计划生育委员会	2014-10-13	2015-3-1
31	GBZ 258—2014	职业性急性碘甲烷中毒的诊断	国家卫生和计划生育委员会	2014-10-13	2015-3-1
32	GBZ 49—2014	职业性噪声聋的诊断	国家卫生和计划生育委员会	2014-10-13	2015-3-1
33	GBZ 60—2014	职业性过敏性肺炎的诊断	国家卫生和计划生育委员会	2014-10-13	2015-3-1
34	GBZ 7—2014	职业性手臂振动病的诊断	国家卫生和计划生育委员会	2014-10-13	2015-3-1
35	GBZ 85—2014	职业性急性二甲基甲酰胺中毒的诊断	国家卫生和计划生育委员会	2014-10-13	2015-3-1
36	GBZ 94—2014	职业性肿瘤的诊断	国家卫生和计划生育委员会	2017-5-18	2017-11-1
37	GBZ 25—2014	职业性尘肺病的病理诊断	国家卫生和计划生育委员会	2014-10-13	2015-3-1
38	GBZ 58—2014	职业性急性二氧化硫中毒的诊断	国家卫生和计划生育委员会	2014-10-13	2015-3-1
39	GBZ 18—2013	职业性皮肤病的诊断 总则	卫生部	2013-2-7	2013-8-1
40	GBZ 245—2013	职业性急性环氧乙烷中毒的诊断	卫生部	2013-2-7	2013-8-1
41	GBZ 246—2013	职业性急性百草枯中毒的诊断	卫生部	2013-2-7	2013-8-1
42	GBZ 68—2013	职业性苯中毒的诊断	卫生部	2013-2-7	2013-8-1
43	GBZ 71—2013	职业性急性化学物中毒的诊断 总则	卫生部	2013-2-7	2013-8-1
44	GBZ 79—2013	职业性急性中毒性肾病的诊断	卫生部	2013-2-7	2013-8-1
45	GBZ 83—2013	职业性砷中毒的诊断	卫生部	2013-2-7	2013-8-1

续表

序号	标准号	标准名	发布部门	发布时间	实施时间
46	GBZ/T 247—2013	职业性慢性化学物中毒性周围神经病的诊断	卫生部	2013-2-7	2013-8-1
47	GBZ/T 238—2011	职业性爆震聋的诊断	卫生部	2011-4-21	2011-11-1
48	GBZ 239—2011	职业性急性氯乙酸中毒的诊断	卫生部	2011-4-21	2011-11-1
49	GBZ 29—2011	职业性急性光气中毒诊断	卫生部	2011-4-21	2011-11-1
50	GBZ/T 237—2011	职业性刺激性化学物致慢性阻塞性肺疾病的诊断	卫生部	2011-4-13	2011-10-1
51	GBZ 236—2011	职业性白斑的诊断	卫生部	2011-4-13	2011-10-1
52	GBZ 75—2010	职业性急性化学物中毒性血液系统疾病诊断标准	卫生部	2010-3-10	2010-10-1
53	GBZ 93—2010	职业性航空病诊断标准	卫生部	2010-3-10	2010-10-1
54	GBZ/T 228—2010	职业性急性化学物中毒后遗症诊断标准	卫生部	2010-3-10	2010-10-1
55	GBZ 226—2010	职业性铊中毒诊断标准	卫生部	2010-3-10	2010-10-1
56	GBZ 227—2017	职业性传染病的诊断	国家卫生和计划生育委员会	2017-5-18	2017-11-1
57	GBZ 28—2010	职业性急性羰基镍中毒诊断标准	卫生部	2010-3-10	2010-10-1
58	GBZ 35—2010	职业性白内障诊断标准	卫生部	2010-3-10	2010-10-1
59	GBZ 45—2010	职业性三硝基甲苯白内障诊断标准	卫生部	2010-3-10	2010-10-1
60	GBZ 59—2010	职业性中毒性肝病诊断标准	卫生部	2010-3-10	2010-10-1
61	GBZ 78—2010	职业性急性化学源性猝死诊断	卫生部	2010-3-10	2010-10-1
62	GBZ 73—2009	职业性急性化学物中毒性呼吸系统疾病诊断标准	卫生部	2009-3-16	2009-11-1
63	GBZ 74—2009	职业性急性化学物中毒性心脏病诊断标准	卫生部	2009-3-16	2009-11-1
64	GBZ 209—2008	职业性急性氰化物中毒诊断标准	卫生部	2008-6-6	2008-12-1
65	GBZ 91—2008	职业性急性酚中毒诊断标准	卫生部	2008-6-6	2008-12-1
66	GBZ 92—2008	职业性高原病诊断标准	卫生部	2008-6-6	2008-12-1
67	GBZ 26—2007	职业性急性三烷基锡中毒诊断标准	卫生部	2007-6-13	2007-11-30
68	GBZ 89—2007	职业性汞中毒诊断标准	卫生部	2007-6-13	2007-11-30
69	GBZ 185—2006	职业性三氯乙烯药疹样皮炎诊断标准	卫生部	2007-1-4	2007-7-1
70	GBZ 38—2006	职业性三氯乙烯中毒诊断标准	卫生部	2007-1-4	2007-7-1
71	GBZ 21—2006	职业性光接触性皮炎诊断标准	卫生部	2006-3-13	2006-10-1
72	GBZ 24—2017	职业性减压病的诊断	国家卫生和计划生育委员会	2017-9-30	2018-4-1
73	GBZ 3—2006	职业性慢性锰中毒诊断标准	卫生部	2006-3-13	2006-10-1
74	GBZ 10—2002	职业性急性溴甲烷中毒诊断标准	卫生部	2002-4-8	2002-6-1
75	GBZ 11—2014	职业性急性磷化氢中毒的诊断	国家卫生和计划生育委员会	2014-10-13	2015-3-1
76	GBZ 12—2014	职业性铬鼻病的诊断	国家卫生和计划生育委员会	2014-10-13	2015-3-1

续表

序号	标准号	标准名	发布部门	发布时间	实施时间
77	GBZ 15—2002	职业性急性氮氧化物中毒诊断标准	卫生部	2002-4-8	2002-6-1
78	GBZ 19—2002	职业性电光性皮炎诊断标准	卫生部	2002-4-8	2002-6-1
79	GBZ 22—2002	职业性黑变病诊断标准	卫生部	2002-4-8	2002-6-1
80	GBZ 23—2002	职业性急性一氧化碳中毒诊断标准	卫生部	2002-4-8	2002-6-1
81	GBZ 27—2002	职业性溶剂汽油中毒诊断标准	卫生部	2002-4-8	2002-6-1
82	GBZ 31—2002	职业性急性硫化氢中毒诊断标准	卫生部	2002-4-8	2002-6-1
83	GBZ 33—2002	职业性急性甲醛中毒诊断标准	卫生部	2002-4-8	2002-6-1
84	GBZ 34—2002	职业性急性五氯酚中毒诊断标准	卫生部	2002-4-8	2002-6-1
85	GBZ 40—2002	职业性急性硫酸二甲酯中毒诊断标准	卫生部	2002-4-8	2002-6-1
86	GBZ 4—2002	职业性慢性二硫化碳中毒诊断标准	卫生部	2002-4-8	2002-6-1
87	GBZ 42—2002	职业性急性四氯化碳中毒诊断标准	卫生部	2002-4-8	2002-6-1
88	GBZ 43—2002	职业性急性拟除虫菊酯中毒诊断标准	卫生部	2002-4-8	2002-6-1
89	GBZ 48—2002	金属烟热诊断标准	卫生部	2002-4-8	2002-6-1
90	GBZ 52—2002	职业性急性氨基甲酸酯杀虫剂中毒诊断标准	卫生部	2002-4-8	2002-6-1
91	GBZ 55—2002	职业性痤疮诊断标准	卫生部	2002-4-8	2002-6-1
92	GBZ 6—2002	职业性慢性氯丙烯中毒诊断标准	卫生部	2002-4-8	2002-6-1
93	GBZ 62—2002	职业性皮肤溃疡诊断标准	卫生部	2002-4-8	2002-6-1
94	GBZ 65—2002	职业性急性氯气中毒诊断标准	卫生部	2002-4-8	2002-6-1
95	GBZ 66—2002	职业性急性有机氟中毒诊断标准	卫生部	2002-4-8	2002-6-1
96	GBZ 76—2002	职业性急性化学物中毒性神经系统疾病诊断标准	卫生部	2002-4-8	2002-6-1
97	GBZ 80—2002	职业性急性一甲胺中毒诊断标准	卫生部	2002-4-8	2002-6-1
98	GBZ 81—2002	职业性磷中毒诊断标准	卫生部	2002-4-8	2002-6-1
99	GBZ 8—2002	职业性急性有机磷杀虫剂中毒诊断标准	卫生部	2002-4-8	2002-6-1
100	GBZ 82—2002	煤矿井下工人滑囊炎诊断标准	卫生部	2002-4-8	2002-6-1
101	GBZ 85—2014	职业性急性二甲基甲酰中毒诊断标准	国家卫生和计划生育委员会	2002-4-8	2002-6-1
102	GBZ 86—2002	职业性急性偏二甲基肼中毒诊断标准	卫生部	2002-4-8	2002-6-1
103	GBZ 88—2002	职业性森林脑炎诊断标准	卫生部	2002-4-8	2002-6-1
104	GBZ 90—2017	职业性氯乙烯中毒的诊断	国家卫生和计划生育委员会	2017-5-18	2017-11-1
105	GBZ 9—2002	职业性急性电光性眼炎（紫外线角膜结膜炎）诊断标准	卫生部	2002-4-8	2002-6-1

四、 71项职业健康领域安全生产行业标准清单

序号	标准名称	原标准编号	现标准编号
1	电子工业防尘防毒技术规范	AQ 4201—2008	WS 701—2008
2	城镇污水处理厂防毒技术规范	AQ 4209—2010	WS 702—2010
3	革类加工制造业防尘防毒技术规范	AQ 4210—2010	WS 703—2010
4	家具制造业防尘防毒技术规范	AQ 4211—2010	WS 704—2010
5	煤层气开采防尘防毒技术规范	AQ 4213—2011	WS 705—2011
6	焊接工艺防尘防毒技术规范	AQ 4214—2011	WS 706—2011
7	制革职业安全卫生规程	AQ 4215—2011	WS 707—2011
8	石材加工工艺防尘技术规范	AQ 4220—2012	WS 708—2012
9	粮食加工防尘防毒技术规范	AQ 4221—2012	WS 709—2012
10	酒类生产企业防尘防毒技术规范	AQ 4222—2012	WS 710—2012
11	自来水生产供应企业防尘防毒技术规范	AQ 4223—2012	WS 711—2012
12	仓储业防尘防毒技术规范	AQ 4224—2012	WS 712—2012
13	印刷企业防尘防毒技术规范	AQ 4225—2012	WS 713—2012
14	城镇燃气行业防尘防毒技术规范	AQ 4226—2012	WS 714—2012
15	焊接烟尘净化器通用技术条件	AQ 4237—2014	WS 715—2014
16	日用化学产品生产企业防尘防毒技术要求	AQ 4238—2014	WS 716—2014
17	纺织业防尘防毒技术规范	AQ 4242—2015	WS 717—2015
18	石棉生产企业防尘防毒技术规程	AQ 4243—2015	WS 718—2015
19	卷烟制造企业防尘防毒技术规范	AQ 4245—2015	WS 719—2015
20	建材物流业防尘技术规范	AQ 4246—2015	WS 720—2015
21	电镀工艺防尘防毒技术规范	AQ 4250—2015	WS 721—2015
22	涂料生产企业职业健康技术规范	AQ 4254—2015	WS 722—2015
23	作业场所职业危害基础信息数据	AQ/T 4206—2010	WS/T 723—2010
24	作业场所职业危害监管	AQ/T 4207—2010	WS/T 724—2010
25	氧化铝厂防尘防毒技术规程	AQ/T 4212—2011	WS/T 725—2011
26	铝加工厂防尘防毒技术规程	AQ/T 4218—2012	WS/T 726—2012
27	焦化行业防尘防毒技术规范	AQ/T 4219—2012	WS/T 727—2012
28	汽车制造企业职业危害防护技术规程	AQ/T 4227—2012	WS/T 728—2012
29	作业场所职业卫生检查程序	AQ/T 4235—2014	WS/T 729—2014
30	轧钢企业职业健康管理技术规范	AQ/T 4239—2014	WS/T 730—2014
31	铁矿采选业职业健康管理技术规范	AQ/T 4240—2014	WS/T 731—2014
32	造纸企业防尘防毒技术规范	AQ/T 4244—2015	WS/T 732—2015
33	水泥生产企业防尘防毒技术规范	AQ/T 4247—2015	WS/T 733—2015
34	制鞋企业防毒防尘技术规范	AQ/T 4249—2015	WS/T 734—2015
35	木材加工企业职业病危害防治技术规范	AQ/T 4251—2015	WS/T 735—2015
36	黄金开采企业职业危害防护规范	AQ/T 4252—2015	WS/T 736—2015
37	箱包制造企业职业病危害防治技术规范	AQ/T 4253—2015	WS/T 737—2015
38	制药企业职业危害防护规范	AQ/T 4255—2015	WS/T 738—2015
39	宝石加工企业职业病危害防治技术规范	AQ/T 4257—2015	WS/T 739—2015
40	玻璃生产企业职业病危害防治技术规范	AQ/T 4258—2015	WS/T 740—2015
41	石棉矿山建设项目职业病危害预评价细则	AQ/T 4259—2015	WS/T 741—2015
42	石棉矿山建设项目职业病	AQ/T 4260—2015	WS/T 742—2015
43	石棉矿山职业病危害现状评价细则	AQ/T 4261—2015	WS/T 743—2015
44	石棉制品业建设项目职业病	AQ/T 4262—2015	WS/T 744—2015
45	石棉制品业职业病危害现状评价细则	AQ/T 4263—2015	WS/T 745—2015
46	石棉制品业建设项目职业病危害预评价细则	AQ/T 4264—2015	WS/T 746—2015
47	木制家具制造业建设项目	AQ/T 4265—2015	WS/T 747—2015

序号	标准名称	原标准编号	现标准编号
48	木制家具制造业职业病危害现状评价细则	AQ/T 4266—2015	WS/T 748—2015
49	木制家具制造业建设项目	AQ/T 4267—2015	WS/T 749—2015
50	工作场所空气中粉尘浓度	AQ/T 4268—2015	WS/T 750—2015
51	用人单位职业病危害现状评价技术导则	AQ/T 4270—2015	WS/T 751—2015
52	通风除尘系统运行监测与评估技术规范	AQ/T 4271—2015	WS/T 752—2015
53	水泥生产企业建设项目	AQ/T 4278—2016	WS/T 753—2016
54	噪声职业病危害风险管理指南	AQ/T 4276—2016	WS/T 754—2016
55	隧道运营场所防尘防毒技术规范	AQ/T 4277—2016	WS/T 755—2016
56	汽车制造业建设项目	AQ/T 4279—2016	WS/T 756—2016
57	局部排风设施控制风速检测与评估技术规范	AQ/T 4274—2016	WS/T 757—2016
58	家具制造业手动喷漆房通风设施技术规程	AQ/T 4275—2016	WS/T 758—2016
59	火力发电企业建设项目	AQ/T 4280—2016	WS/T 759—2016
60	作业场所空气中呼吸性煤尘接触浓度管理标准	AQ 4202—2008	WS 760—2008
61	作业场所空气中呼吸性岩尘接触浓度管理标准	AQ 4203—2008	WS 761—2008
62	呼吸性粉尘个体采样器	AQ 4204—2008	WS 762—2008
63	矿山个体呼吸性粉尘测定方法	AQ 4205—2008	WS 763—2008
64	粉尘采样器技术条件	AQ 4217—2012	WS 764—2012
65	有毒作业场所危害程度分级	AQ/T 4208—2010	WS/T 765—2010
66	钢铁冶炼企业职业健康管理技术规范	AQ/T 4216—2011	WS/T 766—2011
67	职业病危害监察导则	AQ/T 4234—2014	WS/T 767—2014
68	职业卫生监管人员现场检查指南	AQ/T 4236—2014	WS/T 768—2014
69	钢铁企业烧结球团防尘防毒技术规范	AQ/T 4248—2015	WS/T 769—2015
70	建筑施工企业职业病危害防治技术规范	AQ/T 4256—2015	WS/T 770—2015
71	工作场所职业病危害因素检测工作规范	AQ/T 4269—2015	WS/T 771—2015

参 考 文 献

[1] 邬堂春．职业卫生与职业医学 ［M］．第 8 版．北京：人民卫生出版社，2019.

[2] 李德鸿，赵金垣，李涛主编．中华职业医学 ［M］．第 2 版．北京：人民卫生出版社，2019.

[3] 李智民，李涛，杨径．现代职业卫生学 ［M］．北京：人民卫生出版社，2018.

[4] 廖荣明，丁帮梅．实用物理因素职业病学 ［M］．北京：人民卫生出版社，2018.

[5] 孙贵范主编．职业卫生与职业医学 ［M］．北京：人民卫生出版社，2015.

[6] 中华人民共和国国家健康委员会．职业健康检查管理办法 第 2 号令，2019.2.

[7] 中华人民共和国卫生部．工作场所有害因素职业接触限值：GBZ 2.1—2019.

[8] 全国人民代表大会常委委员会．中华人民共和国职业病防治法（2018 年 12 修订）．北京：法律出版社，2018.

[9] 中华人民共和国国家卫生和计划生育委员会．外照射急性放射病诊断标准：GBZ 104—2017.

[10] 中华人民共和国国家卫生和计划生育委员会．放射性肿瘤病因判断标准：GBZ 97—2017.

[11] 国家安全生产监督管理总局．建设项目职业病防护设施"三同时"监督管理办法，第 90 号．2017.3.

[12] 中华人民共和国国家卫生和计划生育委员会．外照射慢性放射病诊断标准：GBZ 105—2017.

[13] 中华人民共和国国家卫生和计划生育委员会．工作场所空气有毒物质测定：GBZ/T 300—2017.

[14] 国家安全生产监督管理总局．国家安全监管总局关于修改和废止部分规章及规范性文件的决定：总局令第 89 号 ［A］．2017-03-06.

[15] 中华人民共和国国家卫生和计划生育委员会．职业性放射性皮肤损伤诊断：GBZ 106—2016.

[16] 国家安监总局职业健康司．职业卫生技术服务机构检测工作规范〔2016〕9 号．2016.

[17] 中华人民共和国国家卫生计划和生育委员会．职业性尘肺病的诊断：GBZ 70—2015.

[18] 中华人民共和国国家卫生和计划生育委员会．关于印发《职业病危害因素分类目录》的通知：国卫疾控发〔2015〕92 号 ［A］．2015-11-17.

[19] 中华人民共和国国家卫生和计划生育委员会．职业性放射性性腺疾病诊断：GBZ 107—2015.

[20] 中华人民共和国国家卫生计划和生育委员会．职业性噪声聋诊断标准 GBZ 49—2014.

[21] 全国人民代表大会常务委员会．中华人民共和国安全生产法：主席令第 13 号 ［A］．2014-12-01.

[22] 中华人民共和国卫生和计划生育委员会．职业健康监护技术规范：GBZ 188—2014.

[23] 刘移民，苏艺伟．新起点，新机遇-对我国职业病防治院（所）在新时代下作用的思考 ［J］．中国职业医学，2019，46（1）：102-105.

[24] 刘移民，苏艺伟，周牧鹰，等．我国职业健康监护工作进展与发展思路 ［J］．职业卫生与应急救援，2019，37（3）：209-212.

[25] 健康中国行动推进委员会．健康中国行动（2019-2030） ［Z/OL］．（2019-07-15）［2019-09-18］．http：//www.nhc.gov.cn/guihuaxxs/s3585u/201907/e9275fb95 d5b4295be8308415d4cdlb2.shtml.

[26] 金佳纯，黄健，柳柳，李来玉，黄永顺，夏丽华，黄汉林．广东省职业性三氯乙烯药疹样皮炎病例分布特征分析 ［J］．中国职业医学，2019，46（3）：302-306.

[27] 丁浩，谈立基，王茂，李旭东．广州市 150 家小、微企业职业卫生管理现状调查 ［J］．中国职业医学，2019，46（02）：236-238.

[28] 吴礼康，徐新云，刘开钳，等．基本职业卫生服务模式构建及其关键技术研究与应用 ［J］．科技成果管理与研究，2019，147（1）：60-61.

[29] 聂美元．大型煤气化（IGCC）发电厂空分系统噪声控制工程 ［J］．中国环保产业，2019（10）：28-31.

[30] 卢耀勤，刘继文．我国职业卫生现状 ［J］．职业与健康，2019，35（10）：1437-1440.

[31] 胡世杰．职能调整进程中的职业卫生问题探讨与发展展望 ［J］．中国职业医学，2018，45（03）：273-278.

[32] 孙新．职业健康：挑战与展望 ［J］．中国职业医学，2018，45（2）：133-137.

[33] 毛翎，彭莉君，王焕强．尘肺病治疗中国专家共识（2018 年版） ［J］．环境与职业医学，v.35；No.223（8）：7-19.

[34] 孙艳秋，卢艳丽，张圆媛，张忠彬，刘宝龙．我国职业卫生标准建设与管理现状 ［J］．职业与健康，2018，34（16）：2292-2296.

[35] 谭晓兵．职业卫生风险评价在某化工企业建设项目职业病危害预评价中的应用 ［J］．世界最新医学信息文摘，

2018，18（18）：196-197.

[36] 邱奕冰，邱星元，边赛锋，余日安．噪声作业工人疑似职业性噪声聋影响因素分析［J］．中国职业医学，2018，45（1）：66-70.

[37] 韦勇．浅析如何做好企业职业卫生管理工作［J］．大众科技，2018，20（05）：169-170＋45.

[38] 樊琳，张明，刘保峰，等．职业性接触对苯二胺对工人肝肾功能的影响［J］．中华劳动卫生职业病杂志，2018，36（12）.

[39] 张大立．化工企业职业卫生管理问题与对策［J］．化工管理，2017（14）：190，192.

[40] 张煜，宋文华，张桂钏．企业职业卫生综合风险管理评估体系的研究与应用［J］．中国安全生产科学技术，2017，13（05）：163-169.

[41] 张亭亭，徐琳．完善职业卫生管理体系的对策浅谈［J］．科技风，2017（09）：253.

[42] 孙艳秋，刘宝龙，张忠彬，张圆媛，陈刚．用人单位职业卫生标准化建设体系研究［J］．职业与健康，2017，33（24）：3436-3440.

[43] 文应财，黎东霞．职业病危害风险评价问题及对策［J］．现代职业安全，2017（12）：91-93.

[44] 李丹丹，石冬梅，宋莉，潘秀斌，李乃妍．国内文献报道莱姆病1874例分析［J］．中华劳动卫生职业病杂志，2017，35（8）：610-613.

[45] 朱珠，陈安林，彭丹，闵迅，陈泽慧．布鲁氏菌病的诊断及治疗方法研究进展［J］．山东医药，2017，57（7）：104-107.

[46] 王兴刚，王小娟，张冲．职业性接触性皮炎研究进展［J］．中华劳动卫生职业病杂志，2017，35（10）：796-798.

[47] 应士波，童延，蒋兆强，等．HMGB1胞外分泌在石棉致恶性间皮瘤中的分子机制［J］．中华劳动卫生职业病杂志，2017，35（1）.

[48] 丁红卫，杨丽莉．焦炉逸散物所致肺癌一例的职业病鉴定［J］．中华劳动卫生职业病杂志，2017，35（1）.

[49] 丁红卫，杨丽莉．焦炉逸散物所致肺癌一例的职业病鉴定［J］．中华劳动卫生职业病杂志，2017，35（1）.

[50] 唐慧娟，陈天辉，蒋曦依，等．石棉所致恶性间皮瘤的流行现状及其早期诊断［J］．国际流行病学传染病学杂志，2017，44（4）.

[51] 孙兆波．从职业病危害评价工作经历谈如何推进职业病防治工作［J］．职业卫生与应急救援，2017，35（01）：93-96.

[52] Mao W，Zhang X，Guo Z，et al．Association of asbestos exposure with malignant mesothelioma incidence in eastern China［J］．JAMA Oncol，2017，3（4）：562-564.

[53] 何文蕾．某回收铅冶炼项目整改前后职业危害调查［J］．现代预防医学，2016，43（1）：39-43.

[54] 张静波，孙道远．职业性哮喘诊断及研究进展［J］．中华劳动卫生职业病杂志，2016，34（5）：396-400.

[55] 徐健，毛远桂，刘德伍．大面积氯乙酸烧伤致中毒并重度吸入性损伤一例［J］．中华烧伤杂志，2016，32（8）：499.

[56] 覃政活，黄雪雁，朱林平，葛宪民，农康，覃卫平，梁启荣，苏素花，卢世玲．职业性TNT白内障51例临床治疗研究［J］．吉林医学，2016，37（3）：530-531.

[57] 朱文静，丁帮梅．2006至2014年江苏省职业性肿瘤诊断状况［J］．中华劳动卫生职业病杂志，2016，34（3）.

[58] 陈育全，林毓嫱，刘薇薇，等．锑及其化合物粉尘肺沉着病的研究概况［J］．职业卫生与应急救援，2015，33（6）：425-428.

[59] 郭孔荣，刘佳，张静波，等．铟化合物致肺部疾病的临床特点［J］．中华劳动卫生职业病杂志，2015，33（8）：618-621.

[60] 丘海丽，周伟，李智民，等．液晶显示面板制造业铟及其化合物的职业危害风险分析与评价［J］．中华劳动卫生职业病杂志，2015，33（8）：573-575.

[61] 李智民．铟及其化合物的职业危害［J］．中华劳动卫生职业病杂志，2015，33（8）：561-562.

[62] 刘佳，孙道远．铟化合物的细胞毒性研究进展［J］．中华劳动卫生职业病杂志，2015，33（10）：798-800.

[63] American Chemical Society. http：//www.cas.org/［EB/OL］．［2015-07-23］.

[64] 赵圆，俞文兰，张恒东．国外企业职业卫生管理模式及其对我国的启示［J］．职业卫生与应急救援，2015，33（05）：384-388.

[65] 孙胤羚，陈艳芹，张娟，何真，邵华．美国中小企业职业卫生管理概况及启示［J］．中国工业医学杂志，2015，

28（04）：312-313.

[66] 王坤.当前企业职业卫生调查与管理对策探究［J］.管理观察，2015（33）：99-101.

[67] 李婷，张静波，杜勤慧，等.1-溴丙烷中毒的临床特点及研究概况［J］.中国工业医学杂志，2014，27（5）：389-392.

[68] 马起腾，曹春燕，洪秀娟.二氯甲醚致职业性肺癌5例诊断的思考［J］.中华劳动卫生职业病杂志，2014，32（1）.

[69] 白莹.职业性肿瘤两例诊断的探讨［J］.中华劳动卫生职业病杂志，2018，36（9）.

[70] 刘刚.职业性放射性肿瘤病因概率分析一例［J］.中华劳动卫生职业病杂志，2014，32（6）.

[71] 杜雅兰，黄明娟，周丽铭.全面通风与局部通风的应用分析［J］.铁路节能环保与安全卫生，2014，4（3）：143-147.

[72] 北美应急响应指南.http：//www.doc88.com/p-9418116618594.html［EB/OL］.［2014-08-3］.

[73] 廖海江.法国职业卫生监督管理借鉴［J］.劳动保护，2014（05）：99-101.

[74] 郑瀚.关于研究所职业卫生管理工作的探讨—建立标准化的职业卫生管理系统［J］.重庆与世界（学术版），2014，31（09）：46-48.

[75] 唐连银.完善职业卫生管理体系的对策探讨［J］.中国卫生产业，2014，11（10）：14，16.